实用中医临床医学丛书

实用中医耳鼻喉科学

刘 蓬 主编

中国中医药出版社
·北 京·

图书在版编目（CIP）数据

实用中医耳鼻喉科学/刘蓬主编．—北京：中国
中医药出版社，2020.9
（实用中医临床医学丛书）
ISBN 978 - 7 - 5132 - 6203 - 3

Ⅰ.①实…　Ⅱ.①刘…　Ⅲ.①中医五官科学 - 耳鼻咽
喉科学　Ⅳ.①R276.1

中国版本图书馆 CIP 数据核字（2020）第 068557 号

中国中医药出版社出版

北京经济技术开发区科创十三街 31 号院二区 8 号楼
邮政编码　100176
传真　010 - 64405750
三河市同力彩印有限公司印刷
各地新华书店经销

开本 787 × 1092　1/16　印张 61　字数 1241 千字
2020 年 9 月第 1 版　2020 年 9 月第 1 次印刷
书号　ISBN 978 - 7 - 5132 - 6203 - 3

定价　269.00 元
网址　www.cptcm.com

社 长 热 线　010 - 64405720
购 书 热 线　010 - 89535836
维 权 打 假　010 - 64405753

微信服务号　zgzyycbs
微商城网址　https://kdt.im/LIdUGr
官 方 微 博　http://e.weibo.com/cptcm
天猫旗舰店网址　https://zgzyycbs.tmall.com

如有印装质量问题请与本社出版部联系（010 - 64405510）

《实用中医耳鼻喉科学》参编单位

广州中医药大学第一附属医院

上海中医药大学附属曙光医院

中国中医科学院西苑医院

山东中医药大学附属医院

辽宁中医药大学附属医院

成都中医药大学附属医院

广州中医药大学第四临床医学院

河南中医药大学

南京中医药大学附属医院

湖南中医药大学第一附属医院

山西中医药大学附属医院

宁夏医科大学总医院

广西中医药大学第一附属医院

福建中医药大学附属第二人民医院

广州中医药大学附属中山医院

湖北中医药大学附属医院

云南中医药大学第一附属医院

四川大学华西口腔医院

浙江中医药大学附属第一医院

出版说明

医学科学是综合性实践科学，它是研究社会中人的疾病发生、发展规律的实践活动，形成了现代的生物－心理－社会医学模式。

现代科学技术为医学科学的发展奠定了坚实的基础，助力其加速发展。但是临床医学实践经验的积累仍然需要临床医师不懈地努力，仍然需要时间的积累。经验的积累与科学技术的结合，使医学科学理论上升到更高水平。

理论的发展需要经验和时间的积累，学科的发展亦有其自身规律。中医药学经过新中国成立后70年的发展，无论在科研、教学还是临床方面，都得到了长足的发展，尤其是临床方面，借助于现代科技，对疾病认识得更加深入、细致，辨证更加具体，对药物的认识更加全面，用药经验也极大地丰富起来。同时，经过几代人的努力，各医疗机构都建立了自己的专业团队，这些专业人员，代表了本专业的学术水平。

将70年中医临床医学进行系统梳理，理清其发展脉络，总结其卓有成效的治病方法，理清其固有的治疗思路，将零散的经验纳入到中医临床医学理论体系中，这是新时代中医药事业的紧迫要求，关系到中医药事业今后的稳步发展。这也是《实用中医临床医学丛书》编写的初衷。

《实用中医临床医学丛书》按临床分科分册，体现了现在的中医临床实际。本丛书是一套真正反映中医辨证论治思维，汇集古今中医临证经验，既有系统理论，又含具体治病方法的实用中医临床医学学术著作，理论系统、内涵丰富、临床实用为本书的特点。

本丛书参编人员大都是各专业委员会的骨干，他们首先是临床医生，长期从事临床研究，拥有丰富的临床经验，具备鲜明的专业特点。同时，他们大都从事教学工作，带教博士、硕士，具有较高的理论水平。另外，他们长期承担国家或省区市的科研工作，对疑难病有较深的研究。所以，编写团队代表了现在中医临床的时代水平。

本书是中医书,不是中西医结合书,更不是西医书,所以在编写过程中,编写人员根据中医临床实际,妥善处理了现代医学参与临床的问题,体现了中医学与时俱进、开放包容的态度、做法及优势,又不失中医药自身的完整性与系统性。

本书不是为初学者编写,读者定位于主治医师及以上职称。

科学在发展,医学在进步,中医学同样在不断完善。我们希望这是阶段性总结,也希望有更多的经验、理论纳入中医学体系中来,将中医药事业发扬光大。

中国中医药出版社

序

在现代中医耳鼻喉科建立以来的数十年间，中医耳鼻喉科学专著中超过百万字的巨著屈指可数。作为见证本学科建立与发展的一位老人，我很高兴地看到这部由刘蓬教授率领全国25位临床与教学一线的中青年专家集体编写的超过百万字的巨著即将出版。

主编刘蓬教授具有丰富的编写经验，主编过不少重要的教材和专著，如全国中医药行业高等教育"十二五""十三五"规划教材《中医耳鼻咽喉科学》，以及《中华医学百科全书·中医耳鼻咽喉口腔科学》等，对本学科的发展状况有清晰的认识，向来具有严谨认真的学风，对中医有强烈的执着与热爱，善于思考。本书编委会成员皆是全国各地首屈一指的中青年才俊，细读本书，不难感觉到书中求真务实的精神。

这部鸿篇巨制有几大亮点：

一是中医特色浓厚。全书始终贯穿中医整体思维，在总论中对中医整体观、藏象与精气神、中医养生理念、健康生活方式等进行了深入浅出的阐述，这在中医耳鼻喉科专著中是不多见的，值得一读。在各论中对每种疾病的中医内涵进行了充分挖掘，既有一般的共识，也有著者的实践经验。

二是概念清晰。早期业内曾对中医耳鼻喉科的病名与西医病名进行过一对一的简单对应，进入21世纪以后，教材中的中医病名开始与西医病名逐渐分离，一种中医疾病可以涵盖多种西医疾病，但在现有的教材和专著中，中医耳鼻喉科疾病的定义有一些仍不够完善，据此制定的疾病诊断标准亦不是很清晰。本书对所有中医疾病采用了统一的定义模式，抓住了关键的临床特征，并在诊断要点中对该病必备的临床特征进行了充分阐释，同时对具有相似临床特征的疾病之间的联系和区别进行了阐述，对许多疾病还采用了列表阐述，使每种中医疾病的概念及诊断标准看起来都十分清晰，既可作为教师教学的重要参考，也可作为临床医生诊断时的参考。

　　三是实用性强。如本书的书名一样，书中内容均非常实用。既有统一的风格，也有不同作者个人的烙印。耳、鼻、咽喉、口齿四个部位疾病的编排打破了惯例，依据该病是否具有中医治疗优势进行排序，证型则依常见度排序，这些细节的处理体现了作者善于替读者着想的精心考虑；每种疾病不仅全面介绍了辨证论治、外治法、针灸按摩、其他疗法等常规治疗方法，还搜集了不少古今医家的治疗经验和医案，无论对临床还是教学都具有很大的参考价值。

　　以上对本书亮点的粗略概括，难免挂一漏万。总之，本书是近年来中医耳鼻喉科学界不可多得的好书，故乐为序。

世界中医药学会联合会耳鼻喉口腔科专业委员会会长　王士贞

2019 年 11 月

编写说明

  《实用中医耳鼻喉科学》为实用中医临床医学丛书之一，由全国20多个三甲中医院的26位专家集体编著，是一部适合于中级职称以上的中医师阅读的高级中医临床参考书，也可作为高等中医药院校教师的高级教学参考书。

  现代意义上的中医耳鼻喉科学正式建立于20世纪70年代，近50年来出版了大量的学科专著和教材，促进了本学科的发展，但也存在一些有待解决的问题，其中最大的问题是中医思维逐渐淡薄。本书在力图恢复中医特色方面进行了较多的努力。

  本学科现有的名称有三个：中医耳鼻喉科学、中医耳鼻咽喉科学、中医耳鼻咽喉口腔科学。不同的书籍使用了不同的名称，尚有待统一。在传统中医学里，"喉"字有狭义与广义之分：狭义者，"咽"与"喉"并列，各有所指；广义者，以"喉"字泛指咽喉口齿。一般而言，"咽喉"并用者，用的多是狭义；单用一个"喉"字者，用的多是广义。有鉴于此，本书采用了本学科最早确定的简洁名称——中医耳鼻喉科学，这里的"喉"是广义，包含咽喉口齿部位。

  本书分总论和各论两大部分。总论对中医耳鼻喉科学的基础理论进行了系统的梳理，包括中医耳鼻喉科学发展简史、耳鼻喉的结构与功能、耳鼻喉检查法、耳鼻喉与脏腑经络、耳鼻喉病的病因病机、耳鼻喉病的诊断与辨证、耳鼻喉病的治疗、耳鼻喉病的预防与调护等八章。在"中医耳鼻喉科学发展简史"一章中，除了对上自远古、下迄清代本学科的源流进行了比较系统的追溯以外，还对近50年来现代中医耳鼻喉科学的建立和发展过程以及现状进行了比较系统的总结，并对本学科的特点进行了概括。在"耳鼻喉与脏腑经络"一章中，在具体阐述耳、鼻、咽喉、口腔与各脏腑经络的关系之前，对中医整体观、藏象与精气神等中医核心理念进行了独到的阐释，目的在于使读者更好地理解耳鼻喉与脏腑经络之间密不可分的关系，有助于建立从整体观分析耳鼻喉局部病变的思维模式。"耳鼻喉病的诊断与辨证"一章对耳、鼻、咽喉、口腔的局部四诊及辨证方法进行了系统的归纳总结；"耳鼻喉病的治疗"一章对本学科常用的内治法、外治法及其他中医特色疗法等进行了比较全面的介绍；"耳鼻喉病的预防与调护"一章除对耳鼻喉病的特殊调护方法进行介绍外，还对中医养生理念、基于中医养生理念而倡导的健康生活方式进行了介绍，这些基于中医整体观的内容不仅适合于耳鼻喉病的预防与调护，也适合于所有疾病的预防与调护。

各论分4章，对耳、鼻、咽喉、口腔的63种疾病进行了系统阐述。除"鼻咽癌"一病外，全部采用中医病名。对每种疾病，分概述、历史源流、临床诊断、病因病机、辨治思路、辨证论治、外治法、针灸按摩、其他疗法、预防调护、名医经验等栏目进行阐述。这些栏目可分为四个板块：

第一板块介绍该病是什么，包括概述（无标题）、历史源流、临床诊断三个栏目。"概述"中对每种疾病的内涵进行了明确的定义，并简要介绍其发病情况。"历史源流"对该病名的来龙去脉进行了系统的梳理。"临床诊断"是从中医角度讲述该病的诊断要点及与相关疾病的鉴别要点，诊断要点分"临床特征""主要伴随症状"两个部分来阐述。其中"临床特征"就是对定义中所归纳的临床特征进行展开性叙述，是诊断该病必备的特征；"主要伴随症状"指在临床特征以外常见的伴随症状。部分疾病除介绍以上两个内容外，还介绍了临床上常用的相关检查。"鉴别诊断"是具有相似症状特征的中医疾病之间的鉴别要点。

第二板块介绍为什么会患病，包括病因病机、辨治思路两个栏目。"病因病机"是对该疾病常见的病因病机进行归纳总结；"辨治思路"是结合该病的病因病机与著者的经验，介绍临证时的总体辨证思路和治疗思路。

第三板块介绍如何防治该病，包括辨证论治（内治法）、外治法、针灸按摩、其他疗法、预防调护等栏目。

第四板块介绍名医经验，搜集古今中医名家治疗该病的临床经验及医案。其中已发表于文献者，均标明文献出处；本书初次撰写者，则注明提供医案者的姓名。

在各论疾病的编排顺序上，打破了从外到内、从简单病到复杂病的惯例，而依据该病是否具有中医治疗优势进行排序，即每一章里具有中医治疗优势的疾病排在前面，中医治疗优势稍差的疾病依次排在后面。另外，在证型的编排顺序上，也打破了由外到内、由实证到虚证的惯例，而根据证型的常见度进行排列，即在前面的证型一般较常见，在后面的证型一般较少见。当然，证型的常见度是根据著者的临床经验而定，仅供读者参考。

为突出"实用"和"中医"两大元素，从两个方面进行了努力：一是对中医疾病的概念和诊断进行了系统梳理，使每种疾病的概念清楚，诊断方法明确，不必依赖于西医的病名而存在；二是在辨证分析与治疗方法上兼容并蓄，既写出了一般的共识，也写出了一些著者独到的创见和经验，广开言路，以利于开拓临床思维，达到开卷有益的目的。每个栏目有话则长，无话则短，不强求一致，以充分发挥作者的主观能动性。

本书在主编的领导下进行分工编写，每一节之后有著者署名。初稿完成后，分别经副主编分工审阅、修改，再经主编统一修改、润色，最后经主审全面审阅而定稿。在保持全书总体内容协调一致的前提下，充分尊重著者个人的临床经验。前后三易其稿，历时一年而完稿。

由于本书作者均为临床、教学一线的专家，每天都有繁忙的临床与教学工作，只能利用零星的业余时间来写作，加上作者水平有限，尽管经历了数次修改，但客观原因导致的考虑不周、挂一漏万，甚至错误之处在所难免，恳请读者批评指正，以便再版时修订提高。

本书在编写及定稿过程中，一直得到德高望重的王士贞教授的支持，提出了很多中肯的意见，并为本书作序。在此，致以诚挚的感谢！

《实用中医耳鼻喉科学》编委会

2019 年 10 月

目录 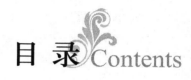Contents

总 论

各 论

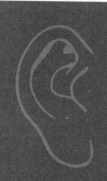

总 论
ZONG LUN

第一章　中医耳鼻喉科学发展简史

中医耳鼻喉科学是运用中医基本理论和中医思维方法研究人体耳、鼻、咽喉及口齿的生理、病理及其疾病防治规律的一门临床学科。

与中医其他临床学科相比，中医耳鼻喉科学是一门古老而新兴的学科。说它古老，是因为中医对耳、鼻、咽喉、口齿的认识在人类的远古时期就开始了；说它新兴，是因为中医耳鼻喉科学作为一门临床学科正式建立，是从 20 世纪 70 年代才开始的，至今只有 50 年左右的历史。

以下从学科溯源、学科建立与发展、学科特点三个方面简要介绍中医耳鼻喉科学发展史，从中管窥其古老与新兴之处。

第一节　中医耳鼻喉科学溯源

中医耳鼻喉科学出现在中医临床学科中虽不过近 50 年的历史，但其源头可以追溯到数千年以前。以下分先秦时期、秦汉时期、晋唐时期、宋元时期、明清时期五个阶段进行简要回顾。

一、先秦时期

秦朝（前 221—前 207）虽然只存在了短短 15 年，却是中国历史上一个重要的分水岭：在此以前的时期总称为先秦时期，大致经历了伏羲、神农、黄帝、尧、舜、禹时代，以及后来的夏、商、周（包括西周及春秋战国）时代。先秦时期是中华文明的源头，孕育了灿烂的中华文化，包括中医在内的中华文化重要理论的源头和典籍均出自这一时期。

自从有了人类，就会有疾病。有了疾病，人们就要对它进行研究，产生认识。耳、鼻、口舌作为人体感知外部世界的感觉器官，是人体重要的器官；语言、听声是人类重要的交流手段，经鼻呼吸、进食吞咽是人类生存必备的条件；耳、鼻、口均暴露在体表，容易受到外伤损害，也是极容易产生不适症状的器官，故自从有医学开始就必然要对它加以研究。

（一）最早的文字记载

19 世纪末与 20 世纪初在河南殷墟出土的甲骨文是现在可以看到的最早的中国文

字，据考证属于 3000 多年前殷商时期使用的文字。在可以辨认的 1700 多个甲骨文字中，有一些文字与耳、鼻、咽喉、口齿有关。如甲骨文中的 〔图〕为"耳"字，〔图〕为"鼻"字，〔图〕为"口"字，〔图〕为"齿"字，这几个字的形状非常像耳、鼻、口、齿的外形；〔图〕字表示牙齿上的窟窿，或牙齿被蛀空有洞，类似后世所称的"龋病"，这应该是世界上关于龋齿的最早记载，较之古代埃及、印度、希腊等国的类似记载早数百年至一千年；〔图〕为"舌"字；〔图〕为"声"字，其中包含了"耳"与"口"字，说明这个"声"字与口发声、耳听声有关。在甲骨卜辞中有疾耳、疾目、疾自、疾口、疾舌、疾言、贞旨自疾、贞病耳、贞病舌、贞病口等记载。其中，"贞"意为占卜；"旨"意为旨意；"自"意为鼻。"贞旨自疾"的意思是：根据占卜的旨意，所占卜的人患有鼻病（或将患鼻病）。以此类推，"贞病耳""贞病舌""贞病口"的意思分别是：所占卜的人患有耳病、舌病、口病等。从这些现存最早的文字记载中可以看出，至少在 3000 多年前的殷商时代，人们对于耳、鼻、舌、口齿的正常功能与疾病现象已有了一定的认识。

（二）重要典籍的记载

东周时期又称春秋战国时期（前 770—前 221），是中国文化的轴心时期，出现了"诸子蜂起，百家争鸣"的局面，对后世影响深远的文化经典大多出自这一时期，医药方面亦不例外，这些经典中记载了不少耳鼻咽喉口齿疾病的防治经验。

1. 史书的记载 《山海经》是先秦典籍中包含了历史、神话、天文、地理、民俗、物产、医药等多种资料的百科全书，是最古老的地理人文志，自古以来就被视为一部奇书，形象地展现了一幅幅神奇的远古人的生活图景。在这部古老的奇书中记载了 21 种疾病，其中包括耳聋；还载有防治疾病的药物 60 种，其中有防治五官病的药物 8 种，如元龟、白鹤等药防治耳病、喉病。

《周礼》与《礼记》是记载历史上最长的一个朝代——周代的各项制度的两部重要典籍。在《周礼·天官》中记载了医师、食医、疾医、疡医、兽医的医学分工，其中在谈到"疾医"（内科医生）的职责时说："疾医掌养万民之疾病……以五味、五谷、五药养其病，以五气、五声、五色视其生死，两之以九窍之变，参之以九脏之动。"九窍指眼、耳、鼻、口七窍与前后二阴两窍。这个记载说明，根据九窍与脏腑的变化来判断疾病的预后，已是周代疾医（内科医生）们的医疗常规，可见当时对作为九窍重要组成的耳、鼻、口已有相当深入的认识。《礼记·月令》有这样的记载："季秋行夏令，则其国大水，冬藏殃败，民多鼽嚏。""鼽嚏"即反复打喷嚏、流清涕的疾病，这个记载反映出当时已认识到鼽嚏这类疾病与自然环境和气候的异常变化有密切关系。

《左传》是目前能看到的我国第一部叙事详细完整的编年史书，记录了公元前722年至公元前453年之间共269年的重大历史事件。在《左传·僖公二十四年》中有"耳不听五声为聋"的记载，可以说是耳聋最早的定义。

《史记·扁鹊仓公列传》记载："扁鹊过洛阳，闻周人爱老人，即为耳目痹医。"扁鹊本为古代传说中黄帝时代的一位名医，《史记》中记载的这位扁鹊本名为秦越人，生活在战国时代，因医术高超，常常起死回生，声名显赫而被人尊称为"扁鹊"。据《史记》的这个记载，战国时代的扁鹊在洛阳行医的时候为耳目痹医，可见那时已有专门治疗耳、目及痹证的医生，与后来的五官科医生比较接近。

2. 医书的记载 中医学起源于上古时期，至春秋战国时代已有较多的医书流传于世。秦始皇时期发生了大规模的焚书事件，许多书籍被焚烧及流失。西汉时期官府广泛收集散落于民间的先秦典籍，并设置专门的官职进行校订整理这些典籍，刘向（前77—前6）奉命主持了中国历史上第一次大规模的校订整理群书的工作，并编制了中国最早的目录学著作《别录》，其子刘歆（前53—23）在此基础上作《七略》，将所有书籍分为六大类，其中将医书归入"方技"类。《别录》及《七略》后来均已遗失，但《七略》的内容大部分保存于东汉·班固编著的《汉书·艺文志》中，至今仍可窥其概貌。

据《汉书·艺文志》记载，当时能看到的医书主要有"医经"与"经方"两大类，其中"医经"类有7部书，包括《黄帝内经》十八卷、《黄帝外经》三十七卷、《扁鹊内经》九卷、《扁鹊外经》十二卷、《白氏内经》三十八卷、《白氏外经》三十六卷、《旁篇》二十五卷；"经方"类有11部书，包括《五脏六腑痹十二病方》三十卷、《五脏六腑疝十六病方》四十卷、《五脏六腑瘅十二病方》四十卷、《风寒热十六病方》二十六卷、《泰始黄帝扁鹊俞拊方》二十三卷、《五脏伤中十一病方》三十一卷、《客疾五脏狂癫病方》十七卷、《金创瘛疭方》三十卷、《妇人婴儿方》十九卷、《汤液经法》三十二卷、《神农黄帝食禁》七卷。这些医书可能大多出自先秦，并经汉代校订整理，可惜后来大部分都失传了，只有一部"医经"类的《黄帝内经》流传至今，而"经方"中的一部书《汤液经法》成为东汉末年张仲景编著《伤寒卒病论》（又名《伤寒杂病论》）的主要参考书之一，后来也逐渐失传。

对后世中医学的发展影响较大的几部先秦医书主要有《黄帝内经》《神农本草经》与《汤液经法》等。以下略述这几部医籍在耳鼻咽喉口齿疾病认识方面的贡献。

（1）《黄帝内经》：《黄帝内经》是流传至今的中医学奠基性巨著，它奠定了中医学的理论基础，其具体成书年代及著者不详，但有一点是毫无疑问的：至少在春秋战国时代已流传于天下。在后来长期流传的过程中逐渐被分成了《黄帝内经素问》（简称《素问》）和《灵枢经》（简称《灵枢》）两本书，至今能看到的《素问》与《灵枢》每本书各有81篇。

《黄帝内经》从以人为本、天人相应的角度，构建了完整的医学理论体系，是一部包括医学、天文、地理、气象等知识的百科全书，其中关于耳鼻咽喉口齿方面的论述亦是相当丰富的。

1）五官是五脏的外窍：《黄帝内经》首次提出了"五官"的概念。五官包括眼、耳、鼻、口、舌，它们是五脏的外窍，经络将五官与五脏连为一个整体，故外在的五官的功能实由内在的五脏所决定，如《灵枢·五阅五使》说："鼻者，肺之官也；目者，肝之官也；口唇者，脾之官也；舌者，心之官也；耳者，肾之官也。"《灵枢·脉度》谓："肺气通于鼻，肺和则鼻能知香臭矣；心气通于舌，心和则舌能知五味矣；肝气通于目，肝和则目能辨五色矣；脾气通于口，脾和则口能知五谷矣；肾气通于耳，肾和则耳能闻五音矣。五脏不和，则七窍不通。"这里不仅确定了鼻的主要功能是知香臭，舌的主要功能是辨味道，目的主要功能是辨五色，口的主要功能是磨五谷，耳的主要功能是闻五音；而且确定了五官与五脏的一一对应关系。正常情况下，五脏的功能正常，则五官的功能正常；在异常情况下，五脏的功能失常，则五官的功能可出现异常，因此五官的功能活动在一定程度上反映了五脏的生理功能和病理变化，如《灵枢·本神》谓"肺气虚，则鼻塞不利，少气"。这一认识在《素问》和《灵枢》各篇中反复多次进行了陈述，是中医整体观的重要内容。五官与五脏相关的理论奠定了中医五官科学的理论基石。

2）咽喉的功能：除五官之外，《黄帝内经》对咽喉的功能进行了专门的论述，如《灵枢·忧恚无言》说："咽喉者，水谷之道也。喉咙者，气之所以上下者也。会厌者，音声之户也。口唇者，音声之扇也。舌者，音声之机也。悬雍者，音声之关也。颃颡者，分气之所泄也。横骨者，神气所使主发舌者也。故人之鼻洞涕出不收者，颃颡不开，分气失也。是故厌小而疾薄，则发气疾，其开阖利，其出气易，其厌大而厚，则开阖难，其气出迟，故重言也。人卒然无音者，寒气客于厌，则厌不能发，发不能下，至其开阖不致，故无音。"这里不仅明确了咽喉具有吞水谷、行呼吸、发声音三大功能，而且对于发声音这一功能的正常与异常现象进行了重点论述。

3）耳鼻咽喉口齿病证：《黄帝内经》中记载的耳鼻咽喉口齿部的病证达50多种，如：

耳病：耳聋，暴聋，耳鸣，头眩，眩冒，耵聍，耳中有脓，内漏，耳痛等。

鼻病：鼻鼽，鼽嚏，鼽衄，衄，鼻渊，鼻窒，鼻息肉，鼻槁腊，鼻干等。

喉病：咽肿，嗌肿，猛疽，喉塞，喉闭，咽干，嗌痛，喉痹，瘖，暴瘖，无音等。

口齿病：口疮，口糜，口干，口喎，齿痛，龋齿，齿长而垢，重舌，舌卷，舌强不能言，舌本痛，舌本烂，唇疮，唇胗，颊肿，颊痛等。

对于许多病证，不仅描述了其临床表现，还阐述了病因病机，如《素问·气厥论》阐述了鼻渊的病机与临床表现："胆移热于脑，则辛頞鼻渊。鼻渊者，浊涕下不止也。"又如《素问·脉解》论述了耳鸣的病机："所谓耳鸣者，阳气万物盛上而跃，故耳鸣也。"《灵枢·口问》进一步阐述耳鸣的病机："耳者，宗脉之所聚也，故胃中空则宗脉虚，虚则下溜，脉有所竭者，故耳鸣。"

4）养生及治疗原则：《黄帝内经》提出了一系列养生方法与药物、针灸治疗的重要原则，还记载了不少治疗耳鼻咽喉口齿疾病的方法，如《灵枢·刺节真邪》谓："刺邪，以手坚按其两鼻窍，而疾偃，其声必应于针也。"这是类似咽鼓管自行吹张法的最早记载。《灵枢·厥病》论述了耳鸣、耳聋、耳痛、耳中有脓等病证的针刺治疗原则："耳聋无闻，取耳中。耳鸣，取耳前动脉。耳痛不可刺者，耳中有脓。若有干耵聍，耳无闻也。耳聋取手足小指次指爪甲上与肉交者，先取手，后取足。耳鸣取手足中指爪甲上，左取右，右取左，先取手，后取足。"《灵枢·痈疽》论述了猛疽（咽喉脓肿）的治疗原则及预后："痈发于嗌中，名曰猛疽。猛疽不治，化为脓，脓不泻，塞咽，半日死。其化为脓者，泻则合豕膏，冷食，三日而已。"

总之，《黄帝内经》对耳、鼻、咽喉、口齿的正常功能与异常变化形成的病证及其治疗原则均有极为丰富的论述，尤其是将这些官窍与脏腑相联系的整体观，为后来中医耳鼻喉科学的建立与发展奠定了坚实的理论基础。

（2）《神农本草经》：《神农本草经》是已知最古老的药学专著，原书4卷，成书年代及著者不详，但属先秦时期的药学典籍无疑。这部书的原本早已失传，但它的文字被辗转抄录保存于一些古本草学著作中，如南北朝陶弘景的《本草经集注》、唐代官修的《新修本草》、宋代官修的《开宝本草》《嘉祐补注神农本草》《证类本草》、明代李时珍的《本草纲目》等。1993年，以马继兴为首的研究组历时10年，从流传至今的古本草学的诸多著作中成功辑复了古四卷本的《神农本草经》。

与《黄帝内经》从天人相应出发侧重于养生及针灸治疗不同，《神农本草经》从药物的性味出发侧重于药物对人体的作用，这两部不同风格的医药经典代表了两种不同的上古医学流派：前者是"医经"学派的代表，后者是"经方"学派的代表。

《神农本草经》的问世，标志着中药学理论的诞生，它将药物按其功能分为上药、中药、下药三类：上药为君，主养命以应天；中药为臣，主养性以应人；下药为佐使，主治病以应地。按药物来源分为草部、木部、谷部、石部、虫部五类，共记载了365种药物，确定了每味药的四气五味及功能，其中论及治疗耳、鼻、咽喉、口齿疾病的药物有50多种，如石菖蒲"通九窍，明耳目，出音声"、菊花、防风"治头眩"、牡桂（即桂枝）、贝母"治喉痹"、通草"利九窍"、半夏治"喉咽肿痛、头眩"、射干治"喉痹，咽痛，不得消息"、磁石治"耳聋"等，这些药物大多沿用至今。

（3）《汤液经法》：《汤液经法》（后代医家常将此书简称为《汤液经》或《汤液》）是最早论述中药复方的经典，成书年代及著者不详，传说为商代宰相伊尹所著，此说虽未必可信，但属先秦时期的医药学著作当无疑问。此书系"经方"一脉的重要经典，其最大贡献是在《神农本草经》对药物研究的基础上，将不同性味的中药组合在一起,以汤液为主的形式来服用以治疗疾病,是最早的方剂学经典。

《汤液经法》在《汉书·艺文志》中有记载,说明至少东汉时期仍在流传。晋·皇甫谧在《针灸甲乙经》序言中说:"伊尹以亚圣之才,撰用《神农本草》以为《汤液》……仲景论广《汤液》为数十卷,用之多验。"宋代由官方组织校订刊行的《伤寒论》序言中采纳了这一说法,说明张仲景"勤求古训,博采众方"编著《伤寒卒病论》时最主要的古训可能就是《汤液经法》,同时,宋元时期的医家大多亦采纳了皇甫谧的说法,认为张仲景的《伤寒卒病论》是在《汤液经》的基础上编辑而成,如宋·许叔微的《普济本事方》在大柴胡汤方的最后一味药大黄后即以小字说明:"伊尹《汤液论》大柴胡同姜枣共八味,今监本无,脱之也。"又如宋·朱肱《类证活人书》在桂枝加葛根汤方后注中也说明:"伊尹《汤液论》桂枝汤中加葛根,今监本用麻黄,误矣。"元·王好古在《阴证略例·伊尹汤液论例》中也指出:"朱奉议云仲景泻心汤比古《汤液》则少黄芩,后人脱落之。许学士亦云伊尹《汤液论》大柴胡汤八味,今监本无大黄,只是七味,亦为脱落之也。以是知仲景方皆《汤液》也。"从这些记载来看,《汤液经》一书在宋元时期民间可能还有残存及流传。

1948年杨绍伊先生撰写了有关《伤寒卒病论》经方的考证专著,认为张仲景《伤寒卒病论》保存了《汤液经》的全部内容,他通过经学考证、医理探讨,辑复了《汤液经》一书,由于认为是伊尹所著,故将该书命名为《伊尹汤液经》。20世纪70年代,张大昌献家藏敦煌传抄本《辅行诀五脏用药法要》(梁·陶弘景著),该书认为《汤液经法》记载了方剂360首:上品上药120首,为服食补益方;中品中药120首,为疗疾祛邪之方;下品毒药120首,为杀虫辟邪痈疽等方,这一体例与《神农本草经》非常接近。其中大小青龙汤、大小白虎汤、大小朱雀汤、大小玄武汤、大小阳旦汤、大小阴旦汤等六十方证为伊尹《汤液经》的核心内容。该书为晋代皇普谧之立论及近代杨绍伊先生的考证提供了新的证据。由此大致可以认为,《神农本草经》《汤液经法》《伤寒卒病论》是同一条脉络的三部"经方"派重要著作,对后世中医学的发展产生了深远影响。

现今虽无法看到《汤液经法》一书的全貌,但可通过杨绍伊先生辑复的《伊尹汤液经》大致了解其主要内容。值得一提的是,《汤液经法》一书通过《伤寒卒病论》的广泛传播而对后世中医学的发展产生了重要影响,其对耳、鼻、咽喉、口齿疾病的认识可从传至今日的《伤寒论》《金匮要略》两部书中得以管窥(参见后文《伤寒论》《金匮要略》的介绍)。

(4)《五十二病方》:1973年长沙马王堆出土了帛书《五十二病方》,据考证,大约成书于战国时期,其抄录年代不晚于公元前3世纪末,并于汉文帝十二年随葬于墓中。帛书《五十二病方》是《足臂十一脉灸经》《阴阳十一脉灸经》甲本、《脉法》《阴阳脉死候》《五十二病方》五种书合抄本的总称。从这些书名来看,前四种大约属于"医经"学派的书籍,而最后一种《五十二病方》与《汉书·艺文志》所记载的"经方"学派的书名非常相似，当属于"经方"学派的书籍。这几部医书的出土，为《汉书·艺文志》对存于当时的医书分类提供了有力的证据。

帛书《五十二病方》中涉及耳、鼻、咽喉、口齿的内容有20余处，病证10余个，如聋、耳前痛、耳疆、鼻肌、嗌痛、益睢、喉痹、鼻抉、舌柝等病证，书中还记载了图治咽喉病证的三个医方，如白蔹治疗喉痈、堇葵治疗口鼻败疮等。

二、秦汉时期

短暂的秦朝废除了过去的分封建国制度，建立了崭新的大一统的中央集权体制，在文化上也废除了之前的百家争鸣，实行了书同文、车同轨，依据统一的法律来治国，这些巨变对后世两千多年的中国历史产生了巨大的影响。随之而来的汉朝在国家体制上基本沿袭了秦朝的中央集权制度，但在文化上对经秦朝"焚书坑儒"后遭到严重破坏的文化经典进行了政府指导下的大规模收集整理与注释，使先秦时期的很多重要文化经典得以保存下来，其中也包括《黄帝内经》《神农本草经》《汤液经法》等医学经典，同时在思想上实行"罢黜百家，独尊儒术"的政策，用儒家文化统一了人们的思想，奠定了四百年强盛的大汉王朝的思想基础，而且汉以后的历代王朝基本上沿袭了秦汉所建立的政治体制与文化思想。因此，秦汉时期（前221—220）是中国历史上一个十分重要的时期，从中医学的发展角度来说，也是一个非常重要的时期，目前能看到的早期中医学经典如《黄帝内经》《神农本草经》等，皆是由这一时期的学者整理后才得以流传下来的。

在秦汉时期，医学分为九科，其中有口齿科，咽喉科也包括在内，说明从那时起，口齿与咽喉就是密不可分的。

《淮南子》是西汉初期由淮南王刘安主持编纂的一部哲学著作，其中除了丰富的道家思想外，还有很多医学论述，如《淮南子·氾论训》记载："喉中有病，无害于息，不可凿也。"说明当时已有通过手术（凿）治疗喉病的方法，且有严格的适应证和禁忌证，只有在喉病影响呼吸的情况下才能运用"凿"（相当于保持气道通畅的各种外治法）的方法。

东汉和帝年间（89—104）由班固编著的史书《汉书》中出现了"鼻祖"一词，并注曰："鼻，始也。"明·张自烈在《正字通》中更明确地解释道："人之胚胎，鼻先受形，故谓始祖曰鼻祖。"清·汪宏在《望诊遵经》中亦曰："天地氤氲，万物化醇，男女媾精，五官先生鼻。"由此可见，汉代就已流行的"鼻祖"一词，说明中医很早就对胚胎的发育过程进行了细致的观察，认识到鼻是人体胚胎最先发育的器官。

这一时期最重要的医药学著作是东汉末年由张仲景编著的《伤寒卒病论》，这部书在编写完成后便散失在民间，被后来的医家陆续收集整理，最后经宋代政府组织医家重新编辑整理成了《伤寒论》与《金匮要略》两本书，得以流传至今。虽然宋人收集、编辑整理出来的《伤寒论》《金匮要略》两书距离张仲景编著《伤寒卒病论》

的时代有 800 多年，两者的内容可能有一定的出入，但《伤寒卒病论》原书的大部分内容还是保存下来了，我们可以通过现存的这两本书了解汉代的医学概貌。

《伤寒论》以六经论伤寒，《金匮要略》以脏腑论杂病，创立了包括理、法、方、药在内的辨证论治原则，对后世中医学的发展产生了深远的影响，其中所记载的方剂由于疗效显著而被后世尊称为"经方"，作者张仲景从明代末年开始也被尊称为"医圣"。

《伤寒论》中提及与耳鼻咽喉口齿有关的条文 40 余条，提到的证候有鼻鸣、鼻衄、喉痹、咽干、咽烂、气上冲咽喉、耳前后肿、耳聋、眩等 10 余种。其辨证方法和治疗原则，至今仍对耳鼻喉科临床有积极意义。《伤寒论》中有不少方剂亦为耳鼻喉科医师所常用，如《伤寒论·辨少阴病脉证并治》对咽痛进行辨证论治，运用猪肤汤、甘草汤、桔梗汤、苦酒汤、半夏散及汤等不同方药治疗不同的咽痛，确有成效，成为后人治疗咽喉诸病的常用方法。又如《伤寒论》对于少阳病所致耳聋及太阳病发汗过度导致的耳聋等均有所论述。

《金匮要略》论及的耳鼻喉科病证有 10 余种，如咽喉痛、咽喉不利、咽干、咽中如有炙脔、头眩、目眩、鼻塞、鼻燥、流涕、鼻衄等。《金匮要略·妇人杂病脉证并治》最先描述"妇人咽中如有炙脔"一证，即后世所称"梅核气"，所创立的半夏厚朴汤一直沿用至今。《金匮要略·惊悸吐衄下血胸满瘀血病脉证并治》论述了衄血的病机与证治、预后与禁忌等，至今仍适用于临床。

《金匮要略·百合狐惑阴阳毒病脉证并治》记载的狐惑、阳毒、阴毒的临床表现皆与咽喉有密切关系："狐惑之为病，状如伤寒，默默欲眠，目不得闭，卧起不安，蚀于喉为惑，蚀于阴为狐，不欲饮食，恶闻食臭，其面目乍赤、乍黑、乍白，蚀于上部则声嗄，甘草泻心汤主之。蚀于下部则咽干，苦参汤洗之。"这种狐惑病类似于现代所称的"白塞综合征"一类的疾病。"阳毒之为病，面赤斑斑如锦文，咽喉痛，唾脓血。五日可治，七日不可治，升麻鳖甲汤主之。阴毒之为病，面目青，身痛如被杖，咽喉痛。五日可治，七日不可治，升麻鳖甲汤去雄黄、蜀椒主之。"这种阳毒与阴毒病类似于现今的"猩红热"一类的疾病。

《金匮要略》中所用药物剂型多种多样，除用汤、丸、散、酒、洗等制剂外，还有滴耳剂、灌鼻剂、吹鼻剂等，如有"捣薤汁灌耳中，吹皂荚末鼻中"以"救卒死而目闭者"，这种用皂荚末吹入鼻内及用薤汁灌入鼻内或耳中以抢救危重病患者的方法，可说是吹鼻法、滴鼻法及滴耳法的最早记载。

《三国志·魏书·方技传》记载了东汉末年的名医华佗治疗咽喉异物的案例：华佗在路上"见一人病咽塞，嗜食而不得下"，命其用醋调大蒜汁服用，"立吐蛇一枚"而愈。唐·孙思邈收集的《华佗神方》中有"华佗耳科神方 33 首""华佗鼻科神方 13 首""华佗齿科神方 35 首""华佗喉科神方 28 首"，此外，对小儿所患耳鼻咽喉口齿疾患另有论述，收载方剂 21 首。可见，华佗对耳鼻咽喉口齿疾患的治疗积累了丰富的经验。

三、晋唐时期

历时近 700 年的晋唐时期，可大致分为以国家分裂为主的魏晋南北朝时期和国家统一强大的隋唐时期两个阶段。

（一）魏晋南北朝时期

在魏晋南北朝时期（220—581），医学上有建树的主要是晋代。对耳鼻咽喉口齿疾病防治方面有贡献的事迹主要有：

晋代医家葛洪所著的《肘后备急方》收集记载了不少简、便、验的救急方药，《肘后备急方·卷六》为耳鼻咽喉颌面疾病的专篇，其中首次记载了百虫入耳、气道异物、食道异物等急症的处理方法，例如对于鱼骨鲠喉，可用"小嚼薤白令柔，以绳系中，持绳端，吞绳到鲠处，引之，鲠当随出"。书中还记载了口㖞、卒失声、耳卒聋、耳中脓血等病的治疗方法与方药，其中"治卒风喑不得语方"共 13 首，针刺方 1 首。此外，书中还提出了用药液（或药末）滴耳及用熨法治疗耳部疾病的外治法。

晋代另一位传世的名医皇甫谧所著之《针灸甲乙经》是现存最早的一本针灸学专著，书中卷七、卷十二载有耳鼻咽喉口齿疾病的针灸疗法，如对耳鸣、喑、鼻衄、喉痹、咽痛、口齿舌病等均有针灸治疗用穴，对于后世医家运用针灸治疗耳鼻咽喉口齿疾病有很大的影响。

晋代首次有了拔牙术和唇裂修补术的记载，如《晋书·温峤传》说："峤先有齿疾，至是拔之。"这是关于拔牙术的记载。至于唇裂及其修补术，《晋书·魏泳之传》记载："魏泳之生而兔缺，年十八……医曰：可割而补之，但须百日进粥，不得笑话……泳之遂闭口不语唯食薄粥……及差。"这个记载说明，在晋代已开始对兔唇（即唇裂）有了认识，并成功地施行了唇裂修补术。这一时期人们在牙齿的卫生保健方面，也予以高度的重视，并提出了一些有效的方法和方药。南北朝时期的文学家刘峻在《类苑》中记载用猪牙皂角、生姜、升麻、地黄、旱莲、槐角子、细辛、荷叶、青盐等通过烧、烙、研熬等方法处理后，用以揩牙，可使牙齿坚固。

（二）隋唐时期

隋唐时期（581—907）是中国经历了数百年的分裂后，再次建立强大统一国家的时期，国家的强盛与繁荣必然带来文化与医学的发展。

隋代（581—618）与秦代一样，虽然存在的时间不长，却建立了对后世有重要影响的国家制度，如通过考试选拔官吏的科举制度就是从隋朝开始建立的，影响后世 1300 多年。隋代巢元方等所著之《诸病源候论》也如同科举制度一样，对后世的医学发展产生了重要影响，它是我国现存第一部病因病理学专著，详细论述了各种病证的病因病机与临床表现，其中，卷二十九专论鼻病、耳病、牙齿病诸候；卷三十专论唇口病、咽喉病诸候；卷三十一列有鼾眠候。此外，该书还注意到小儿的生理特点，对小儿耳鼻咽喉口齿疾病设专卷论述（卷四十八、卷五十）。全书论及耳鼻咽喉口齿疾病共130余候。对每种疾病证候的发生、发展与演变都做了详尽的阐述，如对于脓耳误治或失治所致之脓耳变证等危候，在卷二十九"耳疼痛候"中说："凡患耳中策策痛者，皆是风入于肾之经也。不治，流入肾，则卒然变脊强背直成痉也。"

唐代（618—907）是继汉代之后又一个伟大而强盛的时代。百姓身体健康是国泰民安的基础，这就需要重视医学的发展，太医署与国家药典应运而生。624年由唐政府设立的太医署既是主管全国医疗事务的行政机构，也是培养医学人才的医学教育机构，可以说是世界上最早的医学校。太医署分医学部和药学部，医学部又分医科、针科、按摩科和咒禁科四大科，医科下再分为体疗、疮肿、少小、耳目口齿、角法五个专业，可见当时"耳目口齿"（类今之五官科）已成为一个独立的专科，这在中医耳鼻喉科学的发展史上是一件大事。由唐政府组织、苏敬等人编写的《新修本草》是世界上第一部正式的国家药典，这部药典在《神农本草经》的基础上进行了扩充，共收载药物853种，在"诸病通用药"中载有治疗眩晕、耳聋、喉痹痛、鲠、齿痛、口疮、鼻衄血、鼻息肉、声音哑等耳鼻咽喉口齿病的药物。太医署的设立与《新修本草》这部药典的颁布施行，说明唐代的医药学在国家层面已受到高度重视，而在这个正式的医药学体系中耳目口齿占有一席之地。

唐代著名医家孙思邈在所著之《备急千金要方》中将鼻、口、舌、唇、齿、喉、耳病归为七窍病，收集治法甚多，列方291首，列有通九窍药品、衄血药品、耳聋药品、口干舌燥药品等；除内治外，还广泛地采用药物外治的方法，如治鼻病用滴鼻法、吹鼻法、膏剂或油剂涂鼻等；治口病用含咽法、湿贴法、热敷法等；治牙病用熏牙法；治喉病用吹喉法、含漱法；治耳病用滴耳法、吹耳法、塞耳法等。且还运用针灸、砭法、导引、食疗等治疗方法，如提出用烧灼法治疗舌部出血等。《千金翼方》是孙思邈晚年的著作，作为对《备急千金要方》的补充，卷一列有通九窍药6味、衄血药6味、耳聋药7味、坚齿药7味、口疮药13味；卷十一载有用热烧铁治疗咽中肿垂肉；卷二十六载有鼻病、喉痹、舌病、齿病、耳聋的针灸疗法。

唐代另一位著名医家王焘所著之《外台秘要》中记载的治疗耳鼻咽喉口齿疾病方药不下400首，卷二十二为耳鼻咽喉口齿专篇，其中提到用杨柳枝蘸药揩齿法："每朝杨柳枝咬头软，点取药揩齿，香而光亮。"这大概是世界上关于刷牙的最早记载。

四、宋元时期

经历唐末五代十国之乱后，再次建立了统一的宋朝。自宋至元代前后历时400余年，可分为北宋时期与金元时期两个阶段。

（一）北宋时期

北宋（960—1127）是继唐代之后又一个大一统的时代。北宋时期重文轻武，在文化及医药领域均有很多建树。医药方面，政府设立太医局作为国家最高医学教育机构，医学教育的医科学习科目有 9 个，即大方脉、小方脉、风科、疮肿兼折伤、产科、目科、口齿兼咽喉、针灸、金疮兼书禁等。将口齿兼咽喉作为一个独立的科目来教学，这一点延续了秦汉时期的分科方法，一方面说明在传统中医里口齿与咽喉之间密不可分的关系，另一方面说明口齿咽喉在全身的重要地位；针科的教学课程除学习针灸外，还有口齿、咽喉、耳目等科目，可见在北宋时期的医科与针科的医学教育中，口齿、咽喉、耳目均占有一席之地。

北宋时期非常重视医书的整理、校订和编纂，专门成立了校正医书局，负责搜集、整理、校订医学经典书籍，先后校订的经典医籍有《伤寒论》《金匮要略方论》《金匮玉函经》《黄帝内经素问》《针灸甲乙经》《脉经》《备急千金要方》《千金翼方》《外台秘要》《本草图经》等，校订的医书由政府颁布刊行流通，这一举措对于保存经典医籍做出了重大贡献，很多重要的医学经典都是经宋代医家校订并大量翻刻后才得以流传至今的，可以说，北宋是继汉代之后又一次在政府指导下对文化及医药经典进行大整理的朝代。

除了校订、刊行古典医籍外，在北宋的前、中、后期分别由政府组织医学家主持编纂了三部大型方书，即《太平圣惠方》《太平惠民和剂局方》《圣济总录》，经皇帝下诏颁行于天下。这三部官修医书中对耳鼻咽喉口齿疾病的治疗均有十分丰富的记载。

《太平圣惠方》为北宋初期由王怀隐、王祐等奉敕，历时 14 年编著的一部大型方书，共 100 卷，收载方剂 16834 首，其中有耳鼻咽喉口齿内容的专论共 4 卷：卷三十四为口齿，卷三十五为咽喉，卷三十六为口舌耳病，卷三十七为鼻病，书中收录耳鼻咽喉口齿唇舌疾病方药千余首，仅咽喉一篇就收载方药 322 首之多。此外，在小儿病篇中，又有专论小儿耳鼻咽喉口齿唇舌疾病方药 3 卷，其余尚有 9 卷涉及耳鼻咽喉口齿方面的内容。

《太平惠民和剂局方》为北宋中期由太平惠民和剂局编纂的一部成药标准和制剂规范，共收载民间常用的有效成药方剂 788 首，分为诸风、伤寒、一切气、痰饮、诸虚、痼冷、积热、泻痢、眼目疾、咽喉口齿、杂病、疮肿、伤折、妇人诸疾及小儿诸疾共 14 门，其中在卷之七单独列有咽喉口齿的专篇，载方 15 首。

《圣济总录》为北宋晚期由宋徽宗赵佶亲自主持编纂的一部大型医学全书，共 200 卷，分为 60 余门，收载方剂近 2 万首。其中有耳、鼻、咽喉口齿专论共 12 卷：卷七十为鼻衄，卷一百一十四至一百二十四为耳、鼻、口齿、咽喉，另有小儿门等 10 余卷涉及耳、鼻、咽喉、口齿唇舌的内容。

由苏轼与沈括合编、刊行于北宋中期熙宁年间的《苏沈良方》，详细记载了咽喉的解剖与功能，并纠正了传说之误："又言人有水喉、食喉、气喉，亦谬也……人但有咽喉二者而已，咽则纳食，喉则通气。"（《苏沈良方·卷第一·论脏腑》）。沈括所著之《梦溪笔谈·卷十三》记载："世人以竹木牙骨之类为叫子，置入喉中，吹之能作人言，谓之颡叫子。尝有病瘖者，为人所苦，烦冤无以自言，所讼者试取叫子，令颡之作声，如傀儡子，粗能辨其一二，其冤获申。"其颡叫子，颇类今之人工喉。

（二）金元时期

金元时期（1115—1368）是少数民族政权入主中原的一个特殊时期，大致可分为金与南宋时期和元代两个阶段。

1. 金与南宋时期　金朝（1115—1234）是由位于我国东北地区的少数民族女真族建立，后来占领了北宋北部的大部分土地，并于1127年灭掉北宋政权，1234年又被蒙古族所灭；北宋灭亡后，在南方又建立了南宋政权（1127—1279），与北方的金朝互相对峙，使战争连年不断，于1279年被蒙古族建立的元朝所灭。因此，这一时期在中国大地上同时存在金朝与南宋两个政权，是一个国家处于分裂状态、战争连年不断的特殊时期。

这一时期的医学领域与国家处于战争、分裂状态的情形相似，也开始出现了学术争鸣，形成了不同的医学流派，正所谓"医之门户，始于金元"。

（1）金朝：在北方的金朝，医学领域里首先形成了河间与易水两个学派。

河间学派的创始人是河北河间县（现河间市）的刘完素（亦名刘河间），首倡火热论，又称火热派或寒凉派，对大部分疾病皆从火热立论，主张用寒凉药来治疗，这一观点对耳鼻咽喉口齿疾病的认识产生了很大的影响，刘氏对耳鸣、耳聋、鼻鼽、衄血、喉痹等病证大多从火热来解释其病机，如在《素问玄机原病式·六气为病》中对鼻鼽作了这样的解释："鼽者，鼻出清涕也。"他认为鼻鼽之清涕乃"以火炼金，热极而反化为水"所致。刘氏对鼻窒所表现的交替性鼻塞也从火热的角度进行了解释："盖阳气甚于上，而侧卧则上窍通利而下窍闭塞者，谓阳明之脉左右相交，而左脉注于右窍，右脉注于左窍，故风热郁结，病偏于左，则右窍反塞之类也。"（《素问玄机原病式·六气为病》）刘氏还提出了"耳聋治肺"的观点，在《素问病机气宜保命集·卷下·大头论》中说："假令耳聋者，肾也，何谓治肺？肺主声。"

河间学派的一个分支是攻邪派，创始人是私淑刘完素、后来成为金朝四大名医之首的张从正，他认为一切疾病主要是邪气所致，主张运用汗、吐、下法来攻邪，使邪去则正安，这一观点对耳鼻咽喉口齿疾病的认识也产生了一定的影响。张从正所著的《儒门事亲》对于咽喉病证独有建树，其对咽、喉及会厌的正常功能进行了描述："咽与喉，会厌与舌，此四者同在一门……会厌与喉，上下以司开阖，食下则吸而掩，气上则呼而出，是以舌抵上腭，则会厌能闭其咽矣。四者相交为用，阙一则饮食废而死矣。"对咽喉疾病提出了很多独到的见解，如认为咽喉之病皆属于火，治疗上主张"用针出血，最为上策"，并认为"治喉痹之火，与救火同，不容少待"，这一观点被后世医家概括为"走马看咽喉"，用以说明咽喉疾病的危急性。张氏首次使用了"乳蛾"这一病名，描述了乳蛾的临床表现，并将咽喉疾病分为单乳蛾、双乳蛾、单闭喉、子舌胀、木舌胀、缠喉风、走马喉闭等八症。后世对于咽喉疾病的分类方法大多是在这个基础上发展起来的。此外，其记载的用纸卷成筒，放入口内，再用筷子缚小钩取异物的方法，已具今之内腔镜下取异物之雏形。

易水学派的创始人是与刘完素生活在同一时期的河北易县的张元素（字洁古），他在《黄帝内经》脏腑理论的启示下，结合自己数十年的临床经验，总结了以脏腑寒热虚实以言病机的学说；同时，非常重视药物的归经，认为不同的药物对于不同脏腑的效用之所以不同，是因为其各归于某一经的缘故，从而形成了重视脏腑辨证、用药注重药物归经的学术流派，在他所著的《医学启源》及《脏腑标本寒热虚实用药式》中体现了这一学术思想。其弟子李杲（号东垣）继承了这一学术思想，并从《黄帝内经》提出的"有胃气则生，无胃气则死"的理论中悟出"脾胃内伤，百病由生"，进一步阐述了脾胃在脏腑中的重要地位，认为内伤杂病，应以调治脾胃为先，形成了被后人称为"脾胃派"或"补土派"的学术流派。这一学术思想体现在《内外伤辨惑论》《脾胃论》等著作中，对耳鼻咽喉口齿病证的治疗产生了深远的影响，如他倡导"脾胃虚则九窍不通"，故治疗九窍的病都应重视脾胃，他所提出的益气升阳法及创制的补中益气汤、益气聪明汤等著名方剂，一直沿用至今。

（2）南宋：在北方的金朝开始学派争鸣的同时，南方的南宋朝也有几个著名的医家发表了新的见解。

南宋初期，陈言著《三因极一病证方论》（简称《三因方》），提出三因学说：将外感六淫归为"外因"，内伤七情归为"内因"，其他病因归为"不内外因"，将不同的病证皆从三因角度进行归类阐述，收载方剂1050余首。这种病因归类对耳鼻咽喉口齿疾病病因的认识产生了一定的影响，书中在卷之十六列有鼻病证治、唇病证治、口病证治、齿病证治、舌病证治、咽喉病证治、耳病证治，此外，还分别从内因、外因、不内外因的角度论述了衄血、眩晕、头痛的证治。

南宋晚期，严用和著《济生方》，其中专列咽喉门、口齿门（包括口、齿、唇、舌）、耳门、鼻门、眩晕门，记载了很多临床有效方剂，如治疗鼻渊的苍耳子散，至今仍广泛用于治疗鼻科疾病。与此同时，杨士瀛著《仁斋直指方论》，对耳鼻咽喉口齿病证亦有专卷论述（卷二十一），"脓耳"一词，最早见于《仁斋直指方论·卷二十一》："热气乘虚，随脉入耳，聚热不散，脓汁出焉，谓之脓耳。"在《仁斋直指方论·卷八》中对声音的产生与肺、心、肾三脏相关进行了发挥："心为声音之主，肺为声音之门，肾为声音之根。"强调肾气对于声音最为关键，肾气一弱，则声音难彰。

此外，窦材所辑《扁鹊心书》及窦汉卿著《疮疡经验全书》按人体部位记载了外科疾病的证治，卷一有咽喉牙舌酒毒图说症方九十六条，其中有用切开排脓的方法治疗咽喉脓肿及牙痛的记载；卷二记载了瘰疬、痄腮、耳风毒、耳门痈、耳根毒、发耳、发颐毒、穿腮、石疽、鸦啖疮、茧唇等病证，较有参考价值。洪遵所著的《洪氏集验方》记载了应用压迫颈外动脉以止鼻衄的方法。

2. 元朝 元朝（1271—1368）是由我国北方少数民族蒙古族灭金后建立，后再灭南宋从而统一中国，成为我国历史上第一个由少数民族建立的全国性的统一王朝。在元代，医学分科由宋代的九科扩大为十三科，即大方脉、小方脉、杂医科、风科、产科、眼科、口齿科、咽喉科、正骨科、全疮肿科、针灸科、祝由科、禁科等，将口齿科与咽喉科分开成两科，说明分科更为精细。

元代最为著名的医家当数河间学派的传人朱震亨（号丹溪），朱氏受业于刘完素的再传弟子罗知悌，他在学习前人经验基础上，结合自身的医疗实践，提出"阳常有余，阴常不足"的观点，强调滋阴在治疗中的重要性，被后人归入"滋阴派"，与刘完素、张从正、李杲并列为"金元四大家"。朱氏的滋阴学说对于耳鼻咽喉口齿疾病的治疗产生了一定的影响，他所著的《金匮钩玄》《脉因证治》《丹溪心法》等著作，体现了对耳鼻咽喉口齿疾病的论治观点和丰富经验，如在《丹溪心法》中，首先提出虚火致喉痹的病因病机，并提出"阴虚火炎上，必用玄参"。这一观点对后代医家产生了深远的影响。与其强调阴虚的观点有所不同的是，对眩晕的病机强调痰夹气虚并火，明确提出"无痰则不作眩"的著名论点。《丹溪心法》还首次提出用棉签清洗外耳道再用药的方法："绵缠竹签拭耳，换棉蘸药入耳。"

元代著名骨伤科医家危亦林著《世医得效方》，将过去有关口齿咽喉病的理论和效方做了一次删芜存精的大整理，并将《儒门事亲》首创的"喉风八证"补充为"喉风十八证"，对后世关于喉风的分类有很大的影响。

五、明清时期

明清时期前后 540 余年，可分为明代与清代两个阶段。

（一）明代

明朝（1368—1644）是中国封建历史上最后一个由汉族建立的大一统王朝，一个统一的兴盛王朝必有大型医药典籍出现；明代手工业较为发达，对医药的影响是促进了外科技术的发展；明代商品经济开始繁荣起来，促进了中外经济文化和医药的交流。

明初刊行的《普济方》由明太祖朱元璋第五子周定王朱橚主持编纂，集 15 世纪前方书之大成，是我国历史上最大的一部方书，全书 426 卷，1960 论，2175 类，778 法，61739 方，239 图，旁征博引，编次详析，所引方书不下 150 余种，其中许多医书现已亡佚，故本书保存了极为丰富和珍贵的医方资料。书中头面五官的专篇共 43

卷：卷四十四～五十为头门，卷五十一～五十二为面门，卷五十三～五十五为耳门，卷五十六～五十七为鼻门，卷五十八为口门，卷五十九为舌门，卷六十～六十四为咽喉门，卷六十五～七十为牙齿门，卷七十一～八十六为眼目门。每卷每病先述其医理医论，再分门别类收列其治疗方药，每方皆说明其适应证，是一部理法方药相互贯通的临床医学巨著，其中对于耳鼻咽喉口齿疾病的论述条理清晰，医论精要，载方甚多，所载之方既有正规治疗，又有单方、验方，并收载有导引按摩等方法。

李时珍历时 27 年编著的《本草纲目》是明代另一部影响巨大的医药学著作。全书 52 卷，载药 1892 种，附图 1109 幅，将所有药物分为 16 部（水、火、土、金石、草、谷、菜、果、木、服器、虫、鳞、介、禽、兽、人）60 类，集 16 世纪前药物学之大成，刊行后很快流传到朝鲜、日本、欧洲等地，对中外医学交流产生了深远的影响，被西方人誉为"中国古代百科全书"。书中载有 800 余味药用于治疗耳鼻咽喉口齿疾病，卷四专题论述了耳鼻咽喉口齿唇舌的病证，在分述病证时，对疾病的部位、特点、转归也作了比较精要的说明，并对口齿病证的治疗作了较详细的论述，如外治法中有揩、掺、噙漱、擦、咬、洗、浸、烙、贴、烟熏、嚼、封龈、含舌下、去血、充填齿孔、咬入口中等 20 余种，其中不少方法至今仍为临床所常用，此外还提出了不少耳鼻咽喉口齿病证的预防保健措施。

薛己编撰的《口齿类要》成书于 1528 年（嘉靖七年），是现存最早的以"口齿"命名的专科书，内容包括咽喉疾病，书中论述了茧唇、口疮、齿痛、舌症、喉痹、喉痛、骨鲠等常见的咽喉口齿疾病，对每种病简明扼要论述其治法，然后以多个病案为主来示范治疗方法，强调咽喉口齿疾病应从整体上进行论治，学术上推崇张元素、李东垣之说，注重调补脾胃。对咽喉急症，首创针刺患处；对慢性喉症，倡导补中益气。最常用的方剂是补中益气汤、四君子汤、六君子汤等。

楼英编著的《医学纲目》刊于 1565 年（嘉靖四十四年），按人体脏腑表里关系及分科进行论述，其中对于耳鼻咽喉口齿唇舌病证的论述亦颇丰富，尤其在五运六气所致耳鼻咽喉口齿病证方面有新的论述。该书首先使用"喉瘖"病名，将喉瘖与舌瘖进行了鉴别，如《医学纲目·卷二十七》说："瘖有二证，一曰舌瘖，乃中风舌不转运之类，但舌本不能转运言语，而喉音声则如故也。二曰喉瘖，乃劳嗽失音之类，但喉中声嘶，而舌本则能转运言语也。"这种鉴别是十分必要的。

杨继周著《针灸大成》刊于 1601 年（万历二十九年），该书总结了针灸治疗各种疾病的经验，其中包括耳鼻咽喉口齿疾病，与以往的针灸著作相比较，《针灸大成》在取穴方面更为精练，一般每个病证仅取三到四个穴位，对针灸在耳鼻咽喉口齿病证治疗中的应用起到了推动作用。

王肯堂著《医学准绳》刊于 1602 年（万历三十年），该书阐述临床各科证治，论及的科目病种广泛，在杂病、疡科、幼科、女科中均有耳鼻咽喉口齿疾病的论述。如《证治准绳·杂病》第八册七窍门下，列有耳病、鼻病、咽喉病、口病、齿病、唇病、舌病等八类。《证治准绳·疡医》中载有耳鼻咽喉口齿、项部的痈疽等外科疾病，在损伤门中，对鼻耳伤、口齿唇舌喉腮外伤有较全面的论述，如载有气管吻合术、耳廓外伤整形术、唇舌外伤整形术等。《证治准绳·幼科》根据儿科的特点，列有小儿常见的耳鼻咽喉口齿疾病。

陈实功著《外科正宗》刊行于 1617 年（万历四十五年），是明代最具代表性的外科著作，论述各种外科疾病 100 余种。对于外科疾病采取内治与外治并重的原则，在内治上重视脾胃，常宗消、托、补三法；在外治上非常重视应用刀针等手术疗法，记载了多种外科手术方法，如截肢、鼻息肉摘除、气管缝合、咽喉部异物剔除术等。如《外科正宗·卷之四》首次记载有鼻息肉摘除方法："取鼻痔秘法：先用茴香草散连吹二次，次用细铜箸二根，箸头钻一小孔，用丝线穿孔内，二箸相离五分许，以二箸头直入鼻痔根上，将箸线绞紧，向下一拔，其痔自然拔落，置水中观其大小。预用胎发烧灰同象牙末等分吹鼻内，其血自止。戒口不发。"这一方法与现代采用的鼻息肉圈套摘除的手术方法十分相似，时间却提早了三百多年。此外还记载了简单实用的下颌关节脱位整复法以及咽部及食道异物的取出方法，如铁针刺入，使用乱麻团以线系之，吞入咽中，针刺入麻，徐徐牵出。书中对于耳病、鼻病、咽喉病、口齿病的内治与外治均提出了非常实用的见解，如对于咽喉病，提出"走马看咽喉，不待少顷也"，以及"凡喉闭不刺血，喉风不倒痰，喉痈不放脓，喉痹、乳蛾不针烙，此皆非法"的观点，很切合临床实际。书中还记载了很多耳鼻咽喉口齿病证常用的方剂，如治疗咽喉病的清咽利膈汤、冰硼散、金锁匙，治疗鹅口疮的凉膈散等，一直沿用至今。此外，对失荣（颈部肿块）有较多的论述，并立有和荣散坚丸、阿魏化坚膏，说明作者对头颈部恶性肿瘤的诊断和治疗有较深入的研究和可贵的探索。

张介宾著《景岳全书》刊于 1624 年（天启五年），是一部总结前人与著者个人医疗经验、论述医学理论与临床各科证治的全书，每个病证均引录古说，参以己见。在本书卷二十六至卷二十八有耳鼻咽喉口齿专篇，在幼科中也载有有关论述。书中对于耳鸣、耳聋、喉痹、声喑等病证论述颇详，如在卷二十七中载有："凡耳窍或损或塞，或震伤，以致暴聋，或鸣不止者，即宜以手中指于耳窍中轻轻按捺，随捺随放，随放随捺，或轻轻摇动，以引其气。捺之数次，其气必至，气至则窍自通矣。凡值此者，若不速为引导，恐因而渐闭，而竟致不开耳。"此即当今所称的鼓膜按摩术，至今仍为临床所常用。书中还首次记载了咽喉梅毒（称"杨梅结毒"），并首次应用了"喉癣"这一病名。

曹士珩著《保生秘要》，详细论述了导引、运功治病之法，对于耳鼻咽喉口齿疾病的导引法也收集甚多，如治耳重（即耳胀）："定息以坐，塞兑，咬紧牙关，以脾肠二指捏紧鼻孔，睁二目，使气串耳通窍内，觉哄哄然有声，行之二三日，通窍为度。"此即今之咽鼓管自行吹张法。

此外，沈之问所著的《解围元薮》是麻风病的专著，其中首载喉麻风，如卷一有曰："哑风……风触于关户，囊钥闭塞，激动痰火，轻则声嘶而喉破，重则语哑而失音。"龚居中所撰的《红炉点雪》为结核病专著，其中首论喉结核。明·江瓘所著之《名医类案》是我国现存最早的医案专著，该书收录了明以前著名医家的医案，其中载有耳病医案 19 则，鼻病医案 9 则，咽喉病医案 17 则，咽喉异物案 17 则，喑病案 10 则，口、舌、牙、小儿口疮病医案 35 则。所载医案涉及病因、时间、症状、治法、方药等各个方面。有些案后尚附有医论（类似今之按语），与现今之医案颇为类似。同时，这些医案从不同方面反映了明代以前著名医家治疗耳鼻咽喉口齿疾患的经验与治病特色，颇有参考价值。

（二）清代

清朝（1644—1911）由满族建立，是继元朝之后我国历史上第二个由少数民族建立并统治全国的封建王朝，也是我国历史上最后一个封建王朝。

清代对本学科具有重大影响的事件主要有喉科的崛起与温病学说的兴起。

1. 喉科的崛起　清代的医学分科由明代的十三科又合并为九科，即大方脉、小方脉、伤寒科、妇人科、疮疡科、眼科、咽喉科、针灸科、正骨科等，咽喉科中包含了口齿科，如《杂病源流犀烛》说："言咽喉则牙舌即多包于内。"至于民间的实际情况，则咽喉大多独立成科，称喉科。口齿科在正规分科中逐渐消失，凡一般口腔黏膜病大多属于内科或儿科，化脓性和牙周疾病属外科，牙体疾病则另有草泽铃医来担任，无形中将牙医排除在正统医学之外了。

清代由于疫喉类疾病的多次流行，促进了人们对咽喉疾病的研究与防治，从而推动了喉科的崛起与发展。据不完全统计，从乾隆十二年（1744）到光绪二十八年（1902）中，白喉、烂喉痧等疫喉类疾病先后四次大流行：1744—1773 年开始零星发现，1785 年第一次大流行，1830—1840 年间第二次大流行，1856 年第三次大流行，1901—1902 年第四次大流行，对人们的健康危害极大，从而促进了医家们对喉病进行研究和防治，积累了不少经验。故清代喉科上承明代余荫而名医辈出，使咽喉科专著陆续问世，尤其是无锡以外用药为主的尤氏喉科、上海以擎拿术急救的侯氏喉科、安徽歙县郑氏喉科，在整个喉科领域里较有影响。

据不完全统计，自 1757 年张宗良的第一本喉科专著《喉科指掌》问世，到 1911 年清代灭亡的一百多年间，约有 200 余本喉科专著刊行，这种盛况前所未有，但除少数几部喉科著作对于咽喉口齿疾患有新的认识与见解外，多数著作为抄袭而成，而且多数专著对于疾病的分类过于详细，有的将一种疾病的不同阶段分别冠以不同的病名等，故清代喉科专著虽多，但有价值、有新论的却不多。在众多喉科专著中，比较有影响的著作有《喉科指掌》《重楼玉钥》《尤氏喉科秘书》《咽喉经验秘传》《焦氏喉科枕秘》《咽喉脉证通论》等。

张宗良的《喉科指掌》是众多喉科专著中较早的一部。该书图文并茂，内容丰富，此后的许多喉科著作的论点、用药、风格大都受此书影响。《中国医籍考》中收录现存喉科著作仅两部，其中一部即为《喉科指掌》。书中对于不同病因、不同阶段的乳蛾、喉痹、喉痈、喉风及舌病等72种喉科病证论述甚为详细，有一定的参考价值。对于咽喉的危重证候总结为"十六绝症"及"四绝症（病）"，首载"六味汤"及喉科常用药物如西瓜硝、人中黄、胆矾等的制法，对于后世喉科用药有较大影响。书中还首次记载了喉枪的应用。但书中所论"喉有二孔，左为咽，右为喉"则有谬误。

从明至清相传250年的尤氏喉科，治疗喉科疾病甚有特色，其家传秘方，秘不外传，但其最后传人——尤存隐则将其著成《尤氏喉科》一书，公之于世。此书传至无锡沈金鳌（《沈氏尊生方》的作者）、常熟的陈耕道（《疫痧草》的作者）的父亲陈石泉等人之手，使尤氏秘方流传四方，闻名遐迩，以致传抄者众多。正因传抄者众多，错误亦相应而来。1957年出版的《尤氏喉科》虽经校对，但错误之处仍有不少，其最大的错误是将该书的作者误写为与此书毫不相关的尤乘，1982年出版的《干校尤氏喉科》才纠正了"尤存隐"误作"尤乘"之误。

安徽歙县郑氏喉科自清康熙年间开始，世代相传，影响之大，流传之广，著作之丰，论述之精，从业者之多，至今有续不绝，为任何一家所不及，堪称中医世代喉科名医的代表。郑氏家族中喉科著作颇多，如郑梅涧的《重楼玉钥》，郑宏绩的《喉科秘钥》，郑承瀚的《重楼玉钥续编》《咽喉辨证》《喉白阐微》，郑承洛的《咽喉伤燥论》《杏庵医案》，郑承湘的《喉菌发明》《医学正义》，郑承海的《喉科杂证》等。其中影响较大，流传最广的当属《重楼玉钥》。该书分为上、下两卷，上卷首论咽喉的解剖、生理及喉病的诊治要则，次论"喉风三十六症"，其中包括咽、喉、口腔的急性疾患等。每症详论证候，次述治疗。治疗多采用内、外兼治的方法，以收标本兼治之效，其中所创之"养阴清肺汤"至今仍常用不衰。下卷专论喉科疾病的针灸治疗，对于针灸治疗咽喉科疾患的原则、取穴、手法等有着详细的论述，是针灸治疗咽喉疾病的专篇。《喉菌发明》为专门论治咽喉菌的专著，对于研究咽喉部恶性肿瘤有一定的参考价值。

清代白喉的数次大流行，催生了很多白喉及疫喉专著问世，如郑若溪的《喉白阐微》、黄维翰的《白喉辨证》、陈耕道的《疫痧草》、曹心怡的《喉痧正的》、张振鋆的《痧喉正义》、陈葆善的《白喉条辨》、李纪方的《白喉全生集》、夏春农的《疫喉浅论》等计有30多本。其中所论主要为白喉、烂喉痧（猩红热）两类疾病。这些医著所论之治疗方法，多是经过临床反复验证而来，故不仅对于当时防治疫喉类疾患起到了积极的作用，而且促进了中医学对传染性咽喉疾病的认识与发展，并为传染性咽喉病的诊治做出了贡献。

清代喉科医家群体的崛起与大量喉科专著的问世，丰富和提高了喉科疾病的诊治方法与水平，论治方法包括内服、外用、针灸、手术等，基本上形成了比较完整的喉科体系，这一喉科体系一直持续到 20 世纪 60 年代后期，影响深远。

2. 温病学说的兴起　清代由于瘟疫的多次流行，促使了温病学派的兴起，并形成了较为系统的温病学说，如叶天士倡导卫气营血辨证，吴鞠通提出三焦辨证，这些新的学说盛行，对于耳鼻咽喉口齿病证的治疗也产生了较大的影响，如广泛运用清热解毒的方法治疗耳病、鼻病、咽喉口齿病证，几乎成为常规治疗，治疗温病的方剂如桑菊饮、银翘散、清瘟败毒饮等在耳鼻咽喉急性病中得到广泛的应用，这种影响一直持续至今。

温病学家吴鞠通在其所著的《温病条辨》（刊于 1798 年）中首次记载了"大头瘟"（流行性腮腺炎）可引发耳聋的现象。如《温病条辨·卷一·上焦篇·温毒》说："温毒咽痛喉肿，耳前后肿，颊肿，面正赤，或喉不痛，但外肿，甚则耳聋，俗名大头瘟、虾蟆瘟者，普济消毒饮去柴胡、升麻主之。"这与现代所说的由腮腺炎病毒所致的感染性耳聋颇为类似。

3. 综合性医著　除喉科学专著外，清代刊行的很多综合性医著大都列有耳病、鼻病、咽喉病、音声病、口齿唇舌病专篇。

由太医院吴谦主持编著的大型丛书《医宗金鉴》历时 3 年完成，刊行于 1742 年（乾隆七年），全书共 90 卷，15 个分册，图、说、方、论俱备，歌诀助诵，相当于中医学教科书。其中载有耳鼻咽喉口齿唇舌的疾病约 50 余种，并附有绘图，便于明了患病的部位，特别是在《医宗金鉴·外科心法要诀》中，对头颈部的各种癌症进行了介绍，如失荣、上石疽、茧唇、舌疳等，还初次出现了耳痔、耳挺、耳蕈等病的记载，并且认识到了耳发、耳后疽与脓耳的发病关系。

在一些外科著作中，如《外科大成》《疡科心得集》《外科证治全生集》《外科证治全书》等，对耳鼻咽喉口齿疾病均有较详尽的论述，如高秉钧撰的《疡科心得集·卷一》在论及辨耳痈时特别提出："须知耳内有脓时，用末药掺之，盖耳窍只有开而无合，将药纳入塞阻孔窍，脓不外泄，热毒即循络外达，绕耳红肿则发耳外痈矣，必欲开刀脓泄方愈。"提出对脓耳患者应保持脓液引流通畅，注意避免用过多药末塞耳，妨碍引流而导致并发症。这些外科书籍对头颈部肿瘤的治疗拟订了一些治疗方法，如清热解毒、活血祛瘀、除痰散结等攻邪法，并根据阴阳气血的盛衰进行滋补以扶正等治疗原则，对后人也很有启迪。

一些综合性医书中也有耳鼻咽喉口齿病的专论，如沈金鳌的《杂病源流犀烛》中设有耳鼻咽喉口齿专论，对疾病的分类和辨证较为详尽。陈士铎的《辨证录》对咽喉痛、牙痛、鼻渊、耳痛、鼻衄等病的病因、症状、辨证、立法处方及方剂配伍等，颇多经验之谈。唐容川的《血证论》对衄血的分类、辨证治疗都有独到的见解，并论及耳病、咽喉、声喑等病的证治。此外，王清任的《医林改错》对于活血化瘀有新的见解，所创制的通窍活血汤、会厌逐瘀汤等为耳鼻咽喉病证的治疗增添了新的方剂。

（刘蓬）

第二节 中医耳鼻喉科学的建立与发展

虽然历代中医早已在诊治耳、鼻、咽喉、口齿的疾病，并积累了丰富的经验，历史上也先后出现过"耳目痹医"（战国）、"耳目口齿科"（唐代）、"口齿科"（元代、明代）、"喉科"（清代）等专科，但将耳、鼻、咽喉、口齿合起来成为一个独立学科，是在 20 世纪 70 年代之后。

一、学科建立前的概况

1840 年鸦片战争以后，中医发展几乎陷入停滞状态。1911 年爆发了辛亥革命，推翻了清王朝的统治，取而代之的北洋政府及民国政府皆极力推崇西医而压制中医，制定了一系列限制中医发展的政策，甚至欲效法日本明治维新取缔中医。在全国中医人的奋力抗争下，中医才得以在形式上保存下来，但中医事业已备受摧残，根本谈不上发展，以至于到新中国成立前夕，中医事业已是奄奄一息。

这一时期，一些中医药团体和个人为了保存和发展中医药学，曾冲破重重困难。自清代兴起的中医喉科仍在民间代代相传，一直在服务于民众。在广大人民群众支持下，一些地区创办了中医学校，刊行了若干中医书籍和杂志，如在上海、广州、北京、江西、广西等地成立了中医专门学校，学习科目除内、外、妇、儿等外，还有喉科，编有喉科讲义进行讲授，至于耳、鼻的一些疾病多附于外科讲述。此时期，有关耳鼻咽喉口腔科的著作较少。近代中西汇通派张锡纯著《医学衷中参西录》，书中结合中西医学理论和医疗实践阐发医理，对辨证治疗、选药立方，多注重实践，讲求疗效，颇多独到的见解，如对咽喉病、鼻渊、衄血、聋哑病、疫喉等均有论述。热心中医教育事业的著名医家丁甘仁精治喉科，临床经验丰富，著有《喉痧证治概要》《丁甘仁医案》等，充分体现了丁氏辨证精细、用药审慎的特点。

新中国成立后，党和政府十分重视人民卫生和中医事业的发展，制定了一系列保护、促进中医发展与振兴的政策，从而使中医事业得以恢复与发展。

1949 年，中华人民共和国卫生部成立，同年，卫生部发文指示各地防止白喉的流行。1951 年又发文严格控制与防止猩红热（疫喉痧）的流行。

1951 年 7 月，上海市松江县（现上海市松江区）城区第四诊所（中医诊所）第一个挂出了"外科（耳鼻咽喉科）"的牌子，主诊医生是干祖望。

1953—1954 年，北京中医进修学校奉上级指示安排中医学习西医，其中有耳鼻喉科。经过学习，培养了第一批中学西的耳鼻喉科专业人才，从而为以后中医耳鼻喉科的建立奠定了基础。

1956 年，干祖望在《新中医药》杂志第三～第十二期上发表连载文章《中医耳鼻咽喉科学》，以西医病名为纲，初次论述了依据中医古籍对耳鼻咽喉一些常见病的认识。

1956 年发生了两件对中医界影响重大的事件：第一，在东南西北分别成立了上海、广州、成都、北京四所中医学院，随后南京中医学院亦成立，从此在中国大地上第一次有了正式培养中医中药人才的高等院校，此后全国大部分省市相继成立了中医学院。中医学院成立后，设立了眼喉科教研室，讲授中医喉科学的内容，其附属的中医院亦开设了喉科，从事传统中医喉科的诊疗工作。第二，成立了国家级的中医研究机构——中医研究院，作为中医的高级研究机构。

1959 年，卫生部组织编写中医院校规划教材，中医喉科学被列入编写计划之内。1960 年由广州中医学院主编出版了中医院校第一版喉科试用教材《中医喉科学讲义》，这是历史上第一次正式的中医喉科教材，其内容按照中医传统阐述了咽喉与口齿两个部分的病证，这就第一次正式划定了"中医喉科"的诊治范围。此后，于1964 年由广州中医学院主编出版了《中医喉科学讲义》的修订版，即第二版全国高等中医院校规划教材。

二、中医耳鼻喉科学的建立

随着中医喉科的教学、医疗、科研工作的不断开拓，专科人才队伍不断壮大，加之中西医的相互渗透，在 20 世纪 60 年代末与 70 年代初之际，中医院里的喉科逐渐扩展为耳鼻喉科。1970 年前后，部分中医院校的耳鼻喉科与眼科正式分科，耳鼻喉科成为一个独立的教研室。教学上开始全面讲授中医耳鼻喉科的知识，并要求学生掌握耳鼻咽喉口腔的生理解剖、专科检查技术及治疗操作技术等。

1974 年，广州中医学院受卫生部委托，举办了第一届全国中医耳鼻喉科师资培训班，培训期半年，学员来自全国各中医院校的教师，后来均成为各省中医耳鼻喉科的学科带头人。

1975 年由广州中医学院主编出版的第三版中医院校规划教材，将过去的《中医喉科学讲义》改名为《五官科学》，其中分眼科、耳鼻咽喉科两个部分。在耳鼻咽喉科部分，除了保留以往传统的中医喉科学（包含口齿疾病）内容外，还第一次增加了耳科和鼻科的内容，喉科内容采用传统的中医病名，新增加的耳科、鼻科内容采用西医病名，阐述中医病因病机与辨证治疗。

1980 年，广州中医学院主编出版的中医院校第四版规划教材，将上一版的教材名称《五官科学》改名为《中医耳鼻喉科学》，这是历史上第一次在正式的出版物上出现"中医耳鼻喉科学"这个名称，标志着一门新的学科——中医耳鼻喉科学正式诞生了。该教材 23 万字，是我国有史以来第一部中医耳鼻喉科学的专科教材，首次全面而系统地阐述了中医耳鼻喉科学的基础理论，分耳科、鼻科、咽喉科、口齿科四个专篇介绍了 50 余种耳鼻咽喉口齿疾病（全部采用中医病名）的中医辨证治疗、预防护理等，对后来中医耳鼻喉科学的发展起到了重要的奠基作用。因此，1980 年中医院校四版教材《中医耳鼻喉科学》的出版，标志着中医耳鼻喉科经过几千年的发展，终于形成了完整而独立的学科体系。

随着教材建设的发展和推动，全国各中医院校亦相继将原有的喉科教研室改称为耳鼻喉科教研室，其附属的中医院也将"喉科"改称"耳鼻喉科"。

三、中医耳鼻喉科学的发展

中医耳鼻喉科学在中华大地上建立后，经历了约50年的发展，在理论研究、人才培养、学术组织建设等方面均取得了一系列的成就。

1. 理论研究 中医耳鼻喉科学是一个新兴的学科，新的学科需要进行新的理论研究。对中医耳鼻喉科学的理论研究体现在一系列教材、专著和工具书中。

1985年，由广州中医学院王德鉴教授主编出版了《中医耳鼻喉科学》教材的修订版（21万字），即中医院校第五版规划教材，五版教材较四版教材更为精练，中医特色更为浓厚。随后，王德鉴教授又主编出版了与此教材配套的、理论阐述更为详尽的高级教学参考丛书《中医耳鼻喉科学》（55.7万字），使这个五版教材成为高等院校使用时间最长且使用地域最广的教材，一直使用到21世纪初，直到2003年才被新世纪规划教材所取代；除中国大陆广泛使用外，还在我国的台湾、香港地区及海外的中医教学中得到了广泛的使用。

1985年，王德鉴教授主编出版了《中国医学百科全书·中医耳鼻咽喉口腔科学》，全书27.3万字，对190个中医耳鼻喉科的名词术语进行了阐释，该书的出版，进一步确定了这门崭新的学科已正式列于中医临床学科之林。同时，这部书使用的名称使本学科又有了另一个名称——中医耳鼻咽喉口腔科学。1987年，由陕西中医学院和成都中医学院主编的《中医大辞典·外科骨伤五官科分册》出版，其中对很多中医耳鼻喉科的名词术语进行了解释，促进了本学科名词术语的规范化。

1994年，王德鉴又主编出版了大型临床参考书《中医耳鼻咽喉口腔科学》，全书111.9万字，分中医耳鼻咽喉口腔科发展简史、中医耳鼻咽喉口腔科总论、耳鼻咽喉口腔科饮食忌口及护理法、耳鼻咽喉口腔科疾病、中医耳鼻咽喉口腔科医籍选介等五篇进行论述，这是本学科首次出版的超过百万字的巨著。本书纵古论今，全面、系统、详细地总结了中医耳鼻咽喉口腔科学的基础理论及耳科、鼻科、咽喉科、口齿科疾病的古今认识与辨证治疗、预防调护。

以上本学科权威教材和著作的出版，系统总结了古代和现代中医对耳鼻咽喉口齿疾病的诊疗理论和方法，为中医耳鼻喉科学的理论研究奠定了基础，对本学科的教学、临床、科研产生了深远的影响，为这一新兴学科走向正规化起到了积极的推动作用。

2001年，王永钦主编出版了中医药学高级丛书《中医耳鼻咽喉口腔科学》，全书171.2万字，分基础篇、疾病篇、药物篇进行全面阐述，内容十分丰富，为本学科出版字数最多的著作。

2003 年，王士贞主编出版了新世纪全国高等中医药院校规划教材、普通高等教育"十五"国家级规划教材《中医耳鼻咽喉科学》（习称第七版教材），取代了使用长达 18 年的五版教材。与过去的教材相比，该教材有四大变化：①对病名进行规范化。重新梳理了本学科的中医病名，改革了过去将中医病名与西医病名进行一一对应的定义方法，在中医框架内对中医病名的内涵和外延进行了重新界定，在一个中医病名范围内可以包含多种西医疾病。②对学科名称进行了更改。在过去"中医耳鼻喉科学"的基础上首次增加了一个"咽"字，即变成"中医耳鼻咽喉科学"。③缩减了口齿科内容。教材删去了以往教材中关于口齿科的内容，使本学科的内涵发生了改变。④教材篇幅从五版教材的 21 万字增加到 42.9 万字，对基础理论及临床疾病的阐述更加详细，并增加了许多耳科、鼻科及咽喉科疾病。这四个变化对本学科后来的发展产生了一定的影响。2007 年出版的普通高等教育"十一五"国家级规划教材《中医耳鼻咽喉科学》（习称第八版教材）继续沿用了上一版教材的学科名称与编写内容。

2009 年，王士贞主编出版了首部研究生规划教材《中医耳鼻咽喉科临床研究》，教材 78.4 万字，分中医耳鼻咽喉科学基础、中医耳鼻咽喉科常见疾病、中医耳鼻咽喉科古典医籍、中医耳鼻咽喉科当代名家、中医耳鼻咽喉科学的科研思路与方法等五篇进行介绍，使本学科的理论研究进一步上升到一个新的高度。

2011 年，熊大经、李凡成编写出版了《今日中医耳鼻喉科》，本书 96.1 万字，选择中医耳鼻咽喉口齿科具有治疗优势的 23 种疾病进行了重点、深入的阐述，从古至今系统总结了中医对这 23 种常见病的认识与治疗经验。

2012 年，熊大经、刘蓬主编出版了全国中医药行业高等教育"十二五"规划教材《中医耳鼻咽喉科学》（习称第九版教材），该教材虽沿用了上一版教材的名称，但在内容上按传统中医的习惯又恢复了口齿科的内容。

2016 年刘蓬主编出版了全国中医药行业高等教育"十三五"规划教材《中医耳鼻咽喉科学》（习称第十版教材），该教材 31.5 万字，吸收了本学科过去历版教材的优点，继续保留了传统的口齿科内容，改革了中医教材的编写体例，对中医病名的内涵再次进行了系统的梳理，并从中医思维出发进行诊断与鉴别的编写，减少了西医思维的干扰，突出中医特色，同时根据教学的需要使文字更加精练。

与此同时，2012、2016 年阮岩主编出版了卫生部"十二五"及"十三五"规划教材《中医耳鼻咽喉科学》，这两版教材以第八版教材为基础进行编写，均没有口齿科的内容，教材较为精练。2008、2017 年熊大经主编出版了全国普通高等教育中医药类精编教材《中医耳鼻咽喉科学》，这两版教材以第五版教材为基础进行编写，保留了口齿科的内容，篇幅则较五版教材大大增加。

2016 年，王士贞、刘蓬主编出版了大型工具书《中华医学百科全书·中医耳鼻咽喉口腔科学》，本书 54 万字，历时 4 年编写完成，选择了中医耳科、鼻科、咽喉科、口腔科共 367 个条目进行了详细解释，并从便于检索的角度进行了编排，是介于工具书与学术专著之间的一部系统整理本学科名词术语的著作。本书的编写出版，使本学科的理论研究进入了一个新的阶段。

除了编写教材、专著外，对本学科理论的研究还体现在对本专科古籍的校订与出版上，先后校订、出版了不少喉科专著，如《咽喉脉证通论》《重楼玉钥》《白喉条辨》《喉科指掌》《喉科集腋》《囊秘喉书》《咽喉经验秘传》《焦氏喉科枕秘》《喉痧正义》《包氏喉证家宝》《经验喉科紫珍集》《尤氏喉科》等，对于挖掘和整理古代医家咽喉口齿疾病的诊治理论起到了积极的作用。

2. 人才培养 自20世纪70年代本学科进入建立阶段以后，在专科人才培养方面进行了大量的工作，取得了较大的进展。

从1974年广州中医学院举办第一届全国中医耳鼻喉科师资培训班之后，直到1988年，先后在广州、南京、上海举办了10届全国中医耳鼻喉科师资培训班，极大地提高了本学科的师资水平，培养了一大批专科业务骨干，推动了全国各地中医耳鼻喉科的迅速发展。

在此期间，全国各省市也不定期地开办了中医耳鼻喉科培训班，各地中医院亦开始选派人员到省中医院或中医学院附属医院的耳鼻喉科进修学习，从而促进了中医耳鼻喉科临床人才的培养与学科队伍的建设。

1978年恢复研究生招考制度后，全国先后有广州、湖南、上海、北京等数所中医院校招收并培养中医耳鼻喉科专业硕士研究生，至今全国几乎大部分的中医院校都开始了招收中医耳鼻喉科专业硕士研究生的工作，并相继有北京、成都、湖南、广州、南京、辽宁等中医药研究机构及中医药大学开始招收中医耳鼻喉科专业博士研究生，从而加快了中医耳鼻喉科学高级人才的培养。

1982年，天津卫生干部进修学校在卫生部的直接领导下，开办了为期三年的中医五官科专业班。1983年，全国各中医学院开始了耳鼻喉科的定向培养实习工作。1987年开始，先后又有广州、湖南、成都、河南等中医学院开办了中医五官科专业（本科），各中医学院还自行编写了系统的中医五官科教材。1995年，河南中医学院成立了第一个五官科系与口齿科教研室。

1991年，卫生部开展了老中医带徒工作，本学科创立和发展过程中涌现出的一些著名中医耳鼻喉科专家，如张赞臣、干祖望、王德鉴、耿鉴庭、何宗德、蔡福养、谭敬书等名老中医进入了这一行列，培养了一批弟子，先后出版了总结老中医经验的《张赞臣临床经验选编》《干氏耳鼻咽喉口腔科学》《干祖望中医五官科经验集》《中医临床家耿鉴庭》等著作。这一措施，不仅促进了中医耳鼻喉科学的继承，而且极大地促进了中医耳鼻喉科高级人才的培养与发展，为中医耳鼻喉科学的进一步发展打下了人才基础。

3. 学科建设 中医耳鼻喉科建立后，在临床、科研、亚专业建设、学术组织建设等方面，均得到了较大发展。

（1）临床：临床是学科发展的动力。1956 年后，国内开始有了正式的中医院，一部分中医院设立了传统的"喉科"，也有一部分中医院设立了"耳鼻咽喉科"，但此时的"耳鼻咽喉科"基本是按西医的方式建立且由西医进行临床诊疗的，其中并无中医内涵，只有"喉科"是在中医理念下进行临床诊疗的。自 20 世纪 60 年代末至 70 年代初，部分中医院在中医理念指导下的耳鼻喉科才开始建立，80 年代以后大部分省级中医院都建立了中医概念下的耳鼻喉科，随后，许多市级、县级中医院亦建立了耳鼻喉科或五官科。各地中医院耳鼻喉科应用现代的检查设备对耳鼻咽喉及口齿进行检查与辅助诊断，运用中医方法进行辨证治疗，大大促进了中医耳鼻喉科的临床诊治水平，一些医院还相继开设了嗓音病、耳鸣耳聋病、鼻病、口腔黏膜病的专科专病诊室。目前，中医耳鼻喉科学在运用中医药、中西医结合治疗听力疾病、嗓音疾病，以及"四炎一聋"（慢性及变态反应性鼻炎与鼻窦炎、慢性化脓性与非化脓性中耳炎、慢性咽炎与扁桃体炎、慢性喉炎及感音神经性聋）、口腔黏膜病等方面都取得了非常可喜的成果。中医耳鼻喉科已成为目前国内医学界不可缺少的临床学科之一。

（2）科研：在科研方面，自 1978 年开始招收中医耳鼻喉科硕士研究生以后，便开始了本专业的科学研究工作，应用现代科研方法对本学科的官窍相关基础理论与疾病的治疗疗效与机理等进行了相关课题的研究，同时对古籍与老中医经验进行整理，出现了不少的科研成果，每年刊发专业学术论文百余篇。

（3）亚专业建设：随着临床与科研的发展与诊疗水平的提高，中医耳鼻喉科学逐渐向亚专业建设方面迈出了步伐，中医嗓音病学、中医鼻病学、中医口腔病学等相继建立。如 1988 年蔡福养、王永钦编著了《嗓音病的中医论治》，这是第一部中医嗓音病学专著；1991 年徐治鸿主编了《实用中医口腔病学》，1992 年李刚、徐国榕编著了《中医口腔病症学》，1999 年赵丽娟主编了高等中医药院校教材《中医口腔科学》，这三部中医口腔科专著与教材的出版，比较系统地阐述了中医对口腔疾病的认识；1982 年耿鉴庭编著了《中医中药防治鼻病》，1995 年陆小左、董显庸主编了《中医鼻病大全》，这两部著作系统阐述了鼻科疾病的中医诊治。

一些学者运用中西医结合方法对于耳鼻咽喉口腔科疾病的诊治赋以新的含义，如由何宗德、余养居、房学贤主编的《现代中医耳鼻咽喉口齿科学》，余养居编著的《中西医结合嗓音病学》，刘绍武主编的《耳部望诊彩色图谱》，王守儒等主编的《实用中西医结合口腔病学》等，均属运用中西医方法探讨耳鼻咽喉口腔疾病论治与发展新途径的专著。其中《耳部望诊彩色图谱》首次运用现代望诊技术将中医耳科望诊图谱化，从而对耳科望诊技术的发展与提高做出了有益的尝试。

（4）学术组织建设：1978 年 9 月，上海市率先成立了全国中医学会上海分会耳鼻咽喉科学组，1982 年广东省在中医药学会之下亦成立了相应的耳鼻咽喉科学组，1984 年两地都相继改称为耳鼻咽喉科研究会。此后，江苏、四川、江西、湖南等地亦相继成立了相应的学术组织。

1987 年 9 月，中华全国中医学会耳鼻喉科学会在南京宣告成立，从此，本学科有了全国性的学术组织与学术交流平台。同年，中国中西医结合学会耳鼻咽喉科专业委员会亦宣告成立。此后，各省市亦相继成立了中医耳鼻喉科学会或五官科学会。

2006 年，世界中医药学会联合会耳鼻喉口腔科专业委员会宣告成立。

以上中医耳鼻喉科专业学会的建立进一步促进了中医耳鼻喉科的学术交流和发展。

（刘蓬）

第三节　中医耳鼻喉科学的特点

中医耳鼻喉科学是一门古老而又年轻的学科。古老之处在于渊远流长，早在数千年前已有文字记载；年轻之处在于学科正式建立的时间较短，是中医最后一个建立起来的二级临床学科。认识中医耳鼻喉科学的特点，对于确立本学科今后的发展方向具有重要意义。

一、中医耳鼻喉科学的理论基础与专科特点

（一）理论基础

耳、鼻、咽喉、口腔是暴露于头面部的局部器官，属人体的官窍，每个官窍有其独特的生理功能，如耳能听声音、司平衡，鼻能司呼吸、嗅气味、助共鸣，咽喉能主吞咽、行呼吸、发声音、御邪毒，口腔能司咀嚼、辨五味、构语言等，这些生理功能实则是内在的脏腑功能推动的结果。中医认为，一个官窍与某个内脏发生特定的联系，如肾开窍于耳，肺开窍于鼻，脾开窍于口，心开窍于舌，咽属胃系，喉属肺系等；同时，由于经络的沟通使五脏六腑与耳鼻咽喉口腔等官窍产生广泛的联系。因此，外在的耳鼻咽喉口腔等官窍与内在的脏腑是一个整体，研究耳鼻咽喉口腔等官窍的生理、病理变化只能从五脏六腑入手，治疗官窍的疾病也主要是通过调理脏腑功能而实现。因此，脏腑经络学说是中医耳鼻喉科学的理论基础。

（二）专科特点

耳、鼻、咽喉、口腔系头面部较为深在的孔窍，必须在充足的光线下借助特殊的器械才能观察其形态变化，而局部形态的变化在疾病的诊断和治疗方面有着特殊的作用，因此，中医耳鼻喉科学既有中医学的共同特点，也有自己的专科特点：在诊察疾病时，强调局部与整体相结合、辨病与辨证相结合；在治疗疾病时，强调内治与外治相结合、治疗与调养相结合。

二、中医耳鼻喉科学与邻近学科的关系

中医耳鼻喉科学是一门临床学科，与中医基础理论、中医诊断学、中药学、方剂学、针灸学、推拿学等中医基础学科及中医内科学、中医外科学、中医眼科学等中医临床学科有着密切的联系，且与西医耳鼻咽喉科学、西医口腔科学之间亦有密切联系。

（一）中医耳鼻喉科与中医基础学科的关系

中医基础理论所研究的阴阳五行、脏腑经络、天人相应等中医理论是中医耳鼻喉科学的理论基础；中医诊断学所研究的望闻问切四诊、八纲辨证、脏腑辨证、经络辨证、六经辨证、卫气营血辨证、三焦辨证、审证求因等诊断方法是中医耳鼻喉科学诊断及辨证的基本方法；中药学、方剂学所研究的中药药性及组方原则是中医耳鼻喉科学内治法用药的基石；针灸学、推拿学所研究的各种针灸、推拿、导引方法在中医耳鼻喉科学中均有广泛的用途。

（二）中医耳鼻喉科学与其他中医临床学科的关系

耳、鼻、咽喉、口腔既是外在可见的器官组织，其功能活动及病理变化又是内在的脏腑功能推动的结果，因此，中医内科学的内治法和中医外科学的外治法都是中医耳鼻喉科学的主要治疗方法。

眼与耳、鼻、咽喉、口腔相邻，同属五官七窍，发生病变时可相互影响，因此中医眼科学与中医耳鼻喉科学之间亦有密切联系。在《黄帝内经》中，耳聋与目瞑经常是连在一起的，说明二者从中医角度来说往往具有相同的病机；战国时代扁鹊曾从事"耳目痹医"，唐代的医学分科有耳目口齿科，宋代的医学教育中有耳目科，可见在传统中医里耳与目之间的关系是十分密切的。

（三）中医耳鼻喉科学与西医相关临床学科的关系

西医耳鼻咽喉科学、西医口腔科学充分利用现代先进的仪器设备对耳、鼻、咽喉、口腔的各个局部进行详细观察，并进行相应的治疗操作。这些观察结果及局部治疗操作手段可为中医耳鼻喉科学的诊断和治疗所借鉴、利用，促进诊断和辨证治疗水平不断提高。

三、中医耳鼻喉科学有待解决的问题

中医耳鼻喉科学通过 50 年的发展，取得了前所未有的成果，但也存在一些有待解决的问题。

（一）关于学科名称

关于本学科的名称目前有三个，即中医耳鼻喉科学、中医耳鼻咽喉口腔科学、中医耳鼻咽喉科学，有待于统一。

三个名称的来源，关乎对"喉"字的正确理解。

中医的"喉"有狭义和广义两种含义。①狭义的"喉"与现代西医"喉"的概念相似，与"咽"是两个独立的器官，各自有独立的功能，咽的主要功能是吞咽，喉的主要功能是呼吸与发声，如《严氏济生方·咽喉门》说："夫咽者咽也，喉者候也。咽者因物以咽，喉者以候呼吸之气，物之与气，莫不由乎咽喉也。"②广义的"喉"，包含了咽喉及口齿，如《灵枢·忧恚无言》说："咽喉者，水谷之道也；喉咙者，气之所以上下者也。"这里，"水谷之道"与"气之所以上下"两个部位都用了"喉"字，而自清代开始的"喉科"及大量的喉科专著，其实际内容都包含了咽、喉、口齿的疾病，这一概念在普通中国人中极为流行，如一般人说的"喉咙"皆是泛指咽喉这个部位。

鉴于中医的"喉"字有广义与狭义之分，在实际应用时约定俗成的方法是："咽喉"混称时用的是狭义，单用"喉"字时用的是广义。在多数场合，广义使用较多，即用一个"喉"字已包含了"咽"与"口腔"。

由于"喉"字存在两种含义，因此本学科在建立初期名称便有两个：①中医耳鼻喉科学。这个名称以学科建立的标志性出版物——四版教材《中医耳鼻喉科学》为代表，这里的"喉"是中医传统的广义概念，包含咽喉及口腔。②中医耳鼻咽喉口腔科学。这个名称里的"喉"是狭义的概念，与咽、口腔相区别，这个名称以王德鉴主编的《中华医学百科全书·中医耳鼻咽喉口腔科学》及大型高级参考书《中医耳鼻咽喉口腔科学》为代表。由于"中医耳鼻喉科学"这一学科名称较为简洁，因而在教学、临床、科研等实际工作中使用较为广泛，中医院的临床科室名称亦普遍采用较为简洁的"耳鼻喉科"，很少用"耳鼻咽喉科"或"耳鼻咽喉口腔科"。在人们的口语中，普遍使用的也是"耳鼻喉科"这个名称，很少人用"耳鼻咽喉科"或"耳鼻咽喉口腔科"来进行口语交流。

2003年出版的普通高等教育"十五"国家级规划教材（第七版教材）首次称为《中医耳鼻咽喉科学》，从此本学科有了第三个名称——中医耳鼻咽喉科学，在这个名称里，"咽喉"混称，说明"喉"字用的是狭义，但没有口腔科，意味着"中医耳鼻咽喉科学"这个概念里已没有了口腔科的内涵，这是一个有待探讨的重大变化。

一个学科有三个名称，不利于学科规范与学术交流，亟待统一。本书采用了本学科最早使用的名称——中医耳鼻喉科学，认为这个名称更符合中医对"喉"字的广义理解，包含的范围较广，与"中医耳鼻咽喉口腔科学"这个名称的含义相当，但名称更为简洁，便于交流。而"中医耳鼻咽喉科学"这个名称，虽只多了一个"咽"字，但反映的内涵却变得狭窄了，因为在这个名词之下难以容纳口腔科的内涵。

（二）关于学科范围

本学科是否包含口腔科，是有待解决的另一个问题。

中医自古以来咽喉科与口齿科经历了由合到分、又由分到合的过程。自清代以来所称的"喉科"一直包括口腔在内，因此，后来在此基础上建立的中医耳鼻喉科学，即中医耳鼻咽喉口腔科学，包括耳、鼻、咽喉、口腔四个部位，随后在几十年的发展过程中产生了一些变化。

由于西医的耳鼻咽喉科与口腔科分属两个不同的学科，前者属临床医学范畴，后者属口腔医学范畴，这一分离的状况对中医耳鼻喉科学产生了较大的影响。

在临床实际工作中，中医口腔科与中医耳鼻咽喉科逐渐形成了两个部门，二者的发展亦不平衡：中医耳鼻咽喉科发展较快，理论研究、人才培养及学科建设等方面进展较为迅速，学术专著不断涌现。而中医口腔科学发展相对较慢，其原因一方面在于中医医师与口腔医师拥有不同的医师资格证书，二者不可兼得，这就从根本上限定了医师的执业范围；另一方面在于口腔医学无论是教育体制，还是医疗机构都有其相对独立性，而同时具备中医学和口腔医学知识的专门人才极少，因而中医口腔科学的专著及学术组织非常少，还没有形成真正独立的一个临床学科，主要着眼于少数几种口腔黏膜病的研究上，对于其他口腔疾病从中医角度进行研究者甚少。

鉴于历史上的口齿科与咽喉科一直是联系在一起、密不可分的，现状是中医院的口腔科基本上是纯西医的，在西医的体系里口腔医学是独立于临床医学之外的一种医学，只有中医执业医师执照的医师从严格意义上来说不允许在口腔科执业，这一体制使中医口腔科很难形成独立的学科，如果中医耳鼻喉科抛弃传统，将口腔科的内涵摒弃，可能面临将几千年来中医对口腔疾病诊治的宝贵经验逐渐丢失的危险。因此，从这个意义上来说，仍应尊重中医的历史，将口腔疾病的中医药防治纳入中医耳鼻喉科的诊治范围。在这个前提下，保持"中医耳鼻喉科学"这一简洁而传统的名称就有了更深一层的意义。

本学科的两个主要学术组织采用了两个不同的名称——中华中医药学会耳鼻喉科分会与世界中医药学会联合会耳鼻喉口腔科专业委员会，前者称"耳鼻喉科"，其内涵仅包含耳、鼻、咽喉；后者称"耳鼻喉口腔科"，其内涵包含耳、鼻、咽喉、口腔，这也反映出本学科的范围尚有待于统一。

（三）关于中西医结合

本学科在20世纪70年代的建立初期，是在中西医结合的大潮中建立起来的，先天因素决定了在本学科中渗入较多的西医元素，如以第四～五版教材为代表的初期教材在中医病名的解释上，基本是一个中医病名与一个西医病名相对应，这种处理方式对于初学者来说较易学习和掌握，因为西医病名下的诊断比较清晰，这种参考西医疾病的学习方式对于迅速培养一大批中医耳鼻喉科的师资力量起到了积极的推动作用。但是这种对疾病的定义方式毕竟不符合中医思维，中医与西医对疾病的认识角度与思维方式是不同的，中医重视整体的主观感觉，而西医重视局部的客观检查，两者对疾病定义的内涵和外延是不同的，要突出中医的优势与特色，必须从西医思维中跳出来。虽然从第七版至第十版教材进行了系统的纠正，但由于第四～五版教材的影响力很大，且当时举办的多次全国中医耳鼻喉科师资培训班都是在这个概念之下进行推广的，可以说，现今中医耳鼻喉科的骨干师资基本上都是在这个概念之下培养出来的，进入20世纪90年代之后，全国性的中医耳鼻喉科师资培训班再也没有举办过，对于这些概念问题缺乏大范围交流与讨论的平台，因此大部分教师根深蒂固的观念较难转变过来。本书在中医疾病的概念、诊断与鉴别上作了较大篇幅的阐释，力图体现中医思维与特色。

另一方面，中医耳鼻喉科学普遍运用现代仪器进行各种检查，对局部形态的变化较古代医家有更为详细的了解，但这些局部形态的变化如何应用已有的中医理论进行解读，如局部形态变化与内在脏腑功能变化的联系如何，对中医的辨证究竟有何意义等，这是现代中医所面临的新问题，需要在严格的科研设计下进行大量、系列的临床观察才能得出比较可靠的结论，从而指导临床治疗。这是现代中西医结合研究面临的新课题。

总之，在数千年历史的孕育下，经过近50年的开拓和发展，中医耳鼻喉科学这门古老而又新兴的中医临床学科从无到有，在防治耳、鼻、咽喉、口齿常见病及疑难病方面发挥了应有的作用，并形成了自己的特色，但仍面临许多有待于攻克的难题。我们相信，在具有深厚积淀的中医药文化影响之下，在当今科技飞速发展的感召下，在广大中医耳鼻喉科工作者的共同努力下，中医耳鼻喉科学必将迎来更加辉煌的明天，必将为人类的健康做出更大的贡献。

（刘蓬）

参考文献

1. 广州中医学院. 中医学院试用教材·中医喉科学讲义. 北京：人民卫生出版社，1960.

2. 广州中医学院. 中医学院试用教材重订本·中医喉科学讲义. 上海：上海科学技术出版社，1964.

3. 广东中医学院. 中医学院试用教材·五官科学. 上海：上海人民出版社，1975.

4. 广州中医学院. 全国高等医药院校试用教材·中医耳鼻喉科学. 上海：上海科学技术出版社，1980.

5. 王德鉴. 高等医药院校教材·中医耳鼻喉科学. 上海：上海科学技术出版社，1985.

6. 王士贞. 普通高等教育"十五"国家级规划教材·中医耳鼻咽喉科学. 北京：中国中医药出版社，2003.

7. 王士贞. 普通高等教育"十一五"国家级规划教材·中医耳鼻咽喉科学. 北京：中国中医药

出版社，2007.

8. 熊大经，刘蓬. 全国中医药行业高等教育"十二五"规划教材·中医耳鼻咽喉科学. 北京：中国中医药出版社，2012.

9. 刘蓬. 全国中医药行业高等教育"十三五"规划教材·中医耳鼻咽喉科学. 北京：中国中医药出版社，2016.

10. 王德鉴. 高等中医院校教学参考丛书·中医耳鼻喉科学. 北京：人民卫生出版社，1987.

11. 王德鉴. 中国医学百科全书·中医耳鼻咽喉口腔科学. 上海：上海科学技术出版社，1985.

12. 王德鉴. 中医耳鼻咽喉口腔科学. 北京：人民卫生出版社，1994.

13. 王士贞. 全国高等中医药院校研究生规划教材·中医耳鼻咽喉科临床研究. 北京：人民卫生出版社，2009.

14. 王士贞，刘蓬. 中华医学百科全书·中医耳鼻咽喉口腔科学. 北京：中国协和医科大学出版社，2016.

15. 王德鉴，王士贞. 高等中医院校教学参考丛书·中医耳鼻喉科学. 2版. 北京：人民卫生出版社，1987.

16. 干千. 干氏耳鼻咽喉口腔科学. 南京：江苏科学技术出版社，1999.

17. 王永钦. 中医耳鼻咽喉口腔科学. 北京：人民卫生出版社，2001.

18. 赵丽娟. 高等中医药院校教材·中医口腔科学. 北京：人民卫生出版社，1999.

19. 徐治鸿. 实用中医口腔病学. 天津：天津科技翻译出版公司，1991.

20. 崔秀汉. 中国医史医籍述要. 延吉：延边人民出版社，1983.

21. 马继兴. 神农本草经辑注. 北京：人民卫生出版社，2013.

第二章　耳鼻喉的结构与功能

第一节　耳的结构与功能

一、耳的结构

耳（图2-1）分为外耳、中耳和内耳。除耳廓和外耳道软骨部外，耳的主要结构都位于颞骨内。

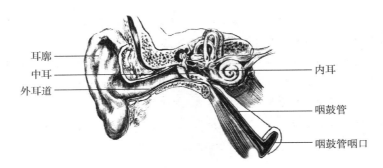

耳廓　中耳　外耳道　内耳　咽鼓管　咽鼓管咽口

图2-1　耳部

（一）颞骨

颞骨位于头颅两侧，镶嵌在顶骨、蝶骨、颧骨和枕骨之间，参与构成颅骨底部和侧壁。颞骨为一复合骨，以外耳道为中心将颞骨分为5部分（图2-2）：鳞部位于外耳道上方，鼓部及茎突部位于外耳道下方，乳突部位于外耳道后方，岩部位于外耳道内侧。

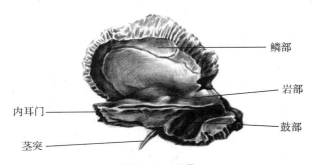

鳞部　岩部　内耳门　鼓部　茎突

图2-2　颞骨

（二）外耳

外耳包括耳廓（图2-3）与外耳道。

1. 耳廓　耳廓由不规则且富有弹性的纤维软骨框架覆以软骨膜和皮肤组成，分为前（外侧）面和后（内侧）面。耳廓前面凹凸不平，周缘卷曲而突起称耳轮，起自于外耳道口上方的耳轮脚，后上部有小结节名耳廓结节。与耳轮平行的弧形隆起，称对耳轮。耳轮与对耳轮之间的凹沟为舟状窝。对耳轮向上向前分成上下两脚，两脚之间的浅窝称三角窝，对耳轮向下终于对耳屏。对耳轮前的深窝名耳甲，被耳轮脚分耳甲为上下两部，上部称为耳甲艇，下部称为耳甲腔。耳甲腔前方即外耳道口，外耳道口前方突起处为耳屏。耳屏与耳轮脚之间的凹陷为耳前切迹，此处无软骨连接，故在其间作切口可直达外耳道和乳突的骨膜，而不损伤软骨。对耳轮前下方与耳屏相对的突起为对耳屏。耳屏与对耳屏之间的凹陷为耳屏间切迹。对耳屏下方的无软骨的部分为耳垂。耳廓后面较平整而稍隆起，其附着处为耳后沟。

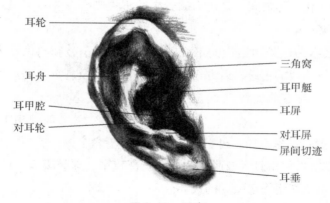

图2-3　耳廓

2. 外耳道　外耳道起自耳甲腔底部的外耳门，向内直至鼓膜，长2.5cm～3.5cm，由软骨部和骨部组成。软骨部约占其外侧1/3，骨部约占其内侧2/3。外耳道略呈S形弯曲，外段向内、向前而微向上；中段向内、向后；内段向内、向前而微向下。故在检查外耳道深部或鼓膜时，需将耳廓向后上提起，使外耳道成一直线方易窥见。由于鼓膜向前下方倾斜，因而外耳道前下壁较后上壁约长6mm。婴儿的外耳道软骨部与骨部尚未完全发育，故较狭窄，1岁以下婴儿外耳道几乎全部为软骨所组成。婴幼儿外耳道方向系向内、向前、向下，故检查其鼓膜时，应将耳廓向后下方牵拉，同时将耳屏向前牵引。外耳道有两处较狭窄，一处为骨部与软骨部交界处，另一处为骨部距鼓膜约0.5cm处，后者称外耳道峡。外耳道皮下组织甚少，皮肤与软骨膜和骨膜相贴，故当感染肿胀时易致神经末梢受压而引起剧痛。软骨部皮肤含有类似汗腺构造的耵聍腺，能分泌耵聍，并富有毛囊和皮脂腺。在骨部，除局限在后上壁一小部分皮肤外，骨部皮肤缺乏毛囊等结构，故耳疖常发生于外耳道外1/3处。

3. 外耳的神经、血管及淋巴 外耳的神经来源主要有二：一为三叉神经下颌支的耳颞神经，分布于外耳道的前壁及鼓膜外侧的前半部，故当牙病等疼痛时可传至外耳道；二为迷走神经的耳支，分布于外耳道的后与下壁及鼓膜外侧面的后半部，故当外耳道皮肤受刺激时，可引起反射性咳嗽。另有来自颈丛的耳大神经和枕小神经，以及来自面神经和舌咽神经的分支，分布于耳廓和外耳道的皮肤，并有小分支分布于乳突部皮肤。

外耳的血液由颈外动脉的分支颞浅动脉、耳后动脉、上颌动脉供给。颞浅动脉、耳后动脉供给耳廓前面、后面，而外耳道及鼓膜由上颌动脉供应。静脉与动脉同名，回流入颈外静脉。

耳廓、外耳道之淋巴注入耳后、耳前、颈浅淋巴结，最后汇于颈深上淋巴结。

（三）中耳

中耳介于外耳和内耳之间，是位于颞骨中的不规则含气腔和通道。包括鼓室、咽鼓管、鼓窦及乳突4部分。

1. 鼓室 鼓室为颞骨内最大的不规则含气腔，位于鼓膜与内耳外侧壁之间。鼓室前方经咽鼓管与鼻咽部相通，后方经鼓窦入口与鼓窦及乳突气房相通。向外借鼓膜与外耳道分隔，向内借前庭窗及蜗窗与内耳联系。鼓室可分为上、中、下鼓室三部分。

（1）鼓室六壁：鼓室有内、外、前、后、上、下六个壁。

1）外壁：鼓室外壁由骨部及膜部构成。骨部较小，即鼓膜以上的上鼓室外侧壁；膜部较大，即鼓膜及围绕固定鼓膜的鼓环。

鼓膜（图2-4）为椭圆形（成人）或圆形（小儿）的半透明薄膜，介于鼓室与外耳道之间，高约9mm，宽约8mm，厚约0.1mm。鼓膜前下方朝内倾斜，与外耳道底呈45°～50°，故外耳道的前下壁较后上壁为长。新生儿至5个月婴儿的鼓膜倾斜角尤为明显，与外耳道底约呈35°。鼓膜周缘较厚，大部分借纤维软骨环嵌附于鼓沟内，名紧张部。其上方鼓沟缺如的鼓切迹处，鼓膜直接附着于颞鳞部，较松弛，名松弛部。鼓膜紧张部中央向内凹入，形似喇叭状，松弛部较平坦。

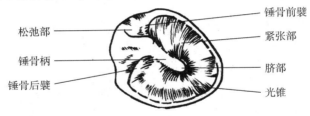

图2-4 鼓膜

　　鼓膜中心部最凹点相当于锤骨柄的尖端，称为脐。自脐向上稍向前达紧张部上缘处，有一灰白色小突起名锤凸，即锤骨短突隆起的部位。在脐与锤凸之间，有一白色条纹，称锤纹，为锤骨柄透过鼓膜表面的映影。自锤凸向前至鼓切迹前端有锤骨前襞，向后至鼓切迹后端有锤骨后襞，两者均系短突挺起鼓膜所致，为紧张部与松弛部的分界线。用耳镜检查鼓膜时，自脐向前下达鼓膜边缘有一个三角形反光区，名光锥，系外来光线被鼓膜的凹面集中反射而成。当鼓膜内陷时光锥可以变形或消失。婴儿由于鼓膜倾斜明显，无光维可见。为便于描记，临床上常将鼓膜分为4个象限：即沿锤骨柄作一假想直线，另经鼓膜脐作一与其垂直相交的直线，将鼓膜分为前上、前下、后上、后下4个象限。

　　鼓膜紧张部可分为3层：外为上皮层，系与外耳道皮肤连续的复层鳞状上皮；中间为固有层，即纤维组织层，又可分为两层：浅层为放射状纤维，从锤骨柄向周围放射，深层为环状纤维，近鼓膜边缘较丰富，中央较稀少，松弛部无此层，故较松弛；内为黏膜层，与鼓室黏膜相连续，系单层扁平上皮。

　　2）内壁：鼓室内壁即内耳外壁，表面凹凸不平。鼓岬为内壁中央较大的膨凸，系耳蜗底周所在处，其表面有鼓室神经丛。鼓岬后上方是前庭窗，为通入内耳前庭部的孔，为镫骨足板及其周围的环韧带所封闭。鼓岬后下方是蜗窗，呈圆形，向内通入耳蜗的鼓阶，并为蜗窗膜所封闭，又称第二鼓膜，蜗窗与镫骨足板所在平面近似互呈直角。面神经管凸即面神经管的水平部，位于前庭窗上方，管内有面神经通过。面神经管凸上后方为外半规管凸，迷路瘘管好发于此。匙突位于前庭窗之前稍上方，为鼓膜张肌管的鼓室端弯曲向外形成；鼓膜张肌的肌腱绕过匙突，向外达锤骨柄与颈部交界处的内侧。

　　3）前壁：鼓室前壁也称颈动脉壁，下部以极薄的骨板与颈内动脉相隔；上部有两个开口，上方的开口为鼓膜张肌所占据，下方的开口呈漏斗状，为咽鼓管的鼓室口，鼓室借此与鼻咽部相通。前壁较薄，下部的薄骨板有时不完整，可成为感染向外传播的途径之一。

　　4）后壁：鼓室后壁上宽下窄，面神经垂直段通过此壁的内侧。后壁上部有一小孔，名鼓窦入口，上鼓室借此与鼓窦相通。鼓窦入口的内侧偏下方、面神经管凸后上方有外半规管凸。鼓窦入口的底部，在面神经管水平段与垂直段相交处的后方，有一容纳砧骨短脚的小窝，名砧骨窝，为中耳手术的重要标志。后壁下内方，相当于前庭窗的高度，有一小锥状突起，名锥隆起，内有小管，镫骨肌腱由此小管内伸出，附着于镫骨颈后部。在锥隆起的外侧和鼓沟内侧之间有鼓索小管的鼓室口，鼓索神经由此穿出，进入鼓室。鼓索前小管位于鼓室前壁岩裂内端，鼓索神经经此出鼓室。相当于鼓膜后缘以后的鼓室腔常称后鼓室，内有鼓室窦与面神经隐窝。

　　鼓室窦又名锥隐窝，在中鼓室的后方，系介于前庭窗、蜗窗和鼓室后壁之间的空隙，即位于后鼓室的下半部、锥隆起之下，其后侧与面神经骨管的垂直段、后半规管相邻，外侧以锥隆起和镫骨肌腱为界。鼓室窦的形态与大小随颞骨气化的程度而异，其深度难以直接窥见。

面神经隐窝，其外界为深部外耳道后壁与鼓索神经，内侧为面神经垂直段，上方为砧骨窝。观察后鼓室的横切面，鼓室窦位于锥隆起内侧，面神经隐窝位于锥隆起外侧，二者常为病灶隐匿的部位。通过面神经隐窝切开的后鼓室进路探查手术，可以观察到锥隆起、镫骨上结构、前庭窗、蜗窗等。

5）上壁：又称鼓室盖，由颞骨岩部前面构成，后连鼓窦盖，前与鼓膜张肌半管之顶相连续，鼓室借此壁与颅中窝的大脑颞叶分隔。位于此壁的岩鳞裂在婴幼儿时常未闭合，硬脑膜的细小血管经此裂与鼓室相通，可成为中耳感染进入颅内的途径之一。

6）下壁：又称颈静脉壁，为一较上壁狭小的薄骨板，将鼓室与颈静脉球分隔，其前方即为颈动脉管的后壁，颈静脉球位于下鼓室底部的偏内侧。此壁若有缺损，颈静脉球的蓝色即可透过鼓膜下部隐约见及。下壁内侧有一小孔，为舌咽神经鼓室支所通过。

（2）鼓室内结构：鼓室的内容物主要有听骨、固定听骨的韧带以及与听骨活动有关的肌肉。

1）听骨：为人体中最小的一组小骨，由锤骨、砧骨和镫骨连接而成听骨链（图2–5）。

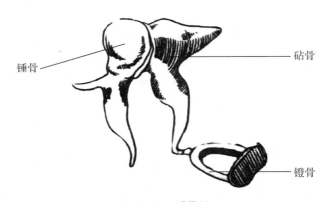

图2–5　听骨链

锤骨形如鼓锤，由小头、颈、短突（外侧突）、长突（前突）和柄组成。锤骨柄位于鼓膜黏膜层与纤维层之间。锤骨小头与砧骨体连接形成锤砧关节。

砧骨分为体、长脚和短脚。砧骨体位于上鼓室后方，其前与锤骨小头相接形成砧锤关节。短脚位于鼓窦入口底部的砧骨窝内，长脚位于锤骨柄之后，末端向内侧稍膨大名豆状突，以此与镫骨小头形成砧镫关节。

镫骨形如马镫，分为小头、颈、前脚、后脚和底板。小头与砧骨长脚豆状突相接；颈甚短，其后有镫骨肌腱附着；底板呈椭圆形，借环状韧带连接于前庭窗。

2）听骨韧带：主要有镫骨环状韧带、锤骨上韧带、锤骨前韧带锤骨外侧韧带、砧骨上韧带、砧骨后韧带。

3）鼓室肌肉：主要有鼓膜张肌与镫骨肌。①鼓膜张肌起自咽鼓管软骨部、蝶骨大翼和颞骨岩部前缘等处，其肌腱向后绕过匙突呈直角向外止于锤骨颈下方，由三叉神经下颌支的鼓膜张肌神经司其运动；此肌收缩时牵拉锤骨柄向内，增加鼓膜张力，以免鼓膜震破或伤及内耳。②镫骨肌起自鼓室后壁锥隆起内，其肌腱自锥隆起穿出后，向前下止于镫骨颈后方，由面神经分支镫骨肌支司其运动；此肌收缩时可牵拉镫骨小头向后，使镫骨足板以后缘为支点，前缘向外跷起，以减少内耳压力。

2. 咽鼓管 咽鼓管为沟通鼓室与鼻咽的管道，故有鼓室口与咽口两个开口。成人咽鼓管全长约 3.5cm。外 1/3 为骨部，位于颞骨鼓部与岩部交界处，居于颈内动脉管的前外侧，上方仅有薄骨板与鼓膜张肌相隔，下壁常有气化；其鼓室口位于鼓室前壁上部。内 2/3 为软骨部，乃软骨和纤维膜所构成；其内侧端的咽口位于鼻咽侧壁，位于下鼻甲后端的后下方。绕咽口的后方和上方有一隆起，称为咽鼓管圆枕。空气由咽口经咽鼓管进入鼓室，使鼓室内气压与外界相同，以维持鼓膜的正常位置与功能。成人咽鼓管的鼓室口约高于咽口 20～25mm，管腔方向自鼓室口向内、向前、向下达咽口，故咽鼓管与水平面约呈 40°角，与矢状面约呈 45°角。

骨部管腔为开放性的，内径最宽处为鼓室口，越向内越窄。骨与软骨部交界处最窄，称为峡，内径 1～2mm。自峡向咽口又逐渐增宽。软骨部在静止状态时闭合成一裂隙。由于腭帆张肌、腭帆提肌、咽鼓管咽肌起于软壁或结缔组织膜部，前面 2 种肌肉止于软腭，后者止于咽后壁，故当张口、吞咽、呵欠、歌唱时借助上述 3 种肌肉的收缩，可使咽口开放，以调节鼓室气压，从而保持鼓膜内、外压力的平衡。咽鼓管黏膜下半部为假复层纤毛柱状上皮，纤维运动方向朝向鼻咽部，可使鼓室的分泌物得以排出；又因软骨部黏膜呈皱襞样，具有活瓣作用，故能防止咽部液体进入鼓室。

小儿的咽鼓管接近水平，且管腔较短，内径较宽，故小儿的咽部感染较易经此管传入鼓室。

3. 鼓窦及乳突气房 鼓窦及乳突气房均是中耳的含气腔隙，其黏膜与鼓室黏膜相延续。

（1）鼓窦：为鼓室后上方的含气腔，是鼓室和乳突气房相互交通的枢纽，出生时即存在。鼓窦的大小、位置与形态因人而异，并与乳突气化程度密切相关。但幼儿鼓窦的位置较浅较高，随着乳突的发展而逐渐向后下移位。鼓窦向前经鼓窦入口与上鼓室相通，内覆有纤毛黏膜上皮，向后下通乳突气房；上方以鼓窦盖与颅中窝相隔，内壁前部有外侧半规管凸及面神经管凸，后壁借乳突气房及乙状窦骨板与颅后窝相隔，外壁为乳突皮层，相当于外耳道上三角。

（2）乳突气房：位于颞骨之后下，是在乳突内大小不等且不规则的含气小房。内衬无纤毛的黏膜上皮，主要为扁平上皮细胞，向前与鼓窦、鼓室、咽鼓管黏膜相连。

根据气化程度，乳突气房可分为蜂窝型（气化型或含气型）、板障型、硬化型（坚质型）和混合型等4种类型。

4. 中耳的血管和神经 中耳的血供主要来自颈外动脉，上颌动脉分支鼓室前动脉、耳后动脉分支茎乳动脉、脑膜中动脉的鼓室上动脉及岩浅动脉；静脉则汇入岩上窦和翼静脉丛。

中耳的神经包括鼓室及鼓膜的感觉神经：主要为鼓室丛，由舌咽神经的鼓室支及颈内动脉交感神经丛的上、下颈鼓支所组成，位于鼓岬表面，司鼓室、鼓膜内层、咽鼓管及乳突气房黏膜的感觉。鼓膜外层尚接受三叉神经耳颞支和迷走神经耳支的分布。支配鼓室肌肉的神经参见"鼓室肌肉"部分。通过鼓室的神经有鼓索神经和面神经。鼓索神经自面神经垂直段的中部分出，在鼓索小管内向上向前，约于锥隆起的外侧进入鼓室，经锤骨柄上部和砧骨长脚之间，向前下方由岩鼓裂出鼓室，汇入舌神经并终于舌前2/3处，司味觉。鼓索神经经过鼓室，但不支配鼓室，在中耳炎或中耳手术时易损伤而引起味觉障碍，但多为暂时性，可被代偿。

面神经是人体内居于骨管中最长的神经，伴随听神经和前庭神经，经内听道底部进入面神经管（自桥延沟出脑，至茎乳孔出颅，全长36.0～53.0mm，在颞骨面神管内长23.0～29.0mm），在前庭和耳蜗之间形成膝状神经节，从膝状神经节急转向后偏下，经鼓室内侧壁前庭窗上方达鼓室后壁，形成面神经水平段，自鼓室后壁达锥隆起的后上方，又呈弧形转折向下（即面神经第二曲又叫锥曲），自此面神经几乎垂直下行，称面神经垂直段，该段神经发出鼓索神经和镫骨肌支，分别司舌前2/3味觉和支配镫骨肌。面神经由茎乳孔出颅，向前上呈105°，支配面部表情肌，中耳各种病变均可能引起面神经损伤而致面瘫。

（四）内耳

内耳，又称为迷路，埋藏在颞骨岩部，内含听觉和前庭器官。组织学上分为骨迷路和膜迷路。骨迷路由致密的骨质构成，骨迷路内有膜迷路，膜迷路借纤维束固定于骨迷路内。骨迷路内与膜迷路之间充满外淋巴，而膜迷路含有内淋巴，内、外淋巴液互不相通。

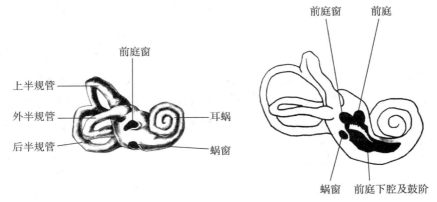

1. 骨迷路　骨迷路（图2－6）由致密的骨质构成，包括前内侧的耳蜗、后外侧的骨半规管以及两者之间的前庭三部分。组织学上，骨壁分为3层：外层为骨外膜层，中层为内生软骨层，内层为骨内膜层。内生软骨层为耳硬化症的始发部位。

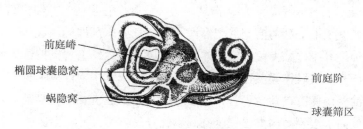

图2－6　骨迷路

前庭为一不规则的卵圆形腔隙，位于耳蜗与半规管之间，前部与耳蜗的前庭阶相通，后部与半规管相通。其外侧壁即中耳的内侧壁，上有前庭窗为镫骨底板所封闭，构成听觉传导的主要路径。在此窗的后下方为蜗窗，被第二鼓膜所封闭。内侧壁有一从前上向后下弯曲的斜形骨嵴，称前庭嵴。嵴的前方为球囊隐窝，内含球囊，窝壁有数个小孔，称中筛斑（球囊筛区）。嵴的后方有椭圆囊隐窝容纳椭圆囊；此窝壁及前庭嵴前上端有数个小孔，称上筛斑（椭圆囊壶腹筛区）。椭圆囊隐窝下方有前庭水管内口，其外口（颅内开口）位于岩部后面的内淋巴囊裂底部，即内耳门的外下方，前庭水管内有内淋巴管与内淋巴囊相通。前庭嵴的后下端呈分叉状，其间有小窝，名蜗隐窝，蜗隐窝与后骨半规管壶腹之间的有孔区称下筛斑（壶腹筛区）。

半规管位于前庭的后上方，每侧（左右耳）有3个半规管，各为2个2/3环形的骨管，互相呈直角，依其所在空间分别称外（水平）、前（上垂直）、后（垂直）半规管。外半规管长12～15mm，前半规管长15～20mm，后半规管长18～22mm。各半规管的管径相等，为0.8～1mm。每个半规管的两端均开口于前庭；其一端膨大名壶腹，内径均为管腔的2倍。上、外半规管壶腹端在前庭上方，后半规管壶腹端开口在前庭后下方，上、后半规管单脚汇合为总骨脚，长约4mm，开口于前庭内壁中部，外半规管单脚开口于总脚下方，故3个半规管由5孔与前庭相通。

耳蜗位于前庭的前部，主要由中央的蜗轴和周围的骨蜗管组成。骨蜗管旋绕蜗轴2.5～2.75周，底周向中耳凸出形成鼓岬。蜗底朝向后内方，构成内耳道的一部分。蜗顶朝向前外方，靠近咽鼓管鼓室口。蜗底至蜗顶高约5mm，蜗底最宽直径约9mm，蜗轴呈圆锥形。从蜗轴伸出的骨螺旋板在骨蜗管中同样旋绕，基底膜自骨螺旋板游离缘延续至骨蜗管外壁，骨蜗管即完整地被骨螺旋板分为上下2腔（为了便于说明耳蜗内部结构，一般将耳蜗自其自然解剖位置向上旋转约90度，使蜗顶向上、蜗底向下，进行描述）。上腔又被前庭膜分为2腔，故骨蜗管内共有3个管腔，即前庭阶、中阶、鼓阶。前庭阶居上，与前庭相通；鼓阶居下，借圆窗及膜与鼓室相隔；前庭阶和鼓阶内均含有外淋巴液，并借蜗孔相通。两阶中间是膜蜗管，内含内淋巴液。

2. 膜迷路　膜迷路由膜管和膜囊组成，借细小网状纤维束悬浮于外淋巴液中，自成一密闭系统，称内淋巴系统。可分为椭圆囊、球囊、膜半规管及膜蜗管，各部相互连通。膜迷路内包含司平衡和听觉的结构，包括位觉斑、壶腹嵴、内淋巴囊和膜蜗管。

（1）椭圆囊：位于前庭后上部，借结缔组织、微血管和前庭神经椭圆囊支附着于椭圆囊隐窝中；囊壁上端底部与前壁贝壳形增厚的感觉上皮区即椭圆囊斑，分布有前庭神经椭圆囊支的神经纤维，感受位置觉，亦称位觉斑，位觉斑上有支持细胞和毛细胞的神经上皮。其顶部有一层胶体膜覆盖，毛细胞的纤毛伸入其中。前庭后壁有 5 孔，与 3 个半规管相通。前壁内侧有椭圆球囊管，连接球囊与内淋巴管，后者经前庭水管止于岩部后面硬脑膜内的内淋巴囊。内淋巴管至椭圆囊处有一瓣膜，可防止逆流。

（2）球囊：略呈球形，位于前庭前下方的球囊隐窝中，较椭圆囊小。内前壁有球囊斑，亦名位觉斑，前庭神经球囊支的纤维分布在此。后下部接内淋巴管及椭圆球囊管。球囊下端经连合管与蜗管相通。

椭圆囊斑和球囊斑互相垂直，构造相同，由支柱细胞和毛细胞组成。毛细胞的纤毛较壶腹嵴的短，上方覆有一层胶质膜名耳石膜；此膜系由多层以碳酸钙结晶为主的颗粒即耳石和蛋白质凝合而成。

（3）膜半规管：附着于骨半规管的外侧壁，约占骨半规管腔隙的 1/4，借 5 孔与椭圆囊相通。在骨壶腹的部位，膜半规管也膨大为膜壶腹，其内有一横位的镰状隆起名壶腹嵴。壶腹嵴上有高度分化的、由支柱细胞与毛细胞所组成的感觉上皮。毛细胞的纤毛较长，常相互黏集成束，插入由黏多糖组成的圆顶形的胶体层，后者称终顶或嵴帽，其比重与内淋巴相同（1.003），故可随内淋巴移动。

位觉纤毛较听觉纤毛粗且长，每个位觉毛细胞顶端有 1 根动纤毛与 50～110 根静纤毛。动纤毛位于一侧边缘，最长，较易弯曲，静纤毛以动纤毛为排头，按长短排列，距动纤毛愈远则愈短。前庭毛细胞呈极性排列。壶腹嵴中央 I 型毛细胞较多，周围以 II 型毛细胞居多。外半规管壶腹嵴所有位觉毛细胞的动纤毛均位于椭圆囊侧，而前、后半规管壶腹嵴所有位觉毛细胞的动纤毛皆位于管侧（背离椭圆囊）。

当纤毛因内淋巴流动而朝动纤毛方向倾斜时，毛细胞放电率增加，该半规管处于刺激兴奋状态；若朝静纤毛方向倾斜时，则毛细胞放电率减少，该半规管呈抑制状态。

椭圆斑和球囊斑的毛细胞将加速度刺激的机械能转换为生物能，其 I 型毛细胞的基底部较宽。被杯状向心神经末梢即神经盏包围，II 型毛细胞的基底部小，与向心和离心神经末梢直接形成突触，毛细胞被支持细胞固定。每个毛细胞的静纤毛根部埋在细胞表面的表皮板中，动纤毛根部无表皮板附着在基底体。毛细胞上面覆盖着耳石膜，后者表面是位觉砂，其直径是 0.5～30μm，比重为 2.71，主要成分为碳酸钙结晶，靠近毛细胞的一层是胶质膜，主要成分是黏多糖。耳石膜因含位觉砂使其质量增加。囊斑的 I 型细胞层密集部分排列与微纹有关，微纹是一条略高起的曲线，穿过囊斑的中心，将囊斑分为两个区，两个囊斑微纹两侧的动纤毛方向相反，椭圆囊斑的动纤毛向着微纹侧，球囊斑的动纤毛背离微纹。

纤毛向动纤毛侧弯曲产生去极化状态，前庭神经放电率增加，使毛细胞兴奋；纤毛向静纤毛侧弯曲，产生超极化，神经放电率减少，毛细胞呈抑制状态。

三个半规管壶腹嵴及两个囊斑统称前庭终器。前庭感觉上皮细胞的超微结构：囊斑与壶腹嵴的感觉毛细胞有 2 型，一为杯状毛细胞，亦称 I 型毛细胞，与耳蜗的内毛细胞相似；二为柱状毛细胞，亦称 II 型毛细胞，与耳蜗的外毛细胞相似。

膜蜗管位于骨螺旋板与骨蜗管外壁之间，也在前庭阶与鼓阶之间，为耳蜗内螺旋形的膜质管道，又名中阶，内含内淋巴液，此乃螺旋形的膜性盲管，两端均为盲端；顶部称顶盲端，前庭部称前庭盲端。

膜蜗管的横切面呈三角形，有上、下、外 3 壁：上壁为前庭膜，又称 Reissner 膜，起自骨螺旋板，向外上方止于骨蜗管的外侧壁；外壁由螺旋韧带、血管纹组成，包括螺旋凸以及外沟，下壁由骨螺旋板上面的骨膜增厚形成的螺旋缘和基底膜组成。基底膜起自骨螺旋板的游离缘，向外止于骨蜗管外壁的基底膜嵴。位于基底膜上的 Corti 器由内、外毛细胞，支持细胞和盖膜等组成，是听觉感受器的主要部分。基底膜在蜗顶较蜗底宽，亦即基底膜的宽度由蜗底向蜗顶逐渐增宽，而骨螺旋板及其相对的基底膜嵴则逐渐变窄，这与基底膜的不同部位具有不同的固有频率有关。

在螺旋器中的螺旋隧道、Neul 间隙及外隧道等间隙中充满着和外淋巴性质相仿的液体，称 Corti 淋巴，其通过骨螺旋板下层中的小孔及蜗神经纤维穿过的细孔与鼓阶的外淋巴相交通。膜迷路的其他间隙均充满着内淋巴。因此，除螺旋器听毛细胞的营养来自 Corti 淋巴（其离子成分与外淋巴相似）外，囊斑及壶腹嵴感觉细胞的营养均来自内淋巴。

研究表明，耳蜗毛细胞顶部表面伸出静纤毛，并以阶梯形排成 3 列；外毛细胞静纤毛最外的一列为最长，其末端与盖膜接触；除部分基底周外，内毛细胞的静纤毛，不与盖膜接触。一个毛细胞的静纤毛之间相互结合形成静纤毛束。在蜗底（高频端），静纤毛短，靠近蜗顶静纤毛逐渐变长。静纤毛的长度与其劲度成反比，即静纤毛越长劲度越小。耳蜗毛细胞静纤毛长度的梯度变化，很可能是产生音频排列和调谐功能的形态学基础。

3. 内耳血管和神经　内耳血供主要来自由基底动脉或小脑前下动脉分出的迷路动脉，间有耳后动脉的茎乳动脉分支分布于半规管。迷路动脉分为前庭动脉及蜗总动脉，后者又分为耳蜗固有动脉及前庭耳蜗动脉。亦即迷路动脉共分 3 支分别供给前庭、半规管及耳蜗，内耳静脉分布与动脉不同。静脉血液分别汇成迷路静脉、前庭水管静脉及蜗水管静脉，然后流入侧窦或岩上窦及颈内静脉。

内耳神经即第 8 对脑神经（前庭蜗神经），也称位听神经，为感觉性神经，含有听觉和平衡觉纤维，前者组成耳蜗神经，后者组成前庭神经。位听神经出脑干后，与面神经、前庭神经相伴随，一起进入内耳道。在内耳道分为耳蜗神经和前庭神经。耳蜗神经穿入蜗轴至螺旋神经节，节内双极神经细胞的周围突穿过骨螺旋板终止于螺旋器；前庭支至前庭神经节，节内双极细胞的周围突终止于 3 对半规管的壶腹嵴、椭圆囊斑和球囊斑。耳蜗神经主司耳蜗的听觉感受，前庭神经主司平衡功能的感受，壶腹嵴对旋转运动的加减速起作用，椭圆囊斑和球囊斑对直线的加减速、振动和身体位置改变起作用。

二、耳的功能

耳的功能主要有听觉和平衡两大功能。

（一）听觉功能

人类通过听觉感受周围环境及自身所发出的声音，由此建立语言进行交流。听觉周围系统将感受声音振动的刺激能量，转化为对中枢听觉系统的刺激信号，即神经冲动，并进行初步的分析处理。听觉中枢系统对由听觉周围系统传输的信息进行分析并传至大脑皮质产生听觉。

1. 声音的传导 外界声波传入内耳有空气传导和骨传导两种途径，以空气传导为主。

空气传导是声音以波的形式经外耳道传至鼓膜，引起鼓膜振动，再经听骨链传导到镫骨底板，使内耳淋巴产生波动，引起基底膜上的螺旋器或柯蒂氏器振动而感受声音刺激，产生听觉。

骨传导是声波直接经颅骨传导到内耳使淋巴液产生波动，继而刺激基底膜上的螺旋器而产生听觉。

2. 外耳的功能 耳廓形似喇叭，有助于收集声音经外耳道并传到鼓膜，同时对某些频率的声波有增压作用。外耳道是一端封闭（鼓膜）、另一端开放（外耳道口）的管道，对波长为管长 4 倍的声波（频率为 2000～4000Hz）起最佳的共振作用，有助于提高言语频率的清晰度。同时，双耳的协同作用有助于声源定位。

3. 中耳的功能 中耳的功能主要是将外耳道内空气中声音振动产生的能量传递至耳蜗淋巴液。中耳通过阻抗匹配作用，将空气中的声波振动能量高效能地传入内耳淋巴液中，这种功能的实现是通过鼓膜和听骨链作为声波变压增益装置来完成的。

（1）鼓膜的功能：人耳鼓膜的面积约为 $85mm^2$，其中有效振动面积相当于实际面积的 2/3，约为 $55mm^2$，而镫骨底板面积约为 $3.2mm^2$。声波作用于鼓膜时，振动能量通过听骨链传至前庭窗，通过面积比增压作用，声能传至前庭窗膜时比作用于鼓膜上的声能提高了约 17 倍；鼓膜振幅与锤骨柄振幅之比是 2∶1，使得鼓膜的弧形杠杆作用使声压提高 1 倍，进一步提高了鼓膜的增益效果，使耳蜗对声波刺激更加敏感。

（2）听骨链的功能：听骨链是鼓膜与前庭窗之间的机械联系装置，作为实现中耳增压的杠杆装置，听骨链杠杆系统的两个力臂分别是锤骨柄和砧骨长脚，两者长度之比是 1.3∶1，声波传至前庭窗时，借助听骨链杠杆作用可使声压提高约 1.3 倍。

鼓膜与镫骨底板面积比的增压效应约 17 倍，听骨链杠杆作用的增压效应为 1.3倍，二者增压效率为 $17 \times 1.3 = 22.1$ 倍，相当于 27dB。若加上鼓膜弧形杠杆作用，则整个中耳增压效应可达到 30dB。

中耳有鼓膜张肌和镫骨肌，声能激活这些肌肉活动。镫骨肌收缩，镫骨底板向外牵拉，减少传入内耳的振动。鼓膜张肌收缩，鼓膜紧张度增加，镫骨底板压向前庭窗，使外淋巴压力增高，减少声波引起的振动。

（3）咽鼓管的功能：①保持中耳内外压力的平衡。咽鼓管分骨部和软骨部，骨部管腔为开放性，软骨部则具有弹性，在一般情况下处于闭合状态，当吞咽或打哈欠时，咽、腭肌运动收缩使其开放，从而调节鼓室内外气压，使之达到平衡，有利于鼓膜和听骨链的自由振动，维持正常听力。②引流中耳分泌物。鼓室、咽鼓管的杯状细胞与黏液腺分泌的黏液，借咽鼓管黏膜上皮的纤毛运动，将其不断地排出至鼻咽部。③防止逆行性感染。咽鼓管软骨部的黏膜较厚，使黏膜表面产生皱襞，具有活瓣作用，加之黏膜的纤毛运动，对来自鼻咽部的液体、异物阻挡具有一定的作用。④阻声消声作用。咽鼓管自然的关闭状态，能阻隔说话、呼吸和心搏等自体声响的声波直接传入鼓室。

4. 耳蜗的功能　耳蜗具有传音和感音双重功能。

（1）传音功能：声波振动通过镫骨底板传至外淋巴液，引起基底膜振动，并以波的方式从蜗底沿基底膜向蜗顶传导。声音引起的行波都从基底膜底部，即靠近前庭窗膜处开始，振动频率越低，行波传播距离越长。高频率声音引起的基底膜振动，传播距离较短，只局限于前庭窗附近。高频声引起的最大振幅部位在蜗底侧，低频声的最大振幅部位靠近蜗顶侧，中频声则在基底膜的中间部位发生共振。不同频率声音引起不同形式的基底膜的振动，被认为是耳蜗能区分不同声音频率的基础。亦即耳蜗底部受损时主要影响高频听力，耳蜗顶部受损时主要影响低频听力。

（2）感音功能：基底膜内缘附于骨螺旋板，盖膜内缘则与螺旋板缘连接，所以两者的附着点不在同一轴线。毛细胞顶端的听毛部分埋在盖膜胶状物中，部分与盖膜下面相接触；由于盖膜与基底膜的振动轴不一致，导致盖膜与基底膜上的螺旋器发生交错移行运动，即剪切运动。听毛因受到切向力的作用而发生弯曲。毛细胞的听纤毛弯曲，引起毛细胞兴奋，是耳蜗中将中耳的机械能转为生物电能的第一步。刺激传入性神经递质谷氨酸钠的释放，使毛细胞底部具有突触样结构的蜗神经末梢产生神经冲动，沿蜗神经及其以上各级中枢传至大脑皮质的听觉中枢，从而产生听觉。

（二）平衡功能

维持平衡即维持身体在空间适宜的位置。人体依靠前庭、视觉及本体感觉 3 个系统相互协调来感知身体位置、运动及外界刺激，其中前庭系统最为重要。前庭感觉器包括半规管、椭圆囊和球囊。

1. 半规管的功能　半规管主要感受人体或头部旋转运动的刺激。当头部感受角加速度或减速度时，膜半规管内淋巴因惯性或惰性产生逆旋转方向或顺旋转方向的流动，使嵴帽随着内淋巴流动的方向倾斜，牵引埋于嵴帽内的毛细胞纤毛弯曲，刺激毛细胞。毛细胞把这种物理刺激通过化学介质的释放转变为神经动作电位，经过突触传递给前庭中枢，引起各种反应，维持身体平衡。

2. 椭圆囊和球囊的功能 椭圆囊壁上有椭圆囊斑，椭圆囊斑与球囊斑构造相同，都有耳石膜，故二者又合称耳石器官。主要功能是感受直线加速度，维持人体静态平衡。囊斑毛细胞的纤毛埋在耳石膜中，耳石膜的表面有耳石，耳石的比重高于内淋巴。当头部进行直线加速度运动时，耳石因惯性而产生逆方向位移，引起毛细胞的纤毛弯曲产生刺激，通过化学介质把物理性刺激转换为神经动作电位，沿前庭神经纤维传入前庭各级中枢，从而维持人体运动时的平衡。椭圆囊斑感受头在左右方向及前后方向上的直线加速度。球囊斑感受头足轴向及前后方向上的直线加速度。

（刘元献）

第二节 鼻的结构与功能

一、鼻的结构

鼻由外鼻、鼻腔、鼻窦三部分构成。

（一）外鼻

外鼻的支架由骨和软骨构成，表面覆有软组织和皮肤。

1. 外鼻形态 外鼻略似一个基底向下的三棱锥体。其上端狭窄，与额部相连，为鼻根，中医称之为"山根"，位于印堂之下，中医认为其在五脏中属心；下端游离呈隆起状，为鼻尖，中医亦称其为"鼻准"，五脏中属脾；鼻根与鼻尖之间为鼻梁，五脏中属肝；鼻梁两侧为鼻背，五脏中属胆；鼻尖两侧为鼻翼，五脏中属胃。鼻椎体大致可分为相等的三个部分：上 1/3 为骨性部分，中 1/3 及下 1/3 均为软骨部分（图 2-7）。

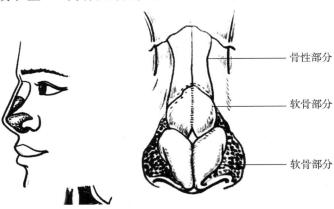

图 2-7 外鼻

2. 骨性支架　骨性支架上部为鼻骨，两侧为上颌骨额突。鼻骨成对，其上缘接额骨鼻突，外侧缘接上颌骨额突，下缘接鼻外侧软骨上缘。近中央处有鼻骨孔，有血管和神经出入。鼻骨上端窄而厚，下端宽而薄，鼻根部在外力作用下容易发生骨折，故鼻骨下 2/3 处为骨折的常发部位；由于血运丰富，骨折复位后容易愈合。

鼻骨下缘、上颌骨额突内缘及上颌骨腭突游离缘共同形成梨状孔，驼峰鼻即为梨状孔部位明显高耸。

3. 软骨支架　主要由鼻外侧软骨（隔背软骨鼻背板）和大翼软骨（下侧鼻软骨）组成（图 2 - 8）。鼻外侧软骨上接鼻骨下缘和上颌骨额突，两侧鼻外侧软骨内侧缘与鼻中隔软骨前上缘相接。鼻中隔软骨参与构成软骨部鼻中隔，其前上缘与鼻骨共同构成鼻梁。大翼软骨外侧脚构成鼻翼支架，左右内侧脚与鼻中隔软骨前下缘共同形成鼻小柱支架。另有小软骨如小翼软骨也通过致密的结缔组织填充于鼻外侧软骨和大翼软骨之间。

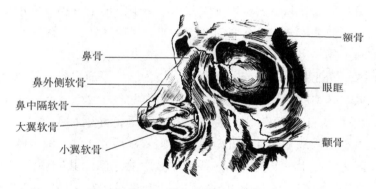

图 2 - 8　外鼻的软骨和支架

4. 皮肤　外鼻皮肤厚薄不一，鼻根、鼻梁及鼻背处皮肤较薄，皮下组织较疏松，易于活动。鼻尖、鼻翼和鼻前庭皮肤较厚，与下方的纤维组织和软骨膜连接紧密。鼻尖与鼻翼处皮肤含较多皮脂腺和汗腺，容易发生粉刺、痤疮、鼻疖及酒渣鼻；发生炎症肿胀时，因皮肤绷紧，神经末梢受压，可有明显疼痛。中医言鼻尖鼻翼属脾胃所主，《素问·热论》记载："脾热病者，鼻先赤。"此处发生炎症红肿，多由脾胃积热所致。

5. 血管、淋巴和神经　外鼻动脉主要为面动脉、鼻背动脉、筛前动脉、额动脉、上唇动脉、眶下动脉的分支。外鼻静脉分别经由内眦静脉、面前静脉汇入颈内静脉，因内眦静脉经眼上、下静脉与海绵窦相通，面部静脉管内无瓣膜，血液可双向流通，故当鼻部皮肤感染而用力挤压或治疗不当时，可引起致命的海绵窦血栓性静脉炎或其他颅内并发症。

外鼻淋巴汇入下颌下淋巴结、腮腺淋巴结和耳前淋巴结。

外鼻神经包括感觉神经和运动神经。感觉神经来自于三叉神经眼神经的分支鼻睫神经和上颌神经的分支眶下神经，以后者为主。运动神经主要为面神经颊支，支配鼻翼运动。

（二）鼻腔

鼻腔由鼻中隔分为左右两腔，每侧鼻腔均为顶部较窄、底部较宽的狭长腔隙，前起于前鼻孔，后止于后鼻孔（图2-9）。每侧鼻腔以鼻内孔（鼻阈）为界分为包括鼻前庭和固有鼻腔两部分，一般所指鼻腔即为固有鼻腔。

1. 鼻前庭　鼻前庭位于鼻腔前段，起于鼻缘，止于鼻内孔（鼻阈）。鼻内孔较前鼻孔狭小，为鼻腔最狭窄处，对鼻的呼吸功能有重要的影响。鼻前庭皮肤内富有皮脂腺及汗腺，是容易发生疖肿的地方，中医多称此处疖肿为"鼻疖"，可由肺中蕴热、脾胃湿热或血虚化燥引起。

2. 固有鼻腔　起于鼻内孔，止于后鼻孔，分内、外、顶、底四壁。

（1）内侧壁：内侧壁即鼻中隔，由软骨部和骨部组成。骨部为筛骨垂直板和犁骨，软骨部为鼻中隔软骨和下侧鼻软骨内侧脚。鼻中隔前下方黏膜内由颈内动脉和颈外动脉系统的分支血管汇聚成丛，称利氏动脉区（利特尔区），该区是鼻出血的好发部位，故又称鼻中隔易出血区。

（2）外侧壁：外侧壁构造复杂，由上颌骨、泪骨、下鼻甲骨、筛骨、腭骨垂直板及蝶骨翼突构成，其主要部分为筛窦和上颌窦的内壁。外侧壁上有三个呈阶梯状排列的骨性组织突出于鼻腔，其游离缘皆向内下方悬垂，分别称上、中、下鼻甲。下、中、上鼻甲的大小依次缩小1/3，前端的位置则依次后移1/3。每一鼻甲的下方均有一潜在间隙，即为上、中、下鼻道，各鼻甲与鼻中隔之间的共同狭窄腔称为总鼻道，上、中鼻甲与鼻中隔之间的腔隙称为嗅裂。鼻甲和鼻道的存在使得鼻腔空间缩小，鼻腔黏膜表面面积增加，对鼻腔的生理功能有着重要意义。

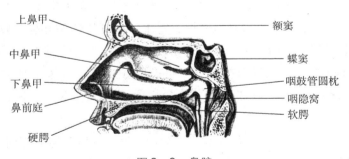

图2-9　鼻腔

1）上鼻甲及上鼻道：上鼻甲为三个鼻甲中体积最小，属筛骨结构，位于鼻腔外侧壁后上方，一般前鼻镜检查时不能察见。若上鼻甲骨质内有气腔形成，则为上鼻甲气化，部分人群可因上鼻甲气化而出现鼻源性头痛。后组筛窦开口于上鼻道，蝶窦开口于上鼻甲内后上方的蝶筛隐窝。

2）中鼻甲及中鼻道：中鼻甲也属筛骨的一部分，分为前后两部，即垂直部及水平部。中鼻甲前端附着于筛窦顶壁和筛骨水平板连接处的前颅底，后端延续至筛窦下方，其后部在向后延伸中，由前部的前后位转向外侧附着在鼻腔外侧壁（纸样板）的后部，称为中鼻甲基板，是前组筛窦与后组筛窦的界线。中鼻甲前端外上方有一丘状隆突称为鼻丘，位于鼻腔外侧壁上。绝大部分鼻丘均有 1～4 个气房，但亦有无鼻丘气房的解剖变异。当中鼻甲内含有气腔时为中鼻甲气化，此时又称为泡状中鼻甲，可阻塞中鼻道引起窦口引流障碍，诱发鼻窦炎的发生；也可阻塞鼻腔，引起同侧头痛。

中鼻道位于中鼻甲的下外侧，为前组鼻窦开口所在，其外侧壁有两个隆起，前下隆起为钩突，后上隆起为筛泡，在两个隆起之间的半月形裂隙即为半月裂，半月裂向前下和后上扩大呈一漏斗形管道，称为筛漏斗。筛漏斗的前上方为额窦引流口，其后为前组筛窦开口，最后为上颌窦开口。窦口鼻道复合体是以筛漏斗为中心的附近区域，包括筛漏斗、钩突、筛泡、半月裂、中鼻道、中鼻甲、前组筛房、额窦开口、上颌窦自然开口等解剖结构，该区域若解剖发生异常，如钩突肥大、泡状中鼻甲、中鼻甲反向弯曲等，将影响前组鼻窦的通气引流进而导致鼻窦炎。

3）下鼻甲及下鼻道：下鼻甲为水平卷曲样独立薄骨，附着于上颌骨内侧壁和腭骨垂直板，其上缘中部泪突连于泪骨，并与上颌骨腭突的骨槽构成鼻泪管。下鼻甲后端距咽鼓管咽口 1～1.5cm，肥大的下鼻甲可导致咽鼓管功能障碍。

下鼻道为最宽长的鼻道，呈穹隆状，顶端有鼻泪管开口，位于下鼻甲附着处以下，在经下鼻道行上颌窦开窗时应避免将此开口损伤。下鼻道外侧壁前段近下鼻甲附着处为上颌窦内侧壁的一部分，骨质较薄，是上颌窦穿刺冲洗的最佳进针位置。

（3）顶壁：为颅前窝底的一部分，非常狭小。由鼻骨、额骨、筛骨筛板、蝶骨等构成，鼻腔与颅前窝借薄而脆的筛骨筛板相隔，有嗅区黏膜的嗅丝通过。

（4）底壁：为硬腭的鼻腔面，与口腔相隔。前 3/4 由上颌骨腭突、后 1/4 由腭骨水平部构成。

（5）前、后鼻孔：前鼻孔由鼻小柱、鼻翼及上唇共同构成。后鼻孔由蝶骨体下部、蝶骨翼突内侧板、腭骨水平部后缘和犁骨后缘构成，双侧鼻腔经后鼻孔与鼻咽部相通。

3. 鼻腔黏膜　鼻腔黏膜与鼻咽部、鼻窦和鼻泪管黏膜相连续，可分为嗅区黏膜和呼吸区黏膜。

（1）嗅区黏膜：嗅区黏膜分布于上鼻甲及部分中鼻甲内侧面及相对应的鼻中隔部分，为假复层无纤毛柱状上皮，由支持细胞、基底细胞、嗅细胞组成。在嗅区黏膜固有层中含有嗅腺，其分泌出的浆液能溶解到达该处的气流中含气味物质颗粒，刺激嗅毛而产生嗅觉。

（2）呼吸区黏膜：除嗅区黏膜外，鼻腔其余部位黏膜均为呼吸区黏膜，黏膜下有大量腺体，分泌黏液和浆液，并在黏膜表面形成黏液毯，能黏附吸入鼻内的细菌或粉尘颗粒，借黏膜上皮纤毛向鼻咽部方向的摆动，将细菌或粉尘颗粒运送到咽部吐出或咽下。

4. 血管、淋巴和神经

（1）动脉：主要包括颈内动脉的分支眼动脉和颈外动脉的分支上颌动脉。

1）眼动脉：从颈内动脉分出，入眶后分为筛前和筛后动脉，分别经筛前孔和筛后孔进入筛窦，在筛窦内侧进入前颅窝，再则进入鼻腔。筛前动脉横行于筛顶骨管中，即位于额隐窝之后，是鼻内镜手术时的重要标志，筛前动脉供应前组筛窦、额窦、鼻腔外侧壁和鼻中隔前上部。筛后动脉供应后组筛窦、鼻腔外侧壁和鼻中隔后上部。

2）上颌动脉：从颈外动脉分出，在翼腭窝内分为蝶腭动脉、眶下动脉和腭大动脉。蝶腭动脉经蝶腭孔进入鼻腔后分为内侧支（鼻腭动脉）和外侧支，内侧支分成鼻后中隔动脉，供应鼻中隔后部和下部；外侧支分成鼻后外侧动脉，供应鼻腔外侧壁后部、下部和鼻腔底。鼻腭动脉、筛前动脉、筛后动脉、腭大动脉在鼻中隔前下部黏膜下与上唇动脉交叉吻合形成动脉丛，称为利特尔动脉丛（图 2－10）。

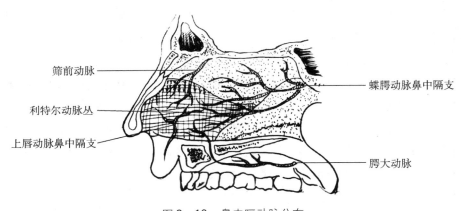

图 2－10　鼻中隔动脉分布

（2）静脉：鼻腔前部、后部和下部的静脉汇入颈内、外静脉，鼻腔上部静脉经眼静脉汇入海绵窦。鼻中隔前下部的静脉构成静脉丛，称为克氏静脉丛，为鼻部出血的常见部位。老年人下鼻道外侧壁后部近鼻咽部有表浅扩张的鼻后侧静脉丛，称为吴氏鼻—鼻咽静脉丛，常是后部鼻出血的主要来源。

（3）淋巴：鼻腔前组淋巴管汇入耳前淋巴结、腮腺淋巴结及下颌下淋巴结，鼻腔后组淋巴管汇入咽后淋巴结和颈深淋巴结上群。鼻腔恶性肿瘤可经此途径发生淋巴结转移。

（4）神经：鼻腔神经包括嗅神经、感觉神经和自主神经。

嗅神经分布于嗅区黏膜，嗅神经中枢突聚集成多条嗅丝，穿过筛孔进入颅前窝，连于嗅球以传导嗅觉。嗅神经的鞘膜是由硬脑膜随神经向下延伸进入鼻腔形成，其周围间隙与硬脑膜下腔沟通，因此嗅区黏膜感染可循此入颅，导致鼻源性颅内并发症。

感觉神经，为三叉神经的眼神经和上颌神经的分支。眼神经的分支鼻睫神经分成筛前神经和筛后神经，分布于鼻腔外侧壁和鼻中隔前上部。上颌神经的分支蝶腭神经通过蝶腭孔进入鼻腔，分成鼻后上外侧支和内侧支，分布于鼻腔外侧壁后部、鼻中隔和鼻腔顶。上颌神经另一较大分支鼻腭神经则斜行分布于鼻中隔上。

自主神经，包括交感神经和副交感神经。交感神经来源于岩深神经，主司鼻黏膜的血管收缩；副交感神经来源于面神经分出的岩浅大神经，主司鼻黏膜血管扩张和腺体分泌。岩浅大神经和岩深神经在颅中窝破裂孔处会合，并在翼管中共行，称翼管神经，通过翼管到达蝶腭神经节。

（三）鼻窦

鼻窦是围绕在鼻腔的两侧、上方及后上方的含气空腔，通过窦口与鼻腔相通。鼻窦共有4对，分别为上颌窦、额窦、筛窦、蝶窦（图2-11）。4对鼻窦分为前、后两组，其中上颌窦、额窦、前组筛窦为前组鼻窦，窦口位于中鼻道；后组筛窦、蝶窦为后组鼻窦，分别开口于上鼻道和蝶筛隐窝。

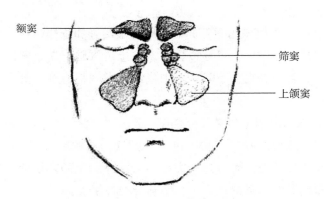

图2-11 上颌窦、筛窦、额窦

1. 上颌窦 上颌窦位于鼻腔两旁的上颌骨内，呈不规则的三棱锥体形，为最大的鼻窦，窦腔平均容积约13mL。单侧上颌窦一般为单个窦腔结构，但也有部分人群因存在上颌窦分隔而使上颌窦分成2个或以上窦腔。上颌窦有前、后外、内、上、底壁5个壁。

（1）前壁：上颌窦前壁中央壁薄，且向窦腔凹陷，称为尖牙窝。尖牙窝上方距离眶下缘12mm处有一正对瞳孔的骨孔，称为眶下孔，其间有眶下神经和眶下动、静脉通过，可进行眶下神经阻滞麻醉。

（2）后外壁：上颌窦后外壁与翼腭窝和颞下窝毗邻，近翼内肌，上颌窦肿瘤可破坏此壁进而侵及翼内肌，出现张口困难。

（3）内壁：上颌窦内壁为下鼻道和中鼻道外侧壁的大部分，上颌窦自然开口位于内壁前上方。在近下鼻甲附着处骨质最薄，为上颌窦穿刺的最佳进针位置。内壁后上方邻近筛窦，进行筛窦开放术时，可经上颌窦由此进入筛窦。

（4）上壁：上颌窦上壁即眼眶底壁，眶底骨折常可致眶内容物疝入上颌窦内，出现眼球内陷、复视等症状。

（5）底壁：上颌窦底壁即上颌骨牙槽突，为上颌窦最厚的骨壁，与第二前磨牙和第一、二磨牙根部关系密切。由于牙根与上颌窦间骨质较薄，因此牙根尖感染常易侵犯上颌窦而致牙源性上颌窦炎。

2. 额窦　额窦位于筛窦的前上方，在额骨内外骨板之间。额窦在出生时尚未形成，一般于 6 个月至 2 岁时开始向额骨中气化，直至 20 岁时发展至成人形态。额窦的大小和形状在个体间的差异较大，发育良好时，窦腔常可向周围扩展，但有时也会出现一侧或两侧发育极差。额窦开口位于额窦底部的后内方，通常为窦底的最低点，开口于中鼻道。额窦前壁为额骨外骨板；后壁为额骨内骨板，骨质较薄，与额叶硬脑膜相邻；底壁外侧为眼眶顶壁，内侧为前组筛窦的顶部；内壁即为额窦中隔。

3. 筛窦　位于鼻腔外上方筛骨内，为鼻腔外侧壁与眼眶之间、蝶窦之前、前颅底之下的气房结构，由气化程度不同的含气小房构成，以中鼻甲基板为界分为前组筛窦和后组筛窦，前者开口于中鼻道，后者开口于上鼻道。

（1）外侧壁：筛窦外侧壁为眼眶的内侧壁，由泪骨和纸样板构成。纸样板损伤是鼻窦外科手中最常见的并发症，可导致鼻窦术后患者眼眶青紫、眼睑浮肿，严重时可出现眼球活动障碍、复视和视力下降，术中或术后发现都应及时处理，以免使该并发症进一步发展。

（2）内侧壁：筛窦内侧壁为鼻腔外侧壁上部，附着有上、中鼻甲。Haller 气房是沿眶内侧壁向上颌窦延伸的筛窦气房，也称颌筛气房或颌眶气房。Haller 气房大小不一，发育良好而体积较大者，可压迫钩突影响筛漏斗和上颌窦引流，致使鼻窦炎的发生；体积较小不影响鼻窦引流的，则不一定会导致鼻窦炎。

（3）顶壁：筛窦顶壁外侧与眶顶连续，内侧与筛骨水平板相连。顶壁和筛板连接的方式有水平型（顶壁和筛板是延续的）、高台型（顶壁和筛板有高度差）、倾斜型等，中鼻甲前端附着于此连接处的前颅底，在外伤或手术损伤此处时容易引起脑脊液鼻漏。

（4）下壁：筛窦下壁为中鼻道外侧壁结构，如筛泡、钩突和筛漏斗等。

（5）前壁：与上颌骨额突和额窦相接，由额骨筛切迹、鼻骨嵴和上颌骨额突构成。

（6）后壁：借蝶骨筛板与蝶窦毗邻，其解剖变异大，骨质较薄，容易损伤。

4. 蝶窦　位于鼻腔最上后方蝶骨体内，由蝶窦中隔分为左右各一，其大小和形态极不规则。蝶窦根据气化程度可分为 4 型：甲介型、鞍前型、鞍基底型和枕鞍型。

蝶窦外壁与海绵窦、视神经管和颈内动脉毗邻，气化良好的蝶窦中，此壁极薄或者缺损，使得上述结构裸露于窦腔内，手术中不慎损伤将导致视力下降和大出血。顶壁上方为颅中窝底壁，呈鞍形，称为蝶鞍，承托着脑垂体。前壁参与构成鼻腔顶的后段和筛窦后壁，上方近鼻中隔处有蝶窦开口开放至蝶筛隐窝。后壁骨质较厚，与枕骨斜坡相邻，其后为颅后窝的脑桥及基底动脉。下壁即后鼻孔上缘及鼻咽顶，在外侧部分有一骨管即翼管，其中有翼管神经通过。

（四）鼻颅底相关结构

鼻腔顶部的筛骨水平板、额窦后壁、筛窦顶壁，以及蝶窦上、后、侧壁均与颅脑相毗邻，此区域颅底通常被称为鼻颅底。鼻颅底可分为鼻前颅底、鼻中颅底和鼻侧颅底。

1. 鼻前颅底 颅前窝前壁的一部分为额窦后壁，额窦若气化良好，其前壁可占据颅前窝前壁的大部分，有时过度气化甚至可侵及眶上，占据额骨大部。额窦黏膜与硬脑膜间有极薄的骨板相隔，额窦黏膜静脉与硬脑膜和蛛网膜的静脉相通。鼻前颅底中央部分由鼻腔顶壁的筛板和筛窦顶壁构成，有嗅神经自上而下穿过筛板筛孔，嗅神经鞘膜由硬脑膜随神经向下延续进入鼻腔，筛窦静脉经眼静脉汇入海绵窦。鼻前颅底上方即为大脑额叶，外侧为眼眶和眶内容物，前方为额窦，下方则为鼻腔和筛窦。

2. 鼻中颅底 鼻中颅底主要与蝶窦毗邻，蝶窦与中颅窝的蝶鞍、颈内动脉、海绵窦、视神经管、视交叉及部分脑神经等有着密切的关系。鼻中颅底中央的蝶鞍底部位于蝶窦顶壁上方，蝶鞍中央凹陷为垂体窝，内容脑垂体。蝶鞍前方有鞍结节，后方为前床突。前床突正前方为视交叉，两侧为视神经的颅内口。蝶鞍后部为鞍背，两角球状突起为后床突。蝶鞍两侧为海绵窦。依据鼻中颅底的解剖部位和功能，可将鼻中颅底分为三部分：鞍底之上称鞍区，之下为蝶窦，鞍区两旁为鞍旁。

3. 鼻侧颅底（鼻与翼腭窝） 翼腭窝位于上颌窦后壁与翼突之间，为一狭窄的骨性间隙，由上颌骨、蝶骨体、蝶骨大翼、蝶骨翼突以及腭骨围成，为倒三棱锥体形间隙。翼腭窝内容颌内动脉、上颌神经及蝶腭神经节。翼腭窝向外经翼上颌裂通颞下窝，向内上经蝶腭孔通鼻腔，向前经眶下裂通眼眶，向后上经圆孔通颅中窝，借翼管通颅底外面，向下移行于腭大管、腭大孔通口腔。

（五）鼻眼相关结构

眼眶是容纳眼球及眶内容物类似四边锥形的骨性结构，左右各一。眼眶上壁与额窦相邻，内侧壁与筛窦及鼻腔相邻，下壁则为上颌窦的顶壁，视神经与蝶窦相邻。鼻腔和鼻窦与眼有着密切关系。

1. 鼻窦与视神经管 视神经管为颅—眶沟通的重要通道，由蝶骨小翼和蝶骨体构成，视神经、交感神经纤维和眼动脉由此进入眶内。视神经管与蝶窦外侧壁毗邻，当蝶窦气化良好时，蝶窦外侧壁极薄甚至阙如而使得视神经管暴露于蝶窦腔内。在某些情况下视神经管也可位于后组筛窦的外侧壁。视神经管在鼻窦外侧壁形成的隆起为视神经结节，具有视神经结节的最后一组筛房称为 Onodi 气房，该结构较为少见。

2. 鼻窦与眶内侧壁 筛窦与眼眶内侧壁之间有一层很薄的骨板间隔，其骨性部分从前向后依次为：上颌骨额突、额骨、鼻突、泪骨、筛骨纸样板和蝶骨。纸样板极为菲薄，若在鼻窦外科手中将其损伤，可导致眼眶青紫、眼睑浮肿，严重时可出现眼球活动障碍和视力下降。

3. 鼻腔与泪囊、鼻泪管 泪囊为一膜性的盲囊，位于眼眶内侧壁前部的泪囊窝，由上颌骨额突和泪骨构成。泪囊的后内侧与鼻丘气房和前筛房毗邻，其后壁相当于钩突上端前部附着缘的前方，上界相当于中鼻甲前端附着处。泪囊内侧壁与鼻腔之间间隔有鼻腔黏骨膜、上颌骨额突和泪骨。

泪囊下端逐渐变窄并移行为鼻泪管。鼻泪管是眼泪自泪囊排入鼻腔的管道，其上部包埋在骨性鼻泪管中，下部在鼻腔外侧壁黏膜深面，下部开口于下鼻道外侧壁的前部。鼻泪管下口处的黏膜内含有丰富的静脉丛，当机体出现感冒时，黏膜易充血和肿胀，导致鼻泪管下口闭塞，致使泪液向鼻腔引流不畅，故感冒时常常伴有流泪的表现。

二、鼻的功能

鼻的功能主要有呼吸、嗅觉、共鸣等。

（一）呼吸功能

鼻是呼吸的第一道门户，在一呼一吸之间，空气在鼻腔停留的短暂时间里被进行加工处理，使其不会对下呼吸道造成有害的刺激。鼻腔对空气的处理主要有加温、加湿及清洁等三个方面，鼻腔、鼻窦复杂的结构形成了一定的鼻阻力，使空气得以延长在鼻腔停留的时间，为鼻腔对空气进行加工处理提供了必要条件。

1. 加温 外界空气的温度随季节气候而不同，在寒冷的冬季可达到零下 30℃ 以下，在夏天人也很少处在与人体温度接近的 37℃ 的环境里，故人体吸入的空气温度多数情况下低于人体温度。低于人体温度的空气进入下呼吸道容易造成刺激，导致疾病的产生。但经鼻呼吸后，空气是以接近人体的温度到达下呼吸道的。这就是说，空气在鼻腔停留的短暂时间里，温度在瞬间被提高了很多，类似于功能十分强大的空调。鼻腔三个鼻甲丰富的海绵状血管为实现空气加温提供了条件。

2. 加湿　外界空气的湿度经常是变化的，不同地区、不同季节的空气湿度都是不同的，过于干燥的空气对下呼吸道容易造成刺激，导致疾病的产生，但经鼻呼吸后，空气在鼻腔内被湿化，达到适合下呼吸道的湿度，起到保护下呼吸道的作用。鼻黏膜丰富的血管和腺体的分泌液为实现空气的瞬间湿化提供了结构条件。

3. 清洁　空气中含有很多微尘颗粒，这些微尘颗粒如果进入下呼吸道会造成刺激，导致疾病。经鼻呼吸后，空气会得到清洁处理，避免微尘颗粒进入下呼吸道。鼻子对空气的清洁处理包括两个方面：一是鼻前庭的鼻毛，对空气中的粗大颗粒有阻挡、过滤的作用；二是鼻黏膜表面有一层黏液毯，对空气中的微细尘埃颗粒有吸附作用，正常情况下，鼻黏膜表面的纤毛有规律地从前向后摆动，使吸附住微尘颗粒的黏液毯排向后鼻孔及咽部，经口突出或被咽下，起到清洁空气的作用。此外，如果是刺激性较大的空气进入鼻腔，鼻子通过打喷嚏的方式，将有害物质清除出去。

经鼻呼吸，由于空气得到加温、加湿、清洁的处理，可有效地保护下呼吸道。若鼻的呼吸功能发生障碍（如鼻塞时），空气直接经口吸入，则不易得到加温、加湿、清洁的处理，容易导致咽喉及下呼吸道疾病的产生。

双侧鼻腔对吸入空气的加工处理是交替进行的，故双侧鼻甲的大小经常处在变化之中，一侧鼻甲大则另一侧鼻甲缩小，数小时出现一次更换，称为"鼻周期"。在病理情况下，鼻周期则演化为交替性鼻塞。

（二）嗅觉功能

嗅觉是鼻的另一个重要功能。空气中的气味分子进入鼻腔后，与鼻腔嗅区黏膜上的嗅受体结合，刺激嗅细胞产生神经冲动，经嗅神经、嗅球到达嗅觉中枢，产生嗅觉。

（三）共鸣功能

鼻腔、鼻窦的特殊结构，在发声时可起到共鸣的作用，使得声音呈现不同音色，为语音形成的重要部分。当鼻腔阻塞时，出现闭塞性鼻音，腭裂时出现开放性鼻音。

（刘元献　刘蓬）

第三节　咽的结构与功能

一、咽的结构

咽为一肌性腔道，亦称咽腔，上起颅底，下至第 6 颈椎下缘平面，于环状软骨下接食管入口，全长约 12cm。其状上宽下窄，形似漏斗，前壁不完整，后壁扁平，与椎前筋膜相邻；两侧与颈内动脉、颈内静脉和迷走神经等血管、神经毗邻。上连鼻腔，下接食管，前通口腔。

（一）咽的分部

咽依其解剖位置，自上而下可分为鼻咽、口咽和喉咽三部分（图2–12）。

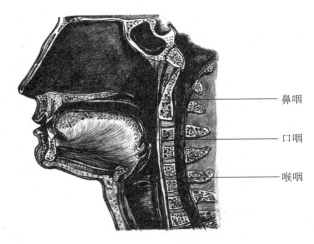

图2–12　咽的分部

1. 鼻咽　鼻咽又称上咽，中医的"颃颡"大致相当于鼻咽部。鼻咽顶部位于蝶骨体和枕骨底部，向前经后鼻孔通鼻腔，后面相当于第1、2颈椎，向下连接口咽。

鼻咽有六个壁，即前壁、顶壁、后壁、底壁和左右两侧壁。其中顶壁向后与后壁移行，形似穹隆，常合称为顶后壁。

（1）前壁：鼻咽前壁的正中是鼻中隔后缘，两侧为鼻后孔，经此通鼻腔。

（2）顶后壁：鼻咽顶后壁由蝶骨体、枕骨底部和第1、2颈椎构成。顶部与后壁互相移行处黏膜内有丰富的淋巴组织，称咽扁桃体，又名腺样体。

（3）底壁：鼻咽底壁由软腭背面所构成。吞咽时，软腭上提与咽后壁（中医称为喉底）接触，使鼻咽与口咽完全分开，防止饮食向鼻咽腔逆流。

（4）侧壁：鼻咽侧壁左右对称，重要结构有咽鼓管咽口及咽隐窝。

咽鼓管咽口：距下鼻甲后端向后1～1.5cm处的鼻咽侧壁上，左右各有一开口，略呈三角形或喇叭形，即为咽鼓管咽口，其后上方有一唇状隆起称咽鼓管圆枕，它是寻找咽鼓管咽口的标志；此外，在其周围散在的淋巴组织称咽鼓管扁桃体。

咽隐窝：咽鼓管圆枕后上方与咽后壁之间的凹陷，是鼻咽癌的好发部位。

2. 口咽　口咽又称中咽（2–13）。顶部为软腭游离缘，下界为会厌上缘，习惯上所称的咽部即指此区。

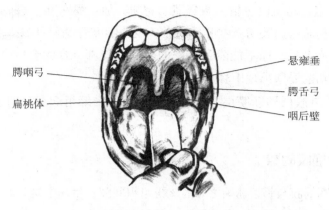

腭咽弓

扁桃体

悬雍垂

腭舌弓

咽后壁

图2－13　口咽部

口咽向前经咽峡与口腔相通。咽峡，中医称为"喉关"，系由上方的悬雍垂和软腭游离缘、下方舌背、两侧腭舌弓和腭咽弓所围成的环形狭窄部分。腭舌弓又称前腭弓，腭咽弓又称后腭弓，两弓之间为扁桃体窝，腭扁桃体（中医称为"喉核"）即位于其中。两侧腭咽弓后方各有纵行条索状淋巴组织，称咽侧索。口咽后壁平对第2、3颈椎体。

3. 喉咽　喉咽又称下咽。上起会厌软骨上缘，下至环状软骨下缘，向下接食管入口。在会厌前方，舌会厌外侧襞和舌会厌正中襞之间，左右各有一浅凹称会厌谷，此处异物易嵌顿停留。在喉入口处的黏膜下陷形成较深的隐窝，左右各一，称梨状窝，梨状窝下端为食管入口。两侧梨状窝之间，环状软骨板之后称环后隙。

（二）咽壁的结构

咽壁的结构由内至外有4层，即黏膜层、纤维层、肌肉层和外膜层。

1. 黏膜层　咽壁的黏膜与鼻腔、口腔、喉和咽鼓管黏膜相延续。鼻咽部的黏膜主要为假复层纤毛柱状上皮，固有层中含混合腺。此外，口咽和喉咽的黏膜均为复层鳞状上皮，含有丰富的黏液腺和浆液腺，并且有大量的淋巴组织聚集，与咽部的其他淋巴组织共同构成咽淋巴环。

2. 纤维层　即腱膜层，位于黏膜层和肌层之间，主要构成是颅咽筋膜，上厚下薄，上端接颅底，两侧的纤维层在咽后壁正中线上形成坚韧的咽缝，为两侧咽缩肌附着处。

3. 肌肉层　咽的肌肉层按其功能的不同，分为咽缩肌、提咽肌、腭帆肌三组。

（1）咽缩肌组：咽缩肌主要包括咽上、咽中和咽下三对。咽缩肌纤维斜行走向，自下而上依次呈迭瓦状态排列。咽缩肌组收缩可使咽腔缩小。在吞咽食物时，咽缩肌由上而下依次收缩，把食物压入食管。

（2）提咽肌组：提咽肌主要包括茎突咽肌、腭咽肌及咽鼓管咽肌。三对咽提肌纵行于咽缩肌内面下行，并渐次分散入咽壁，收缩时可使咽、喉上举，咽部松弛，以协助吞咽动作。

（3）腭帆肌组：腭帆肌包括腭帆提肌、腭帆张肌、腭舌肌、腭咽肌和悬雍垂肌。其肌群收缩时上提软腭，关闭鼻咽腔，同时，也使咽鼓管咽口开放。若发生麻痹，吞咽时会使软腭不能上举，即不能隔开咽腔的鼻部和口部，食物会向鼻咽、鼻腔反流；亦可由于咽鼓管功能受限出现中耳症状。

4. 外膜层　外膜层即筋膜层，由咽肌层周围的结缔组织组成，上薄下厚，为颊咽筋膜的延续。

（三）咽的筋膜间隙

筋膜间隙是咽筋膜与邻近筋膜之间的疏松组织间隙，生理上是有利于吞咽时咽腔的运动，还可协调头颈部的活动；病理上是可限制某些病变的发展，将病变局限于一定范围之内，但又为某些病变的扩散提供途径。主要的筋膜间隙有咽后隙、咽旁隙等。

1. 咽后隙　咽后隙上起颅底，下至上纵隔，在椎前筋膜与颊咽筋膜之间，平对第1、2胸椎平面，两侧以薄层筋膜与咽旁间隙相隔，每侧咽后间隙中有疏松结缔组织和淋巴组织。扁桃体、口腔、鼻腔后部、鼻咽、咽鼓管及鼓室等处的淋巴引流于此。故以上部位的炎症可引起咽后淋巴结感染，形成咽后脓肿。

2. 咽旁隙　咽旁隙即咽侧间隙或咽上颌间隙，其内侧为颊咽筋膜和咽缩肌，与扁桃体相邻，扁桃体炎症可扩散至此隙；外侧为下颌升支、腮腺深面及翼内肌；后界为颈椎前筋膜。茎突及其附着肌肉将此间隙分为两部分，前隙较小，内有颈外动脉及静脉丛通过；后隙较大，内有颈内动脉、颈内静脉、舌咽神经、迷走神经、舌下神经、副神经、交感神经干等通过。此外，颈深淋巴结上群位于此隙，咽部感染可向此隙蔓延。

（四）咽的淋巴、血管及神经

1. 咽的淋巴组织　咽黏膜下淋巴组织丰富，淋巴组织团块呈环状排列，称为咽淋巴环（2-14），分内、外两环，内环主要由咽扁桃体（腺样体）、咽鼓管扁桃体、腭扁桃体、咽侧索、咽后壁淋巴滤泡及舌扁桃体构成，此淋巴流向颈部淋巴结。其淋巴结间又互相交通，自成一环，称外环。

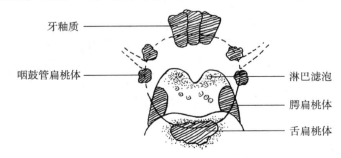

图2-14　咽淋巴环

（1）腺样体：腺样体即咽扁桃体，位于鼻咽顶后壁，呈桔瓣状，表面凹凸不平，纵形沟隙，居正中沟隙的下端有时可见一囊状小凹，称咽囊，随年龄增长大逐渐消失，仅少数保留至成年。腺样体出生后即存在，6～7岁时最显著，一般10岁以后逐渐萎缩。

（2）腭扁桃体：一般称为扁桃体，中医称为"喉核"，位于口咽两侧腭舌弓与腭咽弓围成的三角形扁桃体窝内，为咽淋巴组织中最大者。

（3）舌扁桃体：舌扁桃体位于舌根部，呈颗粒状，大小因人而异，含有丰富的黏液腺。

（4）咽鼓管扁桃体：咽鼓管扁桃体为咽鼓管咽口后缘的淋巴组织，炎症肥大时可阻塞咽鼓咽口而导致听力减退或中耳感染。

（5）咽侧索：咽侧索为咽部两侧壁的淋巴组织，居于腭咽弓后方，呈垂直带状，由口咽部上延至鼻咽，与咽隐窝淋巴组织相连。

2. 咽的血管

（1）动脉：咽部的血供主要由颈外动脉的分支，即咽升动脉、甲状腺上动脉、腭升动脉、腭降动脉、舌背动脉等供给。

（2）静脉：咽部的静脉血经咽静脉丛与翼丛流经面静脉，汇入颈内静脉。

3. 咽的神经　咽的神经主要有舌咽神经、迷走神经和交感神经干的颈上神经节所构成的咽神经丛，支配咽的感觉和相关肌肉的运动。其中，腭帆张肌则受三叉神经第三支即下颌神经支配，其他腭肌由咽丛支配。蝶腭神经节分支是感觉神经：腭大神经分布到硬腭、牙龈及牙槽突内面，腭中神经分布在软腭后外侧及扁桃体上极，腭小神经分布在软腭后边缘。

二、咽的功能

咽的功能主要有吞咽、呼吸、防御、协助构语、调节中耳气压等。

1. 吞咽功能　吞咽是咽的重要功能之一。吞咽动作由咽部的多组咽肌协同，一经触发则不能中止。当食物经咽峡被送入咽部，即启动了吞咽动作，由于咽腭弓收缩，食物不能返回口腔；软腭收缩，关闭鼻咽；喉头上升，舌体后缩，会厌软骨向下封闭喉口，声门关闭，食物经梨状窝进入食管。

2. 呼吸功能　咽是呼吸必经的通道。咽部黏膜上的杯状细胞和黏液腺分泌唾液湿润所吸入的空气，但相对于鼻黏膜，咽部对吸入空气的加温、加湿作用较弱。鼻咽黏膜上的黏液毯与鼻腔黏膜的黏液毯一道吸附随吸入气流进入咽腔的尘埃颗粒；黏液毯中的溶菌酶，对吸附的微尘进行抑制与溶解；上皮的纤毛运动将黏液毯不断向口咽推送，使黏液被咽下或吐出，以起到滤过、清洁作用。

3. 防御功能　咽部丰富的淋巴组织，如扁桃体的生发中心含有各种吞噬细胞，在吞噬消灭各种病原体的同时，产生如T淋巴细胞、B淋巴细胞、吞噬细胞及免疫球蛋白等，可以清除、消灭从血液、淋巴或组织等途径侵入机体的有害物质。婴儿出生时扁桃体尚无生发中心，但随着年龄增长，免疫系统逐渐发育，接触外界变应原的机会增多，扁桃体随之增大，特别是 3～5 岁时，此时的扁桃体肥大为正常生理现象。至青春期后，扁桃体的免疫活动逐渐减退，体积随之而缩小。

吞咽时，吞咽反射短暂封闭鼻咽和喉，避免食物误入气管或反流入鼻腔；当异物接触咽部时，则引起恶心呕吐以利于异物的排出。

4. 协助构语 人体在发音时，咽腔形状发生改变而产生共鸣作用，由软腭、口、舌、唇、齿等协同，构成各种语言。

5. 调节中耳气压 咽鼓管咽口的开放，与咽肌的运动相关，体现在吞咽运动上。咽鼓管随着吞咽动作而启闭，以平衡中耳内气压与外界大气压。

（刘元献）

第四节　喉的结构与功能

一、喉的结构

喉居颈前正中，舌骨下方，上通喉咽，下接气管。喉部上端为会厌上缘，下端为环状软骨下缘，前为舌骨下肌群，后为咽及颈椎的锥体，两侧为颈部的大血管神经束、甲状腺侧叶。喉是以软骨为支架并以肌肉、韧带、纤维组织及黏膜等构成的一个锥形管腔状器官。

（一）喉的软骨

构成喉支架的软骨共有 9 块，大小形状各不相同（图 2-15）。单个而较大的有甲状软骨、环状软骨及会厌软骨；成对而较小的有杓状软骨、小角软骨、楔状软骨。

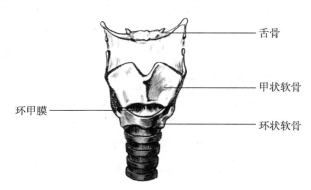

舌骨

甲状软骨

环甲膜

环状软骨

图 2-15　喉的软骨

1. 甲状软骨 甲状软骨是喉软骨中最大一的块，为左右对称的四方形甲状软骨板所合成，构成喉前壁和侧壁的大部分。甲状软骨板的前正中融合处呈"V"形切迹，称甲状软骨切迹，是颈部手术的一个重要标志。两块甲状软骨板在前缘融合形成一定的角度，此角度在男性近似直角，上端向前突出，称为喉结，为成年男性的特征；在女性则近似钝角。

2. 环状软骨　环状软骨为喉部唯一呈完整环形的软骨，对保持喉外形及保持呼吸道通畅有重要作用。当被损伤时，常后遗喉狭窄。环状软骨前部细窄，名环状软骨弓；后部较宽，称环状软骨板。环状软骨弓的上缘与甲状软骨下缘之间为环甲膜。环状软骨下缘借环气管韧带与第一气管环相连。环状软骨弓亦是施行气管切开手术的重要标志，其位置有年龄上的差异，3个月的婴儿其高度约相当于第四颈椎下缘平面，6岁时降至第五颈椎以下，青春期降至第六颈椎面。

3. 会厌软骨　会厌软骨居舌骨及舌根后面，在喉入口之前，上宽下窄形如树叶；其下部窄段称为会厌软骨茎（柄），下端借甲状会厌韧带连接于甲状软骨交角内面，切迹下方。会厌软骨的前后覆以黏膜，称会厌，分舌面和喉面。会厌结节是会厌黏膜及其下的结缔组织形成的隆起，位于会厌喉面的根部，紧接室襞在甲状软骨附着处的上方。

4. 杓状软骨　杓状软骨又称披裂软骨，形如三棱锥体。居环状软骨板上缘的外侧，两者之间构成环杓关节，大部分喉内肌起止于此软骨。杓状软骨的基底呈三角形，前角称声带突，是声韧带及声带肌的附着处；外侧角称肌突，环杓侧肌及部分甲杓肌外侧部的肌纤维附着于肌突侧部，环杓后肌附着于肌突后部，杓肌附着于肌突底部的后内角。杓状软骨前外侧面不光滑，其面的下部有甲杓肌和环杓侧肌的部分肌纤维附着。杓状软骨内侧面较窄而光滑，构成声门后端的软骨部分，约占声门全长的1/3。

5. 小角软骨　小角软骨居杓状软骨顶端，杓会厌襞后端。小角软骨表面的黏膜较膨隆，称小角结节，左右各一。

6. 楔状软骨　楔状软骨居杓会厌襞内，小角软骨之前外侧。

（二）喉的关节

喉软骨之间形成两对关节，分别为环甲关节和环杓关节。

1. 环甲关节　环甲关节由甲状软骨下角内侧面的关节面与环状软骨弓板相接处外侧的关节面所构成。环甲关节是甲状软骨和环状软骨之间的两个共同支点，当两软骨前部的距离缩短时，后部的距离则有所增加，致环状软骨板后仰，附着于背板上的杓状软骨亦随之后仰，使声带的张力增加，从而配合声门的闭合。因此，当环甲关节出现活动障碍时，必将影响声带的弛张，而使发声时声门裂不能紧闭，出现梭形缝隙。当一侧环甲关节活动障碍或两侧活动不对称，在发声时，声门会出现偏斜，后部偏向患侧或活动较差一侧。

2. 环杓关节 环杓关节是环状软骨板上部的关节面与杓状软骨底部的关节面所构成，左右各一，它是一对更为灵活的关节，对声门的开闭起重要作用，环杓关节的活动形式有两种：①杓状软骨在环状软骨上活动，主要以环状软骨垂直轴为中心，向外或向内作回旋运动使声门开闭；②杓状软骨是沿着环状软骨背板两肩上的关节面呈上下、内外、前后滑动，两侧杓状软骨互相远离或接近使声门开闭。总之，回旋运动和滑动两者是密切相关的。不可忽略的是，杓状软骨还有一定程度的向内或向外偏跨的配合活动。

（三）喉的韧带及膜

喉的各软骨之间有纤维状韧带组织相连接。

1. 甲状舌骨膜 甲状舌骨膜是舌骨与甲状软骨上缘的弹性薄膜，膜的中央部分增厚，称甲状舌骨中韧带，两侧较薄，有喉上神经内支及喉上动脉、静脉经此穿膜入喉。膜的后外侧缘增厚部分称甲状舌骨侧韧带。

2. 喉弹性膜 喉弹性膜为一宽阔展开的弹性纤维组织，属喉黏膜固有层的一部分，分上、下两部：

上部是自喉入口以下至声韧带以上者，较薄弱。室韧带是室襞边缘增厚的部分，其前端附着于甲状软骨交角内面、声韧带附着处的上方，后端附着于杓状软骨前外侧面的中部。

下部是一层坚韧而具弹性的结缔组织薄膜，称喉弹性圆锥，其下缘分两层，内层附着于环状软骨的下缘，外层附着于环状软骨的上缘。向上，此膜前方附于甲状软骨交角内面的近中间处，后附着于杓状软骨声带突，其上缘两侧各形成一游离缘，称声韧带。在甲状软骨下缘与环状软骨弓上缘之间，弹性圆锥前部的、可伸缩的、裸露在两侧环甲肌之间的部分，称环甲膜，其中央增厚而坚韧的部分称环甲中韧带，为环甲膜切开术入喉之处。

3. 甲状会厌韧带 甲状会厌韧带为弹性纤维组成，厚而坚实。连接会厌下端与甲状软骨。

4. 舌会厌正中襞 舌会厌正中襞是从会厌舌面中央连接舌根的黏膜襞，其两侧称舌会厌外侧襞。在舌会厌正中襞与外侧襞之间，称会厌谷。吞咽时，食物常将其充满，故异物也易藏于此。

5. 杓会厌襞 杓会厌襞是会厌两侧连向杓状软骨构成喉入口的两侧缘。杓会厌襞后外下方，左右各一凹陷，称梨状隐窝，异物易停留此处。喉上神经经梨状隐窝的前襞和底部，在黏膜下形成一斜向内下行走的襞，称喉上神经襞，然后分出细支到达喉上部。在临床中，梨状隐窝内涂抹表面麻醉剂可麻醉喉上神经。

6. 环杓后韧带　环杓后韧带是环杓关节后面的纤维束。

7. 环气管韧带　环气管韧带是连接环状软骨下缘与第 1 气管环的纤维膜。

（四）喉的肌肉

喉的肌肉可分为喉外肌与喉内肌两组。

1. 喉外肌　喉外肌将喉与周围结构相连，包括附着于颅底、舌骨、下颌骨、喉及胸骨的肌肉。喉外肌可将喉体上升或下降，同时使喉固定，并对吞咽发音起辅助作用。二腹肌、茎突舌骨肌、咽中缩肌等舌骨上方的肌肉可使喉随舌骨上升而上升。在发声时，于胸骨甲状肌的共同作用下，舌骨固定，使甲状软骨向前、下方倾斜，而增加声带的张力。

2. 喉内肌　喉内肌起点及止点均在喉部，收缩时使喉的有关软骨发生运动。依其功能分成以下 4 组：

（1）使声门张开：主要是环杓后肌。环杓后肌起于环状软骨背面的浅凹，止于杓状软骨肌突的后部。环杓后肌收缩时，杓状软骨的肌突拉向内下方，声带突则向外转动，使声门开大，并使声带紧张。因为环杓后肌为喉内肌中唯一的外展肌，故当两侧同时麻痹，会造成窒息可能。

（2）使声门关闭：主要是环杓侧肌和杓肌的作用。①环杓侧肌紧贴在弹性圆锥的外面，外侧为甲状软骨所遮盖。收缩时，声带突内转，向中央会合，从而使声带内收、声门裂的膜间部关闭，声带稍显弛缓，声门裂的后 1/3（软骨间部）则成三角形张开。②杓横肌和杓斜肌合称为杓肌。当杓肌收缩时，两块杓状软骨靠拢，致声门裂后部闭合。

（3）使声带紧张和松弛：主要是环甲肌和甲杓肌的作用。环甲肌收缩时甲状软骨和环状软骨弓接近，以环甲关节为支点，增加杓状软骨和甲状软骨之间的距离，将甲杓肌拉紧，使声带紧张度增加，并兼有使声带内收的作用。此外，有专家认为：当发声时，环咽肌收缩，使环状软骨在脊柱前固定不动，而甲状软骨下缘向环状软骨弓接近；当吞咽时，环状软骨弓向甲状软骨下缘靠近。

甲杓肌包括由甲状软骨至杓状软骨的所有肌纤维，其收缩时使杓状软骨内转，以缩短声带（使声带松弛）及使声门裂关闭。

（4）使会厌活动肌群：主要是杓会厌肌和甲状会厌肌。杓会厌肌是由一部分杓斜肌绕杓状软骨顶部延展至杓会厌襞而形成，此肌收缩使喉入口收窄。甲状会厌肌是甲杓肌一部分延展于声带突及杓状软骨之外侧缘达杓会厌襞及会厌软骨外侧缘而形成，此肌收缩是使喉入口扩大。

（五）喉的黏膜

喉黏膜由上皮层和固有层组成，其中，喉弹性膜是固有层的一部分。

喉黏膜与喉咽及气管的黏膜相延续，在会厌喉面、小角软骨、楔状软骨及声带表面的黏膜表层与深层附着甚紧，其他各处附着较松，特别是杓会厌襞及声门下腔最松，故极易发生肿胀或水肿。在声带、杓状软骨间切迹、会厌的舌面及部分喉面、部分的杓会厌襞以及室襞的游离缘等处属复层鳞状上皮，其余各处属纤毛柱状上皮，与气管黏膜相同。

除声带游离缘外，喉黏膜内有大量混合性腺体，特别在会厌根部的舌面，杓会厌襞的前缘和喉室小囊等处更为丰富。

（六）喉腔

喉腔（图2-16）是由喉支架围成的管状腔，上与喉咽腔相通，下与气管相连。以声带为界，将喉腔分为声门上区、声门区和声门下区三部。

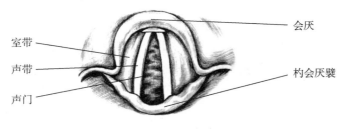

图2-16　喉腔

1. 声门上区　居声带以上，其上口呈三角形，称喉入口，由会厌游离缘、杓会厌襞和位于此襞内的楔状软骨、小角结节及杓状软骨间切迹所围成。声门上区之前壁为会厌软骨，二侧壁为杓会厌襞，后壁为杓状软骨。介于喉入口与室带之间者，又称喉前庭，上宽下窄，前壁较后壁长。

声门上区的重要结构有室带与喉室。

（1）室带：室带又称假声带，左右各一，居声带上方，与声带平行，由黏膜、喉腺、室韧带及少量肌纤维组成，外观呈淡红色。前端起于甲状软骨板交角内面，后端止于杓状软骨前面。发声时，室带边缘呈凸面向上的弧形，喉入口开大，黏液流出，声带润滑；呼吸时边缘展直，喉室入口成窄隙状。

（2）喉室：居声带和室带之间，开口呈椭圆形的腔隙，其前端向上向外延展成一小憩室，称喉室小囊。此处有黏液腺，分泌黏液，润滑声带。

2. 声门区　声门区居两侧声带之间，由两侧声带、前连合和后连合构成。

声带居室带下方，左右各一，由声韧带、声带肌和膜组成。在间接喉镜观察下声带呈白色带状，边缘整齐。前端位于甲状软骨板交角的内面，两侧声带在此融合，称前连合。声带后端附着于杓状软骨的声带突，可随声带突的运动而张开或闭合。声带张开时，出现一个等腰三角形的裂隙，称为声门裂，简称声门。空气由声门进出，为喉最狭窄处。声门裂的前 2/3 介于两侧声韧带之间者称膜间部，后 1/3 介于两侧杓状软骨声带突之间者称为软骨间部，软骨间部即是后连合。一般来说，男性声带较女性长。成年男性的声带平均长度约为 21mm，成年女性声带长度约为 17mm。

3. 声门下区　声门下区是声带下缘以下至环状软骨下缘以上的喉腔，该腔上小下大。该区黏膜下组织疏松，炎症时容易发生水肿，常引起喉阻塞。

（七）喉的神经、血管及淋巴

1. 喉的神经　支配喉的神经有喉上神经和喉返神经，均为迷走神经的分支。

（1）喉上神经：喉上神经在舌骨大角同等高度分为内、外两支。①外支：运动神经，支配环甲肌及咽下缩肌，但也有感觉支穿过环甲膜分布至声带及声门下区前部的黏膜。②内支：感觉神经，在喉上动脉的后方穿入甲状舌骨膜，分布于会厌谷、会厌、声门后部的声门裂上、下方，口咽，小部分喉咽及杓状软骨前面等处的黏膜。也可能有运动神经纤维支配杓肌。

（2）喉返神经：喉返神经是迷走神经下行后分出，两侧径路不同，主要为运动神经，但也有感觉支分布于声门下腔、气管、食管及一部分喉咽的黏膜。右侧在锁骨下动脉之前离开迷走神经，绕经锁骨下动脉的前、下、后，再折向上行，沿气管食管沟的前方上升，在环甲关节后方进入喉内；左侧径路较长，在迷走神经经过主动脉弓时离开迷走神经，绕主动脉弓部之前、下、后，然后沿气管食管沟上行，取与右侧相似的途径入喉。由于喉返神经左侧径路较右侧长，故临床上受累机会也较多。

喉返神经分支变异甚多，一般在环甲关节后面或内面分为前、后两支，但也常在环状软骨以下处进行喉外分支者。有文献报道，认为临床研究喉返神经变异可分为自然变异与条件变异：自然变异是指喉返神经先天存在的解剖差异，主要在形态、走行及毗邻关系上发生变异，其发生率具有相对独立性；条件变异指疾病所致喉返神经原有解剖结构改变，发生率与甲状腺疾病各种病理类型密切相关。

2. 喉的血管　喉的动脉有喉上动脉、喉中动脉和喉下动脉，静脉与动脉伴行，汇入甲状腺上、中、下静脉。

喉上动脉和喉中动脉（即环甲动脉）为甲状腺上动脉（来自颈外动脉）的分支。喉上动脉在喉返神经的前下方穿过甲状舌骨膜进入喉内，喉中动脉自环甲膜上部穿入喉内。

喉下动脉为甲状腺下动脉（来自锁骨下动脉）的分支。喉下动脉随喉返神经于环甲关节后方进入喉内。

3. 喉的淋巴　喉的淋巴分成两个高度分隔的系统，即浅层和深层淋巴系统。

浅层淋巴系统是喉黏膜的内系统，左右互相交通。深层淋巴系统为喉黏膜的下系统，左右互不交通。由于声门区几乎没有深层淋巴组织，故将声门上区和声门下区的淋巴系统隔开，又因左右彼此互不交通，故喉的深层淋巴系统可分成 4 个互相分隔的区域：左声门上，左声门下，右声门上及右声门下。儿童淋巴管更发达，既稠密又粗大。随着年龄的增长，喉的淋巴组织有某种程度的退化。

喉腔各区的淋巴分布引流情况：

（1）声门上区：声门上区淋巴组织最丰富，淋巴管稠密而粗大。除喉室外，此区的毛细淋巴管在杓会厌襞的前部集合成一束淋巴管，穿过梨状窝前壁，向前向外穿行，伴随喉上血管束穿过甲状舌骨膜离喉；多数（约98%）引流至颈总动脉分叉部和颈深上淋巴结群，少数（约2%）引流入较低的淋巴结群和副神经淋巴结群。喉室的淋巴管穿过同侧的环甲膜、甲状腺进入颈深中淋巴结群（喉前、气管旁、气管前和甲状腺前淋巴结）和颈深下淋巴结群。

（2）声门区：声带几乎无深层淋巴系统，只有在声带游离缘有稀少纤细的淋巴管，故声带癌的转移率极低。

（3）声门下区：声门下区较声门上区淋巴组织稀少，也较纤细。可分为两部分：一部分通过环甲膜中部进入喉前淋巴结和气管前淋巴结（常在甲状腺峡部附近），然后汇入颈深中淋巴结群；另一部分在甲状软骨下角附近穿过环气管韧带和膜汇入颈深下淋巴结群、锁骨下、气管旁和气管食管淋巴结群。环状软骨附近的声门下淋巴系统收集来自左右两侧的淋巴管，然后汇入两侧颈深淋巴结群。故声门下癌有向对侧转移的倾向。

（八）喉的间隙

喉有三个间隙，分别是会厌前间隙、声门旁间隙和任克间隙。这些间隙与喉癌的扩展有密切关系。

1. 会厌前间隙　会厌前间隙内充满脂肪组织，形如倒置的锥体，上宽下窄，居会厌之前，可分为上、前和后界。

上界：舌骨会厌韧带，此韧带表面有黏膜被覆，构成会厌谷之底部。

前界：舌骨甲状膜和甲状软骨翼板前上部。

后界：舌骨平面以下的会厌软骨。

会厌软骨下部存在多个穿行血管和神经的小孔和会厌前间隙相通，故会厌癌易循这些小孔向该间隙扩展。

2. 声门旁间隙　声门旁间隙左右各一，居甲状软骨翼板内膜和甲杓肌之间，上和会厌前间隙相通。分前外、内、内下和后界。

前外界：甲状软骨翼板前部内膜。

内界：喉弹性膜之上部、喉室、甲杓肌。

内下界：弹力圆锥。

后界：梨状窝内壁黏膜转折处。

该间隙狭长，上通会厌前间隙，下达三角形膜。

3. 任克间隙　任克间隙是潜在性的微小间隙，左右各一。居声带游离上皮下层和声韧带之间，占声带游离缘之全长。正常时该间隙难以辨认，炎症时上皮下层水肿，该间隙扩大；并且声带息肉即形成于此。

二、喉的功能

（一）呼吸功能

喉是呼吸的要道，声门裂为呼吸道最狭窄处，通过声带的内收或外展，可调节声门裂大小。一般吸气时，声带略外展，声门裂稍增宽；呼气时，声带内移，声门裂相对变窄，使气体排出阻力增加，以利肺泡内气体交换。

（二）发音功能

喉是发声的器官。发声时，声门闭合，声带紧张，声门下气压增高，呼出气流使声带发生振动而产生声音。喉部发出之声，称为原音，经咽、腭、舌、齿、唇、鼻腔、鼻窦等的协调或共鸣作用，使之音节清晰，形成语言。声带的长度、厚度和紧张度与声带颤动频率有密切关系。声带短而薄，张力强，颤动频率大，则音调高；声带长而厚，张力弱，颤动频率小，则音调低。一般儿童及女性的声带较短，故音调较高。

（三）保护下呼吸道

吞咽时，呼吸暂停，声门关闭，防止食物进入喉部。当异物误入喉部时，由于喉的反射性痉挛，可使异物被阻留在声门的部位，防止异物进入气管。若异物已误入气管，引起反射性咳嗽，也可促使异物排出。

（四）屏气功能

屏气时，声带、室带紧闭，防止下呼吸道内之气流外逸，呼吸暂停，胸腔压力固定，膈肌下降，腹肌收缩，以利于负重、排便、呕吐、分娩等动作。

（刘元献）

第五节　口的结构与功能

一、口的结构

口又称"口腔"，中医古籍常称"口齿"，此外还有"口窍""牝户""玉池""太和宫"等名称。以下分口腔的构造与口腔的器官两个部分来介绍。

（一）口腔的构造

口腔由唇、颊、腭、口底、上下颌骨等构成。以口唇为前壁，两颊为侧壁，腭为上壁，口底为下壁。口腔向前经口唇与外界相通，向后经咽峡通向咽部。以牙齿为界分为口腔前庭和固有口腔两个部分，上下牙列以前与唇、颊之间为口腔前庭，上下牙列以后至咽峡之间为固有口腔。

1. 唇　唇，中医又称"吻""飞门"。分上、下两唇。两唇之间的裂隙为口裂，口裂两端谓口角。上唇正中线向上与鼻小柱之间有一纵行浅沟，称人中沟。其上、中1/3 交界处为督脉上的"水沟穴"，临床上可用针刺或指掐的方式抢救昏迷病人。从鼻翼旁至口角外侧，左右各有一浅沟，称鼻唇沟，为唇与颊的分界线。

2. 颊　颊，又称面颊，中医称"蕃"，由皮肤、颊肌和黏膜等构成，在两颊内侧面，上颌第二磨牙相对处的黏膜上，腮腺管开口于此。

3. 腭　腭，又称玉堂、天花板，分为前2/3 的硬腭和后1/3 的软腭。硬腭是以骨为基础，表面覆以黏膜构成。软腭由骨骼肌和黏膜构成，其后缘游离，中央有一向下悬垂的突起，称悬雍垂，中医又称"喉花""小舌""帝丁"。自悬雍垂向两侧各有两条弓形黏膜皱襞，其前方的一条向下连于舌根，称腭舌弓（又称咽前柱）；后方的一条向下连于咽的侧壁，称腭咽弓（又称即后柱）。

4. 口底　指舌腹以下和两侧颌骨体之间的组织结构。当舌向上方翘起时，舌系带两侧的口底黏膜上各有一小突起，称为舌下阜（又称舌下肉阜），左右各有一孔为颌下腺管及舌下腺大管的共同开口。舌下阜两侧各有一条向后外斜行的舌下襞，为舌下腺小管的开口部位，也是下颌下腺管的表面标志。由封闭口腔底的软组织和舌构成。

5. 咽峡　由悬雍垂、软腭游离缘、左腭舌弓、右腭舌弓及腭咽弓、舌背共同围成，是口腔与咽腔的分界。

6. 颌骨　颌骨包括上颌骨和下颌骨。上颌骨固定不动，下颌骨呈马蹄形，通过下颌骨髁状突和颞骨的颞凹组成颞下颌关节，可进行张口和闭口等运动，参与咀嚼、语言等重要生理活动。

（二）口腔的器官

口腔的器官主要有牙齿、舌、唾液腺等。

1. 牙齿　牙齿又称牙，或齿，是口腔内最主要的器官之一，也是人体中最坚硬的器官，嵌入于上、下颌骨牙槽内，分别排列成上牙弓和下牙弓。

（1）牙的结构：牙的形状和大小虽然各不相同，但其基本形态相同（图 2 - 17）。每个牙都分为牙冠、牙根和牙颈 3 部分。牙冠是露在牙龈外面、口腔中可见的部分；牙根是嵌入牙槽内的部分，借牙周膜与牙槽骨牢固相连，牙根内有一细管，称牙根管。牙根管开口于牙根尖部，称根尖孔；牙颈为牙冠与牙根之间稍细的部分，被牙龈包绕。

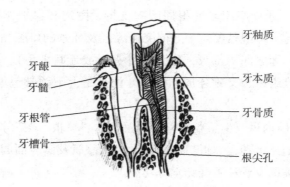

图2－17　牙的结构

牙的构造由牙釉质、牙本质、牙骨质和牙髓构成。牙本质构成牙的大部分，位于牙的内部。牙冠部的牙质表面覆盖一层坚硬的釉质，透过釉质所见的牙质色泽呈淡黄色。在牙根和牙颈的牙本质表面覆有一层牙骨质。牙釉质的硬度最高，也是人体最硬的组织，牙本质次之，牙骨质的硬度最小。牙冠和牙颈内的空腔，称牙冠腔，牙冠腔和牙根管合称牙腔或髓腔，牙腔内充满牙髓，牙髓由神经、血管和结缔组织组成。

（2）牙的种类：人的一生中，先后有两组牙发生，第一组称乳牙，第二组称恒牙。乳牙共20个，恒牙共32个。根据牙的形态和功能不同，分为切牙、尖牙、磨牙，恒牙中又有前磨牙和磨牙的区别。

幼儿一般自出生6个月开始萌出乳牙（图2－18），3岁内出齐。6岁左右乳牙开始脱落，更换恒牙。除第3磨牙外，14岁全部恒牙出齐。第3磨牙萌出时间较晚，18～30岁之间萌出，故称迟牙（又称真牙、智齿、尽头牙），终生不出者约占30%。因此恒牙数28～32个均属正常。

临床上为方便、准确记录各个牙所在位置，通常以被检查者的方位为准，以"＋"划分上下和左右分界。用罗马数字Ⅰ～Ⅴ表示乳牙，以阿拉伯数字1～8表示恒牙。如："$\overline{V|}$"表示右下颌第2乳磨牙，"$\underline{|4}$"表示左上颌第1前磨牙。

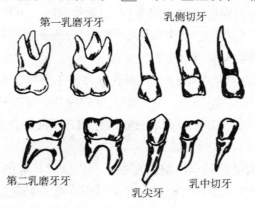

第一乳磨牙牙　　　　　乳侧切牙

第二乳磨牙牙　　　乳尖牙　　乳中切牙

图2－18　乳牙的种类

（3）牙周组织：牙周组织是牙根周围起支持、固定和保护作用的组织，包括牙龈、牙周膜和牙槽骨。牙龈是覆盖于牙槽突边缘区及牙颈的口腔黏膜，呈粉红色，坚韧而有弹性，突入两牙之间的部分，称为龈乳头（或龈间乳头）。牙周膜是连接牙根和牙槽骨之间的纤维组织，又称牙周韧带。牙槽骨是上下颌骨包埋牙根的突出部分，又称牙槽突。

2. 舌　舌是口腔内另一个重要器官，中医又称"灵根""三寸""心苗""赤龙"等。在口腔中可以随意运动，邻近口腔底。舌由骨骼肌及其表面的黏膜构成。有协助咀嚼、吞咽食物、辅助发音和感受味觉等功能。

（1）舌的形态：舌分上、下两面。上面又称舌背，被一向前开放的"人"字形的沟界分为前 2/3 的舌体和后 1/3 的舌根（即舌本）。舌体的前端稍细，称舌尖。舌下正中线处有一纵形的黏膜皱襞，为舌系带，向下与口腔底相连。在舌系带根部的两侧各有一小黏膜隆起，称舌下阜，其顶端有颌下腺管及舌下腺大管共同开口。舌下阜向后外侧延伸的黏膜皱襞，称舌下襞，其深面有舌下腺。

（2）舌黏膜：舌黏膜覆于舌的上、下两面，呈淡红色。舌背黏膜上可见有许多小突起，称舌乳头。根据形状不同，分为丝状乳头、菌状乳头、轮廓乳头和叶状乳头。丝状乳头呈白色丝状，数量最多，体积最小，广泛分布于舌背前 2/3，具有一般感觉功能。正常情况下，丝状乳头浅层的上皮细胞不断角化、脱落并与食物残渣、黏液、细菌和渗出的白细胞等成分混合，附着于黏膜的表面，组成正常的淡薄白色的舌苔。菌状乳头为红色圆形突起，数量较少，散在分布于丝状乳头中，舌尖和舌体侧缘多见。轮廓乳头体积最大，排列于界沟前方，有 7 ~ 11 个，乳头中央隆起，周围有环状沟，沟壁内的上皮中有许多卵圆形小体。叶状乳头在舌体侧缘后部，舌腭弓前方，每侧有 4 ~ 8 条，呈叶片形，小儿可较清楚地显示。菌状乳头、轮廓乳头、叶状乳头的黏膜上有味蕾，具有感受味觉的功能。

（3）舌肌：舌肌分为舌内肌和舌外肌，均为骨骼肌。舌外肌中颏舌肌最为重要，该肌起自下颌骨体后面的颏棘，肌纤维向后上呈扇形分散，止于舌体中线两侧。两侧颏舌肌同时收缩，可使舌伸出口腔（伸舌）；单侧收缩时，可将舌尖伸向对侧。此外，舌外肌中的颏舌肌、舌骨舌肌、茎突舌肌等收缩时可改变舌的位置。舌内肌中的舌纵肌、舌横肌和舌垂直肌收缩时可改变舌的形态。

3. 唾液腺　口腔周围存在腮腺、下颌下腺和舌下腺等 3 对大唾液腺，此外，还有许多副唾液腺分布在口腔黏膜下。它们能向口腔内分泌排泄唾液，24 小时分泌量达 1000 ~ 1500mL，有湿润清洁口腔、调和食物的作用，唾液中含有的唾液淀粉酶能对食物进行初步消化。

（1）腮腺：腮腺为最大的唾液腺，左右各一，位于耳廓的前下方，略呈三角形。腮腺管长约 5cm，从腮腺的前缘穿出后，在颧弓下一横指处紧贴咬肌表面前行，至咬肌前缘处呈直角转向内侧，穿过颊肌，开口于平对上颌第 2 磨牙的颊黏膜上。

（2）下颌下腺：下颌下腺位于下颌骨体的内面，左右各一，呈卵圆形，其导管自腺的内侧面发出，长约5cm，开口于舌下阜。

（3）舌下腺：舌下腺为3对唾液腺中最小的一对，位于口腔底舌下襞深面，呈杏仁状。舌下腺导管有一条大管，常与下颌下腺管共同或单独开口于舌下阜，有5~15条小管直接开口于舌下襞黏膜。

二、口的功能

口主要有进食及构语两大功能。

（一）进食功能

口对进入的食物有咀嚼、辨味及协助吞咽的作用。

1. 咀嚼功能　咀嚼功能主要由牙齿来完成。口腔中的食物刺激舌和口腔内的感受器，引起咀嚼肌反射性收缩，产生一系列的咀嚼运动，对食物进行机械加工。不同形态的牙齿发挥着不同的作用，切牙主要是切断食物，尖牙能够撕裂食物，磨牙起捣碎和磨细食物的作用。食物刺激还能引起反射性的唾液分泌，从而湿润食物，便于咀嚼吞咽。咀嚼时，食物与牙齿和牙龈的接触，还可以起到按摩和清洁作用。在咀嚼的过程中，牙齿的轻微运动，有利于促进牙槽骨和牙髓的血液循环，并有助于促进和维持颌面的正常生长发育。

2. 辨味功能　口腔具有辨别食物味道的功能，这一功能又称味觉。味觉是一种特殊感觉，能反射性地引起唾液分泌和促进食欲，有助于咀嚼、吞咽等动作的进行。味觉主要靠舌体上的味蕾，唾液将食物中的化合物溶解出来，味蕾接受化学刺激，产生味觉。另外唾液中含有唾液淀粉酶，可消化淀粉，因此食物经过咀嚼粉碎和唾液淀粉酶的作用，能对食物进行初步消化。

味觉还有助于维持机体内环境的相对恒定。血液成分会对味觉的辨别和对食物的选择产生影响，肾上腺皮质功能低下的患者，血液中钠离子较少，喜食咸味；低血糖者，会主动地选择甜食；人们拒绝摄入味差质劣的食物，避免机体受到不洁食物的损害。

3. 协助吞咽功能　吞咽为复杂的反射活动，食物从口腔经咽，完成一系列动作后经食管进入胃内。吞咽动作包括一系列连续发生的环节，前一环节的活动又可引起后一环节的活动。唾液中的黏液素将食物黏合成食物团块，有助于食物下咽，加上唇、舌、颊、咽峡等部位的活动，使食物进入咽部而被吞下。

（二）构语功能

言语是人类交往的重要方式之一。声带的振动是发音的基础，而口腔则是形成语言的主要部位。声带发出元音后，经唇、齿、舌、颊、腭的相互配合动作构成了语言的基本元素，而音色则取决于口腔、咽腔、鼻腔等共鸣腔的形态变化。不同个体的共鸣腔隙形状各异，导致了各人的音色各具特点。言语可因先天发育或疾病而发育迟缓，也可因口腔结构缺损或畸形而发生障碍。

（刘元献　刘蓬　赵雅君）

参考文献

1. 孔维佳．耳鼻咽喉头颈外科学．3 版．北京：人民卫生出版社，2015.

2. 黄选兆．实用耳鼻咽喉头颈外科学．2 版．北京：人民卫生出版社，1998.

3. 王永钦．中医耳鼻咽喉口腔科学．北京：人民卫生出版社，2001.

4. 刘蓬．全国中医药行业高等教育"十三五"规划教材·中医耳鼻咽喉科学．北京：中国中医药出版社，2016.

5. 杜百廉，范章宪，杨建生，等．国人颅骨副鼻窦的研究．解剖学报，1965（2）：189－197.

6. 李玉华，高煜，薛建平，等．筛窦解剖变异的多排螺旋 CT 研究．中国医学影像技术，2003，19（12）：1702－1703.

7. 张品一，张滨，刘垚，等．甲状腺手术中喉返神经变异的临床研究．中华普通外科杂志，2013，28（6）：431－435.

第三章　耳鼻喉检查法

第一节　耳部常用检查法

一、耳的一般检查

1. 听诊　留意受检者的言语是否清晰，发音是否准确和语声的高低等。对疑有耳部血管瘤者，应用听诊器听诊，注意有无血管杂音。

2. 视诊　观察耳廓的大小、形状和位置，注意两侧是否对称，有无畸形、缺损、瘘口、新生物及皮肤红肿、创伤等。观察有无外耳道口闭锁、狭窄、新生物和瘘口，有无分泌物；如有分泌物则应注意其性状。

3. 触诊　两手拇指以相同的压力同时触诊两侧乳突，了解患侧乳突尖、鼓窦区有无压痛。轻轻牵拉耳廓、轻轻按压耳屏，分析该类动作与耳痛程度变化的关系。在外耳道炎或疖时，耳痛会明显加剧；如为中耳病变，则疼痛感无变化。对耳廓或耳周的瘘管，可用探针探查其深度及走向。

4. 嗅诊　中耳胆脂瘤的脓液有特殊的腐臭，单纯性和骨疡型化脓性中耳炎脓液长期未清洗时，虽可能有臭味，但清洗后即消失；中耳癌等恶性肿瘤以及中耳结核伴死骨形成者，分泌物也有恶臭。

二、耳廓及耳周检查

主要运用视诊或触诊，观察耳廓及乳突部有无肿块、裂伤、渗出、畸形、瘘管等。牵动耳廓或压迫耳屏，如有疼痛，常为耳疖或耳疮的征象。

三、外耳道及鼓膜检查

1. 检查方法　检查外耳道及鼓膜有多种方法，如徒手检查法、窥耳器检查法、电耳镜检查法、鼓气耳镜检查法、耳内镜检查法、手术显微镜检查法等，可根据需要酌情选择。

（1）徒手检查法

1）双手检查法：检查者一手将耳廓向后、上、外方轻轻牵拉，使外耳道变直；另手食指将耳屏向前推压，使外耳道口扩大，以便观察外耳道及鼓膜。婴幼儿外耳道呈裂隙状，检查时应向下牵拉耳廓，并将耳屏向前推移，方可使外耳道变直，外耳道口扩大。

2）单手检查法：如检查者右手需进行操作（如拭洗脓液，钳取耵聍、异物等），则用单手（左手）牵拉耳廓进行检查。查左耳时，左手从耳廓下方以拇指和中指挟持并牵拉耳廓，食指向前推压耳屏；查右耳时，左手则从耳廓上方以同法牵拉耳廓、推压耳屏。

（2）窥耳器检查法：窥耳器形如漏斗，口径大小不一。检查时，应根据外耳道的宽窄选用口径适当的窥耳器。

1）双手检查法：检查右耳时，检查者左手牵拉耳廓使外耳道变直，右手将窥耳器轻轻沿外耳道长轴置入外耳道内，使窥耳器前端抵达软骨部即可，注意勿超过软骨部和骨部交界处，以免引起疼痛。

2）单手检查法：检查左耳时，左手拇指及食指持窥耳器，先以中指从耳甲艇处将耳廓向后、上方推移，随后即将窥耳器置于外耳道内。检查右耳时，仍以左手拇指及食指持窥耳器，中指及无名指牵拉耳廓，外耳道变直后随即将窥耳器置入。此法可空出右手，便于操作，但要求检查者有娴熟的技巧。

（3）电耳镜检查法：电耳镜是自带光源和放大镜的窥耳器，借此可仔细地观察鼓膜，发现肉眼不能察觉的较细微的病变，有的电耳镜之放大镜的焦距可在一定程度内随意调节，放大倍数较高，利于观察鼓膜的细微病变。由于电耳镜便于携带，无须其他光源，尤其适用于卧床患者及婴幼儿。

（4）鼓气耳镜检查法：鼓气耳镜是在耳镜的一侧开一小孔，通过一细橡皮管使小孔与一橡皮球连接；耳镜底部安装一放大镜，借此将底部密封；检查时，将适当大小的鼓气耳镜口置于外耳道内，注意使耳镜与外耳道皮肤贴紧，然后通过反复挤压－放松橡皮球，在外耳道内交替产生正、负压，同时观察鼓膜向内、向外的活动度。鼓室积液或鼓膜穿孔时鼓膜活动度降低或消失，咽鼓管异常开放时鼓膜活动明显增强。鼓气耳镜检查有助于发现细小的、一般耳镜下不能发现的穿孔，通过负压吸引作用还可使一般检查时不能见及的脓液经小的穿孔向外流出。鼓气耳镜亦可自带光源。此外，用鼓气耳镜还能行瘘管试验和 Hennebert 试验。

（5）耳内镜检查法：耳内镜为冷光源硬管内镜，直径有 2.7mm、3mm、4mm 等不同规格，角度分 0°、30°和 70°，镜身长 6cm 或 11cm。可配备电视监视系统和照相设备，不仅可观察细微病变，而且可同时进行治疗操作。

（6）手术显微镜检查法：手术显微镜焦距 225～300mm，有助于精细地观察鼓膜的各种细微变化，并可双手进行治疗操作。

2. 检查观察要点 检查外耳道和鼓膜时，首先应注意外耳道内有无耵聍栓塞、异物，外耳道皮肤是否红肿，有无疖肿、新生物、瘘口、狭窄、骨段后上壁塌陷等。如耵聍遮挡视线，应清除之。外耳道有脓液时，须观察其性状和气味，做脓液细菌培养及药敏试验，并将脓液彻底洗净、拭干，以便窥清鼓膜。

鼓膜的检查，应注意鼓膜的色泽、标志及完整性等。

（1）鼓膜的色泽：正常鼓膜呈半透明的灰白色而有光泽。如鼓膜的正常色泽及光锥消失，或色红、增厚、有白色斑块或瘢痕等，则为中耳病变的表现。

（2）鼓膜的标志：正常鼓膜可见到光锥、锤骨短突、锤骨柄、前后皱襞等标志，如光锥变形或消失，锤骨柄向后上移位或锤骨短突过分突出，则为鼓膜内陷的表现；如鼓室内有积液，则透过鼓膜可见到液平线或液气泡。利用鼓气耳镜还可以观察鼓膜的活动度。

（3）鼓膜的完整性：正常鼓膜完整无穿孔，如见到鼓膜穿孔，则为异常。穿孔的位置、形状及大小常提示不同的病变。一般多见鼓膜紧张部圆形穿孔，若鼓膜松弛部或边缘性穿孔，多见于中耳胆脂瘤，提示病情较严重。如紧张部穿孔呈裂隙状不规则，多为外伤性穿孔。鼓膜穿孔大小与听力损失有正相关的关系，穿孔较大则听力损失亦较严重。

四、咽鼓管功能检查

1. 咽鼓管吹张法　运用不同方法使空气通过咽鼓管咽口进入鼓室，检查者可通过插入被检者和检查者外耳道口的听诊管听到空气进入鼓室的气流声，或通过耳镜观察气流进入鼓室的瞬间鼓膜的活动情况，以判断咽鼓管功能状况。本法适用于鼓膜完整时检查咽鼓管功能，同时亦可作为一种治疗手段。常用的咽鼓管吹张法有以下四种：

（1）吞咽法：嘱受检者做吞咽动作，同时通过置入外耳道的听诊器听诊。咽鼓管功能正常时，检查者可听到轻柔的"嘘嘘"声。也可在吞咽时观察鼓膜，若鼓膜可随吞咽动作而内外活动，即可认为功能正常。

（2）捏鼻鼓气法：受试者以手指将两鼻翼向内压紧，闭口，同时用力呼气。咽鼓管通畅时，检查者可以经置入外耳道的听诊器，听到气体经鼻咽部循两侧咽鼓管进入鼓室致鼓膜振动的声音，或见到如吞咽法一样的鼓膜活动。

（3）波氏球吹张法：嘱受检者口内含水，检查者将波氏球橄榄头塞于受检者一侧前鼻孔，紧压另一侧鼻孔，在受检者吞咽时迅速紧捏橡皮球。如咽鼓管通畅，检查者同样可从外耳道听诊器听到气体经鼻咽部咽口循咽鼓管冲入鼓室引起鼓膜振动的声音。

（4）导管吹张法：导管吹张法的原理是：通过一根插入咽鼓管咽口的咽鼓管导管，向咽鼓管吹气，同时借助连接于受试耳和检查者耳的听诊管，听诊空气通过咽鼓管时的吹风声，由此来判断咽鼓管的通畅度。咽鼓管导管前端略弯曲，头端开口呈喇叭状；其尾端开口外侧有一小环，位置恰与导管前端的弯曲方向相反，可指示前端的方向。操作前先清除受试者鼻腔及鼻咽部的分泌物，鼻腔以1%麻黄素和1%丁卡因收缩、麻醉。导管插入咽鼓管咽口的具体方法有以下两种：

1）圆枕法：以咽鼓管圆枕为标志插入咽鼓管导管最常用。操作时检查者手持导管尾端，前端弯曲部朝下，插入前鼻孔，沿鼻底缓缓伸入鼻咽部。当导管前端抵达鼻咽后壁时，将导管向受检测旋转90°，并向外缓缓退出少许，此时导管前端越过咽鼓管圆枕，落入咽鼓管咽口处，再将导管向外上方旋转约45°。

2）鼻中隔法：以鼻中隔为标志插入咽鼓管导管有两种方法：①同侧法：经受测耳同侧鼻腔插入导管，导管前端抵达鼻咽后壁后，将导管向对侧旋转90°，缓缓退出至有阻力感时，示已抵达鼻中隔后缘。此时再将导管向下、向受检测旋转180°，其前端即进入咽鼓管咽口。②对侧法：若受检测因鼻甲肥大或鼻中隔偏曲而导管不易通过时，可从对侧鼻腔插入导管，抵达鼻咽后壁后，向受检测旋转90°，退出至鼻中隔后缘，再向上旋转45°，同时使前端尽量伸抵受检测，亦可进入咽鼓管咽口。

导管插入咽鼓管咽口后，以左手固定导管，右手将橡皮球对准导管尾端开口吹气数次，同时经听诊管听诊，判断咽鼓管是否通畅。咽鼓管通畅时，可闻轻柔的吹风样"嘘嘘"声及鼓膜振动声。咽鼓管狭窄时，则发出断续的"吱吱"声或尖锐的吹风声，无鼓膜振动声，或虽有振动声但其轻微。咽鼓管完全阻塞或闭锁，或导管未插入咽鼓管咽口，则无声音可闻及。鼓室如有积液，可听到水泡声。鼓膜穿孔时，检查者有"空气吹入自己耳内"之感。吹张完毕，将导管前端朝下方旋转，顺势缓缓退出。

咽鼓管吹张法注意事项：导管插入和退出时，动作要轻柔，顺势送进或退出，切忌使用暴力，以免损伤鼻腔或咽鼓管口的黏膜；吹气时用力要适当，用力过猛可致鼓膜穿孔，特别当鼓膜有萎缩性瘢痕时，更应小心；鼻腔或鼻咽部有脓液、痂皮时，吹张前应清除之。

咽鼓管吹张法的禁忌证：急性上呼吸道感染；鼻腔或鼻咽部有脓性分泌物、脓痂而未清除者；鼻出血；鼻腔或鼻咽部有肿瘤、异物或溃疡者。

2. 耳内滴药法 适合于鼓膜穿孔时检查咽鼓管功能。向病耳滴入氯霉素滴耳液或糖精液等有味液体，嘱患者间断做吞咽动作，若咽鼓管功能正常，患者可在短时间内尝到药味；若出现药味的时间延长或不出现药味，提示咽鼓管功能不良。

五、听觉功能检查

1. 音叉试验 检查者手持叉柄，将叉臂在手掌适度敲击，使其振动。检查气导（air conduction，AC）时，将振动的两叉臂束端平行地置于距外耳道口1cm处；检查骨导（bone conduction，BC）时，将叉柄末端紧贴于颅面上或鼓窦区。采用下述几种试验法，综合评价测试结果，可初步判断耳聋性质，但难以精确判断听力损失程度。

（1）任内试验：任内试验（Rinne test，RT），又称气导骨导比较试验，系测试单耳气、骨导听力之比。振动音叉后，将音叉柄底部放在乳突上测试骨导听力，直至听不到声音时，立即测同侧耳气导听力。若受试耳仍可听到声音，说明气导＞骨导，以阳性（＋）表示。若受试耳听不到气导声音，应再振动音叉，先测气导，待听不到声音，再测骨导。若骨导仍可听到，说明骨导＞气导，以阴性（－）示之。若两次测试气导与骨导听力相等，以（±）表示。

（2）韦伯试验：韦伯试验（Weber test，WT），又称骨导偏向试验，意在比较受检者两耳的骨导听力。将振动的音叉柄底部紧压颅面中线上任一点，请受检者辨别声音偏向何侧。以"→"示偏向侧，以"＝"表示声音在中间。

（3）施瓦巴赫试验：施瓦巴赫试验（Schwabach test，ST），又称骨导比较试验，旨在比较受检耳与正常耳的骨导听力。通常以检查者充当正常人的标准，前提是检查者的听力是正常的。检查时先以振动的音叉柄放在检查者自己的鼓窦区，直至听不到声音时，立即将音叉柄放在受检者鼓窦区，若仍能听到，说明受检者骨导延长；若听不到，则掉转检查次序，先测试受检者骨导，直至听不到声音时，再将音叉柄放在检查者鼓窦区，若仍能听到，说明受检者骨导缩短。受检耳骨导延长，为阳性（＋），缩短为阴性（－），若与正常人相等，以（±）表示。

（4）盖莱试验：盖莱试验（Gelle test，GT），适用于鼓膜完整者，检查其镫骨是否活动。将振动的 C 音叉柄放在鼓窦区，同时以鼓气耳镜向外耳道交替加压和减压。若出现声音强弱波动，亦即当加压时骨导顿觉减低，减压时恢复，即为镫骨活动试验阳性（GT"＋"），表明镫骨活动正常。若加压、减压声音无变化时，则为阴性（GT"－"），为镫骨底板固定征象。

2. 纯音听力检查 纯音听力计是应用电声学原理设计而成，通过电子振荡装置和放大线路，产生不同频率和不同强度的纯音，供测试人耳听觉功能。设计中，将正常人平均听阈制定成标准听力零级，听力零级是指健康人正常耳听阈声压级（SPL）的统计数值，代表一个国家或地区的听力标准。听力计上的 0 分贝即为听力零级，因此通过听力计测出的受试耳听阈（单位为 dB）即听力损失 dB 数（听力级，HL）。

最常用的是纯音听阈测试。听阈是指人耳对某一纯音信号能感受的最小声强值。人耳对不同频率纯音的听阈不同，纯音听阈测试即测定受试耳在一定范围内不同频率纯音的听阈，听阈升高也就是听力下降。测试项目包括气导和骨导。两种纯音听阈图均为以横坐标表示频率（单位为 Hz）、纵坐标表示听阈值（单位为 dB）的坐标图，简称听力图（或听力曲线）。在图中，将受试耳各个不同频率的听阈连成线，即为气导和骨导听力曲线（图 3－1）。

纯音听阈测试的目的有二：一是了解各频率是否存在听力损失以及听力损失的程度，正常听力指各频率听阈在 25dBHL 以内；二是判断听力损失的性质属于传导性聋、感音神经性聋还是混合性聋。

正常听力图的特点是：各频率听阈均不超过 25dBHL，且气、骨导间距不超过 10dB。

传导性聋在听力图上的特点为：骨导正常，气导下降，气导曲线多为平坦或低频听力损失较重而呈上升型，气骨导间距大于 10dB，气骨导间距愈大，表示传导性聋愈重。

感音神经性聋听力图的特点为：气、骨导曲线一致性下降，气、骨导间距不超过 10dB。

混合性聋听力图的特点为：气导和骨导都下降，且有气骨导间距存在，兼有传导性聋和感音神经性聋的听力曲线特征。

利用声强超过受检耳听阈的纯音测试其听觉功能的试验，称为阈上功能测验，包括重振试验、听觉疲劳和病理性适应测验等，可对感音神经性聋的病变部位进行辅助判别。

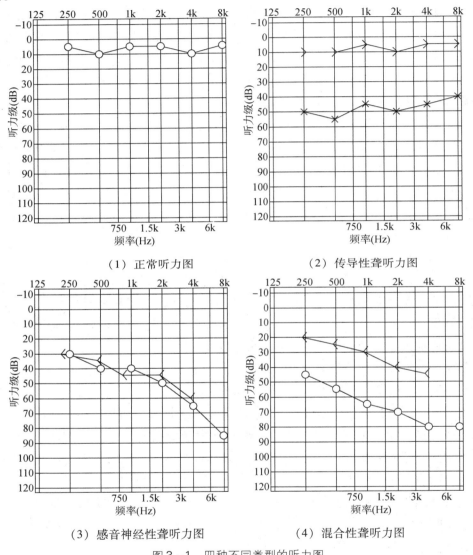

（1）正常听力图　　　　　　　（2）传导性聋听力图

（3）感音神经性聋听力图　　　　（4）混合性聋听力图

图3-1　四种不同类型的听力图

3. 言语测听　纯音测听只说明受试耳对各种频率纯音的听敏度，不能全面反映其听功能状况，例如感音神经性聋患者多有"只闻其声，不明其意"的现象。言语测听法作为听功能检查法的组成部分，不仅可弥补纯音测听法的不足，而且有助于耳聋病变部位的诊断。

言语测听法是将标准词汇录入磁带或 CD 光盘上，检测时将言语信号通过收录机或 CD 机传入听力计并输送至耳机进行测试。由于注意到方言对测试结果的影响，目前除普通话词汇外，还有广东方言等标准词汇。主要测试项目有言语接受阈（speech reception threshold，SRT）和言语识别率（speech discrimination score，SDS）。言语接受阈以声级（dB）表示，在此声级上，正常受试耳能够听懂 50% 的测试词汇。言语识别率是指受试耳能够听懂所测词汇的百分率，将不同声级的言语识别率绘成曲线，即成言语听力图（speech audiogram）。根据言语听力图的特征，可鉴别耳聋的种类。

用敏化（sensitized）或称畸变言语测听法，有助于诊断中枢听觉神经系统的疾病，如噪声干扰下的言语测听、滤波言语测听、竞争语句试验、交错扬扬格词试验、凑合语句试验等。

言语测听法尚可用于评价耳蜗植入术后听觉康复训练效果，评估助听器的效能等。

4. 声导抗检查　包括鼓室导抗图和镫骨肌声反射。

（1）鼓室导抗图：随外耳道压力由正压向负压的连续过程，鼓膜先被压向内，逐渐恢复到正常位置，再向外突出，由此产生的声顺动态变化，以压力声顺函数曲线形式记录下来，即鼓室导抗图。曲线形状，声顺峰在压力轴的对应位置（峰压点），峰的高度（曲线幅度），以及曲线的坡度、光滑度较客观地反映鼓室内病变的情况。

鼓室导抗图常见的有以下五种类型（图 3-2）：①A 型：中耳功能正常；②As 型：鼓膜活动度减低，见于耳硬化、听骨链固定和鼓膜明显增厚等；③Ad 型：鼓膜活动度增高，见于听骨链中断、鼓膜萎缩、愈合性穿孔及咽鼓管异常开放时；④B 型：见于鼓室积液、鼓室粘连或鼓膜穿孔、耵聍栓塞者；⑤C 型：鼓室负压。

比较捏鼻鼓气法或捏鼻吞咽法前后的鼓室导抗图，若峰压点有明显移动，说明咽鼓管功能正常，否则为功能不良。

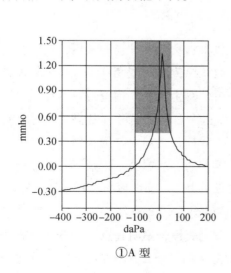

①A 型

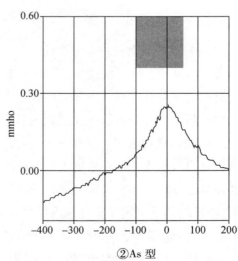

②As 型

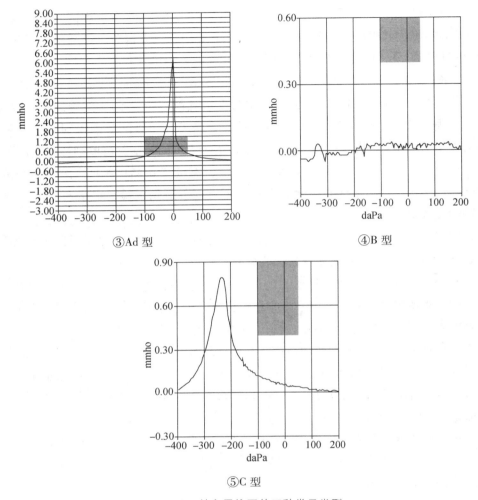

③Ad 型　　④B 型

⑤C 型

图 3 -2　鼓室导抗图的五种常见类型

（2）镫骨肌声反射：一定强度的声刺激在内耳转化为听神经冲动后，由听神经传至脑干耳蜗腹侧核，经同侧或交叉后从对侧上橄榄核传向两侧面神经核，再经面神经引起所支配的镫骨肌收缩，使鼓膜及听骨链的阻抗发生改变，称镫骨肌声反射，这种鼓膜顺应性的变化可由声导抗仪记录下来。正常人左右耳分别可引出交叉（对侧）与不交叉（同侧）两种反射。镫骨肌声反射的用途较广，目前主要用在估计听敏度、鉴别传导性与感音性聋、鉴别耳蜗性和蜗后性聋等方面，并可用于识别非器质性聋、对周围性面瘫进行定位诊断和预后判断、对重症肌无力进行辅助诊断及疗效评估等。

5. 电反应测听　声波在耳蜗内通过毛细胞转导、传入神经冲动，并沿听觉通路传到大脑，在此过程中产生的各种生物电位，称为听性诱发电位（auditory evoked potentials，AEP）。用这些电位作为指标来判断听觉通路各个部分功能的方法，称电反应测听法（electric　response audiometry，ERA），它是一种不需要受试者作主观判断与反应的客观测听法。

听性诱发的生物电位种类较多，目前应用于临床测听者主要有耳蜗电图、听性脑干诱发电位、中潜伏期反应及皮层电位等，它们的信号都极微弱，易被人体的许多自发电位、本底噪声及交流电场等所掩盖，需要在隔音电屏蔽室内进行检测，受检者在保持安静状态下，利用电子计算机平均叠加技术提取电信号。

（1）耳蜗电图：耳蜗电图（electrocochleograph，ECochG）包括3种诱发电位：耳蜗微音电位（CM）、和电位（SP）以及听神经复合动作电位（CAP，常简作AP）。

CM系用单相位刺激声通过两种相位相减，可获CM，常用短纯音作刺激声。CM电位为交流电位，几乎没有潜伏期，波形与刺激声的波形相同，持续的时间相同或略比声刺激为长，振幅随声强增加。SP和AP：正常人在外耳道或鼓膜表面经无创电极记录到的SP为负直流电位，同样无潜伏期和不应期。AP主要由一组负波（N1～N3）组成，其潜伏期随刺激强度的增加而缩短，振幅随之相应增大。AP是反映听觉末梢功能最敏感的电位，是耳蜗电图中的主要观察对象。因为CM对AP的干扰严重，临床上常用相位交替变换的短声刺激将CM消除，这样记录出的图形为SP与AP的综合波。临床上用短声（click）、短音（tone pip）或短纯音（tone burst）作刺激声，刺激重复率10次/s，记录电极用针状电极经鼓膜刺到鼓岬部近圆窗处，或用极小的银球电极紧放在鼓膜后下缘近鼓环处；参考电极置同侧耳垂或头顶；鼻根部或前额接地电极。滤波带宽3～3000Hz，分析窗宽10ms，平均叠加500次。对各波的潜伏期、振幅和宽度（时程）、–SP/AP振幅的比值，以及刺激强度与AP振幅的函数曲线和刺激强度与潜伏期函数曲线等指标进行分析，可助对听神经及其外周听觉传导通路上各种耳聋进行鉴别、客观评定治疗效果。

（2）听性脑干反应测听：听性脑干反应测听（auditory brainstem response audiometry，ABR），又称听性脑干诱发电位，是检测声刺激诱发的脑干生物电反应，由数个波组成。听性脑干诱发反应由潜伏期在10ms以内的7个正波组成，它们被依次用罗马数字命名。ABR中Ⅰ、Ⅲ、Ⅴ波最稳定，而Ⅵ、Ⅶ两波最差。临床上分析指标包括：①Ⅰ、Ⅲ、Ⅴ波的峰潜伏期及振幅；②Ⅰ～Ⅲ、Ⅲ～Ⅴ、Ⅰ～Ⅴ波的峰间期；③两耳Ⅴ波峰潜伏期和Ⅰ～Ⅴ波峰间期差；④各波的重复性等。听性脑干诱发反应可用于判定高频听阈、新生儿和婴幼儿听力筛查、鉴别器质性与功能性聋、诊断桥小脑角占位性病变等；对听神经病、多发性硬化症、脑干胶质瘤、脑外伤、昏迷、脑瘫痪、脑死亡等中枢神经系统疾病的诊断、定位与治疗选择、结果判断等，可提供有价值的客观资料。

（3）中潜伏期听诱发电位与40Hz听相关电位：中潜伏期听诱发电位（middle latency auditory evoked potential，MLAEP）是在给声后12～50ms记录到的诱发电位。其意义尚未阐明，但对客观评估听阈有价值。40Hz听相关电位（40Hz auditory event related potential，40Hz AERP）是指以频率为40Hz的刺激声所诱发、类似40Hz的正弦波电位。为听稳态诱发电位（auditory steady state evoked potential），属于中潜伏期反应的一种。主要用于对听阈阈值的客观评估，尤其是对 1000Hz 以下频率的听阈确定更有价值。40Hz AERP 在 500Hz、1kHz、2kHz 的平均反应阈为 10dB nHL。

（4）皮层听诱发电位：皮层听诱发电位（cortical auditory evoked potential，CAEP）产生于声刺激后 30～100ms 以内，属于慢反应，可由短纯音诱发。记录电极置头顶，参考电极置乳突或颏部。虽然在清醒状态与睡眠状态所记录的 CAEP 不同，但因 CAEP 可用纯音诱发，故可客观检测不同频率的听阈。成人 CAEP 的反应阈 10dB nHL，儿童 20dB nHL。

（5）多频稳态诱发电位：多频稳态诱发电位（multiple-frequency auditory steady-state evoked responses，ASSR）技术是近年来才发展起来的一种新的客观听力检测技术。因为其测试结果频率特异性高，客观性强，可适用于重度和极重度耳聋患者，因而受到越来越多的重视。基本原理为调频（FM）和调幅（AM）处理后的不同频率声波（载频 CF），刺激耳蜗基底膜上相应部位听觉末梢感受器，其听神经发出神经冲动，沿听觉通路传至听觉中枢，并引起头皮表面电位变化，这种电位变化通过放大技术，可由计算机记录下来。计算机再对反应信号振幅和相位等进行复杂的统计学处理，系统自动判断是否有反应出现。电脑根据所采集的信号，对其进行复杂的统计学分析，自动判断结果，得到客观听力图、相位图、频阈图和详细的原始数据。

多频稳态诱发电位技术属于客观测听方法，在不能进行行为测听或行为测听不能得到满意结果人群的听力测量中，是很重要的。多频稳态诱发电位可以用于新生儿听力筛查；它还是婴幼儿听力检测中一种可靠而重要的手段，对于确定婴幼儿（尤其 < 6 个月）各个频率的听力损失程度极为重要，是婴幼儿助听器选配不可缺少的检测手段；在人工耳蜗植入的术前评估中，利用多频稳态诱发电位获得各个频率点的听力状况是非常重要的，它还可以用于助听器佩带和人工耳蜗植入效果的判断；对于成年人可以通过测定多频稳态诱发电位来间接推算患者的行为听阈；通过比较波幅的变化，多频稳态诱发电位还可以用于麻醉深度的监测；在感音神经性耳聋患者的听功能评价中，ASSR 不但可以获得与行为测听相关性很高的结果，而且听力图的结构也与行为听力图相似。

6. 耳声发射测试　耳声发射（otoacoustic emission）由耳蜗螺旋器中外毛细胞的主动运动所产生，并由内耳向中耳、外耳道逆行传播的声能，可在一定程度上反映耳蜗功能状态。耳声发射包括自发性耳声发射和诱发性耳声发射。前者是指对受试耳不予任何声刺激情况下，即可在外耳道记录到的声能；后者是给予声音刺激后诱发出来的声能。

研究表明，耳声发射可在一定意义上反映耳蜗尤其是外毛细胞的功能状态。诱发性耳声发射阈值与主观听阈呈正相关，尤其是畸变产物耳声发射具有较强的频率特性。听力正常人的瞬态诱发性耳声发射和 2f1 - f2 畸变产物耳声发射的出现率为

100%。耳蜗性聋且听力损失 > 20dB（HL）时，诱发性耳声发射消失。中耳传音结构破坏时，在外耳道内亦不能记录到耳声发射。蜗后病变未损及耳蜗正常功能时，诱发性耳声发射正常。由于诱发性耳声发射的检测具有客观、简便、省时、无创、灵敏等优点，目前在临床上耳声发射已用于婴幼儿听力筛查、耳蜗性聋与蜗后性聋的鉴别诊断等。

六、耳鸣心理声学测试

耳鸣心理声学检查是利用听力计发出不同的声响来模拟耳鸣的响声，以间接了解耳鸣的心理声学特征。临床常用的方法主要有耳鸣音调匹配、耳鸣响度匹配、耳鸣最小掩蔽级测试、残余抑制试验等。

1. 耳鸣的音调匹配　用听力计或专门设计的耳鸣检测设备发出不同频率的声音，让患者进行比较，找出最接近患者耳鸣音调的频率。一般单侧耳鸣者，可在耳鸣耳的对侧进行匹配，便于患者比较两侧所听到的响声接近程度；若为双侧耳鸣，则可任选一侧耳进行匹配。

测试时，先让患者熟悉整个测试过程，根据患者描述的耳鸣属高调还是低调，给予适当频率的纯音或窄带噪声，让患者与自己的耳鸣音调相比较，依患者的反应向上或向下调整声音的频率，直到找到最接近耳鸣音调的频率为止。

2. 耳鸣的响度匹配　在耳鸣音调匹配完成之后，再进行响度匹配。具体方法是：找到最接近患者耳鸣音调的频率后，以 1dB 为一档向上或向下反复调节音量大小，让患者进行比较，直到找到最接近患者耳鸣响度的数值。一般用听阈以上的分贝数，即感觉级（dBSL）来表达耳鸣的响度值。耳鸣的响度大多在 10dBSL 以下。

3. 耳鸣最小掩蔽级测试　利用外界声音可掩蔽耳鸣的特点，可进行耳鸣最小掩蔽级测试。方法是：用听力计常规作听阈测试的每个频率，加大音量直至患者听不到耳鸣的响声，找到刚好能掩盖耳鸣的最小响度。将不同频率的最小掩蔽响度值画在听力图上并连成曲线，就是耳鸣掩蔽曲线。根据这条曲线与纯音听阈曲线的关系可分为 5 种类型（图 3 - 3）。

Ⅰ型（汇聚型）：气导听阈曲线和掩蔽曲线从低频到高频逐渐汇聚，掩蔽阈值在耳鸣音调处最小，最适合掩蔽治疗。

Ⅱ型（分离型）：气导听阈曲线和掩蔽曲线从低频到高频逐渐分离，适合做电刺激或掩蔽治疗。

Ⅲ型（重叠型）：气导听阈曲线和掩蔽曲线几乎重叠，各频率纯音或窄带噪声都能掩蔽耳鸣，最小掩蔽级不超过 10dBSL，最佳掩蔽效果。

Ⅳ型（间距型）：为较难掩蔽型，最小掩蔽级较大，一般超过 20dBSL。

Ⅳ A 型（间距 A 型）：表示应用纯音掩蔽耳鸣较窄带噪声，需要更高的声强级。

Ⅴ型（渐远型）：任何频率和强度的声音都不能掩蔽耳鸣。

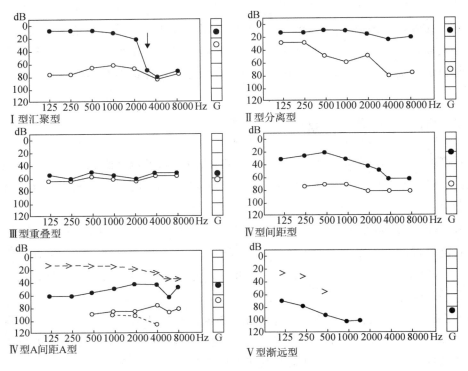

图3-3　不同类型的耳鸣掩蔽曲线

4. 残余抑制试验　进行耳鸣音调、响度匹配后，再用包含耳鸣频率的窄带噪声且响度值为阈上10dB的声音，让患者听1分钟，当声音停止后，若患者自觉耳鸣减弱或暂时消失，为耳鸣残余抑制试验阳性；若耳鸣无变化或加重，则为残余抑制阴性。

七、前庭功能检查

1. 静态平衡功能检查法　包括闭目直立检查法、静态姿势描记法等。

（1）闭目直立检查法：请受试者直立，两脚并拢；或一脚在前，另一脚在后，前脚跟与后脚趾相触，两手手指互扣于胸前并向两侧拉紧，观察受试者睁眼及闭目时躯干有无倾倒。平衡功能正常者无倾倒，为阴性；迷路或小脑病变者出现自发性倾倒，为阳性。

（2）静态姿势描记法：静态姿势描记法又称静态平衡仪检查法，可取得客观而精确的检查结果。例如：应用平衡测试及训练系统行静态姿势图检查。试验方法：双足第二脚趾对着电子倾斜板上A2、A8线，双脚跟并拢于A5线。内踝前3cm在电子倾斜板A3/A7线上。受试者依次做睁眼、闭眼、睁眼+泡沫垫、闭眼+泡沫垫四次测试。睁眼静平衡测试：双眼盯着距离1.5m的前面墙体上的一个标志物行静态姿势图。闭眼静平衡测试：以完全不透光的眼罩遮住患者双眼后行静态姿势图。睁眼+泡沫垫静平衡测试：在静态平衡台上加厚度为 10cm、密度 $50mg/cm^3$ 的海绵垫行静态姿势图。闭眼＋泡沫垫静平衡测试：以完全不透光的眼罩遮住患者双眼后在静态平衡台上加海绵垫后行静态姿势图。每项测试时间为 30 秒，每项时间间隔 3 分钟。测试前对受试者做好培训工作，使其熟悉测试方式，测试由同一名专业检测人员采集、分析，并记录摆动面积。

2. 动态平衡功能检查法

（1）星形足迹行走试验：受试者蒙眼，向正前方行走 5 步，继之后退 5 步，依法如此行走 5 次。观察其步态，并计算起点与终点之间的偏差角。偏差角大于 90° 者，示两侧前庭功能有显著差异。

（2）动态姿势描记法：动态姿势描记法有两种类型，一种测试受检者在跨步运动中的重心平衡状态；另一种通过改变受检者视野罩内容或角度，以及改变受检者站立平台或改变其角度，来检测受检者平衡功能。

3. 肢体试验

（1）过指试验：检查者与受试者相对端坐，检查者双手置于前下方，伸出双食指。请受试者抬高双手，然后以检查者之两食指为目标，用两手食指同时分别碰触之，测试时睁眼、闭目各做数次，再判断结果，正常人双手均能准确接触目标，迷路及小脑病变时出现过指现象。

（2）书写试验：又称闭眼垂直写字试验。受试者正坐于桌前，身体各处不得与桌接触，左手抚膝，右手握笔，悬腕，自上而下书写一行文字或画简单符号，约 15～20cm。先睁眼后闭眼各书写一次，两行并列。观察两行文字的偏离程度和偏离方向。偏斜不超过 5° 为正常，超过 10° 示两侧前庭功能有差异。

4. 协调功能检查　小脑功能障碍主要表现为协调障碍及辨距不良，故协调功能检查用于检测小脑功能。常用方法包括指鼻试验、指－鼻－指试验、跟－膝－胫试验、轮替运动及对指运动等。

5. 视频头脉冲试验　头脉冲试验（head impulse test，HIT）检查作为一种成熟的床旁检查技术，虽然可有效鉴别中枢与外周前庭疾病，但却无法定量分析。床旁观察的 HIT，肉眼只能观察到显性扫视眼动而无法将观察到的病理性扫视波有效记录和定量分析；容易遗漏肉眼无法观察到的"隐性扫视"（头动尚未结束已经出现的眼球的回扫）。视频头脉冲试验（video-head impulse test，vHIT）是在 HIT 的基础之上演变而来的，视频摄像头可有效记录到肉眼无法观察到的补偿性扫视，同时获得头部和眼球运动的位置、角速度、角加速度等，通过计算获得进一步的参数。利用这些参数，vHIT 相较于床旁试验能够更进一步地精确定量评估半规管慢相的 VOR，记录到难以察觉的扫视（隐性扫视），为前庭疾病的诊断提供了新的思路。具有设备便携、操作简单、重复性好、耗时短、患者易耐受等优点。vHIT 操作简单，无不良反应，可以记录 6 个半规管在头部快速随机转动时眼球的运动特点，反映 VOR 的高频特性，体现眩晕患者 VOR 受影响的情况，能帮助鉴别诊断外周性眩晕和中枢性眩晕，是临床眩晕疾病非常实用的一项检查方法。vHIT 在操作过程中，受试者与检查者因素均会影响检查结果。受试者需睁大眼睛以保证瞳孔成像清晰、瞳孔面积最小化（光线充足的环境）、颈部放松、消除下垂的眼睑、不可预判头转动的方向、盯看视靶时不可眨眼；检查者操作时的手法也会产生影响，比如甩头速度过缓过猛、甩头角度过大等；有规律的甩头动作则使患者产生习服，出现假阴性结果。

6. 主观视觉垂直线检查　主观垂直视觉准确的标准化测量可以提供有价值的诊断信息。向患侧偏斜提示患侧前庭终末器官、前庭神经或低位脑干病变；而向对侧偏斜见于上位脑干或小脑尾侧的病变。偏斜程度越大，病变越广泛，很多病人都会遗留一定程度的偏斜。由于偏斜的产生依赖前庭核神经元张力性静息活动，主观垂直视觉检查对双侧对称性的耳石功能损害不适用。

7. 前庭诱发肌源性电位检查　强大的声音刺激可使人类耳石器做出反应，并经特定的反射通路引起保持张力的部分浅表骨骼肌收缩，这种电反应过程可以通过皮肤表面电极记录下来，称为前庭诱发肌源性电位（VEMPs），其主要包括颈肌前庭肌源性诱发电位（cVEMP）和眼肌前庭诱发肌源性电位（oVEMP）。cVEMP 的产生可能是球囊经声刺激后，通过前庭脊髓束在颈运动神经元内产生抑制性的突触后电位，其传导通路为：球囊斑→前庭下神经→前庭神经核（脑干）→内侧前庭脊髓束→颈部运动神经元→同侧胸锁乳突肌，cVEMP 反映同侧球囊及前庭下神经功能状态。oVEMP 来源于椭圆囊，经前庭上神经传入，投射至对侧眼下斜肌，其传导通路为：椭圆囊斑→前庭上神经→前庭神经核（脑干）→交叉前庭眼束（内侧纵束）→对侧动眼神经核→对侧眼下斜肌，oVEMP 反映对侧椭圆囊及前庭上神经功能状态。VEMPs 能够客观反映耳石器的功能，具有检查快、精准度高、无创等优点，在临床上逐渐被广泛使用，可使我们对前庭系统的理解更加透彻，在诊断前庭疾病和探讨耳石器状态方面提供了新机遇，VEMPs 应用于耳源性眩晕的深层临床意义及其在更大范围内的临床应用等诸多问题都需要更多研究和探索，这也将是未来前庭研究的热点和切入点。

8. 眼震检查　眼球震颤是眼球的一种不随意的节律性运动，简称眼震。常见的有前庭性眼震、中枢性眼震、眼性眼震和分离性眼震等。前庭性眼震由交替出现的慢相和快相运动组成，慢相为眼球转向某一方向的缓慢运动，由前庭刺激所引起，快相是眼球的快速回位运动，为中枢的矫正性运动。一般来说，慢相朝向前庭兴奋性较低的一侧，快相朝向前庭兴奋性较高的一侧。因快相便于观察，故通常将快相所指方向作为眼震方向。按眼震方向可分为水平性、垂直性、旋转性及对角性等。眼震方向经常以联合形式出现，如水平－旋转性、垂直－旋转性等。

（1）眼震检查方法：眼震的检查方法有裸眼检查法、Frenzel 眼镜检查法、眼震电图描记法等三种。

1）裸眼检查法：检查者用肉眼观察受试者裸眼，注意有无眼震及眼震的方向、强度等，眼震强度可分为3度：Ⅰ度为眼震仅出现于向快相侧注视时，Ⅱ度为向快相侧及向前正视时均有眼震，Ⅲ度为向前及向快、慢相侧方向注视时皆出现眼震。

2）Frenzel眼镜检查法：Frenzel眼镜为一屈光度为+15D～+20D的凸透镜，镜旁装有小灯泡；受试者戴此镜检查时，可避免裸眼检查时因受到固视的影响而使眼震减弱或消失的缺点。此外，由于凸透镜的放大作用及灯泡的照明，还可使眼震更容易被察觉。

3）眼震电图描记法：眼震电图描记仪（electronystagmography，ENG）是一种记录眶周电极间电位差的仪器。从生物电的角度来看，可将眼球视为一带电的偶极子，角膜具正电荷，视网膜具负电荷。当眼球运动时，由角膜和视网膜间电位差形成的电场在空间的相位发生改变，眶周电极区的电位亦发生变化。眼震电图描记仪将此电位变化放大，并通过描绘笔记录之。用眼震电图描记仪记录眼震比肉眼观察时更为精确，可检出肉眼下不能察觉的微弱眼震，并提供振幅、频率及慢相角速度等各种参数；通过计算机分析，尚可对快相角速度，旋转后眼震及视动后眼震等难以用肉眼观察的参数进行分析处理，更可提高其在诊断中的价值。ENG检查既可在暗室进行，亦可在亮室进行；受试者睁眼、闭眼时均可检查，后者可消除固视的影响。但ENG有时亦可出现伪迹，不能记录旋转性眼震，应予注意。红外电视眼震电图描记法：红外电视眼震电图描记法（videonystagmograghy，VNG）是近年来应用于临床检测眼球震颤的仪器，受检者佩戴特制的Frenzel眼镜，该眼镜上有红外摄像头而将眼动情况记录、传送至显示器及计算机。观察眼震直观。

（2）眼震检查分类：眼震检查分自发性眼震检查、视眼动系统检查法、诱发性眼震检查等三类。

1）自发性眼震检查：检查自发性眼震是一种无须通过任何诱发措施即已存在的眼震。检查者立于受检者的正前方，用手指在距受试眼30～60cm处引导受试者向左、右、上、下及正前方5个基本方向注视，观察有无眼震及眼震的方向、强度等。注意眼球移动偏离中线的角度不得超过45°，以免引起生理性终极性眼震。按自发性眼震的不同，可初步鉴别眼震属周围性、中枢性或眼性。

2）视眼动系统检查法：是检测视眼动反射及视前庭联系功能状态的方法，有扫视试验、平稳跟踪试验、视动性眼震检查法、凝视试验等不同方法。

①扫视试验：又称视辨距不良试验或称定标试验。请受试者注视并随视跟踪仪之灯标亮点移动，其速度为350～600°/s。以电眼震描记仪记录眼球运动的速度和精确度。脑干或小脑病变时结果异常。

②平稳跟踪试验：又称平稳跟随试验。受试者头部固定于正中位，注视距眼前50～100cm处的视标，该视标通常作水平向匀速的正弦波摆动，速度为40°/s。视线跟随视标运动而移动，并以电眼震描绘仪记录眼动曲线，临床上眼动曲线分四型，正常曲线光滑（Ⅰ型、Ⅱ型），曲线异常（Ⅲ型、Ⅳ型）主要见于脑干或小脑病变。

③视动性眼震检查法：视动性眼震是当注视眼前不断向同一方向移动而过的物体时出现的一种眼震。检查时请受试者注视眼前作等速运动或等加、减速度运动的、黑白条纹相间的转鼓或光条屏幕，记录当转鼓正转和逆转时出现之眼震。正常人可引出水平性视动性眼震，其方向与转鼓运动的方向相反，两侧对称，速度随转鼓运动速度而改变。眼震不对称、眼震减弱或消失，或方向逆反，主要提示中枢病变。自发性眼震或某些眼病可影响结果。

④凝视试验：当眼球向一侧偏移时方出现的眼震称注视性眼震，又称凝视性眼震。注视性眼震的快相与眼球偏转的方向一致，强度随偏转角度增大而加强，眼球向前直视时眼震消失，多示中枢性病变。

3）诱发性眼震检查：诱发性眼震是通过主动给予一定的刺激所诱发出来的眼震。常用的检查方法有：

①位置性眼震：当头部处于某一特定位置时才出现的眼震称位置性眼震。检查一般在暗室内，首先坐位时扭转头向左、右、前俯、后仰各 45~60°，其次为仰卧位时头向左、右扭转，最后仰卧悬头位时向左、右扭转头，变换位置时均应缓慢进行，每一头位观察记录 30 秒。

②变位性眼震：在迅速改变头位和体位时诱发的眼震称变位性眼震。受试者先坐于检查台上，头平直。检查者立于受试者右侧，双手扶其头，按以下步骤进行：坐位→仰卧悬头位→坐位→头向右转→仰卧悬头→坐位→头向左转→仰卧悬头→坐位。每次变位应在 3 秒内完成，每次变位后观察、记录 20~30 秒。注意潜伏期，眼震性质、方向、振幅、慢相角速度及持续时间、有无疲劳性等，记录有无眩晕感、恶心、呕吐等。如有眼震，应连续观察、记录 1 分钟，眼震消失后方可变换至下一体位。变位性眼震主要出现于椭圆囊斑耳石脱落刺激半规管壶腹嵴引起的良性阵发性位置性眩晕。

③温度试验：通过将冷、温水或冷热空气注入外耳道内诱发前庭反应，有助于区别周围性和中枢性前庭系病变。常用的温度试验方法有微量冰水试验与冷热试验两种。

微量冰水试验：受试者正坐，头后仰 60°，使外半规管呈垂直位，向外耳道注入 4℃融化冰水 0.2mL，记录眼震。若无眼震，则每次递增 0.2mL 4℃水，直至 2mL 冰水刺激无反应，示该侧前庭无反应。5 分钟后再试对侧耳。前庭功能正常者 0.4mL 可引出水平性眼震，方向向对侧。

冷热试验：受试者仰卧，头前倾 30°后向外耳道内分别注入 44℃和 30℃的水（或空气），每次注水（空气）持续 40 秒，记录眼震。一般先注温水（热空气），后注冷水（冷空气），先检测右耳，后检测左耳，每次检测间隔 5 分钟。有自发性眼震者先刺激眼震慢相侧之耳。一般以慢相角速度作为参数来评价半规管轻瘫（CP）和优势偏向（DP）。计算公式为：

$$CP = \frac{(RW + RC) - (LW + LC)}{RW + RC + LW + LC} \times 100\% \qquad (\pm 20\% 以内为正常)$$

$$DP = \frac{(RW + LC) - (LW + RC)}{RW + RC + LW + LC} \times 100\% \qquad (> \pm 30\% 为异常)$$

（RW 表示右侧 44℃，RC 表示右侧 30℃，LW 表示左侧 44℃，LC 表示左侧 30℃）

④旋转试验：旋转试验的原理是，半规管在其平面上沿一定方向旋转，开始时，管内淋巴液由于惰性作用而产生和旋转方向相反的壶腹终顶偏曲；旋转骤停时，淋巴液又因惰性作用使壶腹终顶偏曲，但方向和开始时相反。旋转试验常用脉冲式旋转试验、正弦摆动旋转试验和慢谐波加速度试验等。

⑤视眼动反射：检查视眼动反射可以了解前庭功能状态，有助于区别病变是周围性的还是中枢性的。常用的方法有视动性眼震检查、扫视试验、平稳跟踪试验、凝视试验等。

⑥瘘管试验：将鼓气耳镜置于外耳道内，不留缝隙。向外耳道内交替加、减压力，同时观察受试者的眼球运动及自主神经系统症状，询问有无眩晕感。当骨迷路由于各种病变而形成瘘管时，则会出现眼球偏斜或眼震，伴眩晕感，为瘘管征阳性；仅感眩晕而无眼球偏斜或眼震者为弱阳性，示有可疑瘘管；无任何反应为阴性。由于瘘管可被肉芽、胆脂瘤等病变组织堵塞，或为机化物所局限而不与外淋巴隙相通，以及在迷路功能完全丧失时，瘘管虽然存在却不激发阳性反应，故瘘管试验阴性者不能排除瘘管存在之可能，应结合病史及临床检查结果判断。

⑦Hennebert 征和 Tullio 现象：向外耳道加减压力引起眩晕者，称 Hennebert 征阳性，可见于膜迷路积水，球囊与镫骨足板有粘连时；强声刺激可引起头晕或眩晕，称 Tullio 现象，可见于外淋巴瘘患者或正常人。

9. 变位试验

（1）Dix - Hallpike 试验：患者坐位水平方向转头 45°，快速躺下使头悬垂与水平面呈 30°角。眩晕出现可有潜伏期，该体位应维持 30 秒，如果患者有 BPPV，当患耳为下位耳石会诱发眩晕和眼震，眼震特征为以眼球上极为标志的垂直扭转性眼震（垂直成分向眼球上极，扭转成分向地）。恢复坐位还会出现眩晕和眼震，眼震方向逆转。管石症眼震持续时间 <1 分钟，嵴帽结石症眼震持续时间 ≥1 分钟。

（2）Roll 试验：患者仰卧头屈曲 30°，然后头快速向一侧转动，并保持头位 1 分钟，观察有无眩晕出现，头位再转回中线位（仍然是轻度屈曲位），再快速转向对侧。水平半规管 BPPV，左转和右转两个方向都会出现眩晕和眼震，管石症眼震方向向地，有疲劳性，持续时间 <1 分钟；而嵴帽型眼震方向离地，不疲劳，持续时间 ≥1 分钟。

八、耳部影像学检查

1. 耳部 X 线检查　颞骨岩乳突部的 X 线拍片可对耳部某些疾病的诊断提供参

考，如外耳道闭锁、中耳胆脂瘤、外伤及肿瘤等。近年来，由于颞骨 CT 在临床的应用，岩乳突部的 X 线拍片已逐渐被取代。

2. 颞骨 CT 扫描 颞骨 CT 扫描可采用轴位和冠状位。轴位扫描常规采用听眶线为基线，即外耳道口上缘与眼眶上缘顶点的连线，从此基线向上逐层扫描。冠状位可取与听眶线呈 105°或 70°的基线，从外耳道口前缘开始，自前向后逐层扫描。两种位置的扫描层厚均为 1～2mm，层间距 1～2mm。轴位扫描一般有 6～8 个重要层面，由下而上分别可显示咽鼓管骨段、骨性外耳道、锤骨、耳蜗、颈静脉球窝、圆窗、砧骨、镫骨、锤砧关节、面神经管水平段和迷路段、内耳道、前庭、鼓窦、水平半规管、前半规管、后半规管、乙状窦板、乳突和鼓室天盖等。冠状位一般取 6～7 个层面，从前至后可分别显示锤骨、耳蜗、颈动脉管升部、前半规管、内耳道、后半规管、外耳道、水平半规管、中鼓室、下鼓室、鼓窦、鼓室天盖、前庭等。

由于高分辨率 CT 扫描能清晰地显示耳部及其邻近组织的精细解剖结构，对耳部的先天畸形、外伤、各种中耳炎症及某些耳源性颅内并发症（如硬脑膜外脓肿、乙状窦周围脓肿、脑脓肿等）、肿瘤等具有较高的诊断价值，在临床上得到了广泛的应用。颞骨 CT 薄层扫描及膜迷路实时三维重建亦可观察内耳发育状况。但是 CT 对中耳内软组织阴影的性质尚不能做出准确的判断。

3. 颞骨的磁共振成像 磁共振具有很高的软组织分辨率，可对耳部病变组织的性质做出诊断，如听神经瘤、颈静脉球体瘤、中耳癌、乙状窦血栓形成、耳源性脑脓肿等，其中，特别是对听神经瘤，具有重要的诊断价值。通过膜迷路水成像方法可观察膜迷路发育状态、有无纤维化或骨化情况；头轴位扫描可沿听神经长轴方向观察听神经的完整性，斜矢状位扫描可在不同层面上观察听神经、前庭神经及面神经截面。

4. 数字减影血管造影 对耳部血管瘤，如耳廓血管瘤，颈静脉球体瘤，动－静脉瘘等有较高的诊断价值，并可在此基础上对供血血管行栓塞术。

（冷辉）

第二节 鼻部常用检查法

鼻部的检查，依据病情、合作程度和检查的要求，病人可分别采取坐位、半卧位或卧位。通常受检者面对检查者端坐，上身稍前倾，头颈放松以便头位随检查者需要作适当调整。不合作的小儿需由家长抱着固定位置。调整额镜使光焦点集中在受检部位。边询问病史，边注意听其发音是开放性还是闭塞性鼻音，其呼气有无臭味。呼气有臭味可见于鼻槁（如萎缩性鼻炎）、鼻渊（如真菌性鼻窦炎等）、长时间的鼻腔异物、鼻石及鼻腔内死骨等。

一、外鼻检查

观察外鼻形态及临近部位有否畸形、缺损、肿胀或异常隆起。鼻梁歪斜、单侧鼻背塌陷可见于鼻骨骨折。鼻梁低凹（鞍形鼻）可由于鼻中隔软骨受损所致，如鼻槁（萎缩性鼻炎）、鼻中隔手术不当等。鼻翼平直、外鼻孔细长，见于长期鼻塞、经口呼吸者。如前鼻孔有痂皮堵塞时，可用过氧化氢或生理盐水将其软化后除去，再行检查。鼻尖或鼻翼有显著触痛，提示有鼻疖或鼻疔。鼻梁触痛可见于鼻中隔脓肿，鼻背触诊可知两侧鼻骨位置是否对称，骨折时一侧下塌并有触痛。

二、鼻腔检查

1. 鼻前庭检查 嘱被检者头稍后仰，检查者以拇指推起鼻尖即可视诊。观察鼻前庭皮肤有无红肿、糜烂、皲裂、结痂，以及鼻毛脱落情况。皮肤皲裂、结痂、鼻毛减少，轻度充血见于鼻疳。局限性隆起，触痛明显或隆起顶端有脓点是为鼻疖，隆起位于鼻前庭外下壁，无触痛见于鼻痰包（鼻前庭囊肿）。此外还应注意鼻前庭有无赘生物、乳头状瘤等。须仔细诊查鼻前庭外上方之隐窝部，以免遗漏病变。

2. 前鼻镜检查 前鼻镜的用法：左手持前鼻镜，拇指置于两叶的交叉点上，一柄置于掌内，另一柄由其余四指扶持。将前鼻镜的两叶合拢后与鼻底平行地伸入鼻前庭，注意勿超过鼻阈，以防造成疼痛或碰伤鼻中隔引起出血。然后将前鼻镜的两叶轻轻地上下张开，以扩大前鼻孔。取出前鼻镜时勿使两叶完全合拢，以免夹住鼻毛而增加受检者的痛苦。

鼻腔检查一般可按由鼻下部向上部，由鼻前部向后部，由内壁向外壁依次进行，以免遗漏。被检者头部略向前低下时（第一位置），可见鼻腔底部、鼻中隔前部和下部、下鼻甲和下鼻道；若头向后仰约30°（第二位置），可见鼻中隔中段以及中鼻甲、中鼻道和嗅裂的一部分；再使头部后仰至约60°（第三位置），可见到鼻中隔上部、鼻丘、中鼻甲前端、嗅裂和中鼻道的前下部，少数患者也可以看到上鼻道。如果鼻黏膜肿胀，可先用1%~2%麻黄素液使黏膜收缩后再检查。

正常鼻黏膜呈淡红色，湿润，光滑，鼻甲黏膜柔软而有弹性，鼻底及各鼻道无分泌物潴留。在检查过程中，须注意观察鼻甲有无充血、肿胀、肥大、干燥及萎缩，中鼻甲有无息肉样变等；各鼻道中有无分泌物积聚，并注意分泌物的性质；鼻中隔有无偏曲或骨嵴、棘突、糜烂、穿孔等；鼻腔内有无异物、息肉或肿瘤等。前鼻镜检查不能窥见上鼻甲及上鼻道。如鼻腔分泌物较多，可嘱病人擤出或用吸引器吸出。若下鼻甲黏膜肿胀妨碍观察，可先将1%麻黄素生理盐水棉片置于下鼻甲与鼻中隔之间，3分钟后取出。或用1%麻黄素生理盐水鼻内喷雾1~2次，待黏膜收缩后再行检查。正常的鼻腔，其黏膜呈淡红色，光滑、湿润，探针触之柔软、有弹性，各鼻道无分泌物积聚。下鼻甲与鼻底、鼻中隔并不相贴，约有2~3mm宽的缝隙。判断下鼻甲大小时应注意和病人的主诉及症状结合。鼻甲肿大时以 1% 麻黄素收缩鼻黏膜，如下鼻甲体积无明显变化，提示为鼻窒（慢性肥厚性鼻炎或药物性鼻炎）。正常中鼻甲比下鼻甲小，黏膜颜色略淡。中鼻甲黏膜肿胀、肥大或息肉样改变可使中鼻道缝隙消失。正常的鼻中隔完全垂直者少见，只有引起临床症状者方为病理性鼻中隔偏曲。鼻腔内新生物较易发现。应仔细观察肿物位置、表面形状，探查其硬度、活动度及表面是否易出血。

3. 后鼻镜检查　用于检查鼻腔后部及鼻咽部。被检查者头略前倾，张口，咽部放松，用鼻呼吸。将后鼻镜镜面在酒精灯或热吹风口上略微加热后，检查者左手持压舌板，压下舌前 2/3，右手持加热后的后鼻镜，镜面朝上，由一侧口角经悬雍垂侧方送入，置于软腭与咽后壁之间，避免触及咽壁及舌根。适当调整转动镜面角度，以得鼻咽图像全貌。当镜面向上向前时，可见软腭背面及后鼻孔各部；镜面移向两侧，可见咽鼓管咽口、圆枕及咽隐窝等周围结构；镜面移向水平方向，可见鼻咽顶部和腺样体。对咽反射敏感不能合作者，可先予 1% 丁卡因表面麻醉，然后再行后鼻镜检查。或辅以拉钩、硅胶管等牵拉软腭，以利检查。检查中，注意黏膜有无充血、粗糙、出血和溃疡，表面是否有痂皮或脓液，有无新生物存在等。

4. 鼻内镜检查　鼻内镜是硬性内镜，带有光线充足的冷光源，通过镜像放大，能深入鼻腔清晰地观察到从前到后的结构。鼻内镜以其多角度、视野广的特点，可完成对鼻腔内各个部分的检查。此外，经下鼻道上颌窦钻孔术可将鼻内镜引入上颌窦内直接观察窦内各壁和自然开口，还可通过鼻内镜的引导取活体组织病理检查、发现鼻出血部位行电凝固或激光止血。

目前临床上常用的内镜为 0°、30° 和 70° 三种，直径 4.0mm，镜身长 180mm，这种内镜视野大、亮度好。儿童可用直径 2.7mm 内镜。同时应备有冷光源和光源导线。为了做一些简单操作，还应准备下列器械：0° 和 45° 筛窦钳、直吸引管、弯吸引管、上颌窦套管穿刺针、上颌窦活检钳、蝶窦咬骨钳等。若有摄录系统，有助于操作、教学和资料保存，检查前均应剪鼻毛。使用时先用 1% 麻黄素生理盐水棉片收缩鼻黏膜，再以 1% 丁卡因行黏膜表面麻醉。持 0° 或 30° 角镜沿鼻底进入，越过鼻中隔后缘，转动镜面观察鼻咽各壁情况。然后逐渐退出指向鼻腔要检查的部位。观察上颌窦口须用 70° 角镜，鼻腔顶部检查以 90° 角镜为宜。为防鼻内镜进入鼻腔因温差镜面有雾形成，可事先将镜面用热水加温。即便如此，仍不免有时有雾。此时可在鼻内等其升温取出擦干镜面再迅速放入鼻腔。

鼻内镜检查主要观察显示部位黏膜形态、分泌物性质、有否糜烂、血管扩张；中鼻道内各结构的形态，如钩突的大小、额窦、前组筛窦和上颌窦的开口。各处有否黏膜息肉或真菌团块；有否新生物，其表面形态如何等。当镜端到中鼻甲后端时镜面外转，应观察蝶筛隐窝、蝶窦开口和后组鼻窦开口的形态、有无分泌物等。

经下鼻道钻孔的上颌窦内镜检查须经下鼻道上颌窦环钻术将 0°、70°、110° 鼻内镜依次经套管引入上颌窦内进行不同角度的观察。正常上颌窦黏膜薄而透明，可看到黏膜下的黄白色骨壁和细小的血管。在内侧壁上方有其自然开口。当有感染性炎症时，黏膜充血、血管扩张且其形态模糊不清，窦内有脓性分泌物存积。只有在特殊情况下需行蝶窦鼻内镜检查，如诊断蝶窦内的阻塞性病变、蝶窦肿瘤、脑脊液鼻漏等。

三、鼻窦检查

1. 视诊和触诊　与鼻窦相应的面部皮肤不同程度的红肿、压痛多见于炎性病变。急性上颌窦炎红肿部位在同侧面颊部，急性筛窦炎的红肿部位在鼻根两侧内眦部，急性额窦炎的红肿部位在眼眶内上角近眉根部。鼻窦感染若向眼眶扩散，可引起眼睑肿胀、结膜充血、眼球突出或移位等。鼻窦肿瘤若累及面部可有鼻窦的面部相应部位隆起，或向皮肤表面破溃，触诊质地硬韧感。上颌窦的后外壁为颞下窝和翼腭窝的前壁，上颌窦癌破坏此壁，可引起患侧颞下窝和翼腭窝饱满，并有张口困难。鼻窦囊肿引起窦腔扩大，窦壁变薄，也可使面部相应部位膨隆，触诊有乒乓球感。肿瘤或囊肿若侵入眼眶可引起眼球突出或移位。

2. 鼻镜检查　主要观察鼻道中有无脓液及其所在部位，借以判断哪组鼻窦病变。如中鼻道有脓，提示前组鼻窦炎；上鼻道有脓（检查时见于嗅裂处），则提示后组鼻窦炎。如疑似鼻窦炎而中、上鼻道未检见脓液，可采用体位引流法，即先用1%麻黄素棉签收缩鼻腔（尤其是中鼻道和嗅裂处）黏膜，使窦口通畅开放，然后再行体位引流。若疑为上颌窦炎，让患者取侧卧偏低头位，健侧向下；如疑为额窦或筛窦炎，则取正坐位，或取坐位而上身下俯，头下垂近膝，约15分钟后再做前鼻镜检查，观察鼻道中有无脓液。此外，尚需注意观察鼻腔、鼻道内有无新生物，鼻甲黏膜有无肿胀及息肉样变等。

3. 上颌窦穿刺冲洗　上颌窦穿刺冲洗是诊断和治疗上颌窦病变的常用方法之一。通过上颌窦穿刺，可将冲洗液或抽吸物进行实验室和病理检查，以明确窦内病变性质和确定治疗方针。用于对上颌窦疾病的诊断和治疗。注意洗出物的量和性质，必要时可将洗出物做细胞学检查和细菌培养等。

上颌窦穿刺冲洗的具体方法及注意事项参见第七章第五节。

四、鼻功能检查

1. 嗅觉检查

（1）嗅瓶试验：用常见的5种不同气味的无色液体，如酒精、香精、醋和煤油等做嗅觉检查，并以水作对照。将各种嗅剂分装于大小、色泽一致的小瓶中，受检者用一指腹堵住一侧鼻孔，以另一侧鼻孔嗅之，然后说明气味的性质，每种嗅剂依次检查。能嗅出全部气味者为嗅觉存在，只辨出2种以下者为嗅觉减退。

（2）嗅阈检查：以多数人可嗅到的最低嗅剂浓度为一个嗅觉单位，将该嗅剂按1～10嗅觉单位配成10瓶，选出7种嗅剂，共配成大小相同的70个褐色瓶。让受检者依次嗅出各瓶气味，测出其最低辨别阈。也可以 7×10 小方格绘出嗅谱图，使结果更为直观。

（3）嗅觉诱发电位：嗅觉诱发电位系由气味剂或电脉冲刺激嗅黏膜，应用计算机叠加技术，在头皮特定部位记录到的特异性脑电位。由气味剂刺激诱发者亦称嗅性相关电位（olfactory event-related potentials，OERP）。

作为一项客观而灵敏的电生理指标，对于嗅觉系统及其相关疾病的诊断具有重要的临床应用价值。嗅觉障碍的诊断：可作为嗅觉减退、嗅觉倒错和婴幼儿、脑损伤患者的嗅觉水平的检查。手术监测和评价：嗅觉系统邻近区域的手术，尤其是前颅窝和某些涉及筛顶的鼻部手术，很容易伤及嗅觉系统，引起嗅觉功能障碍。应用嗅性诱发电位对嗅觉水平做术中监测，可以降低手术并发症的发生率。术后应用嗅性诱发电位检查嗅觉水平，可以客观评价手术效果，促进术式的改进。某些临床疾病的辅助诊断：嗅觉系统疾病如嗅神经母细胞瘤，另外如帕金森病、阿尔茨海默病、多发性硬化、颞叶癫痫等疾病早期往往伴有嗅觉水平的下降，故嗅觉诱发电位可用于这些疾病早期诊断的参考。

2. 鼻通气功能检查　鼻通气功能检查目的主要是判定鼻通气程度、鼻气道阻力大小、鼻气道狭窄部位、鼻气道有效横断面积等，通过这些指标的测定，对判定病情、确定治疗方针均有重要价值。

（1）鼻通气测量板检查法：用通气测量板可粗略测量鼻腔通气程度。以一长12cm、宽约8cm、厚0.3～0.5cm 的长方形金属板，正面刻有每个方格为 $1cm^2$ 的正方形图形。检查时将此板放在鼻孔下方，鼻小柱与板缘小缺口接触，保持水平位。受检者平静呼吸 8～10 次（约20秒），此时板面会形成清楚的气雾凝集区，用笔画出其外圈边界，再求其面积。据此可将鼻腔通气程度分 4 个等级：①良好，单侧凝汽范围达15 个方格以上；②一般，单侧凝汽范围在 7～12 个方格；③较差，单侧凝汽范围达 4个方格以内；④极差或全部阻塞，单侧凝汽范围在 1 个方格以内，或无凝汽现象。

（2）鼻测压计检查法：用于测定呼吸时气流在鼻腔的阻力。正常成人鼻阻力是196～294Pa（2～3cmH_2O）／（L·S）。鼻腔有阻塞性病变时，鼻阻力升高；萎缩性鼻炎或鼻甲切除过大导致空鼻症时，阻力明显减少。

（3）声反射鼻量计检查法：主要用于定量判断鼻腔及鼻咽腔容积、最小横截面积，进而对鼻腔及鼻咽部疾病的病变程度、疗效，甚至疾病的性质做出客观评价。

正常声反射鼻测量曲线可见曲线在鼻腔前部显示有两个明显狭窄处。第一狭窄处为鼻内孔位置，第二狭窄处为下鼻甲前缘位置。健康人鼻腔最小横截面积位于鼻腔前部，曲线从前向后呈渐增高趋势。

鼻腔段曲线突然显著增高见于鼻中隔穿孔及萎缩性鼻炎患者，曲线增高程度与鼻中隔缺损面积或萎缩性鼻炎严重程度相关。鼻腔段曲线突然显著降低见于鼻炎、鼻息肉等鼻腔增生性疾病患者及鼻阈狭窄者。曲线后段显著增高见于腭裂病人。曲线后段低平见于腺样体肥大、阻塞性睡眠呼吸暂停综合征、鼻咽癌等鼻咽部增生性疾病病人。异常曲线的变异位置与鼻腔或鼻咽部病变位置基本一致。

3. 鼻自洁功能检查　主要通过对鼻黏液纤毛传输系统的检查来判定鼻的自洁功能。常用糖精实验：取直径 0.5mm 的糖精颗粒，置于下鼻甲上表面距鼻甲前端 0.5cm 处。嘱受检者每 15 秒吞咽一次，当其感到咽部有甜味时立即报道，记录从放置糖精颗粒到感到咽部有甜味时的时间即为糖精受黏液纤毛推动由前向后的移行时间。以细卷绵子由前鼻孔插至咽后壁，测量糖精放置处至咽后壁的距离，以此距离除以移行时间所得之商即为鼻黏液纤毛传输速度。成人正常值为 3.85 ~ 13.2mm/s，平均为 7.82mm/s。当有鼻腔炎症时可使黏液纤毛传输速度减慢，近年国内外常以糖精实验结果作为鼻、鼻窦疾病治疗效果、各种鼻部药物筛选的指标之一。

4. 鼻音的客观定量评价方法　鼻音为语音的组成部分之一，鼻音正常与否直接关系到语音质量的好坏，如何客观、定量地评价发音时鼻音的程度，一直是较大的难题。既往鼻音高低程度的评价都是通过专业训练者的主观感觉来判断，对于同一对象在不同时间或由不同检查者进行检查都有可能得出不同的结论，因此其准确性和可靠性均较差，并且缺乏定量化的手段，所以一直未能在研究方面和临床实践中推广应用。而对于鼻腔共鸣性疾患的评价和治疗，客观、定量地评价发音时鼻音的程度尤为重要。鼻声图仪的问世，该问题才逐渐得到解决。鼻声图仪主要是利用发音比率，并借助计算机来分析判断，因而其检测具有一定的客观性和定量效果。

五、影像学检查

1. X 线检查　根据检查目的，受检者须采取不同体位摄取平片。鼻骨侧位片可观察到鼻骨骨折线的水平位置，轴位可判断骨折是哪侧。鼻颏位主要用于检查上颌窦，也可显示筛窦、额窦、鼻腔和眼眶。鼻额位主要用于检查额窦和筛窦，也可显示上颌窦、鼻腔和眼眶。因有多结构重影，故从平片上可大体了解窦腔形态，有无黏膜增厚、占位性病变，窦壁完整与否。对诊断鼻窦炎症、窦内新生物、外伤以及受累的邻近器官（眼眶、颅内）病变可提供一定信息。

2. X 线计算机断层摄影（CT）　可清楚显示鼻、鼻窦的骨、软组织、含气窦腔和临近部位（眼眶、颅底、翼腭窝及鼻咽部）等处结构的影像及病变范围，为便于更清楚地观察骨结构和软组织，CT 图像应通过调整窗宽和窗位分别摄取骨窗和软组织窗影像。骨窗窗宽为 +1500 ~ 4000Hu，窗位是 +150 ~ 400Hu。如要区分不同软组织，或鉴别是否肿瘤，宜用 +300 ~ 400Hu 的窗宽和 +40 ~ 50Hu 的窗位。常用的扫描位置有冠状位、横切位和矢状位。冠状位扫描可很清楚地显示鼻道解剖变异和与鼻窦的交通情况，可显示筛顶与脑、眼眶与鼻窦的交界影像，对判定鼻窦炎症程度和制定手术方案有重要指导意义。横切位扫描多用于评估外伤程度、骨质破坏情况和肿物扩展范围等。矢状位少用，可用于观察额窦、蝶窦形态及与颅底的关系。

3. 磁共振成像（MRI）　磁共振成像不受骨影干扰，对软组织辨认能力高于CT，能准确判定鼻、鼻窦肿瘤的位置、大小及浸润程度，并能详细观察肿瘤与周围软组织、淋巴结的关系，由于血管内流动的血液使磁共振信号丢失所产生的"流空效应"，使得磁共振能准确反映出肿瘤与血管的关系。

（冷辉）

第三节　咽喉常用检查法

一、咽部检查

咽部检查时，要求病人摆正头位，处于松弛状态。然后观察病人的面容、表情。某些咽部疾病有其特征性的面容与表情，认识这些表现，有助于尽快准确地做出诊断。面部表情痛苦，颈项僵直，头部倾向病侧，口微张而流涎，张口受阻，常用手托住患侧脸部，语音含糊不清，似口中含物，多为扁桃体周围脓肿。患儿重病面容，头颈僵直，头偏向一侧，说话及哭声含糊不清，烦躁，拒食或吸奶时吐奶或奶汁反流入鼻腔，多为咽后脓肿。儿童张口呼吸，缺乏表情，上颌骨变长，腭骨高拱，牙列不齐，上切牙突出，说话带闭塞性鼻音，伴阵发性干咳，咽扁桃体肥大（腺样体肥大）可能性大。进行性消瘦，面色苍白，虚弱，口内有恶臭，呈恶病质，多为咽部或口腔恶性肿瘤。面色苍白而发青，一般情况衰弱，双侧下颌或颈部淋巴结肿大，声音嘶哑甚至伴有吸气性呼吸困难的儿童，应怀疑咽喉白喉。

咽部检查包括口咽、鼻咽及喉咽部的检查。

1. 口咽检查　被检查者正坐张口，平静呼吸。检查者手持压舌板，轻轻压下舌前2/3，过深则容易引起恶心呕吐，过浅则无法充分暴露口咽部。压舌板的近端不可下压，以防将舌尖压于齿上，引起疼痛。对反射敏感者，可进行表面麻醉。观察以下部位：

（1）软腭：观察软腭有无瘫痪，可嘱病人发"啊"声，一侧瘫痪者，健侧向上运动正常，患侧不能运动或下垂。另外应观察软腭上有无充血、溃疡、缺损、膨隆及新生物等。

（2）悬雍垂：观察悬雍垂有无水肿、过长等。前者多为急性咽炎的表现，后者可见于慢性咽炎。

（3）腭扁桃体：观察腭舌弓及腭咽弓有无充血，其间有无瘢痕和粘连，扁桃体是否肿大或萎缩，隐窝口处有无脓液或豆渣样物栓塞，有无溃疡、刺状角化物或新生物。对隐藏在腭舌弓后的扁桃体，需将腭舌弓拉开，检查有无病变，或将压舌板深压舌根部，使其恶心，趁扁桃体被挤出扁桃体窝时进行查看。

（4）咽后壁：常咽后壁黏膜呈淡红色，较光滑，湿润，有散在的小淋巴滤泡，若见多个较大淋巴滤泡，或较多淋巴滤泡融合成片状，则为慢性咽炎之体征。若一侧咽后壁肿胀、隆起，应考虑咽后脓肿或咽后间隙肿瘤的可能。体位不正，可使一侧颈椎横突向前突起，造成一侧咽后壁隆起，应注意排除此种假象。若黏膜表面干燥、菲薄，多为干燥性咽炎的表现。咽后壁黏膜上有较多脓液或黏液，多为鼻腔或鼻窦处流下所致。

（5）口咽部触诊：口咽部触诊是临床上常用的检查方法，尤其对咽部肿块的触诊较视诊更为重要，通过触诊可对肿块的范围、大小、硬度、活动度获得认识，有利于做出诊断。方法是受检者端坐，检查者立于受检者右侧，右手戴手套或指套，用食指沿右侧口角伸入咽部。对扁桃体窝、舌根及咽侧壁的触诊有助于这些部位肿瘤的诊断。此外，咽部触诊对茎突过长症、咽异常感觉的定位均有诊断意义。

2. 鼻咽检查

（1）间接鼻咽镜检查：受检者正坐位，头微前倾，用鼻轻轻呼吸。检查者左手持压舌板，压舌前2/3，右手持加温而不烫的间接鼻咽镜，镜面向上，由张口之一角送入，置于软腭与咽后壁之间。应避免接触咽后壁或舌根，引起恶心而影响检查，检查时应通过转动镜面，按顺序观察软腭背面、鼻中隔后缘、后鼻孔、各鼻道及鼻甲后端、右侧咽鼓管咽口、圆枕、咽隐窝、鼻咽顶部及腺样体、左侧咽鼓管咽口、圆枕、咽隐窝等结构。观察有无黏膜充血、粗糙、出血、溃疡、新生物等。咽隐窝是鼻咽癌好发部位，检查时应注意两侧对比，咽隐窝饱满常是鼻咽癌早期特征之一。

咽反射敏感致检查不能合作者，可先行表面麻醉，待数分钟后再检查。如仍不成功，可用软腭拉钩拉开软腭；或用细导尿管插入前鼻孔（两侧或一侧均可），其前端由口拉出，后端留于前鼻孔之外，将两端系紧、固定，则软腭被拉向前，可充分显露鼻咽，并可进行活检。

（2）小儿鼻咽检查法（鼻咽指诊）：受检者正坐，头稍前倾（如为儿童，应由助手抱好固定）。检查者位于小孩的右后方，左手食指紧压小儿颊部，以防止小儿咬伤检查者右手指，并用右手食指经口腔伸入鼻咽，触诊鼻中隔后缘、后鼻孔、下鼻甲后端及鼻咽后壁，注意后鼻孔有无闭锁，腺样体大小，有无肿块及其大小、硬度如何，以及病变与周围的关系。当撤出手指时，注意指端有无脓液或血迹。此项检查对受检者有一定的痛苦，事先应向其家长解释清楚，操作时宜轻柔，迅速而准确。

3. 喉咽检查

（1）硬性内镜检查法：分经鼻和经口两种。经鼻腔的内镜镜杆较细，一般用70°或90°镜。鼻腔黏膜经收敛和麻醉后，将内镜管经鼻底放入鼻咽部，边看边转动内镜以观察鼻咽各部。经口的内镜又称咽镜，镜杆较粗，光线亮度高。将镜杆经口腔越过软腭置于口咽部，当镜杆末端窗口向上时，可观察鼻咽部，镜杆末端窗口向下时，可观察喉部和喉咽部。

（2）纤维内镜检查法：纤维内镜为可弯曲的光导纤维检查设备。检查前先清理鼻腔内分泌物，行鼻腔、鼻咽部和咽喉黏膜表面麻醉。病人取坐位或平卧位。将纤维内镜接于冷光源上。检查者左手握镜体的操纵体，右手将镜体的远端经前鼻孔送入鼻腔底部，缓缓送入鼻咽部。拨动操纵杆，以使镜体远端弯曲，观察鼻咽的各壁。再将镜向深部推进，经口咽送入喉咽，越过会厌进入喉腔，可详细观察喉咽各部及喉腔。对有可疑的病变部位，可用活检钳取活检，做病理组织学检查。

4. 咽部影像学检查

（1）X线检查

1）鼻咽侧位片：X线鼻咽侧位片可显示鼻咽部软组织阴影。正常鼻咽顶壁及后壁软组织连续形成凹面向下的阴影，其厚度因年龄而异，儿童有腺样体增殖时，顶后壁较厚，有时可能使鼻咽腔近于闭塞。鼻咽侧位片主要用于显示小儿增殖体的大小及肿瘤对颅底的侵犯情况。

2）颏－顶位颅底片：主要用于观察颅底的骨结构，鼻咽腔也可显示，其前壁及两侧壁显示较清楚。

3）颈侧位片：主要用于观察咽后壁软组织的厚度。正常时在第5颈椎以上的咽后壁软组织阴影厚度为2～3mm，在喉咽部因前部有气道影故略厚。若软组织影过厚则提示有脓肿或新生物。

（2）CT检查

1）鼻咽部CT扫描：主要用于鼻咽癌和其他类型肿瘤的诊断。常用横轴位扫描，冠状位亦可用于观察鼻咽顶壁及侧壁的情况。鼻咽癌表现为鼻咽侧壁切迹变平、变形，软组织影不规则增厚。侵犯鼻腔和鼻窦可见鼻腔软组织块影和鼻窦内肿块或窦腔密度增高。肿瘤向外发展侵犯翼腭窝，可见翼前、翼后及上颌窦后脂肪垫消失，翼腭窝出现软组织肿块，翼板破坏、消失。累及颅底可见中颅凹底不同范围的骨质破坏。CT是确定鼻咽癌扩展范围的良好方法。CT能准确地显示鼻咽纤维血管瘤的形态、生长方式及颅底骨质改变。平扫见鼻腔、鼻咽边界不清的肿块，其密度与肌肉相仿，无法与肌肉分界。增强扫描肿块有明显强化，瘤体与周围组织分界清楚，呈分叶状，肿瘤较大时可侵及鼻腔、鼻窦及翼腭窝等处。

2）咽旁间隙CT扫描：咽旁间隙的肿瘤，通过CT平扫，显示肿瘤密度与肌肉相仿或略高于肌肉，增强后有轻度强化。由于咽旁间隙肿瘤种类繁多，因此在定性诊断方面有一定的限度，但有些肿瘤有一定的特征，如畸胎瘤、软骨类肿瘤、脊索瘤可见钙化；脊索瘤伴有枕骨斜坡的骨质破坏；神经源性肿瘤呈椭圆形，边界清楚，呈不均匀强化；颈静脉球瘤有特定的好发部位，并使颈静脉孔扩大、破坏。

（3）磁共振检查：鼻咽部的磁共振成像（MRI）检查常用矢状位、轴位和冠状位，矢状位主要用于观察脊柱上颈段，斜坡和颅内基底池，轴位显示咽隐窝、咽后淋巴结、咽旁间隙等，而冠状位适合于观察病变向颅底上下及海绵窦侵犯情况。口咽部的MRI检查冠状位可显示软腭及咽侧壁，轴位可更好地显示软腭、舌根及咽后壁。由于MRI优良的软组织对比可清楚地显示器官内、外肿瘤的播散，因此对肿瘤部位和侵犯范围的诊断优于CT。

二、喉部检查

由于喉的部位深，生理结构复杂，检查时需要借助一些特殊的方法。在进行喉的检查前，先询问病史，分析症状，并要注意病人的全身情况，包括表情、气色、呼吸等。遇有明显喉阻塞时，可根据主要的病史和症状做出初步诊断。首先解决呼吸困难和紧急的治疗问题，迅速抢救病人生命。待病情稳定后再进行常规的喉部检查。

1. 喉的外部检查　喉的外部检查主要是视诊和触诊。视诊主要观察喉的外部大小是否正常，位置是否在颈前正中部，两侧是否对称。甲状软骨和环状软骨的前部可用手指触诊，注意喉部有无肿胀、触痛、畸形，以及颈部有无肿大的淋巴结或皮下气肿等。还可用拇指、食指按住喉体，向两侧推移，可扪及正常喉关节的摩擦和移动感觉。如喉癌发展到喉内关节，这种感觉往往消失。

2. 间接喉镜检查　间接喉镜检查是临床最常用、最简便的检查法。将间接喉镜置于口咽部，观察镜中喉的影像。此法不但可检查喉部，还能观察部分喉咽部。方法是让受检者正坐，上身稍前倾，头稍后仰，张口，将舌伸出。检查者先调整额镜对光，使焦点光线能照射到悬雍垂，然后用纱布包裹舌前部1/3，避免下切牙损伤舌系带，以左手拇指（在上方）和中指（在下方）捏住舌前部，把舌拉向前下方，食指推开上唇抵住上列牙齿，以求固定。再用右手按执笔姿势持间接喉镜，稍稍加热镜面，不使起雾，但切勿过烫，检查前应先在手背上试温后，再放入咽部，以免烫伤黏膜。将喉镜伸入咽内，镜面朝向前下方，镜背紧贴悬雍垂前面，将软腭推向上方，避免接触咽后壁，以免引起恶心。检查者可根据需要，略予转动和调整镜面的角度和位置，以求对喉及喉咽部做完整的检查。首先检查舌根、舌扁桃体、会厌谷、喉咽后壁、喉咽侧壁、会厌舌面及游离缘、杓状软骨及两侧梨状窝等处。然后嘱受检者发"衣—衣"声音，使会厌上举，此时可看到会厌喉面、杓会厌襞、杓间区（位于两侧杓状软骨之间）、室带与声带及其闭合情况。

在正常情况下，喉及喉咽左右两侧对称，梨状窝无积液，黏膜呈淡红色，声带呈白色条状。发"衣"声时，声带内收，向中线靠拢；深吸气时，声带分别向两侧外展，此时可通过声门窥见声门下区或部分气管的软骨环。检查时应注意喉的黏膜色泽和有无充血、水肿、增厚、溃疡、瘢痕、新生物或异物存留等，同时观察声带及杓状软骨活动情况。

间接喉镜检查有时比较困难。导致检查失败的原因有以下几种：舌背向上拱起，不能很好地暴露咽部；咽反射过于敏感，喉镜伸入后受检者屏气，甚至呕吐；会厌不能上举或会厌发育不良（婴儿型会厌），掩盖喉入口。为了克服上述各种困难，首先可训练受检者安静呼吸，自然地将舌伸出。有时在初次检查时受检者的咽反射很敏感，经几次训练后，尚能顺利接受检查。因此检查者应有充分耐心，如初次检查不够满意，可待1~2天后再行复查，或可成功。因咽反射过于敏感，以致不能进行检查者并不多见。若咽反射确很敏感，可于悬雍垂、软腭和咽后壁处喷以1%丁卡因2~3次，表面麻醉黏膜后再进行检查。若会厌不能上举妨碍观察时，可让受检者发高音的"衣"声，可能易于暴露声门。若经上述努力仍检查困难时，可在黏膜表面麻醉后，让受检者自己拉舌，检查者用左手持喉镜，右手持会厌拉钩或喉用卷棉子将会厌拉起，进行检查。若根据病情必须做喉部检查，而间接喉镜检查又不成功，可使用纤维喉镜检查、喉动态镜或直接喉镜检查。

3. 纤维喉镜检查　纤维喉镜系利用透光玻璃纤维的可曲性，纤维光束亮度强和可向任何方向导光的特点，制成镜体细而软的喉镜。其外径3.2~6mm，长度300mm以上，远端可向上弯曲90~130°，向下弯曲60~90°，视角为50°。光源用卤素灯的冷光源。

患者取坐位或卧位，检查前可在鼻、咽喉处施以表面麻醉，在镜远端的2~3cm处涂以润滑油。检查者左手握镜柄的操纵体，右手持镜干远端，轻轻送入鼻腔，沿鼻底经鼻咽部，进入口咽，在调整远端，伸至喉部时，可观察舌根、会厌谷、会厌、杓会厌襞、梨状窝、室带、喉室、声带、前联合、后联合和声门下区。并能窥清直接喉镜下不能检查的部位，如会厌喉面、喉室等处。对颈部有畸形和张口困难者，亦能顺利检查。亦可用于年老体弱者。纤维喉镜还可与喉动态镜、摄像系统及计算机系统连接。若镜管同时配以负压吸引及活检钳插入通道，必要时可同时进行吸引及局部活检。同其他喉内镜一样，纤维喉镜观察到的喉像为间接喉镜像的倒像。

纤维喉镜的优点在于：患者痛苦小，创伤小；操作简便，可更利于在自然的发音状态下检查喉部各种病变，并不影响言语结构；镜管末端可接近解剖及病变部位，特别是对于颈短、舌体肥厚、咽腔狭小及婴儿型会厌患者的检查效果好。利于声门上区的检查，并可同时观察鼻、咽部的病变；镜体细软可以弯曲，患者不需要特殊体位，特别是对于颈部畸形、张口困难及体弱、危重患者均可进行检查；可与照相机、录摄像设备连接，便于研究及教学。纤维喉镜的主要缺点是物镜镜面较小，镜管较长，产生鱼眼效应，图像容易失真变形，颜色保真程度低。

4. 电子喉镜检查　电子喉镜检查是利用电子喉镜影像系统和数字影像处理系统，对喉部进行详细观察并能照相保留。与传统的纤维喉镜相比较，其分辨率和亮度均有很大提高。由影像系统将所摄图像转换成电子信号，能实时处理图像，并可进行结构及颜色调整。其外径约5mm，检查适应证和检查方法同纤维喉镜。

5. 动态喉镜检查　动态喉镜又称为频闪喉镜。其主要原理是借助某种方法造成声带的快速振动减慢的假象，从而研究声带运动。频闪喉镜允许检查者仔细检查声带振动的多种特征。

声带在发音时振动频率为80~1000次/s，甚至可达2000次/s，人眼无法辨别。根据视觉残留定律（Talbot定律），人眼每秒钟仅能感知5个图像（影像），即每一影像在视网膜上停留0.2s，因此在普通光照射下，常规喉镜无法观察到声带的振动状况。频闪喉镜根据以上原理，发音的频率通过麦克风、放大器、差频产生器最后传至氙灯，氙灯根据脚踏开关的控制发射出同样或一定频率差值的间断光束，频闪的频率与声带振动频率同步时，声带形象静止于任何需要的位置以得到正在发音的声带的清晰结构；改变光照频率，使它与振动频率有些微差异时，可提供慢动的现象，使迅速周期性运动的物体产生静止或缓慢运动的光学错觉，便于检查者仔细观察。

动态喉镜系统由频闪光源、硬质窥镜（70°或90°）或纤维喉镜、麦克风、脚踏开关、摄像系统及显示系统组成。检查时环境应安静、光线较暗，患者坐位，嘱患者放松。可通过气体吹张、加热及涂固体防雾剂等方法，防止镜头起雾。麦克风固定于甲状软骨处或直接连接在喉窥镜上，将喉窥镜深入患者口咽部，患者平静呼吸，旋转使镜头对准喉。使用70°镜时，镜头接近咽后壁，使用90°镜则镜头应位于硬腭、软腭交界处、平行于声带。嘱患者发"衣"，检查者可通过脚踏开关启动并控制声脉冲与闪光光源间的相位角，从0°~360°连续可调，从而观察声带振动过程中任何瞬间的动相（缓慢振动）及静止相。

动态喉镜观察项目包括：

（1）声带振动的频率：频闪喉镜仪上均能显示基频的数值。基频与年龄、性别有关，儿童的基频值高于女性，女性的基频值高于男性。声带关闭特征：在声带振动周期中最大关闭时声带接近的程度。正常声带在关闭相时闭合良好，声门不完全闭合时会出现漏气，因而产生气息声。对于声带关闭的描述主要为：完全关闭、梭形裂隙、沙漏样裂隙、前（后）部裂隙、不规则裂隙等。

（2）声门上活动：正常状态下，发音时声门上结构并未涉及振动，保持相对固定的状态。病理状态下部分声门上结构可出现振动，包括：室带振动、杓状软骨区域振动、会厌根部振动、整个声门上结构震颤或声门上结构同时产生"挤压"动作。

（3）声带振动幅度：振动幅度为声带振动时水平相的位移。正常状态下与声带的大小有关。声带振动部分越短、声带组织越僵硬、声带质量越大、声门下压力越小及声门关闭过紧时声带振动幅度越小。

（4）黏膜波：发音时声带黏膜的波动，自下而上跨越声带垂直断面，并由内向外传播，是声带振动的重要特征。黏膜波可由以下4种方式描述：①正常：在习惯的基频及响度下发音时黏膜波的程度及大小正常；②黏膜波缺乏：未发现黏膜波；③小黏膜波：黏膜波小于正常范围，并可根据其减弱程度分为轻、中、重三级；④大黏膜波：黏膜波异常增大。同时应比较两侧黏膜波间的相对位移：左<右、左>右、左=右。发音时每侧声带的黏膜波从有到无，说明病变由轻到重；波动消失到声带振动减低或消失说明病变从黏膜层向深层组织浸润。声带浅表黏膜损害多影响黏膜波动，深部组织损害可引起声带振动异常。

（5）非振动部位：即发音时声带的任何一部位未振动的现象。可发生于部分或全部声带。

（6）声带振动的对称性及周期性：正常声带振动时双侧对称，当双声带开放、关闭位移相同时运动为对称，反之亦然。非对称性声带运动可因声带的位置、形状、质量、张力、弹力及黏质性的差异而异。声带的非周期性振动产生噪声。频闪喉镜较纤维喉镜具有放大作用，多为 3～5 倍，可获得更为清晰的影像，且无鱼眼效应，对于喉功能的观察更为全面。

6. 直接喉镜检查 直接喉镜检查并非喉的常规检查法，它的基本原则是使口腔和喉腔处于一条直线上，以便视线直达喉部，进行喉腔内各部的检查。

（1）适应证

1）喉腔检查及手术：直接喉镜检查可以弥补间接喉镜检查之不足。一般用于间接喉镜检查不能查明的局部病变；或因解剖上的原因，如会厌短而后倾呈婴儿型，不易上举；或在小儿间接喉镜检查不合作时；也有因声门下区、梨状窝、环后隙等处病变，间接喉镜不易查清者，常需做直接喉镜检查。通过直接喉镜可采取喉部活体组织进行病理检查，也可切除息肉、小肿瘤，取出异物，切除瘢痕组织，扩张喉腔等。

2）作为气管内检查及治疗的准备：做小儿支气管镜时，一般先用直接喉镜暴露声门后，再导入支气管镜。对于窒息的新生儿，可通过直接喉镜清除呼吸道积液并给氧。有时也可用于抢救喉阻塞病人及用于辅助麻醉插管。

（2）操作方法

1）检查前的准备：做直接喉镜检查时，易引起恶心、呕吐，故须在空腹时进行，即在检查前 4～6 小时停进饮食。检查前，应详细询问病史，做好口腔、牙齿、咽部、间接喉镜检查和全身检查，还需将检查过程向受检者详细说明，以解除顾虑，做好思想准备。检查时受检者需全身放松，平静呼吸，并与检查者密切合作。检查室应稍暗，备有适当大小的喉镜、灯光、吸引器、气管切开设备，以及支气管镜和适用于各种手术的喉钳和气管钳等。对成人，术前可根据需要使用巴比妥类镇静剂和阿托品，但对小儿和有呼吸困难的病人，则不宜使用。

2）麻醉：①一般用 1% 丁卡因做表面麻醉。先喷少量麻药于口腔，观察数分钟，如无不适或过敏反应，即可将麻药喷于口咽、舌根及喉咽部。然后在间接喉镜窥视下，挑起会厌，在发"衣"声时用弯头注射器将药液滴入喉腔及声带表面。如此反复 2～3 次后，可达到良好的麻醉效果。②对少数颈部短粗的成人或年幼不合作儿童，不能暴露声门时，可使用全麻。③对婴儿，一般在无麻下进行直接喉镜检查。

3）检查：①受检者仰卧，头颈部置于手术台外，肩部靠近手术台边缘。助手坐于手术台的右侧前端，右足踏在梯形木箱上，左手固定受检者的头顶，并使头部后仰，右手托住受检者枕部，并使头部高于手术台 10～15cm。检查者立于受检者头前方。对于小儿，应再由一助手按住肩部、固定四肢，以防挣扎乱动。②受检者全身放松，张口平静呼吸；检查者以纱布保护受检者上列牙齿及上唇后，左手持直接喉镜沿舌背正中或右侧导入咽部，看见会厌后，即将喉镜稍向咽后壁方向倾斜；再深入 1cm 左右，使喉镜尖端置于会厌喉面之下，挑起会厌，用力向上抬起喉镜，即可暴露喉腔。但不可以上切牙为支点将喉镜向上翘起，以免牙齿受压脱落。③检查的范围包括舌根、会厌谷、会厌、杓状会厌襞、杓状软骨、室带、声带、声门下区、气管上段、两侧梨状窝、喉咽后壁和环后隙等处。检查时应注意黏膜色泽、形态、声带运动以及有无新生物等。

（3）注意事项：有严重的全身性疾病而体质十分虚弱的病人，可考虑推迟检查。遇有血压过高或有严重的心脏病，而必须做检查时，应和内科医生共同做好术前的准备工作。对喉阻塞的病例，不论其原因是炎症、水肿、异物还是肿瘤，都应做好气管切开术的准备。有严重颈椎病变者，不宜施行硬管直接喉镜检查。

7. 喉显微镜检查　喉显微镜检查法适用于声带精细的检查及手术，如声带小结、声带小息肉、喉室病变等。通常是先插入支撑喉镜或悬吊喉镜，再用喉显微镜通过支撑喉镜或悬吊喉镜对喉部进行观察，并可通过特殊设计的微型手术器械进行喉部手术。故喉显微镜实际上包括两个部分，即暴露视野较大的喉镜和双目手术显微镜。

喉镜部分有下列 2 种：支撑式直接喉镜和悬吊式直接喉镜；显微镜部分多采用具有一焦距为 400mm 前透镜，可放大 6～40 倍的双目手术显微镜，并可安装示教镜、照相、摄制电影设备。一般在气管内插管全麻下进行操作，按直接喉镜检查方法，插入喉镜，连接支撑器或悬吊架，以固定头部，手术显微镜的视轴应与喉镜管长轴在同一条直线上。调节手术显微镜的焦距，通过双目观察喉内病变，以双手操作。

8. 电子喉镜窄带成像技术　窄带成像技术是新兴内镜影像技术，光学增强功能和放大功能可清晰显示黏膜表面血管分布，恶性病灶中血管呈棕色斑点状不规则表现，走行紊乱，而正常黏膜下血管呈深绿色，可辨别正常组织和病变组织的界线，明显提高对病变的检出率以及诊断准确率，特别在喉癌的早期诊断中优势明显。电子喉镜下窄带成像技术可以通过界定正常组织和病变组织间的界限，较好地评估喉部病变的性质，有利于喉癌早期的诊断，具有较好的诊断符合率，发展前景广阔。

9. 喉功能检查

（1）嗓音主观评价：嗓音主观评价是利用检查者的"耳朵"对被检查者的嗓音质量做出评价。

目前普遍应用的标准按日本言语矫正与语音学会提出声音嘶哑的评估标准GRBAS：G（grade）声音嘶哑总平分；R（roughness）粗糙声；B（breathiness）气息声；A（asthenic）弱音；S（strained）紧张型音质。每个参数又分为正常、轻度、中度、重度四个等级，分别记为 0、1、2、3 分，最后总评记为：$G_nR_nB_nA_nS_n$。

嗓音质量另一判定方法为患者的满意度，满意度评价可通过直接询问或特殊设计的问卷进行主观分级。另外，声音残疾指数（VHI）可定量分析声音主观感知，可用于评估专业声音。

（2）声谱分析：用电声学方法分析声音的物理学特性，对各种声信号进行客观分析，为嗓音疾病的诊断及疗效评估提供依据。目前主要嗓音学评估为：基频、微扰值、信噪比、谐噪比、噪声谱等。

1）基频：振动系统的最低固有频率，随声带长度、张力及声门下压的增加而增加，随声带质量的增加而减小，女性高于男性。女性为 150～350Hz（平均 220Hz），男性为 80～200Hz（平均 120Hz）。儿童为 200～500Hz，平均 300Hz，歌手范围增宽。

2）振幅：决定于声门裂隙及声带的紧张程度。反映声带振动的强度，正常为75～80dB。

3）微扰：反映声带振动的稳定性，其值越小声带振动越稳定，正常声带振动，其值在一定的范围内。①基频微扰：反映声带振动周期间频率的差异，与神经源性因素有关。基频增加，基频微扰减小。②振幅微扰：连续的振动周期中振幅的变化。声带长度及神经因素均影响微扰值。

4）噪声谱：噪声为发音成分中离散、非周期的能量，可发生于整个频率范围或一定频带内，男女无区别。言语信号中相对噪声成分。可由谐噪比、信噪比及标准化噪声能量等参数表示。

（3）气流动力学测量

1）肺功能检查：肺功能检查可对受检者呼吸生理功能的基本状况作出质与量的评价，明确肺功能障碍的程度和类型，观察肺功能损害的可逆性，对探讨疾病的发病机制、病理生理，明确诊断，如慢性阻塞性肺病、支气管哮喘，指导治疗、判断疗效和疾病的预后、动态观察病情变化和预测预后、劳动力鉴定以及评估胸腹部大手术的耐受等，都有重要意义。

2）声门下压力：是指发音过程中，声带下缘下方区域内的压力，是使声带振动起始及维持的重要作用力。其中推动声带开始振动发音并使声带持续振动的最小声门下压力值为发音压力阈值。声门下压力的测量比较复杂，也经历了较长时间的改进，主要是从有创向无创方向发展，大致分为直接法与间接法两大类。

①直接法：有经过气管切开测量法、声门插管法、经气管壁穿刺放置导管导出压力至压力计或压力传感器等三种方法。

②间接法：有食管气囊法、超微型传感器法、唇音中断法等三种方法。

通常应用间接测量方法，当声门开放发闭塞轻辅音［p］／［t］时，测量口内压力，此时口腔内压力与声门下压力平衡。

3）最长发音时间：是指受试者在深吸气后能持续发出声音的最长时间。这种测试的方法一般是深吸气，然后慢慢呼气，同时持续发"a"元音，记录一次呼气过程中的声音持续时间，测定时以自然适中的音强为宜，取最大值。

4）平均气流率：平均气流率是指发声时单位时间内通过声门的气流量。测量气流量/发音时间，正常人平均气流率大约为 80～170mL/s，男女相仿。临界范围 40～200mL/s。低流量的速度提示喉部功能亢进、阻塞或原发性肺部疾病，测量值增高则提示声门闭合异常，有气体漏出。

（4）声图分析：声图仪可对声音信号做频率、时程和强度等声学分析。其基本原理是使声音信号经频率分析装置处理后，以电压电流烧灼的方法在电敏记录纸上画出声图。如被分析的声音信号是语言，即称为语图，用于分析各种病理嗓音的特征，研究嗓音（包括艺术嗓音）的音质，亦可用于言语缺陷、言语矫治及言语重建等的客观记录，还可作为法医鉴定的重要手段。表示方式分为两种：①时间 - 频率 - 强度的三维图形：横轴代表时间，纵轴代表频率，图形的明暗代表强度。②在某一时间断面上频率 - 强度的二维图形。它是一种客观的检查方法，但不能代替用听觉辨别声音音色及其响度，故声图分析应与主观检查法结合应用。

（5）声门图：声门图是通过特殊的设备系统测量声带接触时间及接触面积的变化，虽不能直接对声门面积进行动态测量，但可以间接反映声门面积的大小变化，评价声门闭合程度，作为唯一评估声门关闭相的方法，可显示声门开放及关闭的速度。声门图是研究嗓音生理病理、诊断专业歌唱者喉病的重要手段。

（6）喉肌电图检查：喉肌电图（electromyography，EMG）是通过检测喉部在发音（不同音调）、呼吸、吞咽等不同生理活动时喉肌生物电活动的状况，以判断喉神经、肌肉功能状态，对神经性喉疾患、吞咽障碍、痉挛性发音困难、插管后喉关节损伤以及其他喉神经肌肉病变的诊断及治疗提供科学依据。喉肌电图的目的是区分正常及异常的动作电位，发现及评估肌肉及局部神经病变的严重性。喉肌电图能够确定喉神经肌肉病变的部位，评估自发恢复的预后，指导临床是否进行手术。

肌电图研究通常分为两部分：①肌电检测：检查者将一薄的记录电极经皮插入特定的肌肉，研究肌肉在静止状态下及以特殊的动作刺激时所产生的随意动作电位。②神经诱发电位检测：刺激运动神经以观察复合肌肉动作电位。

10. 喉影像学检查

（1）喉部 X 线检查：X 线检查常用于喉部肿瘤、异物等诊断，检查方法有透视、平片、体层 X 线摄影、造影等。

喉部正位拍片常因颈椎阴影重叠，仅可显示气管有无偏斜及狭窄。侧位片在诊断会厌、杓会厌襞和声门下区的恶性肿瘤的范围和大小、喉狭窄的程度上，有一定的帮助。体层 X 线摄影是在平静呼吸或发音时进行喉部逐层显像，清楚显出病变的范围和性质。喉腔内造影术系用 X 线不穿透的药剂。如碘化油或钽粉作为对比剂注入喉内，能将整个咽喉部的轮廓显示。

（2）喉部 CT 及 MRI 检查：喉部 CT 及 MRI 对了解喉部肿瘤的位置、大小、范围有一定的价值，同时可以了解喉周围间隙、会厌前间隙及喉软骨的受累情况，对于颈部淋巴结有无转移及淋巴结被膜外受侵的状况有所了解，对于喉癌的分期及预后的评估更有价值。同时 CT 对于喉部外伤的程度、软骨骨折移位的程度、呼吸道梗阻的状态也有一定的诊断价值。

（冷辉）

第四节　口部常用检查法

一、常用检查器械

口部检查要在光线充足条件下进行，望颌面部外表一般不需要使用器械，而检查口腔内部都需要借助器械协助进行，常用的为口镜、探针和镊子。

1. 口镜　为一带长柄的小圆镜（图3-4），利用镜面的反光及映像作用，以增加局部照明和检查不能直视的部位，亦可用口镜牵拉口角，推压唇、颊、舌等软组织。此外，镜柄可用于叩诊牙齿。

2. 镊子　镊子（图3-4）用来夹取敷料、药物、腐败组织和异物等，检查牙齿的松动度，其柄还可叩诊牙齿。

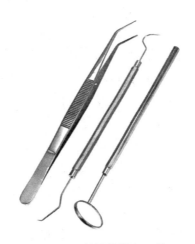

图3-4　镊子探针与口镜

3. 探针　口腔检查常用的普通探针（图3-5）为锐利尖头，用来检查牙面的沟裂、点隙、龋洞及发现感觉过敏点，检查充填物或修复体与牙体的密合程度，有无缝隙或松动。钝头牙周探针带有毫米刻度，用以探测牙周袋的深度和龈下牙结石情况，不易损伤牙周组织。

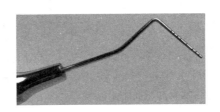

图3-5　牙周探针（钝头，带有毫米刻度）

二、常用检查方法

1. 望诊　口部望诊包括望颌面部、望口唇、望齿龈、望舌、望口腔肌膜等。

（1）望颌面部：包括观察面容表情和颌面部形态。面部表情变化是全身疾病或外伤的表征，通过观察患者面容表情可以了解意识状态和病情程度。例如颌面部外伤合并颅脑损伤时，常可出现意识、神态，或瞳孔方面的变化。面瘫的患者可出现表情异常，如额纹消失、眼睑闭合不全、口角歪斜等现象。颌面部形态包括腮部、下颌下区以及颏部以下等。注意颌面外形是否正常，有无缺损，左右是否对称，有无肿胀、肿块、畸形、偏斜或创伤，腮颊部、下颌下区肿胀要注意是单侧还是两侧同时肿胀。当患者视线平视或低头时颏部以下肿胀有时不易被发现，需仔细检查并结合切诊。皮肤有无瘢痕、窦道或瘘管，皮肤色泽、皱纹、弹性对于某些疾病的诊断也具有价值，如艾迪生（Addisson）病、神经纤维瘤、血管瘤、恶性黑色素瘤、白斑病等均有皮肤颜色改变。

让患者做开闭口，下颌侧向、前伸运动，结合望、闻、问、切（望诊、听诊、问诊、触诊），了解颞下颌关节和肌肉功能有无障碍，下颌活动时是否灵活自如，两侧关节动度是否一致，关节运动过程中有无弹响或杂音，有无卡顿、疼痛感或运动轨迹偏斜，张口度大小是否正常。开口度是指患者大张口时，上、下、中切牙切缘之间的距离，正常人为 $3.7 \sim 4.5 cm$，相当于自身的示、中、无名三指并拢时三指末节的宽度。张口受限分为四度：①轻度张口受限：上下切牙切缘间距仅可置入两横指，$2 \sim 2.5 cm$；②中度张口受限：上下切牙切缘间距仅可置入一横指，$1 \sim 2 cm$；③重度张口受限：上下切牙切缘间距不到一横指，约 $1 cm$ 以内；④完全张口受限：完全不能张口，也称牙关紧闭。

（2）望口唇：主要观察口唇色泽、形态有无异常，是否有红肿、水疱、皲裂、溃烂、渗液、结痂，口角有无肿裂、溃烂等。有无口角流涎水。

（3）望齿龈：望齿龈包括望牙齿与牙龈。

望牙齿应注意牙的数目、形态、位置、排列和咬合关系等，有无龋洞、残冠、残根及牙石；牙间隙有无疏豁，牙根有无暴露、牙松动等。

望牙龈应注意形态与颜色；是否有牙龈乳头肿胀、出血与增生或退缩；是否有牙周溢脓、牙龈窦道等。

（4）望舌：除了根据舌质舌苔的变化对全身和耳鼻咽喉口腔疾病进行辨证外，还要观察舌的形态和动态等。舌体胖瘦、大小、对称与否，有无红肿、溃烂，溃烂的部位、深浅、范围大小、形状、表面有无假膜等，舌体表面有无沟裂、肿块，肿块的大小、质地。舌的运动情况是否灵活，有无受限、偏斜等。请患者舌尖向上抬起，以检查舌系带附着位置是否正常，舌下及口底肌膜有无溃烂、红肿，舌下肉埠有无肿胀畸形。

（5）望口腔肌膜：口腔肌膜范围包括唇、龈、颊、舌、腭、口底等部位。主要观察肌膜有无颜色改变，完整性是否被破坏，有无水肿、溃疡、疱疹、丘疹、糜烂、瘢痕、色素沉着等。

2. 探诊 临床常用探针来进行探诊。探诊时动作应轻柔，切忌粗鲁，以免损伤牙周、黏膜及其他口腔软组织。

（1）探龋损情况：确定龋洞的位置、深浅、大小与牙本质软化程度，有无探痛及牙髓是否暴露等。此外，对已充填的龋洞，可检查充填物与牙体组织间的密合程度，有无继发龋，有无悬突等。用探针在牙面划动，牙齿如感觉明显酸痛多为牙齿敏感症状。

（2）探牙周袋及窦道：用钝头且带有毫米刻度的牙周探针可探测牙周袋的深度及范围，亦可探查黏膜窦道的方向和深度。

3. 叩诊 用口镜或镊子柄对牙齿面或切端进行力量适中的垂直叩击，以检查根尖周组织的反应，这对于根尖周疾病的诊断有很大的帮助，有时亦可作水平方向叩击，以检查牙周膜的反应。叩诊时一般先叩可疑病牙的邻牙，然后再叩病牙，以便对照。

4. 触诊 用手指直接触摸或用镊子夹持棉球扪压，用以检查病损的质地、大小、深度等。触诊时应轻柔，不能给患者增加额外的痛苦。触诊可用单个或多个手指进行，也可单手双指或双手进行。双指双合诊法：以一指的拇、食指分别置于病变部位全厚度的两侧进行扪诊。对于口底等深在病损，主要通过双手分别置于口内和口外联合触诊。

（1）牙的触诊：以手指触摸牙齿，注意是否有尖锐的牙尖和边缘嵴。

牙松动度检查：前牙以镊子夹持牙冠的唇、舌面，后牙将镊尖合拢抵住牙齿殆面窝，摇动镊子，即可检查牙齿松动情况。关于牙齿松动程度有两种分度方法：

1）按牙齿活动的幅度分度：根据牙齿松动时活动的幅度大小，将牙齿松动程度分为三度：

Ⅰ度松动：牙齿向唇（颊）舌侧方向活动，幅度在 1mm 以内；

Ⅱ度松动：牙齿向唇（颊）舌侧方向活动，幅度在 1~2mm；

Ⅲ度松动：牙齿向唇（颊）舌侧方向松动，幅度在 2mm 以上。

2）按牙齿活动的方向分度：根据牙齿松动时活动的方向不同，亦可将牙齿松动程度分为三度：

Ⅰ度：牙齿仅向唇（颊）舌方向松动；

Ⅱ度：牙齿向唇（颊）舌和近远中方向均松动；

Ⅲ度：牙齿向唇（颊）舌、近远中方向和垂直方向均松动。

（2）牙周病及根尖周病的触诊：用手指触压相当于病牙的牙周和根尖区的牙龈及黏膜转折处，以检查是否有波动感、压痛等；触压牙龈，观察龈缘是否有脓液溢出。

（3）肿胀部位的触诊：可检查肿胀的范围、质地、表面温度，周界是否清楚、是否有压痛等。

（4）黏膜溃疡、斑块的触诊：对口腔黏膜溃疡、斑块进行触诊，可了解基底有无硬结、突起等。

（5）淋巴结的触诊：对颌下淋巴结进行触诊，了解淋巴结大小、数目、硬度、活动度、有无粘连、压痛或波动感等，对于判断有无炎症、肿瘤是否转移有着重要的临床意义。检查时患者取坐位，检查者站在其右前或右后方，患者头稍低，略偏向检查侧，以使皮肤、肌肉松弛便于触诊。检查者手指紧贴检查部位，按一定顺序，由浅入深，滑动触诊。需要注意肿大淋巴结所致的部位、大小、数目、硬度、活动度、有无压痛或波动感及与皮肤或基底部有无粘连等情况，并与健侧对比。

（6）颞下颌关节检查：需结合触诊、望诊、听诊进行。让患者做开闭口、侧方、前伸殆运动，用手指触摸颞下颌关节区，检查双侧髁突的大小及对称性，注意患者有无疼痛反应、疼痛的部位和触发区等。关节活动时有无弹响，弹响出现在哪一阶段，是否伴有疼痛。有两种方法检查髁突活动度。

1）耳屏前扪诊法：双手食指分别置于两侧耳屏前，髁突的外面，请患者做开闭口运动，感触髁突的活动度，有时可感到摩擦感。

2）外耳道指诊法：两手小指末端伸进两侧外耳道内，贴外耳道前壁进行触诊，嘱患者做开闭口运动和正中咬合，检查双侧髁突对外耳道前壁的冲击强度是否一致。

（7）唾液腺的触诊：唾液腺的检查应采用两侧对比的方法进行。如两侧均有病变者，应与正常形态、大小相比较。唾液腺触诊可采用按摩、推压腺体，以增加分泌，利于对分泌物的观察。腮腺扪诊一般以示、中、无名指三指平触法。下颌下腺和舌下腺的扪诊常采用双手口内外联合双合诊法检查。唾液腺导管的扪诊除注意有无结石外，还应注意导管的粗细和质地。对有狭窄的唾液腺导管检查可用钝、细的探针进行探诊，同时需注意在排除结石存在的可能时方可进行，避免将结石推向深部。

5. 咬诊　由于牙周病或牙齿形态、排列、咬合关系的异常，可使个别牙呈早接触或咀嚼运动受阻。用食指的指腹轻按于上颌牙的唇（颊）面近牙颈部，让患者做咬合运动，手指感到有较大的震动或动度的牙，可能有早接触的存在。此为临床上简便而常用的方法。但若早接触的牙不松动时，不一定有明显的震感。咬诊检查从正中殆开始，然后为前伸及侧向殆运动。注意各方向运动时是否存在障碍，在运动过程中个别牙或一组牙有无松动。

6. 听诊　口是构成语言的重要器官，听语言，注意语速、语音、语调方面的变化，如语音含糊不清，语调变低，多为口内痈肿、重舌、舌下痰包、癌瘤等。舌体运动失常引起的语言障碍，既可是舌本身病变所致，也可因中风等其他疾病所致。

7. 嗅诊　即闻口腔气味。正常人口腔无明显异味。口腔异味的产生可因全身脏腑疾病所致，也可由口腔本身疾病引起，如口腔不洁、有龋齿、牙宣、牙疳、鹅口疮、骨槽风、口腔癌瘤等。

三、特殊检查方法

1. 牙髓活力测验 利用温度和电流刺激检查牙髓的反应。正常的牙髓对温度和电流的刺激有一定的耐受能力，一般情况下对 20～50℃ 之间的温度刺激不产生反应。一旦发生炎症，则对温度刺激反应敏感；如发生变性或坏死，则反应迟钝或消失。

（1）温度测验：可分别使用冷诊法和热诊法。

1）冷诊法：用冷水喷注，或用小冰棒或小棉球蘸酒精或氯乙烷，置于受检牙的颈部、窝洞底部，观察病人的疼痛反应。临床上最简易的方法是用牙科三用枪喷注，冷水喷注时，一般应先检查下颌牙，再检查上颌牙，逐个测试，以免误诊。

2）热诊法：用热水或烤热的牙胶（温度为 50～60℃），置于事先已拭干受检牙的牙面上，以观察病人的疼痛反应。测试时应以相邻牙或对侧同名牙作对照。

（2）电流测验：原理是利用微弱电流通过牙体硬组织，传导至牙髓神经，引起兴奋，产生知觉，来判断牙髓的活力，需使用专用牙髓活力检测仪。一般要与邻近的正常牙或正常同名牙作反应对照。不要在充填物、龋洞或过度磨耗牙面测验。测试时，先将牙面擦干，严格隔离唾液，将牙膏涂于活力计探头上增加导电性，然后放置在被测牙面，将活力计电位从"0"开始逐渐加大到牙有刺激感时，让病人举手示意，记下测试器数值，作为诊断的参考。

当全身患有某种慢性疾病或在月经期、妊娠期及精神紧张等，可使牙髓的敏感性增强。儿童牙髓的敏感程度较高，随着年龄增长，牙髓敏感程度逐渐降低，检查时应注意这些情况。

2. 局部麻醉检查 对于放射性疼痛又难以区别上下颌牙的情况下，可使用局部麻醉来区别疼痛发生的部位。此外，对三叉神经痛患者，也可用局部麻醉以明确是哪一支引起的疼痛。

3. 涎腺分泌功能检查 涎腺分泌功能检查可协助明确疾病属于阻塞性还是萎缩性分泌抑制，是局部性还是全身性分泌抑制，对涎腺疾病及某些代谢性疾病的诊断有一定参考价值。包括唾液分泌的定性、定量检查和对唾液成分的分析。

（1）定性检查：给病员以酸性物质，使腺体分泌反射性增加，根据腺体本身变化和分泌情况判断腺体的分泌功能和导管的通畅程度。如经酸刺激后导管口有大量唾液排出，说明腺体分泌功能存在，也无明显阻塞；如导管口分泌液很少或无，同时被检腺体迅速肿大，病员诉胀痛，说明分泌功能存在，但有阻塞性病变；如既无唾液溢出，被检腺体也无变化，患者无主诉疼痛时，说明腺体分泌功能可能已经丧失。

（2）定量检查：分为唾液流量检查和唾液成分检查。正常人每日唾液总量约为 1000～1500mL，唾液中含有的电解质、蛋白质、尿酸、尿素、酶和免疫球蛋白等也有一定的正常值，在病理情况下各种成分则发生相应的变化，因此可有助于一些疾病的诊断。

四、口腔活体组织检查

活体组织检查是指从病变部位取一小块组织制成切片，在显微镜下观察细胞的形态和结构，以确定病变性质、肿瘤的类型及分化程度等。活体组织检查的原则是：应争取诊断与治疗一起完成；必须先进行活检明确诊断者，活检时间与治疗时间越接近越好。

五、涂片检查

涂片检查是临床上常用的简单易行的辅助检查方法。主要是取脓液或溃疡、创面分泌物进行涂片检查，可确定分泌物的性质及感染菌种，必要时还可做微生物培养及药敏试验，指导临床合理用药。

六、口部影像学检查

1. 超声检查　口腔颌面部超声检查多用于唾液腺、下颌下及颈部肿块的检查。适用于：①确定有无占位性病变；②确定囊性或实性肿物，但当囊腔内含黏稠脓液或较多胆固醇结晶时，易与实性肿物相混淆；③为评估肿瘤性质提供信息；④确定深部肿物和邻近重要血管的关系。

2. 口部 X 线检查

（1）X 线平片检查：主要通过不同体位和投照方法来观察牙及支持组织、上颌骨、下颌骨、其他骨面、颅底及有关间隙有无改变，以协助诊断。

（2）X 线体层摄影：亦称断层摄影，主要优点是能消除 X 线平片中重叠影像。

（3）X 线造影检查：主要用于口腔颌面部软组织病变的诊断，它包括唾液腺造影、血管瘤瘤腔造影和窦腔、窦道、瘘管造影等。

3. CT 检查　CT 检查对于口腔颌面部深在部位的病变具有良好的密度分辨率和空间分辨率。此外，在炎症、损伤、唾液腺及颞下颌关节等疾病中也广为应用。近年来，口腔专用锥体束 CT（cone beam CT）得到了较快的发展和普及，与传统的放射方式相比，其具有高分辨率、辐照剂量小、投照时间短、空间定位准确的优点。在牙体牙髓病科、口腔颌面外科、修复、正畸、种植等各领域都有很好的应用。

4. 磁共振成像（MRI）　主要用于肿瘤及颞下颌关节疾患的检查与诊断。

5. 数字减影血管造影　数字减影血管造影对了解颌面部肿瘤的供养和回流血管及其与周围大血管的关系有重要价值。临床上多用于颌面颈部血管、动静脉瘘及血运丰富的良恶性肿瘤的检查、诊断和治疗。其缺点是不能显示肿瘤与其周围组织的关系，需与其他检查配合使用。

6. 放射性核素检查　临床上以唾液腺核素显像检查较为常用，它对唾液腺炎症性疾病及部分唾液腺肿瘤有诊断价值。该方法尤适用于唾液腺造影无法进入腺体者，并能对比治疗前后的功能状态。

7. 核素发射计算机断层摄影（ECT） 可用于唾液腺疾病的诊断及判断恶性肿瘤有无全身转移灶。此外，还可用于检查移植组织（骨及软组织瓣）的血循环情况和协助颈部血管性疾病的诊断等。

（赵雅君）

参考文献

1. 刘蓬. 全国中医药行业高等教育"十三五"规划教材·中医耳鼻咽喉科学. 北京：中国中医药出版社，2016.

2. 田道法，李云英. 全国中医药行业高等教育"十三五"规划教材·中西医结合耳鼻咽喉科学. 北京：中国中医药出版社，2016.

3. 黄选兆，汪吉宝，孔维佳. 实用耳鼻咽喉头颈外科学. 北京：人民卫生出版社，2008.

4. 孔维佳. 耳鼻咽喉头颈外科学. 北京：人民卫生出版社，2012.

5. 赵铱民. 普通高等教育"十二五"本科国家级规划教材.7版·口腔修复学. 北京：人民卫生出版社，2012.

6. 孟焕新. 普通高等教育"十二五"本科国家级规划教材.4版·牙周病学. 北京：人民卫生出版社，2012.

7. 邱蔚六. 口腔颌面外科学.4版. 北京：人民卫生出版社，2000.

第四章　耳鼻喉与脏腑经络

由《黄帝内经》为基础所构建的中医学理论体系，其最大的特点是整体观。中医整体观是中医临床各科的理论基础，自然也是中医耳鼻喉科学的理论基础。充分认识中医整体观，认识耳鼻喉等官窍与脏腑、经络的关系，是建立中医整体思维的基础。

第一节　整体观概论

从整体观来看，人体是由物质、能量、信息三个系统共同构成的一个整体，其中物质是有形的、可见的，能量、信息是无形的、不可见的，如同一部电脑由硬件、软件构成，还需要电能才能正常工作，硬件是有形、可见的，软件和电能是无形、不可见的。要想认识人体的生理和病理现象，不仅要认识有形可见的部分，还要认识无形不可见的部分。

一、人体的物质系统

人体的物质系统如同电脑的硬件一样，大部分是有形可见的。与西医学对人体进行精细解剖、重视形态学测量的认识方法不同，中医学对人体物质系统的认识更侧重于功能，认为形态是处于动态变化中的，因而并不要求十分精确的测量。

从物质层面来看，中医学认为人体是由五脏六腑、经络、皮肉筋骨、五官九窍、四肢等五大系统构成的一个有机整体。其中，皮肉筋骨、五官九窍、四肢等居于体外，可视可触；五脏六腑、经络居于体内，通常情况下不可见，也不可触。

在这五大系统中，居于体内的五脏六腑是核心，是人体最重要的一个系统。五脏指心、肝、脾、肺、肾，六腑指胆、胃、小肠、大肠、膀胱、三焦。在五脏六腑这个系统中，五脏又是核心，六腑是五脏所附属的，与五脏具有表里对应的关系，如胆与肝相表里，胃与脾相表里，小肠与心相表里，大肠与肺相表里，膀胱与肾相表里等。因此，五脏是人体一切功能活动的基础。充分认识五脏的功能特点，是建立中医整体思维认识各部位疾病的基础。

经络是一个沟通内外、运行气血的系统。经络居于体内与体表之间，由十二经脉、奇经八脉、十二经别、十二经筋、十二皮部、十五络和无数的孙络与浮络组成，其中十二经脉与奇经八脉是经络系统的主要构成部分。十二经脉按如下的循行顺序构成一个大循环：手太阴肺经、手阳明大肠经、足阳明胃经、足太阴脾经、手少阴心经、手太阳小肠经、足太阳膀胱经、足少阴肾经、手厥阴心包经、手少阳三焦经、足少阳胆经、足厥阴肝经，足厥阴肝经又与手太阴肺经连接，如环无端。奇经八脉包括任脉、督脉、冲脉、带脉、阴跷脉、阳跷脉、阴维脉、阳维脉，其中任脉和督脉相互连通，构成一个独立的小循环；其余6条奇经各自独立。十二经脉和奇经八脉中的任脉、督脉合称"十四经"，是经络系统的核心，在十四经上分布着365个穴位。

皮肉筋骨是构成人体支架的一个系统，包括皮、肉、筋、骨四个部分。其中，皮居最表层，又称"皮肤"，皮肤上分布有毛及毛孔，故又称"皮毛"，是人体的藩篱；肉居皮之内、骨之外，又称"肌肉"，皮肤与肌肉合起来又称"肌肤"，"肌肤"上有可以开阖的"腠理"；筋是连接骨和肉的一个结构，又是使各个骨头相互连接起来并形成关节可以活动的一个结构，筋与骨合称"筋骨"；骨居最里层，又称"骨头"，人体的骨头数量很多，在百块以上，故又有"百骸"之称，这里"百"是一个泛指。皮、肉、筋、骨是一个互相联系、不可分割的完整系统，经络穿行于其中。

五官九窍是居于人体外部、由皮肉筋骨构成的清晰可见的一个有形系统。五官，指眼、耳、鼻、口、舌，位于头面部，其中眼、耳、鼻皆有两窍，加上口舌一窍，故五官构成了人体上部的七窍，与人体下部的前阴和后阴两窍组成了九窍。九窍可分为清窍与浊窍两组：位于头面的七窍皆为清窍，清窍的含义有二：一是指外部的清气进入人体的门户，二是指需要清阳之气上达才能发挥其功能。位于下部的前阴、后阴二窍为浊窍，指人体的浊气排出体外的门户。五官九窍与五脏之间具有一一对应的关系，如肾开窍于耳及二阴，肝开窍于目，肺开窍于鼻，脾开窍于口，心开窍于舌等。可以说，五官九窍都是五脏的外窍。中医对位于头面的清窍有两种分类方法：①耳、目为一类，是外界信息进入人体的门户；鼻、口为一类（口包括舌和咽喉），是外界物质进入人体的门户。②目为一类；耳、鼻、口（包括舌与咽喉）为一类。第二种分类是目前普遍采用的分类。

四肢是居于体外、由皮肉筋骨构成的、最清晰可见的另一个独立的有形系统，由两个上肢和两个下肢组成，是人体从事各种劳作的主要工具。

二、人体的能量系统

如同电脑的零部件必须提供电能才能工作一样，构成人体的物质系统必须有能量供应才能发挥其各自的功能。人体的能量系统，中医称为"气血津液"。气血津液包括气、血、津、液四种，其中又可分为两组：一组是"气血"，另一组是"津液"。

"气血"行走于经络之中，发挥功能的状态称为"气"，贮备的状态称为"血"。故气为阳，血为阴，气与血不能分离，因而有"气为血之帅、血为气之母""气行则血行""气随血脱"之说，常合称为"气血"。

"津液"行走在经络之外，发挥功能的状态称为"津"，如《灵枢·决气》："腠理发泄，汗出溱溱，是谓津。"储藏起来的状态称为"液"，如《灵枢·决气》："谷入气满，淖泽注于骨，骨属屈伸，泄泽，补益脑髓，皮肤润泽，是谓液。"津与液不可分离，常合称为"津液"。

气、血、津、液实质上是一体的，通常用"气"来代表其功能状态，"血"与"津液"代表其两种不同的储备状态：行走于经络之中、色红的为血，行走于经络之外、无色的为津液。这两种状态可以互相转化，即血可转化为津液，津液也可转化为血，故有"夺血者无汗""夺汗者无血"之说。合而言之，气血津液也可简称为"气"。

气血津液（或简称"气"）由脾胃从食物中化生而来，在肝气的疏泄与肺气的肃降作用下运输到周身。正如电脑的电能在使用中不断被消耗一样，人体的气血津液也在人体各部位的功能活动中不断被消耗，所以需要不断地得到补充。气血津液储备是否充足，是人体体质强弱的关键，人体任何一个部位，只要气血津液不能运到，就会产生相应的症状，正如《素问·调经论》所说："百病之生，皆生于五脏，五脏之道，皆出于经隧，以行气血，气血不和，百病乃变化而生。"因此，从某种意义上来说，疾病大多是在气血津液这个层面上产生的，中医的四诊，如望诊的察色、切诊的按脉、闻诊的听声等也是在这个层面上客观地观察气血津液的储备及运行情况，只是使用的诊断工具不是现代化的仪器设备，而是医生的感觉器官，这是中医认识人体及其疾病的特色之一。

三、人体的信息系统

正如电脑需要软件才能使硬件正常工作一样，人体也需要信息系统的指挥才能将气血津液调配到需要的部位，并使各个系统发挥各自的功能。人体的信息系统分为两个部分：

一是由意识控制的信息系统，中医称为"神"。"神"藏于心中，如意识思维、情感活动等，都是属于"神"这个信息系统的。中医将人的情绪分为七类，即喜、怒、忧、思、悲、恐、惊，简称为"七情"，不同的情绪变化会带来气血津液运行的变化，如发怒时气血往上直冲而不能降（《黄帝内经》说"怒则气上"），恐惧时气往下走而难以上升（《黄帝内经》说"恐则气下"），忧思过度则气不能舒展流通（《黄帝内经》说"思则气结"），这都是人可以掌控的情绪对身体的能量系统产生的直接影响，因此，心理疏导是中医很重要的一个治疗原则。

二是由非意识控制的信息系统，如心跳的节奏、脾胃的消化、各部位发育的形状、女子的月经、人体的衰老等。这一部分的信息主要由肾所藏的先天之精变化而来，它在胚胎开始形成的那一刻起就一直在发挥作用，调控身体的物质系统与能量系统进行正常工作。

以上两个部分的信息系统可以简称为"精神"。精与神虽然看不见、摸不着，但是却可以透过人体的外貌变化而被医生感知到，如观察头发、牙齿、听力等变化可以了解非意识控制的"先天之精"的盛衰情况，观察眼神、面部表情等可以了解由意识控制的"神"的情况等，这是中医诊断的特色之一。心、肾是与"精神"这个信息系统关系最密切的两个脏，调理心、肾，有助于调控人的信息系统。

信息系统与能量系统合起来简称为"精气神"，这是中医特有且十分重视的一个概念。从整体观的角度来看，人体皮肉筋骨、五官九窍、四肢等可见的形态学改变（病态下发生的改变），大多是由于看不见的能量系统和信息系统（即"精气神"）先发生了病变而导致的，因此，重视在精气神这个层面进行诊察与调理，是中医预防和诊疗疾病的特色。

（刘蓬）

第二节　藏象与精气神

藏象是中医整体观中极为重要的一种学说。"藏"指藏于体内的五脏六腑，以五脏为主体；"象"指表现于外的现象。人体外在的官窍、四肢、皮肉筋骨等所表现出来的一切现象都是由内在的五脏所决定的，这就是藏象理论最基本的观点。因此，要认识官窍的生理与病理现象，首先必须认识五脏。

中医的五脏完全不同于西医概念的同名实质脏器。在中医看来，五脏的形状大小并不重要，功能才是最重要的，心、肝、脾、肺、肾五脏的每一脏都是一个功能系统，因此五脏实际上是五个功能系统，是人体赖以生存的基础。

五脏虽然是五个功能系统，但这五个功能系统又是相互协调配合的一个不可分割的整体。在这个整体中，从精气神的角度可大致分为两类：一类是脾、肝、肺，这是与人体的能量系统（气）有关的三个脏，对应的五行是土、木、金，其中脾土为"后天之本"，或者说脾土为核心；另一类是肾与心，这是与人体的信息系统（精神）有关的两个脏，对应的五行是水、火，其中肾水为"先天之本"（表4-1）。

表4-1　五脏的主要功能及分类

五脏	五行	主要功能	分类
脾	土	化生	与能量系统（气）有关，脾为后天之本
肝	木	疏泄	
肺	金	肃降	
肾	水	藏精	与信息系统（精神）有关，肾为先天之本
心	火	藏神	

一、与能量系统有关的三脏

1. 脾——后天之本

脾属土，土能化生万物，脾能化生气血津液，因此脾与土有异曲同工之妙，常合称为"脾土"。脾土的功能用一个字来概括就是"化"，"化"的实质是以食物为原料化生气血津液，可以说脾土是人体能量的生产地，脾土的功能强弱决定了气血津液的生产能力，也就决定了体质的强弱，故脾土被称为"后天之本"，在五脏这个整体中具有特殊的地位。

脾土所化生的气血津液又称为"清气""清阳"，在化生"清气"或"清阳"的同时，也会产生副产品——"浊气"或称"浊阴"，通常又被称为"痰湿"，或者用更通俗的词语表述就是"垃圾"，故中医有"脾为气血生化之源，又为生痰之源"的说法。脾土的功能强，则能化生更多的清阳之气供人体使用，产生更少的浊阴之气并能通过二便排出体外，正如《素问·阴阳应象大论》所说"清阳出上窍，浊阴出下窍"；反之，脾土的功能弱（一般称为"脾虚"），则化生较少的清阳之气，而产生更多的浊阴之气（痰湿）且难以排出体外，痰湿停留体内是造成很多疾病的主要原因之一，官窍的疾病亦不例外，故有"痰生百病"之说。

六腑中的胃、小肠、大肠、膀胱、三焦等其实都与脾转化食物的功能密切相关，属于脾土这个系统的组成部分。胃为"水谷之海"（《灵枢·海论》）、"仓廪之官"（《素问·灵兰秘典论》），即是化生气血津液的原料——食物的储藏地，脾与胃合起来称为"脾胃"，《黄帝内经》与《金匮要略》等经典有时用"胃气"来代表脾胃的功能；小肠为"受盛之官，化物出焉"（《素问·灵兰秘典论》），"受盛"的含义是小肠接受从胃中传来的食物，"化物"就是产品——气血津液，说明食物转化为气血津液主要是在小肠完成的；大肠与膀胱为人体的两个垃圾站，即浊阴之气的储藏地，浊阴之气为食物经脾土处理后的最终转归之一；三焦指上焦、中焦、下焦的合称，《灵枢·营卫生会》说"上焦如雾，中焦如沤，下焦如渎"，即是说上焦主要代表食物已转化出来的气血津液往上流通如"雾露"的状态（清阳出上窍），中焦是食物正在转化为气血津液和浊阴之气的那个状态（生产过程），下焦是食物转化为浊阴之气往体外排出的状态（浊阴出下窍）。可见，六腑中的五腑——胃、小肠、大肠、膀胱、三焦皆与食物的转化有关，也就是与脾的功能有关，都是脾土的组成部分，《素问·六节藏象论》明确指出："脾、胃、大肠、小肠、三焦、膀胱者，仓廪之本、营之处也，其华在唇，其充在肌，此至阴之类，通于土气。"这里将脾、胃、大肠、小肠、三焦、膀胱归为一个系统，因为它们都是食物处理系统，这个系统有时以"脾"作为代表，有时以"脾胃"作为代表。它是人体的能量化工厂：食物是原料，产品是清气（气血津液）与浊气。人体各个部位时时刻刻离不开气血津液提供的能量，故脾与五腑组成的这个脾土是人体最重要，也是体内最大的一个系统，这就是"后天之本"的实质。

保护脾土这个后天之本是培养人体正气、抵御邪气入侵的重要措施，也是养生的重要内涵之一，正如《金匮要略·脏腑经络先后病脉证第一》所说"四季脾旺不受邪"。保护脾土的前提是认识脾土的特性，脾的特性与土相似，即喜温燥而恶寒湿，喜清淡而恶肥腻，喜甘而恶苦，因此，从保护脾土的角度来说，宜尽量减少生冷寒凉及肥甘厚腻的食物，慎用苦寒、滋腻的药物。

2. 肝与肺——左肝右肺与出将入相

肝属木，与四季的春季相应，春季的特点与木气一样——往上、往外生发，这一特点与肝的功能十分相似，只是肝的生发功能现代常用"疏泄"来概括。就是说，肝木的主要功能就是疏泄，疏泄的作用就是使气往上、往外升散，即将脾土所化生的气血津液输送到头面官窍、四肢及周身。因此，肝木的疏泄功能实质就是能量运输系统。

肺属金，与四季的秋季对应，秋季的特点与金气一样——肃降，"肃"就是使气往内收敛，"降"就是使气往下降，这一特点与肺的功能十分相似，故肺的功能主要是肃降。

中医有"左肝右肺"之说，这并非指解剖部位而言，而是从功能的角度对肝与肺功能的高度概括。在古文里，"左"一般有往上、往前、往外走的意思，以此代表肝的功能特点；"右"一般有往下、往后、往内走的意思，以此代表肺的功能特点。肝木的疏泄与肺金的肃降正好相反，相互拮抗，共同构成了能量运输系统，使气血津液能顺畅地运送到周身，又不至于耗散到体外。若只有肝木的疏泄而无肺金的肃降，可能造成气血津液耗散太过，出现大汗淋漓、小便频数、出血不止等现象；若只有肺金的肃降而无肝木的疏泄，可能造成气血津液无法运行，出现痰湿或瘀血阻滞的情况。因此，"左肝右肺"的协调配合保障了"清阳出上窍、浊阴出下窍"的顺利进行。

《黄帝内经》将肝比喻为"将军之官"，将肺比喻为"相傅之官"，这是对肝与肺的功能特点的高度概括。将军是外出打仗的，宰相是在内处理国家内部事务的，因此常用"出将入相"来概括将与相的作用。从这个意义上来说，肝的疏泄功能是使气血往上、往外走，类似于肝的"出将"；肺的肃降是使气血往内收、浊气往下降，类似于肺的"入相"。将相和则国家安定，人体的肝与肺的功能配合得好，则气血运行畅通，身体健康。

六腑中的胆与肝有密切关系，肝气上升，胆气下降，有相互牵制的作用，故肝与胆互为表里，合称"肝胆"，皆属木系统。六腑中的大肠与肺的肃降功能密切相关，肺能正常肃降，则大肠能正常往下传导，排出大便，故肺与大肠互为表里，皆属金系统。

五脏六腑中，与能量（气血津液）的生产、运输有关的有九个脏腑，即脾、肝、肺三脏和胃、小肠、大肠、膀胱、三焦、胆六腑，占了脏腑的绝大部分，可见，能量的生产与运输是维持生命活动最重要的因素，因人体任何器官都需要能量的供应才能正常工作。

二、与信息系统有关的二脏

1. 肾——后天之本

肾属水，与四季的冬季相应，冬季的特点是"藏"，故肾的功能主要是"藏"，肾所藏的内容被称为"精"，常合称为"肾精"。这个"肾精"是禀自父母的先天之精，在受精卵形成的那一刻，先天之精便注入了新生命体内，它决定了胚胎的发育和成长方向，出生后决定着人体的生长发育、生殖能力、衰老、寿命等，中医称之为"祖气"。现代所说的"遗传基因"属于肾精所蕴含的信息中的一部分，不过肾精的内涵远比遗传基因要丰富得多。

肾精储藏起来的状态称为"肾阴"，发挥功能的状态称为"肾阳"，故"肾阴"与"肾阳"是一体两面的，不能决然分开。肾阳又称"相火""元阳""真阳"，如同坎卦中的一个阳爻，是生命的原动力，脾土的消化有赖于肾阳的温煦，这就是"火生土"的实质；肾阴又称"元阴""真阴"，如同坎卦上、下的两个阴爻，肝木的生发有赖于肾阴提供的滋养，这就是"水生木""肝肾同源"的实质。

肾精既然来自先天，则不能通过后天的手段得到补充，在生命活动中会不断消耗，一旦耗竭，生命便会终止，进入死亡。从这个意义上说，肾精是寿命之本，故中医将肾称为"先天之本"。保养先天之精的关键在于肾的收藏能力，加强肾的收藏能力、防止先天之精的泄漏便是补肾的实质，防止肾精泄漏的最好方法是有效的睡眠。

2. 心——君主之官

心属火，与四季的夏季相应，夏季的特点是火热，繁花似锦。与其他四脏不同的是，"心"字没有"月"字旁，"月"字旁代表肉，说明脾、肝、肺、肾四脏都是有形的脏器，而心是无形的，因此是比较特殊的一个脏。心的功能主要是藏神，这个"神"主要指人的意识、思维、心情等，是人的意识可以控制的高级信息指挥中心，除了睡眠状态以外，人的一切自主活动都是在心神的指挥下进行的，故《黄帝内经》称心为"君主之官"。

从事各种有意识的活动必然产生各种情绪，这就是"心情"，如前所述，不同的心情对气血津液的运行会产生影响。心情有积极的，也有消极的，积极的心情是欢喜，使人体充满阳光，气血津液运行畅通无阻；消极的心情是愤怒、惊恐、忧愁、悲伤等，使人体充满阴暗，气血津液运行逆乱，从而易导致疾病的产生。中医将心与夏季相对应，寓意是人应当像夏季一样，以火热的、积极的心情指挥身体从事各种有意义的活动。

心与肾的功能组成了人体的信息系统：来自心的信息称为"君火"或"心火""心神"，是人的意识可以掌控的信息系统；来自肾的信息称为"相火"或"元阳""肾精"，是人的意识不能掌控的、来自先天的信息系统。心神与肾精密切配合的状态即为"心肾相交"，如同"水火既济"，合称为"精神"。"精神"这两套信息系统相互配合，指挥着脏腑不断化生气血津液并根据需要运送到全身各个器官，使各器官发挥应有的功能，并从事各种有意义的活动，同时将各个器官功能活动所产生的垃圾运送到垃圾站（如大肠、膀胱）排出体外。因此，藏象的实质就是围绕着"精、气、神"的，人体一切生理、病理现象都是由"精、气、神"的正常或异常现象所显现的。通过皮肉筋骨、五官九窍、四肢所表现出来的现象，从精、气、神的层面去推断内在脏腑的功能是否正常，这就是藏象理论的实质。

（刘蓬）

第三节　耳鼻喉与脏腑

耳、鼻、喉（包含口齿）是五官九窍的重要组成部分，居于人体头面部，皆属显露于外的"清窍"，在头面的七窍中占了五窍。耳、鼻、喉每个清窍具有各自的功能，皆有赖于清阳之气上达才能发挥各自的功能，如《灵枢·邪气脏腑病形》说："十二经脉，三百六十五络，其血气皆上于面而走空窍，其精气上走于目而为睛，其别气走于耳而为听，其宗气上出于鼻而为嗅，其浊气出于胃，走唇舌而为味。"清阳之气（血气）上达与相关脏腑的功能活动密不可分。因此，认识耳鼻喉与脏腑的关系，对于认识耳鼻喉等官窍的生理、病理现象及其疾病具有重要意义。在耳鼻喉等官窍与脏腑的关系中，脏腑是根本，耳鼻喉等官窍是枝叶，欲知枝叶变化之由，必先了解其根本。

一、耳与脏腑

耳为人体五官之一，有两窍，位于头部两侧，具有司听觉、主平衡的功能，耳的功能有赖于清阳之气上达，而清阳之气上达则有赖于五脏的整体协调活动。耳的功能与五脏六腑皆密切相关，以下分别阐述。

1. 耳与肾　按《易经》的八卦与人体的对应关系，耳为坎，坎为水。按《黄帝内经》的藏象理论，肾属水脏，亦主水、主藏。可见，耳与肾都与坎水有关。

中医理论认为，肾主耳，耳为肾之外窍、肾之官，故耳与肾的关系最为密切。《素问·阴阳应象大论》说："肾主耳……在窍为耳。"《灵枢·五阅五使》说："耳者，肾之官也。"肾的主要功能为藏精，肾精充沛，化为阳气（简称"肾气"），上通于耳，则听觉聪敏，平衡正常，如《灵枢·脉度》说："肾气通于耳，肾和则耳能闻五音矣。"若肾精亏损，肾气不能上达，则易导致听力减退，如《灵枢·决气》说："精脱者耳聋。"

良好的睡眠有利于肾藏精，防止肾精泄漏，保持听觉聪敏。反之，若经常熬夜或失眠以致睡眠不足，易使肾精泄漏，导致听力逐渐下降，临床上常见到睡眠不足的人易发生听力下降，往往从高频听力下降开始，逐渐影响到语言频率才被患者发觉，也可突然发生严重的听力下降。老年人因肾精自然亏耗，也是难以避免听力下降的，称为老年性聋。因此通过观察听觉的灵敏度可以窥视肾精的盛衰，如《灵枢·师传》说："肾者主为外，使之远听，视耳好恶，以知其性。"

由于肾主水，肾阳不足，寒水上泛，可导致平衡失调而发生旋转性眩晕。由于肾主骨，肾虚则耳部骨质易受邪毒侵蚀，导致耳内流脓不止，甚至发生脓耳变证。

附：关于"肾耳相关"的现代研究

自 20 世纪 60 年代开始，随着中西医结合工作的开展，国内学者运用现代科技手段开展了肾与耳相关的研究。现已发现，肾与耳这两个相距较远的器官，在解剖组织结构和酶的含量与分布方面，在水和电解质平衡生理机制方面，以及两个器官对某些药物的药理反应上均有类似之处，特别是对内耳有毒性的氨基苷类抗生素（如新霉素、卡那霉素、庆大霉素、硫酸链霉素等）同样具有肾毒性，而抑制肾功能的利尿剂（如依他尼酸等）同样可以引起人和动物听觉障碍，并对内耳生物电产生明显的抑制作用。肾功能衰竭及肾透析、肾移植病人常出现听力障碍，有学者对肾病患者进行了听力测定，发现肾病患者听力损伤发生率达 84.3%，听力损伤以高频为主，说明肾脏疾病对于耳的听力有一定的影响。也有学者对青海土族人"肾"与纯音听力的关系进行了研究，发现中医肾功能与听力关系极为密切，中年肾虚者易发生听力减退。另有研究显示，运用肾 X 线造影剂（如泛影葡胺）治疗耳聋有一定效果。这些研究说明，肾与耳确实存在着某些类似之处。

有学者提出，醛固酮可能是肾主耳的物质基础之一。如上海中医学院在中医肾与耳的关系实验性研究中发现，给予醛固酮后，依他尼酸对内耳的毒性作用大大减轻，而注射醛固酮受体竞争性拮抗剂螺内酯，则依他尼酸对内耳抑制作用明显增强，提示醛固酮可能具有促进内耳功能的作用。因醛固酮属肾上腺皮质激素之一，而肾上腺皮质是中医"肾"功能中的一个重要组成部分，醛固酮主要影响水盐代谢，促进肾小管对钠和水的再吸收及排钾，其对内耳功能的促进作用可能亦是通过对内耳淋巴液的调控，如同对肾小管的作用一样，通过对钠钾代谢的影响，以维持其内环境的恒定，从而达到减轻毒性药物对内耳的损害，起到促进内耳功能的作用，故醛固酮可能是肾与耳联系的物质基础之一。

也有学者提出血钙可能是肾与耳联系的物质基础之一。通过对肾虚患者血清钙、磷值及 24 小时尿钙值的测定，发现肾虚耳鸣耳聋组血钙明显低于肾虚无耳鸣耳聋组（$P < 0.001$），24 小时尿钙排泄量亦低于无耳鸣耳聋组（$P < 0.05$），而性别、年龄与血清钙值则无明显关系。由此推测，肾虚耳鸣或耳聋与血清钙之间存在着密切关系，血钙很可能是肾与耳之间联系的一种物质基础，而血钙偏低则可能是肾虚患者产生耳鸣的因素之一。

另有学者提出血清铁可能是肾与耳联系的物质基础之一。通过对体内血清铁的测定，发现肾虚型感音神经性聋患者血清铁平均含量明显低于无肾虚见症者及正常听力健康人，对这些患者以补肾治疗为主，重用含铁量很高的磁石，辅以西药铁剂，可获得较好疗效。由此推测，微量元素铁可能是中医肾与耳联系的物质基础之一。同时，动物实验研究发现，缺铁肾虚组大鼠和缺铁无肾虚组大鼠血清铁平均含量明显低于贫血对照组和正常对照组，而缺铁肾虚组还明显低于缺铁无肾虚组，但内耳锌、铜、镁含量均不受缺铁或肾虚的影响，表明肾主耳与内耳铁代谢关系密切。

也有学者在动物实验中发现，肾阳虚动物的听觉系统有严重损害，而用温肾补阳法则可使之听力改善。

值得注意的是，中医的"肾"较西医的肾脏概念要宽泛得多，不宜混淆。

2. 耳与心　《黄帝内经》除了反复论及肾开窍于耳之外，亦有心开窍于耳之说，如《素问·金匮真言论》说："南方赤色，入通于心，开窍于耳。"肾与心两脏都开窍于耳，这在其他官窍与脏腑的关系中是绝无仅有的。明·王肯堂在《证治准绳·杂病·第八册》中提到"肾为耳窍之主，心为耳窍之客"，但"主"与"客"是何意？为何其他官窍没有"主"脏与"客"脏之别？没有进一步的解释。

心为君主之官、神之舍，心的主要功能为藏神，这个"神"主要指人的意识、思维、情感等心理活动。耳的听觉与平衡觉与人的意识和感觉是分不开的，实际上是心神活动的体现之一，只有注意力集中于所听的声音上，才能听懂声音里所蕴含的意义，故心亦开窍于耳。

心所藏的神又称"君火"或"心火"；而肾主水、藏精，这一功能也称"肾水"。肾所藏的精与心所藏的神都是人的信息系统，前者是不受主观意识控制的信息，后者为受主观意识控制的信息，肾精与心神密切配合，谓之"心肾相交"，或"水火既济"。这种"心肾相交"或"水火既济"的状态对于耳来说十分重要，因耳的听觉与心、肾两套信息系统都有密切关系：肾精上通于耳，才能听见声音；心神通于耳，才能听懂声音。首先听见声音是关键，若肾精不能上通于耳则会听力下降，若听不见声音，则分辨声音的意义也就无从谈起，故肾开窍于耳是主要的；对于人来说，听见声音以后还需要听懂声音的意义，临床上可以见到有些病人的纯音听力并无下降或仅有轻微下降，却听不懂别人的讲话，言语分辨力很差，这就与心神不能通于耳有关，故《黄帝内经》有时也说心开窍于耳。

心神不能通于耳主要有三大原因：一是心神本身出了问题，如情志不遂，乃至焦虑、抑郁等；二是血不养神，即脾胃所化生的气血不足，不能奉养心神；三是肾水不能上济于心导致心肾不交。

由于心为君主之官，心神的问题除了可以导致言语分辨力下降外，还可以通过影响肾、脾、肝、肺等脏的功能而间接影响听力。如思虑过度可影响脾化生气血，气血不足则不能奉养清窍而使听力下降；抑郁过度可影响肝的疏泄，疏泄失常则气血不能正常运行于清窍而导致听力下降；惊恐过度可影响肾的收藏，使夜不能寐，心肾不交，肾精不能上通于耳，导致听力下降；悲伤过度可影响肺的肃降，肃降失常则浊气不能下降，闭塞耳窍而导致听力下降等。

3. 耳与脾胃　这里说的"脾"，包括五脏中的"脾"和六腑中的胃、小肠、大肠、膀胱、三焦等属于脾这个"家族"里的腑，简称为"脾胃"。脾胃属土，主运化，为后天之本、气血生化之源，脾胃所化生的气血又谓之清阳，清阳能够上奉耳窍，是发挥耳司听觉、平衡功能的必要条件。耳如同一部收音机一样，收音机需要有电能供应才能正常地发挥收音功能，对于耳来说，这个电能就是脾土所化生的气血。因此，脾胃的功能与耳有密切关系。《素问·玉机真脏论》说："脾为孤脏……其不及则令人九窍不通。"

若饮食不节，如过食生冷寒凉或肥甘厚腻，加重脾胃负担，或劳倦过度，可导致脾胃功能失调。脾胃功能失调，可通过以下三个途径影响耳窍的功能而产生耳部病证：

（1）气血不足：脾气虚弱，运化失常，则消化能力减弱，使气血化生不足，不能奉养耳窍，这是导致耳鸣、耳聋最常见的原因之一。

（2）痰湿内生：脾不健运，不能及时将吃进去的食物转化为气血，还可导致垃圾——痰湿内生，痰湿停留体内，既可闭塞耳窍，导致耳胀、脓耳、眩晕、耳痒等症状的产生，还可阻碍清阳上升，使气血不能上达耳窍，导致听力下降、眩晕等耳部症状产生。

（3）升降失调：脾胃居中焦，为气机升降的枢纽，脾胃失调，易致气机升降失调，导致清阳不升，浊阴不降，而出现耳鸣、耳聋、眩晕、耳胀等耳部病症。

4. 耳与肝胆　肝与胆互为表里，属木，主要功能是主疏泄，肝的疏泄使气上升、外达；胆的疏泄使气下降，共同维持气血津液的正常运行。肝胆的疏泄功能可通过以下四个途径影响耳的功能。

（1）肝肾同源：肝为木，肾为水，木由水生，因此肝为肾之子。肾开窍于耳，肾水上通于耳窍，方能有听觉，而肝木的正常疏泄、调达，肾水方可借这股上升的动力达于耳窍，实现肾气通于耳的功能，这就是肝肾同源之理。若肝气郁滞，疏泄失常，则肾水难以上达耳窍，可导致听力下降。

（2）气滞血瘀：肝木的疏泄，能使脾土所化生的气血运行上达耳窍，为产生听觉提供能量；胆气的疏泄使气往下降，有利于耳部的浊气下降，不至于壅闭清窍。若肝胆疏泄失常，则气血瘀滞不行，难以上达耳窍，可影响耳的听觉与平衡觉。

（3）肝木克土：肝属木，脾属土，从五行的关系来说，木克土。临床所见，肝木过旺最易克脾土，导致脾土功能失常，如人在发怒或抑郁时，常会出现食欲减退，这就是肝木克脾土的表现，其结果是影响脾土化生气血，并产生痰湿，气血不足，不能上奉耳窍，或痰湿停聚耳窍，可产生耳鸣、耳聋、耳胀、眩晕等一系列耳部病症。

（4）胆火上扰：足少阳胆经循行于耳窍，生理情况下肝升胆降，气机运转正常，则耳的功能正常；若胆气不降，易郁而化火，上犯耳窍，可导致耳部肿痛、流脓等病症。

5. 耳与肺　肺为金，主肃降。肺金的肃降可通过以下三个途径影响耳的功能。

（1）金水相生：肺为金，肾为水，肺金生肾水，肺为肾之母，因此，肾主耳的功能与肺有关。生理情况下，肺金的肃降功能正常，才能化生肾水，同时带动心火下降与肾相交，水火既济的情况下，肾气才能上通于耳，使耳的听觉功能正常。如《杂病源流犀烛·卷二十三》说："肾窍于耳，所以聪听，实因水生于金，盖肺主气，一身之气贯于耳，故能为听。"

（2）浊气下降：肺金的肃降，使气往内收、往下降，与肝的疏泄互为牵制，使气血津液能正常运行于耳窍，为耳的功能提供能量，同时肺的肃降有利于上部的浊气下降，不至于壅闭清窍。若外邪侵袭，导致肺失肃降，常可导致浊气不能下降而出现耳胀、耳闷、耳聋、耳痛等病症。《素问·气交变大论》说："金肺受邪……嗌燥，耳聋。"

（3）肺气贯耳：有人认为，肺经结穴于耳，如《温热经纬·余师愚疫病篇》说："肺经之结穴在耳中，名曰笼葱，专主乎听。"捏鼻鼓气时，气贯于耳，亦说明肺气与耳相通。

二、鼻与脏腑

鼻为人体五官之一，有两窍，位于面部中央，属阳中之阳的部位，为清阳交会之处，又是血脉多聚之处，故属"清窍"。鼻为呼吸、嗅觉之门户，又是协助发音的器官。鼻的呼吸、嗅觉功能有赖于内在的脏腑功能活动产生的清阳之气上达。鼻的功能与五脏六腑皆有密切关系，以下分别阐述。

1. 鼻与肺　中医理论认为，肺开窍于鼻，故鼻与肺的关系最为密切。从结构上来说，鼻后连颅颡，下通于肺，是肺之门户，属肺之系，故鼻为肺之外窍、肺之官。《素问·金匮真言论》说："西方白色，入通于肺，开窍于鼻。"《灵枢·五阅五使》说："鼻者，肺之官也。"

鼻与皮肤皆为人体接触外界空气的第一道门户，为人体的藩篱，感受气温的寒暖变化最为灵敏。中医认为，肺开窍于鼻，又外合皮毛，故鼻与皮毛同属肺主管的范围，是一个系统。相对而言，鼻对气温的变化比皮肤更为敏感，当皮肤尚未对气温的异常变化做出反应时，可能鼻子已开始有打喷嚏、鼻塞、流涕等反应了。肺主气，其主气的功能主要表现为肃降，肺的肃降使气往内收、往下降，这对于体表的防卫十分重要。鼻与皮肤作为人体防卫的第一道防线，与肺的肃降功能密切相关。当外界的气温骤然降低时，肺气的肃降作用使皮肤的毛孔关闭，鼻甲肿胀使鼻孔的大门亦关闭，表现为鼻塞，阻止外界的寒气入侵体内，这一反应提醒人们注意及时添加衣服，防寒保暖。

鼻窍的通畅是发挥鼻的呼吸与嗅觉功能的必要条件。正常情况下，肺的肃降不仅有利于鼻所吸入之气下沉于丹田，还有利于上部的浊气下降，从而保持鼻窍的通畅，发挥其正常功能。若肺气肃降失常，则上部的浊气不能下降，闭塞鼻窍，可导致鼻塞、流涕等症状产生。肺气肃降失常，最常见的原因是外邪入侵，如《诸病源候论·卷二十九》说："肺脏为风冷所乘，则鼻气不和，津液壅塞而为鼻齆。"

鼻的嗅觉有赖于鼻窍畅通无阻，而鼻窍的畅通与肺气的肃降有密切关系，如《灵枢·脉度》说："肺气通于鼻，肺和则鼻能知臭香矣。""肺和"就是肺的肃降功能正常。反过来说，肺不和，意味着肺气不能正常肃降，可导致浊气不降，窒塞肺之外窍而出现嗅觉失灵。

鼻还有辅助发音的功能，这一功能也与肺的肃降功能有关。若肺气失于肃降，则浊气窒塞于鼻，使鼻窍不通畅，易产生闭塞性鼻音。

2. 鼻与脾胃　"脾胃"是脾和胃、小肠、大肠、膀胱、三焦等"土"系统的简称，具有化生气血津液并排出浊气的功能，为后天之本。脾胃系统与鼻的关系十分密切，体现在以下方面。

（1）鼻准属脾土：从中医面相学来说，鼻准（即鼻尖）居面之中央，而中央属土，故鼻准属脾土。

（2）气血为鼻之后盾：鼻为一身血脉多聚之处，需要大量的气血供应，而气血均来源于脾胃，从食物中化生。鼻作为呼吸之门户，对吸入之气需进行初步处理，这个处理包括三个方面：①加温。无论外界空气的温度如何，经鼻呼吸后，空气的温度立即加温至接近人体的体温（37℃左右），以避免寒气入侵体内造成损害。②加湿。无论外界空气的湿度如何，经鼻呼吸后，空气的湿度需调整至90%以上，以避免干燥的空气进入体内造成伤害。③清洁。空气中含有各种不清洁的微尘颗粒，经鼻呼吸后需立即清除这些微尘颗粒，保证进入体内的空气是洁净的。鼻子的一次呼吸时间大约3秒钟，其中减去呼气的时间后，吸气的时间不足2秒钟，在如此短暂的瞬间，需对吸入的空气完成现代任何空调都无法完成的瞬间加温、加湿及清洁的功能，其先决条件是鼻子的血脉非常丰富，而血脉的充盈则有赖于脾胃提供足够的气血，如同打仗一样，鼻子是前线的士兵，脾胃是后方的资粮，资粮充足，士兵才有力气打胜仗；反之，若资粮不足，士兵是很难有气力打仗的。因此，若脾胃虚弱，化生的气血不足，则鼻窍难以胜任对吸入空气的瞬间处理，使人体对外界环境的适应能力降低，也就是防御能力降低，易导致反复感冒鼻塞、流涕等。

（3）痰湿影响鼻功能：脾主升，胃主降，脾胃为人体升降的枢纽，若脾失健运，脾胃升降失调，可导致痰湿内生，停聚鼻窍而出现鼻涕增多、鼻塞、嗅觉失灵等症状。

（4）脾不统血可致鼻衄：脾主统血，脾气虚弱，统血失职，可导致血不循经而鼻衄。

3. 鼻与肝胆　肝胆为木，互为表里，主疏泄，足厥阴肝气主升，足少阳胆气主降，肝胆的功能协调，则脾土所化生的气血津液易于上达鼻窍，故鼻能顺畅地呼吸、闻香臭，与肝胆的疏泄功能有关。

另外，足少阳胆之经气上通于脑，脑为髓海，下通于鼻颏（鼻根部为颏）。肝胆疏泄正常，则脑、鼻颏俱得安康。若肝胆失调，气郁于上而不能下降，则易化火，胆火郁于脑，可灼伤津液，下犯鼻颏，导致浊涕不止的鼻渊，如《素问·气厥论》说："胆移热于脑，则辛颏鼻渊，鼻渊者，浊涕下不止也。"鼻为血脉多聚之所，胆火不降，还可迫血妄行而导致鼻衄。

4. 鼻与肾　鼻与肾的关系体现在以下两个方面：

（1）肾助鼻纳气：鼻为呼吸之门户，为肺之外窍，肺为气之主，肾为气之根，鼻所吸入之气经肺之肃降而下纳于肾，故鼻的呼吸功能与肾有关。如《类证治裁·卷二》说："肺为气之主，肾为气之根，肺主出气，肾主纳气，阴阳相交，呼吸乃和。"若肾阳不足，不能纳气归肾，可致喷嚏频频，如《素问·宣明五气论》说："肾为欠，为嚏。"

（2）肾助鼻闻香臭：鼻的嗅觉功能为人的感觉之一，与人的信息系统有关；肾藏精，肾精为人的信息来源之一，故与鼻的嗅觉相关。肾精充足是嗅觉灵敏的条件之一，若肾精亏损，可致嗅觉迟钝。

5. 鼻与心　鼻与心的关系主要体现在嗅觉方面。

心藏神，心神主要指人的意识活动；鼻司嗅觉，而嗅觉实乃心神所变现，故有心主嗅之说，如《难经·四十难》："心主臭，故令鼻知香臭。"嗅觉作为人的感觉之一，与听觉一样，分能嗅与辨嗅两个方面：能嗅是嗅到气味的能力；辨嗅是区分香臭的能力。前者与肾精这个信息系统有关，后者与心神这个信息系统有关。由此可见，嗅觉虽通过外在的鼻而感知，但辨香臭实为内在的心所主，只有心神内藏，才能辨别气味。若心血不足，血不养神，可致嗅觉失灵，如《素问·五脏别论》说："五气入鼻，藏于心肺，心肺有病，而鼻为之不利也。"

此外，心神又为心火，心火的本质为阳气，心阳充沛，则鼻能为嚏而逐邪外出，如《灵枢·口问》说："阳气和利，满于心，出于鼻，故为嚏。"

三、咽喉与脏腑

咽喉居颈部，是连接头与躯干的重要部位。分而为二，合而为一，有广义与狭义之分：狭义者分而为二，咽、喉各司其职，咽的主要功能是吞咽，与胃关系密切；喉的主要功能是呼吸及发声，与肺关系密切。广义者合而为一，以"喉"泛指咽喉及口腔。

咽喉为饮食、呼吸之要道，又是经脉循行交会之要冲，天地之气由此而进入身体，经脏腑所化生的清阳之气由此而上达清窍。因此，咽喉系一身命脉之关隘，有着极其重要的地位，宜通畅而不宜壅塞。咽喉的功能实为内在的脏腑功能所推动，与五脏密切相关。

1. 咽喉与脾胃　咽喉与脾胃的关系表现在以下三个方面。

（1）咽属胃之系：咽上连口腔，下接食道而通于胃，属胃之系。"咽"的含义就是吞咽，吞咽的对象是水谷等食物，吞咽之后食物的终点是胃，故咽为饮食之要道。《严氏济生方·咽喉门》说："咽者，言可以咽物，又谓之嗌，气之疏通厄要之处，胃所系。"因此，咽与胃的关系最为密切：咽主吞咽水谷，胃主受纳、腐熟水谷，故胃实为咽之根本。脾与胃相表里，共同完成将水谷化生为气血津液的过程。"胃之系"也就是脾胃这个食物处理系统，包括脾、胃、小肠、大肠、膀胱、三焦等。

（2）喉的发声与脾有关：语言为人与人交流的重要媒介，人的语声自喉发出，再经口、齿、唇、舌的配合而形成语言。喉发出声音是构成语言的关键，而喉的发声有赖于脾所化生的宗气鼓动声门。只有宗气充足，才能发声响亮；若脾气虚弱，则宗气不足，鼓动声门无力，表现为讲话容易疲劳、不能持久，甚至声嘶、失音。

（3）咽喉的畅通与脾胃的升降有关：咽喉为饮食、呼吸、发声的重要通道，食物、清气由此而入体内，浊气、声音由此而出体外，咽喉要道宜通畅而不宜壅塞。咽喉畅通有赖于气机升降协调。脾胃为人体气机升降的枢纽，胃气以降为顺，脾气以升为顺，只有脾胃升降功能协调，脾能升清，胃能降浊，咽喉才能畅通无阻。若脾胃升降失调，胃气不降，易发生浊气上逆，阻塞于咽喉，咽喉失于通畅，则出现吞咽不利或吞咽疼痛，甚至出现吞咽困难。

2. 咽喉与肺　咽喉与肺的关系表现在以下三个方面。

（1）喉属肺之系：喉者，候也，所候者"天气"（即自然界的清气）。喉上连颃颡、鼻窍，下接气道而通于肺，属肺之系。《疮疡经验全书·卷一》说："喉应天气，乃肺之系也。"因此，肺与喉的关系最为密切，实为喉之根本。肺为脏腑之华盖，主气，以肃降为顺，肺能正常肃降，则喉无壅塞而气息出入顺畅。若肺失肃降，易致痰浊之气上逆，阻塞喉部，导致呼多吸少之呼吸困难。

（2）喉之发声由肺所主：肺属金，金被敲击则鸣响，喉之发声亦如肺金被敲击一样，故不能发声便有"金破不鸣"与"金实不鸣"之说。喉之能发声，实乃内在的肺气所推动，推动声带发声的肺气还包含由脾土所化生的宗气，只有宗气足，肺气清，才能使喉发声洪亮而持久。若土不生金，则宗气不足，肺气鼓动无力，易致发声疲劳、声音嘶哑，甚则失音，此即"金破不鸣"，如《景岳全书·卷二十八》说："声由气而发，肺病则气夺，此气为声音之户也。"此外，肺主皮毛而开窍于鼻，若寒暖失调，藩篱失守，外邪袭肺，致肺失肃降，外邪、痰浊之气壅塞喉部，亦常导致声音嘶哑。

（3）肺的肃降有助于咽喉畅通：肺的主要功能是肃降，咽喉要道贵在通畅。肺的肃降可使上部的浊气及火热下降，这对于保持咽喉通畅十分重要。若外邪袭肺，使肺气的肃降功能失常，使上部的痰浊之气不能下降，气郁于上而不降则易化火，痰火壅结于咽喉，可致喉痹、乳蛾、喉痈等咽喉红肿疼痛的病症。

3. 咽喉与肝胆 咽喉要道，以通畅为用，壅塞为病，咽喉壅塞的状态古医籍谓之"喉痹"，"痹"即不通的意思，咽喉不通则阻碍天地之气进入体内，也阻碍了脏腑化生的气血津液上供头面清窍，危害极大，故"喉痹"是最古老的病名之一。《素问·阴阳别论》说："一阴一阳结，谓之喉痹。"一阴指厥阴，一阳指少阳，由此说明，咽喉不通畅的"喉痹"主要与足厥阴肝和足少阳胆有密切关系。

肝胆为木，互为表里，同主疏泄，肝主气升，胆主气降，肝胆升降协调对于全身气机畅通具有十分重要的意义，自然对于保持咽喉要道的畅通也非常重要。且足厥阴肝经循喉咙，入颃颡；足少阳胆经循咽喉至缺盆，肝胆为咽喉之使，如《素问·奇病论》说："夫肝者，中之将也，取决于胆，咽为之使。"说明肝胆的疏泄、调达有利于气机顺畅，也有利于咽喉的畅通。若肝胆失调，疏泄失常，易发生气机阻滞，咽喉失于通畅，产生吞咽哽哽不利，甚则咽喉肿痛等"喉痹"的症状，还可发生猝然失音的症状，如《景岳全书》说："喑哑之病……有气逆之闭，肝滞强也。"又云："惊恐愤郁卒然致瘖者，肝之病也。"

4. 咽喉与肾 肾位于躯干的下方，为气息之根和音声之根；喉为气息出入之通道，又主发声，故咽喉的功能与肾有密切关系。肾水为肺金之子，主藏精，为水火之宅，内藏元阴元阳，只有肾水与肺金的功能协调，喉所吸入之气方能下归于肾，且喉的发声洪亮而有根，如《景岳全书·卷二十八》说："肾藏精，精化气，阴虚则无气，此肾为声音之根也。"若肾不藏精，虚火上炎，可致咽喉干燥、疼痛，吞咽不利，或声音嘶哑。

5. 咽喉与心 心藏神，为君主之官，主管人的意识活动，咽喉的吞咽、呼吸、发声等功能皆是在心神的参与下才能完成的，故咽喉与心的功能亦有关。心神发生病变时，主要表现为情志失常，如喜、怒、忧、思、悲、恐、惊等七情过度，均会导致气机逆乱，导致咽喉要道受阻，出现咽喉哽哽不利等症状。

四、口与脏腑

口为人体五官之一，在七窍中占一席之地。口位于面部下方，包含唇、颊、齿、舌等结构，为饮食、言语之门户，具有纳水谷、司咀嚼、辨五味、出言语等功能。口又为一身之都门、脏腑之门户。口齿唇舌的功能与内在的脏腑功能具有密切的关系。

1. 口与脾胃 中医理论认为，脾开窍于口，口为脾所主，为脾之外窍、脾之官，故口与脾的关系最为密切。口与脾胃的关系体现在以下三个方面：

（1）口为胃之门户：口纳水谷、司咀嚼，水谷经咽喉而入胃，经脾的运化而化生气血津液。在这个食物处理系统中，口为第一道门户，胃是食物的受纳中心，口齿对食物的咀嚼有利于胃对食物的腐熟处理。如《血证论·卷六·口舌》说："口乃胃之门户。"

（2）口的食欲由脾所主：进食的前提是要有食欲，而食欲的产生主要是由脾决定的，这是脾开窍于口的实质内涵之一，只有脾的功能正常，方能产生食欲，由口而纳水谷，如《灵枢·脉度》说："脾气通于口，脾和则口能知五谷矣。"若脾气虚弱，常导致食欲减退，使口不欲纳谷。故食欲的好坏，是中医判断脾的功能是否正常的指标之一，如《灵枢·师传》说："脾者主为卫，使之迎粮，视唇舌好恶，以知吉凶。"

（3）脾之华在唇：脾主肌肉，人体所有的肌肉都被皮肤包裹着，不能直接看到，只有两处的肌肉直接暴露在外面，这就是口唇和舌头，故《黄帝内经》认为口唇和舌为肌肉之本，如《灵枢·经脉》说："唇舌者，肌肉之本也。"舌在口内，须张口才能见，而唇直接外露，随时可见，观察起来最为方便，故通过外露的口唇可以观察肌肉的总体情况，进而透视脾的功能状况，这就是《黄帝内经》认为脾之华在口唇的原因，如《灵枢·五阅五使》说："口唇者，脾之官也。"脾的功能状况很容易从口唇的颜色改变上反映出来，如《证治汇补·卷三》说："唇为之病……脾冷则紫，脾败则黑，脾寒则青，脾虚则白，脾衰则黄，脾实则红。"

2. 口与心　口与心的关系主要体现在口中的舌与心的关系上。中医理论认为，心开窍于舌，舌为心之苗、为心之官，《灵枢·五阅五使》说："舌者，心之官也。"

舌非孔窍，为何将舌定为一个窍、一个官，且与心联系起来呢？

舌既是口的结构之一，又是一个独立的器官。舌在人体中具有独特的地位，它有两大功能：一是辨五味，二是构语言。这两大功能都与心藏神的功能密不可分。

（1）心神与舌辨五味：舌辨五味的功能其实是心神所变现，并有赖于心血上奉于舌，如《灵枢·脉度》说："心气通于舌，心和则舌能知五味矣。"心神指引下的舌辨五味与脾开窍于口所反映出来的食欲皆与进食有关，但却是两个不同的概念，反映出人类饮食的两大目的：①为营养需要而吃。营养具体来说就是气血津液，由脾从食物中所化生，食欲的好坏体现脾的功能状态，脾气健运则食欲好，脾气虚弱则食欲差，故应顺从食欲的指引，即食欲好则多吃，食欲差则少吃，以保护脾的功能。②为舌的享受而吃。舌能辨五味，这是受心神支配的，五味经舌而感知，进而产生吃的快感，由舌而产生的这种快感使人能愉快地进食，这是有利的一面；但也容易使人产生贪恋舌的享受，这是人类饮食特有的现象（与动物相比而言），将饮食行为变成一种无止境的享受，可能会使人吃进太多脾胃负担不了的食物，从而损伤脾胃，产生各种疾病，如《道德经》所言"五味令人口爽"，因此从保护脾的功能这个角度而言，贪恋五味是不宜提倡的，需要合理节制，《素问·上古天真论》提倡的"食饮有节"主要就是提醒人们，饮食的最大问题就是不懂得节制。

（2）心神与舌构语：人类的语言离不开舌。喉部发出原始声音后，主要在舌的参与下才能形成语言，若无舌的运动，就无法形成可以相互交流的语言，故舌是形成语言的关键器官。舌之构语主要受心神的支配，属心神功能的一部分。

睡眠时心神是敛藏起来的，经常失眠或熬夜者，则心不藏神，易演变为心火上炎而致口舌生疮；若心神亡失，可致舌僵而失语。

3. 口与肾　口与肾的关系主要体现在肾主齿方面。

肾藏精，又主骨。人体所有的骨都是藏在最深层的，外面有肌肉和皮肤包裹，只有一处例外，这就是牙齿，牙齿是人体最坚硬的骨，且直接暴露在口中，能磨碎各种食物以利脾胃消化。故牙齿成为观察肾精盛衰很方便的一个窗口：肾精强盛，则牙齿坚固；肾精虚衰，则牙齿枯槁、易折，且易脱落。如《素问·上古天真论》说："丈夫八岁，肾气实，发长齿更……三八肾气平均，筋骨劲强，故真牙生而长极……五八肾气衰，发堕齿槁……八八则齿发去。"《证治汇补·卷四》进一步解释说："精充则齿坚，肾衰则齿豁，虚热则齿动，髓溢则齿长，肾虚牙疼，其齿浮。"

4. 口与肝、肺　口齿唇舌的协调动作离不开气血津液的供养。肝主疏泄，使气往上升、往外散，为将军之官；肺主肃降，使气往内收、往下降，为相傅之官。肝与肺的功能协调，则如同将相和，使气血津液顺利运行于周身，并上达口腔。故口的功能与肝、肺亦有关。

（刘蓬）

第四节　耳鼻喉与经络

经络是沟通内外、联络脏腑肢节、运行气血的通道，是人体最神秘的一个系统，是中医特有的一个概念，它只在活体上存在，人死之后，经络现象便不存在了，故通过尸体解剖无法看到经络。经络的走行与数量，在《黄帝内经》中有完整的记载，从此以后再无新的补充。每一条经络里皆有气血按一定的规律、顺序在运行，如环无端。人体任何一个部位都有经络通达，耳、鼻、喉（包括口）自然也不例外。内在的脏腑与外在的官窍、四肢、皮肉筋骨的联系，主要通过经络而实现，故经络既是传递能量（气血）的一个系统，也是传递信息的一个系统。由经络而衍生出来的针灸、按摩等治疗方法成为中医临床各科的主要治疗手段之一。

以下根据《黄帝内经》的记载，列出走行于耳、鼻、咽喉、口部的主要经络。

一、耳与经络

十二经脉中，直接循行于耳者有手少阳三焦经、足少阳胆经、手太阳小肠经、足太阳膀胱经、足阳明胃经等5条经脉。奇经八脉中，阳维脉循经耳部。此外，还有手阳明等络脉入耳，手少阳、足少阳、手太阳、足太阳、足阳明等5条经筋循行于耳。

直接循行于耳的6条经脉如下：

足少阳胆经：其分支从耳后入耳中，出走耳前，至目外眦后方。

手少阳三焦经：其分支出缺盆上项，沿耳后直上出耳上角，前行经颊部至目眶下。另一分支从耳后分出，进入耳中，走耳前，至目外眦。

足阳明胃经：环绕口唇，下交承浆，分别沿下颌的后下方，经大迎，循颊车，上耳前，沿发际到前额。

手太阳小肠经：其分支从缺盆沿颈上颊，至目锐眦，入耳中。

足太阳膀胱经：其分支从巅分出，向两侧下行至耳上角。

阳维脉：从肩部上行，经耳前至前额，再绕行至项后会于督脉。

二、鼻与经络

十二经脉中，直接循行于鼻或鼻旁者，有手阳明大肠经、足阳明胃经、手少阳三焦经、足少阳胆经、手太阳小肠经、足太阳膀胱经、手少阴心经、足厥阴肝经等 8 条经脉。奇经八脉中，直接循行于鼻部者有督脉、任脉、阴跷脉、阳跷脉等 4 条经脉。此外，尚有足太阳等络脉循于鼻部，足太阳、足阳明经筋循行于鼻。

直接循行于鼻的 12 条经脉如下：

手阳明大肠经：其支脉从缺盆上颈，通过颊部，入下龈中，循出夹口，绕上唇，左右交叉于人中，分布于鼻孔两侧。

足阳明胃经：起于鼻之两旁，旁纳足太阳经脉，向下沿鼻外侧，入上齿中。

手太阳小肠经：其支脉从颊部至眼眶的下部到鼻，再至目内眦。

足太阳膀胱经：起于鼻旁目内眦，上额，交会于头顶。

手少阳三焦经：其支脉出耳上角，屈折至颊到达眶下部（即鼻旁之上颌窦处）。

足少阳胆经：其支脉从目外眦，下行至大迎，折行于颊部（鼻旁），再下行于颈。

手少阴心经：其支脉夹咽，经面部，沿鼻旁，上联目系。

足厥阴肝经：循喉咙之后，上入鼻后之颃颡，连目系。

督脉：由巅顶沿前额下行鼻柱，至鼻尖，到上唇。

任脉：环绕口唇，上至龈交，分左右循鼻旁，到二目下。

阴跷脉：从人迎之前，经鼻旁到目内眦。

阳跷脉：从颈外侧上夹口角，循鼻外侧到达目内眦。

三、咽喉与经络

咽喉乃人体经脉循行的要冲。在十二经脉中，除手厥阴心包经和足太阳膀胱经间接通于咽喉外，其余 10 条经脉皆直接循经咽喉。在奇经八脉中，除督脉、带脉、阳维脉外，其余 5 条经脉皆循经咽喉。此外，尚有手阳明、足阳明、手太阳、足太阳、手少阳、足少阳等 6 条经筋循行于咽喉。

直接循行于咽喉的 15 条经脉如下：

手太阴肺经：入肺脏，上循咽喉，横出腋下。

手阳明大肠经：从缺盆上走颈部，沿颊入下齿中。

足阳明胃经：其支者，从大迎前下人迎，循喉咙，入缺盆。

足太阴脾经：从脾脏上络于胃，横过膈，上行夹于食道两旁，循经咽喉，连舌本。

手少阴心经：其支者从心系，夹食道上循咽喉，连于目系。

手太阳小肠经：其支者从缺盆循颈，经咽喉上颊。

足少阴肾经：从肾上贯肝膈，入肺中，循喉咙，夹舌本。

手少阳三焦经：从肩上走颈，过咽喉，经耳上角到颊部。

足少阳胆经：从耳后，循颈过咽，下肩至缺盆；其支者，从颊车，下走颈，经咽喉，至缺盆。

足厥阴肝经：上贯膈，分布于胁肋，循喉咙之后，上入颃颡。

任脉：循腹里，上关元，至咽喉，上颐，循面，入目。

冲脉：会于咽喉，别而络唇口。

阴跷脉：循内踝上行，至咽喉，交贯冲脉。

阳跷脉：从肩部，循经颈，过咽，上夹口角。

阴维脉：从胁部上行至咽喉。

四、口与经络

口通过经络与内在的脏腑建立了广泛的联系。十二经脉中，直接循经口部的经脉有 7 条，即足太阴脾经、足阳明胃经、手阳明大肠经、手太阳小肠经、手少阳三焦经、足厥阴肝经、足少阴肾经；奇经八脉中，直接循经口部的经脉有 5 条，即任脉、督脉、冲脉、阴跷脉、阳跷脉。此外，手太阳、足太阳、手少阳、足少阳、手阳明、足阳明等经筋皆循行于口。

直接循行于口部的 12 条经脉如下：

手阳明大肠经：其支脉从缺盆上颈贯颊，入下齿中，还出夹口，交人中。

足阳明胃经：循鼻外入上齿中，还出夹口环唇，下交承浆。

手太阳小肠经：其支脉出缺盆，循颈，上抵鼻。

手少阳三焦经：其支脉从耳上角循经颊部至颐。

足太阴脾经：上膈，夹咽，连舌本，散舌下。

足少阴肾经：循喉咙，夹舌本。

足厥阴肝经：其支脉从目系下颊里，环绕唇内。

任脉：从咽喉部上行至唇内，环绕口唇。

督脉：由鼻尖下行至唇内龈交。

冲脉：循经喉，环绕口唇。

阴跷脉：经人迎前面，过颊部，到目内眦。

阳跷脉：过颈部，上挟口角，至目内眦。

（刘蓬）

参考文献

1. 王德鉴．中国医学百科全书·中医耳鼻咽喉口腔科学．上海：上海科学技术出版社，1985.

2. 王德鉴．中医耳鼻咽喉口腔科学．北京：人民卫生出版社，1994.

3. 王永钦．中医耳鼻咽喉口腔科学．北京：人民卫生出版社，2001.

4. 王士贞．全国高等中医药院校研究生规划教材·中医耳鼻咽喉科临床研究．北京：人民卫生出版社，2009.

5. 王士贞，刘蓬．中华医学百科全书·中医耳鼻咽喉口腔科学．北京：中国协和医科大学出版社，2016.

6. 干千．干氏耳鼻咽喉口腔科学．南京：江苏科学技术出版社，1999.

7. 孙广仁，郑洪新．中医基础理论．北京：中国中医药出版社，2012.

8. 邓铁涛．中医诊断学．上海：上海科学技术出版社，2013.

9. 曾兆麟．中医"肾"与耳关系的实验性研究．上海：上海中医杂志，1980（1）：2.

10. 余增福．中医"肾"与耳联系的现代医学研究进展．北京：中西医结合杂志，1985，5（9）：574－576.

11. 刘鲁明．试从钙磷代谢角度探讨肾虚耳鸣的物质基础56例肾虚患者临床观察．北京：中西医结合杂志，1986，6（9）：538－539.

12. 朱德湘．肾与耳关系探讨．长沙：湖南中医杂志，1988，4（5）：50.

13. 张国强．青海土族中年人"肾"与纯音听力关系的初步研究．北京：中西医结合杂志，1987，7（9）：537－538.

14. 王景贤．通过肾脏病患者听力测定结果探讨肾与耳的关系．北京：中西医结合杂志，1989，9（2）：91－92.

15. 孙爱华．肾主耳理论的生化物质基础——缺铁大鼠肾虚证与内耳铁含量及含铁酶变化．北京：中医杂志，1991，32（3）：44－46.

16. 俞军等．慢性肾病患者听力损伤较血清微量元素与肾虚证关系的探讨．北京：中国中西医结合杂志，1996，16（5）：274－276.

第五章 耳鼻喉病的病因病机

病因是导致疾病发生的原因；病机是机体在病因作用下，疾病发生、发展、变化及其结局的机理。对中医耳鼻喉科而言，有诸多病因可以导致机体阴阳失衡进而表现出耳鼻喉部的疾病。耳鼻喉病的发生、发展、变化有不同于其他疾病的特点。

耳鼻喉病的病因也不外乎内因与外因两个方面。外因以外感六淫、外伤等为主，内因以饮食不节、七情内伤等为主。耳鼻喉病的病机则是在以上病因的作用下，机体失去阴平阳秘的状态，导致不同脏腑、不同程度的阴阳失衡，反应于耳鼻喉部，致使耳鼻喉失去清空的状态，进而表现为各种"不通"，出现鼻塞、咽痛、耳聋、声嘶等各种症状。耳鼻喉病的病机涉及五脏六腑、气血津液等诸多方面，但不同疾病的病因、病机会有各自的特点，临床可通过致病特点、病变规律等进行审因论治、辨证求因，以更准确地进行临床辨证论治。这需要对耳鼻喉病的主要病因、病机有清晰的认知。

第一节 耳鼻喉病的主要病因

耳鼻喉病的主要病因除了一般疾病的外感六淫、内伤七情、饮食劳倦、外伤、疫疠之邪等常见病因外，还有一些耳鼻喉病独特的病因。

一、外感六淫

淫指过多、过甚，六淫是指风、寒、暑、湿、燥、火六气过度，超过机体正常承受能力，侵入机体，使机体失去阴阳平衡的状态，妨碍机体气血津液的运行，从而导致疾病的发生。耳、鼻、咽喉、口是机体与外界联系的窍道，六气通过这些窍道进出人体，因而六淫可以直接作用于耳鼻喉部，或者六淫之邪直中脏腑，再通过经络的联系，使这些官窍失去清通之用，从而表现出疾病状态。

1. 风邪 风为六淫之首，风为阳邪，易袭阳位。耳鼻喉诸窍皆居于头面部，属于阳位。《素问·太阴阳明论》曰："伤于风者，上先受之。"因此，风邪为患最易袭伤耳鼻喉诸窍。同时，风性善行而数变，致病迅速，因此耳鼻喉病易有病情快速变化的特点，咽喉疾病变化尤其迅速，故而《重楼玉钥》有"人之一身百症皆可致危，独咽喉之症尤危之危者，不吹桼间毙可立矣"之说。而《素问·风论》曰："风者，百病之长也。"说明风邪易侵袭机体导致疾病，但风邪为患，致病每多兼夹，所以耳鼻喉病的致病因素往往有风邪夹寒、热、湿等。但是，风邪导致的耳鼻喉诸病往往发生于疾病初起，如风寒、风热、风湿等侵袭而致病。

2. 寒邪　寒为阴邪，易袭阳窍，耳鼻喉诸窍为机体与外界联系的通道，极易受到寒邪的侵袭，而表现出疾病状态。同时，寒性收敛凝涩，易伤阳凝血，从而导致经络不通、瘀血阻滞等，使耳鼻喉诸窍失去清空状态而出现各种疾病。另外，寒邪为患，往往与风邪、湿邪等相伴，形成风寒、寒湿等伤人的病机，患者的证候表现亦出现相应的"寒"象，如黏膜淡红水肿、流清涕、畏寒恶寒等。

3. 热邪　火热为阳邪，火性炎上，耳鼻喉诸窍皆居于头面部，同性相求，火邪燔灼机体上部官窍，灼腐肌膜，导致耳鼻喉诸窍出现红肿热痛等症状，恰如《灵枢·痈疽》曰："热盛则肉腐，肉腐则为脓。"同时，热邪还具有伤津的特点，因此，火热为患的耳鼻喉病患者多具有不同程度的伤阴伤津，表现为口干、舌燥、鼻干等症状。另外，火热易炼津成痰，形成痰火并行的状态，因痰热导致各种急性耳鼻喉病。

4. 湿邪　《寿世保元·中湿》曰："湿者，因坐卧湿地，远行涉水，或冒风雨，久着汗衣，多食生冷湿面，酒后多饮冷水，悉能致之。"此湿来源有二：一是冒雨涉水、居处湿地的外湿；二是脾胃内伤运化失职导致的内湿。耳鼻喉诸窍皆为清窍，湿为阴邪，易蒙蔽清窍，进而导致清窍犯病。同时湿性黏滞，为患易缠绵难愈，形成耳鼻喉病的慢性持续状态。需注意的是，湿为长夏所属，湿邪为患的湿邪虽有外湿，但内湿是导致耳鼻喉病的更为重要的病因。

5. 燥邪　燥为秋季主令，温燥多发于初秋，凉燥多发于深秋。"燥胜则干"，燥邪致病性质与风邪、热邪有相类之处。燥邪为患，易通过口鼻直接伤肺，或直中口鼻咽喉，燥易伤津，形成以局部干燥、热痛等为主要表现的病证。

二、内伤七情

七情指喜、怒、忧、思、悲、恐、惊七种不同的情绪反应。《三因极一病证方论·三因篇》说："七情，人之常性，动之则先有脏腑郁发，外形于肢体。"《黄帝内经》总结的"怒伤肝，喜伤心，思伤脾，忧伤肺，恐伤肾"很好地诠释了七情与脏腑的关系。因此，七情致病仍然是七情太过导致脏腑气机失畅，耳鼻喉失其清空之用而表现为疾病状态。耳鼻喉科疾病中的梅核气、耳鸣等疾病均与情志有密切关系。

三、饮食不节

民以食为天，饮食既为生理需要，也是人生享受之一，过分贪图饮食的享受为饮食不节，是现代人最容易犯的一个错误，也是最常见的病因。饮食不节，主要表现为过食生冷、肥甘、厚腻，或饥饱无常，或睡前多食等。饮食不节最容易损伤脾胃，如《素问·痹论》云："饮食自倍，肠胃乃伤。"脾胃为后天之本、气血生化之源，五官七窍均有赖于气血的濡养，故脾胃损伤容易导致耳鼻喉诸病的产生，如《素问·玉机真脏论》云："脾不及则令人九窍不通。"《脾胃论》亦说："若胃气之本弱，饮食自倍，则脾胃之气既伤，而元气亦不能充，而诸病之所由生也。"《医学心悟·保生四要》云："食饮非宜，疾病蜂起。"脾胃损伤，则气血生化乏源，耳鼻喉诸窍失养；或痰湿内生，蒙蔽清窍，导致耳鼻喉诸窍疾病丛生。

四、劳逸失度

劳逸失度表现为工作、生活等方面的劳逸失度，包括过劳、过逸等，过劳主要表现为过度劳力、劳神、房劳等，过逸主要包括体力和脑力过逸。劳逸过度均可影响气血津液的输布运行，导致脏腑功能失调，进而影响耳鼻喉的功能出现疾病状态。如《素问·宣明五气论》曰："五劳所伤：久视伤血，久卧伤气，久坐伤肉，久立伤骨，久行伤筋。"《黄帝内经》中记载的上古之人年逾百岁而动作不衰的原因之一是"不妄作劳"。

五、痰饮瘀血

痰饮、瘀血是脏腑功能失调的病理产物，同时也是导致气血津液运行不畅的病因。《丹溪治法心要·卷二·痰第十九》云："痰之为物，随气升降，无处不到。无所不至，百病中多有兼此者。"痰饮的产生多与脾胃密切相关。瘀血的产生与外伤、气虚气滞等密切相关，古有"久病多瘀""病久入络"之说。在痰、瘀等病因的作用下，耳鼻喉诸清窍失其清空之用，表现为各种疾病。

六、疫疠之邪

疫疠之邪是具有传染性的致病因素，其致病具有发病急、症状相似、传染性强、易流行的特点。如《瘟疫论》所云："疫者，感天地之疠气……此气之来，无论强弱，触之者即病，邪从口鼻而入。"如白喉、疫喉痧等皆是通过口鼻传播的疾病。但近年来，随着疫苗接种的普及、医疗保健水平的提升、生活水平的提升等，耳鼻喉科的传染病发病率明显降低。

七、耳鼻喉独特病因

耳、鼻、咽喉、口是位于头面部的官窍，有着不同的结构与生理功能，除了上述相对共同的病因之外，还有各自相对独特的病因。

1. 外伤 耳居头颅两侧，鼻高居面部中央而为面王，口暴露于面部，咽喉位于颈前，是饮食呼吸的要道，这些器官极易受到跌仆、金刃、撞击、挤压、热水、酸碱等理化因素的损伤，导致耳鼻喉疾病。

2. 蚊虫咬伤 此类病因损伤部位多以耳、鼻为主，以蚊子、蟑螂多见。耳、鼻外露，且为管道器官，蚊虫喜叮咬，且喜钻孔，因此多于夜间造成患者耳、鼻等部位的损伤。

3. 异物　常见异物包括鱼刺、骨刺、石头、珠子、豆类等。患者无意或有意将异物留于耳、鼻、咽喉等部位，导致耳鼻咽喉异物。尤其是咽喉疾病的常见病因，其异物存留部位以扁桃体、会厌谷、梨状窝等处多见。鼻腔异物常发生于婴幼儿及儿童，因异物存留于鼻腔导致鼻塞、流涕等。

4. 用嗓过度　这是喉病的重要病因之一。喉司呼吸主发音。过度呼、笑、歌、哭、讲话等都是属于过度用嗓，一则耗气，二则致使喉肌过度疲劳，三则损伤声带，妨碍气血津液运行，声户开合失司，是造成声音嘶哑的主要原因。

5. 爆震、噪声　这是耳病的病因之一。爆震指鞭炮、炸药等引起的伴有气压改变的噪声，噪声指突发的过大过强的声音，或较长时间持续接触超过正常的声音，均可以损伤耳窍脉络，造成耳鸣、声敏感、耳聋等疾病。

6. 化学物质损伤　氨水、84 消毒液、硫酸、污染的空气等化学物质可以对鼻、咽喉部黏膜造成损伤，妨碍其清空之用，出现嗅觉障碍乃至失嗅、频繁清嗓、咽喉干燥、咽喉肿痛、憋闷、声音嘶哑、咳嗽等。

7. 官窍间疾病传变　耳、鼻、咽喉、口解剖结构上相临，生理功能上相互影响，病理上亦可相互影响，任何一窍发生病变，极易通过直接传变的方式影响其他官窍，造成耳鼻喉患病。如伤风鼻塞可导致耳胀、喉痹、喉瘖等，鼻渊可导致喉痹、耳胀、咳嗽等。

（刘 静）

第二节　耳鼻喉病的主要病机

任何疾病的发生，一定是病因作用于正气虚弱的机体的结果。《素问·评热病论》云："邪之所凑，其气必虚。"丹波元简释曰："此非邪凑则气虚之谓，言气所虚处，邪必凑之。"耳鼻喉病的病机也是如此。在各种病因的作用下，再加上患者本身气血津液等不足，则可导致机体阴阳失衡，发生一系列的病理变化，表现为各种耳鼻喉部疾病。

尽管导致疾病的原因多种多样，各种疾病的病机也变化多端，但各种疾病均有其相对稳定且独特的病机。在纷繁复杂的病机中，其共性部分是病机变化总体不离正邪，表现为阴阳的失衡。因为耳鼻喉均系以清空为用的官窍器官，耳鼻喉病的病机在上述基础上又有独特之处，主要以"不通"为主，如邪滞清窍、清窍失养等，不同官窍疾病的病机又各有特点。其病机可分为外感、内伤两方面。一般而言，耳鼻喉急性病以实证为多见，常与外邪侵袭、脏腑火热有关；耳鼻喉慢性病以虚证或虚实夹杂证为多见，多与脏腑亏虚、邪毒滞留有关。需要注意的是，外感病机与内伤病机有不同程度的混合存在。

一、外感病机

耳鼻喉病的病因之一是外感风、寒、暑、湿、燥、火六淫之邪。这些外邪通过直中，或通过经络、脏腑等影响耳、鼻、咽喉、口的功能，出现相应的疾病，故此类耳鼻喉病均有外感的病史。需要注意的是，耳鼻喉外感病患者一般均具有不同程度的正虚，包括气虚、阴虚等，虚损脏腑涉及脾、肺、肾等。

1. 外感风寒 风寒外束肌表，内犯于肺，肺气不宣，气机不利；或风寒直中耳、鼻、咽喉，气血津液运行失畅，则官窍失其清空之用，而表现为耳胀闷堵塞感、鼻塞、流清涕、咽喉疼痛、声音嘶哑等症状。因为是风寒侵袭，寒象较为明显，患者局部多表现为黏膜淡红、水肿，伴有轻微恶寒、发热等症。需要注意的是本型患者的风寒见证时间往往持续较短，患者虽初为风寒侵袭，但很快转变为风热证，或出现入里化热。但喉部疾病属于特例，如急喉瘖（急性喉炎）有时在较长时间内仍然可以见到风寒表象，仍然可以使用麻黄附子细辛汤等辛温药物，治疗勿过用寒凉。

2. 外感风热 风热之邪袭表，内传于肺，肺失清肃，气机不利；或风热直中于肺，致肺失宣降；或风热之邪直中耳、鼻、喉，风热之邪蒸灼耳鼻喉肌膜，或复加灼伤津液，导致耳鼻喉失去清空之用、失于津液濡养，出现耳痛、耳流脓、鼻塞、流黄涕、咽喉疼痛、声音嘶哑等症状，局部见黏膜充血明显、肿胀，全身伴见明显的发热、恶寒、头疼、咳嗽等症状。需要注意的是本病机的患者局部及全身表现往往较风寒型明显。

3. 燥邪侵袭 燥邪为患的表现与热、风等有类似之处。燥邪多见于秋冬季节。燥邪侵袭多见于鼻、咽喉疾病。燥邪直中鼻、咽喉，或燥邪袭肺，损伤津液，致使肺失宣降，鼻咽喉官窍气机不利，失去津液濡润，而表现为咽喉干痛、鼻干、咽干、声音嘶哑等。

二、内伤病机

脏腑功能失调是耳鼻喉病的内在病机，也是根本病机。由于各种因素的作用，如饮食不节、情志不畅等，造成脏腑功能失调，影响气血津液的输布运行，产生火热、痰、瘀、湿等各种病理产物，再加上外感等因素，终致患者产生各种耳鼻喉病的症状。常见内伤病基础病机如下。

1. 脏腑火热 火热为患是耳鼻喉病的最常见实证病机之一。此火包括肺火、肝火、胃火、心火等。其中，肺火多与外感相关，肝火多与情志过激有关，胃火多与饮食不节有关，心火多与情志、思虑、睡眠障碍等有关。但无论何脏火热，均会导致火热之邪循经上炎，蒸灼耳鼻咽喉肌膜，导致肌膜灼伤，官窍清空失用，出现咽喉肿痛、口舌生疮、鼻塞、流涕、鼻衄、耳痛、耳流脓、耳聋等表现，局部黏膜多以红肿为主要表现，全身伴有不同脏腑火热的表现，如心烦失眠、胁肋胀痛、咳嗽黄痰、口气热臭、便秘尿赤等。其中，肝火常导致鼻渊、喉痹、暴聋、脓耳等疾病，胃火常导致咽喉肿痛、喉痹、乳蛾、口疮、鼻衄等疾病，心火常导致口疮、鼻衄等疾病。

2. 湿热内蕴 湿热为患也是耳鼻喉病常见的病机之一，常见于鼻渊、脓耳等疾病的急性期。由于饮食不节，脾胃素有积热，复加湿热邪毒侵犯，则脾胃升降失司，水液运行失职，致湿热内蕴，循经上炎，蒸灼官窍肌膜，导致鼻塞、流涕、耳痛、耳流脓等，局部见有黏膜红肿、糜烂、渗出等。如"胆移热于脑，则辛频鼻渊"即相当于肝胆湿热导致的鼻渊，鼻疳、耳疮等疾病亦与湿热有密切关系。

3. 肺脏虚损 肺主一身之气、司呼吸；又主宣发肃降，通调水道，输布津液；肺开窍于鼻，为声音之主。肺脏虚损可以导致各种耳鼻喉病。由于素体虚弱、久病耗伤、过劳损伤、脾胃虚弱等原因导致肺虚：肺气虚鼓动乏力，声户失司则易声音嘶哑、声低气怯等；肺气虚卫外不固，易致风寒异气侵袭，津液停聚鼻窍，则可见鼻痒、喷嚏、清涕等；肺气虚患者全身多伴见自汗、畏寒、咳嗽、清痰等，局部多表现为黏膜淡红。肺阴虚，耳鼻咽喉官窍失养则不通，而见喉痹、喉痛、鼻槁、耳鸣、耳聋等各种疾病，患者全身表现多伴见盗汗、干燥感等，局部表现多以肌膜慢性充血为主。

4. 脾胃虚弱 脾胃为后天之本、气血生化之源。由于后天失养，饮食不节，过食生冷肥甘厚腻、思虑过度，用药不当等致脾胃虚弱。脾胃虚弱，气血生化乏源，官窍失养，易导致耳鸣、耳聋、眩晕、耳流清稀脓、鼻塞、鼻流清涕、声音嘶哑等，患者局部肌膜多表现为淡红。脾胃虚弱，水湿不运化，停聚为痰为饮，易导致眩晕、耳聋、耳流黏脓、耳闭、鼻渊、喉痹等，患者局部肌膜多表现为淡红而肿。

5. 肾元亏虚 肾为先天之本，一身之主。肾主藏精，主骨生髓，上充髓海。由于先天不足、房劳过度、久病耗伤、年老肾亏、熬夜少眠等致肾虚。肾虚分为肾阴虚与肾阳虚。肾阴虚则官窍失养，水不制火，虚火上炎，易导致耳聋、眩晕、耳流少量脓、鼻槁、喉痹、喉痛等，局部肌膜多以慢性充血暗红色为主，全身伴见腰膝酸软、头晕眼花等。肾阳虚则官窍失于温煦、濡养，易导致耳鸣、耳聋、耳眩晕、鼻衄、喉痹、喉痛等，局部肌膜多表现为淡红色，偏于阳虚水饮停聚者亦见局部肌膜淡红肿胀，全身伴见腰膝冷痛、夜尿清频、手足不温等。若肾元亏损，抗邪无力，邪毒久滞，腐蚀肌骨也可导致耳流脓臭秽，易导致变证发生。

6. 肝气郁结 肝主疏泄，调畅气机。因七情过激，情志不遂，致使肝失疏泄，气机郁结，可见咽喉异物感、声音嘶哑、耳鸣等病症。肝气郁结，横逆犯脾，脾虚运化失职，酿生痰浊，痰气互结，妨碍气机运行，则可见梅核气、喉痹、喉瘤等。或情志过激，变生肝火，肝火上炎，灼伤脉络，出现咽喉肿痛、口苦咽干、耳鸣、耳聋、耳眩晕等。

7. 痰湿内蕴 此痰湿的产生多与脾胃虚弱有密切关系，因脾为生痰之源。由于饮食不节、过食生冷、肥甘厚腻等原因，造成脾胃虚弱，运化失职，水湿失运，变生痰湿，痰湿阻于中焦，妨碍气机升降，或痰湿上蒙清窍，致使官窍失其清空之用，可出现耳胀、耳鸣、耳聋、耳眩晕、鼻窒、鼻渊、喉痹、喉瘖等各种耳鼻喉疾病。此种病机的患者多伴见痰多、腹胀、纳呆等，局部多表现为肌膜淡红肿胀。

8. 阴虚不足　耳鼻喉诸窍需赖津液濡养。由于外邪、久病耗伤、饮食劳倦失宜、情志郁结等原因导致机体阴津不足，以肺阴虚、肾阴虚、肝阴虚等为主，耳鼻喉官窍失养，可导致耳聋、喉痹、喉瘖、鼻槁等疾病。患者可伴有口、鼻、眼干燥，失眠多梦，盗汗，肌膜肌肤失润等表现。

9. 瘀血阻络　"久病入络"，此病机多见于耳鼻喉久病者。由于久病，正气不足，气虚、气滞等导致血液运行失畅，滞而为瘀，经络瘀阻，则耳鼻喉官窍失养，失其清空之用，表现为耳聋、喉瘖、鼻窒等。需要注意的是，此病机多与其他病机合见，如气滞血瘀、痰凝血瘀等。

10. 复合病机　在耳鼻喉病的病机中，更常见的是多个病机杂合在一起，不同脏腑联合病变，从而表现出虚虚实实、虚实夹杂的病机，如常见的肺脾气虚证的鼻窒、鼻鼽等，脾虚湿滞证的耳胀、脓耳、鼻渊等，肝郁脾虚证的梅核气、耳鸣、喉咳等，肺肾阴虚证的喉痹、喉瘖等，痰凝血瘀证的喉瘤、喉瘤、鼻痔等，正虚毒滞证的咽喉菌、颃颡岩、鼻菌等。

三、耳鼻喉病病机特点

1. 耳病病机特点　耳居于颅骨之内，《灵枢·邪气脏腑病形》说："十二经脉，三百六十五络，其血气皆上于面而走空窍……其别气走于耳而为听。"说明气血与耳之听力有密切关系。因此，但凡影响气血运行、充盛与否的病机都可以影响耳，其中最主要的脏腑有肺、脾、肾、肝。外感病机主要与肺相关，如外邪袭肺导致的耳胀。内伤病机中主要有脾胃虚弱导致耳窍失养出现耳鸣、耳聋、耳眩晕等，肝火、湿热上炎导致的耳痛、耳流脓、耳眩晕等，肾虚导致耳聋、耳眩晕等。因此，耳病病机中实证以肺、肝为主，虚证、虚实夹杂证则以肝、脾、肾为主。

2. 鼻病病机特点　鼻为气血多聚之处，为肺之外窍。因此，鼻病的病机特点也与此息息相关。外感鼻病病机以肺、肝、胆为主，内伤鼻病病机以肺、脾、肾为主。其中，外邪袭肺导致伤风鼻塞、鼻渊等，肝胆湿热导致鼻渊、鼻疳等，肺虚邪滞导致鼻鼽、鼻渊等。

3. 喉病病机特点　喉病病机有以下三个特点。

第一，咽喉为经络循行要冲，与脏腑经络有密切联系。且咽、喉为脾胃、肺之外窍，口为脾之外窍，因此喉病与肺、脾胃、肝、肾等关系尤为密切。外感六淫、内伤饮食、情志均易导致急性咽喉病，如肺经风热、胃火上炎、肝火上炎等。内伤病机则以肺阴不足、脾胃虚弱、肾虚导致咽喉部异物感、咽喉干燥、声音嘶哑等为主。其中阴虚、气虚是内伤咽喉病的主要病机。

第二，"咽喉诸病皆属于火"（《东医宝鉴·外形篇·卷二·咽喉》），咽喉病的病机中实热、虚火居于重要地位。

第三，急性咽喉病病情变化迅速，古有"走马喉风"之名。因此，对于喉风（急性喉梗阻）、会厌痈（急性会厌炎、会厌脓肿）等急性咽喉病需要及时救治，密切观察病情变化。

除上述病机以外，中医尚有其他方法论述耳鼻喉病的病机，如六经辨证、气血津液辨证等，临床可酌情选用。

总之，耳鼻咽喉病的病机是各种病因作用于正虚机体所发生的各种病理变化。病因不同，病机变化复杂多样，但总有其各自的特点，准确掌握耳鼻喉病的病机，有助于临证的准确治疗。

（刘 静）

参考文献

1. 王德鉴．高等医药院校教材·中医耳鼻喉科学．上海：上海科学技术出版社，1985.

2. 王德鉴．高等中医院校教学参考丛书·中医耳鼻喉科学．北京：人民卫生出版社，1987.

3. 王德鉴．中医耳鼻咽喉口腔科学．北京：人民卫生出版社，1994.

4. 干祖望．干氏耳鼻咽喉口腔科学．南京：江苏科学技术出版社，1999.

5. 王永钦．中医耳鼻咽喉口腔科学．北京：人民卫生出版社，2001.

6. 王士贞．普通高等教育"十五"国家级规划教材·中医耳鼻咽喉科学．北京：中国中医药出版社，2003.

7. 王士贞．全国高等中医药院校研究生规划教材·中医耳鼻咽喉科临床研究．北京：人民卫生出版社，2009.

8. 熊大经，刘蓬．全国中医药行业高等教育"十二五"规划教材·中医耳鼻咽喉科学．北京：中国中医药出版社，2012.

9. 刘蓬．全国中医药行业高等教育"十三五"规划教材·中医耳鼻咽喉科学．北京：中国中医药出版社，2016.

第六章 耳鼻喉病的诊断与辨证

第一节 耳鼻喉病的诊断

望、闻、问、切"四诊"是中医临床诊断疾病的基本方法。通过对所搜集的疾病的相关资料信息进行分析、归纳，从而达到诊察疾病、预测病情的目的。耳鼻咽喉口齿疾病的诊断，不仅要采用传统中医的"四诊"方法对全身以及耳鼻咽喉口齿外露部分的相关信息进行搜集、分析、归纳，还需采用耳鼻咽喉口齿的专科检查器械、仪器，对位居深处的耳鼻咽喉口腔等孔窍内的相关变化进行微观的望诊和切诊，以便更全面地搜集疾病的相关资料信息，丰富"四诊"内容，从而更好地对耳鼻咽喉口腔疾病的发病病因、病情变化、症状、体征等方面内容进行归纳、分析，以便精准地诊断疾病、预测病情的转归和预后。

一、耳部的四诊

耳部的四诊包括耳部望诊、耳部闻诊、耳部问诊和耳部切诊四个方面。通过望、闻、问、切四种诊察方法，可获取耳部疾病的辨病及辨证资料，从而了解耳部疾病的发生原因、发展过程、病情的轻重、当前的病理状态，以便对耳部疾病进行诊断和辨证，进而确立治疗原则与方法。望、闻、问、切四诊分别从不同的角度搜集相关的临床资料，因此不可偏废。四诊得来的资料，在临床运用时，必须"四诊合参"，使之有机地结合起来，才能全面准确地了解病情，掌握病证变化的过程，运用科学的思维方法，结合中医辨证理论进行综合分析，以辨析病证、推断病情，作为诊断和拟定治疗方案的依据。随着现代科技的发展，耳部四诊在沿用传统四诊方法的基础上，同时利用现代先进的声、光、电等检测手段及计算机智能化的检测设备，如电耳镜、耳内镜等，以观察外耳道及鼓膜的情况，利用 X 线、CT、MRI 等影像学手段观察中耳乳突情况，扩充了传统望诊的内容；利用听力检查以了解听功能情况，扩充了传统闻诊的内容，从而丰富了传统耳部四诊的诊察方法，为诊治耳部疾病提供了更广泛的依据。值得注意的是，中医十分强调整体思维，耳部疾病的根源在于整体的脏腑功能失调。因此，耳部四诊在重点诊察耳局部的同时，应注重患者的全身情况。如望诊应注意观察患者的气色神态和舌象，问诊应注意了解全身相关的病史及症状，切诊必须结合切脉所代表的整体气血运行状况，这样才能获得完整的病情资料，为确定治疗原则和方法提供可靠的依据。

（一）耳部的望诊

耳部的望诊，主要包括望耳部、望面色及望舌象。通过观察患者耳部以及整体的神态气色、舌象等以获得辨病及辨证的资料，重点是观察耳周、耳廓、外耳道及鼓膜的形态、色泽，以及耳分泌物的色、质等。

1. 望耳廓及耳周　观察耳廓的形态、厚薄、荣枯、高低、大小、位置，有无畸形，两侧耳廓是否对称；局部皮肤有无红肿、增厚、瘘口、赘生物、瘀斑、疤痕、破损、溃疡、糜烂、渗液、结痂等变化。观察乳突部有无红肿、压痛、瘢痕、瘘管，耳周围淋巴结有无肿大。

正常耳廓两侧对称，无畸形，耳廓皮肤的色泽与周围皮肤一致。若耳廓两侧大小不一，或形态明显异常者，常见于先天性小耳畸形；若耳廓周围出现瘘口，或瘘口周围皮肤红肿者，常见于耳瘘；若耳廓或其周围皮肤糜烂、渗液、结痂者，常见于旋耳疮；若耳廓皮肤出现红色疱疹，并伴有疼痛者，常见于耳带疮；若耳廓红肿疼痛者，多见于断耳疮或耳冻疮；若耳廓局限性隆起，皮色不变，且无疼痛者，多见于耳痰包。

2. 望外耳道　观察外耳道有无畸形、损伤、红肿、疖肿、瘘口、新生物、耵聍、糜烂、增厚、肿瘤、异物、分泌物等。如有分泌物应详记其量、色、性质、臭味及是否混有血液。注意外耳道有无狭窄及塌陷等。

正常成人外耳道长 2.5 ～ 3.5cm，呈 S 形弯曲，望外耳道时需将耳廓向后上方牵拉，使外耳道成一直线，以便于观察，也可用电耳镜或耳内镜插入外耳道进行观察。正常情况下在外耳道外侧的皮肤可见耳毛，并有少许耵聍附着于皮肤。若耵聍过多堆积成块状堵塞外耳道，则为耵耳；若外耳道皮肤局限性红肿，且伴有疼痛，多见于耳疖；若外耳道皮肤弥漫性红肿，或伴有少许渗液，多见于耳疮；若外耳道见大量黏液脓性分泌物，多见于脓耳；若外耳道见沙粒、豆子、纸团、昆虫等异物，则为耳异物；若外耳道见肉芽或新生物，多为耳痔或耳菌。

3. 望耳膜　首先要辨识耳膜的位置是否有改变，可以通过观察锤骨柄、鼓脐、光锥、锤骨短突、紧张部与松弛部这些耳膜正常标志的变化来判断耳膜的位置，或正常，或外凸，或内陷；其次要辨识耳膜是否有液平线、气泡，来判断鼓室内是否有积液；其后还要辨识耳膜的色泽改变（红赤、发蓝、白斑、混浊等）情况；耳膜上是否有斑痕、疱疹、肉芽等改变；耳膜穿孔的位置、大小、形状，有无溢脓；若为大穿孔可通过耳膜观察鼓室黏膜的色泽，注意有无水肿、肉芽、息肉等；还要观察耳膜的活动度。

耳膜位于外耳道的最深处，为一半透明的椭圆形薄膜，约 0.8cm × 0.9cm 大小，紧张部占4/5，松弛部占1/5。望耳膜时必须将耳廓向后上方牵拉使外耳道成一直线，并将光线通过额镜的反射进入外耳道才能观察到，也可借助电耳镜或耳内镜来观察耳膜。正常耳膜呈灰白色，有光泽，耳膜中央名鼓脐；前下方可见略呈三角形的反光区，名光锥；透过鼓脐向前上方观察可见略呈粉红色的锤骨柄，在锤骨柄的上端可见突出的锤骨短突，借助鼓气耳镜充气与放气的交替动作，可观察到鼓膜有一定范围的活动度。若光锥变形或消失，锤骨柄变成水平状，锤骨短突过于突出，即为耳膜内陷，常见于耳胀；若透过耳膜见到液平面或液气泡，即为鼓室积液，多见于耳胀；若耳膜出现大小不等的穿孔，多见于脓耳；若耳膜表面见大疱，多为大疱性鼓膜炎；若耳膜充血色红，多见于风热外袭，或肝胆火热证；若耳膜呈蓝紫色，多见于耳损伤所致的鼓室积血。

4. 望耳分泌物　正常时耳廓及外耳道均不应有分泌物。耳廓或耳周围皮肤潮湿或少许渗液，多见于旋耳疮；外耳道见少量分泌物且没有黏性，多见于耳疖；外耳道见多量分泌物且有黏性，多见于脓耳；若耳流脓转变为脓血性或血性分泌物者，应考虑耳菌的可能。观察耳分泌物的颜色、质地，亦有助于中医辨证。若分泌物清稀色白者，多为寒证，或脾虚湿困；分泌物黏稠色黄或带红者，多为肝胆湿热。

此外，利用X线、CT、MRI等影像学手段可了解中耳乳突情况，为耳部望诊的延伸。对眩晕患者应观察是否有眼震的存在及其强度、方向、节律。

5. 望面部　观察面部气色与神态，对于耳病的诊断与辨证均有重要作用。正常时面部红润，两侧对称，目光有神。若两侧面部不对称，一侧鼻唇沟变浅，嘴角向一侧㖞斜，一侧眼睛不能闭合者，多见于耳面瘫；若面色苍白，口唇色淡，多见于气血不足证，或阳虚证；若面色红赤，多见于热证；若两颧潮红，多见于阴虚火旺证；若目光呆滞，两眼无神，多为脏腑精气虚脱之象。

6. 望舌象　舌象包括舌质象与舌苔象，望舌象对于耳病的辨证具有重要参考价值。正常舌质淡红，表面有一层薄薄的白苔，透过舌苔能看到舌质的颜色。若舌质色淡，多为气血亏虚；舌体胖边有齿印，多为阳气虚；舌质红，多为热证；舌质暗红，多有瘀血。舌苔色白，多为寒证；舌苔色黄，多为热证；舌苔厚腻，多为痰湿；舌苔光剥，多为阴虚。

（二）耳部的闻诊

耳部的闻诊，主要包括嗅与耳相关的气味和听与耳相关的声响。通过嗅觉和听觉，观察患者耳部的状况，以获得耳部疾病辨病及辨证的资料。

1. 耳部的嗅诊　嗅耳部分泌物的气味，有助于为耳病的诊断及辨证提供参考信息。若耳内流出的脓液有腥秽恶臭味，多见于脓耳的肾元亏损证；若分泌物无明显气味，多属寒湿证。

2. 耳部的听诊　听患者耳部是否存在异常的响声，对于耳病诊断有一定参考价值。在行咽鼓管吹张时，将听诊管的一端塞入患者外耳道，另一端塞入医生的外耳道，此时，医生可听到鼓气声。若咽鼓管不通畅，则可听到如吹风样等各种气流声。又如当患者描述耳部有节奏的异响时，医生将耳朵贴近患者耳部附近，或者将听诊器的听筒置于患者耳部附近，若听到与患者描述相似的异响声，则多为血管性耳鸣，或肌源性耳鸣。

此外，借助于音叉、纯音测听、言语测听、声阻抗测听及电反应测听等检测手段，可了解患者的听力损失的程度、耳聋的性质，以及中耳的功能状况，此为耳部闻诊的延伸。耳部闻诊还应该注意听患者讲话的声音，对于中医辨证具有一定意义。如讲话声音低微，常为中气不足的表现；讲话声音洪亮，见于正常人或实证患者。

（三）耳部的问诊

耳部的问诊，主要是在中医理论指导下，通过详细询问耳病患者的病史及相关症状，以获得耳部疾病辨病及辨证的资料。耳窍的病变部位大多较为深在，许多症状如耳鸣、耳聋、眩晕、耳痒、耳痛、耳胀等皆为患者的主观感受，其症状、发病经过、症状减轻或加重的诱因等，均是辨病和辨证的重要参考依据，只有通过详细询问才能了解。临证问诊时，首先要围绕耳部相关的特有症状进行询问，包括问耳聋、问耳鸣、问眩晕、问耳痛、问耳胀、问耳痒、问耳流脓等。其次，既要了解现病史，也要了解既往史、过去的治疗经过，以及家族史；既要询问耳局部的不适感觉，也要询问全身情况，包括恶寒、发热、出汗、饮食、大小便、睡眠、头面胸腹四肢情况、妇女的月经情况等，以便全面掌握病情资料，为辨病、辨证提供依据。

1. 问耳聋　耳的主要功能就是听觉，耳部发生病变后最容易出现的症状就是听力障碍，即耳聋。耳聋是耳部各种疾病最常见的症状之一，在老年人尤为多见。详细询问患者是否存在耳聋，以及有关耳聋的具体情况，对于耳病的辨病辨证具有重要意义。问耳聋首先需要确定耳聋的有无。由于人有两耳，一侧耳的听力下降，有时可因患者忽视而未被发现。因此，最好询问患者听电话的习惯，比较两耳听电话的声音是否同样清晰，以确定是否存在一耳听力下降的情况。若无耳聋，说明病变尚未影响到耳的关键部位，提示耳病较轻。若有耳聋，提示病变较重，需继续询问以下内容，以便为辨证治疗及判断预后提供参考依据。

（1）耳聋起病的缓急：耳聋起病主要有两种方式，一种是急性起病，患者能明确记忆起病的具体时间，称为暴聋，治疗相对较易；另外一种是缓慢起病，逐渐加重，患者很难确切记忆何时起病，称为渐聋，治疗相对较难。

（2）耳聋病程的长短：病程指从起病到就诊的具体时间，了解耳聋病程对于估计患者的预后有重要意义。一般来说，病程短者，治疗较易；病程长者，治疗较难。

（3）耳聋的侧别：是单侧耳聋还是双侧耳聋，对于双侧耳聋者，还应了解是同时起病，还是先后发病。若为先后发病，一般来说，先聋的一侧较难恢复。

（4）起病的诱因：注意起病前有无外感、饮食不节、疲劳、用药等诱因，对于辨证有参考价值。如进食寒凉食物或药物后发病，以及疲劳后发病，多与脾胃虚弱有关。

（5）伴随症状：注意有无耳鸣、眩晕等伴随症状，同时还应注意询问有无全身不适的症状，以及饮食、睡眠、大小便等情况，为辨证提供参考依据。

（6）治疗情况：耳聋起病后是否经过治疗，以及采用了哪些治疗措施，疗效如何等，都需要详细了解，以便为制定治疗方案提供参考。

2. 问耳鸣 耳鸣就是在无声源的情况下，患者自觉耳内或颅脑有鸣响的声音感觉。对患者是否存在耳鸣，以及有关耳鸣的具体情况进行详细问诊，有助于耳鸣的诊断及辨证。首先要确定患者是否存在真的耳鸣，即是否存在无中生有的声音感觉。患者通常容易将耳内耵聍移动、耳内分泌物流动、耳部血管跳动、耳部肌肉或关节活动等产生的异响声误作耳鸣。这些异响声都有声源存在，并非真正的耳鸣。确认患者存在耳鸣后，应询问以下内容，以便为辨证治疗及判断预后提供参考依据。

（1）耳鸣起病的缓急与病程长短：耳鸣的起病有两种方式：一是突然起病，容易引起患者注意；二是缓慢起病，由小声逐渐增大。由于突然起病者容易被患者重视而就诊，故一般来说病程较短，治疗相对较易；缓慢起病者，开始不容易引起患者重视，直到耳鸣声变大了才引起重视而就诊，故病程一般较长，治疗相对较难。

（2）诱发或加重耳鸣的因素：常见因素有疲劳、饮食不节、精神紧张、压力过大、睡眠不足、发怒等。一般来说，疲劳、进食寒凉的食物或药物后诱发或加重耳鸣者，多与脾胃虚弱有关；精神紧张、发怒等情绪问题诱发或加重耳鸣者，多与肝气郁结有关；压力过大、睡眠不足等诱发或加重耳鸣者，多与心脾两虚有关。

（3）耳鸣的特征：是单侧耳鸣还是双侧耳鸣，或是颅脑中间鸣响；呈持续性还是间歇性耳鸣；耳鸣的响度大小、音调等。较轻的耳鸣仅在安静环境中出现，较重者在任何环境下都能听到；多数耳鸣患者描述为蝉鸣样响声，亦有描述为机器样轰鸣声、瀑布声、汽笛声等。

（4）听力情况：注意有无听力下降及听力下降在时间上与耳鸣有无联系。一部分耳鸣患者听力正常，也有很多患者伴有听力下降；应注意耳鸣发生的时间与听力下降发生的时间有无关系，以判断二者之间是否有关联。一般来说，若耳鸣与听力下降由同一原因导致，那么二者应是同时发生的，且应出现在同一侧，经过治疗后二者的改善与否也应是同步的。

（5）有无眩晕：部分耳鸣患者可伴有眩晕，且在眩晕发作前后耳鸣有加重。

（6）耳鸣对全身的影响：注意耳鸣是否对睡眠、生活、工作和学习、情绪等造成不同程度的影响。部分耳鸣患者尽管可听到声响，但并不影响睡眠；也有部分耳鸣易造成睡眠困难，而失眠又易加重耳鸣，形成恶性循环；部分耳鸣可对患者的情绪造成一定的影响，产生心烦、焦虑、抑郁等症状，对生活、工作和学习造成不良影响，出现这些情况提示耳鸣程度较重，需要积极干预治疗。

（7）全身情况：患者目前的饮食、大小便、睡眠状况及其他全身症状对于中医辨证有重要参考价值，均应详加询问。

3. 问眩晕　耳的主要功能是维持平衡，此功能发生障碍的表现便是眩晕，即耳眩晕，是许多耳病的常见症状，一些脑病或全身性疾病也可出现眩晕。对眩晕患者重点询问以下内容，有助于眩晕病的辨病与辨证。

（1）眩晕发作时的特点：注意询问发作时是否有旋转感，这是区别耳眩晕与其他眩晕的关键点之一。耳部疾病导致的眩晕大多有旋转感，自觉天旋地转，如立舟船，不敢睁眼，闭目时则感觉自身在旋转。如没有旋转感，只是自觉昏昏沉沉，头重脚轻，则往往与耳部疾病关系不大。

（2）眩晕发作时及发作前后的伴随症状：耳眩晕发作时，大多伴有恶心呕吐、面色苍白、出冷汗、心慌、怕光、怕声音等症状，但神志清楚；部分患者在眩晕发作前后可伴有耳鸣、听力减退。若眩晕发作时神志模糊，即使只有短暂的时间也应考虑是否是脑病引起。

（3）眩晕发作的持续时间：耳眩晕发作的持续时间一般不长，多为数分钟至数小时，少数可持续数天，但部分患者在发作过后，头昏脑涨的感觉可能持续较长时间。脑病或其他全身性疾病引起的眩晕大多持续时间较长，难以自行缓解。

（4）起病的诱因：注意起病前有无外感、饮食不节、疲劳、用药、睡眠不佳等诱因，对于辨证有参考意义。如进食寒凉、肥腻食物或用寒凉药物后诱发的眩晕，大多与脾胃虚弱，或痰湿中阻有关。此外，还应询问有无耳毒性药物的应用史、脓耳反复发作史、中耳手术或外伤史等，对于诊断有一定的参考意义。因某些耳毒性药物的应用、脓耳、中耳手术及耳部外伤等，均可以导致眩晕。

（5）既往眩晕发作史及其缓解情况：注意询问过去有无眩晕发作史，眩晕发作与头部位置改变是否有关，每次发作是自行缓解还是经治疗后才缓解。耳眩晕大多有反复发作史，发作时经适当休息后一般可自行缓解。若眩晕发作与头部位置改变有密切关系，多见于耳石症（即良性阵发性位置性眩晕）。

（6）治疗情况：眩晕发作期间及间歇期有无经过治疗，以及采用了哪些治疗措施，都需要详细了解，以便为制定治疗方案提供参考。

（7）全身情况：患者目前的饮食、大小便、睡眠状况，及其他全身症状，对于中医辨证有重要参考价值，均应详加询问。

4. 问耳痛　耳痛是耳部疾病的常见症状。对耳痛患者重点询问以下内容，有助于耳病的辨病与辨证。

（1）疼痛的具体部位：耳痛发生在哪个部位，如耳周、耳廓还是耳窍深部。一般来说，疼痛的部位往往提示病变部位的所在。

（2）疼痛的持续时间：询问患者是持续性疼痛还是间歇性疼痛，可以大致区分病变类型。一般来说，持续性疼痛多见于耳带疮、断耳疮、耳疖、耳疮、大疱性鼓膜炎、脓耳等疮痈类耳病，或与耳部外伤有关；间歇性疼痛大多见于脏腑气机失调的功能性疾病。

（3）疼痛的性质：是刺痛还是胀痛、跳痛等。刺痛大多与血瘀有关；胀痛或跳痛大多由局部疮痈引起。

（4）耳痛的起病时间：病程较短的急性耳痛，大多由局部疮痈或外伤所致；病程较长的耳痛，大多为脏腑功能失调所致。

（5）伴随症状：了解除耳痛外，还有哪些伴随症状，有助于鉴别诊断。如外伤引起的耳痛多伴有局部出血；疮痈引起的耳痛可伴有局部流脓；张口或咀嚼时耳痛加重，往往提示病变位于外耳道，若外耳道无明显病变，则多见于颞颌关节紊乱症；牙齿或咽喉疼痛亦可放射到同侧耳部产生耳痛，此时耳部不一定有病变。此外，了解饮食、睡眠、大小便等全身情况有助于辨证。

（6）起病的诱因：注意起病前有无外感、外伤、挖耳等诱因，对于辨病及辨证均有参考意义。如外感后出现耳痛，多见于脓耳初起；外伤或挖耳后出现耳痛，多见于耳损伤。

5. 问耳胀　耳胀闷堵塞感是耳病的常见症状，不同患者可描述为不同的感觉，如耳胀、耳堵塞感等，其实际含义大致相同。对耳胀患者重点询问以下内容，对耳病的辨病及辨证具有重要意义。

（1）耳胀闷堵塞感发生的具体部位及发病时间：是发生在单侧还是双侧，了解发病的时间长短，对于明确病变部位有重要意义。

（2）耳胀闷堵塞感的持续时间：是持续性胀闷还是间歇性胀闷，可以大致判断病机的类型。一般来说，间歇性胀闷，或时轻时重者，大多为无形的气机阻滞耳窍所致；持续性胀闷，并逐渐加重者，大多为有形的病理产物（如痰湿、瘀血等）阻滞耳窍所致。

（3）听力情况：有无听力减退，同时还应注意有无自听增强的现象。无形的气机阻滞耳窍者，虽有耳胀闷感，但听力可以正常；有形的病理产物阻滞耳窍者，或外耳道被耵聍异物等阻塞者，耳胀的同时多伴有听力减退及自听增强。

（4）伴随症状：了解除耳胀闷外还有哪些伴随症状，如有无耳疼痛感、耳内流水或耳鸣等，有助于辨病。如脓耳初起，往往先出现耳胀闷堵塞感，随后才出现耳痛、耳内流脓。其次，了解饮食、睡眠、大小便等全身情况，对于辨证有重要意义。

（5）起病的诱因：注意起病前有无外感、疲劳、情志不遂等诱因，对于辨病及辨证均有参考价值。如外感后出现耳胀闷堵塞感者，多见于耳胀，且多属风邪外袭；过劳或饮食不节后出现者，多与脾胃失调，痰湿阻滞耳窍有关；情志不遂后出现者，多与肝气郁结有关。

6. 问耳痒　耳痒为耳病较常见的症状，可出现在耳道内，也可出现在耳廓或耳周围。对耳痒患者重点询问以下内容，有助于耳病的辨病与辨证。

（1）耳痒发生的具体部位：发生在耳道内、耳廓还是耳周围，是单侧还是双侧，有助于辨病。如耳道内猛痒，常见于耳疮、耳异物等，以单侧多见；耳廓痛痒，可见于旋耳疮、耳冻疮等；耳周围皮肤痒，主要见于旋耳疮。

（2）耳痒发生的时间：了解耳痒发生的时间长短也有助于辨病。如耳异物、耳冻疮等，一般病程较短；耳疮、旋耳疮等，病程可长可短。

（3）伴随症状：除耳痒外还有哪些伴随症状。如有无局部灼热感、耳内流水、耳堵塞感，或听力减退等，有助于辨病。如耳痒伴耳堵塞感、听力减退，多见于霉菌性外耳道炎；耳痒伴耳内少量流水，多见于耳疮，或旋耳疮。其次，询问患者的饮食、睡眠、大小便等全身情况，对于辨证有一定的意义。如伴食欲不振、大便稀薄，多与湿困脾胃有关。

（4）起病的诱因：注意起病前有无挖耳、污水入耳、异物入耳、受冻等诱因，对于辨病及辨证均有参考价值。如游泳、洗澡等致污水入耳后不久出现耳内瘙痒，多见于耳疮，或霉菌性外耳道炎，中医辨证多与湿邪入侵有关；若耳部受冻后出现耳廓瘙痒，多见于耳冻疮。

7. 问耳流脓　耳流脓是耳病较常见的症状之一，以耳内流脓水为多见，也可出现耳廓或耳前后流脓。对耳流脓患者重点询问以下内容，有助于耳病的辨病与辨证。

（1）耳流脓发生的具体部位及发病时间：注意询问是哪一侧耳流脓，单侧还是双侧，从耳窍内部流出还是耳前后流出，何时开始流脓。一般耳内流脓多见于脓耳或耳疮；耳前流脓多见于耳瘘；耳后流脓多见于脓耳变证中的耳后附骨痈。

（2）脓液的性质：了解脓液是清稀的还是黏稠的，自行流出耳外还是堵在耳内不能流出的，脓量的多少等，有助于辨证分析。如脓液清稀量多，以虚寒证多见；脓液黏稠、色黄，以实热证多见。

（3）有无伴随耳痛及听力减退：若耳内流脓伴耳痛，多见于脓耳或耳疮急性期；若耳内流脓伴听力减退，多见于脓耳。

（4）全身伴随症状：有无恶寒发热及饮食、睡眠、大小便等情况，均需详细询问，对于辨证有一定意义。若耳内流脓伴发热者，多见于肝胆湿热证；耳内流脓伴食欲不振、大便稀溏、精神疲惫者，多见于脾虚湿困证。

（5）既往流脓史及治疗史：脓耳慢性期大多有耳内流脓反复发作史，旋耳疮亦可能出现耳内或耳廓及周围流水反复发作。这些情况均应询问清楚，并注意询问过去的治疗情况。

（6）起病的诱因：注意耳流脓前有无外感、挖耳、污水入耳等诱因，对于辨病及辨证均有参考价值。过去有耳内流脓史者，耳膜大多已穿孔，遇挖耳、污水入耳等诱因易发生耳内流脓。

（四）耳部的切诊

耳部的切诊，主要包括对耳廓、耳周及耳道进行切诊。通过对这些部位进行触、摸、按、压及切脉，以了解疾病的局部反应与内在变化，获得耳部疾病辨病及辨证的资料。

1. 切耳周　用手指触摸、按压耳周围的皮肤及乳突骨，注意有无瘰核、肿胀或新生物。若耳后有肿块，按压时疼痛，多为瘰核；按压时无疼痛，多为瘤。若耳前或耳后局限性隆起，按压时疼痛而无波动感，多为局部脓肿尚未成脓；如按压有波动感，伴有疼痛者，多为脓肿已成脓；无疼痛者，多见于痰包。

2. 切耳廓　若耳廓红肿，触摸时疼痛明显，多见于断耳疮；若耳廓前面局限性隆起，触摸按压时无疼痛，且有囊性感，多见于耳痰包；若耳廓无异常，但牵拉耳廓或按压耳屏时耳内疼痛者，多见于耳疖或耳疮。

3. 切耳道　可在额镜反光直视下，或在耳内镜下借助于棉签、枪状镊、探针等工具进行。对外耳道局限性隆起者，可用棉签或探针轻触隆起部，有波动感者，提示耳疖已成脓，可以进行切开排脓的操作；若触之较硬，无波动感，提示耳疖初起，尚未成脓，不可贸然切开排脓。外耳道有分泌物者，可用吸引器吸出分泌物，以便详细观察。外耳道有新生物者，可用探针或类似工具探查其软硬程度，若质地较软且触之易出血者，多见于耳痔；若质地较硬者，多见于耳菌。

4. 切脉　脉象反映了整体气血运行的状况，通过切脉获得浮、沉、迟、数、大、小、滑、涩等脉象，可以了解患者整体正邪盛衰的情况，为辨证提供重要依据。

二、鼻部的四诊

鼻部的四诊包括鼻部望诊、鼻部闻诊、鼻部问诊、鼻部切诊四个方面。通过望、闻、问、切四种诊察方法，可获取鼻部疾病辨病及辨证资料，从而了解鼻部疾病发生原因、发展过程、病情轻重、当前的病理状态，以便对鼻部疾病进行诊断及辨证，进而确立治疗原则与方法。望、闻、问、切四诊所运用的方法不同，搜集资料的内容不同，因此不可偏废。临床运用时必须"四诊合参"，有机地分析四诊所搜集到的资料，做到全面系统地了解病情，掌握病证特点，并运用辨证理论综合分析，以辨析病证、推断病情，作为诊断和拟定治疗方案的依据。随着现代科技的发展，鼻部四诊在继承传统四诊的基础上，利用了现代先进的声、光、电等检测手段及计算机智能化的检测设备，如应用纤维镜、电子镜、X线、CT、MRI等检查方法以了解鼻腔、鼻窦、鼻骨的病变情况，利用涂片检查法以了解鼻黏膜上皮组织变化情况，扩充了传统望诊的内容；利用嗅觉检查法以了解嗅觉情况，扩充了传统闻诊的内容；利用局部免疫指标检测法以了解鼻的免疫功能状态等，从而丰富了传统的鼻部四诊方法，为诊治鼻部疾病提供了更广泛的依据。

（一）鼻部的望诊

鼻部的望诊，主要包括望鼻部、望面部气色与神态、望舌象。通过观察患者鼻部以及整体的神态气色、舌象等以获得辨病及辨证的资料，重点是观察鼻的形态、鼻部皮肤、鼻前庭状态，并借助鼻内镜观察鼻腔通畅状态、鼻甲形态、鼻分泌物、鼻出血等，从而了解鼻病的所在部位及其性质。

1. 望鼻的形态　观察鼻的形态是否正常及有何种异常。如鼻背塌陷，可见于鼻损伤、鼻槁；鼻背隆起，可见于鼻损伤、鼻菌；鼻背增宽，也可见于儿童鼾眠病变较重者，或先天性发育异常者；鼻根增宽，形如"蛙鼻"者，可见于鼻息肉较大者；鼻背歪斜，可见于鼻损伤，或鼻骨发育异常者；鼻翼或鼻尖增大，多见于酒渣鼻；鼻翼或鼻尖缺失，可见于鼻损伤等；鼻翼溃烂、鼻背崩塌，可见于麻风鼻溃，或杨梅鼻烂。

2. 望鼻部皮肤　若鼻尖、鼻翼皮肤增厚、血管扩张，可见于酒渣鼻；鼻尖、鼻翼皮肤红肿、疮疖、溃疡等，可见于鼻疔、鼻疳。

3. 望鼻前庭　若有鼻前庭红肿、皮肤溃疡、渗液、皲裂、粗糙、结痂、分泌物胶结、鼻毛脱落等，可见于鼻疳；鼻唇沟饱满者，可见于鼻痰包等。

4. 望鼻腔　可借助前鼻镜，必要时以棉签蘸1%麻黄碱滴鼻液插入中鼻道、下鼻道，留置5分钟，以收缩鼻黏膜，或清除鼻内分泌物后再进行观察。应当注意观察鼻道是否通畅、有无新生物或异物。凡鼻腔或鼻窦病变者，均易引起鼻道阻塞不通畅。若有鼻腔粘连，多见于手术后遗症。注意观察鼻甲形态，若鼻甲肿胀，可见于多种鼻腔或鼻窍的急慢性病变；鼻甲肥厚多为痰浊凝结，或气滞血瘀所致，最多见于鼻窒；鼻甲枯萎者，多由阴血不足所致，多见于鼻槁；鼻甲结节样变，多为痰浊凝结、气滞血瘀、邪毒久滞所致，可见于鼻窒或其他特殊性鼻腔疾病。注意观察鼻腔黏膜，特别是鼻甲的黏膜与色泽。色泽淡红者，多属于正常状态；潮红者，常见于急性外感鼻病，病机多属风热侵袭；红赤者，亦见于急性外感鼻病，病机多属热邪壅盛；暗红者，常见于鼻腔或鼻窦的慢性病变，病机多属气滞血瘀；色淡或淡紫、苍白者，多见于鼻鼽，病机多属阳气亏虚；紫暗者，多见于鼻窒，病机多属气血瘀滞。注意观察鼻中隔前部及鼻甲的黏膜。若有糜烂、结痂、出血者，可见于鼻槁、鼻衄；鼻中隔若有偏曲、嵴突者，属于鼻中隔偏曲；若有溃疡、穿孔者，可见于某种特殊性鼻病，或手术后遗症。

5. 望鼻分泌物　注意观察鼻腔是否有分泌物及其所在部位（鼻底中鼻道、嗅裂），鼻分泌物或鼻溢液的性质、色泽，对于鼻病辨病辨证具有重要参考价值。若呈水样涕，可见于伤风鼻塞、鼻鼽，以及脑脊液鼻漏；若呈黏涕，主要见于伤风鼻塞后期、鼻窒以及鼻腔或鼻窦的其他病变；若呈脓涕，多见于鼻渊；若呈豆渣样涕，可见于鼻腔某些特殊性疾病；若呈脓血性涕，多见于鼻菌。鼻分泌物无色、色白者，病机多属于寒；色黄者，病机多属于热。

6. 望鼻血 观察鼻出血是来自鼻中隔前下方、鼻腔顶部、下鼻甲前端、下鼻甲后端，还是鼻腔的其他部位；鼻出血的色泽是鲜红、淡红，还是暗红污秽等；鼻出血的量是渗血、点滴而出，还是大量出血；以及鼻出血的缓急状况等，以便于诊断治疗。

7. 望面部 观察面部气色与神态，对于辨证，特别是对于病情轻重、危急与否、预后等的分析具有重要参考价值。应观察患者有神与无神。若患者面色、表情、对外界反应、语言举止正常者为有神，虽有病亦不重；若面色苍白灰暗、神情萎靡、表情淡漠、反应迟钝、懒于言语等，多属于无神，其病往往较重，或属于危急状态。注意观察面部的色泽。若口唇、面色淡白或苍白、萎黄不华者，多属于气血不足。

8. 望舌象 观察舌象对于证候分析具有重要的参考价值。舌质淡红者，多属正常；舌质淡者，多属气虚血少，或阳虚；舌质红者，多属热；舌尖红者，多属心火；舌质暗，或有瘀点者，多属血瘀；舌质胖而有齿痕者，多属阳气虚。舌苔薄者，多属正常，或病变较轻；苔厚者，多属病在脏腑，或病变较重；无苔者，多属阴虚津亏；苔黄者，多属热证；苔白者，多属寒证；苔腻者，多属湿邪痰浊；苔燥者，多属津亏；苔光剥者，多属胃阴不足等。

此外，X线、CT等手段可了解鼻窦的情况。

（二）鼻部的闻诊

鼻部的闻诊，主要包括闻鼻息声音与嗅鼻分泌物、鼻息气味两个方面。通过听觉与嗅觉，观察患者鼻部的状况，以获得鼻部疾病辨病及辨证的资料。

1. 闻鼻息 主要是闻听患者鼻息的强弱。气息平稳、均匀者，属于正常，或病变较轻；若气息急促者，多属热邪内盛；小儿睡眠时呼吸音重者，多属于鼻窍不通，或有腺样体肥大。

2. 闻鼻音 听患者言语时有无闭塞性鼻音或开放性鼻音。由于鼻腔不通畅，造成声音共鸣障碍所出现的沉闷窒塞样鼻音，称闭塞性鼻音，可见于各种鼻腔阻塞性病变，如伤风鼻塞、鼻窒、鼻渊、鼻息肉、鼻异物等。由于发声时咽腔与鼻腔气流方向异常，造成声音共鸣障碍所出现的嗡嗡样鼻音，称开放性鼻音，常见于腭裂、软硬腭穿孔、软腭缩短、软腭麻痹等。

3. 闻喷嚏声 听患者喷嚏声音的强弱及其他特征。喷嚏声音强者，邪气盛；喷嚏声音弱者，正气不足；喷嚏连续不断者，提示病情较重；反之，则病情较轻；喷嚏反复发作者，多见于鼻鼽；受凉后打喷嚏者，多属机体对风寒入侵的反应。

4. 嗅气味 闻患者鼻部或鼻腔气息、鼻分泌物所发出的气味。如有腐臭味、腥臭味者，多属于热邪壅盛。

（三）鼻部的问诊

鼻部的问诊，主要是在中医理论指导下，通过对鼻病患者或其陪护人进行病史及相关症状的询问了解，以获得耳部疾病辨病及辨证的资料。鼻病及证候不同，其病史、症状各异，许多症状如鼻塞、嗅觉异常、头痛、流涕、鼻痒、鼻干燥等皆为患者的主观感受，其症状特征只有通过详细的问诊才能获得。其发病原因、病变经过、症状减轻或加重的诱因等，均可作为辨病和辨证的依据。因此，问诊是中医诊断和辨证必不可少的重要环节。

临证问诊时，首先要抓住主诉，即患者向医生提出的最需要解决的主要不适症状。问诊中要围绕主诉，按疾病诊断和辨证的要求逐步深入询问。既要询问鼻部症状的情况，也要了解与鼻病可能相关的耳部、咽喉部的伴随症状，以及可能相关的全身症状。既要了解现病史，也要了解既往史，以便全面掌握病情。对现病史的问诊，应注意询问主诉所讲症状的发生时间，以往检查及诊断，治疗经过及疗效，目前症状特点等。对与鼻病可能相关的耳、咽喉伴随症状应当有针对性地询问，从而明确有无相关并发症的发生，为综合治疗方案提供依据。对既往史的问诊，应当根据主诉，注意询问既往是否有同样病史，有无家庭史，有无药物过敏史，以及有无其他疾病史等。

对全身症状应注意有序询问下述主要内容：①问寒热：有无畏寒发热，若有发热，多见于外感急性鼻病，病机多属于外邪侵袭，或内热壅盛；若常有手足不温、肢凉怕冷、背部有寒者，多属阳气亏虚；五心烦热者，多为阴虚火旺。②问胸腹：胁肋胀痛不适者，多兼肝气郁结；胸部胀满者，多为肺气壅滞不宣；胃部胀痛不适，或食后腹胀者，多属脾虚，或脾胃失调。③问四肢：若有疲劳乏力者，多属脾气亏虚；若有腰痛腿软者，多有肾精不足。④问情志：性情急躁易怒者，多属肝火内盛；郁郁寡欢者，多为肝气郁结。⑤问饮食：若食欲不佳者，多属脾胃失调；口渴欲饮凉水者，多属胃热；口渴欲饮而不多者，可见于肺胃阴虚。⑥问二便：大便稀溏者，多属于脾虚；大便燥结，甚至几日一行者，多属于胃热，或肺胃阴虚，或脾虚津亏。小便清长，或常有夜尿者，多属于肾阳亏虚；小便黄者，多属于热邪内蕴。⑦问睡眠：睡眠难入者，多属于阴虚火旺，或郁热内蕴，上扰心神，或心脾不足，心神失养。⑧问出汗：容易出汗，汗多者，多属于气虚，卫表不固。⑨对女性还应当问月经情况。

以下介绍鼻部常见症状的问诊要点。

1. 问鼻塞　鼻塞是各种鼻病最常见的一种自觉症状。对鼻塞的情况进行详细问诊，重点询问以下内容，对于鼻病的诊断与辨证都具有极为重要的参考价值。

（1）鼻塞的病程：新病鼻塞者，多因外感所致，表证或实证居多，治疗较易；久病鼻塞或经常性鼻塞者，多因邪毒滞留、异物入鼻等所致。邪毒滞留者，多属虚实夹杂，治疗难度增加，疗程偏长。

（2）鼻塞的特点：若单侧鼻塞者，多见于鼻异物、鼻中隔向一侧偏曲、单侧鼻息肉或肿物等；双侧交替性鼻塞者，主要见于鼻窒；间歇性鼻塞者，常见于鼻窒、鼻渊；持续性鼻塞者，若仅出现于一段时间内，可见于伤风鼻塞、鼻渊急性发作时；若较长时间鼻塞持续存在，可见于鼻息肉、鼻异物、鼻瘤、鼻菌等；渐进性鼻塞者，不仅有持续性鼻塞，而且鼻塞程度逐渐加重，多见于鼻息肉、鼻异物、鼻瘤、鼻菌等。因此，鼻塞的特点不同，其病变或病变程度多有不同。

（3）鼻塞的诱因：是否因受凉或感冒引起，或头部外伤所致。若鼻塞遇冷则加重，遇热则减轻，如早晚鼻塞重，或冬春鼻塞明显，多属于阳气不足，寒邪侵袭或久滞；若鼻塞遇冷则减轻，遇热则加重，如在室外凉爽则鼻塞轻，久处温室则鼻塞重，或夏季鼻塞明显，多属于内有蕴热；若在静坐后鼻塞明显或加重，在运动后鼻塞减轻等，多属于气滞血瘀。因此，鼻塞的诱因不同，其证候往往不同。

（4）鼻塞的伴随症状：一是应了解伴随的局部症状，若局部伴有鼻痛、流涕或鼻内干痂、鼻出血、嗅觉障碍等不同症状，其病变多有不同。二是了解伴随的全身症状，伴随的全身症状不同，则证候不同。若伴有畏寒、发热、周身疼痛、头痛等症，多属于急性鼻病，可见于伤风鼻塞、鼻渊之急性发作者，多属于风邪表证；若伴发热、口渴等症，多属于肺胃热盛。

2. 问嗅觉 嗅觉属于人体的感觉功能，对嗅觉障碍患者重点询问以下内容，对于鼻病的诊断与辨证具有重要参考价值。

（1）嗅觉异常的具体表现：嗅觉是减退、失嗅，还是幻嗅：嗅觉减退者，对具有气味的一般物质的嗅觉不敏感，或较迟钝，一般来说，病变尚轻；失嗅者，对各种具有气味的物质均不能嗅出气味，但对于具有强烈刺激性气味的物质，有可能感知到刺激而不能辨别是何种物质，常常提示病变较重；幻嗅者，患者自觉嗅到异常气味，但实际上并不存在此种气味的物质刺激。

（2）嗅觉障碍与鼻塞的关系：鼻塞时嗅觉减退或消失，而鼻腔通畅时嗅觉恢复正常，其嗅觉障碍与鼻塞有关；鼻腔通畅状态下嗅觉消失，其嗅觉障碍与鼻塞无关；鼻塞时嗅觉明显减退或消失，而鼻腔完全通畅时嗅觉有所恢复，但仍然减退，其嗅觉障碍的病变既与鼻塞有关，也不完全相关。

（3）嗅觉障碍的病因：若存在鼻塞的病变，嗅觉减退的原因首先应当考虑与鼻塞有关；由于受到有害气体侵袭（如多种有毒气体），或长期有害气体（如抽烟）刺激，引起嗅觉障碍者，有害气体的刺激属于病因；感冒病愈后遗留嗅觉减退或消失，感冒时的邪毒侵袭是病因；长期鼻槁，以致鼻腔内肌膜枯萎，鼻道宽大，嗅觉减退或消失，鼻槁是病因。此外，使用某些药物后，亦有可能发生嗅觉障碍或幻嗅。

3. 问头痛 头痛是耳鼻喉疾病的常见症状，也是很多其他原因或全身疾病的常见症状，如颅脑疾病、内科疾病、眼科疾病、颈部疾病及外伤疾病等。在耳鼻喉科临床上，最主要的是明确头痛是否与耳鼻喉疾病有关。对头痛患者重点询问以下内容，对明确疾病的诊断、辨证、预后等有重要参考价值。

（1）头痛的部位：是一侧头痛、两侧头痛，还是全头痛；具体部位是面颊、额头、眉弓、颞部、枕部、头顶，还是其他部位。在耳鼻咽喉科中，如伤风鼻塞、喉痹、乳蛾等急性外感病，均有可能出现头痛，一般以全头痛为主；新病或久病鼻渊引起的头痛，常以某一局部头痛更为明显；脓耳及脓耳变证引起的头痛，常以患侧耳内，及其同侧头痛为主。

（2）头痛的性质：是否是闷痛、胀痛、刺痛、剧痛、搏动性疼痛、轻痛等。耳鼻咽喉疾病所引起的头痛，以闷痛、胀痛，轻度或中度疼痛为主。鼻渊急性发作时可引起较剧的锐痛；鼻渊日久者，头痛多为钝痛和闷痛；脓耳与脓耳变证有可能引起以患侧为主的头剧痛。

（3）头痛的时间规律：是否在上午、中午、下午、晚上发生疼痛，或更为明显。如额窦炎时，头痛多位于鼻根之额头处，以上午疼痛明显，并伴该处压痛；上颌窦炎时，在颌面部有疼痛与触压痛，以下午疼痛明显。新病者，其疼痛的程度和时间规律较明显；久病者，疼痛程度轻，时间规律性不强。一般来说，新病头痛病程尚短，多属实证，容易治疗；久病头痛，病程较长，多属虚证，或虚实夹杂证，治疗较难。

（4）头痛的诱因：是否有引起或加重头痛的原因。如受凉、情绪激动、饮酒、劳累、用脑或用眼过度、月经期及前后、头部外伤等。一般来说，鼻病引起的头痛往往在鼻塞时加重。

（5）头痛的伴随症状：如头痛伴有畏寒发热、周身不适，多与外感病有关；伴有鼻塞、流涕等症，多与鼻病有关；伴有眩晕、耳鸣、耳聋，或耳内流黄浊脓、黑腐臭脓等，往往与耳病有关；伴有视物模糊与眼胀，可能与眼病有关；伴有肩颈疼痛，或上肢麻木感，多与颈部病变有关；伴有血压增高、情志改变等，多为内科疾病所致。临床上，头痛可见于五官疾病及其他多个学科的病变。因此，需要通过上述问诊内容详细了解，进行初步判别，并结合进一步的检查，以明确诊断与辨证。

4. 问流涕　流涕既是自觉症状，也是客观体征，可见于多种鼻病。对流涕患者重点询问以下内容，有助于明确疾病的诊断与辨证。

（1）鼻涕的性质：清涕如水样无色而清稀者，多见于伤风鼻塞或鼻鼽，亦可见于脑脊液鼻漏；黏涕色白而黏浊者，可见于多种鼻腔或鼻窍的病变；脓涕色黄而稠浊，或如豆渣样者，主要见于鼻渊。因此，鼻涕性质不同，病变多有不同。

（2）鼻涕的色泽与气味：鼻涕的色泽与中医病机和辨证关系密切。涕清无色者，多属于寒邪；涕黏色白者，多属于气虚湿邪留恋；黄涕者，多属于热邪，或湿热之邪；鼻涕腥臭者，多属于热邪或湿热之邪久蕴鼻窍。

（3）鼻涕的量：涕量与中医的病机和辨证关系密切。鼻涕属于湿浊之邪，量多者，邪气盛；量少者，邪气退，或邪毒留恋。但在鼻鼽中，清涕量多者，往往属于阳气虚。

（4）流涕的诱因：因受凉后流涕，并伴打喷嚏及鼻塞者，多见于伤风鼻塞；因冷、热刺激，或接触花粉、粉尘等异气而流清涕，伴喷嚏连连者，多见于鼻鼽；因头部外伤后出现鼻中如有清涕自流者，多属于脑脊液鼻漏；然而鼻腔冒出黄水数滴，间歇一定时日后可反复发生者，多为鼻痰包破裂所致。

5. 问鼻痒　鼻痒是自觉症状，常见于鼻疳、鼻鼽等疾病。对鼻痒患者重点询问以下内容，对于鼻病的诊断与辨证具有重要参考价值。

（1）鼻痒的部位：鼻部皮肤作痒，可见于鼻疳、鼻鼽；鼻前庭内作痒，可见于鼻疳、鼻槁；鼻腔内作痒，可见于伤风鼻塞、鼻鼽。因此，鼻痒的部位不同，病变往往不同。

（2）鼻痒的诱因：刺激性气味引起鼻痒者，常见于鼻鼽；鼻部皮肤接触某些物质引起鼻痒者，常见于鼻疳；受凉或冷风刺激引起鼻痒者，可见于鼻鼽，或伤风鼻塞。

（3）鼻痒的时间规律：如鼻鼽患者往往以早晚鼻痒较明显，多属于阳气不足。

（4）鼻痒的程度：鼻痒多属于风邪，鼻痒症状越重，往往风邪之证越重。

（5）鼻痒的伴随症状：鼻痒发作时，若伴有鼻塞、喷嚏、清涕，常见于鼻鼽；若同时还伴有头痛、周身不适等症，则多属外邪侵袭之表证，可见于伤风鼻塞；鼻痒时不自觉地以手揉鼻，多因鼻前庭内有干痂所致，可见于鼻槁；若前鼻孔处皮肤作痒，伴局部糜烂、溢水，或干燥疼痛者，可见于鼻疳。

6. 问鼻干燥　鼻干燥是自觉症状，包括鼻腔内干燥与鼻前庭及其周围皮肤干燥，多因鼻窍肌膜津液敷布失调，或津液濡润不足引起。对鼻干燥患者重点询问以下内容，有助于鼻病的诊断与辨证。

（1）鼻干的部位：以鼻前庭及其周围皮肤干燥为主者，多见于鼻疳；鼻腔干燥为主者，多见于鼻槁。

（2）鼻干燥的诱因：秋冬季节鼻干燥明显或加重者，多属于阴津不足；南方人到北方后出现鼻腔干燥，多为阴津不足；进食辛辣、炙煿、厚味后引起鼻内干燥感者，多属内热伤阴；由于工作环境空气干燥、多灰尘引起或加重鼻腔干燥者，多属阴液不足；月经期鼻干燥感加重者，多属阴血亏虚。另外，某些内服药物、鼻腔用药亦可引起或加重鼻干燥感。

（3）鼻干燥的伴随症状：鼻内干燥感在深吸气或吸入冷空气时鼻内有刺激感者，多见于鼻槁；鼻内干燥感伴有鼻痒、揉鼻，并容易引起鼻衄者，多属于鼻干燥症；鼻内干燥感伴有咽喉干燥感明显者，多见于鼻干燥症、鼻槁；鼻前部干燥伴有鼻前庭皮肤瘙痒、皲裂者，多见于鼻疳；鼻内干燥感伴有长期大便秘结者，病机多属于肺胃郁热熏蒸，阴虚津亏。

（四）鼻部的切诊

鼻部的切诊，主要包括对患者的鼻部和脉搏的切诊。通过对患者鼻部的触、摸、按、压以及切脉，以获得鼻部疾病辨病及辨证的资料。鼻部的切诊包括鼻窦体表投影部位切诊、鼻部肿痛时的切诊、下鼻甲切诊，以及鼻腔内的切诊。

1. 鼻窦体表投影部位切诊　两手拇指向上，以拇指腹面按压上颌窦区（鼻翼两旁），其他四指前伸，自然触向患者颈部以做支撑，然后两拇指施压，如果患者有疼痛感，说明上颌窦有病变；以两手食指腹面按压筛窦区（鼻根部），其他四指屈曲，两食指施压，如果患者有疼痛感，说明筛窦有病变；两手拇指腹面前端触压额窦区（内眦内上方额骨），其他四指前伸，自然触向患者头顶以做支撑，然后两拇指施压，如果患者有疼痛感，说明额窦有病变。鼻窦体表投影部位切诊时出现疼痛感，多见于鼻渊。一般以急性病变，或慢性病变急性复发致病情加重时较明显。上述检查时，两侧施压时的力度应一致，以便于双侧比较，何侧疼痛，即是何侧病变；同时力度应适中，若力度过重，正常情况下亦可引起疼痛。

2. 鼻部肿痛时的切诊　一般以两手食指或中指腹面切诊，由病位周边开始，逐渐触及病变中心处。切诊时应观察是否引起疼痛加重，或有硬结感；如果属于外伤，应观察是否存在捻发音，或骨折位移。切诊时不可过度用力，以免引起严重疼痛。

3. 下鼻甲切诊　对于下鼻甲明显肿大者，先用1%麻黄碱棉纤插入下鼻道和中鼻道，保留5分钟，取出后观察鼻甲是否缩小。如果鼻甲仍然处于肿大状态，即用探针触压下鼻甲前端内侧面，使出现凹陷，移去探针后，若鼻甲凹陷能够很快复原者，说明属于鼻甲肿胀；若不能立即复原者，表明鼻甲黏膜有肥厚性改变。

4. 鼻腔内切诊　对于鼻腔内有新生物、异物时可以进行切诊检查。一般用圆头探针或枪状镊触压，观察新生物或异物是柔软还是硬实，有无金属音或擦石音，以判断新生物或异物的性质。如果鼻内分泌物多，宜先进行必要的清理再行切诊；若发现新生物呈暗红色，可能存在血管瘤时，不可贸然切诊，以免引起大出血。

5. 切脉　切脉可获得患者整体气血运行状况的信息，对于辨证有重要意义。

三、咽喉部的四诊

咽喉部的四诊包括咽喉望诊、咽喉闻诊、咽喉问诊、咽喉切诊四个方面。通过望、闻、问、切四种诊察方法，可获取咽喉部疾病的辨病及辨证资料，从而了解咽喉疾病发生发展经过、病情轻重、当前的病理状态，以便对咽喉疾病进行诊断及辨证，进而确立治疗原则与方法。咽喉部的望、闻、问、切四诊，分别从一个侧面获得病情的信息，临床运用时必须将所收集到的信息结合起来进行综合分析，才能对咽喉疾病进行全面的辨病和辨证。随着现代科技的发展，间接喉镜、纤维喉镜、电子喉镜、动态喉镜以及 CT、MRI 等影像学技术已在临床上广泛运用，扩充了传统的咽喉望诊的内容；嗓音分析仪的运用扩充了传统的咽喉闻诊的内容；颈部超声技术的运用扩充了传统的咽喉切诊的内容，这些现代技术的应用丰富了咽喉四诊的内涵，使临床诊断技术得到了提高。但是也应清醒地认识到，中医强调整体思维，咽喉局部的病变是整体脏腑失调的反映，分析咽喉局部的病变不能脱离整体的脏腑。因此，整体的神态气色、舌象、脉象的改变，以及饮食、睡眠、大小便等全身情况，依然是咽喉四诊中必须重视的内容。

（一）咽喉部的望诊

咽喉部的望诊，主要包括望咽喉、望整体的神态气色，以及望舌象。通过观察患者的咽喉部以及整体的神态气色、舌象的变化，以获得辨病及辨证的资料，重点是观察鼻咽、口咽、喉咽及喉腔的形态、色泽改变，以获取病变的信息。望咽喉包括望鼻咽、望口咽、望喉咽、望喉腔及望颈部。

1. 望鼻咽　鼻咽位于鼻腔后方及软腭的上方，一般情况下不易看到，必须借助间接鼻咽镜，或纤维、电子鼻咽镜才能进行望诊。注意观察鼻咽顶部及后壁的黏膜，有无腺样体肥大及肿瘤，有无糜烂；观察侧壁时应注意两侧是否对称，咽鼓管及咽隐窝有无肿胀、肿物，黏膜有无增厚、粗糙、溃疡、糜烂或出血。正常情况下鼻咽两侧结构对称，黏膜光滑，无新生物隆起，儿童时期鼻咽顶部可见不同大小的腺样体，只要不妨碍呼吸即可视为正常。若过于肥大妨碍呼吸，即为小儿鼾眠的常见原因之一。若鼻咽两侧结构不对称，一侧咽隐窝饱满隆起者，多见于鼻咽癌。若鼻咽顶部隆起，表面黏膜粗糙或糜烂溃疡，多见于鼻咽癌；表面黏膜光滑、充血明显，且易出血者，多见于鼻咽纤维血管瘤。

2. 望口咽　口咽位于口腔后方，患者张口即可看到，有时患者舌背拱起妨碍观察，可用压舌板轻压舌背以便于观察。注意观察咽部黏膜有无红肿、萎缩、干燥、溃疡、分泌物附着、新生物等。观察咽后壁有无颗粒突起、咽侧索是否增生；腭扁桃体有无红肿及脓点；前、后腭弓及悬雍垂、软腭有无异常等。正常时，口咽黏膜呈淡红色，光滑润泽，两侧对称，软腭活动自如，悬雍垂自然下垂，在口咽两侧可见大小不等的喉核（扁桃体）。通常将喉核的大小分为Ⅲ度：Ⅰ度为喉核不超出咽弓，Ⅱ度为喉核超出腭咽弓，Ⅲ度为喉核接近中线。儿童期喉核一般较大，只要不妨碍进食吞咽及呼吸，且表面无明显充血及分泌物，即可视为正常。若喉核表面充血，或隐窝口有脓性分泌物渗出，多见于乳蛾；若咽部两侧不对称，一侧软腭或咽侧壁红肿隆起，多见于喉痈；若口咽部黏膜充血，喉底淋巴滤泡增生，或咽侧索充血肥厚，多见于喉痹；若喉底隆起，多见于喉痈；若一侧喉核上见新生物，表面粗糙，或有溃疡，多见于喉核菌；若口咽部黏膜见白膜覆盖，不易拭去，多见于白喉；若口咽部黏膜有溃疡，或腐烂，多见于喉疳或喉癣。

3. 望喉咽　喉咽位于口咽下方、喉的后方，一般情况下不易窥视，需借助于间接喉镜，或纤维喉镜、电子喉镜等设备进行望诊。注意观察舌根部、舌会厌谷、梨状窝等部位有无异物、新生物等。正常时喉咽黏膜淡红色，表面光滑，会厌谷及两侧梨状窝对称，无异物及新生物，会厌无红肿，活动自如。若会厌明显红肿增大，多见于喉痈（会厌痈）；若会厌谷或梨状窝有异物停留，多见于骨鲠；若喉咽黏膜有溃疡或腐烂，多见于喉疳或喉癣；若喉咽部有新生物，表面黏膜粗糙或溃烂，多见于喉菌。

4. 望喉腔　喉腔位于口咽下方、喉咽前方，需要借助于间接喉镜，或纤维喉镜、电子喉镜进行望诊，还可借助动态喉镜观察喉腔黏膜动态变化情况。注意观察会厌的活动情况，有无水肿、充血肿胀及囊肿；观察喉黏膜有无充血、肿胀，披裂、声带、室带的活动情况，以及有无声带肥厚、增生、新生物等。正常时，喉腔黏膜呈淡红色，光滑而润泽，两条声带呈瓷白色，富有光泽，呼吸时声带向两侧分开，形成一个前尖后宽的三角形裂隙；发声时，两侧声带向中线靠拢，使声门缩小或关闭，活动自如。若喉腔及声带黏膜充血色红，或声带肿胀、肥厚，边缘见小结或息肉，多见于喉瘖；若一侧或两侧声带不能内收或外展，多见于声带麻痹；若喉腔见新生物，表面粗糙或溃烂，多见于喉菌；若喉腔黏膜有溃疡，多见于喉癣；若喉腔黏膜有白膜覆盖，多见于白喉。

5. 望颈部　咽喉大部分位于颈部，很多咽喉疾病可以在颈部表现出来。因此，望颈部对于咽喉疾病的诊断有一定参考价值。注意观察喉外部大小是否正常，喉结是否居于颈前正中部，两侧是否对称，喉部有无肿胀、畸形、疤痕等形态的变化。对于呼吸困难者，应观察有无吸气时胸骨上窝、锁骨上窝、肋间隙等部位出现凹陷。正常时颈部两侧对称，活动自如，无局部隆起。若见颈部两侧不对称，某一局部明显隆起，多见于鼻咽癌、喉核菌、喉菌等病的淋巴结转移，或乳蛾、喉痈等病之瘰核。

6. 望神态气色及舌象　观察整体的神态气色及舌象有助于了解患者的气血津液是否充足，以及正邪的消长情况，对于咽喉疾病的辨证具有重要意义。神态气色主要通过观察面色及动作来做出判断，若面色红润、目光有神、肢体动作自如者，多表示气血充足，正气旺盛；若面色晦暗，或苍白无华者，多表示气血亏虚，正气不足；若面红目赤者，多为热证；若面色黑者，多为内有水湿，或瘀血停留。舌象为咽喉望诊不可缺少的一部分，观察舌质、舌苔的变化有助于辨证。若舌质红者，多为热证；舌质淡胖，或边有齿印者，多为阳气虚；舌苔白者，多为寒证；舌苔黄者，多为热证；舌苔厚腻者，多为痰湿；舌苔光剥者，多为阴虚。

（二）咽喉部的闻诊

咽喉部的闻诊，主要包括嗅气味和听声响两个方面。通过听觉与嗅觉，了解患者咽喉部的状况，以获得咽喉部疾病辨病及辨证的资料。

1. 嗅气味　嗅闻来自咽喉的气味，有助于咽喉疾病的辨病及辨证。包括两方面内容：①自咽喉呼出气体的气味：正常情况下呼出的气体无异味，若有酸腐，或腥臭味，提示有宿食、湿浊之气，或有咽喉痈肿，或有恶性肿瘤；若有烂苹果味，提示有较严重的消渴病。②自咽喉排出的分泌物的气味：如咯出的痰涎、来自喉核的分泌物，或来自喉痈切开排出的脓液等。若分泌物腥臭，多见于热证；若分泌物无特殊气味，多见于寒证。

2. 听声响 闻听来自咽喉的声响，对于咽喉疾病的诊断以及辨证均有重要意义。包括三方面内容：①听嗓音：正常时嗓音洪亮、清脆、圆润，若嗓音变粗，或嘶哑，甚则发不出声音来，多见于喉痹、喉癣、喉菌等疾病；若嗓音低微不能持久，多为中气不足的表现。现代通过嗓音分析仪将患者嗓音记录下来，进行频谱分析，使听嗓音的方法更加客观。②听呼吸声：正常人呼吸时，喉部没有明显的声响。若喉部有阻塞性病变，则因吸气不顺畅，气流通过喉部狭窄的通道时可发出鸣响声，称为"喉鸣"，多见于喉风，是咽喉危急重症的表现之一，若处理不当则有生命危险。③听咳嗽声：咳嗽声有力，说明正气充足，多见于实证；咳嗽声低微无力，多见于虚证；咳嗽时喉部听诊有"拍击声"，多见于气管异物。小儿若出现类似狗叫的咳嗽声，称为"犬吠样咳嗽"，多见于喉风，是咽喉危急重症的表现，必须引起高度重视。

（三）咽喉部的问诊

咽喉部的问诊，主要是在中医理论指导下，通过对咽喉疾病患者，或其陪护人进行病史及相关症状的询问了解，以获得咽喉部疾病辨病及辨证的资料。咽喉疾病的一些症状，如咽痛、咽痒、咽干、咽部异物感、吞咽障碍等是患者的主观感受，只有通过询问才能详细了解。其发病经过，及其过去治疗情况等信息，都是诊断及辨证的重要依据，只有通过问诊才能得到。因此，问诊是咽喉疾病辨病及辨证过程中不可缺少的环节。内容主要包括病史及症状特征两个方面：病史包括起病的诱因和时间、起病后至今的诊疗经过、既往史等，对于辨病及辨证均有参考价值；咽喉疾病的常见症状有咽喉疼痛、咽干焮痒、咽喉梗阻感、咳嗽、吞咽障碍、呼吸困难、声音嘶哑等，不同患者其症状特征各有不同，应注意详细询问，为辨病及辨证提供依据。除咽喉局部症状的询问外，患者的全身情况对于中医辨证亦有重要参考价值，亦应注意了解。

1. 问咽喉疼痛 咽喉疼痛是咽喉疾病最常见的症状之一，喉痹、乳蛾、喉痛、喉瘖、喉风、喉癣、喉疳、骨鲠、咽喉损伤等疾病均可出现咽喉疼痛。是否存在咽喉疼痛，常常是面对咽喉疾病患者首先要询问的内容之一，对咽喉疼痛的具体情况进行了解，可为咽喉疾病的辨病及辨证提供参考依据。问咽喉疼痛的重点如下。

（1）疼痛部位：咽喉疼痛包括咽部疼痛和喉部疼痛。咽痛部位在上，进食吞咽时疼痛加重，甚或因吞咽疼痛加剧而妨碍饮食者，多见于喉痹、乳蛾等疾病；喉痛部位偏下，发声、咳嗽则疼痛加重，多无碍于吞咽者，常见于喉瘖。

（2）疼痛性质：主要有灼痛、刺痛、胀痛、跳痛、干痛、钝痛、隐痛等。如为喉痹、乳蛾急性期者，主要表现为灼痛、胀痛、跳痛等；慢性期者，主要表现为干痛、钝痛、隐痛等；骨鲠主要表现为刺痛。另外，疼痛性质还可分为自发性咽痛和激发性咽痛。前者在咽部无任何动作的平静状态时出现，见于大多数咽喉疾病；后者由咽部各种活动，如吞咽、进食或压舌板等器械的刺激所引起，多见于比较小的咽部异物。

（3）疼痛程度：咽喉疼痛可轻可重，其程度有微痛、疼痛、剧痛等不同，重者疼痛可放射至耳部。一般来说，疼痛程度与病情严重程度一致，但咽喉疼痛程度还视疾病的性质和患者对疼痛的敏感程度而异，有时与病情的严重程度并不完全一致。

（4）疼痛时间：夜间疼痛明显者，多见于阴虚或血瘀证；白日疼痛明显而夜可减轻者，多见于阳虚证；昼夜疼痛不休者，多见于实证。

（5）病程：病程短者，大多疼痛明显，多属实热证，易于治愈；病程长者，疼痛程度多较轻，需要较长时间调理。

（6）诱因：注意询问在咽喉疼痛之前有无受凉感冒、吃燥热的食物等。

（7）伴随症状：注意除咽喉疼痛外，是否还有其他伴随症状，如恶寒、发热、咳嗽等。此外，患者的饮食、睡眠、大小便等全身情况，对于中医辨证有重要意义，也需要全面了解。

2. 问咽干燥痒　咽干燥痒是指咽干、咽痒、咽部燥热感等不适的症状，是喉痹、乳蛾、喉咳、梅核气等咽喉疾病常见的症状之一。对咽干燥痒的具体情况进行详细问诊，有助于咽部疾病的辨病与辨证。问咽干燥痒的重点如下：

（1）发病缓急：注意咽喉干燥、灼热、发痒是突然发病、病程短，还是缓慢发病、病程长、症状轻。一般前者多属表证、实证、热证，后者多属里证、虚证、寒证。

（2）病程：咽干燥痒可以是急性咽喉疾病的前驱症状，病程短，如未及时治疗可能会引发咽喉剧烈疼痛等症状；也可以是慢性咽喉疾病的主要症状，病程长，缠绵难愈。

（3）性质：咽干作痒常表现为咽部有毛刺、贴附、瘙痒、干燥等各种不适感觉，常因此而用力"吭""喀"，或频频吞咽，以期清除。应注意咽干者是否欲饮，饮水能否解除口干的症状，对于辨证有参考价值。若咽干不欲饮者，多见于瘀血证，或阳气虚、津不上承；若咽干喜饮，多见于阴津损伤。

（4）程度：咽干作痒的程度大多较轻，可以忍受，但患者可因长期的不适感而产生心理压力、抑郁、恐癌等不良情绪，此种情绪又会加重咽干燥痒的症状，或者增加其他症状，形成恶性循环。

（5）与饮食、工作环境、生活习惯的关系：注意患者是否处于干燥的工作环境，有无烟酒嗜好、过食辛辣之品、熬夜、生活压力大等因素，有助于中医辨证。

（6）全身情况：患者目前的饮食、大小便、睡眠状况，及其他全身症状，对于中医辨证有重要参考价值，均应详加询问。

3. 问咽喉梗阻感　咽喉梗阻感，是指咽喉部有异物梗阻的感觉，或如梅核，或如炙脔，或如痰阻，或如骨鲠，不一而足，以致吞咽不顺畅，是喉痹、乳蛾、梅核气、骨鲠等咽喉疾病常见的症状之一。对咽喉梗阻感进行详细的了解，有助于咽喉疾病的辨病与辨证。问咽喉梗阻感的重点如下：

（1）部位：患者咽喉梗阻感的部位可以在咽部、喉部、胸骨上窝等处，可以偏左、偏右，也可以在中间部位。

（2）性质：患者常描述为咽喉部贴叶感、梗阻感、痰黏感等，吐之不出，咽之不下。应注意患者是自觉在吞咽涎液时异物感明显，吞咽食物时反而不明显，还是吞咽食物时有梗阻感。前者多见于喉痹、梅核气等，后者多见于骨鲠，或咽喉肿瘤。

（3）病程：咽喉梗阻感的时间可长可短，短者可数天，长者可达数月，或者数年。一般病程短者治疗较易，病程长者治疗需时较长，应有耐心。

（4）伴发症状、生活状态：注意患者是否有焦虑、抑郁的症状，工作生活是否顺心等；还应注意咽喉梗阻感本身对患者的精神状态及生活、工作是否有不良影响，以判断病情的轻重及治疗的难易程度。

（5）诱因：注意询问导致咽喉梗阻感减轻或加重的诱因，若患者在情绪不佳，或空闲时症状加重，多见于肝气郁结。

（6）相关病史：注意询问患者有无慢性咽喉炎、茎突过长、食管炎、食管癌、胃炎、心脏疾病、内分泌功能紊乱等相关病史，对于诊断有重要参考价值。

4. 问咳嗽　咳嗽有多种原因，其中咽喉疾病为导致咳嗽的常见原因之一。对咳嗽的情况进行详细问诊，有助于咽喉疾病的辨病与辨证。问咳嗽重点如下：

（1）咳嗽时间：注意是白天咳嗽还是晚上咳嗽，或剧烈活动后咳嗽，是否与季节或体位有关。一般来说，白天咳嗽，多见于实证；晚上咳嗽，多见于虚证；寒冷季节咳嗽加重，多见于寒证；暑热季节咳嗽，多见于热证。

（2）咳嗽性质：干咳无痰者，多见于阴虚；咳嗽痰多者，以痰湿内阻为多见；连串无法抑制的咳嗽者，多见于风邪侵袭；平卧时咳嗽加重者，多见于胃气上逆。

（3）伴随症状：询问咳嗽之前是否有咽痒。若有咽痒，多见于喉咳，以肺脾气虚，或风邪侵袭为常见。还应注意询问是否伴有咯血、发热、咽痛、声嘶等症状。若伴有咯血，多见于肺部疾患；若伴有咽痛，多见于喉痹；若伴有声嘶，多见于喉瘖。

（4）病程：咽喉疾病导致的咳嗽，病程短则数天，长则数月，甚至数年。一般病程短者易治，病程长者治疗相对较难。

（5）相关病史：了解是否有鼻窒、鼻渊、鼾眠、鼻衄等病史，或长期有嗳气吞酸、胃脘不适等，对于诊断有一定参考意义。因这些疾病均可出现鼻分泌物倒流入咽部，或胃酸反流刺激咽部，而引起咳嗽。

此外，其他全身情况，如饮食、睡眠、大小便等，对于辨证均有重要参考价值，应注意询问。

5. 问吞咽　吞咽是咽喉的主要功能之一，是一系列复杂而协调的咽喉肌肉运动。当咽喉有病变时，可引起吞咽运动障碍，也可因咽喉疼痛、咽喉干燥而继发吞咽困难。因此，对吞咽的情况进行详细问诊，有助于咽喉疾病的辨病与辨证。问吞咽，主要问有无吞咽疼痛及吞咽困难。前者见问咽喉疼痛；问吞咽困难的重点如下：

（1）病程：注意是急性起病的吞咽困难，还是进行性吞咽困难。一般来说，前者多见于咽肌麻痹，后者多见于咽喉肿瘤。

（2）程度：轻者，仅吞咽不畅，需汤水辅之；进一步加重，则吞咽普通食物困难；严重者，进流质饮食亦困难，甚至滴水难进，口涎外流。一般来说，吞咽困难的程度越严重，表示病情越严重。

（3）伴随症状：注意是否伴有咽喉疼痛。若因疼痛而导致吞咽困难，多见于喉痹、乳蛾、喉痈、喉风、骨鲠等；若无疼痛而单纯出现吞咽困难，或有饮食反呛的现象，多见于咽喉肿瘤，或咽肌麻痹。

（4）诱因：注意有无咽喉异物梗阻史、情志抑郁史等诱因，有助于鉴别诊断。如吞咽困难发生之前有咽喉异物梗阻史，多考虑骨鲠。

6. 问呼吸 咽喉为呼吸之门户，咽喉疾病可导致呼吸困难，若呼吸困难处理不当可有生命危险。因此，对呼吸情况进行问诊，有助于咽喉疾病的诊断和及时治疗。一般咽喉梗阻导致的呼吸困难以吸气困难为主。轻者，仅患者自觉吸气费力，活动后加重；重者，吸气时可出现喉鸣及胸骨上窝、锁骨上窝、肋间隙凹陷（三凹征）等客观体征。因此，对咽喉疾病患者，严重的呼吸困难无须询问患者便可做出判断，轻度呼吸困难需要通过问诊才能了解。问呼吸的重点如下：

（1）有无吸气费力：仅在活动后感到吸气费力，还是在安静状态下亦感到吸气费力。若在安静状态下感到吸气费力，表示呼吸困难程度较重。

（2）有无其他伴随症状：除呼吸困难外，注意询问是否还有咽喉疼痛、吞咽困难、声嘶、咳嗽、心慌等症状，以判断导致呼吸困难的原因。

（3）呼吸困难的时间长短：急性起病，还是呈进行性加重，以判断治疗的难易程度。一般急性起病的呼吸困难，只要及时正确地治疗，预后多较好；进行性呼吸困难，多表示病情较重，预后较差。

7. 问声嘶 发声是喉的主要功能之一，咽喉发生病变常导致发声功能障碍，即声嘶，是喉瘖、喉菌、喉癣、咽喉瘤等咽喉疾病常见的症状之一。对声嘶的情况进行问诊，有助于咽喉疾病的辨病与辨证。问声嘶的重点如下：

（1）诱因：是否有过度用嗓，或用嗓不当病史，是突然声嘶还是逐渐声嘶，是否有外感病史，有无情志抑郁史等。

（2）职业：患者从事的职业有助于分析病因，如教师、歌唱演员、售货员等职业用声较多，容易出现声嘶。此外，声乐工作者对嗓音要求高，可能声音出现轻微异常时就会就诊。

（3）声嘶的程度：注意是轻微的声音变粗还是明显声嘶，甚至完全失音；是持续声嘶还是时轻时重；声休后是否好转；声嘶是否会突然好转，或者恢复正常。

（4）伴随症状：是否伴有发热、喉痛、咽喉不适、咳嗽等症状，对于诊断有参考价值。饮食、烟酒不良嗜好、睡眠、大小便等全身情况，对于辨证也有一定意义。

（5）相关病史：有无气管插管等外伤史、甲状腺疾病及手术史、喉部肿瘤或肺部肿瘤史等，甲状腺手术可发生喉返神经损伤而导致声嘶。

（四）咽喉部的切诊

咽喉部的切诊，主要包括对患者的咽喉、颈部，以及脉搏的切诊。通过对患者咽喉、颈部组织的触、摸、按、压，以获取局部形态学改变的信息，并结合切脉所得到的信息，为辨病及辨证提供依据。

1. 咽部切诊　咽部的切诊可借助压舌板、棉签等工具进行，如用压舌板或棉签触按喉核，观察其质地的软硬，压之有无溢脓、有无压痛。咽部痈肿，可用手指触摸，或用压舌板、棉签等工具触压咽部隆起处，若质硬、无波动感，表示尚未成脓；若柔软、有波动感，表示已成脓。咽部的脓点或白膜，可用棉签进行擦拭，若易于拭去，且拭去后无出血，多为脓性分泌物；若不易拭去，勉强拭去后局部黏膜出血者，多见于白喉。

2. 喉部切诊　可用手触摸喉外部，并轻轻向两侧推移，了解喉部的活动情况，判断有无喉部固定、喉关节的摩擦感是否正常；触摸发声时喉部有无震动感，以了解喉部是否正常发音。正常时喉部可以推动，触摸按压时无疼痛，可有轻微摩擦感及摩擦声，发音时喉部有明显的震动感。若喉体增大，不易推动，多见于喉菌；若喉部有触压痛，多见于咽喉损伤；若突然出现声哑，且发音时喉部的震动感明显减弱者，多见于功能性失音。

3. 颈部切诊　用手指沿颈前及两侧，从上到下进行触摸按压。正常时颈部柔软无抵抗，无明显肿块及压痛。若颈部某一局部触及肿块，按压时有疼痛感，多为臖核，可见于乳蛾、喉痹、喉痈等；按压时无疼痛，质地较硬且固定不移，多为恶核，可见于鼻咽癌、喉菌、喉核菌等；触摸颈部有"握雪感"，可见于局部的皮下气肿。

4. 切脉　脉象的变化反映整体气血的运行状况，对于咽喉疾病的辨证有重要参考价值。因此，切脉是咽喉切诊的重要内容之一。如脉浮，多为表证；脉沉，多为里证；脉数，多为热证；脉细弱，多为虚证等。

四、口腔的四诊

口腔的四诊包括口腔望诊、口腔闻诊、口腔问诊、口腔切诊四个方面。通过望、闻、问、切四种诊察方法，可获取口腔疾病的辨病及辨证资料，从而了解口腔疾病发生、发展、病情轻重、当前的病理状态，以便对口腔疾病进行辨病及辨证，进而确立治疗原则与方法。口腔部的望、闻、问、切四诊，分别从不同的角度搜集临床资料，因此不可偏废。口腔四诊所获得的信息在临床运用时，必须"四诊合参"，有机地结合起来综合分析，才能全面系统地了解病情，掌握病证的变化，运用中医辨证理论综合分析，以辨析病证，推断病情，作为诊断和拟定治疗方案的可靠依据。随着现代科技的发展，口腔四诊在继承传统四诊的基础上，广泛利用了现代先进的声、光、电等检测手段，以及计算机智能化的检测设备，如曲面断层 X 线、CT 等检查，能更准确地显示骨质变化；根管显微镜的应用，能检查更微细的部位等，从而丰富了口腔四诊的内容，扩展了传统口腔四诊的方法。但是，中医强调整体思维，对口腔局部病变的分析，必须落实到整体脏腑功能的失调才具有实际意义。因此，利用现代科技手段诊断口腔病变时，仍需强调对整体状况的全面了解。

（一）口腔的望诊

口腔的望诊，主要包括望颌面部、望口腔，望整体的神态气色，以及望舌象。通过观察患者的颌面部、口腔，以及整体的神态气色、舌象的变化，以获得辨病及辨证的资料，重点是观察颌面部及口、齿、唇、舌的形态、色泽、分泌物及运动的异常变化等情况。口腔的望诊要在光线充足的条件下进行，内容包括望颌面、望唇、望口腔黏膜、望齿及牙龈、望舌等。

1. 望颌面　一般用肉眼直接观察，正常时颌面部两侧对称，无偏斜、红肿或肿胀、肿块、隆起畸形、创伤、瘀斑等；下颌对称，运动自如，张口无受限。若腮颊部肿胀，数日波及对侧，或两侧腮颊同时肿胀，皮色不变，表面灼热者，多为外感风温时毒，发为痄腮。若颌下红肿疼痛，甚或累及颈部，舌体活动受限，多为火热炽盛，侵及口底、颌下，气血壅滞，腐灼肌肉，发为颌下痈。颌面部局限性隆起、畸形，若呈急性起病、皮色正常或潮红，伴有压痛者，多为风火热毒上攻，腐灼肌肉；若呈慢性起病、皮色如常、压之发硬，应注意癌瘤的发生。口半开不能自然张合，下颌骨向前突出，或向一侧倾斜，影响言语及咀嚼，并常流涎，双侧或单侧耳屏前方凹陷，多为"脱颌"，又名颊车蹉、颊车骨脱臼、下颏脱落、脱颏、落下颏、牙关骨打落、颌颏脱下、吊下巴、下巴脱落等，多因肝肾虚损，气血不足，筋肉松弛，过度张口或外伤等所致，患者常以手托下颌前来就诊。观察面色还可了解整体气血的盛衰，对于辨证有重要参考价值。正常人面色红润。若面色苍白无华，多为气血不足；若面色潮红，多为阴虚火旺；若面色晦暗，多为水湿内停或有瘀血。

2. 望唇　脾开窍于口，其华在唇，足阳明胃经之脉环口唇，故望口唇的变化，可诊查脾胃的病变。口唇的望诊主要观察口唇的颜色、润泽及形态等。正常口唇淡红润泽，厚薄适中，形态对称，唇吻与皮肤界限清晰。望唇应注意以下内容：

（1）色泽：唇色淡白者，多属血虚或失血；唇色鲜红者，为火盛；唇色深红而干者，多为实热；唇色红赤而肿者，为脾胃湿热；唇色青紫者，多为寒凝血瘀；唇色青黑者，多为阴寒极甚。

（2）形态：口唇干裂者，为津液已伤，多属燥热伤津，或阴虚液亏；唇生皮屑者，多为风燥；唇糜烂生疮者，多为脾胃积热；唇部肿胀、破溃、流水者，多为胃经风火，上蒸口唇；唇肿胀而干燥、皲裂、起白屑者，多为脾虚血燥，口唇失养；唇肿而不时动者，多为风火相煽；唇部肿硬，逐渐增大，表皮干燥皲裂，或溃烂流水者，多为痰浊、火毒瘀血结聚于唇，发为茧唇；口角色白而肿，状似燕口，溃烂、皲裂、结痂者，多为脾胃积热，或湿热上蒸，发为口吻疮；口角涎水常流，潮红、糜烂，或起红疹经久不愈者，多为脾胃不和，湿热上蒸，或因脾胃虚弱，寒湿上泛，发为滞颐；新生儿唇部裂开者，属先天畸形，称兔唇。小儿口频撮者，多为脾虚不能养子，肺脾之气不和所致。唇疮肿起，发于上唇者名"龙唇发"，发于下唇者名"驴嘴风"，多由心经火毒上冲所致。

3. 望口腔黏膜　主要是望上腭、两颊、唇颊沟黏膜，重点观察口腔黏膜有无红肿、溃疡、水疱、白斑、苔癣、新生物等，根据其色泽、形态以辨别虚、实、盛、衰。正常的口腔黏膜淡红而有光泽，无明显的血管显露，或仅在软腭有微血管可见。上腭前部黏膜质地较坚韧，表面有突起的腭皱襞，上中切牙腭侧有一切牙乳头；两颊和唇颊沟黏膜柔软疏松而光滑，颊部左右各有一个腮腺乳头，与上颌第二磨牙处相对。若口腔黏膜颜色淡白，多为气血亏虚；黏膜干燥发红，多为阴虚。进食过烫过硬的食物易损伤口腔黏膜，而见发红或溃烂。上腭颜色发白如蒙乳皮状者，多为脾胃虚弱；上腭有胀起如悬痈者，此名重腭，多为脾胃夹热，血气不能收敛而成。上腭或悬雍垂处有红色或紫色血疱者，多为邪热上冲或局部损伤所致的飞扬喉。腮腺乳头红肿者，多因火热邪毒，或温毒循经壅滞于腮颊，发为发颐或痄腮。口腔黏膜广泛溃烂，色白如粥，或状似凝乳，边界清晰者，多为心脾积热，或膀胱湿热上泛，发为口糜；口腔黏膜溃烂成独立的圆形或椭圆形，如粟米或黄豆大小，边界清楚，中央凹陷，周围色红，上覆黄白色假膜者，多为火热上灼，或湿浊上泛，发为口疮；口腔黏膜溃烂成独立的圆形或椭圆形，边界清楚，中央凹陷，周围色淡红，或不红者，多为肝脾之气不足，虚火泛上无制，发为口疮；若溃烂如弹坑状，经久不愈，称挖眼疳。婴儿鹅口者，口内白屑满舌上，如鹅之口者，此为胎热，多为脾胃有热，重发于口；颜色发黄者，多为脾胃或肝胆有病。舌下隆起，呈黄白色，或青灰色包囊，柔软不痛者，多为舌痰包。

4. 望齿及牙龈　主要观察牙齿、牙龈、牙槽骨的色泽、形态变化，以及牙齿的分布情况，以了解邪正的盛衰。可借助口镜探针和镊子进行望诊，必要时可使用口内镜。望齿及牙龈主要观察以下内容：

（1）牙齿整体外观：正常成人牙齿排列整齐，无缺失，相邻牙齿之间无间隙，否则即为病态。如牙齿摇动脱落者，多由肾气虚弱，骨髓衰损，不能浸润，加上风邪之气，敷于经络，上注于齿间，摇动牙齿以致脱落。

（2）牙齿的形态和颜色：正常牙齿洁白润泽而坚固，若牙体干燥如石，或如枯骨者，多为肾气虚弱，骨髓不固，气血衰耗不能荣满于口齿；若牙齿有龋洞，或缺损者，多见于龋齿；若牙齿颜色黄浊如土，或焦黑者，多为湿热或肾虚；若牙齿上有齿垢附着者，多为牙石。

（3）牙的动态变化：正常人上下牙咬合紧密，张口无受限。若咬合不密，张口受限，甚或牙关紧闭者，多有病变。

（4）牙龈的形态和颜色：正常牙龈淡红润泽，相邻牙齿间的龈乳头呈锥状体，紧贴牙面，相邻牙龈之间无缝隙。若牙龈有水疱、溃疡、腐烂、肉芽、溢脓等，多见于牙疳，多由脏腑壅滞，熏发上焦，攻冲齿牙；或嗜食肥甘过多；或宿食在齿根，不能漱去，以致腐臭之气，淹渍而成。若牙龈萎缩，牙根外露，多见于牙宣，牙齿虽为骨之所终、髓之所养，但是，必须得到龈肉的固护接济，方可以坚牢，若血气不足，揩理无方，风邪袭虚入侵，客于齿间，则肌寒血弱，龈肉萎缩，渐至宣露，永不附着齿根，无以固护接济牙齿，而成牙宣；若牙龈出血，多见于齿衄；若牙龈色淡白者，多为气血不足；牙龈红赤者，多为胃火上炎。

5. 望舌　根据舌质、舌苔，以及舌态的变化进行辨证是中医舌诊的重要内容。

望舌质，主要观察是否有舌光、舌剥、舌裂、舌干，舌淡、舌胖、舌边锯痕等反映舌的荣枯的表现，以了解正气的强弱；观察是否有舌青紫、舌尖红点、舌绛等反映舌的色泽的表现，以了解邪气的盛衰。此外，还要观察是否有舌上出血、舌上血泡、舌上白泡、舌上疮毒、舌下肿块等病症。

望舌苔，主要观察患者的舌苔是薄还是厚；颜色是白色、黄色、灰色、黑色，还是相兼色；质地是老苔，还是嫩苔等，以了解胃气和邪气的盛衰。

望舌态，主要观察是否有舌长、舌短、舌歪、舌颤、舌强、弄舌等，以了解舌的经络气血阻滞情况。若舌体瘦小，舌面色红，舌苔变薄或无苔，舌面干燥少津者，多为津液亏虚，或气血不足，舌体失养，发为舌痿；舌面呈单个圆形或椭圆形溃烂，中央凹陷，上覆黄白色假膜，时发时止者，多为火热、湿热上蒸，发为口疮；舌体表面有纵向或纵横交错之沟裂者，多为火热，或虚火上灼，而成舌裂；舌下结肿，状如包囊，内有黄白色液体如痰样，质软光滑者，多为舌痰包；舌体肿硬，表面溃烂，长期不愈者，应注意肿瘤的发生；舌系带过短者，可见伸舌困难，或可造成舌系带与下前牙摩擦，形成红肿溃烂；舌体渐渐肿大，塞满口中者，称为"木舌"，多为心脾积热之气上冲所致；时时弄舌者，多为脾脏微热，致令舌络紧张不舒；心候乎舌而主血，脾之脉络出于舌下，若舌下重生一物，形如舌而短小者，称为"重舌"，多为心脾有热，有热则血气俱盛，遂令舌下血脉胀起如小舌状；舌肿硬痛而色白者，称为"白肿舌"，多由风寒积内，以致六脉弦紧，舌肿硬痛而色白；舌体四边发痒，白点糜烂者，称为"边舌"，又称"烂边舌"，多由脾家湿热不清所致；舌上有白斑细点，或显露龟纹，脉虚不渴者，称为"舌上龟纹"，多由思虑太甚，多醒少睡，虚火妄动而起；舌本伸长，收缩无力者，称为"舌纵"，若见舌本肿胀，多涎，脉洪数者，多因心火积盛；若见舌出血，色绛起裂纹，口中少津，脉细数者，多因热病伤阴，余邪未尽；若见口吐清涎，四肢逆冷，脉象沉伏者，多因胃气虚寒；若见腰膝酸软，盗汗者，多因肾阴亏虚。

（二）口腔的闻诊

口腔的闻诊，主要包括嗅闻口腔气味和听语言、异常声音两个方面。通过听觉与嗅觉，了解患者口腔的状况，以获得口腔疾病辨病及辨证的资料。

1. 嗅气味　嗅闻来自口腔的气味，正常人呼吸或说话时，口腔中无异常气味。若口腔中散发出异常气味称为口臭。由于口腔是消化道的起始端，又与呼吸道相通，口臭除来自口腔本身疾病之外，亦可来自全身脏腑疾病。口气酸臭者，多因口腔内食物残渣腐败产生，可见于口腔不洁、龋齿、食物嵌塞过多等；口气腥臭者，多由口腔病而致出血，或脓性分泌物产生，可见于牙宣、牙疳、齿衄牙痛、发颐等；口气腐臭者，多见于龋齿、牙疳、骨槽风、肿瘤溃烂等；口气发甜，或甜中带臭者，多见于鹅口疮。此外，进食特殊气味的食物如蒜、葱、榴梿等，以及抽烟、饮酒等均可产生口腔异味。无论是口腔疾病所致之口臭，还是全身脏腑疾病所致之口臭，或是食物气味，都要结合问诊、望诊，在全面了解病情的基础上才能做出正确的判断。

2. 听语言　口腔是构成语言的重要器官，语言的产生与舌体、上腭、颊、颞下颌关节等的运动有着密切的关系。因此，这些部位的病变均可对语言的形成产生一定的影响。听语言应注意语速、语音、语调等方面的变化。若语速变慢，语音含糊不清，如口含物，语调变低者，多见于牙痛、重舌、舌痰包、连舌、口腔肿瘤等。语言謇涩，又称口吃，属构语障碍的一种表现。若患者神志清楚，思维正常而吐字困难，或吐字不清，多见于性情急躁、秉性刚烈、刚柔失和之人，也可能是患者的一种语言习惯，通常需要进行心理治疗加以改善。邻近器官的痈肿或肿瘤，也可影响口腔组织的运动，而出现语言不清的现象。语言是神明活动的一种表现，受心神、脑的支配，口腔组织有经络的循行，若心神失常、经络不通，如中风、面瘫等，皆可导致语言障碍，称为"舌音"，需注意辨别。

3. 听异常声音　口腔的异常声音主要是颞下颌关节病变时的弹响声和骨折后的骨擦音，以及梦中咬牙声，应结合切诊和问诊进行检查。梦中咬牙者，多由风热所致，是因为胃、大肠二经积热，热则生风，故令牙齿相击而作声，之所以在梦中出现，是因为动则风散于表，静则风归于里也。

（三）口腔的问诊

口腔的问诊，主要是在中医理论指导下，通过对口腔疾病患者，或其陪护人进行病史及相关症状的询问了解，以获得口腔疾病辨病及辨证的资料。口腔疾病的症状表现复杂而多变，受多种因素的影响，有些症状和体征不明显而易被忽略，有些症状又容易与身体其他病变相混淆，只有通过详细询问才能了解病情。因此，问诊是中医诊断和辨证必不可少的重要环节。口腔问诊主要包括两个方面：①病史：包括发病经过、症状减轻或加重的诱因、治疗经过及疗效、既往病史、生活习惯及嗜好、家族史等，还包括对全身症状的询问，这些均可作为辨病和辨证的依据。②主要症状：包括问牙痛、问口干、问口味、问口涎等。口腔问诊应注意条理性，有重点地对患者的讲述善加引导，以获取所需要的信息。

1. 问牙痛　牙痛是口腔疾病最常见的症状之一，对牙痛的时间、部位、轻重、性质，对冷、热、酸、食物的喜恶等情况进行详细问诊，有助于口腔疾病的诊断和辨证。问牙痛的重点如下：

（1）病史：了解是新病还是久病，了解发生牙痛的过程，有无经过治疗，既往有无发生牙周或牙体等疾病，牙痛是否反复发作。

（2）牙痛发作和持续的时间：是白天痛还是夜间痛，是间歇性疼痛还是持续性疼痛。夜间自发性疼痛是牙髓炎的特点，白天可自动缓解或消失。龋齿牙痛持续时间的长短，可作为判断病情轻重的依据之一。

（3）牙痛部位：是上牙痛还是下牙痛，是左侧还是右侧部位疼痛，疼痛是否固定在某一部位，有无放射性疼痛，是否有牵引同侧头部或颈部痛等。由于神经解剖或心理因素的影响，部分患者的牙痛定位会产生错觉，如患牙在上而感觉下牙痛，患牙在下而感觉上牙痛，或是误将相邻的健康牙当成患牙要求治疗。此时，需结合其他诊疗依据进行判断。

（4）诱因和疼痛性质：如冷热刺激、咬合食物、食物嵌塞等诱发牙痛者，多见于龋齿；牙痛遇冷缓解者，多为热证；遇热缓解者，多为寒证。询问牙痛的性质是剧痛、隐痛、钝痛、胀痛、跳痛、锐痛，还是刺痛，对于疾病的诊断有一定参考价值。⑤邻近器官及全身疾病史：如上颌窦炎、颌面部外伤、三叉神经痛、心绞痛等，均可表现为牙齿疼痛，临床上要注意鉴别。

2. 问口干　口干为临床常见的症状之一，阴津亏损，或津不上承，均可造成口干，详细询问口干的情况有助于辨证。问口干的重点如下：

（1）时间：新近发生口干者，以实热证为多见；长期存在口干者，以虚证为多见；白天口干者，多见于气虚，津不上承；夜间口干者，多见于阴虚；不分日夜的口干者，多见于实热证。

（2）程度及饮水情况：如口干引饮而不休者，多为热邪耗伤津液；口干引饮而小便增多者，多见于消渴；口干不多饮，或不欲饮者，多见于湿邪，或瘀血内阻，津不上承；口干喜冷饮者，多为热证；口干喜热饮者，多为阳气虚。此外，问口干的同时，还要注意询问出汗、饮食和二便情况，作为参考。

3. 问口味　味觉是口腔的主要功能之一，正常的味觉有助于区别不同的饮食。味觉异常为临床常见的症状之一，既可以是口腔疾病的表现，也可能是全身脏腑失调的反映。因此，询问味觉的改变情况有助于辨病及辨证。问口味的重点如下：

（1）有何种异常味觉：如有无口甜、口咸、口淡、口苦、口酸、口臭，或有无血腥味、酸腐味等。一般来说，口甜多见于湿困脾胃；口咸多见于肾虚；口淡多见于脾虚；口苦多见于少阳胆火上炎；口酸或口臭多见于龋齿、牙疳、牙痈等口腔疾病，亦常见于宿食内停，或脾胃蕴热。

（2）口味异常发作和持续的时间：味觉异常一般以晨起最为明显，通常在洗漱或进食后消失，若持续存在，多是脏腑病变的反映。

4. 问口涎 正常时口腔有一定量的唾液起湿润作用，并有助于进食，随着不自主的吞咽动作而被咽下，一般不会溢出口外。若唾液过多，以致溢出口外，即为流涎。对流涎的情况进行详细询问有助于口腔疾病的辨病与辨证。问口涎的重点如下：

（1）流涎的时间：有些患者睡觉时流涎，醒时正常，多与脾虚有关；有些则是白天清醒时涎液不由自主地流出，多与肾阳虚，不能固摄水液有关。

（2）涎液的多少：有的患者自觉涎唾较多，经常吞咽，但未流出口外；有的则涎液时常不自主地流出；也有的唾液减少，口干，甚至吞咽食物困难。

（3）涎液的稀稠：注意询问流出的涎液是稀薄如水，还是黏稠，甚至黏住口唇。一般涎液稀薄者，多为阳虚水泛；涎液黏稠者，多为湿邪内阻。

（4）涎液的气味：与口腔卫生状况、口腔疾病、全身和系统性疾病因素有关。如口腔卫生较差者，涎液有明显臭气；牙龈出血，或牙周脓肿者，涎液可带有腥臭气味。

（5）相关疾病：询问是否患有相关疾病，如患有面瘫或中风者，口角㖞斜不能闭合，常伴有流涎；患口疮时，疼痛刺激唾液分泌增加，可产生流涎症状；儿童脾肾阳虚，津液收摄失常，涎液从口角流出，致使口腔周围潮红、糜烂、发疹，烦扰不安，则为滞颐。另外，婴幼儿口底浅，吞咽功能不完善，常常流涎；儿童牙齿萌出时也可刺激唾液分泌而引起流涎，属生理性改变。

（四）口腔的切诊

口腔的切诊，主要包括对患者颌面部、口腔内，以及脉搏的切诊。通过用手指或器械对患者颌面部及口腔内进行触、摸、按、压，叩探牙体，以及切脉，以了解病变的部位、范围、形状、硬度、压痛、活动度、波动感、热感等局部反应与内在变化，获得口腔疾病辨病及辨证的资料，为辨病及辨证提供参考依据。

1. 按颌面骨骼 按颌面骨骼，医生需戴手套，可以用食指、中指和拇指单手进行，另一只手用于固定患者头部。检查牙槽突或下颌骨时，也可用拇指和食指夹持牙槽突或下颌骨的内外侧。按颌面骨骼重点如下：

（1）触摸局部有无肿块：若有肿块，注意其大小、形态、硬度，边界是否清楚，推之能否活动。一般来说，肿块较硬，边界不清，推之不移者，多为恶性肿瘤。

（2）颌面外伤的触诊：颌面外伤的患者，若按之有异常的骨骼活动或台阶感，且有压痛、塌陷移位者，其骨折移位的可能性较大。

（3）颞下颌关节的触诊：双手触按两侧颞下颌关节区，嘱患者进行张闭口运动，观察下颌运动情况是否自然流畅，下颌有无偏移，触摸髁状突的移动，以及关节区有无压痛。

（4）鉴别牙齿与牙槽骨病变：牙齿残根、拔牙后锐利的牙槽骨边缘、牙槽骨自然形成的骨突，三者需要鉴别。前两者触之尖锐，可有疼痛，通过 X 线检查可以显示有无牙根残留；而自然生成的牙槽骨突较圆钝，按之不痛。按颌面骨骼时动作应轻柔，由轻到重，由病变部位的远端向病变处逐渐移动，对于可能有骨折的患者，不要主动寻找异常活动，以免增加患者的痛苦和增加局部损伤。

2. 切口腔肌膜　包括用手指直接触摸，或用镊子夹持棉球扪压、切按颊、舌、牙龈、口底等处的黏膜及周围软组织。若局部有肿块，应注意其质地、范围、与周围组织的关系。若局部有肿胀，切诊时应注意有无压痛、溢脓或波动感。切按唾液腺时，相应的导管口可有少量清亮的唾液溢出。若分泌物的颜色变黄，质地较黏稠，多有病变。

3. 叩探牙体　叩诊时可用口镜或镊子柄对牙齿做力量适中的垂直和侧向叩击，以了解牙周组织的反应，这对于牙周病和根尖周病的诊断有较大的帮助。叩诊时一般先叩可疑患牙的邻牙，然后再叩患牙，以便对照。探诊一般用探针来进行。检查龋损情况时，要确定龋洞的位置、深浅、大小，以及牙本质的软化程度，有无探痛，以及牙髓是否暴露等。检查牙体缺损和磨耗的牙齿，可用尖锐的探针在表面滑动，根据患者有无酸痛感对牙髓活力做出初步判断。此外，对已充填的龋洞，可探查充填物与牙体组织间的密合程度，有无继发龋，有无悬突等。探测牙周袋的深度、范围，黏膜窦道的方向及深度，宜使用带有刻度的钝头探针。在叩探牙体时，动作应轻柔，以免损伤牙周组织、口腔黏膜及其他软组织。

4. 切脉　脉象的变化反映整体气血的运行状况及邪正的盛衰，对于口腔疾病的辨证有重要参考价值。因此，切脉亦为口腔切诊的重要内容之一。通过寸、关、尺三部，分浮、中、沉三候，以辨别疾病的阴阳、表里、寒热、虚实，明确证型。

（忻耀杰）

第二节　耳鼻喉病的辨证

耳鼻咽喉口齿的疾病是由于脏腑功能失调，阴阳失衡，从而在耳鼻咽喉口齿局部产生一系列变化的具体表现。所以耳鼻咽喉口齿病的辨证，不仅要根据四诊所收集的资料，辨识耳鼻咽喉口齿局部病变的部位、轻重、病势的趋向，以及耳鼻咽喉口齿病的起因、性质等，还要结合全身症状进行全身辨证。主要包括八纲辨证和脏腑辨证。

八纲辨证可以把千变万化的耳鼻咽喉口齿病证，归纳为表与里、寒与热、虚与实、阴与阳四对纲领性的证候。明代医家张景岳说："凡诊病施治，必须先审阴阳，乃医道之纲领。""六变者，表里寒热虚实也，是医道之关键，明此六者，万病皆指诸掌矣。"可见，耳鼻咽喉口齿疾病的类别不外阴证、阳证两大类；病位的浅深，不在表就在里；疾病的性质不是热证，就是寒证；邪正的盛衰，邪气盛则为实证、正气衰则为虚证。耳鼻咽喉口齿病的表里辨证是辨别耳鼻咽喉口齿病的病变部位和病势趋向的一种辨证方法。通常将发病初期、病位较浅、病情较轻，兼有恶寒、发热证候归属于表证；而将病位较深、病情较重、病程较长的证候归属于里证。然而，临床上经常有表证未解，里证复起的表里错杂证，临诊还需结合患者的全身和诸清窍的局部表现明辨之。耳鼻咽喉口齿病的寒热辨证是辨别耳鼻咽喉口齿疾病寒热属性的一种辨证方法。寒证是机体阳气不足，或感受寒邪时所表现的证候；热证是机体阳气偏盛，或感受热邪时表现的证候。通常将脏腑蕴热，热毒炽盛，上炎耳鼻咽喉口齿清窍所致的证候归属于热证；而将素体阳虚，或感受寒邪，或过用苦寒之品所致的证候归属于寒证。同样，在临床中常有寒热错杂、真寒假热者，需加以辨明。耳鼻咽喉口齿病的虚实辨证是辨识邪正盛衰的一种辨证方法。《素问·通评虚实论》谓："邪气盛则实，精气夺则虚。"所以，虚是指正气虚衰，实是指邪气旺盛。通常将因脏腑虚损，清窍失养所致的证候归属于虚证；而将因火毒炽盛，上炎清窍所致的证候归属于实证。临床上也不乏虚实夹杂证。耳鼻咽喉口齿病的阴阳辨证是八纲辨证的根本，是总领耳鼻咽喉口齿疾病表里、寒热、虚实证的总纲。耳鼻咽喉口齿疾病的阴证和阳证在一定的条件下是可以相互转化的。

五脏是人体生命活动的中心，六腑与五脏配合，并通过经络而运行气血，协调阴阳，联络四肢百骸、皮毛筋骨、肌肉血脉、五官九窍等，使机体成为一个有机统一的整体。脏腑经络相互协调、相互制约、相互依存，共同完成机体正常的生理活动。耳鼻咽喉口齿是五脏的外候，分别隶属于五脏，耳鼻咽喉口齿与脏腑之间有着密切的联系，其生理功能的正常与否在一定程度上反映着脏腑功能的健旺与否；同样，脏腑的生理功能和病机变化，也常可循经反映于耳鼻咽喉口齿。因此，在进行辨证时，一定要从整体观出发，熟练掌握耳鼻咽喉口齿与脏腑经络的关系、脏腑表里之间的关系，以及各脏腑之间的关系，根据各种病邪侵犯人体以致耳鼻咽喉口齿发病的特点，推论所反映出来的证的病理变化，来分析不同的病症。这些都可以通过脏腑辨证来完成。

一、耳病的辨证

（一）耳病的八纲辨证

1. 耳病的表里辨证

（1）耳病表证：耳病表证多因六淫外邪从口鼻、皮毛侵入人体后，循经上行，邪浊壅滞于耳窍，使清窍不利所致。具有发病快、起病急、病程短等特点。主要表现为猝然耳鸣，听力下降，耳内胀闷堵塞感，耳窍疼痛，或耳道流脓等；全身多兼见恶寒发热、脉浮、苔白等。

（2）耳病里证：耳病里证多因耳病表证未解，邪气由浅入深；或脏腑虚损，耳窍失养所致。具有病程较长，病位在脏腑、气血、骨髓等特点。主要表现为听力渐减，耳内虚鸣日久，耳道流脓量多且缠绵难愈，头晕目眩，舌淡脉沉等。

2. 耳病的寒热辨证

（1）耳病寒证：耳病寒证多因感受寒邪或阴盛阳衰，使脏腑功能活动相对降低所致。主要表现为耳道流脓清稀，经久不愈，耳鸣耳聋，目眩头晕等；全身可兼有形寒肢冷、舌淡体胖、脉迟细等。

（2）耳病热证：耳病热证多因脏腑蕴热，机体感受热邪或阳盛阴衰，使脏腑活动相对亢进所致。主要表现为耳鸣声大，耳窍疼痛拒按，或耳道流脓质稠，脓液色黄量多，舌红苔黄，脉数有力等。

3. 耳病的虚实辨证

（1）耳病虚证：耳病虚证多因病久伤正或脏腑虚损，使耳窍失养所致。主要表现为耳内虚鸣，昼夜不息，听力渐减，头晕目眩，或耳道流脓，经久不愈等；全身可伴有腰膝酸软、乏力、形体消瘦、舌红少苔、脉细弱等。

（2）耳病实证：耳病实证多因邪气未解，过盛伤人所致。主要表现为耳鸣如雷、听力下降、耳道流脓、舌黄苔腻、脉滑数等。

4. 耳病的阴阳辨证

（1）耳病阳证：耳病阳证包括耳病表证、热证和实证。多属新病，常起病急，发展快。主要表现为耳窍局部红肿热痛、糜烂、黄水淋漓、分泌物黄浊量多、结痂等；全身可见外感表证或脏腑实热证。

（2）耳病阴证：耳病阴证包括耳病里证、寒证和虚证。多有病程长、发展缓慢、症状时轻时重等特点。主要表现为久病耳内闭塞、耳鸣耳聋时轻时重、耳内溢脓缠绵不愈，或局部色泽淡暗不鲜、分泌物稀薄、臭秽等；全身可见有脏腑虚损或气血不足之象。

（二）耳病的脏腑辨证

耳部的脏腑辨证主要涉及肾、脾、肝、肺四脏。

1. 肾病的辨证

（1）耳病肾阴亏虚证：肾为先天之本、五脏六腑之根；肾阴为一身阴液的根本，有滋润形体、濡养耳窍之功。若肾阴虚损，耳窍失其滋润、濡养，则发为各种肾阴虚的耳部证候。

临床表现：听力减退逐渐加重；耳窍流脓，量少而臭，日久不愈，常伴耳骨蚀损；眩晕时发，头晕目眩，恶心呕吐。全身可见腰膝酸软，健忘少寐，形体消瘦，齿松发脱，咽干舌燥，五心烦热，舌红少苔，脉细或细数。

（2）耳病肾阳虚弱证：肾中阳气有温煦形体、蒸化水液之功。若肾阳虚衰，不能蒸化水液，水液泛溢耳窍，或阳气不能上达头面清窍，浊阴不降，耳窍失煦，则发为各种肾阳虚的耳部证候。

临床表现：久病耳鸣，耳聋，耳道流脓、量少臭秽，日久不愈，常伴耳骨蚀损；眩晕时作，多伴头胀沉重、呕吐清水、心悸等寒饮上泛证；全身见面色淡白无华，形寒肢冷，背凉，腰膝酸软，小便清长，夜尿频，舌质淡胖，苔白润滑，脉沉弱，尺脉尤甚。

2. 肝病的辨证

（1）耳病肝胆湿热证：肝胆疏泄失常，湿热内蕴，壅滞于耳窍，则发为各种肝胆湿热的耳部证候。

临床表现：耳道灼痒，耳窍流脓，质稠色黄，量多而臭，或耳道疼痛拒按，张口咀嚼时痛增，听力障碍，舌红，苔黄腻，脉弦数。

（2）耳病肝阳上亢证：素体阳盛，情志不遂，恼怒焦虑，肝郁化火，气火上炎，上逆耳窍，则发为各种肝阳上亢的耳部证候。

临床表现：耳内胀闷，听力障碍，或耳窍卒然失聪，口苦咽干，耳窍疼痛，耳道流脓流血，头晕目眩，心烦易怒，恶心呕吐，舌红，苔黄干，脉弦数。

（3）耳病肝郁气滞证：情志不遂，郁怒伤肝，肝失疏泄，气机不利，气滞肝郁，气壅耳窍，则发为各种肝郁气滞的耳部证候。

临床表现：耳窍闭塞闷胀，耳内鸣响，听力障碍，恶心干呕，胸胁胀闷不适，妇人月经不调、乳房少腹胀痛、心烦易怒，苔白，脉弦。

3. 脾病的辨证

（1）耳病脾胃气虚证：脾胃虚弱，受纳与健运失调，气虚不能上达，耳窍失于温煦，则发为各种脾胃气虚的耳部证候。

临床表现：耳鸣，听力障碍，耳内流脓清稀，脓液色白量多，经久难愈，头晕目眩，恶心干呕，少气懒言，乏力倦怠，脘腹胀闷，食少纳呆，舌淡，苔白，脉弱。

（2）耳病脾胃湿热证：饮食失节，过食肥甘厚味，致使胃纳脾运失职，湿热内蕴，熏蒸耳窍，则发为各种脾胃湿热的耳部证候。

临床表现：耳道湿痒灼痛，或耳道流脓，脓液质稠色黄，量多而臭，或头晕目眩，困倦乏力，胸脘痞闷，舌苔黄腻，脉濡数。

4. 肺病的辨证

耳病外邪犯肺证：外邪侵入，壅遏肺系，致使肺气闭郁，头面清窍闭塞不通，则发为各种外邪犯肺的耳部证候。

临床表现：耳内堵塞，胀闷不适，听音不真，耳内鸣响，自听声增强，头昏头闷，发热恶寒，鼻塞不通，舌苔薄白，脉浮。

5. 脏腑兼病的辨证

脏腑兼病是因一脏以上的脏腑功能失调所致的耳部病变，常见的有脾肾阳虚证。

耳病脾肾阳虚证：脾肾二脏阳气不足，耳窍失于温煦；或气化失常，水湿泛溢耳窍，则发为各种脾肾阳虚的耳部证候。

临床表现：听力障碍，耳内虚鸣，耳道流脓，颜色淡白，质稀量多，点滴而出，反复发病，经久不愈，头晕目眩，面色白，乏神无力，腰膝、少腹冷痛，舌淡嫩体胖，舌苔白滑，脉沉弱。

（三）耳病的主要症状辨证

1. 辨耳部疼痛　根据疼痛的部位不同，可分为耳廓疼痛、耳道疼痛、耳深部疼痛；根据疼痛的程度不同，可分为隐约作痛、剧烈疼痛、痛引腮脑等。具体而言：

大凡新病，痛势较剧，持续不解，痛而拒按者，多属实证。

大凡久病，痛势较缓，时痛时止，痛而喜按者，多属虚证。

大凡耳廓作胀不适，局部肿起、皮色不变、按之柔软者，多为耳廓痰包，由水液湿痰流注所致。

大凡耳廓疼痛拒按，耳廓及周围红肿、青紫，或有伤口出血不止，或渗血者，多由打斗跌仆等外伤所致。

大凡耳廓及周围（尤其是耳后缝）痒痛不适，伴有局部充血、潮红湿烂、黄水浸淫者，多由风火湿邪上炎所致。

大凡耳廓及周围皮肤干痒灼痛，伴有局部的干燥、皲裂、脱屑者，则多由血虚生风化燥所致。

大凡耳道疼痛难忍，痛连腮脑，牵引耳壳或压迫耳屏时疼痛加剧者，多由火热上攻耳道所致。

大凡耳深部胀塞微痛，同时伴有听力减退、自声增强，耳镜检查见耳膜内陷、色粉红者，多由风热外邪侵袭耳窍所致。

大凡耳深部疼痛剧烈，有如锥刺刀割，伴头痛，耳镜检查见耳膜红赤外凸者，多由肝胆火热邪毒炽盛，循经上灼清窍所致；若耳内疼痛猝然减轻，耳膜穿溃流脓，是为热毒外泄之象。

大凡耳深部疼痛剧烈，头痛甚，耳脓骤然增加或减少，伴壮热呕吐，甚或神昏谵语者，多由热入营血，邪犯心包所致，是危重之证。

2. 辨耳脓　辨耳脓，即诊察耳部流脓的情况。根据脓液的色、质、量、气味，以及耳流脓病程长短等表现来辨析疾病的寒热虚实。

大凡耳脓初起者，多属热证、实证。

大凡久病耳脓者，多属虚证。

大凡脓液稠黏者，多属邪热炽盛；脓液稠厚多，多属火热上炎。

大凡脓质清稀量多者，多属正虚；脓如豆腐渣，成块状者，多是虚实夹杂之证，属病情严重。

大凡脓液色黄量多者，多为湿热上泛；脓色色红带血者，多为热入血分；脓液色青质稠者，多为肝经火盛；大凡脓液色白量多者，多为脾虚水泛；脓液臭秽黑腐者，多为肝肾亏虚。

大凡流脓量多而稠者，多属湿热邪毒上蒸；脓液色白而清稀者，多为脾虚有湿，水湿泛溢；脓液量多而稀者，多属脾肾虚弱；脓液量少而稠，缠绵难愈，或结成块状者，多为肾虚湿浊困结之证。

大凡脓液臭秽、浓稠，多为肝胆湿热上蒸；脓液腐臭难嗅，经久不愈，多为正虚邪实之恶候。

3. 辨耳痒　耳痒可发生于耳廓、耳周及耳道内等部位。总的来说，痒是风的见症，是由于风盛所致，或为风热，或为风湿热，或为风寒，或为血虚生风化燥。

大凡耳痒而痛者，多属风热，热邪偏胜。

大凡耳痒而麻胀者，多属风寒，多由寒束肌表，血脉凝注，阳气不达所致。

大凡耳痒局部红肿、糜烂、渗出脂水者，多为风热湿邪为患。

大凡耳痒局部皮肤增厚、粗糙，上有痂皮或鳞屑而干燥者，多由血虚肌肤失养而致。

4. 辨耳胀　耳胀是指耳内胀闷堵塞感，是耳病的常见症状。

大凡突感耳内胀闷阻塞感，伴有听力下降、耳鸣、鼻塞流涕、发热恶寒，舌红苔薄黄、脉浮数者，多由风热邪毒侵袭所致。

大凡耳内胀塞较重，听力减退，自声增强，耳膜内陷或外突，耳膜色淡呈黄色或粉红色，或有液平面者，多由湿热之邪困结耳窍所致。

大凡耳窍闭塞日久，脘腹胀闷，食少纳呆，听力下降，耳鸣者，多由脾气虚弱，耳窍失于温养所致。

大凡耳窍闭塞日久，耳鸣，听力减退明显，耳膜内陷，或粘连、变薄者，多属肝肾亏虚。

大凡耳膜粘连，活动度降低、舌质紫暗者，多由气滞血瘀，耳部脉络受阻所致。

5. 辨耳鸣　耳鸣是指患者自觉耳内鸣响而周围并无相应的声源，或如蝉鸣，或如雷鸣，可单侧发生，亦可双侧发生，若共鸣，则患者自觉声音来自头颅，称为"头鸣""颅鸣"。

大凡耳鸣暴发，鸣声较大者，多为实证。

大凡耳鸣日久，鸣声细微者，多为虚证。

大凡耳鸣猝发，声大，口苦，心烦易怒者，多由肝郁气滞，或痰湿困结上扰清窍所致。

大凡耳鸣日久，多由气血不足，耳失濡养所致。

大凡耳鸣音调高者，多由心血不足，耳失濡养所致。

大凡耳鸣音调低者，多由肝郁气滞，或外邪侵袭，邪气壅盛，壅塞耳窍所致。

6. 辨耳聋　耳聋是指不同程度的听力下降。听力障碍较轻，对声音听之不真者，称为"重听"。

大凡猝然耳聋者，或因风、热、湿邪壅塞耳窍；或因肝火、痰火、气血瘀阻；或因耵聍栓塞。

大凡年老听力逐渐减退，无流脓者，多为天癸竭，肾脏衰，气血不足，不能上荣耳窍所致。

此外，尚有使用耳毒性药物致听力障碍者，应结合病史进行辨证论治。

7. 辨耳眩晕　眩晕既是症状，又是疾病，可见于全身多种病证。

大凡眩晕伴头痛、耳痛胀闷感、口苦咽干、心烦易怒者，多由肝阳上亢所致。

大凡眩晕伴头重、头胀、低音调耳鸣、胸闷、倦怠者，多由痰湿壅阻所致。

大凡头晕头鸣反复发作，听力差，遇劳或体位改变时突发眩晕，或有心悸少气者，多由气血不足，脾气虚弱所致。

大凡眩晕常发，眼前黑花，并有高音调耳鸣，听力下降，记忆力减退，腰酸膝软者，多由肾精亏损所致。

大凡眩晕伴耳流脓，如为新病者，多为肝胆火热蒸灼清窍；如为旧病者，多由脾肾虚弱，湿邪内困所致。

8. 辨耳膜　耳膜的形态、色泽变化，可以反映脏腑的寒、热、虚、实等病理变化。

大凡耳膜微红，周边血络显露，耳微胀痛者，多为耳胀或脓耳初起，多由风热犯耳所致。

大凡耳膜呈橘黄色，或有积液线如发丝者，多由湿浊聚耳所致。

大凡耳膜色蓝，外凸者，多由瘀血内聚耳窍所致。

大凡耳膜血络满布，红赤肿胀者，多由肝胆湿热熏耳所致；若见耳膜外凸，有小黄亮点，多由火热炽盛，腐蚀鼓膜，化腐酿脓所致。

大凡耳膜失去银灰色光泽，内陷、增厚，耳膜紧张部有黄白色钙斑者，多由邪滞耳窍所致。

大凡耳膜病程久，或耳膜粘连、萎缩者，多由气血瘀滞耳窍所致。

大凡耳膜紧张部穿孔呈圆形、椭圆形，穿孔边缘光滑者，多由风、热、湿邪上犯耳窍所致。

大凡松弛部或边缘性穿孔，有胆脂瘤形成者，多由肾、脾虚损，邪毒蕴结，腐肌蚀骨所致。

二、鼻病的辨证

（一）鼻病的八纲辨证

1. 鼻病的表里辨证

（1）鼻病表证：鼻病表证多因风邪夹寒邪或夹热邪侵犯人体，壅遏肺系，使鼻窍不利所致。具有发病快、病程短等特点。主要表现为鼻窍窒塞，呼吸不利，鼻涕量多，涓涓而下，嗅觉障碍，鼻齆声粗等；全身兼见头身疼痛，身热恶寒或喷嚏时作，舌苔淡白，脉浮紧或浮数等。

（2）鼻病里证：鼻病里证多因脏腑虚损，气血失和，鼻窍失养；或脏腑功能失调，气火上炎，熏灼鼻窍；或鼻病表证治不及时，或失治、误治等致表邪入里所致。主要表现为鼻窍持续窒塞日久，鼻涕量多，或鼻腔干燥，鼻涕脓稠，不易擤出而结痂，鼻气腥臭，嗅觉障碍，或喷嚏频频，或鼻衄反复，经久不愈，或鼻腔内有赘生物等。

2. 鼻病的寒热辨证

（1）鼻病寒证：鼻病寒证多因感受寒邪或阳虚阴盛，机体活动虚衰所致。主要表现为反复发作的鼻痒，喷嚏频频伴清涕如水，或持续鼻塞，鼻涕清稀量多，舌淡，苔白，脉沉细无力等。

（2）鼻病热证：鼻病热证多因邪热侵袭人体，内蕴脏腑或素体阴虚阳亢，脏腑机能相对亢进所致。主要表现为鼻尖、鼻翼、鼻前庭等部充血肿胀，疼痛拒按，或鼻塞头痛，鼻涕脓稠不易擤出，鼻窍出血，色深红量多，身热心烦，舌红，苔黄，脉数等。

3. 鼻病的虚实辨证

（1）鼻病虚证：鼻病虚证多因脏腑功能失调或功能活动降低，以致正气不足，鼻窍失于温养所致。主要表现为鼻窍窒塞持续，鼻涕清稀，遇冷加重，喷嚏猝发，或鼻窍流血，血色淡红，点点滴滴，面色无华，气短懒言，倦怠乏力，舌淡，苔白，脉缓弱等。

（2）鼻病实证：鼻病实证多因邪气过盛，壅遏鼻窍所致。主要表现为鼻塞不利，鼻涕黄浊黏稠、腥臭，嗅觉障碍，或鼻衄，色深量多，心烦易怒，舌红，苔厚腻，脉滑数等。

4. 鼻病的阴阳辨证

（1）鼻病阳证：鼻病阳证包括鼻病表证、热证和实证。多属新病，常起病急，发展快。主要表现为鼻塞流涕、鼻衄暴发、脓涕黄浊量多、鼻窍肌膜红赤肿胀、鼻部肌肤红肿热痛、糜烂流水等；全身可见外感表证或脏腑实热证。

（2）鼻病阴证：鼻病阴证包括鼻病里证、寒证和虚证。多有病程长、发展缓慢、症状时轻时重等特点。主要表现为久病鼻塞不利，时流浊涕，嗅觉失灵日久，鼻膜色淡暗或苍白、干燥、枯萎等；全身可见有脏腑虚损或气血不足之象。

（二）鼻病的脏腑辨证

鼻为气体出入之要冲，有司嗅觉、助发音之功，属肺系。脏腑之经气和阴液滋润温养鼻窍，鼻窍方能完成呼吸、嗅觉等功能。此外，鼻与脾、肾、肝等脏腑的关系亦很密切，所以鼻病的脏腑辨证，主要围绕肺、脾、肾、肝胆等脏腑的病机变化来辨证。

1. 肺病的辨证

（1）鼻病外邪壅肺证：外邪犯肺，壅塞肺系，使肺气闭郁，失其宣畅，邪壅于鼻，则发为各种外邪壅肺的鼻部证候。

临床表现：鼻窍窒塞难通，鼻齆声重，鼻涕增多，喷嚏时作，嗅觉减退，头昏头痛，发热恶寒，舌苔薄，脉浮。

（2）鼻病肺阴虚损证：劳损、久咳等致使肺阴虚损，鼻窍失养，或阴虚生热，虚火上炎，熏灼鼻窍，则发为各种肺阴虚损的鼻部证候。

临床表现：鼻干不适，鼻内灼热，涕少而稠，不易擤出，或干结成痂，鼻衄时作，色深红，或鼻气腥臭，形体消瘦，口干咽燥，舌红少津，脉细数。

（3）鼻病肺气虚弱证：素体虚弱或久病伤肺，致使肺气虚弱，鼻失温煦，则发为各种肺气虚弱的鼻部证候。

临床表现：鼻塞不通，呼吸不利，嗅觉障碍，喷嚏时作，清涕入水，遇寒加重，气短乏力，易感外邪，舌淡，脉弱。

（4）鼻病燥邪犯肺证：燥热之邪灼伤肺津，津少不能濡养鼻窍，则发为各种燥邪犯肺的鼻部证候。

临床表现：鼻内干燥，鼻孔煤黑，灼痛不适，涕少而稠，不易擤出，或鼻衄时作，舌红，苔黄少津，脉数。

2. 脾病的辨证

（1）鼻病脾胃虚弱证：脾胃虚弱，统摄无权或生化不足，水谷精微不能上达，致鼻窍失养，则发为各种脾胃虚弱的鼻部证候。

临床表现：鼻窍窒塞，鼻涕黏多或清稀，嗅觉障碍，头昏头晕，少气懒言，或喷嚏时作，或鼻衄色淡，渗渗而出，纳差，面色不华，舌淡，苔白，脉弱无力。

（2）鼻病脾胃湿热证：感受湿热之邪，或过食肥甘醇酒，湿热内酿，上蒸鼻窦，则发为各种脾胃湿热的鼻部证候。

临床表现：鼻塞，鼻涕脓稠量多，嗅觉障碍，头昏闷胀，脘腹胀满，大便不爽，舌红，苔黄腻，脉滑数。

（3）鼻病胃热上炎证：胃热内炽，或肠胃湿热壅盛，邪热上炎鼻窍，则发为各种胃热上炎的鼻部证候。

临床表现：鼻准、鼻翼或鼻前庭红赤肿胀、疼痛，鼻涕脓臭而稠，鼻干，口臭，心烦，大便燥结，或鼻衄量多势猛，色鲜红，舌红，苔黄，脉数有力。

（4）鼻病脾阳虚弱证：素体虚弱，或久病伤阳，或过用寒凉攻伐之品损伤阳气，阳虚鼻失温养，则发为各种脾阳虚弱的鼻部证候。

临床表现：鼻塞难通，遇寒加重，嗅觉障碍，鼻涕清稀，点点滴滴，喷嚏频频，四肢不温，畏寒，纳呆，大便稀溏，稍遇风冷则诸症加重，舌淡嫩，苔白，脉沉弱。

3. 肝病的辨证

（1）鼻病胆热痰扰证：胆腑郁热，湿痰内生，痰热壅盛，移热于脑，壅遏鼻窍，则发为各种胆热痰扰的鼻部证候。

临床表现：鼻塞，鼻涕脓稠，色黄量多腥臭，头昏头痛，口苦心烦，耳鸣耳聋，舌红，苔黄，脉弦数。

（2）鼻病肝火上炎证：肝郁化火，气火上炎，熏灼鼻窍，则发为各种肝火上炎的鼻部证候。

临床表现：鼻内干燥疼痛，鼻涕稠浊，量少难擤或结痂，或鼻衄量多势猛，色深，头痛头晕，口苦，心烦易怒，舌红，苔黄干，脉弦数。

（3）鼻病肝胆湿热证：肝胆湿热蕴结，熏蒸鼻窍，则发为各种肝胆湿热的鼻部证候。

临床表现：鼻塞，鼻涕稠浊、色黄量多，或鼻涕胶结难擤，嗅觉障碍，头昏头胀，口苦心烦，舌红，苔黄腻，脉滑数。

4. 肾病的辨证

（1）鼻病肾阳虚弱证：素体阳虚，或久病，房劳过度，损及肾阳，阳气不能上达温煦鼻窍，则发为各种肾阳虚弱的鼻部证候。

临床表现：鼻涕清稀如水，喷嚏频频，稍遇风冷即发作，鼻塞难通，面色㿠白，腰膝冷痛，形寒肢冷，舌淡，苔白，脉沉无力。

（2）鼻病肾阴亏虚证：久病伤肾，或房劳过度，或失血耗液，损及肾阴，肾阴不足，不能上濡鼻窍，则发为各种肾阴亏虚的鼻部证候。

临床表现：鼻干灼不适，鼻涕干结，嗅觉障碍，或鼻衄时作，腰膝酸软，耳鸣盗汗，唇红颧赤，舌苔薄，脉细。

5. 脏腑兼病的辨证

脏腑兼病的病证多由与鼻关系密切的一脏以上的脏腑功能同时失调所致。

（1）鼻病肺脾气虚证：素体虚弱，或久病损及肺脾，肺脾气虚，鼻窍失养，则发为各种肺脾气虚的鼻部证候。

临床表现：鼻塞头痛，嗅觉障碍，鼻涕增多或清稀，鼻痒，喷嚏时作，或鼻衄色淡量少，渗渗而出，或鼻涕干结，气短乏力，面色㿠白，舌淡，苔白，脉细弱。

（2）鼻病脾肾阳虚证：先天禀赋不足，或久病耗伤阳气，阳虚鼻窍失于温煦，则发为各种脾肾阳虚的鼻部证候。

临床表现：鼻塞不通，嗅觉障碍，鼻痒，喷嚏频频，清涕如水，点点滴滴，四肢不温，腹胀纳呆，下利清谷，舌胖嫩，苔白，脉沉弱。

（三）鼻病主要症状辨证

1. 辨鼻塞　辨鼻塞，主要辨鼻塞的部位、性质、原因、时间等。根据鼻塞的部位不同，可分为单侧鼻塞、双侧鼻塞；根据鼻塞的性质不同，可分为阵发性鼻塞、间歇性鼻塞、持续性鼻塞、进行性鼻塞；根据鼻塞的时间不同，可分为初病鼻塞、鼻塞日久等。

大凡鼻塞猝发，鼻痒，喷嚏频频，清涕如水，鼻肌膜灰白，鼻甲肿胀者，多由风寒外邪侵袭，邪滞鼻窍，或肺脏素虚，猝感风寒所致；或由骤感花粉、皮毛、异气、异物等所致。

大凡鼻塞初起，鼻涕量多，嗅觉障碍，身热恶风，鼻肌膜充血，鼻甲肿大，口苦心烦，舌红，苔黄，脉滑者，多由胆热上炎所致。

大凡鼻塞日久，反复发作，时轻时重，鼻涕质黏色白，嗅觉障碍，感寒鼻塞加重，鼻肌膜色淡，鼻甲肿大者，多由肺气虚寒，鼻窍失于温煦所致。

大凡鼻塞日久，鼻涕质黏色白，量多，鼻肌膜色淡白，纳呆，腹胀，便溏，舌淡，脉弱者，多由脾胃虚弱所致。

大凡鼻塞日久，头昏头痛，鼻涕不易擤出，鼻肌膜暗红，鼻甲肥大，表面凹凸不平呈桑椹状者，多由瘀血停凝所致。

大凡鼻塞日久，持续不通，或进行性加重，鼻中道有半透明之赘生物者，多为鼻痔，由湿热痰浊凝聚所致。

大凡鼻塞持续，鼻涕脓稠而腥臭，或鼻涕带血，鼻腔有赘生物者，多由血瘀痰凝所致，须辨别是否为恶候。

大凡小儿一侧鼻塞持续，鼻涕脓稠而臭，病程不长者，多由异物入鼻所致。

大凡鼻塞、鼻干、鼻臭，脓涕结痂或带血丝，鼻腔宽大，鼻甲萎缩者，多由肺阴虚损，鼻窍失濡，或脾虚鼻窍失养所致。

2. 辨鼻涕　鼻涕为五液之一，通过脏腑作用，由津液转化而来。正常鼻涕为鼻腔内的津液，有濡润鼻内肌膜，湿润、调节呼吸出入气体的温度、湿度的作用。其量适中，一般多无积聚。临床上可根据鼻涕的量、颜色、性质、气味，并结合其全身表现辨别其寒热虚实。

大凡鼻涕多者，多为湿证。

大凡鼻涕少者，多由热盛阴伤，或脏腑虚损，鼻窍失养所致。

大凡鼻涕多者，或由外邪侵袭，肺失宣降，邪滞鼻窍，津液停聚所致；或由肺气虚寒，鼻窍失于温养，水液上注鼻窍所致；或由脾失健运，水液停聚鼻窍所致；或由肾阳不足，蒸化失职，水湿上泛，停聚鼻窍所致；或由骤感花粉、异气、异物入鼻所致。

大凡鼻涕白者，多为虚证、寒证。

大凡鼻涕黄者，多为实证、热证。

大凡鼻涕色鲜红者，多为实证。

大凡鼻涕白，初起量多，伴鼻塞、头昏痛者，多由风寒外邪侵犯所致。

大凡鼻涕白，量多日久，鼻肌膜色淡白，鼻甲肿大，舌体胖，舌苔白者，多由脏腑虚损，或脾失健运，水湿泛溢所致。

大凡鼻涕黄稠初起，鼻塞头昏者，多由风热外邪侵袭所致。

大凡鼻涕黄稠量多，反复发作，口干口苦，心烦，鼻肌膜充血，鼻甲肿大者，多由脾胃湿热所致，或由胆火上炎所致。

大凡鼻涕黄绿量多，鼻塞，口苦，心烦者，多由胆经风热所致。

大凡鼻涕黄如水，点滴而下难收，间歇发作者，多为鼻部痰包，由水湿上泛所致。

大凡鼻病初起，涕红，鼻干痛者，多由风热外邪侵犯所致，或由燥热之邪侵犯所致。

大凡鼻涕淡红如水，反复发作，鼻腔内弥漫性渗血，面色㿠白，气短乏力者，多由脾不统血，或鼻腔新生物所致。

大凡鼻涕黏稠者，多为实证、热证。

大凡鼻涕清稀者，多为虚证、寒证。

3. 辨鼻痒　鼻痒可发于鼻窍皮肤，或鼻窍肌膜。发于鼻窍肌膜者，常伴有喷嚏。

大凡外鼻及鼻前庭皮肤作痒，局部肿起，疼痛剧而拒按者，多由热毒炽盛，上炎于鼻所致。

大凡外鼻及鼻前庭局部皮肤痒而潮红、湿烂、黄水浸淫者，多由风、湿、热邪侵犯所致。

大凡鼻前孔皮肤瘙痒，粗糙结痂，干燥脱屑者，多由血虚生风，风动致痒所致。

大凡鼻腔内猝然发痒，喷嚏时作，清涕，鼻塞，恶风者，多由风寒外邪侵袭所致。

大凡鼻痒，喷嚏频频，清涕如水，反复发作，稍遇风寒则发作者，多由表虚卫外不固，或脏腑虚损，鼻窍失养所致。

大凡鼻痒，喷嚏频频，清涕如水，气短乏力，少气懒言，面色㿠白者，多由肺气虚寒所致。

大凡鼻痒，伴涕清，喷嚏频频，腰膝酸软，肢冷恶寒，耳鸣耳聋者，多由肾阳不足所致。

大凡鼻痒，清涕点点滴滴，喷嚏时作，口淡不渴，脘腹纳呆，大便稀溏，多由脾阳虚弱所致。

大凡一侧鼻痒不适，鼻塞，时有喷嚏，涕脓稠而臭者，多由异物入鼻所致。

此外，接触刺激性气体、粉尘、花粉等，也可致鼻痒不适。

4. 辨鼻痛　鼻痛包括外鼻、鼻前庭及鼻腔内疼痛，且位于危险三角区附近，因此须仔细辨别。

大凡鼻尖、鼻翼红赤，肿胀疼痛者，多由火毒上炎所致。

　　大凡鼻梁青紫，肿胀疼痛，或皮肉破损，或触压鼻梁痛增，或有骨摩擦音者，多由外伤所致。

　　大凡鼻前庭及上唇部皮肤潮红、肿胀疼痛、局部糜烂、脂水浸淫，或结黄色痂壳，舌苔黄腻者，多由湿热上蒸所致。

　　大凡鼻内灼热干燥、疼痛，鼻黏膜充血者，多由燥热伤肺所致。

　　大凡鼻内干灼、微痛不适，鼻涕不易擤出而结痂，鼻肌膜萎缩者，多由脏腑虚损，虚火上炎所致。

　　大凡单侧鼻内疼痛，鼻涕脓稠臭秽，或带血丝者，多由鼻腔异物所致。

　　大凡鼻内疼痛较剧，或痛连头颈，鼻塞，涕中带血，耳内闭塞、耳鸣者，多由邪毒结聚于颃颡所致。

　　5. 辨鼻干　大凡秋冬之季出现鼻前庭皮肤干燥、皲裂疼痛者，或鼻内干燥不适，鼻气热，鼻塞畏风，多由燥邪犯肺所致。

　　大凡鼻前庭皮肤干燥，粗糙脱屑，干痒不适者，或鼻内干燥，灼热疼痛，有脓痂，肌膜充血，或鼻肌膜干燥少津，鼻甲萎缩者，多由阴虚鼻失濡养，或血虚生风所致。

　　此外，过用辛香温燥药物，或粉尘作业，气候燥烈者，均可致鼻干。

　　6. 辨嗅觉障碍　《医林改错·卷上·脑髓说》："鼻通于脑，所闻香臭归于脑。"认为鼻司嗅觉，内通于脑，与元神相通。鼻为气体出入之门户，腥、燥、焦、香、腐五气和酸、甘、苦、咸、辛五味浮游于天气，随呼吸之气入鼻，通于脑，则香臭辨矣。

　　大凡嗅觉障碍初起，鼻塞涕多，头痛发热，舌红，苔白，脉浮者，多由外邪侵袭所致。

　　大凡嗅觉障碍反复发作，鼻塞脓涕量多，头痛，口苦咽干，舌红，苔黄，脉弦数者，多由胆郁痰扰所致。

　　大凡嗅觉迟钝，伴清涕如水、喷嚏频频，稍遇风寒则加重，鼻腔肌膜灰白或淡白，舌苔薄，脉弱者，多由表虚卫外不固，或脏腑虚损，鼻窍失养所致。

　　大凡嗅觉障碍持续，鼻内干燥，鼻涕脓稠，胶结成块，不易擤出，鼻甲萎缩，鼻腔宽大者，多由脏腑虚损，鼻窍失养所致。

　　大凡嗅觉失灵或丧失，鼻腔未见有明显异常变化，多与七情所伤有关。

　　大凡嗅觉障碍发生于打斗跌扑、鼻科手术后者，多由损伤所致。

　　7. 辨鼻源性头痛　头为诸阳之会，十二经脉，三百六十五络皆上汇于头。五脏精华之血、六腑清阳之气上注于头，则头面清窍方能维持正常的生理活动。鼻为头面清窍之一，与脏腑经络有十分密切的关系。因此，不论外感邪毒、内伤脏腑所致的鼻病，均可致头痛。在临床中由鼻病所致的头痛十分普遍，故辨别头痛的寒热虚实是十分重要的。

　　大凡头昏头痛初起，鼻塞，涕多伴全身不适，畏寒发热，苔白，脉浮者，多由外邪犯肺所致。

大凡头胀痛偏于两太阳穴，鼻塞，鼻涕脓稠伴口苦咽干，舌红，苔黄，脉弦数者，多由胆热移脑所致。

大凡头额昏闷胀痛，鼻塞难通，鼻涕脓稠量多，伴胸脘痞闷，腹胀纳呆，舌红，苔腻，脉滑者，多由脾胃湿热上蒸所致。

大凡头痛隐隐，反复发作，鼻塞，嗅觉障碍，鼻涕黏白，稍遇风寒则诸症加重，伴舌质淡，苔白，脉弱者，多由脏腑虚寒，鼻窍失煦所致。

大凡头刺痛伴鼻塞持续，嗅觉障碍者，多由瘀血内闭所致。

另外，鼻中隔严重偏曲、鼻腔异物、鼻部肿瘤、鼻息肉等均可因鼻塞而头痛。

8. 辨鼻衄　鼻衄可为疾病的常见症状或早期症状，或为疾病加重的信号。外感和内伤均可致衄。鼻衄的程度各异，轻者表现为涕中间断性带血丝，重者则可为血块，甚或凶猛的出血，有些甚至可以危及生命。通过辨鼻衄的量、色、质等，有助于正确辨别鼻衄的病位、病势及寒热虚实。

大凡鼻衄量多者，多为实证、热证。

大凡鼻衄量多，势猛，口渴欲饮，心烦，口臭，大便燥结，舌红，苔黄，脉数者，多由胃火炽盛，灼伤阳络所致。

大凡鼻衄量多，色鲜红，反复发作，心烦易怒，口苦咽干，常于情绪激动或情志突变时发作，舌红，脉弦数者，多由肝火上炎，火灼脉络所致。

大凡鼻衄量多，突然发作，头昏痛，发热恶寒，舌红，苔薄，脉浮者，多由外邪犯肺所致。

大凡鼻衄量少，点滴而出者，多由风热犯鼻所致。

大凡鼻衄量少，时发时止，鼻干灼热，鼻腔肌膜潮红，口唇干燥，渴欲饮水不解，舌红，脉弱者，多由脏腑阴虚，虚火上炎，灼伤脉络所致。

大凡鼻衄量少，或涕中带血，鼻涕脓稠，胶结成痂，鼻甲萎缩，鼻肌膜干燥，鼻腔宽大，舌红，脉细者，多由肺阴虚损，鼻窍失养所致。

大凡鼻衄量少或涕中带血，涕脓稠而臭秽，病程较短者，多由鼻腔异物所致。

大凡鼻衄量少，渗渗而出，反复发作，面色㿠白，神疲乏力，气短懒言，舌淡，脉弱者，多由脾不统血，血不循经所致。

此外，外伤、高血压、肝脏疾病、中毒、肿瘤或妇人经行前后等也可致鼻衄。

9. 辨鼻窍肌膜　大凡新病鼻窍肌膜潮红肿胀，伴鼻塞者，多为伤风鼻塞之征。

大凡鼻窍肌膜红赤肿胀，或深红，有少量黏涕者，多为鼻窒之征。

大凡鼻窍肌膜红赤肿胀，有多量脓涕，或嗅沟、中鼻道有脓涕引流者，多为实证鼻渊之征。

大凡鼻窍肌膜淡白或苍白水肿者，多为鼻鼽之征。

大凡鼻窍肌膜暗红肿胀者，多为久病之征。

　　大凡鼻窍肌膜暗红肿胀，兼少量黏涕者，多为鼻窒之征。

　　大凡鼻窍肌膜暗红肿胀，嗅沟、中鼻道有多量脓涕者，多为久病鼻渊之征。

　　大凡鼻窍肌膜枯萎，鼻甲变小，鼻道因而变宽者，多为鼻槁之征。

　　大凡鼻中隔前下方肌膜干红，或有轻度糜烂、结痂者，多为鼻燥之征。

　　大凡下鼻甲增生、肥厚，粗糙不平，呈桑椹状，尤以前端或后端明显，触之弹性差，对1%麻黄碱收缩反应差者，多为久病鼻窒之征。

　　大凡中鼻甲息肉样变者，多见于鼻鼽或虚证鼻渊之征。

三、咽喉病的辨证

（一）咽喉病的八纲辨证

1. 咽喉病的表里辨证

　　（1）咽喉病表证：咽喉病表证多由六淫外袭，肺失宣降，咽喉不利，功能失调所致，多因风热或风寒外邪侵入致病，主要表现为咽喉疼痛，吞咽不利，声音嘶哑，兼见发热畏风，头昏头痛，苔白，脉浮等。

　　（2）咽喉病里证：咽喉病里证多由表证失治、误治，邪气由浅入深；或病久失养，脏腑虚损；或由情志、饮食所伤，气血失和所致，主要表现为咽喉肿胀疼痛，呼吸困难，痰涎壅盛，汤水难下，或咽喉干燥，灼痛不适，咽部异物感，声嘶无力等。

2. 咽喉病的寒热辨证

　　（1）咽喉病寒证：多由机体感受寒邪，或阴盛阳衰，使脏腑功能活动低下，咽喉失于温煦所致，主要表现为咽喉疼痛不适日久，异物感，痰涎清稀量多，声音沙嘶，说话费力，面色白，腰膝冷痛，形寒肢冷，舌淡，苔白，脉沉无力等。

　　（2）咽喉病热证：多由外感火热之邪，或脏腑蕴热，邪热内炽，或情志不遂，郁而化火，或饮食不节，郁积化火，邪热上炎于咽喉所致，主要表现为咽喉疼痛，日渐加剧，汤水难咽，口渴饮冷，发热心烦，口气热臭，面赤气粗，舌红，苔黄，脉数等。

3. 咽喉病的虚实辨证

　　（1）咽喉病虚证：咽喉病虚证多由脏腑虚弱，气血虚衰，正气不足，使咽喉失于滋养、温煦所致，主要表现为咽喉干燥，灼热不适，痰涎增多，声嘶、声哑、声疲、声暗，说话费力，气短懒言，自汗乏力，舌淡，苔白，脉细无力等。

　　（2）咽喉病实证：咽喉病实证多由邪气过盛或脏腑功能失调，热毒、痰饮、水湿、瘀血等搏结于咽喉所致，主要表现为咽喉肿胀疼痛，疼痛日渐加剧，吞咽困难或汤水难下，声嘶，声哑，口臭，心烦，呼吸气粗，面赤发热，痰涎涌盛，舌红，苔黄，脉数有力等。

4. 咽喉病的阴阳辨证

　　（1）咽喉病阳证：咽喉病阳证包括咽喉病表证、热证和实证。多属新病，常起病急、发展快。主要表现为猝然声嘶、咽喉红肿疼痛、痰涎壅盛，甚则吞咽困难、呼吸不利，咽喉肌膜或声带红赤肿胀、局限性红肿高突等；全身可见外感表证或脏腑实热证。

（2）咽喉病阴证：咽喉病阴证包括咽喉病里证、寒证和虚证。多有病程长、发展缓慢、症状时轻时重等特点。主要表现为久病声嘶、语声低沉无力、咽喉微干微痒微痛、咽喉肌膜微淡暗微肿、小瘰色淡扁平、声带肥厚、咽肌或声带痿软无力或运动障碍；或溃疡日久不愈，局部暗滞，表面腐物污秽恶臭；或耳鼻咽喉赘生物；全身可见脏腑虚损或气血不足之象。

（二）咽喉病的脏腑辨证

咽喉系经脉循行交会之要冲。喉在前，通天气，为肺之系，是肺气之通道；咽在后，接地气，为胃之系，是胃气之通道。脏腑之阳气、阴液循经温煦、滋润咽喉，咽喉方能维持正常的生理功能。反之，脏腑的病机变化也循经反映于咽喉。因此，咽喉的呼吸、发声、吞咽功能的异常变化，常为脏腑功能失调、经络瘀滞痹阻等病机变化在咽喉局部的表现。

1. 肺病的辨证

（1）咽喉病外邪犯肺证：外邪侵犯，邪壅肺系，客于咽喉，则发为各种外邪犯肺的咽喉证候。

临床表现：咽喉疼痛，有异物感，吞咽不利，声嘶声哑，恶寒发热，头痛身疼，舌红，苔薄白，脉浮等。

（2）咽喉病肺阴亏虚证：劳损或久咳，使肺阴暗耗，咽喉失养，或阴虚火旺，虚火上炎咽喉，则发为各种肺阴虚的咽喉证候。

临床表现：咽喉干灼疼痛，有异物感，声嘶声哑，说话费力，干咳痰稠，或咯痰带血，舌红少津，脉细数等。

（3）咽喉病肺气虚弱证：素体肺虚，久咳久喘，或过度用嗓，耗伤肺气，使肺气虚不能温煦咽喉，则发为各种肺气亏虚的咽喉证。

临床表现：咽喉有异物感，声音不扬，声嘶音沙，声音低怯，或气坠声暗，音哑无力，说话费力，面色白，舌淡，脉弱等。

（4）咽喉病肺经燥热证：燥热壅肺，使邪热上炎咽喉，则发为各种肺经燥热的咽喉证。

临床表现：咽喉疼痛，干燥发痒，声音干沙，干咳少痰，或痰中带血，口干欲饮，舌红干，脉数等。

2. 脾病的辨证

（1）咽喉病脾胃湿热证：感受湿热之邪，或过食醇酒肥甘，致使湿热内酿，上蒸咽喉，则发为各种脾胃湿热的咽喉证候。

临床表现：咽喉肿胀疼痛，有异物感，吞咽不利，吞咽时疼痛增剧，口气臭秽，痰多黄稠，脘腹胀闷，舌红，苔黄腻，脉弦滑等。

（2）咽喉病脾胃气虚证：饮食失调，或吐泻太过，或劳倦损伤，致使脾胃气虚，气不上达咽喉，则发为各种脾胃气虚的咽喉证候。

临床表现：气短乏力，声疲，声喑，说话不能持久，语声低怯，形体消瘦，面色不华，纳呆腹胀，大便溏泄，舌淡，苔白，脉弱等。

（3）咽喉病胃火炽盛证：胃腑素有蕴热，或邪热犯胃，过食辛辣煎炒之品，致使胃火炽盛上炎咽喉，则发为各种胃火炽盛的咽喉证候。

临床表现：咽喉疼痛剧烈，吞咽时痛增，甚者汤水难咽，疼痛连及耳窍，牙关开合不利，发热，心烦，口气热臭，舌红，苔黄干，脉数有力等。

3. 肝病的辨证　因肝病而起的咽喉病变主要是肝气郁结证。多由于情志不遂，肝气郁结，气机不利，导致气滞于咽喉，则发为各种肝气郁结的咽喉证候。

临床表现：咽喉有异物感，或如梅核，或如炙脔，吞之不入，吐之不出，但不碍饮食。或情志抑郁，心烦易怒，或猝然声哑，脘痞腹胀，苔薄，脉弦等。

4. 肾病的辨证

（1）咽喉病肾阴亏虚证：先天禀赋不足，或素体虚弱，或久病伤肾，房劳伤阴，或过用攻伐，致使肾阴虚损，咽喉失养，则发为各种肾阴亏虚的咽喉证候。

临床表现：素体虚弱，咽喉干燥，灼热疼痛，声音低怯，或声嘶音沙，有异物感，或咽喉疼痛，腰膝酸软，唇红颧赤，舌红，苔薄而干，脉细数等。

（2）咽喉病肾阳虚弱证：素体阳虚，或久病、房劳过度，损及肾阳，致使肾阳不能上达以温煦咽喉，则发为各种肾阳虚弱的咽喉证候。

临床表现：咽喉不适，咳喘痰多，稍遇风寒则加重，伴腰膝冷痛，形寒肢冷，舌淡，苔白，脉沉无力等。

5. 脏腑兼病的辨证

（1）咽喉病肺胃热盛证：肺胃素有积热，邪热蕴结，复感风热邪毒，致使内外邪热上炎咽喉，则发为各种肺胃热盛的咽喉证候。

临床表现：咽喉焮赤干燥，肿胀疼痛，吞咽时疼痛加剧，声嘶，或壮热烦渴，呼吸气粗，口气热臭，痰鸣气促，舌苔黄干，脉数有力等。

（2）咽喉病脾肾阳虚证：素体虚弱，或病久耗气伤阳，或攻伐太过，致使阳气虚损，咽喉失于温煦，则发为各种脾肾阳虚的咽喉证候。

临床表现：咽喉不适，咳喘痰多，声音低怯，说话费力，咽喉肌膜腐溃流脓，脓液清稀或伴有臭秽，形寒肢冷，舌淡体胖，苔白，脉沉弱等。

（三）咽喉病的主要症状辨证

咽喉病主要症状的辨证，是将咽喉的局部症状与全身症状进行综合分析、归纳，以辨别疾病的属性、病变部位的深浅、邪正的盛衰，以及与脏腑经络的关系，从而做出正确的诊断，制定相应的治疗原则。

此外，在辨证中还应注意，咽喉疾病有发病快、变化迅速、易转为危重证候的病机特点，须及时有效地治疗。《重楼玉钥》说："人之一身，百症皆可致危，独咽喉之症，为危中之危，不炊黍间毙可立矣。虽居近良医之门，旋发旋至，犹若恨晚。"

1. 辨咽喉疼痛 咽喉疼痛是咽喉疾病的主要症状之一，常与红肿伴发，一般以阳证、实证、热证居多。多由六淫外邪客于咽喉，或脏腑实火，火毒上炎咽喉所致。若由脏腑阴虚，虚火上炎所致的咽喉疼痛，其疼痛相对轻微，常伴灼热干燥，午后为甚。

大凡咽喉疼痛初起，咽喉微痛，吞咽不利，或吞咽时痛增，有异物感，声嘶，咽部肌膜、扁桃体充血肿胀，发热恶寒，鼻塞声重，苔白，脉浮者，多由外邪侵袭，壅塞肺系所致。

大凡咽喉疼痛剧烈，吞咽困难，汤水难咽，口渴欲冷饮。咽部肌膜充血明显，局部肿胀，或扁桃体充血肿大，表面有黄白色脓点，或会厌充血肿胀，舌红，苔黄，脉洪数者，多由肺胃热毒上炎咽喉所致。

大凡咽喉疼痛较剧，吞咽痛增，局部肌膜腐溃糜烂，舌红，苔腻，脉滑者，多由湿热上蒸，熏灼咽喉所致。

大凡咽喉干痛，干咳无痰或少痰，或痰中带血，肌膜充血干燥，舌红少津、脉数者，多由燥热灼伤肺系所致。

大凡咽喉微痛不适，或灼热疼痛，吞咽不利，有异物感，咽喉肌膜潮红，干燥少津，或局部糜烂，舌红，苔少，脉细数者，多由阴虚，虚火上炎，咽喉失养所致。

大凡咽喉隐隐作痛，有异物感，吞咽不利，咽后壁淋巴滤泡增生者，多由肝气郁结，气滞痰凝咽喉所致。

大凡咽喉隐痛，咽干灼热，肌膜潮红，干燥少津者，多由阴虚虚火上炎所致。

大凡咽喉刺痛，纳食尤甚，分泌物增多，或呛咳，痰中带血，肌膜焮赤肿胀者，多由骨鲠或异物梗喉所致。

大凡刺痛隐隐，有异物感，缠绵难愈，舌边尖有瘀点者，多由瘀血痹阻咽喉所致。

2. 辨咽喉脓液 咽喉腐溃，或喉痈破溃，多有脓液渗出，临床上常根据脓液的质、量、色进行辨证。

（1）辨脓质：大凡脓液质稀，色白者，多为虚证、寒证。

大凡脓液质稀，色白，量多不止，反复发作，经久不愈者，多由脾气虚弱所致。

大凡脓液质稠色黄者，多为实证、热证。

大凡脓液质稠色黄，量多者，多由湿热壅盛所致。

（2）辨脓量：大凡脓液量多者，多属湿证。

大凡脓液量少，质稠者，多属热证。

大凡脓液量少，质稀者，多属虚证。

（3）辨脓色：大凡脓液色白者，多属虚证、寒证。

大凡脓液色黄者，多属实证、热证。

大凡脓液色青者，多由肝经风火所致。

大凡脓液色红者，多由热毒炽盛，或热入血分所致。

大凡脓液色黑，污浊臭秽者，多由热毒炽盛，气血衰败所致。

3. 辨声音　咽喉、唇、舌、齿、声带是发声语言的重要器官。声音的变化，除了与声带的病变有关外，常与脏腑经络的病变有着密切的关系。脏腑功能正常，气血健旺，则声音洪亮；脏腑功能虚损，气血失常，则声音低微。《景岳全书·卷二十八》说："声音出于脏气，凡脏实则声弘，脏虚则声怯。"因此，脏腑生理功能及病机改变是咽喉声带变化的根本。临床上常根据声音的变化，综合全身症状，辨别咽喉疾病。

（1）辨声嘶：大凡声嘶初起，咽喉疼痛，咳嗽痰多，发热恶风，苔白，脉浮，声带充血肿胀者，多由外邪侵袭，邪壅肺系所致。

大凡声嘶日久，咽喉干灼疼痛，喉痒咳嗽，咽喉肌膜潮红，或干燥少津者，多由脏腑阴虚，咽喉失养，虚火上灼所致。

大凡声嘶日久，日渐加重，说话费力，咳嗽痰多，声带肥厚或边缘有小结、息肉，舌紫暗，尖边有瘀点者，多由气滞血瘀痰凝结聚咽喉所致。

（2）辨声响：大凡语声低微，气短乏力，少气懒言，声带活动欠佳，闭合不全者，舌淡，脉弱者，多由气虚无力上达所致。

大凡语声低微，说话费力，腰膝酸软，耳鸣耳聋，声带闭合不全，苔少，脉细数者，多由肝肾阴虚所致。

大凡语声难出，呼吸气粗，痰鸣气促，咽喉充血肿胀，舌红，脉数者，多由火热痰毒炽盛，上炎咽喉所致。

大凡突然声哑，咽喉疼痛，咽喉、声带、披裂的肌膜充血肿胀，发热恶寒，头痛，舌苔薄白，脉浮者，多由风热或风寒外邪侵袭所致。

大凡突然声哑，咽喉不红不肿，情志抑郁、哭笑如常者，多由肝郁气滞，气机失调所致。

大凡妇人怀孕后期，声嘶声哑，不能出声者，谓"子喑"，多由胎阻胞脉所致，产后即可恢复。

4. 辨咽喉红肿　咽喉肿胀充血是咽喉病的常见症状，红肿常与疼痛同时出现。实证、热证者，红肿较甚，疼痛明显；虚证、寒证者，红肿较轻，疼痛轻微。

大凡红肿初起，咽喉疼痛，有异物感，吞咽不利，口渴，发热畏风，咽部肌膜或扁桃体充血肿胀，舌红，苔黄，脉浮数者，多由风热邪毒侵袭肺卫所致。

大凡红肿初起，咽喉疼痛，肌膜色淡，苔白，脉浮紧者，多由风寒邪毒侵犯肺卫所致。

大凡焮赤肿胀，咽喉疼痛加剧，声嘶，吞咽不利或困难，口气热臭，口渴饮冷，肌膜或扁桃体或会厌或声带充血肿胀，舌红，苔黄，脉数者，多由肺胃热毒壅盛，上炎咽喉所致。

大凡咽喉高肿充血，疼痛剧烈，口气热臭，吞咽困难，舌红，苔黄，脉洪数者，多由火毒炽盛，上炎咽喉所致。触之较硬实者，为痛肿尚未成脓；触之柔软者，为脓已成。

大凡咽喉高肿，色深红，肿胀疼痛，有异物感，吞咽不利，舌红或尖边有瘀点者，多由血分积热所致。

5. 辨腐烂 腐烂是指咽喉肌膜腐溃糜烂。多由风热邪毒侵袭咽喉，或感染时行疫病，或脾胃湿热火毒熏蒸咽喉，或脏腑虚损，咽喉失养所致。临床上常根据患部腐溃糜烂的深浅、周围的形态、色泽的变化、病程的长短等辨证。

大凡咽喉肌膜腐烂初起，疼痛较剧，周围充血肿胀，吞咽时疼痛较甚，多由风热邪毒侵袭，热灼肌腐所致。

大凡肌膜腐烂初起，腐溃周围有黄白色腐物形成的伪膜，伪膜不易拭去，如强行拭去则易出血，迅即为新的伪膜所覆盖，多由感染时行疫疠邪毒所致。

大凡咽喉腐烂分散，溃口较浅，周围充血，反复发作，纳食痛甚者，多由心脾积热，邪热上蒸，腐灼肌膜所致。

大凡腐烂分散，溃口周围充血，或有脓液渗出，吞咽时痛增者，多由湿热熏蒸所致。

大凡腐烂分散，时发时止，局部潮红，干灼疼痛，经年累月，缠绵难愈者，多由脏腑阴虚，虚火上炎所致。

大凡咽喉腐糜深陷，久不愈合，或此愈彼发，面色白，头昏乏力，多由气血虚弱，咽喉失养所致。

大凡咽喉腐烂，表面凹凸不平，疼痛出血，或腐膜腥臭，常流污秽血水，多由火毒壅盛，腐灼肌膜所致。

大凡咽喉糜烂日久，溃口边缘凹凸不平，边缘参差不齐，咽喉干灼疼痛，多由肺脏阴虚，咽喉失养，虚火上灼所致。

6. 辨声带肌膜

大凡新病声音嘶哑，声带肌膜潮红微肿，或红赤肿胀者，多由风热犯喉所致。

大凡声带鲜红肿胀，上有黏痰，咳嗽痰黄者，多由痰热壅肺所致。

大凡久病声音嘶哑，声带肌膜暗红微肿，或肥厚状，边缘不齐，闭合不全者，多由肺胃郁热熏喉所致；或由阴虚咽喉失养所致；或由咽喉气血郁滞所致。

大凡声带边缘前、中 1/3 交界处对称性粟粒样白色小结突起，色淡白或灰白者，多由寒凝津聚所致；或由风寒侵喉所致；或由气虚咽喉失养所致。

大凡声带边缘前、中 1/3 交界处有粉红色或灰白色半透明肿物，小者如芝麻，大者如豆，呈半球形、球形，或梭形隆起，或有蒂，影响声门闭合者，多由痰浊凝结所致。水肿状者，多兼肺气不宣；色白者，多兼痰湿；色淡红或暗红者，多兼郁热。

大凡声带新生物呈桑椹状或结节状增生，粗糙隆起，广基或有蒂，色灰暗不光泽、淡红或暗红，表面不平，有蒂者可随呼吸气流而上下活动者，多由气滞血瘀痰凝所致。

大凡声带新生物，呈结节状或菜花状，表面多有溃疡，常致声门变窄、声带运动障碍、喉体摩擦音消失、痰中带血者，多由火毒或痰火困结所致。

7. 辨咽喉异物感

大凡咽喉哽哽不利日久，咽干作痒、焮热感、干咳少痰者，多由肺肾阴虚，虚火上炎所致。

大凡咽喉哽哽不利日久，咽部有痰黏着感，口淡不渴，胸闷恶心者，多由脾虚湿困所致。

大凡咽喉异物堵塞感，焮热感，痰黏难咯，伴见喉底颗粒增多暗红，喉核肥大质韧，声带暗红或有小结者，多由痰瘀搏结于咽喉所致。

大凡咽喉如有梅核阻塞感，但不碍饮食，常伴抑郁多疑、心烦郁怒者，多由肝郁气滞、痰气交阻所致。

大凡咽喉梗阻，异物感严重，饮食难下，呼吸不顺者，当注意咽喉、食道是否有肿瘤。

四、口齿病的辨证

（一）口齿病的八纲辨证

1. 口齿病的表里辨证

（1）口齿病表证：口齿病表证多由六淫外邪侵袭口齿所致，多因风热或风寒外邪侵入致病，以风热侵袭口齿证居多。风热证者，主要表现为牙龈局部红、肿、热、痛，或牙齿疼痛，得冷则舒；全身或见发热，舌质偏红，苔薄黄，脉浮数等。风寒证者，主要表现为牙齿疼痛，得热则痛减，得冷则痛增；全身或伴微恶寒，舌质淡红，苔薄白，脉浮紧等。

（2）口齿病里证：口齿病里证病位在脏在腑，有虚实之别。里实证多由脏腑实热，熏蒸口齿所致，以急性证候居多，口齿症状偏重，主要表现为局部红肿疼痛较重，甚则溢脓，得热则重，得冷则减；全身或伴脾胃实热熏蒸、心脾积热上攻、膀胱湿热熏蒸、肝胆火热上犯等证的表现。里虚证多属脏腑气血不足、阳气亏虚、阴虚火旺，致口齿失养，或兼邪毒滞留所致，以久病或慢性证候居多，口齿症状偏轻，主要表现为局部微肿微痛，龈肉萎缩，牙齿松动，口疮反复发作；全身或兼气血不足、脾阳亏虚、阴虚火旺等证的表现。

2. 口齿病的寒热辨证

（1）口齿病热证：口齿病热证有实证、虚证之分，皆由火热所致，主要表现为局部红肿明显、灼热、溢脓，得热病增，得凉则舒，或小便黄，大便结，舌质偏红，脉数等。实热证可兼见风热表证，或里热实证的全身表现；虚热证则可兼见阴虚火旺证的全身表现。

（2）口齿病寒证：口齿病的寒证有风寒表证、里虚寒证之别。风寒表证是由机体感受寒邪所致，里虚寒证则是机体阴盛阳衰所致，以脾阳亏虚证为多见，主要表现为口齿局部色泽偏淡，得冷病增，得热则缓等。风寒表证全身可兼见微恶寒，舌质淡红，苔薄白，脉浮紧等；里虚寒证全身兼见肤色萎黄，肢凉喜温，大便溏泄，小便清，舌淡，脉沉弱等。

3. 口齿病的虚实辨证

（1）口齿病实证：口齿病实证多因邪毒侵袭、脏腑实热、火毒困结、气滞血瘀、痰浊凝结等所致，其症状多较重，或属急性病症，病程较短，主要表现为口渴饮冷，发热心烦，口气热臭，面赤气粗，舌红，苔黄，脉数等。

（2）口齿病虚证：口齿病虚证多因气血不足、脾阳亏虚、肝肾阴虚所致，或兼邪毒滞留。其症状多较轻，或属慢性病证，病程较长。气血不足者，全身多兼见面色不华，倦怠乏力，舌质偏淡，脉虚弱等证；肝肾阴虚者，全身多兼见头晕耳鸣，腰膝酸软，夜寐不宁，舌质偏红，脉细数等症。

4. 口齿病的阴阳辨证

（1）口齿病阳证：口齿病阳证包括口齿病的表证、脏腑实热（湿热）证、火毒困结证等。发病较急，进展较快，症状多较重，容易在短期内治愈。主要表现为局部红肿明显、灼热、溢脓，得热病增，得凉则舒，或小便黄、大便结，舌质偏红，脉数等。

（2）口齿病阴证：口齿病阴证包括气血不足证、脾阳亏虚证和肝肾阴虚（火旺）证等。发病较缓，或进展较慢，或反复发作，多难于一时治愈。主要表现为局部微肿微痛，龈肉萎缩，牙齿松动，口疮反复发作；全身或兼气血不足、脾阳亏虚、阴虚火旺等证的表现。

此外，气滞血瘀证多属阴证，因其往往兼气阳不足证候；痰浊凝结证多属阳证，因其往往兼热邪蕴结证候。

（二）口齿病的脏腑辨证

口齿病的脏腑辨证以辨脾胃、肾、心、肝胆病证为主。

1. 脾胃病的辨证

（1）口齿病胃火炽盛证：胃火内炽，循经上蒸口齿，则发为各种胃火炽盛的口齿部证候。

临床表现：齿龈红肿疼痛，渗血溢脓，口臭，烦渴饮冷，大便秘结，小便黄，舌质红，苔黄厚，脉滑数。

（2）口齿病脾经湿热证：脾经湿热内盛，循经熏蒸口齿，则发为各种脾经湿热的口齿部证候。

临床表现：唇部红肿糜烂、渗液、灼热疼痛，口腔肌膜斑点溃烂及白腐物，不易拭去，牙齿疼痛，或牙龈时有溢脓，或伴口甜、口臭，微发热，脘腹胀满，大便不爽，小便黄，舌质胖，苔微黄腻，脉濡数或滑数。

（3）口齿病气血不足证：脾胃亏虚，气血不足，口齿失养，则发为各种气血不足的口齿部证候。

临床表现：牙齿疏豁松动，冷热酸痛，牙龈萎缩色淡，齿根宣露，全身伴倦怠乏力，面色不华，多梦或睡眠差，纳差，舌质淡嫩，脉弱。

（4）口齿病脾气亏虚证：脾气亏虚，或脾阳不足，口齿失于温养，寒邪凝聚，邪毒久滞，则发为各种脾气亏虚的口齿部证候。

临床表现：口腔肌膜溃烂色淡少痛，或反复发作，伴倦怠乏力，纳差，食欲不佳，面色不华，大便稀或泄泻，舌质淡胖有齿痕，脉沉迟。

2. 心脏病的辨证

（1）口齿病心火炽盛证：心火炽盛，循经上灼口舌，则发为各种心火炽盛的口齿部证候。

临床表现：唇部硬结肿痛，舌体红肿疼痛、僵木，舌下红肿突起如小舌，口腔肌膜多处溃烂，表面或有多量黄白腐物，溃面红肿疼痛较重，全身伴心烦，身热，面赤，大便或结，小便短赤，舌质红赤，苔黄，脉数有力。

（2）口齿病心肾不交证：心属火，主降以暖肾水；肾属水，主升以平心火。水升火降，则阴平阳秘，脏腑安和。若肾阴亏虚，则心火不降反升，上灼口齿，则发为各种心肾不交的口齿部证候。

临床表现：口腔肌膜溃烂，齿龈萎缩，舌质赤裂，全身或伴面部浮红，心烦少寐，腰膝酸软，脉细略数。

3. 肾脏病的辨证

（1）口齿病肾阴不足证：肾阴亏虚，精血不足，口齿失养，甚则虚火上灼，邪毒滞留，则发为各种阴液不足的口齿部证候。

临床表现：牙齿隐痛，午后明显，牙齿松动，咀嚼无力，牙龈、口腔肌膜溃烂少痛，淡红不肿，时溢稀脓，伴腰膝酸软，心烦少寐，耳鸣眼花，口燥咽干，手足心热，舌红少苔，脉细数。

（2）口齿病肾阳亏虚证：肾阳不足，口齿失于温养，寒邪凝聚，邪毒久滞，则发为各种阳气亏虚的口齿部证候。

临床表现：牙齿松动，咀嚼无力，口腔肌膜溃烂难愈，色淡少痛，牙龈淡白浮肿、萎缩，牙根宣露，或骨质腐烂，时溢稀脓，伴腰膝酸软，手足不温，性欲减退，小便清长，夜尿频，舌质淡，脉沉迟。

4. 肝胆病的辨证

（1）口齿病肝火炽盛证：外感邪毒入里，脏腑失调，致肝胆火热内盛，循经上犯，熏灼口齿，则发为各种肝火炽盛的口齿部证候。

临床表现：口苦，口酸，齿䶼，舌䶼，红肿溃烂疼痛；伴面红目赤，头晕耳鸣，烦躁易怒，大便秘结，小便黄，舌红，苔黄，脉弦数有力。

（2）口齿病肝风内动证：肝热生风，风性主动，风动口齿，则发为各种肝风内动的口齿部证候。

临床表现：口眼歪斜，舌强不语，伸舌偏歪，唇舌颤动，伴头痛目眩，躁扰不安，耳鸣目赤，舌质红绛，苔黄，脉弦。

临床上，脏腑证候多有兼证，实证之兼证如脾胃热盛证、心脾积热证；虚证如脾肾两虚证、肝肾阴虚证、心脾两虚证等；虚实兼证如脾虚湿热证、阴虚湿热证、正虚毒恋证等。临证时宜细心辨察。

（三）口齿病的主要症状辨证

1. 辨牙痛　口齿病疼痛是龋齿、牙宣、牙痛、牙咬痛、口疮、癌肿等病症的常见症状。在辨证时宜注意辨别口齿疼痛的时间、性质、程度、进展病势，并结合相关情况，以便综合分析。

大凡疼痛朝轻暮重者，多由阴虚或虚火上灼所致。

大凡疼痛朝重暮轻者，多由阳虚或阳虚邪滞所致。

大凡疼痛白天轻而夜晚重者，多属阴证。

大凡咬物时疼痛，或颊车开合时疼痛者，多由气血不足，经脉痹阻所致。

大凡患处得凉则痛减者，多属实热证。

大凡患处得热则痛减者，多为虚寒证。

大凡患处疼痛拒触按者，多由邪盛实热所致。

大凡触按患处疼痛无增者，多由正虚寒滞所致。

大凡患处刺痛者，多由气滞血瘀所致。

大凡患处跳痛者，多由邪盛实热所致。

大凡患处灼痛者，多由火邪上灼所致。实火者痛重，虚火者痛轻。

大凡患处掣痛者，多由肝风内动所致。

大凡患处钝痛者，多由邪毒内蕴所致。

大凡患处疼痛剧烈者，多属实热证。

大凡疼痛轻微者，多属虚火证。

大凡新病疼痛，由轻趋重者，多属表证。

大凡疼痛较剧而持续者，多属里实热证。

大凡久病疼痛，时轻时重者，多由正虚邪滞所致。

大凡疼痛且肿，伴有溃腐，或伴溢脓者，多由湿热熏蒸口齿所致。

大凡疼痛而燥裂者，多由阴虚津伤所致。

大凡口齿疼痛波及面颊者，新病多由胃火上炎所致；久病多由正虚邪盛所致。

2. 辨红肿　红肿是牙宣、牙痛、牙咬痈、唇风等病症的常见症状。在辨证时应注意红肿的形态与肿胀的色泽，并结合相关情况，以便综合分析。

大凡新病红肿高突，呈局限性，病势进展快者，多属实热证、阳证。

大凡红肿平坦，呈弥漫性，边界不清，进展较缓者，多属虚证、阴证。

大凡新病局部发红，硬肿平坦，呈弥漫性，边界不清，面颊部肤色不变，但触痛明显者，是为病变部位较深，多属阳证。

大凡红肿色泽鲜红者，多由实热熏蒸所致。

大凡红肿色淡红者，多由虚火上炎所致。

大凡只肿不红者，多由阳虚寒湿所致。

3. 辨溃烂　口腔溃烂是口疮、口糜、唇风、牙宣等病症的常见症状。在辨证时应注意溃烂的部位、数目、腐物、色泽，及其他相关等情况，以便综合分析。

大凡溃烂发于口唇者，多由脾胃湿热所致。

大凡溃烂发于颊肌膜者，实证多由肝与阳明实热所致；虚证多由脾肾阳虚不足所致。

大凡溃烂发于舌前尖部者，多由心火上灼所致。

大凡溃烂发于舌侧中后部者，多由肝肾虚火上灼所致；或由脾肾阳虚不足所致。

大凡溃烂发于舌底者，多由阴虚火旺所致。

大凡溃烂发于上下齿龈者，多由阳明实热所致。

大凡口腔溃烂数目较多者，常为实热证。

大凡溃点多而分散者，多由湿热熏蒸所致。

大凡溃处红肿，腐物黄浊或黄白者，多由实热熏蒸所致。

大凡溃处微红微肿，腐物灰白而薄者，多属虚火。

大凡溃烂紫暗，不红不肿，四周苍白者，多由脾肾阳虚，邪毒滞留所致。

大凡溃烂成片，表面腐物松厚、灰白如糜粥样，周围红肿者，多由膀胱或脾经湿热熏蒸所致。

大凡唇部溃烂，红肿破裂流水者，多由脾胃湿热熏蒸所致。

大凡唇部溃烂，燥裂流水或流血，痛如火燎，如无皮之状者，多由血燥唇口失养所致。

大凡龈缘溃烂，龈萎色红者，多由虚火灼龈所致。

大凡龈缘溃烂，龈萎色淡白者，多由气血两虚，牙龈失养所致。

4. 辨脓血　溢脓是牙宣、牙痛、牙咬痈等病症的常见症状；出血常见于齿龈、舌部、口腔肌膜（血泡），以及刷牙、拔牙后等。辨证时应注意脓液的色泽、出血量的多少，并结合局部的病变状态与其他相关情况，进行综合分析。

大凡脓黄稠量多者，多属实热证。

大凡脓液色白而稀或污浊者，多属正虚邪滞。

大凡脓液久延，溃处愈合缓慢者，多由气血不足所致。

大凡出血量多者，多由实火上攻所致。

大凡出血量少，反复发生者，或由刷牙出血所致；或由虚火上炎所致；或由气血不足所致；或由热邪蕴结所致。

大凡口腔肌膜容易发生血泡者，多由脾胃蕴热所致。

大凡拔牙后出血不止者，多由阳虚统血失司所致。

大凡齿衄时发，属热邪蕴结者，多由脾胃有热所致。

大凡舌衄偶发者，多由心肝脾经有热所致。

5. 辨舌 《黄帝内经》说："舌乃心之苗。"此以窍言也。以部分言之，五脏皆有所属；以症言之，五脏皆有所主。一般舌证多属心火偏盛。又因心的本脉系于舌根，肝脉络于舌本，脾脉络于舌旁，肾之津液又出于舌下，所以感受外邪和情绪激动所引起的病变，亦能通过经络影响到舌。正如《世医得效方》所说："四气所中则舌卷不能言，七情气郁则舌肿不能语，心热则舌破生疮，肝壅则出血如涌，脾闭则白苔如雪，此舌之为病也。"察舌是中医望诊中的重要部分，包括察辨舌质和舌苔的荣枯、软硬、战萎、胀瘪、干润、老嫩、厚薄、松腻等。

大凡舌肿满口，疼痛者，称作"紫舌胀"，多由七情郁结，心经火盛血壅所致。

大凡舌肿且胀，坚硬如甲，张口则舌肿如拳，憎寒壮热，语言蹇涩者，称为"木舌"，多因心火太甚而起。

大凡舌质浮胖，色淡而嫩者，多属虚寒和水湿较重的证候。

大凡其舌忽然胀满口中，软如猪尿泡状，不疼痛，口流清涎，言语妨碍，饮食难进者，称为"胞舌"，多由心火上冲，痰随火上，注于舌内所致。

大凡舌伸长，吐出口外不收者，名为"舌纵"，多由内火炽盛所致。

大凡小儿舌出者，称为"吐舌"，多由心脾积热所致。

大凡舌短卷缩痿软，不能伸出者，名为"舌萎"，亦称"舌卷"，多由气分极虚，或寒邪凝滞胸腹所致。

大凡舌头伸出不正，或向左歪，或向右歪者，多为"中风"的症状之一，常与颜面麻痹并见。

大凡伸舌时颤动不禁者，多为虚证及"类中风"症状之一。

大凡舌强不能转运，言语蹇涩，为"中风"症状之一，多由风痰阻于舌本所致。

大凡舌上麻辣或麻木者，称为"舌痹"，多由心绪烦扰，忧思暴怒，气凝痰火所致。

大凡饮食时舌部刺痛，除舌上生疮外，一般多因舌苔光剥、碎裂和舌尖红刺等而起，多由阴虚及内热所致。

大凡小儿时时伸舌，上下左右，有如蛇舐称为"弄舌"，多因心胃蕴热，夹有肝风所致。

大凡自咬舌头者，称为"啮舌"，为"内风"症状之一。

大凡舌上有裂纹，少者一二条，多者纵横交错，也有极深如沟者，其有苔者多因内热所致；无苔者多因阴虚所致。先天性者，一般不作为病征。

大凡舌苔中剥去一块如钱，或剥去数块，或满舌花剥如地图者，均由阴虚、津液不足所致，俗称"脱液"。

大凡舌光而干者，多为阴虚重证，常见于温病后期。

大凡苔腻而干者，多由胃津耗伤所致。在湿温病中、后期为多见，亦有厚腻粗糙，扪之如沙皮的。

大凡舌苔比正常为厚而黏腻者，称为"舌腻"，多由胃有湿浊所致。有稍厚者，有极厚者，由此可以观察湿浊的轻重。一般以白腻为寒湿，黄腻为湿热，但须分辨干润和黄色浅深。特别是腻而灰黑、干燥者，为热极似寒，滑润者为寒盛制热。

大凡舌光无苔者，为阴虚证的特征，光如去膜猪腰者，多由肝肾阴分极伤所致。

大凡舌质浅淡者，多由血虚所致。血愈虚，色愈淡，甚至淡白全无血色，为气血大虚。

大凡舌质红绛者，多由血分有热所致。仅在舌尖绛者，为温邪初入营分或阴虚火炎，病在上焦为多。

大凡舌尖或舌边有青紫小块，或一片青紫色者，多见于阴寒证和瘀血证。若呈现纯青如水牛舌者，不治。

大凡孕妇见舌青者，多为胎死腹中。

大凡舌边缘凹凸不齐，如锯齿状者，多由肝脏气血郁滞所致。

大凡舌尖生红点、红刺，或延及两侧舌边者，多由血分有热所致，或由心肝火旺所致。若红而紫暗者，则为瘀血。

大凡舌上出血，初起舌上出现小孔如针眼，血自孔内渗出者，多由心火上炎，血热妄行所致；若孔色紫者，则为热甚；色黑者，须防腐烂。

大凡舌上生紫色血泡，大如绿豆，自破血出即平，平后别处又起者，多由心脾郁热所致。

大凡舌生白疱，大小不一，疱生舌上者，名为"舌上珠"，多由心脾积热所致；疱生舌下者，名为"舌下珠"，多由脾肾两虚所致。

大凡舌上初起如豆，逐渐长大如菌，头大蒂小，疼痛红烂无皮，朝轻暮重者，名为"舌岩"，又称"舌菌"。往往肿突如鸡冠，舌本短缩，触之痛不可忍，津涎臭秽逼人。此证多由心脾郁火所致。常因舌难转动，饮食不能充足，致使胃中空虚，日渐衰败。

大凡舌下肿起一块，形如小舌，久则大舌卷起，疼痛不止，妨碍饮食、言语，颏下肿硬者，称为"重舌"，多由心火妄动所致；或由郁怒、酒色，心脾热盛，循经上冲，血脉胀起所致。

大凡下结肿如匏，光软如棉者，名为"痰包"，多由积火痰涎流注所致。

6. 辨齿 齿分两种，王肯堂《医学津梁》谓："齿者，内床也，牙者，外版也。内床恒劳，故多痛，外版恒逸，故少恙。"所谓牙，乃指门齿、犬齿；所谓齿，乃指臼齿、智齿。齿为骨之余，由髓所养，故属于肾。牙龈属阳明，上龈为足阳明胃经，下龈为手阳明大肠，因此一切齿病，大凡实证、热证，都归阳明；虚证、寒证，都归少阴。引起牙症状的原因不一，以肾阴不足、虚火上炎，以及风火、湿热为多见。

大凡单纯牙痛，每遇吸受冷气即痛者，为寒痛。

大凡单纯牙痛，每遇受热或食辛辣即痛者，为热痛。

大凡不论冷热刺激皆痛者，为寒热痛。

大凡蛀牙作痛者，称为"齿龋"和"齿蠹"。

大凡老年牙齿浮动，无肿胀现象者，多由肾气不足所致，是牙齿脱落的先兆。

大凡牙齿焦黑者，为温热病热盛伤阴症状之一，一般预后不良。正如《难经》所谓"病人唇肿、齿黑者死，脾肾绝也"。

大凡病中咬牙者，称为"齘齿"，也叫"蚤齿"，多见于热证。

大凡常人和小儿睡中上下齿磨切有声者，多由胃火偏旺所致。

大凡老年人牙龈萎缩，龈缩齿长者，不作为病征，但牙齿容易动摇脱落。

大凡牙龈腐臭，齿根动摇者，多由肾亏而胃有虚火所致。

大凡"齿衄"（牙缝内渗血），血出较多，口气臭秽，但牙龈不腐烂者，多由胃经实热所致。

大凡"齿衄"（牙缝内渗血），点滴流出，牙微痛，甚则动摇或脱落者，多由肾经虚火上炎所致。

7. 辨张口情况

大凡新病张口受限，局部无红肿者，多由风邪外袭所致。

大凡新病张口受限，局部红肿灼热者，多由热毒上犯所致。

大凡张口受限病程较长，局部但肿不红者，多由痰凝或气滞所致。

大凡张口受限病程较长，若加外力，强迫能张者，多为虚证，多由血虚经脉失荣所致。

大凡张口㖞斜者，多由邪犯经络所致。须警惕口腔、颜面及其他部位有无肿瘤。

8. 辨气味

大凡气味呈枯焦臭者，多由肝火内炽所致，或由心脾积热所致。

大凡气味如臭鸭蛋者，多由胃热所致。

大凡气味似鱼腥臭者，多由血虚，或血虚有热所致。

大凡气味类同肮脏抹桌布者，多由脾虚湿浊所致。

大凡气味近于尸体腐烂臭者，多见于恶性、坏死性病变。

9. 辨白斑

大凡白斑患处红白相兼，红色区艳于他处者，多属有热。

大凡白斑局部兼以溃烂者，多由湿浊上蒸所致。

大凡白斑处黏膜角化，甚有韧硬感者，多由瘀血所致。

10. 辨口唇

大凡口唇肿胀、充血，疼痛较剧，拒按者，多由心脾热毒上炎所致。

大凡口唇肿起，白皮皱裂，如蚕茧者，名曰"茧唇"，或由七情动火伤血所致；或由心火传授脾经所致；或由厚味炽热伤脾所致。

大凡口唇干燥破裂，疼痛不适，或皲裂处渗血者，多由火热炽盛，热灼津伤所致。

大凡口唇肿胀，初起如粟米，形小根深，周围红赤，肿硬，麻痒疼痛者，多由心火炽盛，上炎口唇所致。

大凡口唇或口角糜烂，周围红赤，黄水浸淫，疼痛不适者，多由湿热熏蒸所致。

大凡口唇糜烂、疼痛，局部翻花如菌或如菜花者，多系恶候。

（忻耀杰）

参考文献

1. 刘蓬. 全国中医药行业高等教育"十三五"规划教材·中医耳鼻咽喉科学. 北京：中国中医药出版社，2016.

2. 王士贞，刘蓬. 中华医学百科全书·中医耳鼻咽喉口腔科学. 北京：中国协和医科大学出版社，2016.

3. 干祖望，陈志强. 干祖望中医外科. 北京：人民卫生出版社，2006.

4. 严道南，陈小宁. 干祖望中医五官科经验集. 南京：江苏科学技术出版社，1992.

5. 秦伯未. 中医临证备要. 北京：人民卫生出版社，1963.

6. 清·燕山窦氏原本，云阳朱氏翔宇嗣集. 喉症全科紫珍集. 天津：天津科学技术出版社，2006.

7. 明·薛己. 口齿类药. 北京：人民卫生出版社，2006.

8. 明·朱橚. 普济方. 北京：人民卫生出版社，1959.

9. 明·万全. 普济方. 湖北：湖北人民出版社，1981.

第七章　耳鼻喉病的治疗

中医耳鼻喉科治疗学强调内治与外治相结合。耳鼻咽喉口腔皆为清窍，居于人体上部，为清空之窍，处于特殊的位置而具有独特的功能，其与人体脏腑经络阴阳气血的关系尤为密切，耳鼻喉的局部病变，无不是脏腑气血阴阳虚实的表现，因此，内治方面，在强调以四诊八纲全身辨证整体调理的基础上，重点兼顾局部辨证，整体与局部结合，抓住疾病的本质，在审证求因、审因论治的原则指导下，在通用内治法的基础上，还应兼顾局部病变特征的专科特色拟定内治大法，通过内服药物进行治疗，如在应用和解法、清法、温法、消法、补法等基础上，结合专科特点重点熟练应用通窍法、利咽法、开音法等，临证时做到灵活运用祛邪扶表、补虚固卫、升清降浊、活血祛瘀、清气降火、升阳通窍、解郁利咽、宣肺开音等，来调整脏腑、阴阳、气血，以达到邪去正复。外治方面，因其疗效独特、作用迅速、历史悠久，具有"简、便、效、验"之特点而备受历代医家推崇，并在民间广泛应用。正如《理瀹骈文》一书中所言："外治之理即内治之理，外治之药亦即内治之药，所异者法耳。医理药性无二，而法则神奇变幻。""外治必如内治者，先求其本，本者何？明阴阳识脏腑也。"外治方法既包括在耳、鼻、咽喉、口齿患部施药或施术之法，如滴耳、滴鼻、含漱、吹药、塞药、含服、烙治法、啄治法、割治法、排脓法、刺血法、盥洗法等，又涵盖在身体外部施行各种针灸、按摩、导引等。外治法与内治法相比，具有殊途同归、异曲同工之妙，对不肯服药之人，不能服药之症，尤其对危重病症，更能显示出其治疗之独特。内治的目的是调理脏腑功能，恢复整体的阴平阳秘，外治的目的则是直接作用于局部，直达病所，彻底消除病灶，或迅速缓解、消除患部症状。不论内治还是外治，皆应适其证而择之、兼之，做到二者有机结合，方可达到标本兼治，内外协同，促使疾病康复的目的。

第一节　内治法

内治法是通过内服药物以达到治疗疾病目的的方法。程钟龄《医学心悟·医门八法》云："论病之原，以内伤、外感四字括之；论病之情，则以寒、热、虚、实、表、里、阴、阳八字统之；而论治病之方，则又以汗、和、下、消、吐、清、温、补八法尽之。"现代耳鼻喉科所用内治法基本上都是在"八法"的基础上派生出来的。在运用内治法时，必须从整体观出发，根据脏腑经络与官窍的关系，以四诊八纲为基础，以全身辨证为主，兼顾局部辨证，抓住疾病的本质，结合病情轻重缓急变化，在审证求因、审因论治的原则指导下，拟定治则，选择各种不同的治法，如解表法、泻下法、和解法、清法、温法、消法、补法、涩法、祛痰（饮）法、祛湿（水）法、祛风法、润燥法、理气法、调血法等。

由于耳鼻咽喉口腔皆为官窍，居于人体上部，为清空之窍，处于特殊的位置及具有独特的功能，发生疾病时也有其特殊性，临床上或因外邪侵袭，或因脏腑功能失调而产生邪毒、痰浊、瘀血、气闭等病理变化，因此在通用内治法的基础上，还应兼顾专科特色。针对疾病特点和发生部位不同，耳鼻喉科特色内治法有通窍法、利咽法、开音法、解郁法等。

下面介绍的内治法则，是耳鼻喉科临床上较为常用的，这些方法可单独应用，或联合应用，根据临床辨证来决定。

一、通窍法

耳鼻咽喉口腔皆为清窍，临床上常因清阳不升、浊阴不降而发生清窍闭塞的病理变化，产生鼻塞、嗅觉障碍、耳胀、耳闷、耳聋、眩晕等症状。通窍法就是选用具有升清、辛散、芳香、走窜或利湿、化浊、消肿的药物，舒畅气机、清除壅滞、升举清阳，促使透邪外出，达到诸窍通利的目的，是治疗耳鼻喉科疾病常用的治法。针对导致清窍闭塞的不同原因，如外邪、湿浊、气滞、血瘀、中气下陷等，按照通窍药的特长可分别选择芳香通窍、化浊通窍、利湿通窍、升阳通窍、理气通窍、活血通窍等治法。

1. 芳香通窍　选用气味芳香且具有升散作用的药物，发挥药性上升、通透的作用，将闭塞的孔窍宣通打开。常用药如辛夷、荆芥、苍耳子、白芷、细辛、石菖蒲、川芎、薄荷、砂仁、葱白、豆蔻、香附等药。常用的代表方如苍耳子散等。

2. 化浊通窍　选用具有芳香化湿功效的药物，以宣化湿浊、疏通壅滞，从而达到通窍的作用。常用药如藿香、佩兰、白豆蔻、草豆蔻、菖蒲、砂仁、苍术等药。常用的代表方如藿香正气散等。

3. 利湿通窍　选用具有利水渗湿功效的药物，主要治疗水湿停聚清窍所致的耳鼻喉病症。此法可分清热利湿和健脾利湿两种，清热利湿常用药物如车前子、地肤子、通草、白鲜皮、萆薢等，常用的代表方如萆薢渗湿汤、八正散等；健脾利湿常用茯苓、猪苓、薏苡仁、泽泻等，常用的代表方如参苓白术散、五苓散等。

4. 升阳通窍　选用具有升清透邪通窍作用的药物，协助补气升阳，具有升脾胃清阳之气、托邪通窍的作用。常用药如柴胡、升麻、葛根等，多与人参、黄芪、白术等补气药同用。常用的代表方如补中益气汤、益气聪明汤等。

5. 理气通窍　选用具有疏肝理气及行气、降气的药物，治疗因情志不畅，肝气郁结，气机失调所致的耳鼻咽喉口腔诸病，常用药如香附、郁金、陈皮、青皮、木香、厚朴、枳实、佛手、香橼等。常用的代表方如柴胡疏肝散、通气散等。

6. 活血通窍 选用具有活血祛瘀化滞作用的药物，用于气滞血瘀，清窍闭阻所致的耳鼻咽喉病证。常用药如桃仁、红花、赤芍、川芎之类。痰瘀互结，气机不畅，则应与祛痰散结药配伍，如贝母、瓜蒌、天竺黄、胆南星等，常用的代表方如通窍活血汤等。

二、利咽法

咽喉是饮食、呼吸之要道，又是经络循行交会之要冲，宜通不宜塞。利咽法，即选用具有疏风、消肿、解毒等通利咽喉作用且易于到达咽喉部的中药，促使邪热消散以消除咽部红肿疼痛等不适的一种治法。咽喉易受外邪侵袭，或脏腑功能失调，邪热上攻或循经上犯咽喉，可导致喉痹、喉痈、乳蛾、喉痛等。咽喉红肿疼痛是咽喉疾病常见的症状。针对不同的病因，注意病情的轻重缓急，在疏风散邪、清热解毒、通腑泄热、养阴润燥等辨证施治的基础上，适当配伍一些具有利咽作用的中药，可以提高咽部疾病的疗效，根据利咽药的药性选择使用，常用的利咽法有疏风散邪利咽、清热解毒利咽、清热化痰利咽、清热养阴利咽、健脾和胃利咽、疏肝解郁利咽等。

1. 疏风散邪利咽 选用性味辛凉，具有疏散风热作用的药物，用于治疗咽喉疾病初起，外邪侵袭，邪在肺卫的证候，症见咽喉微痛、微红、微肿，伴头痛、鼻塞等。常用药如荆芥、防风、薄荷、蝉蜕、牛蒡子、马勃等。

2. 清热解毒利咽 选用性味苦寒，具有清热解毒、消肿利咽喉作用的药物，用于治疗邪热壅盛，由表入里，热毒上攻咽喉，或肺胃热盛的证候，症见咽喉红肿热痛，吞咽困难，伴发热头痛、口干引饮等。常用药如射干、山豆根、大青叶、板蓝根、野菊花、金果榄、穿心莲等。

3. 清热化痰利咽 选用性味苦凉，具有清热化痰利咽作用的药物，配合清热解毒之品，用于治疗痰热壅盛，上攻咽喉的证候，症见咽喉红肿热痛，咳嗽痰黄，吞咽不利等。常用药如桔梗、马勃、浙贝母、僵蚕、射干、瓜蒌等。

4. 清热养阴利咽 选用性味甘凉，具有养阴润燥、清热利咽作用的药物，用于治疗阴虚火旺，上炎咽喉的证候，症见咽喉干燥疼痛，痰黏少而难咯等。常用药如麦冬、沙参、玉竹、贝母、玄参等。

5. 健脾和胃利咽 选用性味温和，具有健脾益气、温养胃气作用的药物，用于治疗脾胃不调、咽喉不利的证候，症见咽喉不适、反酸灼热、咳嗽少痰等。常用药如党参、砂仁、茯苓、陈皮、炒扁豆、山药等。

6. 疏肝解郁利咽 选用具有行气、化痰、疏肝解郁作用的药物，用于治疗肝气郁结，气滞痰凝所致的咽喉疾病。症见咽喉哽哽不利，如有炙脔，吐之不出，吞之不下，胸中痞闷等。常用药如半夏、郁金、厚朴、苏叶、苏梗、柴胡等。

三、开音法

喉的主要功能之一是发音，其发音功能失常主要表现为声音嘶哑或失音。声音嘶哑大体可分为虚实两类：实证宜用宣散、清热、化痰、活血等法，虚证宜用益气或养阴等法。开音法，即选用一些具有易于到达喉部，促使声音尽快开扬的药物，以达到恢复正常声音的目的。在辨证用药的基础上，适当配合一些具有开音作用的中药，可以提高喉部疾病的疗效。常用药如木蝴蝶、胖大海、藏青果、薄荷、蝉蜕、木贼、桔梗、菖蒲、郁金等。

四、化痰法

化痰法是在调理脏腑的基础上，选用化痰的药物组方，用以治疗痰湿（浊）困结耳鼻咽喉诸窍而致的病证。痰湿（浊）是脏腑功能失调的病理产物，产生后易阻遏气机，引起气机升降失调，清窍闭塞，痰湿困结耳鼻咽喉诸窍，导致耳眩晕、耳鸣、耳聋、耳胀、脓耳、鼻渊、鼻窒、鼻痰包、喉痹、乳蛾、喉瘤、肿瘤等耳鼻咽喉诸病。因此，化痰法是耳鼻咽喉科常用的内治方法，具有重要地位。常用的化痰药有清化热痰药和温化寒痰药两类，清化热痰药常用的如瓜蒌、贝母、竹茹、竹沥、天竺黄、前胡、昆布、海藻等；温化寒痰药常用的如半夏、天南星、白附子、白芥子、白前、皂荚等。

五、祛瘀法

祛瘀法是在辨证使用益气、行气药的基础上，选用具有活血通脉、祛瘀行滞作用的中药组方，治疗瘀血阻滞导致的耳鼻咽喉口齿诸疾。瘀血是血行不畅或血不循经，停留脉外所致的病理产物。形成后又可阻碍气血运行，导致清窍闭塞，引起如耳胀、耳聋、鼻窒、喉痹、乳蛾、喉瘤以及耳鼻咽喉肿瘤等耳鼻咽喉诸病。因此，祛瘀法也是耳鼻喉科常用的内治方法，具有重要地位。产生瘀血的原因有气虚血瘀、气滞血瘀、外伤血瘀等不同，相应的治法有益气活血、行气活血、活血祛瘀、祛瘀生新等。常用的活血祛瘀药有川芎、桃仁、红花、赤芍、丹参、泽兰、王不留行、毛冬青、五灵脂、三七、乳香、没药等。

六、理气法

理气法是选用具有理气行气、疏通气机的药物，使清阳升达清窍，浊阴下降，促使耳鼻咽喉诸窍疾病康复的内治方法。是耳鼻咽喉口齿疾病常用的治法。清阳出上窍，浊阴出下窍。如气机不畅易导致升降失调，清窍闭塞，产生耳鼻咽喉诸疾。如耳胀、耳鸣、耳聋、喉痹、喉瘤以及耳鼻咽喉肿瘤等。因肝主疏泄，调达气机，是气机运转的枢纽，故多疏肝与理气并用。常用的理气药有陈皮、青皮、柴胡、香附、郁金、木香、佛手、玫瑰花、枳实、枳壳、厚朴等。

七、消痈法

消痈法是针对痈疮形成的不同时期分别选用清热解毒、散瘀排脓、托毒排脓等中药组方，以促使痈肿消退的一种治法。耳鼻喉诸窍位于人体上部，火热炎上，不能及时疏散，易在耳鼻咽喉口部形成痈疮疖肿，如耳疖、耳后附骨痈、断耳疮、鼻疔、喉痈、牙痈等。因此，消痈法是耳鼻咽喉疾病中常用的治法。痈疮的形成一般有酿脓期、成脓期、溃脓期三个阶段，相应的治法亦分为三个阶段。

1. 清热解毒消痈　用于酿脓期，多选用药性寒凉，具有清解里热、散结消肿作用的药物，治疗火热邪毒壅盛，上灼清窍之病证。常用方如五味消毒饮、黄连解毒汤等。

2. 散瘀排脓消痈　用于成脓期，选用具有清热解毒、活血祛瘀、透脓溃坚作用的药物，用于治疗热毒壅聚，气滞血瘀而致的痈疮疖肿。常用方如仙方活命饮、四妙勇安汤等。其中穿山甲、皂角刺具有溃坚透脓的特殊作用。

3. 托毒排脓消痈　用于溃脓期，选用具有祛邪解毒、补气养血作用的药物，以扶助正气，托毒外出，用于治疗气血不足，邪毒滞留所致的流脓经久不愈的病证。常用方如托里消毒散等。

八、和解法

和解法也称和法，是运用和解与调和的方药解除少阳病邪，或调和脏腑气血的方法。和解法最早见于汉代张仲景用治邪在少阳半表半里、非汗下所宜的小柴胡汤，后世医家引申其义，把调整脏腑阴阳之偏，如肝脾不和、胃肠不和等的治疗也归于和法范畴。《医学心悟》云："有清而和，有温而和，有消而和，有补而和，有燥而和，有润而和，有兼表而和，有兼攻而和，和之义则一，而和之法变换无穷焉。"名中医药专家江育仁教授深得和法要义，提出运脾法属于和法，他认为："欲健脾，旨在运；欲使脾健，则不在补而贵在运也。"运脾法，具有补中寓消、消中有补、补不碍滞、消不伤正的功用，属和法的范畴，并以苍术为运脾主药。临床上常用的有和解少阳法和调和肝脾法，治疗邪在少阳，枢机不利所致的耳鼻咽喉病。常用方如小柴胡汤、逍遥散、四逆散、痛泻要方等，常用药物如柴胡、黄芩、青蒿、草果、白芍、当归、陈皮、香附、枳实、茯苓、白术等。

和法范围很广，其立法用药原则包括攻补兼施、寒温并用、表里双解等，但皆以调和为要，不产生汗、吐、下的作用，而使邪去正安。

九、温法

温法即祛寒法，是通过应用温热性药物以温散寒邪的方法。寒邪有表里之分，表寒用辛温解表治疗，代表方如桂枝汤、香苏散等。里寒即脏腑经络之寒邪，治法有温经散寒法、温里散寒法、回阳救逆法。《素问·至真要大论》云"寒热之""劳温之"。温法包括温中祛寒、温经祛寒、回阳救逆、甘温除热等。常用药如附子、干姜、肉桂、吴茱萸、小茴香、丁香、艾叶等。温法的代表方剂如理中丸、小建中汤、四逆汤、黄芪桂枝五物汤、金匮肾气丸等。临床上常用于鼻衄、鼻窒、脓耳等的虚寒性证候的治疗。

十、润燥法

润燥法是应用清润滋阴生津的药物治疗感受燥邪或体内阴津枯燥病证的方法。耳鼻喉部疾病常用的有清肺润燥法和滋胃润肠法。清肺润燥法适用于肺燥咳嗽、声音嘶哑、痰少黏稠、口鼻干燥、咽喉干涩疼痛等症。常用方如清燥救肺汤、桑杏汤、沙参麦冬汤等。常用药物如桑叶、桑白皮、杏仁、瓜蒌、枇杷叶、麦冬、天冬、天花粉等。

叶天士认为，若系燥邪为患，则强调"以辛凉甘润之方，气燥自平而愈"，其中凉燥"只宜葱豉汤（葱白、淡豆豉），或苏梗、前胡、杏仁、枳、桔之属""慎勿用苦燥，劫灼胃汁"，热燥则只宜辛凉轻剂，即病热厥逆，亦须"大忌风药"。滋胃润肠法适用于津亏燥枯，肠失濡润，口干齿燥，咽干咽痛，大便秘结，舌红绛苔少而干等。常用方如润肠丸、麻子仁丸等。常用药物如生地黄、麦冬、郁李仁、火麻仁、瓜蒌仁、当归等。叶天士认为，胃液亏损，当以甘寒，轻者多用麦冬、玉竹、沙参、石斛、扁豆、甘草、糯稻根须、蔗浆等养阴益胃；重者用《金匮要略》麦门冬汤之甘缓；若元气伤残，脏液大亏，症见脉虚细、夜热畏寒、倦怠、口渴、汗出，则以复脉汤加减。

由于润燥剂多滋腻，有恋邪之弊，故对外邪未尽，或水湿痰浊内停，饮食积滞未化等证，应当慎用。

十一、解表法

解表法即解表达邪法，是通过开泄腠理、调和营卫、宣发肺气，以驱邪外出，从表而解的一种方法，也称汗法。《素问·阴阳应象大论》云："其在皮，汗而发之。"这为汗法提供了立法原则和应用根据。解表法主要用于耳鼻喉科疾病初期见外感表证者，如伤风鼻塞、鼻渊、耳胀、喉痹、乳蛾等。解表法一般分为辛温解表（治风寒表证）和辛凉解表（治风热表证）两类，具有退热、透疹、消水肿、祛风湿等作用。

1. 辛温解表法 本法适用于耳鼻咽喉口腔疾病初起见风寒表证者，症见恶寒、发热、无汗、鼻塞、流清涕、咳声重浊、头身疼痛、不渴尿清，舌苔白，脉浮。常用药如荆芥、防风、紫苏、羌活、麻黄、桂枝、葱白、豆豉等，其中麻黄、桂枝发汗力量最强。常用方如荆防败毒散、葱豉汤、桂枝汤、麻黄汤等。张仲景《伤寒论·辨太阳病脉证并治》中言："太阳病，头痛发热，身疼腰痛，骨节疼痛，恶风，无汗而喘者，麻黄汤主之。""太阳中风，阳浮而阴弱，阳浮者热自发，阴弱者热自出，啬啬恶寒，淅淅恶风，翕翕发热，鼻鸣干呕者，桂枝汤主之。"

2. 辛凉解表法　本法适用于耳鼻咽喉口腔疾病初起，见风热表证者，症见发热汗出、鼻流浊黄涕、咳声高亢、咽红口渴、舌苔薄黄、脉浮数。常用药如桑叶、菊花、金银花、连翘、牛蒡子、大青叶、薄荷、竹叶、荷叶等。常用方如桑菊饮、银翘散等。

应用解表法时应当注意：发汗解表以汗出邪去为目的，如发汗太过则损伤津液，甚则大汗不止，导致虚脱。在桂枝汤的服用方法中，张仲景指出："服已须臾，啜热稀粥一升余，以助药力。温覆令一时许，遍身漐漐微似有汗者益佳，不可令如水流离，病必不除。"桂枝汤是调和营卫的主方，张仲景在此指出了使用汗法的注意点，使用汗法当以微汗为度，不可过汗，以防伤津。《伤寒论·辨太阳病脉证并治》云："咽喉干燥者，不可发汗。淋家，不可发汗，汗出必便血。疮家，虽身疼痛，不可发汗，汗出则痉。衄家，不可发汗，汗出，必额上陷，脉急紧，直视不能眴，不得眠。亡血家，不可发汗，发汗则寒栗而振。"指出了汗法的禁忌证。

十二、清法

清法即清热法，是应用寒凉性质的药物清解火热证的治法，此法适用于耳鼻喉科的热性病和其他热证。《素问·至真要大论》云"热者寒之""治热以寒""温者清之"。在临床上造成耳鼻咽喉口腔热证的原因很多，有外感时邪，或邪郁肌表，或化热入里；有内伤饮食积滞化热；有脏腑功能失调等。凡热性病，无论热邪在气、在营、在血，只要表邪已解，进而里热炽盛，又无实结者均可用之。

临床上用于外感热邪入里；或其他外邪如风、寒、湿邪入里化热；或七情过激，气机失调，郁而化火；或痰湿瘀血，饮食积滞，积蓄化热；或阴液不足，阴虚阳亢等所致的耳鼻喉口腔科的里热证。虽然不同的里热证的临床表现不尽相同，但都常见有发热、口渴、面红目赤、烦躁不宁、小便短赤、大便干燥、舌红苔黄而干燥、脉数等症状。

清法在临床上根据热邪在气（气分热证）、在血（血分热证），脏腑热盛以及实热、虚热的不同，又分为清气分热、清热凉血、清热解毒、清脏腑热、清退虚热等治法。

1. 清气分热法　清气分热法又称清泄气分法，适用于邪入气分，里热渐盛，出现发热，不恶寒反恶热，汗出，口渴，烦躁，舌红，苔黄，脉洪大或数。常用药如石膏、知母、黄芩、栀子等，代表方为白虎汤。

2. 清热解毒法　本法适用于温热、湿热或疫邪壅盛蕴结成热毒诸证，如火毒内痈等。症见壮热不退，烦躁谵狂，耳鼻喉头面疮疖，痈毒、咽喉肿痛溃烂等。代表方为五味消毒饮、黄连解毒汤和普济消毒饮、清瘟败毒饮等。常用药如黄连、黄芩、黄柏、栀子、大黄、金银花、野菊花、紫花地丁、蒲公英、大青叶、板蓝根、薄荷、山豆根、玄参等。

3. 清热凉血法 清热凉血法又称清营凉血法，适用于邪热入营分，症见壮热神昏，烦躁谵语，夜寝不安，或热入血分，症见出血发斑，舌红绛，脉数及吐血、衄血等情况。代表方为清营汤、犀角地黄汤。清营汤以清营分之热为主，热在营分，在清营的同时宜透热转气，故用药除水牛角、生地、玄参、黄连外，尚有金银花、连翘、竹叶之类。犀角地黄汤则以清血分之热为主，热入血分易耗血动血，又宜凉血散血，故用药以水牛角、生地、赤芍、丹皮为主。

4. 清热养阴法 清热养阴法又称滋阴清热法。由于人体物质亏损或脏腑机能衰退，导致人体阴阳平衡关系被破坏而在某一时段（常为午后或夜间）或某一状态下（如劳累后）出现发热的症状，中医称之为"虚热"。因为这种热的产生往往和人体精血的亏耗有关，又会在劳累后加重，所以也称为"劳热"。如阴虚发热、血虚发热等就属于这种虚热。滋阴清热法适用于阴虚内热证，常见于热病后期，伤津阴虚，夜热早凉，或肺痨阴虚，午后潮热，盗汗咳血等。常用药如青蒿、鳖甲、银柴胡、地骨皮、秦艽、白薇、知母、生地等。代表方为青蒿鳖甲汤、秦艽鳖甲汤等。

5. 清脏腑热法 清脏腑热法适用于邪入于某一脏腑，表现为某一脏腑热盛的特征证候。

（1）清心泻火法：本法适用于心火亢盛证。心火亢盛以心脏机能过度亢进为特征，常表现为心火炽盛，烦躁失眠、口舌糜烂、大便秘结，或心胸烦热、口渴面赤、心烦失眠、喜饮冷水、口舌生疮、尿道灼热、小便赤涩等。由于心和小肠之间是互为表里的关系，也就是说，心和小肠在功能上存在着密切的联系，心火亢盛自然会影响到小肠。中医认为小肠有"分清泌浊"的功能。"分清"就是将饮食中的精微物质吸收利用，给人体提供营养；"泌浊"就是把饮食中的秽浊物质输送到肾，进而形成小便，通过膀胱排出体外。所以小肠的"分清泌浊"功能对小便的形成有着重要的作用，如果心火影响到小肠，使小肠分清泌浊功能失调，那么就会导致小便的异常，出现尿道灼热、小便赤涩等症状，中医上称之为"心热下移小肠"。清心泻火法的代表方有大黄泻心汤、导赤散等，常用药如黄芩、黄连、大黄、生地、木通、甘草梢、淡竹叶等。

（2）清肝泻火法：清肝泻火法适用于肝火亢盛证。"肝火"是人体"内火"中最为常见的一种类型，肝具有刚暴、强悍的特性，肝脏的机能失调往往以功能亢进为多见。肝失调达，肝气郁结，肝郁化火，出现激动、急躁、易怒等症状。肝开窍于目，肝经分布在躯体两侧的胁肋部，所以"肝火亢盛"往往还会出现目赤肿痛、胁肋疼痛、耳聋耳鸣、头痛口苦等症状。常用方如龙胆泻肝汤、泻青丸等。常用药如龙胆草、山栀子、白芍、当归、黄芩、泽泻、柴胡、生地等。

（3）清胃泻火法：本法适用于耳鼻咽喉口腔的胃火炽盛证，如乳蛾、牙痛、口疮等。胃火炽盛的主要症状有多食易饥、形体消瘦、口干口臭、牙龈肿痛、口腔溃疡、喜饮冷水、舌苔黄燥、脉象数而有力等。脾开窍于口，胃经又分布于牙龈，所以胃火炽盛往往会出现牙龈肿痛、口腔溃疡等症状。常用方如泻黄散、清胃散、黄连消毒饮等。

治疗胃火炽盛有两味非常重要的药物，那就是生石膏和黄连。这两味药的主要功效都是清胃火，但各自又有着不同的"清火"方式。生石膏味辛而甘，性大寒，味辛能发散，味甘能滋养，所以生石膏的清火作用主要来自于两个方面，一是将胃火向外发散，通过肌表而得以解除，二是通过生石膏甘寒的特性，起到雨露灌溉的效果，从而消除胃火。张仲景在治疗外界热邪侵入胃腑（但尚未和肠中的糟粕物质结合形成胃家实）导致高热、大汗、口渴喜冷饮、脉象洪大等症状时所使用的方剂"白虎汤"（生石膏、知母、生甘草、粳米）就是利用了生石膏的这两个特性。黄连则和生石膏完全不同，黄连味苦性寒，味苦则能泻，所以它的清火作用是通过"泻"的方式来苦寒直折实现。

（4）清肺热法：本法适用于热邪炽盛，内壅于肺所表现的肺热壅盛证。症见咳嗽，痰稠色黄，其喘息粗，声音嘶哑，鼻塞，鼻音重浊，鼻涕黄浊，喜食冷饮，烦躁不安，面赤，大便干燥，尿少色黄，色红苔黄等。常用方如泻白散、麻杏石甘汤等。

清法虽能治疗热病，但由于所用药物皆多是寒凉者，易损人阳气，尤易伤伐脾胃之阳，故不宜久用。另外，凡脏腑素有阳气虚弱，大便溏泄，胃纳不佳者；表邪未解，阳气被郁而发热者；以及真寒假热证均为所忌。临床应用时需特别注意，以免出现偏差。

十三、补法

补法又称补益法，是中医治疗八法之一，主要是补益人体阴、阳、气、血的不足，或补益某一脏腑虚损的一种治法，适用于气血阴阳不足和脏腑虚损所致的耳鼻咽喉口腔疾病，可达到扶助正气、恢复健康之目的，即《黄帝内经》中"虚者补之""损者益之"之义。因肾为先天之本，脾为后天之本，所以补法首先要重视照顾脾肾。

1. 补法的内涵　补法一般可分为补气、补血、补阴、补阳四大方法，应根据患者的不同症状表现而选用。

（1）补气法：补气法又称益气法，适用于气虚所致的耳鼻喉科疾病而表现为气虚证者，症见气短、懒言、四肢倦怠无力、自汗、心悸、失眠等，常用药物有人参、党参、黄芪、太子参、山药、莲子、白术、茯苓、大枣等。

（2）补血法：补血法又称养血法，适用于血虚引起的耳鼻咽喉口腔疾病而表现为血虚者，症见头晕眼花、心慌心悸、面色萎黄、唇甲苍白、舌淡、月经后期、月经量少或闭经等，常用药物有当归、何首乌、阿胶、熟地黄、龙眼肉、白芍等。

（3）补阴（滋阴）法：补阴法又称滋阴法，适用于热病后期或耳鼻喉科疾病出现津液亏损者，主要表现为口干鼻干、口渴、干咳少痰、潮热盗汗、两眼干涩、眩晕、遗精、舌红少津甚至有裂纹等，如喉痹、鼻疳等。常用药物有生地黄、麦冬、沙参、玉竹、百合、女贞子、玄参、银耳、西洋参等。

（4）补阳法：补阳法又称助阳法，适用于阳虚之证，阳虚虽有脾阳虚、心阳虚、肾阳虚之别，但肾阳为元阳，故补阳主要应从补肾阳入手，肾阳虚主要表现为全身功能衰退，症见鼻涕清稀如水、畏寒肢冷、精神萎靡、腰膝酸软、阳痿早泄、白带清稀等，如鼻鼽、耳眩晕等。药物可选择鹿茸、附子、肉桂、干姜、肉苁蓉、杜仲、锁阳、胡桃肉、海马、狗肾等。

人体是一个有机的整体，在生命活动过程中，气血阴阳又相互依存、相互影响（即所谓"气血同源""阴阳互根"）。所以，临床阳虚多兼气虚，而气虚也易致阳虚；阴虚和血虚都可表现为机体精血津液的损耗，阴虚与血虚往往互见。因此，补气与补阳、补血与补阴之品往往相须为用。至于气血两亏、阴阳俱虚之证，又要根据实际情况，采用气血双补或阴阳兼顾的办法。

此外，还有补五脏的养心、益肺、健脾、补肝、补肾等不同补法。

2. 补法的运用方法 补法在实际运用中有平补、调补、清补、温补等不同方法。

（1）平补法：主要适用于耳鼻喉科疾病患者一般的体质虚弱，或病后气血虚损患者的进补。一般而言，气以通为补，血以和为补，病去则食养之。药物宜选择气味甘淡、其性平和、不热不燥、补而不滞、滋而不腻之品。如补气可选四君子汤、补中益气汤，补血选四物汤，气血双补选八珍汤等。也可用《金匮要略》中治"虚劳诸不足、风气百疾"的薯蓣丸。此方重用补益脾肾的山药为君，还有八珍汤的气血双补，外加干姜补阳、阿胶补阴以及桔梗、杏仁升降气机，还有柴胡、防风等驱除风气，此方不壅不腻、补而不滞，对多数人都比较适合。

（2）调补法：耳鼻喉科久病之人，或脾胃过于虚弱，消化功能较差的人，往往会出现"虚不受补"的情况，对这些患者最忌蛮补，而宜采用"调补法"。正如《寿亲养老新书》中说："上寿之人，血气已衰，精神减耗……大体老人药饵，正是扶持之法，只可温平、顺气、进食、补虚、中和之药治之。"所以，药物不宜选用滋腻、壅滞、阴寒、破利、大辛大热之品，以防损伤脾胃和气血。一般可选资生丸（汤）为基础方。方中用党参、云苓、白术、炙甘草、扁豆、薏苡仁、山药、芡实、莲子补脾健脾，并佐以陈皮、山楂、神曲、砂仁、白蔻仁、藿香等，理气醒脾、开胃助消化，补中寓消，以防发生滋腻碍胃。

（3）清补法：主要适用于耳鼻喉病证阴虚体质、病后邪热未清者。常用药物可选择西洋参、沙参、麦冬、生地黄、白芍、枸杞子、百合、玉竹、黄精、太子参、莲子、山药等滋阴清热或药性平和之品，即所谓清滋法。其用药的原则是清而不凉，以免阴阳俱伤；又要滋而不腻，以免妨碍脾胃的消化吸收。常用方如养胃汤，重症可选大补阴煎，夏季可选竹叶石膏汤、清暑益气汤等。

（4）温补法：主要适用于鼻衄患者肺脾肾阳虚者，可选附子、干姜、肉桂以及杜仲、胡桃肉、羊肉等。温补法特别要注意分辨脏腑：如脾阳不足者，用理中汤；肾阳不足者用金匮肾气丸（汤）或右归丸（汤）。

（王玉明）

第二节　外治法

中医外治法是以突出"中医"和"外治"为特色的中医药治疗手段。《中医大辞典》对外治法所下的定义为："泛指除口服药物以外施于体表或从体外进行治疗的方法。"中医外治疗效独特、作用迅速、历史悠久。外治法治疗范围非常广泛，遍及内、外、妇、儿、骨伤、皮肤、五官、肛肠等学科，与内治法相比，具有殊途同归、异曲同工之妙，对不肯服药之人，不能服药之症，尤其对危重病症，更能显示出其治疗之独特，故有"良丁不废外治"之说。而中医外治法在耳鼻喉科应用的历史也是非常悠久的。

清代吴师机所著《理瀹骈文》一书中说："外治之理即内治之理，外治之药亦即内治之药，所异者法耳。医理药性无二，而法则神奇变幻。"又说："外治必如内治者，先求其本，本者何？明阴阳识脏腑也。"即同内治法一样，外治法亦是在中医药理论指导下进行，遵循以整体观出发及辨证论治原则。因其具有"简、便、效、验"之特点而备受历代医家推崇，并在民间广泛应用。

应用于耳鼻喉科的外治法非常多，可分为两大类：一类是中药外用，如滴耳、滴鼻、含漱、吹药、塞药、含服、含漱、敷贴、熨法、中药熏洗、药枕、香囊、足疗等；另一类是体表施术，如烙治法、啄治法、割治法、排脓法、清洁法、盥洗法、针灸、按摩等。其中，有些是通过全身经络作用达到治疗效果，有些是直接作用于局部而发挥治疗作用。由于针灸、按摩另有专节介绍，本节仅限于介绍针灸、按摩以外的外治法。

一、中药外用

（一）滴耳法

滴耳法是将药物制成滴耳药液直接滴入外耳道内以治疗耳病的一种外治方法，为最常用的外治法之一。滴耳法能使药液直达患处，局部浓度高，起效快，使用方便，患者乐于接受。

1. 历史源流　滴耳法较早见于东晋时期，葛洪的《肘后备急方·卷六》就有运用药物的汁液滴耳治疗虫蚁入耳、耳痛、耳流脓血等病证的方法，如治耳中脓血出方：“细附子末，以葱涕和，灌耳中，良。”百虫入耳，“以好酒灌之起行自出”。

宋代，《太平圣惠方·卷三十六》载有滴耳法治疗脓耳、耳聋等耳病的多条记载，如“治耳卒疼痛方：菖蒲一分，附子一分”，研为末后用生油调，滴耳。可见当时滴耳法已较常用。

明清时期，滴耳法的应用已经很普及，《本草纲目·卷二十》：“虎耳草，治聤耳，捣汁滴之。”滴耳法的兴起离不开滴耳药物的制备，溶有药物的滴耳剂既要保留有效成分，又要便于使用保存。在明清以前滴耳法的运用多以动植物原汁为主，如明《本草纲目·主治第四卷》治疗聤耳，介绍滴耳的药物如芫蔚叶汁、韭汁、虎耳草汁等，也有一些药物经水煎煮或酒、醋浸泡取汁使用。清代开始有用植物果实研烂取油的记载，如清《医宗金鉴·卷六十五》提到滴耳油治耳疖：其滴耳油制备用“核桃仁研烂，拧油去渣，得油一钱，兑冰片二分。每用少许，滴于耳内”。这样既可使一些药物有效成分溶解于内，又便于保存和随时取用，使得应用范围有所扩展。

2. 临床应用　滴耳法主要适用于外耳道与中耳疾病，如耳疖、耳疮、脓耳等病症，也可用于耳异物、耵耳等病症。

（1）剂型选择：现代常用的滴耳剂型有水剂、油剂、酊剂等，不同的剂型具有不同的特点，应根据不同的病情特点加以选择，如水剂易于吸收，在耳痛肿胀阶段，或耳膜穿孔较小，选用水剂滴耳较好；油剂在耳道内停留时间较长，若耳流脓清稀，缠绵难愈，鼓膜大穿孔，可选择油剂滴耳；酊剂易于挥发，耳痒者选用酊剂滴耳较好。

（2）辨证用药：临证时应根据所患的耳病及局部症状特点辨证用药。

1）外耳道红肿，耳膜红肿或穿孔，流脓黄稠，可选用具有清热解毒、消肿止痛、祛湿排脓作用的滴耳液，如虎耳草汁、黄连滴耳液等。

2）外耳道微红或不红，鼓膜微红或不红，鼓膜穿孔，流脓清稀，可选用具有化腐燥湿、收敛生肌作用的滴耳液，如滴耳油、七叶一枝花酒精等。

3）耳内瘙痒，或渗流脂水，可选用具有杀虫止痒、收敛干燥作用的滴耳液，如硼酸酒精滴耳液（浓度4%）、七叶一枝花酒精、鲜地黄酊等。

4）耵聍较大而坚硬者，可先滴入5%碳酸氢钠溶液，待软化后再行取出。

（3）使用方法：运用滴耳液前，事先清除外耳道的脓液、痂块、耵聍等，使滴入的药液能顺畅到达病所，充分发挥作用。滴耳时应选择适当的体位：一般将头侧向健侧，使患耳朝上，将耳廓向后上方轻轻牵拉，滴入药液数滴，轻轻按压耳屏数次，促使药液进入外耳道深部或鼓室内，并保持该体位5~10分钟，每日3~4次。

（4）注意事项：应用滴耳法应注意滴耳药液的温度，一般以接近正常体温为宜，若药液的温度过低或过高，可能引起短暂眩晕。一旦滴耳后出现眩晕时，可采取平卧休息的方法处理，一般在数秒至数分钟内即可缓解。其次，滴耳后应让滴耳液留在耳道内自行吸收，不宜患耳朝下使药液流出。

（二）滴鼻法

滴鼻法是将药物制成液体的剂型滴入鼻内以治疗鼻病的一种外治方法，为临床常用的外治法之一。本法能使药液进入鼻腔深部，与鼻黏膜广泛接触，直达患处，且局部浓度高，起效快，适用于治疗多种鼻部疾病。

1. 历史源流　中医古籍中很早就有滴鼻法的记载，其治疗不局限于鼻窍病变，很多全身危急重症亦常使用。

汉代，《金匮要略·杂疗方》有用滴鼻法抢救危重病人的记载，如救猝死方"薤捣汁灌鼻中"，这是滴鼻法较早的应用。

唐代，《外台秘要·卷四》用"瓜蒂、赤小豆、丁香捣末，以水一升，煮取四合，澄清，分二度滴入鼻两孔"，这是用滴鼻的方法治疗内科疾病。

宋代，《太平圣惠方·卷第三十七》记载了不少滴鼻方，按不同病证，辨证选用滴鼻方药，如治疗鼻衄"葱汁磨墨"，或"浓研好墨"滴鼻，以收敛止血；鼻塞、不闻香臭，用蒺藜汁滴鼻，以通鼻窍；风热，鼻内生疮，用清热解毒的栀子仁煎方（栀子仁、苦参、木通）滴鼻。这些丰富的临床经验至今仍为临床所借鉴。

明清时期，滴鼻法多用于鼻生疮、鼻塞、流脓涕、鼻出血等，如《普济方·卷五十七》有用矾石煎滴鼻以治疗鼻中热气生疮、有臭脓兼有虫的记载，还有治疗伤风鼻塞、鼻衄等多首方剂。此外，亦有用于开窍通闭的滴鼻剂，如《本草纲目·主治第四卷》介绍用马蔺根、艾叶、地松、马蹄香等十二味药捣汁灌鼻，以治疗风痰喉闭口噤。至今滴鼻法仍为鼻病治疗的重要手段。

2. 临床应用　滴鼻法常用于治疗伤风鼻塞、鼻窒、鼻渊、鼻槁、鼻鼽、鼻出血、鼻咽癌放疗后及某些鼻病手术后，症见鼻塞、流涕、鼻痒、鼻痂多、鼻干燥或鼻出血者。

（1）辨证用药：滴鼻药有各种治疗作用，如消肿、通窍、除涕、排脓、祛腐、滋润、止血、收敛等，临证时应根据所患的疾病及局部症状特点，选择使用。

1）病初起，外邪袭肺：宜用疏风解表、芳香通窍类的中药滴鼻，以改善通气引流，可选用桑叶、菊花、荆芥、防风、辛夷花、薄荷、蔓荆子、鹅不食草等。

2）热毒壅盛，鼻黏膜红肿者：可选用清热解毒消肿类的中药滴鼻，如金银花、野菊花、黄芩、鱼腥草、桑白皮、毛冬青等。

3）脓涕、鼻痂多者：宜选用化痰排脓、利湿通窍类的中药滴鼻，如鱼腥草、土茯苓、桔梗、薏苡仁、天花粉等。

4）鼻黏膜瘀暗、肿胀：宜选用行气活血通窍类的中药滴鼻，如川芎、红花、赤芍药等。

5）鼻黏膜肿胀、淡暗或淡红，涕清稀：宜选用除湿消肿、温散通窍类的中药滴鼻，如鹅不食草、细辛、桂枝、石菖蒲等。

6）鼻黏膜干燥、出血：可用芳香通窍的中药配以麻油、液状石蜡油制成滴鼻剂滴鼻，或可用蜂蜜、芝麻油滴鼻。

（2）使用方法：滴鼻法应注意正确体位和方法：①仰卧法：仰卧，肩下垫枕或头后仰并悬垂于床边缘外，前鼻孔朝上。②侧卧法：卧向患侧，头下垂于床边缘外，此法适用于单侧患者。③坐位法：坐位，背靠椅背，头尽量后仰，前鼻孔朝上。体位选定后，经前鼻孔向鼻腔滴入药液，每侧1～2滴。

（3）注意事项：滴鼻剂的制作应注意其酸碱度与鼻黏膜的酸碱度相吻合，否则可能对鼻黏膜造成损害。含较强的收缩血管作用（如麻黄素类）的滴鼻剂不宜长期使用，以免导致药物性鼻炎或萎缩性鼻炎。

（三）吹喉法

吹喉法是将研制成极细的药物粉末喷吹于咽喉患处以治疗咽喉疾病的一种外治方法，为常用的外治法之一。吹喉法能使药物直达患处，直接作用于咽喉局部，局部药物浓度较高，易于黏膜吸收，起效快，并可根据不同病证灵活选方用药，方法简便，适用于治疗多种咽喉病证。

1. 历史源流　早在唐代，《备急千金要方》和《千金翼方》已有末药粉敷喉的记载，为治疗咽喉疾病提出了吹药的方法。如治疗口傍恶疮用"乱发灰、故絮灰、黄连末、干姜末，四味等分和合为散，以粉疮上"。治疗牙痛塞，口禁不开用"附子、黄连、矾石，三味末之，内管中，强开口吹之，入喉间，细细吹之"。《外台秘要》在治疗喉舌疾病中也应用了吹药粉布散于疮上。

宋代，《太平圣惠方》收录治咽喉病方242首，其中除外敷、烟熏、塞鼻等外治方法外，提出多种治疗咽喉病用的吹药方，如用马牙硝研细，以竹筒子吹入喉中；马牙硝散（马牙硝、硝石、硼砂）、白矾散（白矾、硇砂、马牙硝）细研为散，纳竹管中，吹入喉内，治疗咽喉卒肿、喉痹气闷、喉痹气欲绝等喉科疾病。《圣济总录》在咽喉口齿疾病广泛地使用了末药掺于疮口之上，在咽喉门中，提出了很多吹药方，吹药应用有了很大的发展。

明清时代，出现了很多喉科专著，《口齿类要》是现有的最早喉科著作，吹药的配伍、制作、运用的水平也有了很大的提高。《尤氏喉科秘书》记载较多应用吹药的经验和制作吹药的具体方法。《喉科指掌》及《喉科杓指》公开了吹药方剂及其秘制吹药的方法，吹药方大增，随之吹药在咽喉病治疗地位上亦日显重要。清代的一些大方书及各喉科专书，对吹药的方剂记载很多，如《重楼玉钥》一书中共收录咽喉内服外用药方共58方，其中内服24方，吹药28方，熏、含化、外敷6方。《白喉全生集》主张外用吹药与内服药并重，提出"白喉服药与吹药并重，盖寒热伏于内，非服药不能治其本，而毒气壅于喉，非吹药解其标也，若危险之证，必先吹药，扫去痰涎，而后可以服药，至轻症初起，则吹药一二次即愈，并无庸服药也"。由于吹药的发展，其疗效显著，所以在古代，吹药在咽喉科疾病治疗上几乎与内治法有同等地位，成为咽喉疾病的重要治疗方法之一。至今吹药外治仍为咽喉疾病治疗的重要手段。

2. 临床应用 吹喉法主要用于咽喉疾病红肿热痛、脓肿腐烂、痰涎不化、创口不敛、出血等症，将药吹于患处，浸渍表面，直达病所。

（1）辨证用药：吹药与内治法一样，必须根据临床病变性质、症状不同而灵活应用不同的吹药方或药，辨证选方用药。

1）若咽喉红而不肿，或肿痛较轻，症在初起，属风热上扰，可用冰硼散一类吹药。

2）若咽喉高肿或漫肿，而色深红，发病迅速，多是外感邪热或火热上蒸，搏结于咽喉，多属实热证候，可用冰射散等苦寒解毒、清热消肿、散瘀止痛类吹药。

3）若咽喉局部一侧肿胀高突，表面光亮，中有白点，触之较软，痛引耳窍，颔下起核，痛脓已成，热毒壅聚，可用消肿代刀散、二味拔毒散、烧盐散等吹之，破坚穿毒，促其自溃胀出，肿消而愈。

4）咽喉红肿，痰涎壅盛，或喉间痰鸣，呼吸急促，声音嘶哑，或牙关紧闭，可用二圣散、金锁匙等吹药，开关涌痰。

5）咽喉部腐烂，呈点状或片状，色黄白或灰暗，或气味秽臭，邪毒旺盛，灼腐肌膜，可用锡类散、三星丹、人中白散等，祛腐解毒。

6）咽喉口齿疾病同时见有出血症状，可用珍珠散，或加百草霜、血竭、蒲黄、血余炭、儿茶、龙骨、三七等药。

（2）吹药配制方法：吹药的配制，历代喉科医家都特别重视，包括药物的选择、加工炮制、配制程序，要求较为严格。

1）药物的选择：用作吹药的药物，不论植物类、矿石类、动物胆石类或其他，都必须选择地道质优而净的"上品"之药。如薄荷用其脑叶，黄柏拣厚而大者，牙皂挑坚小而不蛀者，人中白取多年而块大者，等等。

2）药物的加工炮制：用作吹药的药物，除了选择"上品"药之外，对药物的加工炮制亦有严格要求，要加工细、炮制精，不能太过或不及，需存性。加工炮制的好坏，会直接影响疗效。如《尤氏喉科秘书》中对黄柏的炮制提出"先捡好者切片，用荆芥穗为君，甘草为臣，浸煎浓汤，浸至片子柔软，取起摊瓦上，慢火炙至金色，如焦者去之，再入白蜜汤煎过一次，晒干听用"。又如人中白，收集大块的人中白，须反复在清水中漂洗或晾晒，先去除杂质和臭味，然后在炭火中煅制，至透亮为度，起火冷却，去火毒，再研至极细，无声为度，待用。对每一种待用的药物必须研为极细粉末，分别贮存。

3）吹药的配制：吹药的配制，亦极为讲究，一般是先将各药分别研细，分别储放，临用时根据病人的不同情况和局部病变症状，辨证地选方加减用药，各药混合后在研钵内研细。也就是古代喉科医生提出吹药"务研极细，临用合愈妙"的做法，体现了吹药与内科治疗用药一样，临床中辨证灵活应用。另配制吹药有一定的顺序法度，在配制合药时，应先入金石矿物类先研，次入植物类再研，最后加入芳香易挥发类药如麝香、冰片等。这样越研越细，吹之直透病所而发挥功效。

（3）使用方法：吹药前先漱涤口腔，或用消毒棉花将痰涎揩拭干净。将吹喉药装入专用的喷粉器内，对准咽部患处进行喷吹，用力要轻，要求药粉均匀布散于患处。

（4）注意事项

1）备用制作吹药的各种药物，务必研成细末，分别贮藏，不受潮，不霉变，不走气。

2）制成的吹药，对病人应用时对准局部患处喷吹而均匀布散，不能用力直对咽腔喷吹，避免病人呛咳或恶心呕吐。

3）每隔 1～2 小时吹药一次为宜，喷吹后半小时内不宜饮水或进食。

（四）吹鼻法

吹鼻法是将研制成极细的药物粉末吹入鼻腔以治疗鼻病或全身疾病的一种治疗方法。吹鼻法有通窍、止血、取嚏的作用，将药物直接作用于鼻腔，有起效快、方法简便等优点，适用于治疗多种鼻病。古代应用广泛，现代应用较少。

1. 历史源流　早在东汉时代，《金匮要略·杂疗方》中记载："救卒死而目闭者方……吹皂荚末鼻中，立效。""尸厥……治方，菖蒲屑内鼻两孔中，吹之。"可以说这是吹鼻法应用的最早记载。

唐代，《备急千金要方·卷六》记载了不少治鼻的方药，如治鼻窒气息不通用"瓜蒂末少许吹鼻中""炙皂荚末之如小豆，以竹管吹鼻中"。《千金翼方》中亦有"矾石、藜芦、瓜蒂、附子各捣筛合和，以小竹管吹药如小豆许于鼻孔中"等吹鼻方法的记载。

宋代《大平圣惠方·卷第三十七》收集了很多吹鼻方药治疗鼻病，如治鼻塞不通的"皂荚散方"以"皂角、细辛、辛夷、川椒、附子捣罗为散……或以少许吹之"。"吹鼻通顶散"用"滑石一分，瓜蒂七枚为末，麝香半钱，胡黄连一分末，蟾酥半钱，都研令细，每用少许，吹入鼻中"治鼻塞不闻香臭。《济生方》在鼻门鼻论治章中亦提出以"龙骨散""山栀散"等吹鼻方治疗鼻出血。《圣济总录》中亦有很多吹鼻方收录，用以治疗鼻衄、眼病。

金元时代，吹鼻方法也时有应用。如《丹溪心法·卷一》中的"通顶散"（藜芦、生甘草、川芎、细辛、人参、石膏）吹鼻，治中风，昏愦不知人事；卷二中有用"炒黑蒲黄吹鼻""龙骨末吹鼻"治疗鼻出血等。

明代《普济方》总结了前人的经验，记载了很多吹鼻方，如治疗鼻衄的"麝香散"（白矾、麝香、龙骨）等。《外科正宗·卷四》治鼻痔，"先用回香草散连吹二次"，摘除了鼻痔后，"预用胎发烧灰，同象牙末等分，吹鼻内，其血自止"。吹鼻药应用非常恰当。《景岳全书》运用吹鼻方不但治鼻病，还治疗眼病、头痛等病症，如"吹鼻六神散"（焰硝、白芷、雄黄、乳香、没药、薄荷脑）为细末，先令病人口含水，吹之；或吹两鼻，治眼日暴发赤肿，热泪昏涩及头脑疼痛。又如"雄黄散"（雄黄、瓜蒂、绿矾、麝香为末）吹鼻中，治鼻齆。用"硝石散"（硝石、人中白、冰片为末）吹入鼻中，治风邪犯脑，头痛不可忍。

清代，吹鼻法在各类方书中多有记载，《医宗金鉴》有吹鼻蝉壳散、发灰散等，在喉科专著中亦有吹鼻方，如《咽喉秘传》中吹鼻方的"夺命丹"（牙皂、雄黄、蝎尾、明矾、藜芦共为细末，用此吹鼻，能吊痰，开紧口），《喉症指南》治鼻疗，用"蟾酥丸研末，吹入鼻窍""搐鼻散，治诸喉症，牙关紧急不省人事奇效，细辛、皂荚、生半夏共为极细末，临用取少许吹鼻中"。

吹鼻法是一种古老传统的外治法，不但应用于鼻病，还常应用于其他危急重症的救治。至今临床应用虽不多见，但也有不少著作介绍其方法及方药，如《中医外治法简编》《中医外治法》《中医验方集锦》《中医鼻疗法》等。这一古老的外治法，流传至今，总是有其一定的实践性和科学性，值得我们思考和探索。

2. 临床应用

（1）辨证用药：临床应用吹鼻方药，亦需要根据辨证选用。

1）以疏风清热通窍为主，治疗风热外邪侵犯的鼻病，如冰连散等吹鼻。

2）以疏风散寒通窍为主，治疗风寒外邪侵犯的鼻病，如碧云散等吹鼻。

3）以清热收敛、涩血止血为主，治疗各类鼻出血，如百草霜、血余炭、马勃、三七粉、白药等。

（2）使用方法：吹鼻法既可在医院进行，也可由病人在家中自行治疗。具体做法：清洗鼻腔后，用喷粉器或纸筒将药粉少量吹入鼻腔。每天3~4次。

（3）注意事项

1）以粉末剂型吹鼻，其作用强烈，局部刺激，可引起头痛和周身不适，应减少不良刺激，严格控制用量。

2）吹鼻药的反应强烈不仅取决于用药方法，主要决定于药物的性味，所以必须精心选择药物加工配制。

（五）塞药法

塞药法是将中药制成散剂（或粉剂）而后包裹，或将液体、油膏药物用适量的药棉、布帛等浸蘸，然后塞入耳道或鼻窍，以治疗疾病的一种方法。

1. 历史源流 塞药法是古代医家治疗耳、鼻疾病常用的外治法之一。最早记载可追溯到汉代，在《金匮要略·痉湿暍病脉证并治》中已有记载："头痛鼻塞而烦，其脉大……病在头中寒湿，故鼻塞。内药鼻中则愈。"

　　晋代，塞药法运用于耳病的治疗，主要有两种形式：①用单味固体类药物经加工切削，形成窍道口大小后塞入耳窍治疗疾病。如《肘后备急方·卷六》中有"生地黄切以塞耳，日十数易"治疗耳鸣；《本草图经》有"骨碎补……又用治耳聋，削做细条，火炮，乘热塞耳"的记述。②先将药物加工成粉末，用时取适量放入布帛中包裹后塞入窍道。如《肘后备急方·卷六》记载了大量用药塞耳治疗耳鸣耳聋、耳猝痛、脓耳等病，书中常用的塞耳药有巴豆、松脂、龙骨、桑螵蛸、矾石、生地等。

　　唐代，《备急千金要方·卷六》关于塞药法用于耳、鼻疾病治疗方面的资料较为丰富。其选用塞耳的药物具有清热、降火、潜阳，或温经、补肾、开窍等作用，选用的塞药法治疗形式有四种：①用单味药如生地或乌头经刮削如枣核大塞耳治疗耳鸣耳聋。②用复方药物研为粉末，取适量布帛包裹后塞耳，治疗耳鸣耳聋。常用药有磁石、石菖蒲、白蔹、牡丹皮、山茱萸、牛膝、土瓜根、生地、杜仲等。③先用复方药物研为粉末，再用蜂蜜调和后，布帛包裹后塞鼻治疗鼻𩠚、鼻息肉等鼻病，常用药有通草、细辛、附子、白芷、辛夷等辛温通络、芳香开窍之品。④将药物制成油、膏剂，用药棉或布帛浸蘸后塞入鼻腔或耳道治疗耳、鼻疾病。如《备急千金要方·卷六》："治鼻塞窒香膏方：白芷、芎䓖、通草各十八铢，当归、细辛、莽草、辛夷各三十铢。上七味㕮咀，以苦酒渍一宿，以不中水猪肪一升煎，三上三下，以白芷色黄膏成，去滓，绵沾如枣核大，纳鼻中，日三。"

　　宋代，承袭了唐代塞药法在耳、鼻疾病治疗方面的运用，并有发展。《三因极一病证方论·卷十六》有"通草散治鼻𩠚、气息不通、不闻香臭并有息肉""细辛膏治鼻塞、脑冷、清涕出不已"等记载。值得注意的是，在宋代无论是由政府组织编写的方书（如《圣济总录》《太平圣惠方》）或由民间学者主持编撰的方书中都有较大篇幅记叙塞药法在耳、鼻疾病治疗方面的运用，说明当时使用这种方法非常普遍。

　　迨至明清，塞药法在耳、鼻病的临床运用更是广泛，如《证治准绳·杂病·耳部》用"鱼脑膏"做丸绵裹塞耳治风聋及年久耳鸣、《证治准绳·杂病·鼻部》用"通草散"绵裹塞鼻治鼻痛，"瓜矾散""辛夷膏"绵裹塞鼻治息肉，"菖蒲散"绵裹塞鼻中治鼻内窒塞不通，不得喘息。《外治寿世方·卷二》有"用石榴花瓣塞之"治疗鼻𩠚的记载，《杂病源流犀烛·耳病源流》治耳鸣耳聋的"透铁关法""透耳筒""通神散"，《理瀹骈文》中所载的"聪耳锭""通耳锭""远志磁石锭"等塞耳制剂，均为塞药法在治疗耳、鼻疾病方面的具体运用。

　　塞药法属传统的外治法，至今临床治疗耳疖、耳疮、脓耳或鼻窒、鼻渊、鼻𩠚等病仍在应用，但塞耳法治疗耳鸣耳聋已很少见。

　　2. 临床应用　塞药法分塞耳法和塞鼻法，前者主要用于耳疖、耳疮、脓耳等疾病，后者主要用于伤风鼻塞、鼻窒、鼻渊、鼻息肉、鼻𩠚等疾病。

　　（1）辨证用药

　　1）黄连30g，黄芩25g，黄柏25g，苦参30g，栀子15g，大黄30g，冰片10g，香油 500mL，液状石蜡 1000mL。用麻油适量浸泡上述药物 72 小时，置于火上煎炸至药枯呈黑黄色时，捞净药渣。待油温降到 35℃以下加冰片、石蜡，搅匀过滤备用。用时先将外耳道用 3% 过氧化氢清洗干净，拭干后用消毒小纱条蘸药液塞入外耳道内。主治耳疖、耳疮、脓耳，以局部呈红、肿、痛或流脓为主要症状者。

2）瓜蒂 12g，甘遂 3g，枯矾、螺壳灰、草乌灰各 1.5g。研细面，麻油调匀，塞鼻内，令药物达息肉处。主治鼻息肉。

3）川芎、鹅不食草各 30g，细辛、辛夷各 6g，青黛 3g，共研为粉末，装瓶备用。每次取用药粉适量，药棉裹之塞鼻，主治伤风鼻塞、鼻窒、鼻渊等。

（2）使用方法

1）使用塞耳药时，首先用清洁法将外耳道的脓液清洗干净，将已经制成的粉剂、丸剂、油膏剂，用药棉包裹，或用小纱条、药棉条浸蘸后塞入外耳道内病变处。若为脓耳，可将其放置于近鼓膜穿孔处，每日换药 1~2 次。

2）使用塞鼻药时，以其所用药物的性质而定。先将药物制成粉剂、滴剂、油膏剂备用。如液体类或油膏剂药物，可用大小合适的棉球浸蘸药物放于鼻腔病变处；如为粉剂类药物，用可溶性纱布、吸收性明胶海绵、脱脂药棉等裹药塞于病变处。每次塞药 30~60 分钟，每日 2~3 次。

（3）注意事项

1）使用塞耳法时，放置塞药治疗物体不要过于用力，以免撞击鼓膜，引起疼痛或耳鸣。

2）使用塞鼻法时，注意塞药治疗物体大小要与鼻腔宽窄合适，治疗物过小则易脱落，过大则易阻塞鼻腔，影响呼吸。若两侧鼻腔均需治疗，可交替使用本法。

3）小儿患者使用塞鼻法时应由成人看管护理，防止塞药治疗物体脱落，吸进气道或食道而形成异物。

4）塞药治疗物要定时换药，以免染毒引起并发症。

（六）噙化法

噙化法又称含化法，是将药物制成丸或片剂，含在口内慢慢噙化咽下，使药液较长时间浸润于咽喉口腔患处，徐徐溶化，从而达到治疗咽喉口齿疾病的一种方法。本法应用方便，老少皆宜，是目前治疗咽喉口齿疾病较常用的外治法之一。噙化法可用于各种急、慢性咽喉、口齿疾病。所用药物一般具有清热解毒、消肿止痛、生津润燥、化痰利咽等功能。

1. 历史源流　早在汉代就有了噙化法的记载，《伤寒论·辨少阴病脉证并治》中指出："少阴病，咽中伤，生疮，不能语言，声不出者，苦酒汤主之……少少含咽之。"

晋代，噙化法得到一定的发展，并用于临床急性病的治疗。如《肘后备急方·卷一》中记载："捣生菖蒲根，绞取汁，含之，立瘥。""治肺脏壅热烦闷：新百合四两，蜜半盏，和蒸令软。时时含一枣大，咽津。"《肘后备急方·卷三》记载治卒风瘖不得语："煮大豆，煎其汁令如饴，含之。"

隋唐时期，噙化法的运用日益广泛，无论实证、虚证均有使用噙化法治疗的记载。如《诸病源候论·卷之三》引养生方导引法："人能终日不涕唾，随有嗽漏咽之，若恒含枣核而咽之，令人受气生津液，此大要也。"《外台秘要·卷第二》中记载："蜜一升，甘草四两，猪膏半斤，上三味，微火煎甘草猪膏，令数沸，去滓，乃内蜜，温令销相得如枣大，含化稍稍咽之。忌海藻菘菜。"

宋元时期，《太平圣惠方》《圣济总录》《太平惠民和剂局方》等医著均记载了大量以含咽为主要用法的方剂，广泛用于咽喉、口腔疾病以及咳嗽失音等病症。

明清时期，作为外治法之一的噙化法得到更加广泛的应用。如《重楼玉钥·卷上》载："如大便秘结不通，汤中须加犀角、木通、元明粉，以角药冰硼散、赤麟散相间吹噙勿断。用鹅毛多挑角药入蒂中旁，含少顷，再绞取痰涎吐出，自然获效。"《尤氏喉科指南·治症》曰："喉癣……用膏子药，不时含咽，吹真禁珠黄散，内加乳石、中白、参叶末，煎用清肺养阴。"

噙化法是一种简单、实用的外治法，早在数千年前即有记载，一直在临床应用至今，即使在科学技术高速发展的现代，噙化法仍然是不可或缺的一种治疗方法。

2. 临床应用　噙化法可用于各种急、慢性咽喉、口齿疾病，如喉痹、乳蛾、喉痈、喉瘤、口癣等。

（1）药物选用：临床常用于噙化的中成药有铁笛丸、润喉丸、六神丸、草珊瑚含片、西瓜霜含片、健民咽喉片、银黄含片等。也可根据病情自行组方制成丸剂或片剂含服。

（2）使用方法：每次含化1～3丸（片），急性病者，可每1～2小时含化1次；慢性疾病，每天含化3～5次。

（3）注意事项：噙化药物一般均有清凉与甜味成分，过多应用则有伤胃、生湿之虞，故不宜大量或过多含用，对于脾胃虚寒者更须注意。

（七）含漱法

含漱法将药液含于口中，漱涤咽喉口腔以治疗咽喉口腔疾病的一种外治方法。本法能将药物直接作用于咽喉、口腔患处，有清洁咽喉口腔、祛腐排脓、利咽止痛的作用，方法简单易行，患者易于接受。适用于治疗多种咽喉及口腔病证。

1. 历史源流　唐代，《备急千金要方·卷六》已有含漱法的记载："治口中臭方……井花水三升漱口，吐厕中良。"《外台秘要·卷第二十二》载："广济疗风齿口气臭，芎藭汤方。芎藭三两，当归三两，独活四两，细辛、白芷各四两。上五味切，以水五升，煮取二升，去滓，含漱，日三五度，取差。"说明唐代医学家已经认识到口中臭可以通过漱口的方法进行治疗。

宋代，《太平圣惠方》中也记载了含漱的方剂与方法。如《太平圣惠方·卷第三十四》："治龋齿疼痛……葫芦子半升，上以水五升，煮取三升，去滓，含漱，口吐之。茎叶亦可用。""治齿风，疼痛不可忍，蛇蜕皮散方：蛇蜕皮半两炙黄，吴茱萸半两洗三遍，蚕沙微炒，柳枝、槐枝各一分（两）。上件药，细剉，每用五钱，以水一大盏，煎至七分，净盐漱，稍热含之，冷即吐之，神效。"

元代，《丹溪心法·卷二》治劳症咳嗽日久，用"太平丸……上将蜜炼和丸，如弹子大。食后浓煎薄荷汤，先灌漱喉中，细嚼一丸，津唾送下"。服药前先用薄荷水含漱口腔，再将药丸嚼碎干吞。此种服药方法现今少见，值得研究其中的奥妙所在。

明代，《景岳全书·卷四十八》亦有含漱法的记载："细辛……开关通窍，散风泪目疼。口臭牙虫，煎汤含漱。"

清代，《重楼玉钥·卷上》载："人参茯苓粥：人参一钱，白云苓六钱，共研末，同粳米一茶钟熬成粥，先以盐汤将口漱净，再食粥。"《喉科指掌·卷之四》："肿烂喉风……连服二帖，兼用柏枝汁一盏，冲药漱之，六剂乃安。"古人不仅将含漱法作为一种治疗方法，同时也将其看作预防疾病和养生的重要手段，人参茯苓粥的服法就说明了这一点。

含漱法是人类在生活中或与疾病做斗争的过程中自然产生的，根据目的不同，可用药物或盐水漱口，方法简单，疗效较好，值得临床推广。

2. 临床应用 含漱法常用于喉痹、乳蛾、喉痈、梅核气、口糜、口癣、牙痛等病证，尤其适用于咽腔红肿、化脓、溃烂、口秽不洁等。咽部疾病手术前后亦可配合使用，以达到解毒消肿、化腐祛秽、润喉利咽的目的。

（1）辨证用药：临床应用时应根据患者的疾病及局部症状特点，辨证选方用药。

1）外邪侵袭，咽喉不利：宜疏风散邪、宣肺利咽，可用桑叶、菊花、荆芥、防风、金银花、连翘、苏叶等药。

2）肺胃热盛，循经上攻：宜清热解毒、消肿利咽，可用金银花、连翘、栀子、黄连、牛蒡子、玄参等药。

3）肺肾阴虚，虚火上炎：宜滋养阴液、降火利咽，可用麦冬、玄参、沙参、枸杞、知母、杏仁等药。

4）鼻咽癌放疗后，患者常一方面出现咽部干燥不适，一方面又有较多黏稠分泌物的现象。这时需要在使用养阴生津药物漱口的同时，加用祛秽化浊之品含漱，如薄荷、白芷等。

常用中成药一般为清热解毒、消肿化腐之品，如银花甘草液、咽炎乐等。也可用淡盐水、淡硼砂液含漱。

（2）使用方法：含漱法是将中药的有效成分溶于液体中，患者用药液漱口而发挥作用，具体用法如下。

1）将中药浸泡、煎煮后放置冷却，使用时取药液漱口。

2）将中药精制成浓缩剂，使用时按比例加入水分稀释，取药液漱口。

含漱次数可根据病情不同而定。一般急性疾病，可每 1 ~ 3 个小时含漱 1 次；慢性疾病，可早晚或于每次饭后各含漱 1 次。

（3）注意事项

1）含漱液浓度不可过高，以免刺激咽部加重病情。

2）含漱次数不可过于频繁，两次含漱间隔时间不小于 1 小时。

（八）熏蒸疗法

熏蒸疗法利用药物的气味或蒸汽对患部进行熏蒸以治疗疾病的一种外治方法。它包括了熏法和蒸法。熏法是利用药物的气味作用于人体达到治病目的，也有"闻吸疗法"之称；蒸法是利用一定温度的蒸汽作用于人体达到治病的目的。熏法和蒸法既可分别应用，又可同时合用，合用则称为熏蒸疗法。熏蒸疗法能使药物直达患处，局部浓度高，起效快。熏蒸时患处加温、加湿，具有温润呼吸道的作用，使气血运行通畅，有利于病理产物的排出和病变组织的修复，适用于治疗多种鼻病或咽喉口齿疾病。

1. 历史源流　《素问·六节藏象论》云："天食人以五气。"《素问·五脏别论》里有"五气入鼻，藏于心肺"等论述，反映出当时已经认识到自然界的臊、焦、香、腥、腐等五气分别与肝、心、脾、肺、肾相关，五气通过鼻部进入体内并对人体产生影响。马王堆汉墓帛书《五十二病方》里，已经有运用药浴、烟熏、蒸汽熏等外治法治病的记载。

东汉时代，《伤寒论》第 48 条有"二阳并病……设面色缘缘正赤者，阳气怫郁在表，当解之，熏之"，提出病证仍在太阳，外邪不得宣泄，抑郁在表，肺气不利，可助以熏法使邪解病愈。这里所说熏法是用薪火烧地，铺以树叶，洒上水，或用桃叶等煎水，置病人于其上，熏蒸取汗的一种方法。在《金匮要略》第 11 条有"蚀于下部则咽干，苦参汤洗之"的证治，治疗狐惑病，可用苦参汤熏洗前阴患处，杀虫解毒化湿以治其本，则咽干自愈。

唐代，孙思邈所著《备急千金要方》记载了许多熏蒸疗法，所及病种遍及内、外、妇、儿各科，在卷六下中有"治喉痹不得语方……又方，商陆苦酒熬令浓，热传之"。

宋代，《太平圣惠方》载有不少熏洗的方剂，如卷第三十五记载治咽喉痛痒，"以青布裹麻黄，烧以竹筒引烟，熏咽喉中效"。

金元时代，《世医得效方·卷第十七》治疗"风蚛牙疼，肿痒动摇，牙龈溃烂，宣露出血，口气等疾"用"金沸草散熏漱"。

清代，熏蒸疗法日臻完善，《理瀹骈文》记载熏法五十余处，如治疗舌肿"旋覆花煎汤熏舌，或蓖麻烧熏舌"，又有外感阳虚不作汗，用"黄芪、防风各一两，蒸全身"的记载。《串雅》则列有"熏法门"和"蒸法门"。

熏蒸疗法是一种古老的外治法，至今仍被广泛应用，本法能够经历几千年而流传至今，表明了它的生命力和科学性，值得今后不断探索与研究。

2. 临床运用 熏蒸疗法常用于伤风鼻塞、鼻窒、鼻渊、鼻槁、鼻鼽、鼻咽癌放疗后及某些鼻病手术后，症见鼻塞、脓涕鼻痂多，或鼻干痒者，也常用于治疗咽喉红肿疼痛。

（1）辨证用药：临证时应根据所患的疾病及局部症状特点，辨证选方用药。

1）病初起，外邪袭肺：宜疏风解表、芳香通窍，常选用桑叶、菊花、荆芥、防风、辛夷花、苍耳子、薄荷、苏叶、蔓荆子、麻黄、柴胡、鹅不食草等药。

2）热毒壅盛，鼻黏膜红肿或咽喉红肿者：宜清热解毒消肿，选用金银花、野菊花、鱼腥草、黄芩、毛冬青、桑白皮、木通、甘草等。

3）浓涕、鼻痂多：宜化痰排脓、利湿通窍，选用鱼腥草、土茯苓、桔梗、花粉、薏苡仁、藿香、佩兰等药。

4）鼻黏膜瘀暗、肿胀：行气活血通窍，选用川红花、川芎、白芷、郁金、赤芍等药。

5）鼻黏膜肿胀、淡暗或淡红，涕清稀：宜除湿消肿、温散通窍，选用苍术、羌活、鹅不食草、细辛、桂枝、石菖蒲等药。

除选用上述药物外，也可利用内服中药煎煮时做鼻部或咽部熏蒸。

（2）使用方法：熏蒸疗法的做法是使药物的有效成分溶解并使之变成有一定温度的气态或雾状，通过鼻部吸入体内而发挥治疗作用，具体做法有如下几种。

1）将中药浸泡，武火煮沸后改用文火，患者端坐，面部靠近药罐罐口，用鼻吸入药物蒸汽。

2）将中药浸泡，煮沸至香气出，将药液倒入容器中，面部靠近药液，吸入蒸汽，外用布巾包围以保温。此法较适用于咽喉疾病。

3）将中药精制成浓缩液，使用时取药液置于药物蒸汽雾化器中，形成一定温度之药雾，用鼻吸入。

以上各法依条件选用，治疗时间以每次 20 ~ 30 分钟为宜，每日 1 ~ 2 次。

（3）注意事项

1）药液放置要稳妥，鼻部与容器的距离要恰当（20 ~ 30cm），吸入药气的温度要合适，以 40℃左右为宜，避免发生烫伤。

2）治疗时患者不可当风受冷，如有出汗用干毛巾拭去，治疗后要注意保暖。

3）儿童治疗时应有成人看管。

4）注意用火用电安全。

（九）雾化吸入法

雾化吸入法是将药物加工制成溶液，通过特制的雾化器使药液形成雾状，经鼻或口吸入以治疗鼻病或咽喉疾病的一种治疗方法。雾化吸入法是在古代熏蒸疗法基础上发展而来的一种现代治疗方法。本法可以使药物的微细颗粒直接、均匀地分布于鼻、咽、喉、气管而发挥治疗作用，通过雾化又有湿润和保护鼻、咽喉、气管黏膜的作用，副作用少，给药方便，患者易于接受，适用于治疗各种急、慢性鼻病或咽喉疾病。

1. 历史源流　参见"熏蒸疗法"。

2. 临床应用　雾化吸入法可应用于各种急、慢性鼻、咽喉部疾病，如伤风鼻塞、鼻窒、鼻渊、鼻鼽、鼻槁、鼻部手术后、喉痹、乳蛾、喉瘖等。

（1）辨证用药：临证时应根据所患疾病、局部症状特点，辨证选方用药。

1）肺经风热：症见鼻塞、流黄涕、咽痛、鼻及咽黏膜充血肿胀等，宜疏风清热、宣肺通窍，可选用金银花、连翘、荆芥、薄荷、苍耳子、辛夷花、牛蒡子等药。

2）胆腑郁热：症见鼻塞、流大量脓涕、舌质红、苔黄、脉弦数等，宜清泄胆热、利湿通窍，可选用柴胡、龙胆草、黄芩、栀子、鱼腥草、皂角刺等药。

3）痰凝血瘀：症见咽部哽哽不利，黏膜暗红或紫红，咽底部可见散在颗粒状增生物或喉核肿大，宜理气解郁、活血祛痰，常选用柴胡、川芎、桃仁、红花、茯苓、半夏、陈皮等药。

4）脾气虚弱：症见鼻塞、流涕稀白、咽部不适、鼻甲淡红肿胀、咽部黏膜淡红或微肿、咽后壁颗粒状突起等，宜益气健脾，可选用黄芪、茯苓、白术、甘草、陈皮、升麻等药。

5）肺肾阴虚：症见鼻、咽干燥不适，鼻腔宽大，宜滋养肺肾、生津润燥，可选用百合、玄参、生地、麦冬、当归、赤芍等药。

（2）使用方法

1）药液配制：将不同功效的中药充分煎煮，反复过滤，滤去粗大的颗粒后备用。

2）雾化吸入方法：使用专门的雾化吸入器，将药液加入雾化器中变成雾状喷出，然后将鼻或口对准喷出的药雾进行呼吸，以吸入该药雾。通常每次吸入10～20分钟，每日1～3次。

（3）注意事项

1）药液过滤要干净，有效成分为水溶性，无强烈刺激，无毒性，不引起过敏反应；pH接近中性；能适应组织的胶体渗透压；有较好的雾化效果与稳定性。

2）雾化液每日新鲜配制，每次吸入药液量10～20mL。

3）治疗时嘱患者进行慢而深的吸气，吸气末稍停片刻，使雾滴吸入更深。

4）治疗开始后要注意有无呛咳和支气管痉挛。雾量过大、雾化吸入时间过长、水分过多或应用对呼吸道有刺激的药物时，可引起支气管痉挛或水中毒。

（十）涂敷法

涂敷法包括涂法和敷法。涂法是指将药末用水、香油或醋调成浆或糊状，直接涂于患处；敷法是将药末调成膏状，直接敷于患处。涂法和敷法合称涂敷法。涂敷的部位可以是耳、鼻、口齿患处，也可以是某些特定的穴位。涂敷法在耳鼻喉科应用较为广泛。

1. 历史源流 早在唐代，《备急千金要方》就有应用涂敷法治疗鼻中生疮、悬痈、咽中生息肉等病的记载。如《备急千金要方·卷六》以"捣杏仁，乳傅之""烧牛狗骨灰，以腊月猪脂和傅之"治鼻中生疮；以"商陆，苦酒熬令浓，热敷之"治疗喉痹卒不得语；"以韭一把，捣熬热薄之，冷则易"（"薄"即敷贴），治喉卒肿食不下；以"盐、鼓和涂"治疗悬痈、咽中生息肉等记载。

宋代以后，涂敷法、敷贴法更加普遍应用于治疗耳痛、耳疮、鼻息肉、咽喉肿痛等病。如《太平圣惠方·卷第三十六》治两耳卒肿热痛用："木鳖子仁一两研如膏，赤小豆末半两，用大黄末半两，上件药，同研令匀，水生油旋调涂之。"又治两耳肿木香散方："木香一两，汉防己一两，赤芍药一两，玄参一两，白蔹一两，川大黄一两，川芒硝一两，黄芩一两，柴葛一两，赤小豆三分。上件药，捣细，罗为散，以榆白皮捣取汁，和少许涂之，更用帛子涂药，贴肿处，取消为度。"《太平圣惠方·卷第三十七》有用清热解毒、行气消积的"黄柏、槟榔等分捣罗为末，以猪脂调敷"治疗鼻中生疮的记载。《太平圣惠方·卷第三十五》用"芥子三两，上捣，细罗为散，以水蜜调为膏，涂于外喉下熻之，干即易之"以治疗咽喉肿痛；还有用"生艾叶捣烂，敷肿上"治咽喉肿塞气道不通之症。《圣济总录·卷第一百一十六》用辛散风寒、清热消肿的"地胆膏"（细辛、白芷等分为末，生地胆汁调成膏）涂敷，治疗鼻息肉。

明代《外科正宗·卷四》也有用"硇砂散"治疗鼻息肉的记载。《普济方·卷六十三》用清热消肿、行气止痛之"山豆根、沉香、麝香、木香、黄药、大黄，上为散，研入麝香令匀，水调为膏，涂贴肿处"，以治疗咽喉肿痛。

虽然以上这些药物现在临床上已很少应用，但是充分说明古代中医很早就将涂敷法应用于治疗耳鼻喉科疾病。

2. 临床应用 涂敷法广泛用于耳疖、耳疮、旋耳疮、断耳疮、鼻疔、鼻疳、鼻息肉、鼻衄、鼻衄、咽喉肿痛等耳鼻喉科疾病的治疗。临床常用的涂敷剂型有膏剂、糊剂、散剂等，膏剂可直接贴或涂在患处，糊剂可涂搽在患处，散剂多需用适当的黏合剂（如醋、油等）调和以后再涂敷在患处。临床应用时需根据疾病的不同阶段、不同症状而辨证选择不同的药物。

（1）辨证用药

1）局部疖肿未成脓前，可选用清热解毒、消肿止痛的药物制成散剂、膏剂或糊剂，如玉露膏、紫金锭、金黄膏、如意金黄散、黄连膏等涂敷于患处，也可选用新鲜的中草药如野菊花、芙蓉花叶、蒲公英、鱼腥草等捣烂外敷；痈肿成脓阶段，可选用溃脓拔毒、活血止痛的药物。

2）脓肿穿溃后久不收口者，宜用祛腐排脓、托毒生肌的药物配制成膏、糊、散剂外敷，如生肌玉红膏、碧玉膏等。

3）局部糜烂、渗流脂水，可选用清热解毒、除湿敛疮的药物，如青蛤散、青黛散、炉甘石等水调或醋调成糊剂外涂。

4）局部干裂、脱屑、结痂者，宜用油调敷，如四黄散、青黛散等涂敷。

5）鼻衄、耳鸣耳聋等，可用吴茱萸粉、大蒜泥等敷足底涌泉穴，以引火归元。

6）鼻鼽，可用斑蝥、白芥子、甘遂、细辛等研为细末，调敷于印堂、内关、百劳、大椎等穴位。

（2）使用方法：先用生理盐水或 3% 过氧化氢清洁患处的分泌物、脂水、痂片等，再将合适的膏、糊、散剂药物涂敷在干净的创面上，若涂敷的范围较大，外面可用纱布覆盖，根据不同情况可每日涂敷 1 次或数次。

（3）注意事项

1）局部有分泌物、脂水、结痂者，应先清洗干净后再涂敷药物。

2）耳疖、鼻疔、断耳疮成脓后应切开排脓。

3）应用有腐蚀性的药物外涂时，应尽量避免药物接触非病变组织。

4）应用涂敷法时，如局部皮肤出现过敏，应立即停止用药，并行局部清洗，必要时采取相应的治疗措施。

（十一）熨法

熨，即熨贴之意。熨法是将药末或药物的粗粒加热，用布包裹后熨贴患处或相关穴位以达到治疗目的的一种外治方法。使用熨法，药物借助热力的诱导能迅速达于肌肤，使腠理疏通、气血流畅而起到治疗作用，适用于治疗多种疾病。

1. 历史源流　在《内经》中多处提出熨法，如《灵枢·寿夭刚柔》"刺大人者，以药熨之"，《灵枢·经筋》"以膏熨急颊"，即用马脂温熨拘急的面颊以治疗口眼歪斜。《素问·血气形志》曰："形苦志乐，病生于筋，治之以熨引。"即病患生于筋骨之间，治疗宜用温熨导引等方法。在马王堆汉墓帛书《五十二病方》里，已有运用熨法来治疗疾病的记载。《史记·扁鹊传》有"案杌毒熨"的记述，毒熨即用药物加热熨贴的治法。

东汉时代，《伤寒论》第 110 条有"太阳病，二日反躁，凡熨其背，而大汗出，大热入胃，胃中水竭，躁烦必发谵语……"指出了太阳病表邪未解里热已盛，若误用熨法取汗，则可致汗出津伤的病证，提示了须辨证运用熨法。

晋代，《肘后备急方·卷六》有"若卒得风耳中恍恍者，急取盐七升甑蒸使热，以耳枕盐上，冷复易。亦疗耳卒痛，蒸熨"。此后梁代，《补辑肘后方·卷中》有"治耳卒疼痛方，蒸盐以软布裹熨之，取差，良"，用盐热熨耳部，取盐清热泻火、消肿散结的作用。

唐代，《备急千金要方·卷十三》有"治患癥结病，川椒熨之方"及"熨背散"治疗胸痹的记载。王焘著《外台秘要》有用熨法治疗耳鸣及喉痛。在卷二十二中，"疗耳鸣沸闹方……以盐五升，布裹蒸之，以熨耳门，令其熛气通入耳内"。在卷二十三中"文仲疗喉中卒毒攻痛方，商陆根切灸令热，隔布熨之，立转易，立愈"，取商陆逐水消肿、解毒止痛。

金元时代，《世医得效方·卷一》中介绍了"葱熨法"用葱白热熨脐部，以发散风寒以治疗伤寒无汗手足冷。在《世医得效方·卷十》中则有熨法治疗鼻病："风邪入脑，宿冷不消，鼻内结硬物，窒塞脑气不宣，遂流浊涕。"用"大蒜、荜拨末，杵作饼，用纱衬灸热贴囟门，熨斗火熨透"，此法辛散祛寒，温通鼻窍，除浊涕而散结聚。

在《卫生宝鉴·卷十》中有用熨法治疗鼻衄不止："治鼻衄不止，或素有热而暴衄，诸药不效，以白纸一张，作八叠或十叠，极冷水内浸湿，纸置颈中，以热熨斗熨热至一二重纸干，立愈。"此为温通经络、引血归经之法。

明代，《本草纲目·木部第三十五卷》有治卒肿痛："以白酒煮杨柳白皮，暖熨之，有赤点处，馋去血妙，凡诸卒肿急痛熨之皆止。"《证治准绳·疡医·卷之五》载："熨风散治诸疮因风而致肿，方用羌活、防风、白芷、吴茱萸、细辛、当归、芍药、芫花、官桂、赤皮葱连须，醋拌匀炒令极热，帛裹于疮上熨之。"用"蚕沙熨方"（晚蚕沙、盐）治风肿。

及至清代，熨法较广泛地运用于临床各科。如叶天士用平胃散炒熨治痢疾，《串雅外编》用熨法治疗痞积，艾拌川椒"粗草纸包安痞积上，以汤壶熨"，白酒煮杨柳白皮治疗寒痹游走性疼痛。《理瀹骈文》记述了熨法治疗内、外、妇、儿诸病，列熨法方药90余首，其中不少耳鼻咽喉科可借鉴运用。

熨法为中医外治法之一，有悠久的历史，至今仍应用于临床，尤其在民间流传应用甚广，值得不断探索与研究。

2. 临床应用 熨法可用于治疗各种耳鼻喉科疾病，如鼻塞、头痛、涕多、耳胀耳闭、耳面瘫、耳眩晕及耳鼻咽喉局部红肿疼痛等。临证时宜根据所患疾病，辨证选方取穴熨贴。

（1）辨证用药及选穴

1）鼻病：鼻塞、头胀痛、涕多

①姜、葱、橘皮各等分，炒热袋装熨百会、印堂、四白穴。

②艾叶、花椒、紫苏各30g，炒热袋装熨风池、大椎、肺俞穴。

③细辛10g，砂仁、陈皮、川芎各15g，炒热袋装熨百会、大椎、肺俞穴。

2）耳内胀闷或耳内鸣响

①生菖蒲、生艾叶、生姜、葱白各60g，醋30g，同煎炒热布包，熨耳门或枕之。

②黑豆、青盐各250g，炒热布包，熨耳门或枕之。

3）耳眩晕、恶心呕吐

①炒吴茱萸熨脐部、中脘穴。

②天麻15g，半夏30g，细辛10g为末，蒸热熨中脘穴。

③吴茱萸、桂皮研末，制成饼状，熨脐部。

4）耳面瘫

①麸皮同青盐各等分，炒热布袋熨四白、颊车、下关、地仓等面部穴位。

②白附子、川芎、羌活、藿香各等分，炒热布袋熨四白、颊车、下关、地仓等面部穴位。

5）耳鼻咽喉肿痛

①牛蒡子、生甘草、青盐各30g，炒热布袋装熨局部肿痛处。

②商陆根、山栀子、青盐各30g，炒热布袋熨局部肿痛处。

（2）使用方法：熨法有药熨、湿熨、砖瓦熨等几种不同的方法。

1）药熨：方法有两种。一种是将药物碾成粗末，炒热后装入布袋内，放于人的皮肤表面，或往返推移；一种是先将药物制成饼状，放于身体某部皮肤表面，再用熨斗一类的热器熨药上。

2）湿熨：将棉纸或布纱等物，投入药物或药酒中浸煮，取出绞去过多的液体，趁热放于皮肤表面，同时或可做来回移动。

3）砖瓦熨：将砖瓦烧热后，以布包好，趁热熨患处。

以上各法可依条件选用，稍冷后即换，每次15～20分钟，每日1～2次。

（3）注意事项

1）随时听取患者对治疗部位感热程度的反映，避免引起皮肤灼伤。

2）室内注意空气流通，治疗时不可当风受凉，治疗后注意保暖。

3）小儿患者治疗时应由成人看管护理。

（十二）鼻盥洗法

鼻盥洗法是将药液直接灌注到鼻腔以治疗鼻部疾病的一种外治方法。该方法既有药物的作用，也有局部冲洗的作用，药液直达患处，可温润鼻腔黏膜，恢复纤毛运动，有利于分泌物稀化排出和病变组织修复，适用于治疗多种鼻部病证。

1. 历史源流　鼻盥洗法是一种传统古老的外治法，唐代已有用中药液盥洗鼻腔的记载，如《备急千金要方·卷六》记述治疗"鼻塞多年，不闻香臭，清水出不止"用蒺藜捣烂，以水三升煎；或用蒺藜、黄连等分同煎，取汁灌鼻。使用时"先仰卧，使人满口含，取一升灌鼻中"。除介绍方药外，还说明灌鼻的方法。《外台秘要·卷二十二》有用生地胆汁灌鼻治疗鼻中息肉的记载。此后，宋代的《太平圣惠方·卷三十七》、明代的《普济方·卷五十六》等医著均有类似的记载。

2. 临床应用　鼻盥洗法常用于治疗伤风鼻塞、鼻窒、鼻渊、鼻槁、鼻衄等病，以及用于鼻病术前、术后的处理。应用鼻腔盥洗法，有助于清除鼻腔分泌物、痂皮等物，减轻局部症状，促进病变康复。

（1）辨证用药：应根据疾病的性质和局部病变特点选择鼻盥洗药物。

1）鼻黏膜充血肿胀，中道见少量脓性分泌物，宜疏风清热、宣肺通窍，常选用金银花、连翘、荆芥、薄荷、桑白皮等药。

2）鼻黏膜充血肿胀，中道见大量脓性分泌物，宜清泄胆热、利湿通窍，常选用柴胡、龙胆草、黄芩、栀子、鱼腥草等药。

3）鼻黏膜淡红肿胀，中鼻甲肥大，鼻腔见白色黏性分泌物，宜宣肺化痰、化浊通窍，常选用半夏、茯苓、陈皮、甘草、白芷、辛夷花、苍耳子等药。

4）术后鼻腔冲洗，宜清热解毒、利水消肿、活血化瘀、化浊通窍，常选用金银花、连翘、黄芩、丹皮、赤芍、紫草、石菖蒲等。

5）鼻咽癌放疗后鼻咽部见大量脓涕及干痂，宜清热解毒、化浊排脓。常选用金银花、连翘、皂角刺、白芷、蒲公英等。

（2）使用方法

1）中药盥洗液的配制：将不同功效的中药煎煮，反复过滤，配成盥洗液备用。

2）盥洗方法

①自行吸入盥洗：将药液盛于适当的容器中，用鼻轻轻吸入药液，再从口中吐出。

②鼻腔盥洗器盥洗：用特制的鼻腔盥洗器吸入药液，对准一侧鼻腔进行盥洗，盥洗液从另一侧鼻孔及口中排出。

③加压盥洗：将药液装入吊瓶中，连接一橡胶管，一端塞入一侧鼻孔，将吊瓶挂在适当的高度，使之产生一定的压力，药液通过橡胶管流入鼻腔，再从另一侧鼻孔及口中排出。

④上颌窦穿刺冲洗：先行上颌窦穿刺，再将药液通过穿刺针对窦腔进行冲洗。

（3）注意事项

1）盥洗液温度要适宜，避免烫伤鼻黏膜。

2）盥洗液过滤要干净，避免渣滓刺激鼻黏膜。

3）盥洗操作时用力不可过大，避免盥洗液呛入气管、咽鼓管引起并发症。

4）盥洗时不宜与病人谈话，以免引起呛咳。

5）患者初次盥洗如有不适感，多次之后会适应，出现过敏反应者应立即停用，并给予抗过敏处理。

（十三）熏洗疗法

熏洗疗法是在中医理论指导下，将辨证配伍的中药煎煮后，先利用其蒸汽熏蒸全身或局部，再以药液洗浴以治疗疾病的外治方法。

1. 历史源流 医学著作中最早对熏洗疗法有记载的是《五十二病方》，该书记载了用熏洗疗法治疗痈症、痔瘘、烧伤、瘢痕、干瘙、蛇伤等多种病症，如治疗婴儿癫痫，用雷丸三颗，水煎取汁，"以浴之，浴之道，头上始，下尽身，四支毋濡。三日一浴，三日已"。其中还有用韭和酒煮沸熏治伤科病症等记载。

东汉张仲景的《金匮要略》亦记述了用苦参汤熏洗治疗狐惑病蚀于妇人下部的药方与方法。晋代葛洪的《肘后备急方》记述了用煮黄柏、黄芩熏洗治疗创伤与疡痈症。

唐代，熏洗疗法的应用较为广泛。在熏洗阴部、足部的基础上，又提出熏眼、熏发等方法。孙思邈的《千金要方》《千金翼方》，王焘的《外台秘要》等均载有大量的熏洗疗法。

宋金元时期，熏洗疗法的应用转为普及。如《太平圣惠方》《太平惠民和剂局方》《圣济总录》《儒门事亲》《世医得效方》等医籍中，对熏洗疗法的记载颇多，其熏洗药物和方剂之多、治症之广、应用此法的医家之众，是前所未有的。

明清时期熏洗疗法的应用更加普遍。我国历史上最大的方书《普济方》和李时珍编著的医药学巨著《本草纲目》均记载了许多熏洗疗法的方剂，据初步统计达数百首之多，为后世对熏洗疗法的应用和研究提供了非常宝贵的参考资料。清代《理瀹骈文》中对熏洗疗法的理论基础、作用机理、辨证施治、药物选择、使用方法、主治功效、适应病症、注意事项等进行了较为深入系统的阐述，至今仍有很大的现实指导意义。

新中国成立后，随着科技的进步，亦有一批很有影响的专著如《自然疗法大全》《实用中医独特疗法大全》《当代中药外治临床大全》《中国医学疗法大全》等十余种有关中药熏蒸洗浴疗法的单行本相继出版，师承前人，推陈出新，推动中药外治和中药熏蒸疗法不断发展。

2. 临床应用　在耳鼻喉科，熏洗疗法可用于治疗鼻窒、鼻渊、鼻槁、鼻鼽、旋耳疮等病，也可用于治疗咽喉红肿疼痛。

（1）辨证用药

1）阴虚所致鼻槁，应滋润生津、保肺增液，可用天冬、麦冬、石斛、天花粉各10g。

2）臭鼻、鼻腔大量干痂附着，可用鱼腥草注射液熏鼻。

3）热蕴鼻道所致鼻窒，应清热解毒，可用薄荷、牛蒡子、菊花、柴胡、生地等各20g。

4）湿热侵袭所致旋耳疮，应清热燥湿，可用苦参、黄柏、马齿苋、白鲜皮各20g。

除选用上述药物外，也可利用内服中药煎煮时做鼻部、耳部或咽部熏洗。

（2）使用方法：将中药浸泡，武火煮沸后改用文火，患者端坐，面部靠近药罐罐口，利用蒸汽熏蒸局部，然后以药液洗浴局部。治疗时间以每次20～30分钟为宜，每日1～2次。

（3）注意事项

1）根据中医辨证论治原则用药：鼻病大多宜加入芳香通窍之品，如苍耳子、白芷、辛夷、石菖蒲、川芎、葱白、藁本等。

2）治疗时及治疗后注意避免当风受凉，注意保暖。

3）使用熏洗时应注意保持适度的距离和温度，防止高温烫伤。

（十四）药枕疗法

药枕是在中医理论体系局部与整体辨证统一的指导下，以活性较强的芳香开窍、走窜透骨、生猛燥烈、气味俱厚的药物饮片碎断或研粗末，将单味药物或组方配伍的中药作为枕芯，制成枕头长期使用，通过刺激皮肤、经络穴位、孔窍等部位以发挥其疏通经络、调和气血、解毒化瘀、扶正祛邪等作用，使失去平衡的脏腑阴阳得以重新调整和改善，从而促进机体功能恢复，达到治病的目的。

1. 历史源流　药枕疗法历史悠久，已知最早的就是我国西汉马王堆一号墓出土的"香枕"。东汉时华佗就已根据闻香除病的理论制作药枕。晋代葛洪《肘后备急方》中就载有用大豆装入枕中，治成豆枕，用以治疗失眠的患者。孙思邈的《备急千金要方》载有"治头项强，不得四顾方，蒸好大豆一斗，令变色，内囊中枕之"。明代医药学家李时珍在《本草纲目》中载有绿豆枕、吴萸枕、决明菊花枕、蚕沙枕等多首枕疗方。其中，蚕沙枕对防治高血压、头痛、失眠、颈椎病疗效显著。

2. 临床应用　药枕疗法可用于治疗鼻衄、耳鸣、耳聋、耳眩晕、鼾眠等病，尤宜于伴有失眠的患者。应用药枕疗法，有助于安神定志、调和阴阳、疏通经络等，改善患者各类头部不适症状。

（1）辨证用药

1）鼻衄，应疏通经络、芳香通窍，可用细辛、桔梗、菊花、蔓荆子、白芷、薄荷等做枕芯。

2）耳鸣伴有心肾不交者，应安神定志、滋阴养血，可用川芎、当归、磁石等做枕芯。

3）耳鸣多梦、失眠健忘者，应调和阴阳、疏畅气机，可用夜交藤、合欢皮、酸枣仁等做枕芯。

4）眩晕患者，应益气活血通络，可用黄芪、白术、葛根、当归、桂枝、羌活等做枕芯。

（2）使用方法：将中药质地坚硬的根块、矿物、树脂及枝叶等机械粉碎成粉末，易挥发的药用纱布包裹，名贵之品入囊装枕。根类块质铺于下，枝叶药物填于中，花香之品覆其上。药物须摊放平坦，枕面柔软，富有弹性。每天夜间或中午睡眠时睡在药枕上，睡时覆以较薄软的枕巾。

（3）注意事项

1）定期翻晒枕芯，定期更换药物：由于中药易吸附人体的汗气，容易发霉，特别在夏季，应经常放在通风处翻晒。但要注意切忌将药枕放在太阳光下曝晒，以免药物气味挥发过快。一般药枕枕芯，有条件者，以一个月更换一次为宜。

2）使用药枕时间不宜太短：药枕保健不同于内服药物，作用缓慢，一般要连续使用 3~6 个月后，效果才会明显，疗效才能巩固稳定。每晚用枕时间不应少于 6 个小时，时间太短也可影响疗效。

3）药枕与头颈接触的隔层不宜过厚：药枕的枕芯上面不宜垫放更多的东西，以免影响药物作用的发挥。应把药枕直接放在枕巾下面，或垫放较薄的东西。

4）因人施枕：药枕要根据辨证施治的原则选择制作。

（十五）香囊疗法

香囊又名香袋、花囊，是用彩色丝线在彩绸上绣制出各种内涵古老神奇、博大精深的图案纹饰，缝制成形状各异、大小不等的小绣囊，内装多种有浓烈芳香气味的中草药研制的细末。香囊疗法就是通过佩戴香囊来治疗疾病的方法。

1. 历史源流　药香囊有着悠久的历史，早在殷商时期的甲骨文中就有"紫（柴）""燎""香""鬯"（芳香的酒）等字的记载。周代已有佩戴香囊、沐浴兰汤的习俗。历代均有所发展，至明清达到一个鼎盛时期，中药香囊这种古老的剂型至今仍在临床上应用。《周礼》有以"莽草熏之""焚牡菊以灰撒之"等利用香药防治害虫的记录。

马王堆一号汉墓中出土的香囊内装有茅香、辛夷等中药和香料药物。东晋葛洪的著作《肘后备急方》有取雄黄如枣核，系左腋下，令人终身不魇寐的记载。《小品方》乃南北朝刘宋时期陈延之所撰，是南北朝时期著名的医方书，记有"蛇蜕皮，头尾完具者一枚，觉痛时以绢囊盛，绕腰，甚良"。

唐·孙思邈《备急千金要方》中记载："上七味末之，以蜜蜡和为丸如弹子大，绛袋盛系臂，男左女右，及悬屋四角，晦望夜半，中庭烧一丸。"宋代《太平圣惠方》《太平惠民和剂局方》《圣济总录》中均有以香药命名之方剂。

明清香囊发展到一个鼎盛时期，种类繁多，材质多样。明代李时珍《本草纲目》介绍了用辰砂装囊，戴身及髻中，用治不寐的经验。清代的《理瀹骈文》也收载了多张香囊的方子，如辟瘟囊、绛囊（内盛七宝如意丹）、抗痨丸佩囊等。我国不少少数民族也有佩戴香囊的习俗，如藏族、蒙古族、苗族、侗族等。

2. 临床应用　目前多用于外感疾病的防治或鼻病的治疗，或者耳鸣、耳聋、眩晕等症状的舒缓。

（1）辨证用药

1）外感所致伤风鼻塞，应芳香通窍、解表散寒，可用白芷、高良姜、桂枝、辛夷等各 5g。

2）耳眩晕所致恶心呕吐等不适，应和胃除湿、平冲降逆，可用佩兰、豆蔻、冰片、樟脑等各 5g。

3）耳鸣所致失眠、情绪不佳等，应芳香通窍、舒畅情志，可用丁香、薄荷、薰衣草、七里香等各 5g。

（2）使用方法：将药物按比例装入制作好的囊体之中，可向里面充填留香缓释剂以长时间保留香味，日间置于胸前袋中，睡时放于枕边；并每日 3 次，将香囊置于鼻前，深呼吸 20 次。

（3）注意事项

1）香囊内中药应定期更换，以达到长期保留香味的目的。

2）小孩及过敏患者应慎用，孕妇禁用。

3）香囊内中药应在医师指导下选用，以达到辨证论治的目的。

（十六）足疗

足疗又称中药沐足疗法，即将中药药液、中药粉剂或片剂放入适宜温度的热水中洗浴足部，或辅以按摩手法，从而达到治疗疾病或保健目的的特殊外治方法。足疗属于广义的熏洗疗法，因其操作简便、安全有效，常可以作为其他疗法的配合疗法。

1. 历史源流　早在《黄帝内经》中即有"观趾法"之记载；汉代司马迁《史记》亦有"俞跗用足治病"。

隋代高僧所撰《摩诃止观》之"意守足"，常擦足心，能治多种疾病。宋代苏东坡对养生颇有研究，对坚持摩擦足底涌泉穴对身体的益处就大加赞赏，称："其效不甚觉，但积累至百余日，功用不可量……若信而行之，必有大益。"说明中国人很早就对足部按摩有益于健康有很深的了解。

明代，足部按摩得到进一步发展。后因封建礼教、女子裹脚等轻视足部健康的"政策"、民风，大大影响了该疗法的健康发展，特别是到了清末，一度在国内"销声匿迹"，几乎失传。

2. 临床应用　中药足浴疗法是以中医理论为基础，以整体观念和辨证论治为原则。在浸泡的过程中，借助药力和水的热力作用，通过皮肤毛孔吸收，经络传递，可使肌体气血运行通畅；血脉通畅后，药物随热而行，乘热吸收，经脉循环，直达病所。

足部反射区按摩疗法适用于多种疾病，也可单独用于日常保健。可用于外感疾病防治及各种鼻病的治疗，亦可用于耳鸣、喉痹等属于虚阳外越者。

（1）辨证用药

1）外感所致各种鼻病等，应疏通经络、解表散寒，可用细辛、桂枝、生姜、葱白等水煎浴足。

2）虚阳外越所致耳鸣等，应滋阴敛阳、调和阴阳，可用桂枝、白芍、合欢花、五味子等水煎浴足。

3）日常保健按摩等可舒筋活络，可按摩三阴交、冲阳、涌泉、足三里等穴位，并热水浴足。

（2）使用方法：将中药加入温水中浸泡 30 分钟，再煮沸 10 分钟，待药液冷却至 40~45℃时将双足浸于药液中，并适时加入热水，保持药液温度为 40~45℃，水位需在踝关节 10cm 以上。每次浸泡 30~40 分钟，以全身微汗出为度，可同时辅以按摩双足。

（3）注意事项

1）进行足浴时注意温度适中（最佳温度为 40~45℃），最好能让水温以足部适应逐步变热。

2）做足疗保健的时间在 30~40 分钟为宜，只有保持一定的温度和确保规定的足浴时间，才能保证药物效力最大限度发挥。

3）饭前、饭后 30 分钟内不宜进行足浴。

4）足浴时，有些药物外用可起泡，或使局部皮肤发红、瘙痒。

5）足浴所用外治药物剂量较大，有些药物尚有毒性，故一般不宜入口。同时，足疗完毕后，应洗净患处，拭干。

6）在进行足浴时，由于足部及下肢血管扩张，血容量增加，可引起头部急性贫血，出现头晕、目眩。

7）有出血等症状的患者，不宜足浴。有心脏病及身体虚弱者，足部按摩时间不宜过长，一般不超过 10 分钟。

二、体表施术

（一）清洁法

清洁法是清除局部的脓液、痂片或外耳道耵聍的一种外治方法，是各种外治法中的基础疗法。

1. 历史源流　清洁法在晋代《肘后备急方·卷六》中已有记述，如"疗聤耳出脓汁散方"中特别提出，在用药末掺于耳内之前，"如有脓先用绵包子捻去，次后掺药末入耳内"。唐代，《备急千金要方·七窍病下》在治疗"耳聋有脓不差"时，"先以纸缠去耳中汁，以矾石末粉耳中，次石盐末粉其上，良久乃起，不过再度求差"。宋代，《太平圣惠方·卷第三十六》也强调治聤耳，脓水不绝，要先以绵子净拭后再上药。明代《婴童百问·耳病·卷四》："先以棉捻去脓汁，次以鹅毛管吹药入耳。"可见，历代医家均十分重视耳部的清洁。

2. 临床应用　清洁法，一方面可除去腐脓，清洁创面，起到除湿止痛、收敛止痒的作用；另一方面，清洁后再施以滴药、吹药或涂敷等各法，可使药物直接渗入病灶而更好地发挥作用，提高疗效。因此，清洁法常配合其他外治法一起使用，适用于耳疮、旋耳疮、脓耳、耵耳、鼻疳、鼻疔等疾病。

（1）清洁器具的选择：目前临床上常用的清洁剂有生理盐水、淡白醋、3% 过氧化氢等，耳廓或耳周的旋耳疮皮肤瘙痒、渗液、结痂时，可选用生理盐水或淡白醋进局部行清洁；外耳道的黏脓性分泌物，常选用 3% 过氧化氢进行清洁；对外耳道的耵聍，可选用生理盐水进行冲洗。器具方面，根据不同情况可配合使用棉签、镊子、耵聍钩、冲洗器、吸引器等。

（2）使用方法：临床常用的清洁法有以下几种。

1）用耳科镊子、耵聍钩、耳用吸引器直接清除积留在外耳道的耵聍、脓块、痂皮、异物，操作时动作宜轻柔，避免损伤外耳道肌肤。

2）使用 3% 过氧化氢、淡白醋或具有清热燥湿作用的中草药，如龙胆草、黄柏、苦参、五倍子等煎煮取液，用细棉签蘸药液清洗创面或耳道脓液，然后再用吸引器清除干净。

3）使用温生理盐水冲洗外耳道，可以清除外耳道的耵聍或小异物。冲洗时宜用与人的体温接近的温水，用清洗球或注射器注水。

4）使用负压吸引器，用于清除脓耳鼓膜穿孔引流不畅者的脓液及痂块。

（3）注意事项：使用清洁法时应注意以下几点。

1）耳道皮肤柔嫩，清洁耳道时应选择合适的器具，操作时动作必须轻柔，避免损伤外耳道皮肤。

2）使用生理盐水冲洗外耳道时，温度宜控制在 37℃ 左右，以避免引起患者眩晕；冲洗方向避免直接冲向鼓膜，如有鼓膜穿孔则不宜冲洗。

3）负压吸引外耳道时，负压控制在 −100 ～ −320daPa 之间，压力太小起不到清洁作用，太大则会引起鼓室黏膜出血和眩晕。

（二）排脓法

排脓法是针对局部痈肿成脓后通过穿刺抽脓或将局部切开，排除脓液以达到泄热排脓解毒、祛腐生新目的的一种治疗方法，适用于治疗耳、鼻、咽、喉各部位的脓肿。

1. 历史源流　《黄帝内经》中已详细记载了针刺放血、排脓的外治法。如《灵枢·官针》曰："病为大脓者，取以铍针。"这是排脓法的最早记载。

宋代，《外科精要·卷下》曰："若用铍针利剪，徐去犹好，须使不知疼痛，不见鲜血为善。若脓未流利，宜用针于纹中引之。若脓水已出，肿痛仍作，乃内筋间隔，亦用针引之。"详细论述了脓肿切排的具体方法以及切排后的注意事项。可知当时在脓肿切排方面已经具备了较完善的知识。

明代，《外科正宗·卷之二》曰："凡喉闭不刺血，喉风不倒痰，喉痈不放脓，喉痹、乳蛾不针烙，此皆非法。"陈实功的这段文字，揭示了咽喉疾病的外科治疗原则，堪称经典。同时充分说明了当时在咽喉疾病的外科治疗方面的理论和临床实践已经达到了很高的水准。

清代,《外科证治全书·卷五》云:"大抵用针以斜锋偏锋为善。其法从旁刺入,以防透膜。欲大开口,则将针斜出,欲小开口,则将针直出,所谓顺而导之也。然用针自有其时,果其脓熟不能自溃则用之,若未成脓,不必用针。"《喉科指掌·卷之五》曰:"淡白喉痛,此症因脾肺受寒,其色不红,若用寒凉之剂,七日之内必成脓溃,有脓即用针挑破患处。初起,针少商、商阳两手四穴,出其紫血。"

排脓法从有正规医书记载至今已有数千年历史,现代仍被广泛应用,而且在临床上凡热性脓肿成脓后必须排脓已成为基本原则,临床上须加以重视。

2. 临床应用

(1)排脓方法:因耳、鼻、咽喉形态各异,脓肿切排的方法应根据患病部位不同而定。

1)脓肿发于喉关:患者取坐位,用1%丁卡因进行表面麻醉后,以压舌板压下并固定舌体,充分暴露脓肿,选择其最高处或软陷波动处,用消毒的小尖刀,将其轻轻挑开,以脓出为度。

2)脓肿发于喉底:用1%丁卡因行表面麻醉后,患者取仰卧头低位,用压舌板压下舌根,暴露喉底部位,用注射器刺入脓腔,尽量抽吸脓液,然后在痈肿最高处切开黏膜,再用长弯血管钳扩张切口,进行引流排脓,术中应随时用吸引器吸出脓液,以防脓液流入气管而引起窒息。

3)穿刺抽脓:为了确保咽部脓肿切排成功,在切排前可先用注射器进行穿刺抽脓,以便确定脓肿的位置与深度,从而为切开排脓奠定基础。

4)脓肿发于耳道及鼻部:脓肿表面的皮肤经消毒后,用消毒的小尖刀在其最高突、柔软部轻轻挑开,尽量使脓液流尽。

(2)注意事项

1)脓肿穿刺、切排必须待脓肿成熟后方可施行,以免邪毒扩散。

2)临床上需注意辨别因结核引起的冷脓肿,遇此不可贸然切排。

3)咽喉部脓肿(特别是发于喉底的里喉痈)切排前须做好准备工作,防止因脓液溢入气管而引起窒息,包括准备吸引器、气管切开包等。

(三)烙治法

烙治法是用特制烙铁置酒精灯上烧红蘸香油后迅速烙于患处,从而达到治疗目的的一种外治法。烙治法具有不出血、无疼痛、操作简便、病人易于接受等优点,多用于治疗乳蛾、喉瘤等病症。

1. 历史源流 烙治法最早可追溯到唐代,《千金翼方·卷第十一》记载:"治咽中肿垂肉不得食方:先以竹筒内口中,热烧铁从竹中柱之,不过数度愈。""肿垂肉"

可能指肥大的扁桃体。其所用烙具，名谓烧铁，其形状和加热方法均无具体记载。在另一名著《备急千金要方·卷六》中记载有用"烧铁算""烧铁钉"烙于患处以治疗舌部出血，说明烙治法已有一千三百多年的历史。

明代，《外科正宗·卷之二》记载："凡喉闭不刺血，喉风不倒痰，喉痈不放脓，喉痹、乳蛾不针烙，此皆非法。"说明五百多年前已明确地记述了应用针烙方法治疗乳蛾。

清代，《咽喉经验秘传·喉症图形针药秘传》中有烙法治疗乳蛾的记载："年小者用火针，年大者或火针或刮去下络。"说明其烙具为针型。《焦氏喉科枕秘·卷一》记载："烙铁用纹银打茶匙样，用陈艾包烙铁，外以棉花包住，蘸桐油，灯火上烧尽无烟，搁在灯上，取圈撑住口，令人扶住，捺定舌根，使人刮净烙铁，看真患处，一烙即出，不可缓慢，恐伤犯蒂丁。"说明所用烙具为匙形，名谓烙铁，与现代所使用烙具形状接近。

2. 临床应用　烙治法适用于乳蛾反复发作、久治不愈者；或喉核过于肥大影响吞咽、呼吸或导致鼾眠者；或喉痹反复发作、喉底颗粒状突起者。但在急性发作期、妊娠或哺乳期暂不宜施行。

（1）治疗方法

1）器具准备：烙治的器具主要有特制烙铁（平板方形、圆形或圆棒形）、金属压舌板（直形或弯形）、酒精灯、麻油、烙铁架等。

2）操作方法

①体位：病人面对施烙者，端坐张口，儿童应有人在其背后挟头。施烙者左手执握压舌板，将舌压下，使喉核充分暴露，不需任何麻醉即可施烙。

②烙治方法：施烙前先按喉核的肥大程度选择适当的同号烙铁 3～4 支，在酒精灯上（或在立型小电炉里）加热至通红，取一支烙铁蘸上麻油，迅速送进口腔到咽部，对准喉核施行烧烙，当听到烙铁烙着的"兹啦"声音后立即取出，另换一支烙铁，用同样的方法再烙，以 3～4 支烙铁轮流使用。在施烙时让病人发"啊"音，能使软腭抬高，咽腔扩大，充分暴露喉核，便于施烙，又能避免误烙他处，同时病人在呼气，可以防止油烟被吸入而呛咳。

③烙治的次数及间隔时间：喉核Ⅲ°肥大，每次施烙 40 下，即每侧 20 下；喉核Ⅱ°肥大，每次施烙 20 下，即每侧 10 下；喉核Ⅰ°肥大，一般 10～20 下，即每侧 5～10 下为宜。一般间隔时间 3～4 天，即每周烙治 2 次。

3）疗程：烙治疗程根据喉核的肥大程度不同而有所不同。一般情况下，Ⅰ°肥大需烙治 5 次左右，需 2～3 周；Ⅱ°肥大需烙治 10 次左右，需 3～4 周；Ⅲ°肥大需烙治 15 次以上，需 4～5 周。

然而，病人情况和局部情况不同，疗程亦有差异，如年龄较大，局部无充血等改变，其烙次少，需时亦短；若年龄较小，局部有充血等改变，其烙次多，需时亦长。

（2）注意事项

1）喉核生理性肥大无症状者，不需烙治；不超出舌腭弓的埋藏型扁桃体，也不宜施行烙治。在施烙前向病人说明烙治无痛，以解除其顾虑和恐惧，必要时可让病人旁观其他病人的受烙过程。若患者精神过度紧张可能出现"晕烙"现象，一般平卧休息一下即可。

2）在施烙前必须检查一下烙铁与柄的触接处是否活动，如已活动，不宜使用，以免在烧烙时烙铁掉入口腔、咽喉或气管，造成危险。烙铁必须烧至通红再蘸麻油，正在冒烟时最适宜进行烧烙，否则热度下降，起不到烧烙的作用。烧烙时，动作应迅速，烙铁一接触组织随即拿出，否则停留时间过长，可致局部充血肿胀，发生疼痛。烙铁进出口腔时，必须在压舌板的上面送进或拿出，送进前必须先将蘸完麻油的烙铁轻触一下压舌板，使其多余的热油粘去，以免烫伤口唇和口角等。

3）每次烙治必须均匀地烧烙，避免中心部多烙、周边部少烙而导致中心部形成陷坑，周边部隆起，这样将影响以后的周边部烧烙。烧烙周边部时，必须分清喉核与舌腭弓和咽腭弓的关系，以免误烙两弓。喉核肥大与悬雍垂相触时，让病人发"啊"音，使之分开，可避免误烙悬雍垂。

4）烙数少，烧烙面呈白色；烙数多，烧烙面呈焦黑色。不论呈白色或黑色，烙后第二天则形成一片白膜，应向病人交代清楚，以免误解而恐惧。白膜与组织粘连紧密时，宜等待 1～2 天白膜脱落后再烙，烙在白膜上达不到烧烙组织的目的。

（四）啄治法

啄治法是用尖锐的器械在喉核（扁桃体）上做雀啄样动作以治疗乳蛾的一种外治方法。本法在保留喉核（扁桃体）组织的前提下解决乳蛾反复发作的问题，操作简便，无毒副作用，病人易于接受，适用于治疗乳蛾等病症。

1. 历史源流　啄治法是在古代刺割法基础上研究创新的一种治疗方法。用刀针刺割法治疗乳蛾，在明代《外科正宗·卷之二》中已明确提出："乳蛾不针烙，此皆非法。"认识到乳蛾，咽喉闭塞，应急用针刺割，以泄热消肿。清代，对于用刀刺割治疗咽喉疾病应用已较广泛，对于刺割的方法、时间、注意事项，也都有较详尽的论述。如《疡科心得集·卷上》记载："生于一偏为单蛾，或生于两偏为双蛾，初起寒热渐渐肿大……至三四日后，胀甚、痰鸣、汤水难入，宜以刀刺喉间肿处……凡蛾有头如黄色样者，必以刀点之。或有不出黄头者，即不必点。"提出乳蛾骤发，红肿热痛，影响呼吸及饮食，有脓点，急用刀刺之法以泄热消肿。《重纂包氏喉症家宝·古代咽喉七十二证考记》记述："死乳蛾，双单紧靠蒂丁，不甚痛，饮食有碍，劳则痛，日久咽塞，渐渐气闷，丧命。于蛾上划七八刀，令血出，吹药，逐日如是，患处乃止。"对反复发作之死乳蛾，用刀刺法治疗。啄治法借鉴了中医"疮科"破脓、刺血的经验，直接在扁桃体上放血、排脓，使邪热外出、祛散瘀血、疏通脉络，达到消肿止痛、预防复发的疗效。

2. 临床应用 啄治法适用于乳蛾反复发作、久治不愈，或喉核过于肥大影响吞咽、呼吸或导致鼾眠者，以及扁桃体角化症等疾病。

（1）使用方法

1）器械：无菌塑柄手术刀12PCS（一次性扁桃体手术弯刀），普通无菌压舌板。

2）操作方法：病人取坐位，头部靠在有靠背的椅子上，儿童需家长抱扶，张口。医生面对患者，左手持压舌板压下舌体，暴露好扁桃体，不需任何麻醉，右手持扁桃体手术弯刀，在扁桃体上做雀啄样动作，每刀深度2~5mm，视扁桃体大小确定进刀深度，每侧3~5下，伴少量出血，以吐2~3口血为适度（2~5mL，口水量不算在内）。换手同法做对侧扁桃体。3~4天一次，5次为一疗程。

（2）注意事项

1）术前2小时最好不进食以防呕吐，术后半小时最好不饮水。

2）操作动作要迅速、轻柔，不可伤及扁桃体以外的组织。

3）扁桃体组织较大时，需循序渐进，啄治由浅入深，需注意不可伤及被膜。

4）炎症较重时或妇女月经期，啄治动作要轻柔，以防出血过多，或暂停治疗。血液病患者或妊娠期及哺乳期妇女不宜啄治。

5）血液病患者不可应用此法。

（3）停止治疗标准：啄治次数的多少一般按病人自觉症状与咽部体征而定，视扁桃体大小、充血程度、分泌物是否消失而定。患者自感症状减轻，扁桃体充血减轻或消失即可停止。一般情况下，扁桃体Ⅲ°约需3个以上疗程，可做20次停止治疗；扁桃体Ⅱ°约需2个以上疗程，可做15次停止。

（五）鼻丘割治法

割治法是一种传统的中医治疗手段，是根据中医经络学说，从针刺疗法演变而来，其功能在于疏通经络、宣导气血，具有协调阴阳、调整脏腑功能的作用。

1. 历史源流 鼻丘割治法属于现代中医特色疗法，古代有关于割治法记载，但随着现代内镜技术的发展，割治法得到了进一步提升。

2. 临床应用 鼻丘位于中鼻甲附着处的稍前上方，中医称为"内迎香"，是鼻腔的敏感部位，与鼻鼽症状的发生有密切关系。本技术是以中医经络学说为基础，即鼻为血脉多聚、清阳交会之处，循行鼻部和鼻旁的经脉多属于阳经，而本法可以使经脉相互交接，从而达到治疗目的。

（1）操作方法

1）常用器械：微波刀、射频刀或电刀。

2）定位：鼻丘又称鼻堤，位于鼻腔外侧壁中鼻甲前端，在鼻内窥镜下即可清晰辨识，如不借助内窥镜，也可在前鼻镜直视下以中鼻甲为标准进行定位。

3）具体操作：以 1% 丁卡因麻黄素纱条置于双侧鼻腔黏膜表面收缩麻醉，在内窥镜监视下将刀头分别置于双侧鼻丘黏膜表面进行前后横向切割，每条割痕 0.6 ~ 0.8cm，亦可在前鼻镜直视下进行割治。

（2）注意事项

1）鼻腔黏膜实施割治时划痕不宜过深过长以免导致出血。

2）儿童及精神病患者禁用。

3）鼻腔及鼻窦肿瘤者禁用。

4）有严重心血管疾病、肝肾及造血系统疾病者禁用。

（六）拔牙法

拔牙法是将不能保留的患牙拔除以达到治疗目的的方法，适用于牙齿严重腐坏或极度松动，不能再保留，或已经形成病灶，影响周围组织或全身健康者，例如丧失咀嚼功能的残根、残冠、牙位不正、多生牙、外伤无保留价值的牙等。

1. 历史源流　最早的拔牙术载于《山海经》，当时称之为"凿齿"。《晋书·温峤传》亦载："峤先有齿疾，至是拔之，因中风至镇未旬而卒，时年四十二。"我国最早记载拔牙的医书是隋代的《诸病源候论》，表明了拔牙"则经血不止，脏虚而眩闷"，但这些记载均无具体疗法。明·陈实功对拔牙的具体疗法有了较详的论述。如《外科正宗·齿病》云："牙根尖穿出牙根肉外，芒刺嘴唇作痛，用拔针挑破牙面好肉，以手取出本牙，出血不止以湿纸换贴二三次，其血自止。"

2. 临床应用　牙齿通过牙龈和牙周膜的复杂纤维束与牙槽骨紧密相连，拔牙术就是通过外科手术操作将它们之间的连接完全分离，扩大牙槽窝后将患牙取出的过程。牙龈和牙周膜有丰富的毛细血管和神经，拔牙术前要做好充分的麻醉，术后要妥善止血，拔牙时需要合理地应用各种技术和适当的力量，才能将手术圆满完成。

（1）操作方法

1）基本的方法和步骤：完成术前的各项准备工作及麻醉并在麻醉效果肯定后，按以下步骤操作。

①分离牙龈：牙龈紧密附着于牙颈部，拔牙时必须仔细将其分离，以避免安放牙钳时伤及牙龈，或拔牙时将牙龈撕裂，导致术后牙龈出血。持笔式握牙龈分离器或探针，紧贴牙面插入龈沟，直达牙槽突顶（器械与骨接触），沿龈沟围绕牙体分离一周。

②挺松牙体：在牙槽突上找到合适的支点安放牙挺，用合适的力量旋转牙挺，将牙齿挺松。

③安放牙钳：选择型号合适的牙钳，沿牙面插入已被完全分离的龈沟间隙内，夹住牙冠，使钳喙到达牙颈部外形高点以下并尽量向根方，保持钳喙与牙长轴一致。

④拔除病牙：牙钳夹紧后，通过摇动、扭转和牵引力，使牙槽窝扩大，撕断牙周

膜纤维，牙齿脱离牙槽窝。

⑤拔牙后的检查与处理：牙齿拔出后，首先检查牙根是否完整，数目是否符合该牙的解剖规律，如发现有残缺，视情况而进一步处理。检查牙龈有无撕裂，明显撕裂者应予缝合，避免术后出血。如拔牙窝内有牙石、牙片、骨片等异物、炎性肉芽组织、根端囊肿等应同时清除。拔除多个连续的牙时，牙龈可能游离外翻，应拉拢缝合。经上述处理后，以消毒的纱布棉卷横架于两侧牙槽突，嘱患者咬紧，30 分钟后弃除。有出血倾向者，经检查无活动性出血后方可离院。

2）微创拔牙术

①完善术前准备后，选取适当的麻醉方式，确认麻醉起效。

②切口设计和翻瓣：根据所拔牙齿的具体情况，决定是否需要设计软组织瓣，若需翻瓣，则全层切开黏骨膜，采用骨膜剥离器分离牙龈和黏骨膜瓣。

③去骨：根据具体情况，使用反角手机和专用长钻针等外科动力系统，去除牙齿冠方骨质和部分颊侧骨质。

④牙的切割与拔除：根据阻力分析确定牙齿的切割部位，本着"少去骨，多分牙"的原则，一般可采用将牙齿进行颊舌向切开，分割牙冠及牙根以去除冠方来自邻牙和牙槽骨的阻力。选择适当的微创拔牙挺，将其尖端沿牙体切割分根所形成的凹槽间隙插入，用微力旋转，使近远中根分开或将牙齿折裂成理想比例的近远中两部分，分别拔除牙近远中部分。若不存在明显骨阻力或邻牙阻力，可用微创拔牙挺分离牙周间隙，使用拔牙钳直接拔除牙齿。

⑤检查牙槽窝并缝合创口：拔牙后仔细清理拔牙窝，检查所拔牙齿，将软组织瓣复位缝合，压迫止血。

（2）注意事项

1）术前应询问系统病史，近期发生心肌梗死、高血压、高血糖、造血系统疾病者禁止拔牙，各类急性肾病、急性肝炎期间，妊娠期、月经期，感染急性期应暂缓拔牙。

2）与患者或家属做好医患沟通，交代清楚手术过程及术中、术后的有关事项，以缓解患者的紧张、恐惧心理，取得其信任与配合。

3）注意操作仔细、动作轻柔，避免不必要的软组织和骨组织损伤。

4）拔牙后 2 小时内不要吃东西，当天要吃软食、流质或半流质，以温冷为宜，不吃过硬、过热的食物，避免用患侧咀嚼。拔牙后牙槽窝充盈血液，形成血凝块，它是拔牙后创口愈合的至关重要的物质，因此拔牙后 24 小时内不要用力漱口或刷牙，勿用舌舔创口，更不宜反复吸吮，以免破坏血凝块，导致出血和感染。

（刘蓬　谢慧　赵雅君）

第三节　针灸疗法

针灸疗法是在特定穴位采用针刺或艾灸等特殊的刺激方法以达到疏通经络、调理脏腑，治疗疾病目的的方法。针灸疗法在耳鼻喉科疾病中有广泛的适用性，不论寒热虚实、病程长短均可应用。耳鼻咽喉口齿疾病常用的针灸疗法包括针刺疗法、艾灸疗法、耳针疗法、穴位注射、穴位埋线、刺血疗法、穴位敷贴、针刀疗法、埋针疗法等，可针对不同部位的不同病证有选择地加以应用。

一、耳鼻喉病常用穴位

无论采用何种针灸疗法，都是在特定的穴位上施行，因此，熟悉耳鼻喉科疾病常用的穴位是实施针灸疗法的前提。

耳病常用穴位有手少阳三焦经的中渚、外关、翳风、天牖、瘛脉、耳门等；足少阳胆经的听会、率谷、侠溪、上关等；手太阳小肠经的听宫等；手太阴肺经的少商等；手少阴心经的神门、灵道等；手阳明大肠经的迎香、合谷等；督脉的百会、神庭等。

鼻病常用穴位有手太阴肺经的中府、少商等；手阳明大肠经的二间、偏历、合谷、迎香等；足阳明胃经的巨髎、四白等；足太阳膀胱经的眉冲、玉枕、天柱等；足少阳胆经的目窗、承灵、风池等；督脉的囟会、上星、素髎等；经外奇穴的印堂、鼻通等。

喉病常用穴位有手太阴肺经的列缺、鱼际、少商等；手阳明大肠经的商阳、合谷、曲池、扶突等；足阳明胃经的人迎、气舍、内庭等；手太阳小肠经的少泽、天窗、天容等；足少阴肾经的涌泉、照海等；手少阳三焦经的关冲、中渚、支沟、四渎等；督脉的哑门、风府等；任脉的天突、廉泉等。

耳鼻喉部疾病常用的穴位及其所属经脉、取穴与针刺方法、主治病证等见表7－1～表7－4。

表7-1　耳病常用穴位

穴名	所属经脉	取穴	进针（寸）	主治
中渚	手少阳三焦经	握拳，第四、五掌骨后缘	直刺0.3～0.5	耳鸣，耳聋，头痛
外关	手少阳三焦经	腕背横纹上2寸	直刺0.5～1	耳聋，耳鸣，偏头痛
翳风	手少阳三焦经	乳突前下，平耳垂后下凹中	斜刺1～2	耳鸣，耳痛，口眼㖞斜
阳池	手少阳三焦经	腕背横纹中，尺侧缘凹中	直刺0.3～0.5	耳聋
角孙	手少阳三焦经	耳尖处的发际	平刺0.3～0.5	耳鸣耳聋，颈项强直

续表

穴名	所属经脉	取穴	进针（寸）	主治
天牖	手少阳三焦经	胸锁乳突肌后缘	直刺 0.5～1	耳聋，颈项强通，头痛
瘈脉	手少阳三焦经	乳突中央	平刺 0.3～0.5	耳鸣，耳聋，头痛
耳门	手少阳三焦经	下颌骨髁状突后凹中	直刺 0.5～1	耳道流脓，耳鸣，耳聋
耳和髎	手少阳三焦经	鬓发后，平耳廓根前	斜刺或平刺 0.3～0.5	耳鸣，头痛，口眼㖞斜
颅息	手少阳三焦经	耳后瘈脉穴上	平刺 0.3～0.5	耳鸣，耳聋，头痛
听会	足少阳胆经	耳屏间切际前，张口有孔	直刺 0.5～1	耳鸣，耳聋，口眼㖞斜
上关	足少阳胆经	当颧弓上缘	直刺 0.5～1	耳鸣，耳聋，口眼㖞斜
率骨	足少阳胆经	耳尖直上，入发际 1.5 寸	平刺 0.5～0.8	头痛，眩晕
浮白	足少阳胆经	耳根上向后，入发际横 1 寸	平刺 0.5～0.8	耳鸣，耳聋，头痛
颔厌	足少阳胆经	头维与曲鬓的连线上	平刺 0.5～0.8	头痛，眩晕，耳鸣
完骨	足少阳胆经	乳突后下凹陷中	斜刺 0.5～0.8	头痛，口眼㖞斜
正营	足少阳胆经	瞳孔直上，入发际 2.5 寸	平刺 0.3～0.5	头痛，眩晕
阳陵泉	足少阳胆经	腓骨小头前下凹陷中	直刺 1～1.5	耳鸣，耳聋
侠溪	足少阳胆经	足背第四、五趾间缝	直刺 0.3～0.5	耳鸣，耳聋，目眩，头痛
四白	足阳明胃经	当眶下孔凹陷中	直刺或平刺 0.3～0.5	眩晕，口眼㖞斜
巨髎	足阳明胃经	平鼻翼下缘	斜刺或平刺 0.3～0.5	口眼㖞斜
地仓	足阳明胃经	口角旁 0.4 寸	斜刺或平刺 0.5～0.8	耳鸣，口眼㖞斜
颊车	足阳明胃经	咀嚼时咬肌隆起高处	直刺 0.3～0.5，斜刺 0.5～1	耳鸣，耳聋，口眼㖞斜
下关	足阳明胃经	下颌骨髁状突前切际凹中	平刺 0.5～1	耳道流脓，耳鸣，耳聋
足三里	足阳明胃经	膝下 3 寸	直刺 1～2	耳鸣，耳聋，眩晕，呕吐
丰隆	足阳明胃经	外踝高点上 8 寸，条口穴外 1 寸	直刺 1～1.5	耳鸣，头晕目眩
合谷	手阳明大肠经	手背第一、二掌骨之间	直刺 0.5～1 寸	耳鸣，耳聋，口眼㖞斜
迎香	手阳明大肠经	鼻翼外缘中点，旁开 0.5 寸	斜刺或平刺 0.3～0.5	耳鸣，耳聋，口眼㖞斜
后溪	手太阳小肠经	第五指掌关节后尺侧	直刺 0.5～1	耳聋，头项强痛

续表

穴名	所属经脉	取穴	进针（寸）	主治
腕骨	手太阳小肠经	第五掌骨基底与三角骨之间赤白肉际	直刺 0.3 ~ 0.5	耳鸣，耳聋，头项强痛
阳谷	手太阳小肠经	腕背横纹尺侧端	直刺 0.3 ~ 0.5	耳鸣，耳聋，目眩，头痛
天窗	手太阳小肠经	喉结旁开 3.5 寸	直刺 0.5 ~ 1	耳鸣，耳聋，项强
天容	手太阳小肠经	下颌角后胸锁乳突肌前	直刺 0.5 ~ 1	耳鸣，耳聋，项强
颧髎	手太阳小肠经	颧骨下缘凹陷中	直刺或斜刺 0.3 ~ 0.5	口眼㖞斜
听宫	手太阳小肠经	耳屏前，下颌骨髁状突后，张口凹陷处	直刺 1 ~ 1.5	耳道流脓，耳鸣，耳聋
眉冲	足太阳膀胱经	眉头凹陷中直上入发际 0.5 寸	平刺 0.3 ~ 0.5	头痛，眩晕
通天	足太阳膀胱经	承光穴后 1.5 寸	平刺 0.3 ~ 0.5	眩晕，头痛
络却	足太阳膀胱经	通天穴后 1.5 寸	平刺 0.3 ~ 0.5	耳鸣，眩晕
申脉	足太阳膀胱经	外踝下缘凹陷中	直刺 0.3 ~ 0.5	头痛，眩晕
后顶	督脉	风府穴直上 4.5 寸	平刺 0.5 ~ 0.8	头痛，眩晕
百会	督脉	后发际正中直上 7 寸	平刺 0.5 ~ 0.8	头痛，眩晕
神庭	督脉	前发际正中直上 0.5 寸	平刺 0.5 ~ 0.8	头痛，眩晕
人中	督脉	人中沟上	斜刺 0.5 ~ 0.8	口眼㖞斜

表 7 – 2 鼻病常用穴位

穴名	所属经脉	取穴	进针（寸）	主治
二间	手阳明大肠经	食指桡侧掌指关节凹陷中	直刺 0.2 ~ 0.3	鼻衄
合谷	手阳明大肠经	手背第一、二掌骨间，平第二掌骨中点	直刺 0.5 ~ 1	鼻衄，头痛
偏历	手阳明大肠经	阳溪穴直上 3 寸	直刺、斜刺 0.5 ~ 1	鼻衄，耳鸣
曲池	手阳明大肠经	曲肘，肘横纹与肱骨外上中点	直刺 1 ~ 1.5	鼻塞，头痛
禾髎	手阳明大肠经	水沟穴旁 0.5 寸	直刺、斜刺 0.3 ~ 0.5	鼻塞
迎香	手阳明大肠经	鼻翼外缘中点旁开 0.5 寸	斜刺 0.3 ~ 0.5	鼻塞，鼻痒，喷嚏
天府	手太阴肺经	肱二头肌外缘	直刺 0.5 ~ 1	鼻塞，鼻衄
尺泽	手太阴肺经	肱二头肌腱桡侧缘	直刺 0.8 ~ 1.2	鼻塞，鼻衄，头痛

穴名	所属经脉	取穴	进针（寸）	主治
孔最	手太阴肺经	尺泽与太渊连线上	直刺 0.5 ~ 1	鼻塞，头昏
列缺	手太阴肺经	桡骨茎突上，腕横纹上	向上斜刺 0.3 ~ 0.5	鼻塞，嗅觉障碍，流涕
太渊	手太阴肺经	掌后横纹桡侧端	值刺 0.3 ~ 0.5	鼻塞流涕，鼻痒喷嚏
足三里	足阳明胃经	犊鼻下 3 寸	直刺 1 ~ 2 寸	鼻塞流涕，喷嚏，鼻痒，嗅觉减退
巨髎	足阳明胃经	瞳孔直下，平鼻翼下缘	平刺 0.3 ~ 0.5	鼻干，鼻痛，鼻衄
目窗	足少阳胆经	发际后 1.5 寸	平刺 0.3 ~ 0.5	鼻塞流涕，头昏头痛
承灵	足少阳胆经	目窗后 2.5 寸	平刺 0.3 ~ 0.5	鼻痒，喷嚏，清涕，鼻塞，鼻衄
风池	足少阳胆经	胸锁乳突肌与斜方肌之间	斜刺 0.8 ~ 1.2	喷嚏清涕，鼻痒，鼻衄
攒竹	足太阳膀胱经	眉头凹陷中	平刺 0.5 ~ 0.8	嗅觉障碍，鼻塞，脓涕多，头痛
眉冲	足太阳膀胱经	攒竹穴直上	平刺 0.3 ~ 0.5	鼻塞，头昏，头痛，涕多，嗅觉障碍
曲差	足太阳膀胱经	神庭穴旁 1.5 寸	平刺 0.5 ~ 0.8	鼻痒喷嚏，鼻塞，鼻衄
承光	足太阳膀胱经	曲差穴后 2 寸	平刺 0.3 ~ 0.5	鼻塞流涕，头晕头痛
玉枕	足太阳膀胱经	后发际直上 2.5 寸，旁开 1.3 寸	平刺 0.3 ~ 0.5	鼻塞头痛
天柱	足太阳膀胱经	后发际正中直上 0.5 寸，旁开 1.3 寸	直刺、斜刺 0.5 ~ 0.8	鼻塞，流涕，头重头昏
肺俞	足太阳膀胱经	第三胸椎棘突下旁开 1.5 寸	斜刺 0.5 ~ 0.8	鼻衄，鼻塞
飞阳	足太阳膀胱经	昆仑上 7 寸，承山外下	直刺 1 ~ 1.5	鼻痒，喷嚏，清涕，鼻衄
昆仑	足太阳膀胱经	外踝高点与跟腱之间	直刺 0.5 ~ 0.8	鼻衄，头晕目眩
足通穴	足太阳膀胱经	第五跖趾关节前缘	直刺 0.2 ~ 0.3	鼻衄，鼻塞，头晕头痛
至阴	足太阳膀胱经	足小趾外侧趾甲角旁	浅刺 0.1	鼻塞，鼻衄，头晕头痛
印堂	奇穴	两眉头连线中点	平刺 0.3 ~ 0.5	鼻塞，脓涕量多，鼻衄，头胀痛
太阳	奇穴	眉梢与目外眦之间	直刺、斜刺 0.3 ~ 0.5	鼻塞，头昏痛
鼻通	奇穴	鼻唇沟上端尽处	向内上平刺 0.3 ~ 0.5	涕脓浊，鼻塞，头闷胀
风府	督脉	后发际正中直上 1 寸	直刺、斜刺 0.5 ~ 1	嗅觉障碍，鼻塞，流涕

续表

穴名	所属经脉	取穴	进针（寸）	主治
百会	督脉	后发际正中直上7寸	平刺0.5~0.8	流涕，头痛闷，鼻塞
前顶	督脉	百会前1.5寸	平刺0.5~0.8	嗅觉障碍，鼻塞，流涕
囟会	督脉	前发际正中直上2寸	平刺0.5~0.8	鼻塞，鼻涕脓浊，头昏胀
上星	督脉	前发际正中直上1寸	平刺0.5~1	鼻塞，嗅觉障碍，涕脓浊
神庭	督脉	前发际正中直上0.5寸	平刺0.5~0.8	脓涕多，鼻塞，头昏头痛
素髎	督脉	鼻尖正中	斜刺0.3~0.5	鼻塞，嗅觉障碍，涕脓浊

表7-3　咽喉病常用穴位

穴名	所属经脉	取穴	进针（寸）	主治
列缺	手太阴肺经	桡骨茎突上凹陷中	斜刺0.3~0.5	咽喉肿胀，吞咽不利，口眼㖞斜
经渠	手太阴肺经	桡骨茎内侧，腕横纹上1寸	直刺0.3~0.5	咽异物感，咽喉肿胀，疼痛
太渊	手太阴肺经	桡动脉桡侧凹陷中	直刺0.3~0.5	咽喉疼痛，咽喉异物感
鱼际	手太阴肺经	第一掌骨中点，赤白肉际处	直刺0.5~0.8	咽充血肿胀，疼痛，声嘶
少商	手太阴肺经	拇指桡侧指甲角旁	浅刺，点刺出血	咽喉充血肿胀，咽痒咳嗽，声嘶
商阳	手阳明大肠经	食指桡侧指甲角旁	浅刺0.1，点刺出血	咽充血肿胀，疼痛，牙疼
二间	手阳明大肠经	握拳，食指桡侧掌指关节凹陷中	直刺0.2~0.3	咽痛充血，声嘶，发热
三间	手阳明大肠经	握拳，第二掌骨小头桡侧后	直刺0.5~0.8	咽痛，声嘶，牙痛
合谷	手阳明大肠经	手背第一、二掌骨之间	直刺0.5~1	咽痛，吞咽痛，牙痛，牙关紧闭
阳溪	手阳明大肠经	腕背横纹桡侧	直刺0.5~0.8	咽肿，疼痛，吞咽不利
偏历	手阳明大肠经	阳溪上3寸处	直刺、斜刺0.3~0.5	咽肿，疼痛，牙龈充血，牙痛
温溜	手阳明大肠经	阳溪穴上5寸	直刺0.5~1	咽充血，疼痛，吞咽不利
曲池	手阳明大肠经	肘横纹外端	直刺1~1.5	发热，咽痛，头痛，吞咽不利
扶突	手阳明大肠经	喉结旁开3寸	直刺0.5~0.8	咽喉充血肿胀，疼痛，声嘶
天鼎	手阳明大肠经	扶突直下1寸	直刺0.5~0.8	咽喉肿胀，疼痛，声嘶

续表

穴名	所属经脉	取穴	进针（寸）	主治
人迎	足阳明胃经	喉结旁 1.5 寸	直刺 0.3～0.8	咽喉肿胀，疼痛，发热口干
水突	足阳明胃经	胸锁乳突肌前缘	直刺 0.3～0.8	咽异物感，咽痒咳嗽，咽痛
气舍	足阳明胃经	人迎直下	直刺 0.3～0.5	咽痛，咳嗽，项强
缺盆	足阳明胃经	锁骨上窝中央，正中旁开 4 寸	直刺、斜刺 0.3～0.5，孕妇禁用	咽肿疼痛，咳嗽
内庭	足阳明胃经	足背第二、三趾间缝纹端	直刺、斜刺 0.3～0.5	咽喉肿胀，疼痛，牙痛
厉兑	足阳明胃经	第二趾外侧趾甲角旁	浅刺 0.1	咽痛，牙痛，咽黏膜充血
少泽	手太阳小肠经	小指尺侧指甲角旁	浅刺 0.1	发热，咽喉充血，疼痛
前谷	手太阳小肠经	握拳第五掌指关节前尺侧	直刺 0.3～0.5	咽喉肿痛，发热头痛
后溪	手太阳小肠经	握拳第五掌指关节后尺侧	直刺 0.5～1	咽喉充血肿起，疼痛
天窗	手太阳小肠经	胸锁乳突肌后缘	直刺 0.5～1	咽喉肿胀，疼痛
天容	手太阳小肠经	胸锁乳突肌前缘	直刺 0.5～1	咽喉肿胀，疼痛，咽异物感
涌泉	足少阴肾经	足底、足跖趾屈凹陷中	直刺 0.5～1	咽喉肿胀，疼痛，声嘶，声带闭合不全
然骨	足少阴肾经	足舟骨粗隆下凹陷中	直刺 0.5～1	咽喉干燥，灼热
太溪	足少阴肾经	内踝高点与跟腱间陷中	直刺 0.5～1	咽干，灼热，疼痛，异物感，喉痒咳嗽，声嘶
照海	足少阴肾经	内踝下缘凹陷中	直刺 0.3～0.5	咽干喉痒，声嘶，咳嗽
哑门	督脉	后发际正中上 0.5 寸	直刺、斜下刺 0.5～1	咽喉疼痛，声嘶，暴瘖
风府	督脉	后发际正中上 1 寸	直刺、斜下刺 0.5～1	咽喉肿胀，疼痛，声嘶
脑户	督脉	风府直上 1.5 寸	平刺 0.5～0.8	声嘶，项强

表 7-4　口齿病常用穴位

穴名	所属经脉	取穴	进针（寸）	主治
商阳	手阳明大肠经	食指桡侧，指甲角侧上方 0.1 寸	浅刺 0.1 或点刺出血	牙龈肿胀，牙痛
二间	手阳明大肠经	食指桡侧掌指关节凹陷中	直刺 0.2～0.3	牙龈肿痛，齿痛
三间	手阳明大肠经	握拳，第二掌骨小头桡侧后	直刺 0.5～0.8	牙龈肿痛，齿痛

续表

穴名	所属经脉	取穴	进针（寸）	主治
合谷	手阳明大肠经	手背第一、二掌骨之间	直刺 0.5 ~ 1	牙关紧闭，口㖞，牙龈肿痛
阳溪	手阳明大肠经	腕背横纹桡侧	直刺 0.5 ~ 0.8	齿痛，口㖞
手三里	手阳明大肠经	肘横纹下 2 寸，阳溪与曲池连线上	直刺 0.8 ~ 1.2	齿痛颊肿
曲池	手阳明大肠经	肘横纹外端	直刺 1 ~ 1.5	齿痛，牙龈肿痛，口舌生疮
口禾髎	手阳明大肠经	水沟穴旁 0.5 寸	直刺或斜刺 0.3 ~ 0.5	口㖞，口噤
迎香	手阳明大肠经	鼻翼外缘中点，旁开 0.5 寸	斜刺或平刺 0.3 ~ 0.5	口㖞
四白	足阳明胃经	当眶下孔凹陷中	直刺或平刺 0.3 ~ 0.5	口眼㖞斜
巨髎	足阳明胃经	瞳孔直下，平鼻翼下缘	平刺 0.3 ~ 0.5	口眼㖞斜，牙痛，颊肿
地仓	足阳明胃经	口角旁 0.4 寸	斜刺或平刺 0.5 ~ 0.8	口眼㖞斜，牙痛，颊肿
大迎	足阳明胃经	下颌角前，咬肌前缘颊的凹陷中	斜刺或平刺 0.3 ~ 0.5	口㖞，牙关紧闭，齿痛，
颊车	足阳明胃经	咀嚼时咬肌隆起高处	直刺 0.3 ~ 0.5 或斜刺 0.5 ~ 1	口㖞，口噤，齿痛，面痛
下关	足阳明胃经	下颌骨髁状突前切际凹中	平刺 0.5 ~ 1	牙关不利，面痛，齿痛
内庭	足阳明胃经	第二、三趾间赤白肉际处	直刺或斜刺 0.5 ~ 0.8	牙龈红肿疼痛，齿痛
历兑	足阳明胃经	第二趾外侧，趾甲角侧后方 0.1 寸	浅刺 0.1	齿痛，牙龈肿痛
少泽	手太阳小肠经	小指尺侧指甲角旁	浅刺 0.1	下颌肿痛
小海	手太阳小肠经	肘后区，尺骨鹰嘴与肱骨内上髁之间	直刺 0.3 ~ 0.5	牙龈肿痛
天窗	手太阳小肠经	喉结旁开 3.5 寸	直刺 0.5 ~ 1	牙龈肿胀，颊肿
颧髎	手太阳小肠经	颧骨下缘凹陷中	直刺或斜刺 0.3 ~ 0.5	口眼㖞斜
听宫	手太阳小肠经	耳屏前，下颌骨髁状突后，张口凹陷处	直刺 1 ~ 1.5	口㖞，齿痛，面痛
劳宫	手厥阴心包经	第三掌指关节近端	直刺 0.3 ~ 0.5	口疮，口臭
中冲	手厥阴心包经	中指末端最高点	浅刺 0.1，或点刺出血	舌强不语

穴名	所属经脉	取穴	进针（寸）	主治
关冲	手少阳三焦经	第4指尺侧，指甲角侧上方0.1	浅刺0.1，或点刺出血	牙龈肿痛，齿痛
中渚	手少阳三焦经	握拳，第四、五掌骨后缘	直刺0.3~0.5	牙龈肿痛，齿痛
阳池	手少阳三焦经	腕背横纹中，尺侧缘凹中	直刺0.3~0.5	牙龈肿痛，齿痛
外关	手少阳三焦经	腕背横纹上2寸	直刺0.5~1	口噤，口㖞，齿痛，面痛
翳风	手少阳三焦经	乳突前下，平耳垂后下凹中	斜刺1~2	口㖞，牙关紧闭，齿痛
耳门	手少阳三焦经	下颌骨髁状突后凹中	直刺0.5~1	齿痛，牙关拘急，口㖞
耳和髎	手少阳三焦经	鬓发后，平耳廓根前	斜刺或平刺0.3~0.5	颌痛，齿痛，牙关拘急，口㖞
丝竹空	手少阳三焦经	眉梢凹陷中	平刺0.3~0.5	齿痛，牙关拘急，口㖞，面痛
瞳子髎	足少阳胆经	目外眦外侧0.5寸	平刺0.3~0.5	口㖞，面痛
听会	足少阳胆经	耳屏间切际前，张口有孔	直刺0.5~1	齿痛，口㖞，面痛
上关	足少阳胆经	当颧弓上缘	直刺0.5~1	面痛，口㖞，口噤
颔厌	足少阳胆经	头维与曲鬓的连线上	平刺0.5~0.8	齿痛，口㖞
悬颅	足少阳胆经	头维与曲鬓连线中点	平刺0.5~0.8	齿痛，面肿
曲鬓	足少阳胆经	耳前鬓角发际后缘与耳尖水平线的交点	平刺0.5~0.8	牙关紧闭
完骨	足少阳胆经	乳突后下凹陷中	斜刺0.5~0.8	齿痛，口㖞，口噤不开，颊肿
正营	足少阳胆经	瞳孔直上，入发际2.5寸	平刺0.3~0.5	齿痛，唇吻急强
哑门	督脉	第2颈椎棘突凹陷中	斜刺0.5~1	舌强不语
水沟	督脉	人中沟上	斜刺0.3~0.5	口㖞，面肿
兑端	督脉	上唇结节中点	斜刺0.2~0.3	口㖞，口噤，齿痛，口臭
龈交	督脉	上唇系带与上牙龈的交点	斜刺0.2~0.3	口㖞，口噤，齿痛，口臭
廉泉	任脉	前正中线上，舌骨上缘凹陷中	斜刺0.5~0.8	舌强不语，舌缓流涎，舌下肿痛
承浆	任脉	颏唇沟的正中凹陷中	斜刺0.3~0.5	口㖞，齿龈肿痛，口舌生疮

二、针刺疗法

　　针刺疗法是用毫针在选定的穴位上运用手法施行针刺的一种治疗方法。针刺后得气后出针或留针10~20分钟。针刺手法有泻法与补法：泻法用于治疗实证、热证，此法是针进时捻转角度大、频率较快、用力较重，出针时摇大针孔；补法用于治疗虚证、寒证，此法是捻转角度较小、频率慢、用力轻，出针后揉按针孔。

中医学认为针刺的作用主要有三：①疏通经络。经络"内属于脏腑，外络于肢节"，运行气血是其主要功能之一，经络不通，气血运行受阻，可出现多种临床症状，针刺可以通过腧穴的刺激达到疏通经络的目的，使气血运行恢复正常。②调和阴阳。通过经络的阴阳属性、经穴配伍配合针刺手法，可使机体从阴阳失衡的状态向平衡状态转化。③扶正祛邪。针刺通过刺激腧穴，扶助机体正气以祛除病邪，使机体阴阳达到平和状态。

现代研究证实，针刺对机体的免疫系统、神经系统甚至大脑中枢都有调控作用，正是通过这些系统的调控而达到治疗目的。

针刺疗法在耳鼻喉科的应用非常广泛。除了传统的腧穴外，目前临床上针刺疗法可谓是百花齐放，针具上除了普通的毫针外，还有头皮针具、圆利针、火针、刃针，等等；针刺穴位和方法也是多种多样，有体针、腹针、切脉针灸、平衡针、浮针、耳针，等等；就临床而言，这些针法有不同的治疗特点，例如腹针擅长于慢性疾病调理，平衡针更擅长于即时缓解症状，刃针用于眩晕急性发作有奇效等。

在针刺腧穴得气后，在针上通以接近人体生物电的微量电流，是为电针，常运用于喉痹、鼻鼽、耳鸣、耳聋、眩晕等疾病。

总之，各种针刺疗法需要因时因地因人采用，所谓"法无定法，穴无定穴，具无定具"就是这个含义。

三、艾灸疗法

艾灸疗法的作用机理是通过温热的刺激，作用于经络腧穴，发挥温经散寒、舒经活络、温通气血、扶阳救脱、升提阳气、消瘀散结等作用，以达到防病、治病的目的。

临床常用艾条采用悬灸法（温和灸）来施灸，方法：将艾条燃着的一端对准施灸部位，间隔一定距离（0.5~1寸），进行熏烤，使患者有温热感而无灼痛，一般每处灸3~5分钟，灸处以皮肤稍起红晕为度。

施灸时应注意：①对于小儿患者、知觉减退者和昏厥病人，为了防止烫伤，医生可用中食两指分开，放在施灸部位的两侧。这样可以通过医生手指的感觉来测知受热程度，以便随时调节施灸距离，防止灼伤皮肤。②注意安全，用过的艾条应放入小口玻璃瓶内，以防复燃。③由于施灸过重，皮肤出现小水泡，不可将泡擦破，可任其自然吸收；如水泡过大，可用注射器将泡内液体抽出；如有化脓者，应用敷料保护灸疮，待其吸收愈合。

艾灸疗法在耳鼻喉科多用于治疗虚寒性疾病。悬灸法（温和灸）、直接灸、温针灸、隔姜（盐）灸等都在耳鼻喉科有适应证。耳部疾病如耳眩晕、耳鸣、耳聋、耳胀等属虚寒证者，可配合灸法，常用穴位：百会、中脘、关元、足三里及肾俞、脾俞等；鼻部疾病如鼻鼽、鼻渊、鼻槁、鼻窒及虚证鼻衄，可配合灸法，常用穴位：上星、悬钟、合谷、百会、内关、膈俞、囟会、鼻通、迎香、风池、大椎及肺俞、胆俞、肾俞等；喉部疾病如喉痹、梅核气、喉瘖等病证属虚寒者，可配合灸法，常用穴位：足三里、合谷、曲池、内庭、少泽、涌泉、外关、天突、天容等。

目前除了一般的悬灸、直接灸、隔姜（盐）外，温针灸、热敏灸、雷火灸等在鼻衄、眩晕中也得到了广泛的运用，并取得了很好的疗效。

四、耳针疗法

由于人体的经脉直接或间接聚会于耳，人体各器官组织与耳有着广泛的联系。因此，人体各部器官组织在耳廓上均有其相应的分区与穴位。换言之，就是耳廓各部分分别交感、隶属于人体各脏腑器官，称之为耳穴。耳针疗法是指针刺耳穴以防治疾病的一种方法，具有奏效迅速、操作简便等优点，具体方法有毫针针刺、埋针及耳穴贴压法等。

耳廓位于头部面部，突出于头部面颊后两侧，有收集声音的作用。耳廓形如一个倒置的胎儿，是经脉循行会聚之处。在临床中，通过对耳廓颜色、形态、大小的望诊，对耳廓局部相关穴位的刺激、触压，以诊断、防治疾病的方法已广泛被医家所采纳。临床上，气血的盛衰在耳廓上有所反映。《灵枢·阴阳二十五人》说："手少阳之上，气血盛则眉美以长，耳色美；气血皆少则耳焦恶色。"《针灸甲乙经·卷六》说："耳焦枯手尘垢者病在骨。"后世医家在此基础上有所发展，用刺激耳廓相应穴位以治疗疾病。《针灸大成·卷七》说："耳尖二穴在耳尖上，卷耳取尖上是穴。治眼生翳膜……"《理瀹骈文》记载有用手按摩耳轮，不拘遍数，以治疗不睡的方法。特别是近代，用刺激耳廓及其周围相应穴位进行治疗的适应证不断扩大，由几十个病种发展到 100 多个病种。

耳针源于传统的针灸学，但它又融合了现代的解剖学、生理学。它既与中医学在脏腑、经络学说方面有着密切的联系，又与现代的解剖、生理学不可分割。

耳鼻喉科的多种疾病都可以配合耳针治疗，耳鸣、耳聋、耳胀、耳眩晕、脓耳、耳面瘫、伤风鼻塞、鼻衄、鼻渊、鼻槁、鼻鼽、鼻源性头痛、喉痹、乳蛾、喉瘖、梅核气等都可以配合耳针治疗。常用穴位：内耳、肾、内分泌、枕、神门、肾上腺、皮质下、脾、胃、肝、外鼻、内鼻、下屏尖、额、内分泌、肺、咽喉、轮 1～6、扁桃体、下耳根、内分泌等。

这里必须指出的是，耳廓由于皮下组织少、血供差，一旦发生感染很难控制，甚至还可出现断耳疮等疾病。因此，耳针治疗时应注意：①严格消毒，以防感染。耳廓冻伤和有炎症的部位禁针，如见针眼发红，病人又觉耳廓胀痛，可能有轻度感染时，应及时处理。②有习惯性流产史的孕妇，不宜采用耳针治疗。对年老体弱的高血压、动脉硬化患者，针刺前后应适当休息，以防意外。③耳针治疗时也有可能发生晕针，须注意预防和及时处理。

五、刺血疗法

刺血疗法是用三棱针、梅花针、毫针、注射针头等或其他针具点刺特定部位或穴位，使少量出血，以达到泄热、消肿、止痛目的的一种治疗方法。其理论基础来源于《内经》"血气不和，百病乃变化而生""菀陈则除之"。现代研究认为这一疗法可以调节人体血流变、体温、神经肌肉功能等。

具体方法：先在针刺部位上下推按，使瘀血积聚一处，右手持针，拇、食两指捏住针柄，中指指端紧靠针身下端，留出 1～2 分针尖，对准已消毒部位迅速刺入 1～2 分，立即出针，轻轻挤压针孔周围，使出血数滴，然后用消毒棉球按压针孔。

该疗法一般用于实证、热证。如咽喉口齿红肿疼痛、高热，常取少商、商阳、耳背、耳尖、耳垂等穴。也可配合运用在一些上热下寒证的治疗中，如肝阳上亢的眩晕等。咽喉急症发病可通过咽喉局部刺血，可疏通咽喉局部脉络，使咽喉部经络气血运行流畅，则可促进咽喉功能复常。

六、穴位敷贴

穴位敷贴疗法是以中医经络学说为理论依据，把药物研成细末，用水、醋、酒、蛋清、蜂蜜、植物油、清凉油、药液调成糊状，或用呈凝固状的油脂（如凡士林等）、黄醋、米饭、枣泥制成软膏、丸剂或饼剂，或将中药汤剂熬成膏，或将药末撒于膏药上，再直接贴敷穴位、患处（阿是穴），用来治疗疾病的一种穴位疗法。该疗法是中药外治与针灸疗法的结合，对于某些刺激性药物敷贴后引起局部发泡者，又谓之"天灸"。

穴位敷贴疗法一方面通过药物对机体特定部位的刺激，调整阴阳平衡，以改善和增强机体的免疫力，从而达到降低发病率和缓解症状的目的。另一方面，药物的有效成分通过渗透作用，透过皮肤，进入血液循环，达到脏腑经气失调的病所，发挥药物的治疗作用。现代研究证明，药物从体外作用于人体穴位、皮肤、神经、血管、淋巴管等均发生一定的变化。

1. 伏九贴 伏九贴是指在三伏天或三九天实施穴位敷贴的一种疗法。

三伏天为一年中气温最高的时候。三伏贴是针对一些经常在冬季寒冷的季节发作，而到了暖和的季节才缓解的慢性疾病，在夏季的三伏天进行敷贴治疗，以减轻冬天的发作，从而缓解整体病情的一种治疗方法。一般在农历的一伏、二伏、三伏中各选择一天，采用特制中药药膏贴敷特定穴位，共 3 次，每次 2～3 小时，这就是中医学"冬病夏治"的原理。以变应性鼻炎（鼻鼽）为例，根据中医"春夏养阳"的理论，夏季是鼻鼽相对缓解期，这时人体阳气得天阳相助，在穴位所贴药物更易发挥辛香、逐痰、通经作用，从而达到温阳利气、祛散伏寒、调整机体免疫功能的作用，增强身体抗病能力，预防在冬季发作，或减少发作。

三九天为一年中天气最寒冷的时候，也是新的一年阳气从封藏到始生的时节，予以温阳通络的药物外敷有助于新的一年阳气的生发，所谓"三九补一冬，来年无病痛"。此时实施穴位贴敷称为"三九贴"。"三九贴"一般在农历的一九、二九、三九中各选择一天，采用特制中药药膏贴敷特定穴位，共3次，每次2~3小时。

中医的穴位敷贴尤其强调在"三伏""三九"这两个特定的时令进行，总称为"伏九贴敷疗法"。两者遥相呼应、相辅相成，共同发挥疏利经络、扶正祛邪、调整机体免疫功能的作用，有助于协调阴阳，平衡脏腑，增强体质，减少疾病的发生。针对鼻鼽、慢性咳嗽、反复感冒、肺脾气虚型鼻渊、脾肾阳虚型喉痹等，则用细辛、白芥子、干姜等药物，在伏九天进行贴敷，可调理体质，减轻症状，减少复发。

2. 特定穴或特定药敷贴

（1）涌泉穴位敷贴：将吴茱萸粉或大蒜泥敷贴于足底的涌泉穴，可起到引火归元的作用，用于治疗耳聋、耳鸣、鼻衄等病症。

（2）斑蝥穴位敷贴：将斑蝥粉敷贴于内关、印堂等穴位，可用于治疗鼻鼽。

（3）金黄散穴位敷贴：用金黄散行天容穴外敷，可用于肺胃热盛的乳蛾的治疗。

七、穴位埋线

穴位埋线是根据针灸学理论，将医用可吸收羊肠线埋植在穴位内，利用羊肠线对穴位的持续性刺激作用而达到治疗疾病目的的一种治疗方法。其作用机理是通过针具和药线在穴位内产生持续刺激而达到平衡阴阳、调和气血、调整脏腑以治疗疾病的目的。研究显示，穴位埋线后，肠线在体内软化、分解、液化和吸收时，对穴位产生的生理、物理及化学刺激可长达20天或更久，从而对穴位产生一种缓慢、柔和、持久、良性的"长效针感效应"，长期发挥疏通经络的作用，达到"深纳而久留之，以治顽疾"的效果。现代研究表明埋线疗法可调整患者的自主神经和内分泌功能，达到祛病强身、保健美容的目的。埋线一次相当于针刺十次或数十次，疗效持久巩固，省时方便。

穴位埋线的常用方法有管套针埋线法、埋线针埋线法、医用缝合针埋线法等三种。

1. 管套针埋线法 常规消毒、铺巾，在相应穴位施以局部麻醉后，取适当长度的可吸收性缝线，放入套管针的前端，后接针芯，用一手拇指和食指固定拟进针穴位，另一只手持针刺入穴位，达到所需的深度，施以适当手法，当出现针感后，边推针芯，边退针管，将可吸收性外科缝线埋植在穴位的肌层或皮下组织内，予以干棉球压迫止血。

2. 埋线针埋线法 消毒、麻醉同前，取适当长度的可吸收性外科缝线，一手持镊将线中央置于麻醉点上，另一手持埋线针，缺口向下压线，以15°~45°角刺入，将线推入皮内（或将线套在埋线针尖后的缺口上，两端用血管钳夹住。一手持针，另一手持钳，针尖缺口向下以15°~45°角刺入皮内）。当针头的缺口进入皮内后，持续进针直至线头完全埋入穴位的皮下，再适当进针后，把针退出，用无菌干棉球按压针孔止血。

3. 医用缝合针埋线法 常规消毒、局部麻醉，一手用持针器夹住穿有可吸收性外科缝线的皮肤缝合针，另一手捏起两局麻点之间的皮肤，将针从一侧局麻点刺入，穿过肌层或皮下组织，从对侧局麻点穿出，紧贴皮肤剪断两端线头，使线头完全进入皮下。用无菌干棉球按压针孔止血。

除此之外，临床还可见到一些经验性的埋线方法，如注射针头埋线法等，也是行之有效的方法。

穴位埋线，一般每 20~30 天治疗一次，可避免较长时间、每日针灸之麻烦和痛苦，减少就诊次数，特别适用于各种慢性、顽固性疾病以及时间紧和害怕针灸痛苦的患者。较常用的埋线穴位有迎香、天突等。迎香穴位埋线常用于治疗鼻槁、鼻鼽、嗅觉失灵等鼻部疾病；喉结旁或天突穴位埋线常用于治疗喉瘖。

八、穴位注射

穴位注射是在特定的穴位上注入药液以治疗疾病的一种方法。一般以局部取穴为主，选择合适的注射器和针头，常规消毒局部皮肤后，将针头按照毫针刺法的角度和方向要求，快速刺入皮下或肌层的一定深度，并上下提插，出现针感后，若回抽无血即将药物注入。通过针刺与药液对穴位的刺激及药理作用，调整机体的功能，达到治疗目的。一般每穴注入 0.5~1mL 药液，每天或隔天注射一次。

耳病穴位注射多用于治疗耳鸣、耳聋、耳胀、耳眩晕等病症。可选用耳区邻近的穴位 1~2 个，根据病情，注入调补气血、通经活络、行气祛瘀的药物，如黄芪、当归、川芎、红花、丹参等注射液。

鼻病穴位注射多用于治疗鼻窒、鼻渊、鼻鼽、鼻槁、嗅觉不灵等病证。可从鼻部邻近的穴位选择 1~2 穴，根据疾病虚实不同而选用不同的药液，如实证、热证，可选用鱼腥草注射液、柴胡注射液、红花注射液、丹参注射液等，以清热解毒、凉血活血、消肿通窍；虚证可选用当归注射液、川芎注射液、黄芪注射液，或维生素 B_1、维生素 B_{12} 注射液等，以补血养血、温经通窍。

喉病穴位注射多用于治疗乳蛾、喉痹、梅核气、鼾眠、喉瘖、口疮等病症。可从喉部邻近的穴位选择 1~2 穴。药物选用有虚实之不同，实证可选用丹参、红花、柴胡、鱼腥草、板蓝根等注射液，虚证可选用当归、川芎、黄芪及维生素 B_1、维生素 B_{12} 等注射液。

九、针刀疗法

针刀，又称"小针刀"，是在古代九针中的镵针、锋针等基础上，结合现代医学外科用手术刀而发展形成的，是在治疗部位刺入深部到病变处进行轻松的切割，剥离有害的组织，以达到祛病的目的。

目前随着对针刀疗法的发掘，针刀逐渐成为中医耳鼻喉科的一种常用的传统治疗方法，其主要运用于耳鸣、耳聋、眩晕、鼻鼽、喉痹等疾病。有报道发现，针刀在耳眩晕急性发作时疗效颇佳，起效快，可满足患者急切止眩要求，安全、副作用小，绿色、便捷，不影响疾病后期的前庭代偿。针刀刺激量大，治疗效果明显，但操作不当容易引起局部的损伤，故须谨慎操作。

十、埋针疗法

埋针疗法是以特制的小型针具固定于腧穴的皮内或皮下，进行较长时间埋藏的一种方法，又称皮内针疗法。适用于长时间留针的慢性顽固性疾病和经常发作的疼痛性疾病，如鼻塞、耳鸣、头痛、喉痹、牙痛等。

操作方法：埋刺部皮肤严密消毒，用镊子夹住针圈，将针尖对准穴位刺入，使环状针柄平整地留在皮肤上，用医用胶布固定。

注意事项：①扎完皮内针后，须在扎针处贴上胶布固定。②皮内针可留在皮肤内2～3天，其间仍可碰水、洗澡，如病情需要可以在扎针处轻微按压以加强疗效，但不宜在扎针处用力搓揉。③一般关节附近不宜埋针，因活动时会引起疼痛；胸腹部因呼吸时会活动，亦不宜埋针。

现代也有用带有固定胶布的揿针直接贴于治疗部位，操作更为简便，患者的疼痛感也更轻微。

（谢慧）

第四节　其他中医特色疗法

中医对耳鼻喉科疾病的治疗，除常用的内治、外治、针灸疗法外，还有一些独具特色的中医治疗方法，如按摩、导引、提捏、刮痧、嗓音训练等。

一、鼓膜按摩法

《景岳全书·卷二十七》说："凡耳窍或损或塞，或震伤，以致暴聋或鸣不止者，即宜以手中指于耳窍中轻轻按捺，随捺随放，随放随捺，或轻轻摇动，以引其气，捺之数次，其气必至，气至则窍自通矣。凡值此者，若不速为引导，恐因渐闭而竟至不开耳。"即用中指或食指尖插入外耳道口，使其塞紧外耳道，轻轻按压1～2秒，再放开，一按一放，如此重复多次；或中指尖在外耳道轻轻摇动十余次，待外耳道的空气排出后即突然拔出，如此重复多次；也可用两手中指，分别按压耳屏，使其掩盖住外耳道口，一按一放，有节奏地重复数十次。

鼓膜按摩的作用机理在于利用反复交替的正负压形成鼓膜向内和外侧活动，从而增加鼓膜活动度。可用于治疗耳胀、耳鸣、耳聋、耳膜内陷者。

二、鸣天鼓法

"天鼓者，耳中声也，举两手心紧按耳门，以指击其脑户"（《遵生八笺》）。《内功图说·十二段锦总诀》说："左右鸣天鼓，二十四度闻。""计算鼻息出入各九次，毕，即放所叉之手，移两手掌擦耳，以第二指叠在中指上，作力放下第二指，重弹脑后，要如击鼓之声，左右各二十四度，两手共弹四十八声，仍放手握固。"具体方法：调整好呼吸，将两手心紧贴于两外耳道口，使外耳道口暂时处于封闭状态，两手食指、中指、无名指、小指对称地横按在后枕部，再将俩食指翘起放在中指上，然后将食指从中指上用力滑下，重重地叩击脑后枕部，此时可闻洪亮清晰之声，响如击鼓（图 7 - 1）。先左手叩击 24 次，再右手叩击 24 次，最后两手同时叩击 48 次。

　　鸣天鼓常用于预防和治疗耳鸣、耳聋等耳疾。

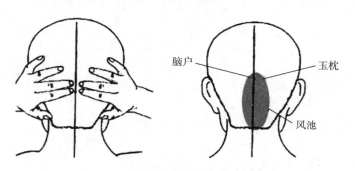

图 7 - 1　鸣天鼓法

三、咽鼓管自行吹张

　　咽鼓管自行吹张法常用于治疗耳胀、耳闭、耳鸣、耳聋等耳疾。方法：先调整好呼吸，闭唇合齿，患者用拇、食二指紧捏鼻孔，向两耳鼓气，使气从咽鼓管贯耳窍，耳窍哄然有声。此时自觉耳堵塞感暂时得到减轻或缓解，若耳膜顿时胀而微向外突者，表示窍已通。每日 2～3 次。此法在《保生秘要·卷三》已有记载："定息以坐，塞兑，咬紧牙关，以脾肠二指捏紧鼻孔，睁二目，使气窜通窍内，觉哄哄有声，行之二三日，窍通为度。"

　　注意事项：每次吹张前，宜先擤尽鼻涕。若鼻窍窒塞，气不能至耳者，可在鼻腔内滴入 1% 麻黄素 1～2 滴，使鼻腔通畅后再吹张。此外，有鼻衄者暂时不宜吹张。

四、擎拿法

　　擎拿法可用于治疗急性咽喉疾病有咽喉肿胀、疼痛剧烈、吞咽困难、汤水难下、痰涎壅盛、口噤难开等症状者，能调和气血、疏通经络，暂时减轻咽喉肿痛症状，以便进食汤药或稀粥，是中医用于抢救急性喉梗阻、喉痉挛的重要方法之一。

　　常用的擎拿法有单侧擎拿法与双侧擎拿法两种。

　　1. 单侧擎拿法　患者正坐，单手侧平举，拇指在上，小指在下。术者站于患者之正侧面，用与患者同侧手的食、中、无名指，紧按患者鱼际背部（相当于合谷穴处），小指扣于腕部，拇指与患者拇指螺纹相对，并用力向前压紧，另一手拇指按住患者术侧锁骨上缘肩关节处，食、中、无名指紧握腋窝处，并用力向外拉开（图7-2）。如此反复多次，此时患者咽喉疼痛明显减轻，助手则可将汤药或稀粥喂给患者缓缓咽下。

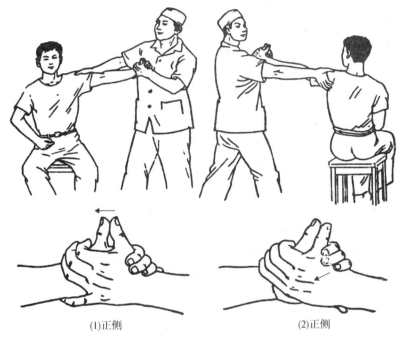

(1)正侧　　　　　　　　　　　　　(2)正侧

图7-2　单侧擎拿法

2. 双侧擎拿法　患者坐在没有靠背的凳上，术者站在患者背后，用两手从患者腋下伸向胸前，并以食、中、无名指按住锁骨上缘，两肘臂压住患者胁肋。术者胸部贴紧患者背部。位置固定好后，两手用力向左右两侧拉开（沿锁骨到肩胛），两肘臂和胸部将患者胁肋及背部压紧，三方面同时用力，以使患者咽喉部松动，便于吞咽，助手则可将汤药或稀粥喂给患者缓缓咽下（图7-3）。

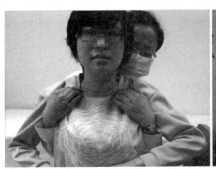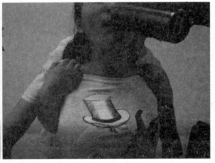

图7-3　双侧擎拿法

五、五禽戏

五禽戏是由东汉末年著名医学家华佗根据中医原理，以模仿虎鹿熊猿鸟等五种动物的动作和神态编创的一套导引术。

华佗在《庄子》"二禽戏"（熊经鸟伸）的基础上创编了"五禽戏"。据《后汉书·方术列传·华佗传》记载："吾有一术，名五禽之戏。一曰虎，二曰鹿，三曰熊，四曰猿，五曰鸟。亦以除疾，兼利蹄足，以当导引。体有不快，起作一禽之戏，怡而汗出，因以著粉，身体轻便而欲食。普施行之，年九十余，耳目聪明，齿牙完坚。"

南北朝时陶弘景在其《养性延命录》中对五禽戏有比较详细的记载："虎戏者，四肢距地，前三掷，却二掷，长引腰，侧脚仰天，即返距行，前、却各七过也。鹿戏者，四肢距地，引项反顾，左三右二，左右伸脚，伸缩亦三亦二也。熊戏者，正仰以两手抱膝下，举头，左擗地七，右亦七，蹲地，以手左右托地。猿戏者，攀物自悬，伸缩身体，上下一七，以脚拘物自悬，左右七，手钩却立，按头各七。鸟戏者，双立手，翘一足，伸两臂，扬眉鼓力，各二七，坐伸脚，手挽足距各七，缩伸二臂各七也。夫五禽戏法，任力为之，以汗出为度，有汗以粉涂身，消谷食，益气力，除百病，能存行之者，必得延年。"陶弘景在该书中，不但对五禽戏的具体操作步骤进行了描绘，而且提出了五禽戏的锻炼原则："任力为之，以汗出为度。"

1. 虎戏　自然站立，然后俯身，双手着地，用力向前跳跃，同时吸气，落地后稍停，身体后缩并呼气，重复三次（此动作活动幅度较大，可量力而行）。跳跃三次之后，双手先左后右向前移动，同时双脚向后移动，头尽量抬起（吸气），稍停片刻可将头放低向前视（吐气）。最后，先迈左手和脚，后迈右手和脚，向前爬行七步，然后后退七步（图7-4）。

注意：在俯身爬行时，后腿膝盖不要过于弯曲，动作也不要过快。

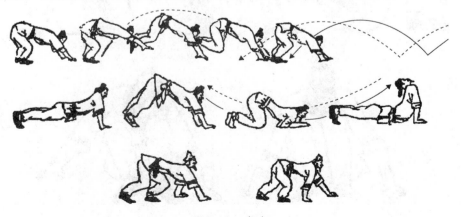

图7-4　虎戏

2. 鹿戏 和虎戏中一样四肢着地，头先向左转，尽量向左后看（吸气），停留片刻，恢复原位（呼气），同样的方法头向右转，重复左转三次，右转两次。先抬起左腿，然后左脚尽量向后伸（吸气），停留片刻，恢复原位（呼气），同样的方法抬右腿，重复左腿伸展三次，右腿伸展两次（图7-5）。

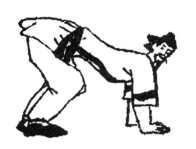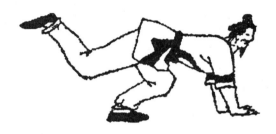

图7-5 鹿戏

3. 熊戏 仰卧，双腿膝盖弯曲拱起，同时双脚离开床（最好不要在冰凉的地面上），双手抱住膝盖，头用力向上，使肩膀背部离开床面即可（吸气），好像做到一半的仰卧起坐一样，略微停止，先以左肩落到床面上（吐气），然后继续头颈用力向上，恢复刚才的姿势（吸气），这次以右肩下落（吐气），如此左右交替反复各七次。起身，双脚放在床上，膝盖弯曲，就像坐在草坪上的姿势，双手分别按在左右两边，抬左手和右脚，用左手和左脚撑起身体，稍稍离开床面即可，然后换为抬起右手和左脚，反复片刻即可（图7-6）。这里的动作不宜过快，以免手腕受伤。

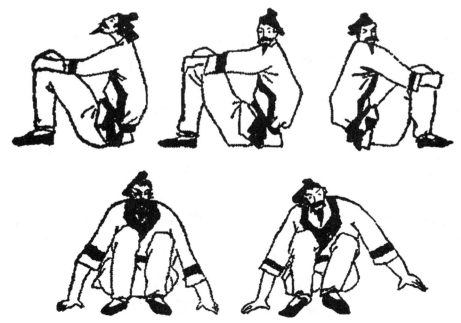

图7-6 熊戏

4. 猿戏　可以找一个结实的门框，双手抓握门框，使身体悬空，做引体向上（向上吸气，向下呼气），重复七次。先用左脚背勾住较为结实的横杆（门框有点危险），双手放开，头和身体随之向下，成倒悬姿势，稍停，身体向上，双手抓住横杆，换位右脚，反复左右交替各七次（图7-7）。这些动作都需要较大的力量，危险度也比较高，应该量力而行。

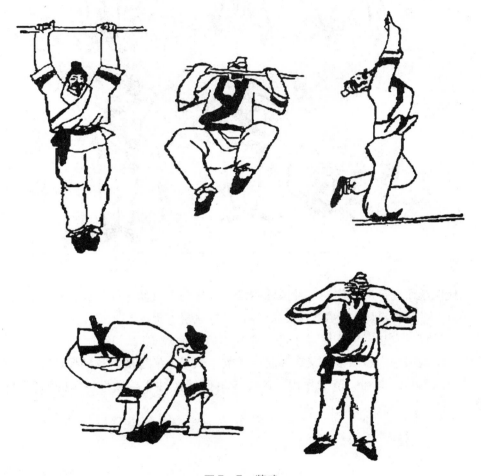

图7-7　猿戏

5. 鸟戏　自然站立，吸气同时抬起左腿，双手向上抬起至水平，像十字架的形状，尽量扬起眉毛，鼓足气力，好像自己要飞翔一样。呼气同时左脚回落地面，双手同样回落。同样的方法，左右交替，各重复七次。坐下，弯曲右腿，双手抱住膝盖，将右腿靠近胸口（吸气），稍停恢复原位（吐气），同样的方法，左右各七次。双臂像小鸟展翅一样上下挥动七次，手臂要保持在身体的侧面上（图7-8）。

鸟戏较为轻松，可作为最后的放松运动。

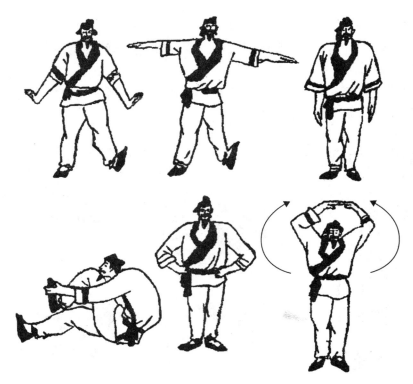

图 7 -8　鸟戏

现代医学研究证明，作为一种医疗体操，五禽戏不仅使人体的肌肉和关节得以舒展，而且有益于提高肺与心脏功能，改善心肌供氧量，提高心肌排血力，促进组织器官的正常发育。有学者认为虎戏主肝，鹿戏主肾，熊戏主脾，猿戏主心，鸟戏主肺，该导引方法既锻炼内脏器官，又锻炼肌肉骨骼，既养生又练形，达到畅通经络、调和气血、活动筋骨、滑利关节的作用。此法养生保健，对耳鼻喉科疾病的恢复有一定帮助。

六、导引法

导引法是以肢体运动（如肢体俯仰转动、手足的屈伸等），配合呼吸气息的自我调节（如深呼吸、浅呼吸、意念呼吸等）和自我按摩相结合以达到防治疾病目的的一种方法。导引法有疏通经络，使气血流畅的自我保健作用，多用于病情较复杂、病程较长的慢性疾病，常与内服药、外用药、针灸等配合运用，也可单独运用。导引法防治疾病的关键是坚持不懈，心无杂念，意守丹田，持之以恒。

1. 耳病导引法　《红炉点雪》记载了"起火得长安法"：端坐于静室内，排除杂念，意不涣散，心不妄想，双目半睁半闭，眼前一切景物似睹非睹，视而不见。调整呼吸，使之轻柔低微似有似无，以意领气，以气运身，至精神与形骸保持协调，以治疗和防治耳疾，保健耳窍。

2. 鼻病导引法　据《保生秘要·卷三》记载："归元念涤过命门，想肾水上升昆仑，降脐，次以左乳下经络，推至涌泉，嘘而吸之。"此法即排除杂念，无思无虑，在凝神炼意中好像把"肾水"上升到头顶，然后再从头顶下降到肚脐部，迂回到左乳下，再下达脚底涌泉穴，把气轻轻地吹出后再收回来吸入。或"观鼻端定神，渐运入内，逆上顶门，转下于背，经元海，溯涌泉而定神"（《保生秘要·卷三》）。

3. 喉病导引法　《苏沈良方·卷六》记载："每夜……盘足坐，叩齿三十六通，握固，闭息，内视五脏……待肠满气极，徐徐出气，候出入息匀调，即以舌搅唇齿内外，漱练津液，未得咽下，复作前法，闭息内观……调息漱津，皆依前法。如此者三，津液满口，即低头咽下。"此即叩齿咽津法：先叩齿36次，后用舌抵上颚，则津液自生，再搅满口，鼓漱36次，作三口吞之，药汩汩有声在喉，以濡润咽喉，灌溉五脏，常用于咽喉疾病日久、咽喉不适、异物感、干灼疼痛等。

七、按摩法

按摩法是在人体体表或特定穴位施行按、摩、推、拿等手法，以达到疏通经络、防治疾病的目的。针对耳鼻喉不同部位的疾病可选用不同的穴位及按摩方法。

1. 耳病按摩法　耳病常用的按摩穴位有听宫、听会、翳风、百会、合谷、风池、迎香、大椎、肾俞、足三里等，常用于耳鸣、耳聋、眩晕、面瘫等病症。

2. 鼻病按摩法　鼻病常用的按摩法有鼻背按摩法和迎香穴按摩法，用于鼻塞、流涕、嗅觉减退等病症。

鼻背按摩：将两手鱼际部搓热，然后分别于鼻背由鼻根向迎香穴往返按摩，至有热感为度，然后再分别由攒竹向太阳穴按摩，使局部有热感，每日2~3次。

迎香穴按摩：用食指于迎香穴上点、压、揉、按，每日2~3次，以觉鼻内舒适为度。

3. 喉病按摩法　喉病按摩法常用于声嘶、咽喉疼痛等病症。

声嘶失音的按摩法：取穴部位重点在人迎、水突穴、局部敏感压痛点及咽喉部三条侧线。第一侧线：喉结旁开1分处直下；第三侧线：喉结旁开1.5寸直下；第二侧线：在第一、第三侧线中间。操作时，患者取坐位或仰卧位，医者先于患者咽喉部三条侧线用一指禅推法或拿法，往返数次，也可配合揉法，然后在人迎、水突穴及敏感压痛点处采用揉法。手法宜轻快柔和，不可粗暴用力。

咽喉疼痛的按摩法：取风池、风府、天突、曲池、合谷、肩井穴。操作时患者取仰卧位，先在喉结两旁及天突穴处用推拿或一指推揉手法，上下往返数次。再取坐位，按揉风池、风府、肩井等穴，配合拿曲池、合谷等。

八、嗓音训练

嗓音训练是通过放松训练、呼吸训练、纠正发声姿势、协调发声器官的平衡及嗓音的声学训练，达到恢复患者所能够达到的最好嗓音的方法。嗓音训练的要点如下：

1. 凸腹凹腹气息练习 自然站立，双目平视，肩、胸、双臂放松，即肩、颈、下颌和喉部肌肉放松，双手重叠，掌心放在脐下3寸位置。呼气时脐及脐下方用力向内凹陷，吸气时脐及脐下方用力向外凸出，每分钟呼、吸各16次，每天练习20分钟。

2. 凸腹控制膈肌练习 自然站立，吸气时脐及脐下方用力向外凸出，然后保持此状态发"si"声，要求缓慢、清晰，与此同时，脐及脐下方仍要保持外凸状；气息完全呼出后，口鼻同时吸气再开始发"si"，要求每次发"si"要保持30秒以上，每天练习20分钟。

3. 快速呼吸练习 自然站立，将凸腹凹腹气息练习快速化，即每分钟呼、吸各50次，每次练习5分钟，每天练习5次。

4. 放松舌根及喉部肌肉练习 自然站立，上身前倾，双手掐腰，嘴张大，舌头自然伸出口腔外，以颈椎为轴，轻轻摆动头部从而带动舌体甩动，以舌边碰到左右嘴角为度。每次练习5分钟，每天练习5次（注意：有严重颈椎病的患者禁做此练习）。

5. 诵读发声练习 在前4种练习完全掌握的基础上，进行实际发声运用练习，先选择五言唐诗，慢慢诵读，体会气息发声及腹式呼吸换气的感觉；再进行七言唐诗、散文、报刊文章的诵读，语速逐渐加快，以接近或达到正常人交流的语速标准。每次练习20分钟。

九、提捏与刮痧法

提捏法与刮痧法都是在皮肤上进行操作以达到疏通经络、宣泄邪气的方法。

1. 提捏法 提捏法是用食指、拇指对特定部位的皮肤进行提捏以防治疾病的方法。如在颈前喉结周围或颈侧、颈后皮肤进行提捏，至皮肤发红为度，可达到宣泄热毒、疏通经络的目的，常用于治疗喉痹、乳蛾等疾病。

2. 刮痧法 刮痧法是用瓷匙边缘或类似工具蘸油，在特定部位的皮肤上进行搔刮以防治疾病的方法。一般沿背部足太阳膀胱经两侧，或颈前、后轻刮皮肤，至皮肤发红、发紫、出现斑块为度，可起到疏通经络、达邪透表的作用，常用于治疗外邪侵袭所致的喉痹、乳蛾等疾病。

（谢慧　王玉明　冷辉）

第五节　现代常用的治疗操作

一、耳部常用治疗操作

1. 外耳道冲洗

（1）适应证：主要用于冲出外耳道深部不易取出的碎软耵聍、微小异物或已软化的耵聍栓。

（2）禁忌证：有鼓膜穿孔或耳道流脓史的患者禁用此法。鼓膜和外耳道炎症期不宜冲洗，以免感染扩散。

（3）操作方法：患者取侧坐位，头偏向健侧，患侧颈及肩部围以治疗巾，患者手托弯盘，紧贴患侧耳垂下方的皮肤，以盛装冲洗时流出的水液。操作者左手将患侧耳廓轻轻向后上方（小儿向后下）牵拉，使外耳道成一直线，右手持吸满温生理盐水的冲洗器（或注射器）向外耳道后上壁方向冲洗。反复冲洗至耵聍或异物干净为止，最后用干棉签拭净外耳道，并检查外耳道有无损伤。

（4）注意事项：冲洗用力不可过猛，不可向鼓膜直接冲洗。如耵聍一次洗不净，必须继续滴药，软化后再冲洗。

2. 鼓膜穿刺

（1）适应证：主要用于耳胀（分泌性中耳炎）鼓室内有积液时进行鼓膜穿刺抽液；或耳眩晕（梅尼埃病）、暴聋（突发性聋）等病行鼓室注射治疗。

（2）禁忌证：颈静脉球体瘤（鼓室型）；严重心脏病或血液病者。

（3）操作方法：成人可用鼓膜麻醉剂进行鼓膜表面麻醉，用75%酒精进行外耳道及鼓膜表面消毒，以针尖斜面较短的7号针头，在无菌操作下从鼓膜前下方（或后下方）刺入鼓室，抽吸积液。必要时可重复穿刺，亦可于抽液后注入药物。

（4）注意事项

1）鼓膜穿刺时注意严格消毒，以免感染。

2）严格掌握进针位置，勿刺及鼓膜后上象限，以免损伤中耳结构，导致耳聋及眩晕，或损及迷路结构，出现迷路刺激症状。

3）若抽出液黏稠，则可往鼓室内注射糜蛋白酶1mg，以免鼓室粘连。

4）鼓膜穿刺后，可酌情使用抗生素预防感染。

5）鼓膜穿刺后1周内，严禁污水入耳，以防感染。

3. 鼓膜切开

（1）适应证：主要用于鼓室积液较黏稠，鼓膜穿刺不能吸出时。

（2）禁忌证：初患分泌性中耳炎；颈静脉球体瘤（鼓室型）；严重心脏病或血液病者。

（3）操作方法

1）麻醉：儿童用全身麻醉，成人多采用局部麻醉，以卷棉子或小棉片浸湿鼓膜麻醉剂，直接麻醉鼓膜10~15分钟，待鼓膜发白，即可施行手术。成人紧张者亦可用全身麻醉。

2）体位：成人局麻者可取坐位，儿童全麻者与耳部手术相同。

3）消毒：用75%酒精消毒外耳道皮肤，若外耳道有脓液应完全吸净。

4）暴露鼓膜：选择适宜大小的耳镜，以便看清鼓膜。

5）鼓膜切开：用一手的拇指和食指固定耳镜，另一只手施行鼓膜切开的操作。看清鼓膜后，用鼓膜切开刀在鼓膜的前下方，后下方或前上部做弧形切口或在后下方做垂直切口，对急性化脓性中耳炎可于鼓膜最膨隆处切开。鼓膜切开后，即有少许血液、浆液或脓液由切口溢出，可用吸引器吸除，并注入适当药液。

（4）注意事项

1）鼓膜切开刀必须锐利（锐刀切开鼓膜可达到无痛的程度），防止撕裂鼓膜。

2）若整个鼓膜受累，切口应在鼓膜下部；若病变区位于鼓膜上部，切口则在前上方；注意勿向后上方切开，防止损伤该区域的听小骨。除特殊情况外，在鼓膜前下、后下或前部切开鼓膜不致损伤中耳腔内重要结构。

3）切口的位置勿距鼓膜边缘太近，以免误将外耳道壁切开。

4）因中耳腔非常狭小，在正常情况下，鼓膜脐部至鼓岬距离仅2mm，下鼓室为4mm，在鼓膜内陷时更狭窄。鼓膜切开刀不可刺入太深，以免伤及中耳腔内壁，仅用刀尖切开鼓膜即可。

5）注意无菌操作，以免引起感染。

6）若鼓室积液黏稠，可于鼓室内注入糜蛋白酶1mg，以防中耳粘连。

4. 鼓膜置管

（1）适应证：分泌性中耳炎日久，鼓室积液黏稠者；鼻咽癌放疗后，咽鼓管阻塞者。

（2）禁忌证：颈静脉球体瘤（鼓室型）；严重心脏病或血液病者。

（3）操作方法

1）麻醉：儿童用全身麻醉，成人多采用局部麻醉，以卷棉子或小棉片浸湿鼓膜麻醉剂，直接麻醉鼓膜10～15分钟，待鼓膜发白，即可施行手术。成人紧张者亦可用全身麻醉。

2）体位：成人局麻者可取坐位，儿童全麻者与耳部手术相同。

3）消毒：清除耳道耵聍，消毒外耳道。

4）鼓膜切开：在手术显微镜或视频耳内镜下，在鼓膜的前下或后下方用锋利鼓膜切开刀切开鼓膜，切口长2.0～4.0mm，与环状纤维平行做弧形切口或纵形切口，切口大小相当于通气管外径。

5）置管：用吸引管吸取鼓室积液后，用麦粒钳夹住通气管的一端，将通气管嵌于鼓膜切口内。

（4）注意事项

1）鼓膜切开部位尽量选用前下部，因其离听骨链较远，损伤听骨及圆窗机会少，通气管留管时间较长。切口勿太靠近鼓环及鼓膜脐部，以免通气管不易安装或易滑脱。

2）鼓膜切口不宜过小或过大，过小安装困难，过大通气管易坠入鼓室或脱出于鼓膜外。

3）鼓室积液黏稠度过大（如胶耳），可于鼓室内注入 α–糜蛋白酶 1mg 以利吸净或冲洗鼓室腔内积液，然后再置入插管。

4）通气管安装完毕后，需复查通气管在鼓膜的位置是否正确，并用细针调整。

5）术后定期随诊，注意通气管是否脱出或阻塞。

6）通气管可视病情放半年至 1 年后再取出。

5. 耳石复位

（1）适应证：主要用于诊断为良性阵发性位置性眩晕（BPPV）的患者。对于后半规管 BPPV 的患者可行 Epley 复位法或 Semont 复位法，对于水平半规管管石型 BPPV 可行 Barbecue 复位法，对于水平半规管嵴帽型 BPPV 可行 Gufoni 复位法。对于前半规管型 BPPV 可行深悬头位法。

（2）禁忌证：因眩晕不能耐受治疗者；高血压或颈、背部疾病者，需慎重。

（3）操作方法

1）Epley 复位法：患者坐于检查床，头向患侧转 45°，快速后仰，使头与水平面呈 10°~30°，将患者头向健侧转 90°，头再向健侧转 90°，待眩晕消失后坐起。

2）Semont 复位法：患者坐于检查台，头向健侧转 45°，患者迅速向患侧躺下，直到头 20°悬位，1 分钟后，患者经过开始的坐位向对侧躺下，保持头偏向健侧 45°不变，保持该体位 1 分钟后缓慢回到坐位。

3）Barbecue 复位法：患者仰卧，头向健侧转动 90°，身体转动 180°，由仰卧变为俯卧而头位保持不变，继续转头 90°至面部向下，再继续转头 90°至患耳向下；回到平卧位。每次头位变换须迅速在 0.5 秒内完成，每一体位保持 30~60 秒直至眼震消失，整个过程头部转动共 360°。

4）Gufoni 复位法：直立坐位，头朝前，快速向患侧侧卧，当头接触到床时要迅速减速，注意观察眼震。然后头向上转 90°使面部朝上，在此位置停留 2 分钟并且观察。病人缓慢坐起头恢复直立位。此复位手法可连续重复 2~3 次，观察症状是否消失。

5）深悬头位法：患者平坐于检查床，快速后仰悬头，使头与水平面呈 45°；快速坐起至半卧位，使头与床水平面保持 30°~45°；待头晕及眼震消失后，坐起恢复于直立位。上述每个体位待眼震消失后保持 1 分钟。

（4）注意事项：手法复位后应控制睡姿，即管石型健侧卧位，嵴帽型患侧卧位。

6. 耳内镜治疗操作　耳内镜为耳科用硬管内镜，由冷光源照明，可以观察到耳道深部和鼓膜全貌，并可观察鼓膜内陷袋内的病变，亦可通过鼓膜穿孔（或鼓膜切口）观察鼓室内各种结构，以及观察到耳镜或显微镜不能到达的深部隐窝和细微病变。在中耳乳突手术中，耳内镜亦可发挥独特的辅助作用。

二、鼻部常用治疗操作

1. 鼻骨骨折复位

（1）适应证：主要用于鼻骨骨折患者。鼻外复位法适用于向侧方移位的鼻骨骨折，鼻内复位法适用于向内塌陷移位的鼻骨骨折。

（2）禁忌证：无特殊之禁忌证。如系严重的头面部损伤，有颅内出血或脑挫裂伤者，则应先由脑外科处理后再做鼻骨骨折复位术。平时有严重冠心病、高血压病，外伤后病情恶化，则应等病情平稳后再做鼻骨骨折复位术。

（3）操作方法

1）鼻外复位法：在局部浸润麻醉及鼻黏膜表面麻醉下，用双手拇指压迫向外突起的骨折片，使其复位。

2）鼻内复位法：在局麻下用套有橡皮管或裹有油纱布的骨膜分离器，插入鼻腔内，使其前端伸到骨折处，将内陷的骨折片向前外方推动，同时用另一只手的拇指和食指在鼻外侧辅助复位。

复位后用碘仿纱条填塞于鼻内骨折部，以防止骨折片再移位，同时有助于止血。5~6天后即可抽除鼻内填塞物。

（4）注意事项

1）鼻骨骨折合并鼻中隔骨折和鼻中隔血肿，如中隔的骨折断端已露出，可将骨折的断端剪除，便于黏膜对合，血肿可切开引流，以免形成鼻中隔血肿，如有碎骨片应予以清除。

2）禁止病人擤鼻或触摸鼻部。

3）给予抗生素预防感染。

4）鼻部肿胀及瘀斑者可用冷敷及热敷帮助消除。

5）粉碎性鼻骨骨折复位后固定不佳可出现鼻梁塌陷。

6）鼻中隔血肿继发感染可致鼻梁塌陷，出现鞍鼻。

7）对合并脑脊液鼻漏者，须防止颅内感染。

2. 下鼻甲黏膜下注射

（1）适应证：鼻窒（慢性鼻炎），鼻塞较重，病情顽固，保守治疗效果不佳者。

（2）禁忌证

1）明显鼻中隔偏曲和鼻甲骨质增生者。

2）急性上呼吸道感染。

3）严重心血管疾病、血液病等。

（3）操作方法：先用蘸有1%丁卡因溶液的棉片，置于双下鼻甲表面进行表面麻醉后，用5号长针头，由下鼻甲前端刺入黏膜下，沿与下鼻甲游离缘平行方向直达后端，注意不能穿破后端黏膜，然后边退针边注射。每侧下鼻甲可注射药液（如50%葡萄糖等）1～2mL，注射后局部塞一棉花球止血，15～30 分钟后可取出棉球。

（4）注意事项：下鼻甲注射后 3 小时内，禁止擤鼻。

3. 鼻腔填塞止血

（1）适应证：主要用于鼻出血。

（2）操作方法

1）鼻腔可吸收性物填塞：可吸收性材料有淀粉海绵、明胶止血海绵或纤维蛋白棉等，也可用吸收性明胶海绵蘸上凝血酶粉、三七粉或云南白药。填塞时仍须加以压力，必要时可辅以小块凡士林油纱条以加大压力。此法之优点是填塞物可被组织吸收，可避免因取出填塞物造成鼻黏膜的再出血。

2）鼻腔纱条填塞：可用凡士林油纱条、抗生素油膏纱条、碘仿纱条等。

方法：将纱条一端双叠约 10cm，将其折叠端置于鼻腔后上部嵌紧，然后将双叠的纱条分开，短端贴鼻腔上部，长端平贴鼻腔底，形成一向外开放的"口袋"。然后将长端纱条填入"口袋"深处，自上而下，从后向前进行填塞，使纱条紧紧填满鼻腔，剪去前鼻孔多余纱条。凡士林油纱条填塞时间一般 1～2 天，如必须延长填塞时间，须辅以抗生素抗感染，一般不宜超过 3～5 天，否则有引起局部压迫性坏死和感染之虞。抗生素油膏纱条和碘仿纱条填塞则可适当增加留置时间。

3）后鼻孔填塞：后鼻孔填塞常用于较严重的鼻腔后端出血。

方法：①先用凡士林纱条做成与病人后鼻孔大小相似的锥形小球（可做成较后鼻孔略大的枕形纱球），纱球尖端系粗丝线 2 根，纱球底部系 1 根。②用小号导尿管头端于出血侧前鼻孔插入鼻腔直至口咽部，用长弯血管钳将导尿管头端牵出口外，导尿管管尾端仍留在前鼻孔外。③将纱球尖端丝线缚于导尿管头端（注意缚牢）。④回抽导尿管尾端，将纱球引入口腔，用手指或器械将纱球越过软腭纳入鼻咽腔，同时稍用力牵拉导尿管引出纱球尖端丝线，使纱球紧塞后鼻孔。⑤鼻腔随即用凡士林油纱条填塞。⑥拉出的两根丝线缚于小纱布卷，固定于前鼻孔。⑦纱球底部之丝线自口腔引出松松固定于口角旁。填塞留置期间应给予抗生素，填塞时间一般不超过 3 天，最多不超过 5～6 天。

取出方法：①先撤除鼻腔内填塞物。②牵引留置口腔的丝线，并借助血管钳，将纱球迅速经口取出。

4）鼻腔或鼻咽气囊或水囊填塞：用指套或气囊缚在小号导管头端，置于鼻腔或鼻咽部，囊内充气或充水以达到压迫出血部位的目的。此方法可代替后鼻孔填塞。

（3）注意事项

1）鼻出血被完全控制前，应持续监测患者是否出现低血容量性休克的征象，比如心动过速和皮肤湿冷。

2）行鼻填塞术后，应注意呼吸系统窘迫的征象发生，当填塞物滑落并且阻塞呼吸道的时候可并发此症，应在患者身边备好急救用品（手电筒、剪刀和止血钳），以便能在第一时间进行及时处理。

3）鼻填塞物移除后 48 小时内，禁止擤鼻涕。

4）鼻腔填塞为临时止血措施，应寻找出血的原因，采取有效的措施进行治疗，防止再次出血。

4. 鼻腔冲洗治疗

（1）适应证：多用于冲洗鼻腔内脓痂以治疗鼻槁（萎缩性鼻炎）。

（2）操作方法

1）冲洗器悬挂冲洗法：将盛有温生理盐水 300～500mL 的冲洗器挂于墙上，冲洗器底部与患者头顶等高（太高则压力大，水易灌入咽鼓管内，导致中耳感染）。坐位或站立于水池边。一手持橄榄头，一手端弯盘。头略偏斜，并稍前倾。嘱患者张口自然呼吸，将橄榄头置入一侧鼻前庭，慢慢打开冲洗器橡皮管上的活塞，使水缓缓冲入鼻腔而由对侧鼻孔排出（部分流入咽部，吐出即可）。洗毕，头向前倾，让鼻腔内残余冲洗液排出，然后分侧轻轻擤鼻，以助排净。擤鼻切忌过急过猛，或紧捏两侧鼻孔同时用力擤鼻，而导致中耳感染。

附：橄榄头的制作方法。鼻用橄榄头可供鼻腔冲洗、鼻窦置换疗法及咽鼓管间接吹张等用。将市售滴管的橡皮头顶端中央剪一直径约为 2mm 大小的圆孔，再将橡皮头的下段向内翻转，套上玻璃接头，外面用丝线缚紧即成。

2）自控压力鼻腔冲洗器冲洗法：将配置好的冲洗液放于桌上。患者坐于桌旁，将鼻腔冲洗器的橄榄头端塞入鼻前庭，吸引器末端放入冲洗液中。将一空盆放置于患者的颏下，头微低，手持冲洗器的球部（气囊），有规律地反复挤压球部，将冲洗液压入被冲洗的鼻腔，冲洗液大部分从另一侧鼻孔流出或从口中吐出。冲洗的压力可根据自己的感觉，适当调整挤压力度。

（3）注意事项

1）对初诊患者需做好解释，说明冲洗方法和作用，以取得患者合作。

2）两侧交替进行，先冲洗鼻腔堵塞较重的一侧，再冲洗对侧。否则，冲洗盐水可因堵塞较重一侧鼻腔受阻而灌入咽鼓管。若冲洗时患者出现咳嗽、呕吐、喷嚏等不适现象，应立即停止，稍待片刻后再冲洗。

5. 鼻窦负压置换法

（1）适应证：适用于慢性额窦炎、筛窦炎和蝶窦炎及全组鼻窦炎者。目的是用负压吸引抽出窦腔积脓并将药液压入鼻窦。

（2）禁忌证

1）急性鼻窦炎或慢性鼻窦炎急性发作时，应视此法为禁忌，因鼻腔和病窦的致病菌可随其负压置换到未染鼻窦，从而加重充血或使感染扩散，甚至有使病窦黏膜出血并导致菌血症发生之虞。

2）高血压者也不宜施用此法，因治疗中所取头位和鼻内的真空状态于病人极为不利。

3）鼻部肿瘤及有局部出血迹象或全身出血倾向之病症者禁用或慎用此法。

（3）操作方法：患者取仰卧头低垂位，向治疗侧鼻腔滴入药液，将连接吸引器的橄榄头塞紧治疗侧前鼻孔，同时指压另一侧鼻翼封闭对侧鼻孔，嘱病人间断发"开、开、开"声音，在发音同时启动吸引器（负压不超过24kPa），持续1~2秒即停，如此反复数次。

原理：当橄榄头塞住前鼻孔和指压另一侧鼻翼封闭鼻孔并令病人发"开"音时，软腭上提，鼻腔和鼻咽腔暂时处于封闭状态，同时开动吸引器，使鼻腔处于负压，于是窦内脓液经窦口排入鼻腔，继而被吸除；当"开"音中断时，软腭复位，鼻腔和鼻咽腔开放，鼻腔压力与大气压相等，而窦内却处于负压，于是鼻腔内药液经窦口进入窦腔，利用鼻腔和鼻窦内正负压交替改变而达到治疗目的。

（4）注意事项

1）治疗前，应先以1%麻黄素生理盐水收缩中鼻道及嗅裂等处黏膜，以利窦口开放；鼻内多痂者宜先行鼻腔冲洗（见"鼻腔冲洗治疗"）；合并有萎缩性鼻炎者在治疗时忌用麻黄素，可改用生理盐水。

2）负压不宜过高，持续吸引和每次治疗的时间不宜过久，否则可致头痛、耳痛或鼻出血。

6. 上颌窦穿刺冲洗

（1）适应证：主要用于上颌窦炎。此方法既有助于诊断，也可用于治疗，但应在全身症状消退和局部炎症基本控制后施行。

（2）操作方法

1）表面麻醉：用1%麻黄素棉片收缩下鼻甲和中鼻道黏膜，然后用浸有1%~2%丁卡因（可加少许肾上腺素）的棉签置入下鼻道外侧壁、距下鼻甲前端1~1.5cm的下鼻甲附着处稍下的部位（该处骨壁最薄，易于穿透，是上颌窦穿刺的最佳进针部位），麻醉时间10~15分钟。

2）穿刺操作：在前鼻镜窥视下，将上颌窦穿刺针尖端引入上述进针部位，针尖斜面朝向下鼻道外侧壁并固定。一般穿刺右侧上颌窦时，左手固定病人头部，右手拇指、食指和中指持针，掌心顶住针之尾端，穿刺左侧上颌窦时则相反。亦可无论穿刺何侧上颌窦均是左手固定头部，右手持针。针之方向对向同侧耳廓上缘，稍加用力钻动即可穿通骨壁进入窦内，此时有一"落空"感觉。

3）冲洗：拔出针芯，接上注射器，回抽检查有无空气或脓液，以判断针尖是否确在窦内，抽出之脓液送培养和药物敏感试验。证实针尖确在窦内后，撤下注射器，用一橡皮管连接于穿刺针和注射器之间，徐徐注入温生理盐水以冲洗。如上颌窦内积脓，即可随生理盐水一并经窦口自鼻腔冲出。可连续冲洗，直到脓液冲净为止，必要时可在脓液冲净后注入药液。冲洗完毕，拔出穿刺针。一般情况下，穿刺部位出血极少，无须处理，前鼻孔放置棉球以阻挡少许血水流出。每次冲洗应记录脓液之性质（黏脓、脓性、蛋花样或米汤样）、颜色、气味和脓量。一般可根据病情每周 1 次或 2 次重复穿刺冲洗，亦可将硅胶管留置于窦腔内，一端固定于前鼻孔外，以便连续冲洗。

（3）注意事项

1）进针部位和方向正确，用力要适中，一有"落空"感即停。

2）切忌注入空气。

3）注入生理盐水时，如遇阻力，则说明针尖可能不在窦内，或在窦壁黏膜中，此时应调整针尖位置和深度，再行试冲，如仍有较大阻力，应即停止。有时因窦口阻塞亦可产生冲洗阻力，如能判断针尖确在窦内，稍稍加力即可冲出，如仍有较大阻力，亦应停止。

4）冲洗时应密切观察病人之眼球和面颊部，如病人诉述有眶内胀痛或眼球有被挤压出的感觉时应停止冲洗。若发现面颊部肿起亦应停止冲洗。

5）穿刺过程中病人如出现昏厥等意外，应即刻停止冲洗，拔除穿刺针，让病人平卧，密切观察并给予必要处理。

6）拔除穿刺针后，若遇出血不止，可在穿刺部位压迫止血。

7）若疑发生气栓，应急置病人头低位和左侧卧位（以免气栓进入颅内血管和冠状动脉），并立即给氧及采取其他急救措施。

上颌窦穿刺术虽是简单技术，但操作不当或不慎亦可发生下列并发症：①面颊部皮下气肿或感染。乃因进针部位偏前，针刺入面颊部软组织所致。②眶内气肿或感染。系进针方向偏上，用力过猛，致针穿通上颌窦顶壁（即眶底壁）入眶内所致。③翼腭窝感染。多为针穿通上颌窦后壁入翼腭窝所致。④气栓。系针刺入较大血管，并注入空气所致。

7. 鼻丘封闭

（1）适应证：适用于鼻鼽。

（2）操作方法

1）鼻丘定位：鼻腔外侧壁，中鼻甲前上方隆起处。

2）麻醉：用混有 2% 麻黄素的 1% 丁卡因棉片做鼻丘黏膜表面麻醉。

3）注射方法：抽取 2% 利多卡因 1mL，地塞米松 5mg，用扁桃体注射针头，针尖斜面与黏膜平行，进针至黏膜下，抽吸无回血即可注入 0.3～0.5mL。注射完毕后，用 2% 麻黄素棉片收缩鼻黏膜止血。两侧可同时注射，每周 1～2 次，4～6 次为一疗程，一般注射 1～2 个疗程即可。

三、咽部常用治疗操作

1. 扁桃体周围脓肿穿刺抽脓

（1）适应证：适用于喉关痈（扁桃体周围脓肿）。

（2）操作方法：用1%丁卡因表面麻醉后，穿刺针在脓肿最隆起处刺入，抽尽脓腔的脓液。

（3）注意事项：穿刺时应注意进针不可过深，避免刺伤咽旁间隙大血管。

2. 扁桃体周围脓肿切开排脓

（1）适应证：适用于喉关痈（扁桃体周围脓肿），经穿刺抽脓无效者。

（2）操作方法：在悬雍垂根部做一假想之水平线，腭舌弓外侧缘之下端做一重直线，两线交点处为切口点。用2%丁卡因溶液涂于切口周围。切开时刀尖刺入深度不宜超过1cm，以免损伤大血管。随后用止血钳向后方逐层分离，直达脓腔，将切口扩大至脓排尽为止。

（3）注意事项

1）切开脓肿前先做穿刺，目的在于证明有无脓肿，并可避免切开后脓液突然大量涌入气道，造成呼吸道意外。

2）切开黏膜后，以血管钳钝性分离黏膜下组织，进入脓腔，以免误伤大血管。

3）坐位手术时，一旦发生晕倒，应立即停止手术，让病人侧卧，保持呼吸道通畅，依据病人情况，进行全身处理。等情况好转后，再取侧卧位继续手术。

4）每天用止血钳在原切口处扩张引流，直至无脓液流出为止。

3. 咽后脓肿切开排脓

（1）适应证：里喉痈（咽后脓肿）。

（2）操作方法：病人取仰卧头低位，咽部用1%丁卡因溶液行表麻（小儿不用表麻）。用压舌板压下舌前2/3，暴露咽部，用长穿刺针先行穿刺，抽出脓液，再以食指引导长尖刀插入脓肿最突出处，直达脓腔，向上切开黏膜，随用吸痰器抽吸脓液，以免脓液流入气管。然后用细长血管钳扩张切口，吸出脓液，至无脓为止。术后每日应用长止血钳分离切口，排出积存的脓血，直至脓液排尽为止，一般3~4天即可无脓。

（3）注意事项

1）咽后脓肿临床上一经确诊，检查时要准备好吸引器及气管切开等抢救设备，要注意勿碰破脓肿，以防大量脓液流入气管引起窒息。

2）手术体位要取头低足高位，脓肿暴露后应先以粗长针头穿刺抽吸脓液，以减低脓腔内压力，避免切开脓腔时因压力过高，大量脓液流入下呼吸道引起窒息或吸入性肺炎。

3）对结核性脓肿，有颈椎骨质破坏者，不可将头位过于后仰，以防发生颈椎脱位，引起突然死亡。因此，术前最好做颈椎石膏固定。

4）若遇脓肿突然破裂，应立刻将病人置于头低位，使脓液自口腔流出，以防窒息。

5）经口腔切开引流后，术后尚需注意呼吸，以防发生喉阻塞。

4. 间接喉镜下下咽异物取出术

（1）适应证：喉咽部异物。

（2）操作方法：病人坐位，表面麻醉后，在间接喉镜照视下，以弯形喉咽异物钳，夹住异物后取出。

（3）注意事项：钳取带刺异物时，应设法使异物松动后顺势取出，不能强行拉出，以减少组织损伤。

四、现代物理技术在耳鼻喉科的应用

1. 冷冻治疗　冷冻治疗是利用制冷剂产生0℃以下低温，冷冻局部活体组织使之破坏来治疗某些疾病的一种方法。

（1）适应证：在耳部可应用于耳痰包、耳瘤等疾病；在鼻部可应用于鼻出血、鼻窒、鼻鼽等疾病；在咽喉部可应用于喉痹、乳蛾、舌咽神经痛、咽瘤、痰包等疾病。

（2）禁忌证：有全身症状或有严重器质性疾患者，不宜行冷冻治疗。对冷冻过敏者、局部循环障碍、局部皮肤感觉障碍者，勿用冷冻疗法。

（3）操作方法

1）接触法：将冷冻治疗器上特制的平面铜头置于病损表面，然后降温治疗，加压接触可提高冷冻深度。亦可用细竹签插入与病损大小一致的泡沫海绵中（或用棉签）浸以液氮直接接触病损处进行治疗。

2）喷射法：液氮直接以雾点状喷射至病损表面。或用喷灌法，将合适的喇叭形冷冻头罩住病损，使液氮直接喷到病损表面。本法冷冻速度快，制冷作用强，周围组织无须保护。适用于表面不平、形状不规则，且范围较大的病损。

3）浸入法：将病损直接浸入液氮中，而将正常组织露在液氮面以上。适用于指、趾端或突出皮面显著的恶性肿瘤。

4）灌注法：以液氮直接倾倒于肿瘤表面，此法降温快、用药少，但必须保护好周围的正常组织，勿使冻伤。适用于表面恶性肿瘤的治疗。

5）介入法：1mm粗针内装液氮进出管及加速汽化的导热丝，刺入深部，对深部病变做冷冻治疗。

（4）注意事项

1）治疗前应向患者说明治疗过程中可能发生的情况，如疼痛、水肿、起疱等。

2）除年老、体弱外，一般无须麻醉。

3）按病损大小选择冷冻头，然后抵于病损处，输出液氮，待表面出现冰霜时开始计时，或观察至局部病损组织变白、发硬时为度。

4）在操作过程中注意安全，防止将液氮溅及正常组织。

5）冷冻停止后，待其自然复温或用其他方法加速复温，不可将冷冻治疗器铜头强行撕脱。

6）冷冻剂量随病损性质、部位、深浅、液氮气流量和冷冻方法而异，一般在 10 秒至 3 分钟之间。婴幼儿冷冻时间应酌情缩短。

7）根据需要可重复冻、融 1～3 次。

8）治疗时患者如有头晕、恶心、面色苍白，应即停止治疗，平卧休息。

9）冷冻完毕后，应详细告诉患者术后注意事项及处理方法，并嘱休息片刻后方可离去。

2. 超短波理疗　超短波治疗属于高频电疗法范畴，是指用波长为 1～10m，频率为 30～300MHz 的高频振荡电流在人体所产生的电场作用进行治疗的方法。

（1）适应证：主要用于治疗耳疖、耳疮、耳胀、脓耳等耳部疾病，或鼻窒、鼻鼽、鼻渊等鼻部疾病，亦可用于喉痹、梅核气、喉咳、乳蛾、喉瘖等咽喉疾病。

（2）禁忌证：出血或出血性疾病、心血管功能代偿不全、活动性结核、恶性肿瘤、植入心脏起搏器患者。

（3）操作方法：治疗时将电极置于患部，使患部处于两电极之间，电极间产生的高频电场对治疗部位起治疗作用。

（4）注意事项：少数患者可能出现皮肤刺激反应；注意防止温度过高导致皮肤烧灼。

3. 射频治疗　射频是射电频率的简称，系指电磁波的产生、发射、传播和接收的频率。射频治疗是利用频谱范围在 0.5MHz～100GHz 之间的电磁波作用于人体组织，产生内生热效应，使组织蛋白凝固、萎缩、脱落或消失，从而达到使增生性病变组织相应缩小或消除的治疗目的。

（1）适应证：射频治疗可广泛用于耳鼻喉科疾病的治疗，如耳部的外耳道新生物或息肉、肉芽、副耳、耳瘘、耳痰包等疾病；鼻部的鼻窒、鼻息肉、鼻鼽、鼻出血、鼻瘤等疾病；咽喉部的鼻咽良性肿瘤、腺样体残留、扁桃体良性肿瘤、乳蛾、喉痹、会厌痰包、声带息肉及小结、喉乳头状瘤等疾病。

（2）禁忌证：严重心、肺、肾、脑功能不全及多脏器功能衰竭者。精神病及意识明显障碍不能合作者。

（3）注意事项：术后若有疼痛及发热者，可予对症处理。

4. 激光治疗　激光是物质内部存在不同能级的粒子能态，在一定条件下，处于高能级的粒子受一定频率的诱导光入射后，发射出与入射光同频率、同相位的光，即称为激光。激光治疗常用方式有两种，即 CO_2 激光治疗与 YAG 激光治疗。

（1）适应证：主要用于治疗鼻窒、鼾眠、喉瘤等疾病。

（2）禁忌证：对激光治疗不能耐受者；瘢痕体质的病患。

（3）注意事项：治疗时医生和患者都要做好眼睛的防护；治疗过程中持续使用冷却措施；注意疤痕增生；呼吸道的激光治疗注意麻醉中给氧与激光束所致的气道内燃烧。

5. 微波治疗 微波是一种高频电磁波，医疗应用的电磁波其频率范围一般在 500~2500kHz 之间。

（1）适应证：主要用于治疗鼻部或咽喉疾病，如鼻出血、鼻窒、鼻息肉、鼻衄、喉痹、喉息肉、喉瘤等。

（2）禁忌证：有金属植入物处不得用微波直接照射，以免灼伤发生；带有心脏起搏器的患者要远离微波治疗仪；不得直接照射眼睛。

（3）注意事项：微波理疗时间一次以不超过 30 分钟为宜；微波理疗的功率以患者的温热舒适感为宜；对热不敏感的患者慎用微波热疗。

6. 等离子治疗 21 世纪初，具有全面微创技术的等离子射频系统应用于临床，它在低温下完成切割、消融、凝血，安全有效，使射频技术的临床适应证得到了不断扩大。这一技术的优点是低温下切割和消融，安全、微创、无痛，创伤小，不出血。适用于各种鼻炎、鼾症、舌根肥大或舌扁桃体肥大、慢性扁桃体炎或扁桃体肥大、腺样体肥大等。

（1）鼻炎：包括慢性肥厚性鼻炎、变应性鼻炎和血管运动性鼻炎。利用等离子体对鼻甲实施黏膜下打孔消融术。能保护鼻腔黏膜上皮功能，术后一般无须填塞，无明显疼痛，结痂和假膜少，必要时可反复进行。

（2）鼾症和阻塞性睡眠呼吸暂停低通气综合征：对轻、中度阻塞性睡眠呼吸暂停综合征行等离子技术悬雍垂腭咽成形术，还可进行多部位、多平面治疗，包括鼻甲减容、软腭切开和打孔消融、悬雍垂切除、腭咽弓打孔消融、扁桃体切除或打孔消融、舌根打孔减容，等等。患者术中出血少无须缝合，术后疼痛轻，并发症少。

（3）舌根肥大和舌扁桃体肥大：可进行消融或打孔减容术，但要注意刀头进入的部位和深度，谨防损伤舌动、静脉。

（4）慢性扁桃体炎或扁桃体肥大：实施扁桃体切除或消融术，患者术后疼痛较轻，一般无出血，并发症明显减少。

（5）腺样体肥大：能准确、彻底地切除肥大的腺样体，且不会对咽鼓管圆枕等产生热损伤或机械损伤，一般无出血、速度快。

（6）其他：包括喉乳头状瘤、口底部肿瘤、鼻咽纤维血管瘤、扁桃体癌等都可用等离子体射频技术进行治疗。

（冷辉）

参考文献

1. 王德鉴. 中医耳鼻咽喉口腔科学. 北京：人民卫生出版社，1994.

2. 王永钦. 中医耳鼻咽喉口腔科学. 北京：人民卫生出版社，2001.

3. 熊大经等. 今日中医耳鼻喉科. 北京：人民卫生出版社，2011.

4. 谢慧. 中医耳鼻咽喉科常用外治法辑要. 北京：人民卫生出版社，2017.

5. 张志愿. 口腔颌面外科学. 北京：人民卫生出版社，2012.

6. 熊大经，刘蓬. 全国中医药行业高等教育"十二五"规划教材·中医耳鼻咽喉科学. 北京：中国中医药出版社，2012.

7. 王士贞，刘蓬. 中华医学百科全书·中医耳鼻咽喉口腔科学. 北京：中国协和医科大学出版社，2016.

8. 孔维佳. 耳鼻咽喉头颈外科学. 北京：人民卫生出版社，2012.

9. 王之虹. 推拿学. 北京：中国中医药出版社，2012.

10. 孙国杰. 针灸学. 北京：人民卫生出版社，2011.

11. 石学敏. 针灸治疗学. 北京：人民卫生出版社，2011.

第八章　耳鼻喉病的预防与调护

生病以前采取一定的方法，防止疾病的产生，谓之"预防"，中医亦称为"治未病"；既生病以后，指导病人进行调养，并采取一定的护理措施，促进疾病尽快康复，谓之"调护"。在中医看来，无论预防还是调护，皆以培养人体正气为主，即《黄帝内经》所谓"正气存内，邪不可干"，只要正气充足了，自能抵御外界各种致病因素的侵袭，防止疾病形成；即使已形成疾病，随着正气的恢复，也能自然康复。培养正气的方法，中医谓之"养生"。

本章简要介绍中医的养生理念、健康生活方式以及耳鼻喉病的特殊调护方法。

第一节　中医养生理念

"养生"是中医特有的概念，中医养生文化是中华传统文化中的瑰宝，是人类智慧的结晶。养生并非老年人的专利，而是人人需要了知的常识；养生也不是用钱可以买到的商品，而是人人可以得到的大自然的馈赠。

一、养生的含义

"养生"这个概念早已见于《黄帝内经》中，它有狭义和广义两种含义。

狭义的"养生"，是与"养长""养收""养藏"相对而言的，如《素问·四气调神大论》所言："春三月，此谓发陈。天地俱生，万物以荣……此春气之应，养生之道也。"生、长、收、藏是四季的自然规律，人应顺从四时节令的变化而生活，其中顺应春季的节令特点而生活谓之"养生"。在这里，"养"是"顺应"的意思；"生"是指气从收藏的状态而进入外展的一种状态。一般而言，狭义的养生概念较少使用。

广义的"养生"使用较为普遍。在这里，"养"是"保养""养护""长养"的意思，"生"就是"生命"。简单地说，"养生"就是养护自己的生命。

如何养护自己的生命？如果对生命的本质缺乏基本的了解，则养护生命无从谈起，养生就是一句空话。

五千年一脉相承、绵延不绝的中医药文化早已对复杂的生命做出了大道至简的解读：生命的本质在于内部拥有一种"生气"——生生不息之气，它推动着生命按自己固有的规律不停地运转，产生"生、长、壮、老、已"的变化，一旦这种生生不息之气消亡了，生命也就终结了。因此，养生就是养护好这种生生不息之气。

维持生命的这种"生生不息之气"又是什么？简而言之，就是人体的正气；分而解之，就是精、气、神三种。精气神充足，则生命力旺盛。因此，养生的实质可以归结为养精、养气、养神三个方面。

二、养精

精来自先天，禀自父母，故又称为"先天之精"。当受精卵形成以后，父母的先天之精便注入了这个新的生命体内，这种先天之精化生出的元阳是生命的原动力，它推动生命按自己的规律不断发育成长为胎儿，脱离母体后继续推动生命不断成长变化，到青春期以后具有了生殖能力，更年期以后又丧失了生殖能力，这一切都是由这个先天之精所决定的。步入老年后，先天之精逐渐减少，人就显出衰老之态。当先天之精耗竭之时，生命便走到了终点。

养生的主要目的之一就是希望延年益寿，而寿命的长短主要与人禀赋的先天之精是否充足及后天对这个先天之精的保养是否得当有密切关系。由于先天的禀赋任何人都无法改变，先天之精不可复制，也不可补充，只能减少而不能增多，因而延年益寿的根本在于保养好这个无法增长的先天之精。

先天之精储藏在肾中，中医将肾视为"先天之本"，就是因为"肾藏精"，肾的功能强弱决定了藏精的能力，而肾藏精的能力决定了寿命的长短。从这个意义上说，保养先天之精的根本在于养肾。

如何养肾？有人迷信于"以形补形"的说法，以为吃动物的肾脏可以补肾，又或者吃类似肾脏外形的东西（如豆类、核桃等）可以补肾，这都是概念混淆之后想当然的臆测。中医的"肾"是一个功能的概念，不是一个形态学概念，与西医概念下的实质脏器——肾形似的东西并不能起到中医所说的"补肾"的作用。

中医"肾"的功能主要在于收藏，养肾的根本不在于吃任何补品，而在于学会养藏。人在什么时候是藏起来的？睡眠中！睡眠就是一种收藏行为，与肾的收藏功能相应，因此符合自然的睡眠就是最好的养肾方法。中医有"药补不如食补，食补不如睡补"之说，睡眠之"补"，就是将影响肾收藏的漏洞补起来，防止肾精泄漏，而不是往肾里补充什么新的物质。熬夜或失眠造成的睡眠不足以及房劳过度则是伤肾的两大常见因素之一。

养生的第一大要务，就是学会正确地睡眠以养肾，使先天之精得以收藏。

三、养气

"气"是"气血津液"的简称，通俗地说，就是能量。人体的各种活动，如眼能看、耳能听、鼻能闻、脑能思考、肢体能活动等，都需要消耗能量，如同电脑需要耗电、汽车需要耗油才能正常工作一样。人体各器官发挥正常功能所需要消耗的这个能量中医称为"气"。

如果说"精"决定寿命的长短，那么"气"则决定了体质的强弱与健康状态。

气足，则身体健壮，抵抗力强，精力充沛，思维敏捷，耳聪目明；反之，气不足则常感精力不济，不耐疲劳，免疫力降低，容易患病，且缠绵难愈。

"气"（能量）从何而来？

与"精"来自先天不同，"气"来自后天，由脾胃从食物中化生而来。所谓"化生"，即并非食物的营养成分直接被吸收而成为"气"，食物仅仅是提供原料，脾胃是制造"气"的化工厂。由于脾胃所化生的"气"（能量）的多少决定了身体的健康状态（即体质的强弱），因而中医将脾胃视为"后天之本"。可以说，脾胃的功能强弱决定了"气"的生产能力，这种能力简称为"脾气"或"胃气"，《黄帝内经》说："有胃气则生，无胃气则死。"如果说肾精决定了寿命长短的可能性，那么"脾气"或"胃气"则为这种可能性变成现实提供了必要的条件，一旦脾气衰败，不能为身体制造能量（气），则生命必将缺乏生气而死亡。

并非吃进去的任何食物都会化生出"气"，那些不能化生"气"的食物都会变成垃圾甚至伤害脾胃，如果体内垃圾过多而又不能适时排出体外，或者脾胃持续受到伤害使功能减弱，则整体健康必然受到影响，这是许多疾病长期不愈的主要原因之一。

什么样的食物最有利于保护"脾胃"而不伤害"脾胃"？这是值得研究的一个重大课题，目前存在的误区甚多，而在传统中医里早有明确的答案。

养生的第二大要务，就是学会正确地饮食以养脾胃，养脾胃就是养"生气"，使机体能量充足。

四、养神

"神"就是指挥人体进行各种劳作的那种意念或信息。"神"藏于心中，中医将"心"比喻为"君主之官"，可见"心"是人体的统帅。养神的实质就是养心。

人与动物的区别在于除了睡和吃之外，还需要进行各种劳作。以什么心情从事劳作，相当大程度上决定了身体的健康状况。心情愉快地主动从事体力或脑力劳作，则气血运行畅通无阻，身体自然保持健康；在各种压力之下被动地从事劳作，心情郁闷，或常常处于焦虑的状态下，则气血运行不畅或逆乱，如怒则气上，恐则气下，忧思则气结，惊则气乱等，身体容易生病。

养心的根本在于让自己时时保持在快乐的心情状态下，但是乐不可极。

如何让自己时刻保持快乐的心情？这需要修身养性，绝非任何药物或保健品可以代替。

养生的第三大要务，就是学会保持快乐以养心，从而指挥身体做正确的事，保持气血运行通畅。

由此可见，养生的实质在于养成一种顺应自然的健康生活方式，以养护人体的生生不息之气。

（刘蓬）

第二节　健康生活方式

　　生活方式主要包括饮食、起居、劳作三个方面，也就是如何睡、如何吃、以什么心情从事身体劳动？这是每个人每天必做的三件事。什么样的生活方式是健康的？这是为医者首先应当明确的，只有医者明确，才有可以遵循的标准，也才能指导患者纠正不良的生活方式。

　　在影响健康的诸多因素中，生活方式是最重要的，无论生病与否，它时刻都在影响着人们的身心健康。随着现代经济的快速发展，物质生活越来越丰富，过分追求物质享受的刺激使人们的生活方式变得越来越不健康；西方文化已然成为现代的主流，其分科研究的模式使健康生活方式的研究变成了一种边缘学科，建立在分析式思维基础上的研究模式使生活方式的知识显得支离破碎，缺乏整体观，以至于究竟什么是健康生活方式，答案已经变得越来越模糊。《黄帝内经》所说的"以妄为常"成为现代许多人的一种常态，这是很多疾病难以治愈的主要因素之一。

　　建立在整体观基础上的传统中医对于健康生活方式早有明确的结论，这就是《素问·上古天真论》所归纳的"食饮有节，起居有常，不妄作劳"。短短的十二个字，道出了中医整体理念指导下的健康生活方式的三个关键环节，而这三个环节的丰富内涵体现在整部《黄帝内经》中，历代医家皆有阐发，形成了独具特色的中医养生观。

一、起居有常

　　"起居"指人的睡眠作息，"有常"指遵循常道，常道就是永恒不变的自然规律，例如太阳的东升西落、地球的自转速度等。"起居有常"的含义就是建立符合自然的睡眠规律。

　　什么是符合自然的睡眠规律？就是跟着太阳走，日出而作，日落而息，这就是亘古不变的自然规律。《黄帝内经》用"起居有常"来作为一个重要的告诫，说明在那个时代就已经发现，人在睡觉的问题上最容易犯的错误就是不遵循自然规律，任由自己的喜好来决定。既然在人类还没有发明出电灯、主要靠燃烧树脂来照明的上古时代就存在这样的问题，那么在灯火通明、经济发达的现代社会是不是更难以做到"起居有常"呢？"日出而作，日落而息"对于现代的很多人来说如同天方夜谭，似乎是很久很久以前的非常落后的生活方式，而"起居无常"反倒成了现代流行的节奏，医师如果忽视病人睡眠方面存在的这一大问题，可能使治疗效果事倍功半，这是现代很多疾病难以治愈的根本原因之一。

　　了解睡眠的功能、健康睡眠的原理及熬夜的危害，有助于提高"起居有常"的自觉性。

（一）睡眠的功能

睡眠对人体有什么作用？简而言之，就是在调整自身。分而言之，睡眠具有收藏精气、制造能量、排除垃圾、消除疲劳、自我康复五大功能。

1. 收藏精气　睡眠是一种收藏行为。收藏什么？精气。这个"精气"指禀自父母、不可再生的先天之精，由于它藏在肾中，又称为"肾精"。人在清醒状态下，这个"精"化为"神"，故谓之"精神"，由心主管，形成意识活动，指挥身体从事各种劳作，并产生感知觉；人在睡眠状态下，"心神"藏起来了，又化为"精"被收藏于肾中。

藏精是睡眠最重要的一个功能。由于先天之精不可复制，关乎人的生长发育、生殖能力及寿命长短，不可不慎重保养，防止异常的泄漏。符合自然的睡眠便是"养精"的主要方法，而违反自然的睡眠（如熬夜）或睡眠障碍则是造成肾精泄漏的常见原因之一。

2. 制造能量　人体的能量源于脾胃所化生的气血津液。气血津液为一体，功能态时称为"气"，储藏态时称为"血""津液"（血与津液可互为转化），故制造能量可简称为"造血"，血藏于肝。

脾胃系统是造血的化工厂，其原料是食物，产品是气血津液。进食是人在清醒状态下的一种行为，而将食物化为气血津液的过程则主要是在睡眠状态下发生的。由于将食物变成气血津液并剔除糟粕的过程也需要大量的能量供应才能完成，人在清醒状态下从事的所有涉及脑力、体力的劳作以及听觉、视觉、嗅觉等感知觉都需要消耗能量，心神会指挥人体将能量集中到躯体各器官上供人使用，以便从事各种有意识的活动，只有在睡眠状态下，心神藏起来了，各种耗能的意识活动暂时停止下来了，心神便指挥人体将能量集中到小肠（中医认为心与小肠相表里），来完成处理食物的重大工程。小肠为脾胃系统的重要组成部分，《素问·灵兰秘典论》认为它的功能是"受盛之官，化物出焉"，即"受盛"与"化物"是小肠的两大功能："受盛"指接受从胃传下来的食物原料；"化物"就是食物原料经小肠处理以后的产品——气血津液与糟粕，这一过程又可以用"分清泌浊"来概括。

脾胃系统的工作原理：人在清醒状态下吃进食物，装入胃中，经胃进行初步处理后变成食糜，再缓缓将食糜排进狭小而漫长的小肠储存起来，等待处理。人进入睡眠状态后，大量的能量集中于小肠，使小肠得以将食糜转化为气血津液与糟粕，化生出来的血藏于肝，经肝的疏泄而运输于周身，糟粕降于大肠与膀胱。也就是说，真正的造血过程是在睡眠中发生的！良好的睡眠有助于脾胃对食物的消化，保持食欲旺盛。《素问·逆调论》说："胃不和则卧不安。"这里的"胃"是广义的，指整个脾胃系统，脾胃不调和可导致睡眠障碍，这是失眠的常见原因之一；反过来，卧不安也可以导致胃不和，睡眠不足（如熬夜或失眠）时食欲减退是临床常见的现象。

收藏精气与制造能量两大功能合起来就是"养精蓄锐"："养精"体现在藏精中，"蓄锐"体现在造血中。这是睡眠的主要功能，通俗地说就是让人体"充电"。

3. 排除垃圾　垃圾是人体不需要的物质。人体垃圾的来源有三个方面：一是食物中的糟粕，二是吸入的空气中的废气，三是各器官组织新陈代谢出来的废物。正常情况下排除垃圾的途径主要是粪便、尿液和呼吸；异常情况下，体表的任何部位和孔窍都可以成为垃圾排出的途径。

身体各个部位都有垃圾，将各部位的垃圾清理到垃圾站（如大肠、膀胱等）的过程需要能量的支持。由于清醒状态时人体会集中能量于各个器官供劳作之用，只有在睡眠状态下，劳作停止，身体才集中能量于内部，将各个部位的垃圾清理出来并运送到垃圾站储存起来。正常情况下，一个健康人在凌晨睡醒后，自然会有大、小便的便意，且会有蓬头垢面的现象，这便是在睡眠中身体在清理垃圾的体现，故晨尿与晨粪是尿液与粪便化验的最好样品，最能代表体内的新陈代谢情况。睡眠不足容易造成垃圾停留在体内不能及时排出，可导致各种疾病的产生。

4. 消除疲劳　人体从事各种体力或脑力劳动以后必然产生疲劳，疲劳是能量消耗达到一定程度以后出现的一种自我感觉，休息是消除疲劳唯一可行的方法，真正的休息就是睡眠。经过充足的睡眠后，由于身体得到"充电"，能量重新蓄积，各个肢体器官在劳作以后消耗掉的能量重新得到补充，于是疲劳的感觉不复存在，"满血复活"的感觉油然而生。

5. 自我康复　所有生命都是智能的，具有自我修复身体损伤的天然机能，称为"自我康复"，人体同样如此。什么时候进行自我康复呢？主要在睡眠中。自我康复的过程，就是身体调动气血到生病的部位去修复损伤，抵御外邪，而在清醒状态下往往有繁重的工作，身体不得不集中气血于大脑或躯体供人体使用，只有在各种劳作暂时停止的睡眠状态下，才能调动能量于生病的部位完成自我康复。很多疾病（如感冒、耳鸣、眩晕、耳聋等）在得到良好的睡眠后症状会立即减轻甚至痊愈，就是自我康复的证明，儿童的生长发育也主要是在睡眠中完成的。故健康的睡眠是促使自我康复、保障儿童健康发育成长的重要条件，而睡眠不足是疾病迁延不愈、儿童生长发育迟缓的重要原因。

（二）健康睡眠的原理

睡眠具有如此重要的功能。怎样睡眠才是健康的呢？其中又蕴藏着怎样的原理？以下从中医角度谈六个方面的原理：一日四季，睡眠时长，睡眠周期，黎明即起，既昏便息，午睡养神。

1. 一日四季　地球自转一周为一天，地球绕太阳公转一周为一年。在中医看来，一天是一年的缩影。一年分春、夏、秋、冬四季，一天也有四季，每一季有三个时辰（6 个小时），即春季对应的时间是寅卯辰时（3 点至 9 点），夏季对应的时间是巳午未时（9 点至 15 点），秋季对应的时间是申酉戌时（15 点至 21 点），冬季对应的时间是亥子丑时（21 点至 3 点）。需要注意的是，十二时辰是以太阳为标准的，较之按钟点计算的北京时间更准确一些（表 8 - 1）。

表 8 - 1   一日中的四季

四季	时辰	钟点
春	寅卯辰	3 ~ 9 点
夏	巳午未	9 ~ 15 点
秋	申酉戌	15 ~ 21 点
冬	亥子丑	21 ~ 3 点

春生、夏长、秋收、冬藏是四季的特点，人体与之相应，睡眠是一种收藏行为，故冬藏的时段（亥子丑时，大约相当于 21 点至 3 点）便是标准睡眠时间，也就是说，以子时为中点，往前、后各延长一个时辰，在这个时段睡眠的效率最高。

2. 睡眠时长   一天需要多长时间的睡眠？中医认为，标准的睡眠时间是三个时辰，即 6 个小时，但必须是一日中属冬藏的亥子丑这三个时辰，在什么时段睡比睡了多长时间更重要，这里面有一个天人相应的整体观念。如果不是在这个时段睡，即使睡得时间更长，可能睡眠效率也不高。

由于一年中的四季昼夜长短有所不同，在昼长夜短的季节，睡眠时间可以在标准时间基础上适当缩短一些；在昼短夜长的季节，睡眠时间可在标准时间基础上适当延长一些。这也是天人相应的另一种体现，这一点在《素问·四气调神大论》中用"早卧早起""早卧晚起""夜卧早起"等三种情况来加以区分。

具体来说，春季与秋季是昼夜平分的季节，以亥子丑三个时辰作为标准睡眠时长，在这个时段睡眠称为"早卧早起"；冬季昼短夜长，可以适当延长睡眠时间，例如晚一个时辰起床，使睡眠时长达到四个时辰，称为"早卧晚起"；夏季昼长夜短，可以适当缩短一些睡眠时间，如晚一个时辰入睡，使睡眠时长缩短至两个时辰，称为"夜卧早起"。

"早卧"的标准是亥时入睡，"夜卧"的标准是子时入睡；"早起"的标准是寅时起床，"晚起"的标准是卯时起床。

可见，对于一个正常成人来说，在夏季睡眠时长最短可仅为子丑两个时辰（4 个小时），在冬季睡眠时长可延长到亥子丑寅四个时辰（8 个小时），在春秋两季以亥子丑三个时辰（6 个小时）睡眠为好。无论任何季节，子丑两个时辰（23 点至 3 点）必须在睡眠中度过，这是底线。至于儿童及病人，由于生长发育及自我康复的特殊需要，睡眠时间在以上标准时间基础上可适当延长一些。

3. 睡眠周期 睡眠分"浅睡"和"深眠"两个阶段。"睡"字由"目"和"垂"组成，目垂下来就是眼睛闭起来，但此时对周围的响动还是很容易知道的，故谓之"浅睡"；"眠"与"瞑"字相通，小篆写作![瞑字小篆]，字形像一个人躺在一个封闭的场所酣睡，故谓之"深眠"。

睡眠是在浅睡与深眠中交替进行的，一次交替称为一个睡眠周期，一个睡眠周期1.5~2小时，故一夜中有4~5个睡眠周期。浅睡状态下易被唤醒，没有眼球运动，且无梦；深眠状态下不易被唤醒，有眼球运动，必有梦。浅睡与深眠的区别见表8-2。所有睡眠的功能都是在深眠中才能完成的，因此，深眠的时长代表睡眠的质量。

表8-2 浅睡与深眠的区别

区别点	浅睡	深眠
眼球运动	无眼球运动	有眼球运动
有梦与否	无梦	有梦
唤醒	易被唤醒	不易被唤醒

光照可影响睡眠的深浅，在黑夜无光照的情况下容易进入深眠，在白天或有光照的情况下多为浅睡，不易进入深眠，故即使将睡眠时间延长，也无法提高睡眠质量。子时为一天中最黑暗的时段，以此时辰为中心便成为睡眠效率最高的时段。

4. 黎明即起 健康睡眠关键在于两件事：一是起床，二是入睡。这两个关键点抓住了，健康睡眠便得到了。

起床是健康睡眠中最关键的一个环节，起床时间选对了，夜晚便容易入睡，睡眠质量得以提高。什么时间起床合适？中医历来强调早起。何为"早起"？《黄帝内经》说"与鸡俱兴"，就是说鸡鸣时起床可称为"早起"。公鸡打鸣有固定的时间，春夏秋季一般在寅时（3~5点），冬季一般在卯时（5~7点），鸡鸣是提醒起床的很重要的一个时间，与此相关的还有"金鸡报晓""闻鸡起舞"等成语。数千年来，从不依赖钟表计时的传统中国人一直是听着"金鸡报晓"的声音而"闻鸡起舞"的。现代工业化饲养的鸡日夜处在光照之下，对光线的反应失灵了，故多数公鸡失去了报晓的能力，"鸡鸣"已成为一个历史词汇了。

由于正确的起床时间在健康睡眠中非常重要，为了反复提醒人们重视这个时段，古人创造了大量的词汇来表达这个时间，除"鸡鸣"外，还有如"黎明""拂晓""破晓""曙光""凌晨""清晨""清早""平旦""早晨"等，这些都是中文特有的词汇（英语中没有对应的词汇），说明传统中国人非常重视这个时间。在黎明这个时间，只有东方的天空刚开始出现亮光（曙光），大地仍是一片漆黑，地上的公鸡敏锐地感应到曙光而开始打鸣，这便是最佳起床的时间。

　　"黎明即起"是《朱子治家格言》的第一句话，说明养成良好生活习惯的第一件事，就是做到黎明时分起床。黎明时分意味着一日之中的春天已经到来，自然界中清气开始上升，此时人应该让脊柱竖立起来，以利于体内的清气上升而出清窍，使头脑清醒、思维敏捷、耳聪目明，这样一天的劳作效率便会提高；在清气上升的同时也利于浊气下降而出下窍。如果此时还处在睡眠中，则不利于清气上升、浊气下降，整天显得昏昏沉沉，工作效率不高。早晨不能按时起床者，越睡越想睡就是这个原理。

　　"一年之计在于春，一日之计在于晨"，这句古训是有深刻道理的，把握了早晨就把握住了一天，这就是"黎明即起"的重要意义。能否做到"黎明即起"也是考察一个人生活方式是否健康的一项指标。

　　5. 既昏便息　入睡时间是健康睡眠中的另一个关键环节。入睡时间选对了，才会有高效的睡眠。如上所述，由于光照容易影响睡眠质量，故没有光照的昏暗时间便是最佳睡眠时间，这就是《朱子治家格言》所说的"既昏便息"的意思，"昏"就是没有光线，"息"就是休息（入睡）。

　　如果将人工发明的光照除开，地球上光线的唯一来源只有太阳。阳光普照大地的时段谓之"白昼"，日落西山之后的时段谓之"黑夜"或"夜晚"。为了便于估计夜晚黑暗的程度，古人将一夜分为五个时段，一个时段称为一"更"，故一夜分五更，每一更所对应的时间见表 8-3。一夜的中点是三更（子时），这个时间又称"半夜"或"夜半"，此时太阳刚好正对地球的另一面，是地面上最为黑暗的时段，也是阴气最旺的时段，以此时为中心便是最佳睡眠时段。因此，无论任何季节，子时应在深眠中度过，这是健康睡眠的基本要求。

　　古人将健康睡眠的规律总结为"起五更，睡半夜"，即五更时分（寅时）起床，半夜时分（子时）必须处在睡眠之中。

表 8-3　夜更时间表

夜更	时辰	钟点	季节
一更	戌时	19~21 点	秋
二更	亥时	21~23 点	冬
三更	子时	23~1 点	冬
四更	丑时	1~3 点	冬
五更	寅时	3~5 点	春

　　时间如流逝的河水，流走了便不会回头。在没有光照的夜晚睡眠效率最高，一旦错过这个最佳睡眠时间，白天是无法弥补的。

　　6. 午睡养神　与子时最黑暗的时段相对，午时（11~13 点）是一天光照最强的时段，也是阳气最旺的时段。此时过后，阳气逐渐衰减，阴气逐渐增长，故午时是阴阳交替的节点。人经历了半天的劳作，略显疲劳，适合进食午餐，餐后略作休息，是为"午睡"。

午睡与夜晚的睡眠是不同的，其目的并非弥补夜晚睡眠的不足，而在于暂时放下忙碌的工作，闭目养神，让身体暂时得到休整，以利于下午继续工作。无论是否进入睡眠状态都不重要，关键是暂时停止一切劳作。午睡时间不宜与夜晚的睡眠时间相加来计算总的睡眠时间。

午睡的形式可选择平躺或静坐等，时间不宜超过 1 小时，一般来说，20 分钟至 1 小时左右均可，宜在 14 点前完成。若午睡时间过长或过晚，可能影响夜间入睡。

（三）熬夜的危害

如上所述，子时为一日之中最佳的睡眠时段，此时必须入睡，若进入子时（23 点）后仍未入睡，谓之"熬夜"。

"熬夜"是一个非常形象而生动的中文词汇（在英文中尚无相应的词汇），只有在天人合一的中医理论指导下才能清楚地阐述"熬夜"对机体的伤害，只有充分理解熬夜的危害，才能自觉地采取有效措施避免熬夜。熬夜对健康的危害很多，以下简要概括为肾精泄漏、睡眠不足、寿命缩短等三个方面。

1. 肾精泄漏　夜晚是收藏的时间，大自然的阳气收藏起来了，人体与大自然相应，阳气也应当收藏起来，阳气收藏起来的状态就是睡眠。人体的这个"阳气"就是由肾精所变现出来的元阳，睡眠时元阳收藏入肾库成为肾精，若收藏不好，便易泄露，这就是俗称的"上火"。在以子时为中心的夜晚顺应大自然的收藏之气而入眠，有利于肾精的收藏。若错过了最佳收藏时段，在春夏时分（凌晨 3 点以后）阳气生长的时间入睡，由于天人互相感应，不利于肾精收藏，也就是说，肾精容易泄露。所谓"熬夜"，"熬"的便是这个肾精，就像煮一锅汤，只要锅底下的火不撤，锅里的汤便会越来越少，这种情况就称为"熬"。不能按时入睡，人体的肾精也会逐渐泄露而减少，如同熬汤的原理一样。

肾精泄漏而逐渐减少就是通常所说的"肾虚"，熬夜是导致肾虚的常见原因之一，容易导致听力下降、头发早白、牙齿稀疏脱落、眼圈发黑、口腔溃疡、咽干咽痛等症状的出现。

2. 睡眠不足　熬夜带来的睡眠规律改变使睡眠时间往后延，而黎明过后，随着太阳的升起，光照会影响睡眠质量，不易进入深眠状态，故越睡越困，虽然表面上看睡眠的绝对时间很长，但睡眠效率大打折扣，容易造成睡眠不足。熬夜是睡眠不足的两大常见原因之一（另一大原因是失眠），且容易被大多数人所忽视。

由于睡眠中人体在调整自身，长期熬夜造成的睡眠不足，容易导致疲劳无法消除，消化不良，气血化生不足，身体垃圾堆积，免疫力低下，疾病迁延难愈，儿童生长发育障碍等。

3. 寿命缩短　人体有两个"本"，一是先天之本，二是后天之本，前者决定了寿命的长短，后者决定了健康的水平。熬夜既损伤先天之本（肾精泄漏），又损伤后天之本，造成气血化生不足，故若长期熬夜，必然导致整体健康水平下降，寿命缩短，或因慢性病而渐亡，或猝死。

二、食饮有节

饮食是生活方式三大要素之一，而且是最容易发生问题的一个要素。《黄帝内经》用"食饮有节"四个字来作为告诫，意思是饮食的原则重在节制不该吃的食物，说明饮食中最容易发生的问题是不懂得节制。

人类饮食的目的有二：一是为营养而吃，二是为贪图口舌的享受而吃。前者是"为活而吃"，需要满足；后者是"为吃而活"，需要节制。这两个目的经常被混淆，从而使饮食的真相扑朔迷离。

并非吃进去的所有食物都会变成营养，有些食物吃进去后可能变成垃圾。食物的终极转归变成营养还是垃圾，决定因素是人体的食物处理系统——脾胃，了解脾胃的特性与各类食物的特性，是做到"食饮有节"的前提。

（一）脾胃的特性

这里说的"脾胃"指包括脾、胃、小肠、大肠、膀胱、胆等脏腑在内的整套食物处理系统。食物经脾胃处理后，或变为气血津液供人体使用，或变为垃圾。了解脾胃的特性，才能投其所好。

脾胃有两大喜恶：一是喜温燥，恶寒湿；二是喜清淡，恶肥腻。

1. 喜温燥，恶寒湿　温燥与寒湿包括两对矛盾：一是温暖与寒凉，二是干燥与潮湿。

脾胃具有土的特性，土壤只有在温暖的条件下才能生长万物，故春夏季节，气候温暖，万物生长茂盛；冬季寒冷，土地无法长养万物。脾胃与土类似，也只有在温暖的环境下才能化生气血津液，在寒凉的情况下，机体首先必须调动阳气使脾胃温暖后，才能化生气血津液。与体表的温度随外界气温变化而变化不同，肠胃的温度一般是恒定的，这是保证脾胃能正常处理食物的必要条件。如果经常吃进寒凉的食物或药物，人体就要频繁调动阳气来保持肠胃的温度，从而损伤脾阳。

脾胃的另一个特性是喜燥而恶湿，燥通常与温是相关的，温暖则易干燥；湿通常与寒相关，寒则湿气难除。脾胃功能下降时最容易表现出来的就是生痰湿。

2. 喜清淡，恶肥腻　肥腻是"肥甘厚腻"的简称，指难以被脾胃消化、容易滋生痰湿的食物，如蛋白、脂肪、糖分含量很高的食物（肉、鱼、蛋、奶、甜品等）。肥甘厚腻的反面就是"清淡"。其中，"肥"的反面就是"清"；"厚腻"的反面就是"淡"，故清淡与肥腻是一对矛盾。典型的清淡食物为谷类食物，如米饭、面食等。

临床上，"清淡"经常被误解为咸与辣的反面，实际上，咸与辣皆为脾胃所喜，适当的咸与辣对于增强食欲是有益的。

（二）各类食物的特性

中医将食物分为四大类，即谷类、菜类、果类、肉类。四类食物的特性如下。

1. 谷类　谷类食物指以稻米、小麦等为主的一类食物，其味甘入脾，性平，不寒不热，是典型的清淡食物，为脾胃所喜，最容易被脾胃化生为营养物质，即气血津液，产生较少的垃圾。故《黄帝内经》说"五谷为养"，饮食的主要目的便是"养"，即长养气血，吃五谷便可以达到长养气血的目的，故中医将这类食物定为主食。"主食"就是主要的食物，也可以说是最有营养的食物，是人体为了营养而必吃的食物。

2. 菜类　菜类指各种蔬菜。与谷类食物相比，蔬菜一般水分偏多，故大多偏于寒凉。中国传统的饮食习惯中，蔬菜大多是进行烹调以后熟吃，在蔬菜的烹调过程中用到的作料（如油、盐、姜、蒜、辣椒、胡椒、花椒、桂皮、八角、茴香、紫苏等）大多是温性的，恰好可以中和蔬菜的凉性，故烹调得当的蔬菜可以保护脾胃不受损害。

谷类食物虽容易化生营养，但缺点是味淡，难以刺激食欲；蔬菜经加入适当的作料烹调后具备了能刺激食欲的味道，可辅助吃主食。

3. 果类　果类包括水果和坚果。

水果的特点是甘甜可口，但因水分多，故大多偏于寒凉。与蔬菜的寒凉可通过烹调手段中和不同，水果很少烹调后才吃，一般都是生吃，故属生冷之物，其寒凉之性无法调和，若吃得过多，可损伤脾阳。

坚果的特点是香口，但因油脂多，与谷类食物相比，相对难消化，若吃得过多，易加重脾胃负担。

4. 肉类　肉类指动物性食物，包括鱼类、肉类、蛋类、动物奶类等。其特点是脂肪与蛋白含量很高，属肥甘厚腻类的食物，脾胃不容易消化。若吃得过多，容易加重脾胃负担，导致痰湿滋生。

（三）饮食的原则

针对脾胃的特性和食物的特性，《黄帝内经》提出的饮食原则是"食饮有节"，将重点放在节制容易损伤脾胃的食物上，这一原则在现代显得更有意义。随着经济的发达和食物的丰富，可选择的食物品种很多，贪求口舌之欲、不知如何节制成为饮食最容易犯的错误。

如何吃才符合"食饮有节"的原则呢？从保护脾胃这个后天之本的角度来说，饮食宜遵循两大原则：以粮为纲；慎肥勿凉。

1. 以粮为纲　"粮"指以稻米、面食为主的传统谷类食物，也就是传统的主食。

"以粮为纲"的意思就是围绕主食而吃，主食宜多不宜少，应占据饮食的大部分比例，以满足身体的营养需求。

中医历来将稻米视为健脾的食物，许多古方应用稻米来达到保护脾胃的目的，如半夏秫米汤、白虎汤、附子粳米汤、竹叶石膏汤、桃花汤、理中汤等。

米饭的重要性早已融入中国文化，如"吃饭"早已成为饮食的代名词，"一粥一饭，当思来之不易""人是铁，饭是钢"等是家喻户晓的语句，重视米饭的营养价值成为中国饮食文化的代表，是中国的先祖们在长期的饮食实践中得出的结论，其中蕴含着深刻的科学原理。

主食富于营养，易于消化，但味道平淡，不易刺激食欲，与烹调得当的蔬菜搭配，则既能刺激食欲，又能得到营养。

2. 慎肥勿凉　　"慎肥勿凉"指须节制两类食物的摄入：一是肥甘厚腻的食物，二是生冷寒凉的食物。前者不易为脾胃所消化，增加脾胃负担，容易生成痰湿；后者容易损伤脾阳，造成脾胃功能减弱。脾胃为后天之本，脾胃损伤则百病由生。

这两类食物皆有很好的口感，为口舌所喜，故节制不易，这也是造成很多慢性疾病迁延难愈的原因之一。古人云："饮食男女，人之大欲存焉。"贪图饮食之欲是人的"大欲"之一，控制饮食的诱惑需要相当大的毅力，这大概就是《黄帝内经》将"食饮有节"作为饮食原则加以强调的主要原因。

三、不妄作劳

劳作是人类生活不同于动物的最大特点。劳作包括运动、工作或学习、休闲娱乐（如旅游）等一切体力或脑力劳动，是在意识的控制之下所进行的身体劳动，必然伴随各种各样的心情。

对于劳作，《黄帝内经》的指导原则是"不妄作劳"，即不要在妄念的指导下进行有害身体健康的劳作。这里涉及两个方面的问题：一是从事什么劳作是合适的？二是心情如何？以错误的观念指挥身体做错误的事，或心理不健康，都属于"妄作劳"。

以下重点介绍运动和心情对身体健康的影响。

（一）运动

运动指专门为了身体健康而进行的各种躯体动作，又称"体育运动"，如跑步、打球、游泳、健身等。适度的运动对健康有益，过度的运动则有害于健康。

1. 运动的目的　　为什么要运动？运动能达到什么目的？许多人以为运动越多越好，运动能帮助消化、排毒、减肥、增强体力、强健肌肉关节、增强抵抗力等，其实这些都是妄念。若运动不当，不仅达不到这些目的，还可能走向这些目的的反面。

运动的真正目的在于促进气血运行。"运"的是气血，"动"的也是气血，并非一定是躯体不停地做出各种动作才是"运动"。由脾胃所化生的气血津液需要运行于周身，才能发挥其作用，哪一个部位的气血不到，就会出现相应的症状。选择适当的躯体运动，使身体调动气血到达四肢、躯干，有利于气血运行畅通无阻。但过度的躯体运动，则有耗伤气血之虞，为"妄作劳"的表现之一。

2. 运动的形式 运动的形式可以多种多样，只要能达到运行气血的目的，都是合适的运动，没有一种运动形式对于所有人都是最好的，也不宜刻板地规定运动量。选择什么样的运动形式，宜根据自己的喜好而定，运动时的心情比运动方式更重要，选择自己喜爱的运动方式，则运动成为一种娱乐，心情舒畅有利于气血运行；若盲目跟风，进行自己不喜欢的运动，则可能是徒耗能量，达不到运动的目的。例如有些人以为游泳是最好的运动，但实际上由于不会游泳，在水里便有紧张感，那么这样的运动便有害无益。

中医所提倡的运动都是一些促使身体的筋骨更加柔软的运动，如太极拳、八段锦、抻筋、瑜伽、体操等，甚至打坐也可以看作一种运动，这些运动方式注重形神兼备，强调心静，能促使筋骨柔软、经络畅通，促进气血运行，不会增加肌肉和关节的负荷，故不会造成关节的磨损，也不容易产生疲劳。

最理想的运动，不是辟出专门的时间从事专门的运动，而是与正常劳动/工作结合在一起。如从事各种体力劳动的工作本身就是最好的运动，无须再另外进行刻意的运动；对于长期坐着办公的人来说，也可以选择上下班的路上运动，如少坐车、电梯，尽可能以步代车、走楼梯，既环保又能达到运动的目的。

3. 运动的误区 运动并非越多越好，过度的运动对于健康有害无益。从中医养生角度而言，剧烈运动、夜晚运动、食后运动等皆属不当的过度运动，系错误理解运动目的的一种"妄作劳"行为，宜尽量避免。

（1）剧烈运动：许多人将"锻炼身体"误解为增加运动量，以为运动量越大，身体便越能得到锻炼，体质越会增强。其实，以挑战身体极限、大量出汗为目的的剧烈运动，容易造成气血津液随着大汗而耗散，产生疲劳，不仅不能起到"锻炼身体"的作用，还会因气血过度耗损而使体质更为虚弱、抵抗力下降。故这样的运动方式，无论对于病人还是正常人，中医均不提倡。

（2）夜晚运动：现代很多人白天工作忙碌，抽不出时间运动，只有晚上才有时间运动，故将运动时间选在夜晚。从中医角度看来，夜晚运动对于身体健康有害无益，不宜提倡。

夜晚天地的阳气收藏起来了，人与天地相应，阳气也应收藏，适合于睡眠。运动时，身体不得不调动阳气到四肢及躯干，并使人兴奋，与夜晚收藏的需要刚好相反，故属违反自然的一种"妄作劳"行为。《素问·生气通天论》说："日西而阳气已虚，气门乃闭。是故暮而收拒，无扰筋骨，无见雾露。"夜晚运动带来的直接后果除了消耗阳气外，还有睡眠时间延迟产生的继发性危害。

（3）食后运动：许多人以为运动能帮助消化，故每天饮食后便进行走路等运动。

其实，这是流行甚广的一种误区。

胃肠道处理食物需要能量的支持，进食之后，胃部一下子增加了很多食物，身体需要调动能量到胃肠去处理这些食物，如果此时去运动，身体不得不额外调动能量到四肢和躯干来，这样到达胃肠的能量就减少了，这不仅起不到帮助消化的作用，反而会妨碍肠胃的消化。真正从帮助消化的角度来说，进食后半小时内不宜运动。

（二）心情

无论是工作，还是运动、休闲等劳作，都是在心情的伴随之下进行的，劳作是看得见的行为，而心情是看不见的，心情对健康产生的影响很大，几乎任何疾病的产生都与不良的心情有关。如何保持良好的心情，既是养生的范围，也是养心（修身养性）的范围。以下仅从中医养生角度简要谈谈心情的分类、心情对健康的影响、心情的产生、心情的调控等。

1. 心情的分类 心情有多少种？中医有"七情"与"五志"的分类。

"七情"指喜、怒、忧、思、悲、恐、惊七种，"五志"指喜、怒、悲、忧、恐五种。"七情"中的"思"不能算是一种心情，主要还是由于担忧而思，可归于"忧"的范畴；"惊"的次数是极为有限的，也不能算是一种心情，大体上可归于"恐"的范畴。故心情虽细分为多种，但大体上不出"五志"的范围。五种心情的实质如表8-4所示。

表8-4　五种心情的实质

心情	事件	满意与否	内涵	外在表现	相关内脏	气的运行
喜	已发生	满意	高兴	笑	心	气畅
怒	已发生	不满意	怨人	骂	肝	气上
悲	已发生	不满意	怨己	哭	肺	气郁
忧	未发生	不满意	担心	哭	脾	气郁
恐	未发生	不满意	害怕	哭	肾	气下

五种心情再进一步归类，可分为两类：一类是积极的心情，以"喜"为代表；另一类是消极的心情，怒、悲、忧、恐四种都属于这一类。

2. 心情对健康的影响 心情对健康的影响主要体现在两个方面：一是影响五脏的功能，二是影响气血的运行。

（1）积极的心情：积极的心情就是欢喜，它代表愉快，对健康的影响是正面的。"喜"所对应的五脏是君主之官的心，君喜则臣安，故心喜则脏腑安。在心情愉快的状态下，脏腑各司其职，气血津液运行畅通无阻，容易到达全身各个部位，故能保持身体健康。保持心情愉快是保持健康的秘诀之一。

（2）消极的心情：消极的心情主要有怒、悲、忧、恐四种，对脏腑功能及气血运行均易产生不良影响，从而危害健康。按对气血运行的影响，可将消极的心情分为气上、气下、气郁三类。

1）气上：以怒为代表，《黄帝内经》说"怒则气上"。怒所针对的事件多已发生，但不满意，因而迁怒于别人。怒所对应的五脏是肝，肝的功能主要是疏泄，使气血往外、往上运行，但发怒的时候，容易使肝的疏泄过度，以致气上而不下，气血往头面涌，不能下行，可出现面红目赤，甚则上部出血等表现，危害健康。

2）气下：以恐为代表，《黄帝内经》说"恐则气下"。恐所对应的事件多未发生，尽管很不情愿事件发生，但自认为发生的可能性很大，因而感到恐惧、害怕。恐所对应的五脏是肾，肾的主要功能是藏精，恐惧则伤肾，使气往下走而不能上行，容易导致大小便失禁、肾精泄漏等情况发生，危害健康。

3）气郁：以悲、忧为代表，《黄帝内经》说"思则气结"。悲是针对已发生的不满意事件产生自责的一种心情，忧是针对尚未发生但又很可能发生的不满意事件感到担忧的一种心情，二者对气的运行影响有共同点。悲对应的五脏是肺，肺的功能主要是肃降，即使气往内收、往下降，悲哀的情绪容易刺激肺，使肃降过度，气收而不展，故易产生气郁；忧对应的五脏是脾，忧思易伤脾，脾属土，土伤易壅滞，也就是"气结"。故悲与忧的后果都是使气郁结而不能运行，现代所流行的抑郁症大多属于这一类。

3. 心情的产生　不同的心情是如何产生的？追根溯源，所有的心情都源自欲望。

凡是人都有各种欲望，当欲望得到满足的时候，便产生欢喜的心情。当欲望不能得到满足的时候，便会产生压力。压力增加到一定程度时，便需要寻找一个出口以释放压力，若选择释放压力的途径是不健康的，便会产生各种消极的心情。例如将自己的欲望得不到满足的压力释放到别人身上，就会使气血往上走，产生抱怨，甚至愤怒、憎恨的消极心情；若将欲望得不到满足的压力释放到自己身上，就会使气血往下走或郁结不行，从而产生恐惧、担忧、悲哀等消极的心情。

4. 心情的调控　针对心情产生的原因，欲保持良好的心情，可从节制过度的欲望及寻找正常途径宣泄压力入手。

（1）节制欲望：人的欲望可分生理的与心理的两类。生理欲望是有限的，为了健康地活着所需要的并不多，无非温饱眠而已；但心理欲望却是无限的，如名利、食色等。简单地说，就是需要的不多，想要的太多。故若不懂得节制心理欲望，任其膨胀，将是一个无底洞，永远也填不满，人也就永远也得不到真正的快乐。

中华传统文化一直倡导节制过度的欲望，无论对于自身健康还是修己安人都是有利的。《素问·上古天真论》提倡"志闲而少欲，心安而不惧""恬淡虚无，真气从之"，这是长命百岁的秘诀之一，若"不知持满""务快其心"，则是半百而衰之由。《道德经》认为"知足者富""祸莫大于不知足"，也是在告诫人们节制自己过度膨胀的欲望，珍惜已经拥有的，则容易得到快乐。

（2）正常宣泄压力：压力大多来自家庭、工作/学习或对健康的担忧。压力一旦形成，宜寻找正常途径进行宣泄，避免将压力转化为消极的心情。正常的宣泄途径包括倾诉、自省、劳动等。找个知心朋友进行倾诉，有助于缓解压力，适当的哭泣也是一种宣泄方法，医师经常被病人当作倾诉的对象。找不到合适的倾诉对象，自省也不失为一个好方法，闭门思过，从源头上检讨自己产生压力的原因，少怨人，多思己过，可避免迁怒于人。将压力化作动力，积极投身于劳动中，从劳动成果中使压力得到宣泄，则是较为高级的宣泄方法，如周文王在狱中作《易经》，司马迁在狱中写出不朽的《史记》等。

（刘蓬）

第三节　耳鼻喉病的特殊调护方法

耳鼻喉为五官九窍的重要组成部分，具有特殊的功能，与五脏之间有特殊的联系，患病后有一些特殊的调护方法，在此做一简要介绍。

一、耳病的调护

1. 耳病的一般调护

（1）保护窍道：外耳道较深而长，生活中若不注意，容易有污水进入，潴留而患各种耳病，患耳病后若未注意清洁卫生，则迁延难愈。故保护耳窍的一个重要方法，就是保持外耳道的清洁卫生，防止污水入耳，如洗澡时应防止水入耳道，不要在污水中游泳、跳水，避免污水进入耳内；游泳时可用涂有凡士林的棉球塞入外耳道，以防耳道入水；如有污水不慎进入耳道，应使外耳道口朝下，单足跳跃，使耳内积水倒出。此外，注意经常清洗婴幼儿耳后折缝，勿使汗水、泪水浸渍。

外耳道的耵聍有保护外耳道的作用，不宜自行经常性清理，挖耳不当，极易造成耳道损伤，导致耳疖、耳疮等耳病的发生。应教育小儿勿将玩具、豆类、纸团、珠子等塞入外耳道，以免造成异物停留。

擤鼻的方法不当容易将鼻涕压入耳窍而患耳病，应避免同时捏紧两侧鼻孔用力擤鼻，建议按住一侧鼻孔擤另一侧，然后交换。另外，给婴儿哺乳时若体位不当，也可能使乳汁流入耳窍而患耳病，一般来说，采取头高位、避免平躺哺乳，可避免乳汁入耳。

（2）保护听力：听觉是耳的主要功能，有两大因素容易损伤听力：一是耳毒性药物，如氨基苷类抗生素；二是噪声。故从保护听力的角度，宜尽量避免使用耳毒性药物，因病情需要必须使用时，应严密监测听力变化；尽可能避免噪声刺激，不宜长时间戴耳机听音乐，在噪声环境下工作，应戴耳部防护器，并定期检查听力。

（3）耳部外治法的护理：滴耳是耳部外治常用的方法，应患耳向上，成人可将耳廓向后下方牵拉，滴入药液 2～3 滴。有鼓膜穿孔的患者，在滴入药液后，用手指将耳屏向外耳道口按压数下，以使药液进入中耳，这样的效果更佳。

耳部涂敷法，在施行之前应先行清洁法，用生理盐水、过氧化氢或用中药煎水洗涤患处，以清除外耳或外耳道的脓液、痂块等，使涂敷的药物能直接接触患处皮肤以达到最好的效果。耳内盯聍或异物取出时，应事先向病人解释清楚，以取得患者的配合。

2. 耳病的特殊导引　耳鸣、耳聋、耳眩晕、耳胀等耳病，通常需要较长的时间治疗，指导患者自行做相关的肢体运动或自我按摩，并配合气息的自我调整，有助于加快康复进程。如用双手掌心，对称地按于耳屏部，慢慢地向下、向后至耳根，再向上至乳突、颞部，然后向前、向下回到两侧耳屏，如此轻轻按摩，不计次数，一般按摩至两耳廓潮红发热为度。此法有疏通耳部经脉、通利耳窍的作用，可用于耳鸣、耳聋的防治。又如用手指按摩两耳轮，一上一下摩擦之，不拘遍数，称为"营治城郭"（《内功图说·耳功》），亦有防治耳鸣、耳聋的作用。其他还有耳膜按摩法、捏鼻鼓气法、鸣天鼓法、掩耳去头旋法、耳聋导引法等方法，皆有助于耳鸣、耳聋、耳胀等疾病的康复，具体方法可参看第七章第四节。

二、鼻病的调护

1. 鼻病的一般调护

（1）保护鼻窍：鼻窍作为呼吸的门户，第一时间接触外界空气，易受不洁空气伤害。从保护鼻窍角度而言，宜加强卫生管理，改善工作环境，在高温、多尘的环境中要采取降温、除尘、通风措施。居室内保持空气流通。对于常在大量粉尘、烟雾、空气污秽等不洁环境下工作的人员应当佩戴劳保口罩，加强个人防护。在严寒季节外出时，或鼻鼽患者在春秋季节，为防止花粉过敏，也宜戴口罩。

游泳时，应注意避免污水进入鼻窍。应教育小儿勿将玩具、豆类、纸团等放入鼻腔，以免导致鼻异物。

戒除挖鼻、拔鼻毛等不良习惯，可防止鼻疖、鼻疳等鼻病的发生。

（2）鼻部外治法的护理：外治法是鼻病中经常使用的方法，应在操作者和病人双方的配合下完成，要求做到操作规范、动作轻柔、部位准确。例如施行滴鼻法时，应嘱患者仰卧，肩下垫枕或头后仰并悬垂于床边缘，或者坐位，头尽量后仰，向患侧鼻孔内滴入药水 1～2 滴。应用吹鼻法时，嘱患者暂停呼吸，以免药粉喷出鼻外或者吸入咽喉，引起咳嗽。施行鼻雾化吸入法时，治疗开始后要注意有无呛咳和支气管痉挛，治疗操作时嘱病人进行慢而深的吸气，吸气后稍停片刻，使雾滴吸入更深。施行鼻部涂敷法时，患处有分泌物、脂水、结痂者，应先清洗干净后再涂药物，用药过程中，应观察有无过敏现象及其他不良反应，如果出现不良反应，应立即停药，并行局部清洗。施行鼻内塞药法时，塞入鼻腔的物体应与鼻腔宽窄合适，儿童使用该法应在大人看护下进行，防止塞入的药物体脱落，吸进气管或者食道导致伤害。使用鼻冲洗法治疗时，冲洗液温度要适宜，避免烫伤鼻黏膜；冲洗时用力不可过大，以免冲洗液呛入气管或者咽鼓管。鼻窦手术或者鼻息肉摘除术后的护理，应注意观察出血情况。术后有渗血，可予以局部冷敷；若出血量多，应认真检查，必要时重新进行鼻腔、鼻窦的填塞。

2. 鼻病的特殊导引　指导患者进行自我按摩，对于防治伤风鼻塞、鼻窒、鼻鼽、鼻槁、鼻衄、鼻渊、鼻疮等鼻病所致的鼻塞、流涕、鼻出血、不闻香臭等症，有一定的作用。

（1）鼻部按摩法：先将双手鱼际互相摩擦至发热，再以双手鱼际贴于鼻两侧，沿鼻根至迎香穴，往返按摩至局部觉热为止，然后再由攒竹穴向太阳穴推擦至局部发热，每天 2～3 次。亦可用两手中指于鼻梁两边揩擦 20～30 次，令表里俱热，每日早晚各揩擦 1 次，并以掌心按摩面部及项后、枕部，每次 10～15 分钟。此法有温通鼻窍的作用，可用于防治鼻塞、流涕、头痛等症。

（2）指压少商或合谷穴：用拇指甲捏少商穴，由轻至重，至头面感到酸麻，如是多次。若火热亢盛者，应先重后轻（泻法）。也可用拇指按压合谷穴，有疏解外邪、疏经通络、通鼻窍、止头痛的作用，可用于防治鼻塞、头痛、喷嚏、流涕等。其他方法如灌溉中岳、热指熨搓迎香穴、拇指指背搓鼻梁、鼻塞导引法、鼻衄导引法、鼻疮导引法等，亦是临床较常用的鼻病导引法，具体方法可参看第七章第四节。

三、咽喉口病的调护

1. 咽喉口病的一般调护

（1）保护嗓音：注意合理用嗓，忌过度用嗓，教师、文艺工作者等用声较多人群，要注意正确发音方法，非工作场合注意声休。在青春期的变声期、妇女月经期及怀孕期特别要防止用声过度。

（2）防止骨鲠：进食时不宜讲话或嬉笑，以防食物误入气道；饮食不宜过速，以防误吞鱼刺、骨头、竹签、谷芒等刺伤咽喉；教育小儿勿将玩具、笔帽、珠子、硬币等放入口内嬉戏玩耍，以免引起咽喉异物或气管异物等严重后果；成人不宜将铁钉、针头等含于口中作业，以免误入咽喉、食管；外出旅行时，不宜饮用沟边、水田边的水，以免误吞水蛭或其他昆虫。

（3）保护口齿：饮食结构合理，忌饮食偏嗜，勿恣食过酸、过甜、过咸或过烫、过冷、过硬的食物，以免损伤牙齿。定期做口腔检查，及时发现口腔病变，及早治疗，如小儿牙齿疼痛、牙齿变黄、变黑应及时诊治，做好防治龋齿工作。定期清除牙石和菌斑，预防牙宣、牙痛等病。

（4）咽喉口部外治法的护理：咽喉口部疾病常用到外治法，无论医生、护理者都应了解和掌握，有些治疗方法需要病人自己完成时，可将方法教给患者本人或家属，总的要求是动作轻巧、准确。如吹喉法，咽喉部吹药时患者应避免吸气，以免将粉末吸入气管内而发生呛咳；吹药时用力要轻，要求药粉均匀撒布于患处周围。噙化法，要求药丸或药片含在口内慢慢噙化咽下，使药物能较长时间浸润于咽喉口腔患处。含漱法，含漱次数不必过于频繁，两次含漱间隔时间不少于 1 小时。咽喉雾化吸入法，治疗开始后要注意病人有无呛咳，治疗时嘱病人进行慢而深的吸气，吸气后稍停片刻，使雾滴吸入更深。烙治法与啄治法均由医生或护士具体实施，操作前应向患者做好解释工作，以解除其顾虑和恐惧，并应认真检查器具，以免脱落造成危险，操作时严格按照注意事项进行，操作动作要迅速、轻柔。喉痈的护理应特别注意成脓的情况，成脓后应及早切开排脓，若为里喉痈，切开时应取平卧头低位，以免脓液流入气管引起窒息；若为喉关痈，可取坐位切开或穿刺抽脓。喉痈切开排脓后，可用吹喉药吹喉，或配合噙化、含漱法。扁桃体切除术后的护理应特别注意术后体位和注意观察出血情况，全麻者未清醒前应采用半俯卧位，局麻者，儿童取平侧卧，成人取平卧或坐位，嘱病人随时将口内唾液吐出，不要咽下，若持续口吐鲜血或全麻儿童不断出现吞咽动作，应立即检查，并可在颈部进行冰敷，随时观察出血量，及时处理。气管切开术后的护理，保持套管内管的通畅，是术后护理的关键，及时吸除套管内分泌物及清洗套管内管，维持下呼吸道通畅，随时防止套管阻塞或脱出，并注意保持适宜的室内温度和湿度，及保持颈部切口清洁。

2. 咽喉口病的特殊导引

（1）叩齿咽津法：是防治口齿咽喉疾病及养生保健的重要方法之一，有治疗齿痛、预防龋齿、固齿牢齿、却病延年的作用。具体方法：嘴唇微闭，舌尖轻抵上颌牙龈内侧，先叩两侧大牙 36 次，再叩门牙 36 次；然后舌尖沿着上下牙床之外侧面，各搅动 10 次；最后将唾液于口内鼓漱 10 次，再分 3 次缓缓咽下。

（2）喉痹导引法：《诸病源候论·卷三十》记载了两种喉痹导引法。其具体做法是：①用两手托住双侧面颊部，手不移动，两肘夹紧胁肋部，腰部同手一样不动。一段时间后，两肋头向外侧抬起，将内功之气从两肋、肘部、臂膊及腰部尽量放出，使肩肘腰气散尽，产生特别舒适的感觉，如此做 7 遍。②一手向一侧外展平伸，五指合并，掌心向上，另一手托住下颌部向反方向牵拉，连续尽力做 14 次，左右侧都如此。然后手下垂不动，头部向左右两侧尽量转动，做快速牵拉动作 14 次。以上两种方法皆有疏通经络、通利咽喉、消肿止痛的作用，可用于喉痹的预防及治疗。

（刘蓬）

参考文献

1. 马烈光. 中医养生学. 北京：中国中医药出版社，2012.

2. 孙广仁，郑洪新. 中医基础理论. 北京：中国中医药出版社，2012.

3. 王德鉴. 中医耳鼻咽喉口腔科学. 北京：人民卫生出版社，1994.

4. 王永钦. 中医耳鼻咽喉口腔科学. 北京：人民卫生出版社，2002.

5. 王士贞，刘蓬. 中华医学百科全书·中医耳鼻咽喉口腔科学. 北京：中国协和医科大学出版社，2016.

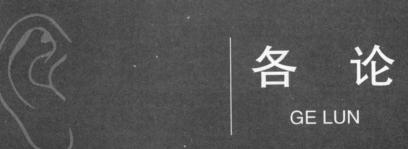

各 论

GE LUN

第九章 耳部常见疾病

第一节 耳 鸣

耳鸣是以自觉耳内或头颅鸣响而无相应的声源为主要特征的病证。在头颅鸣响者也称"颅鸣"或"脑鸣"。耳鸣既是多种疾病的常见症状之一，也是一种独立的疾病。

耳鸣是一种极为常见的现象，普通人群中耳鸣患病率约20%，其中大部分耳鸣者置之不理，只有约20%的耳鸣者寻求医疗帮助，这种现象在其他疾病中是很少见的。耳鸣在各年龄中均可发生，但10岁以下的儿童发生耳鸣者较为少见，在就医的耳鸣患者中以中青年为多，其中比较严重的耳鸣约占20%。

临床上耳鸣与耳聋经常伴随出现，约2/3的耳鸣者伴有不同程度的听力下降，但耳鸣与听力下降是两个不同的问题，对患者造成的困扰亦不同，二者之间没有因果关系，应区别对待。社会上普遍流行"鸣久必聋""十鸣九聋"之说，缺乏科学依据。

西医学的原发性耳鸣等可参考本病进行辨证治疗。

【历史源流】

（一）《黄帝内经》对耳鸣的论述

早在《黄帝内经》，就对耳鸣的病机、临床表现及治疗原则已有比较详细的记载。该书共有11篇论及耳鸣，其中《素问》5篇，分别为《通评虚实论》《脉解》《五常政大论》《六元正纪大论》《至真要大论》；《灵枢》6篇，分别为《邪气脏腑病形》《经筋》《厥病》《口问》《决气》《海论》。在这11篇中出现耳鸣者共19次，其中15次称为"耳鸣"，2次称为"耳中鸣"，1次称为"耳数鸣"，1次用"耳为之苦鸣"来描述。在《黄帝内经》出现的19次耳鸣记载中，有2次是在同一段话中重复出现的，故真正论及耳鸣者共17次，阐述了耳鸣的病机、证候及针刺治疗原则，其中2次专门阐述耳鸣的病机，12次阐述耳鸣的证候，3次阐述耳鸣的针刺治疗原则。

关于耳鸣的病机，《素问·脉解》云："所谓耳鸣者，阳气万物盛上而跃，故耳鸣也。"这一句经文是整部《黄帝内经》解释耳鸣病机的精华。《灵枢·口问》进一步强调"胃中空"是导致"阳气万物盛上而跃发生耳鸣"的根本原因："黄帝曰：人之耳中鸣者，何气使然？岐伯曰：耳者，宗脉之所聚也，故胃中空则宗脉虚，虚则下溜，脉有所竭者，故耳鸣。"这里从发病机理上强调了脾胃虚弱是耳鸣发病的根本原因。

关于耳鸣的证候，在《素问·通评虚实论》《灵枢·口问》《灵枢·海论》《灵枢·决气》《灵枢·邪气脏腑病形》《灵枢·经筋》等六个篇章中所描述的耳鸣证候均与脾胃虚弱有关，如《素问·通评虚实论》说："头痛耳鸣，九窍不利，肠胃之所生也。"这里直截了当地点明耳鸣为"肠胃之所生"。《灵枢·口问》说："上气不足，脑为之不满，耳为之苦鸣。"这里说的"上气不足"就是指脾胃虚弱导致的气血津液不足。《灵枢·海论》说："髓海不足，则脑转耳鸣。"这里说的"髓海不足"普遍被误读为"肾虚"，实际上《黄帝内经》的"髓海"是与"气海""血海""水谷之海"并列的四海，"髓海"的实质为津液之海（准确地说就是"液海"），津液由水谷经脾胃化生而来，故"髓海不足"的上位原因还是脾胃虚弱，与"上气不足，脑为之不满"及《灵枢·决气》所说的"液脱者……脑髓消，胫酸，耳数鸣"均为同一个含义而采用了不同的表述方法，与"肾虚"毫无关联。

在《素问·五常政大论》《素问·六元正纪大论》《素问·至真要大论》等三个篇章中6次提到在"厥阴司天"的年份容易出现耳鸣，如《素问·五常政大论》曰："厥阴司天，风气下临，脾气上从，而土且隆，黄起水乃眚，土用革，体重，肌肉萎，食减口爽，风行太虚，云物摇动，目转耳鸣。"《素问·至真要大论》："厥阴之胜，耳鸣头眩，愦愦欲吐，胃膈如寒，大风数举，裸虫不滋。"从所描述的证候中不难发现，尽管"厥阴司天"对应的内脏主要是肝，但所出现的大部分症状都与脾胃的关系更加密切，如体重、肌肉痿、食减口爽、愦愦欲吐、胃膈如寒等，由此可知脾胃虚弱、升降失常是耳鸣发生的关键。《黄帝内经》中描述的耳鸣证候中，与耳鸣关系最密切的伴随症状是眩晕，12次关于耳鸣证候的描述中有10次同时出现眩晕，而同时出现耳聋者只有1次。

关于耳鸣的针刺治疗，《灵枢·厥病》提出了针刺取穴的原则："耳鸣，取耳前动脉……耳鸣取手足中指爪甲上，左取右，右取左，先取手，后取足。""耳前动脉"指手少阳三焦经的耳门穴，"手中指爪甲上"指手厥阴心包经的中冲穴，厥阴和少阳互为表里，针刺这两经的穴位可调节肝胆的升降，以保护脾土不受克制。

（二）历代医家对耳鸣的论述

汉代，在《汉书·艺文志》里记载有《噎耳鸣杂占》十六卷，从书名可以推测，当时耳鸣被视为占卜的征象之一，可惜此书没能流传下来。东汉张仲景编著的《伤寒卒病论》中没有关于耳鸣的记载。

晋代，对耳鸣的治疗除针灸外，还采用外治塞耳的方法，如在《小品方·卷十一》中载有外治法治耳鸣的方剂2首，《肘后备急方·卷六》亦记载有治耳鸣的外治药方2首。

隋代，《诸病源候论》共有7处论及耳鸣，在第二十九卷及第四十八卷中还专立"耳鸣候"和"小儿耳鸣候"进行论述。该书对耳鸣的论述有以下三个特点：第一，首次提出肾气虚可导致耳鸣，如在《诸病源候论·卷十五》中指出："肾气不足，则厥，腰背冷，胸内痛，耳鸣苦聋，是为肾气之虚也，则宜补之。"第二，首次提出风邪侵袭可导致耳鸣，并解释了风邪导致耳鸣的机理，乃是"风邪乘虚，随脉入耳，与气相击，故为耳鸣"。第三，首次提出耳鸣与耳聋密切相关的观点，认为"耳鸣不止，则变成聋"（《诸病源候论·卷二十九·耳病诸候》），"小儿头脑有风者，风入乘其脉，与气相击，故令耳鸣，久即邪气停滞，皆成聋也"（《诸病源候论·卷四十八·小儿杂病诸候》），即认为耳鸣是耳聋的初期阶段，病情尚轻，耳聋是耳鸣进一步发展的结果，病情较重。《诸病源候论》提出的以上三个观点对后世部分医家产生了很深的影响，后世关于"鸣久必聋"的说法即源于此。

唐代，对耳鸣的治疗以外治法为主，如《备急千金要方·卷六》及《外台秘要·卷二十二》中均有药物塞耳以治耳鸣的方药。

宋代，对耳鸣病因病机的认识大多沿袭《诸病源候论》的观点，即主要为肾虚所致，治疗方法除采用针灸及外治法外，也采用内治的方法，且内治法逐渐占据了主导地位。如《太平圣惠方》在第七卷中有"治肾脏风虚耳鸣诸方"一篇，第三十六卷中列有"治耳虚鸣诸方"一篇，两篇共记载了治耳鸣的方剂 19 首，其中 10 首为内服方剂，均为补肾的方剂，9 首外治的方剂。《圣济总录·卷一百一十四》中亦列"耳虚鸣"一节，载方 13 首，其中内服方 11 首，外治方 2 首，且提出了辨证选方的原则，如肾虚用黄芪汤、鹿茸丸，脾肾两虚用肉苁蓉丸，肾虚兼有风邪上攻者用牛膝煎丸等。

金元时期，医林开始学术争鸣，火热派医家刘完素首次提出火热上炎导致耳鸣的观点，他在《素问玄机原病式·六气为病》中将《素问·脉解》提出的"阳气万物盛上而跃"解读为"阳气上甚而跃"，认为主要原因是"水虚火实而热气上甚，客其经络，冲于耳中，则鼓其听户，随其脉气微甚而作诸音声也"。滋阴派医家朱丹溪在《金匮钩玄·卷第一》中亦强调耳鸣以热证为多，同时在《丹溪心法·卷四》中又提出饮酒可导致耳鸣。补土派医家李东垣在《脾胃论》中依据《黄帝内经》，强调包括耳鸣在内的九窍病多属于脾胃功能失调所致。

明代，《医学正传·卷五》提出了"泻南补北"（即泻心火、补肾阴）的治法。《医学纲目·卷二十九》提出"运气耳鸣"的概念，并认为其病机多属风火。《明医杂著·卷三》对耳鸣如蝉进行了专门论述，认为耳鸣不能单从肾虚考虑，应根据不同的辨证分别施治，并提出痰火郁结耳中可导致耳鸣的观点："耳鸣证，或鸣甚如蝉，或左或右，或时闭塞，世人多作肾虚治不效。殊不知此是痰火上升，郁于耳中而为鸣，郁甚则壅闭矣。"《医贯·卷五》提出以手按压耳部来进行耳鸣的虚实辨证，若按压耳部耳鸣减轻为虚证，反之为实证。《景岳全书·卷二十七》更提出了从耳鸣的声音大小及出现的缓急，患者的年龄、体质、生活习惯及其伴随症状等方面进行虚实辨证的方法。

清代医家强调对耳鸣要辨证施治。如《辨证录·卷三》认为耳鸣可有少阳胆气不舒、肾阴不足、心肾不交、阳气不足等证型。《张氏医通·卷八》搜集前贤之说，将耳鸣分为高年肾虚、饮酒过度、血虚有火、中气虚弱、肝胆气实、阳气实热、肾虚火动、阴血不足、肾阳亏虚等类型，分别采用不同的方法治疗。

综上所述，《黄帝内经》首先记载了耳鸣，认为耳鸣的病机是由于脾胃虚弱造成"阳气万物盛上而跃"所致，耳鸣常与眩晕并见，治疗以针刺为主。隋·巢元方《诸病源候论》首倡肾虚及风邪外袭导致耳鸣，并首次提出耳鸣若长期不愈可出现耳聋（"耳鸣不止则变成聋"）的观点，是"鸣久必聋"说的始作俑者。金·刘完素《素问玄机原病式》首倡火热导致耳鸣之说，明·王纶《明医杂著》提出痰火可致耳鸣。这是耳鸣历史上影响至今的一些主要观点来源。

（三）关于耳鸣与耳聋的区分

《黄帝内经》没有将耳鸣与耳聋相提并论，认为二者各有不同的病机与治法。从《诸病源候论》开始认为耳鸣是耳聋的早期表现，言下之意，二者近乎同一种疾病。后世很多医家及近、现代中医著作大多将耳鸣与耳聋作为同一种病证进行阐述。

1994年王德鉴主编、人民卫生出版社出版的《中医耳鼻咽喉口腔科学》首次将耳鸣单独作为一种病证来阐述；2001年王永钦主编、人民卫生出版社出版的中医药学高级丛书《中医耳鼻咽喉口腔科学》沿用了将耳鸣与不同的耳聋分开阐述的方法，但此期间在高等中医药院校的教材中仍然未将耳鸣与耳聋区分开来。2009年王士贞主编的全国高等中医药院校研究生规划教材《中医耳鼻咽喉科临床研究》首次在教科书中将耳鸣与耳聋明确区分开来，确立了耳鸣的定义及可以作为一种独立的疾病看待这样一种概念。2012年熊大经、刘蓬主编的全国中医药行业高等教育"十二五"规划教材《中医耳鼻咽喉科学》首次在全国本科教材中将耳鸣与耳聋明确区分开来，并提出了各自的辨证分型。2016年刘蓬主编的全国中医药行业高等教育"十三五"规划教材《中医耳鼻咽喉科学》进一步明确了耳鸣作为一种独立疾病的定义、诊断要点与鉴别诊断，并完善了耳鸣的辨证分型。

【临床诊断】

（一）诊断要点

诊断是指将耳鸣作为一种单独的疾病看待时必须遵循的诊断要点，如果已确认耳鸣属其他疾病的症状之一，不在此列。

1. 临床特征　耳鸣就是本病的临床特征。但有时病人所说的耳鸣未必就是真正的耳鸣，必须根据耳鸣的定义去判断病人所描述的情况是不是耳鸣。

确认耳鸣必须符合耳鸣定义的两个条件：一是有声感，二是无声源。

（1）有声感：耳鸣必然是患者听到了一种响声，若无响声必然不是耳鸣。耳鸣的声感可从响声特点及响声出现的部位两个方面去把握。

1）耳鸣的响声特点：耳鸣的响声具有无节奏、单调乏味及持续性三个特点。①无节奏。耳鸣都是没有任何节奏的连续不断的响声，有节奏的响声一般都是有声源的，需要与耳鸣加以区别。②单调乏味。耳鸣的响声均为单调乏味、没有任何意义的，被患者描述为蝉鸣声的最多，其次还可被描述为吹风声、流水声、电流声、机器轰隆声、电视无台声、蚊子叫声、沙沙声、吡吡声、嗡嗡声、唧唧声等，多数为一种响声，也有部分患者出现两种甚至数种响声的，对于数种响声者，往往以一种响声为主。③持续性。有临床意义的耳鸣多表现为持续鸣响，持续时间至少在 5 分钟以上，有些很短暂的一过性鸣响大多没有临床意义，可以忽略。耳鸣可以呈间歇性出现，也可以不间断地一直持续存在，以后者为多见。

2）耳鸣出现的部位：耳鸣可以出现在耳中、颅内、颅外、空中等四个部位。①耳中鸣响。患者自觉鸣响的部位在耳中，这是临床上最为常见的，占60%左右，可以出现在一侧耳中（左、右耳出现的概率大致相似），也可以出现在两侧耳中。②颅内鸣响。患者自觉鸣响在头部中央，或偏于一侧，这种情况有时也称为"颅鸣"或"脑鸣"，颅内鸣响与耳中鸣响的机理是一样的，属于同一种疾病的不同表现形式，颅内鸣响占耳鸣患者的20%左右。③颅外鸣响。患者自觉鸣响声出现在头颅表面的某个区域，如后枕部、颞部、头顶部、前额部等，这种情况占耳鸣患者的10%左右。④空中鸣响。患者自觉耳鸣的响声在身体周围的空中，有些患者能准确地描述出响声的部位，如头顶3m左右的距离等，也有些患者不能描述响声的准确部位，只知道响声不在头颅内而在身体以外。空中鸣响占耳鸣患者的10%左右。

（2）无声源：患者听到了一种或数种鸣响声还不能确定就是耳鸣，必须在与患者进一步的沟通中确定没有产生这种鸣响的声源才能最终确认耳鸣。

有声源的响声与无声源的响声，人的感觉是完全不同的。由于有声源的声音有固定的频率和强度，患者可以清晰地描述出这种响声的特点。但耳鸣的响声是没有声源的，也就是说没有一种客观的声音所必须具备的可以测量出来的固定频率和强度，所以患者实际上很难清晰地描述出这种响声，这大概是大多数中国患者习惯于将耳鸣描述为蝉鸣声，而西方的患者却习惯于将耳鸣描述为铃声的原因之一，患者不知道如何描述自己的耳鸣，只好采取大多数人的说法来形容这种响声，其实，被描述为"蝉鸣声"并不意味着这些"蝉鸣声"都是一样的，如果仔细与患者沟通，很多患者便不再描述为蝉鸣声了。

如果患者只是在某种特定的环境里才听到耳鸣声（如电流声、唧唧声等），需要特别注意排除"假耳鸣"，因为这种特殊的环境里很可能有产生这种响声的声源而被患者忽略，即患者所听到的响声实际上是由客观声源发出来的。

2. 主要伴随症状 耳鸣作为一种疾病，主要有两类伴随症状：一类是由耳鸣所继发的症状，另一类是常与耳鸣并存的症状。

（1）由耳鸣继发的症状：听到耳鸣的响声，不同的人会有不同的反应，大多数人对这种响声不以为意，若没有继发的症状，这类耳鸣者往往不会寻求医疗帮助。大约有20%的耳鸣者对耳鸣的响声会产生困扰，因而产生失眠、心烦、焦虑、抑郁、注意力不集中等症状，影响正常生活、学习和工作，其中以影响睡眠最为常见。耳鸣产生了以上继发症状中的一种或数种，这是将耳鸣作为一种疾病诊断的必备条件之一。

（2）与耳鸣并存的症状：经常与耳鸣并存的症状主要有听力减退、眩晕、声敏感、耳胀闷等。

1）听力减退：耳鸣的患者中约2/3伴有听力减退。由于耳鸣伴随听力减退的比例较高，因此很多耳鸣患者误以为耳鸣的响声干扰了听觉，以致听不清别人讲话，这是很多患者对耳鸣产生困扰的原因之一，也是耳鸣与耳聋容易混淆的原因之一。

2）眩晕：耳鸣的患者中约1/3伴有眩晕，这种眩晕多为自觉天旋地转且伴随恶心呕吐，一般在眩晕发作前耳鸣会明显加重，眩晕过后耳鸣会减轻。

3）声敏感：声敏感是对正常人可以接受的外界声音出现不适反应的一种现象，耳鸣的患者中伴有声敏感的比例相当高，占40%～60%。声敏感可以表现为听到外界某些声音后出现耳内回响，这种回响常常被患者错误地当成了耳鸣。一般来说，耳鸣均为在安静环境下比较明显，在有声的环境下耳鸣声被掩盖而减轻，如果患者描述为在某些声音环境中耳鸣加重，应考虑伴有声敏感。由于耳鸣患者伴随声敏感的比例相当高，因此需要区分患者的主要困扰来自耳鸣还是来自声敏感。

4）耳胀闷：耳内胀闷堵塞感是耳鸣患者经常伴随的症状之一，这种耳内胀闷感可以出现在耳鸣的同侧，也可以出现在对侧；单侧耳鸣者可以出现单侧耳胀闷，也可以出现双侧耳胀闷。大约1/3的耳鸣患者可伴随耳胀闷感。

3. 检查　对耳鸣患者，可选择进行外耳道及鼓膜检查、听力学检查、耳鸣心理声学测试、影像学检查等。

（1）外耳道及鼓膜检查：外耳道及鼓膜检查对于耳鸣患者是必须的，主要目的在于了解是否有耵聍栓塞、鼓膜穿孔、中耳积液等情况，因这些情况可能是导致耳鸣的原因之一。

（2）听力学检查：对于耳鸣患者，进行详细的听力学检查以了解听力情况也是必须的。听力学检查方法包括音叉试验、纯音听阈测试、言语测听、声导抗测试、耳声发射测试、听脑干反应测试等。进行听力学检查的目的是了解各频率有无听力下降；若有听力下降，程度如何，听力下降的病变部位在中耳、内耳还是蜗后。具体检查方法参见第三章第一节。

（3）耳鸣心理声学测试：利用纯音听力计或专门的耳鸣检测设备进行耳鸣心理声学测试，有助于了解耳鸣的一些心理声学特性。耳鸣心理声学测试内容包括耳鸣音调、响度匹配，耳鸣最小掩蔽级测试，耳鸣残余抑制试验等。具体测试方法参见第三章第一节。

（4）影像学检查：经过系统的听力学检查，若高度怀疑蜗后病变，可选择进行颅脑 MR 或 CT 等影像学检查，以排除可能存在的听神经瘤等颅内占位性病变。

4. 耳鸣严重程度评估　合理评估耳鸣的严重程度，对于治疗决策及评价治疗效果都具有重要意义。

耳鸣是一种主观感觉，没有任何检查方法可以检测到耳鸣是否存在，不同的人对耳鸣的反应完全不同。耳鸣的这种主观特性决定了评估其严重程度不能依赖于某个客观检测指标，只能根据耳鸣的特点，从与患者的详细交流所获得的信息中进行评估。

一般可采用耳鸣评价量表（tinnitus evaluation questionnaire，TEQ）来评估耳鸣的严重程度，即根据与患者交流所获得的以下六项指标进行综合分析，做出评估。

（1）耳鸣出现的环境：耳鸣的特点一般是在安静环境下较明显，在有声的环境中容易被掩盖，但程度较重的耳鸣即使在嘈杂的环境下也可以听到。因此，询问病人耳鸣仅出现在安静环境，还是在一般环境，或是在任何环境下（包括车水马龙的大街上）都能听到，可以对耳鸣的严重程度有一个初步估计。

（2）耳鸣持续的时间：有些耳鸣是持续性的，经年累月从不间断，也有些耳鸣是间歇性的，后者又有间歇时间长短的区别。从耳鸣的持续时间上可以对其严重程度做一个区分，毫无疑问，持续性耳鸣较之间歇性耳鸣更严重。

（3）耳鸣对睡眠的影响：在耳鸣给患者造成的一系列影响中，对睡眠的影响是最容易发生的，由于睡眠需要一个安静的环境，耳鸣往往又在安静的环境下最明显，因而最容易干扰睡眠，而睡眠不足反过来又加重耳鸣，形成恶性循环。所以询问病人的耳鸣是否对睡眠造成了影响以及影响的程度，可以从一个侧面区分耳鸣的严重程度。

（4）耳鸣对情绪的影响：耳鸣常常影响病人的情绪，例如导致恐惧、忧郁、焦虑、困惑、紧张、心烦等，对于不同心理素质的人其影响程度是不同的，有些人长期耳鸣却若无其事，而有些人觉得耳鸣令其难以忍受，寝食难安。因此，询问病人对耳鸣是否感到烦扰或担心，是评估耳鸣严重程度不可忽视的重要指标。

（5）耳鸣对生活和工作的影响：耳鸣常常给病人的生活和工作带来各种不良影响，例如使注意力难以集中、影响听别人的言语、影响阅读和思考等，其影响的程度在不同的人是完全不同的，有些人尽管长期耳鸣，但可能对生活和工作没有任何影响，而另一些人则影响的程度很大，最严重的可能根本无法工作。所以了解病人的耳鸣对生活和工作是否造成了影响以及影响的程度，可以从另一个侧面评估耳鸣的严重程度。

（6）病人自己对耳鸣的总体感受：耳鸣的主观特性决定了在评估严重程度时决不能忽视病人自己的总体感受，包括病人体验到的耳鸣响度以及由耳鸣引起困扰的程度。实际评估时，这个指标可以借鉴评估疼痛严重程度中普遍采用的 VAS 法进行打分。

以上 6 项耳鸣严重程度评估指标的评分标准见表 9-1。

表 9 – 1　耳鸣评价量表（TEQ）及评分标准

评估指标	0 分	1 分	2 分	3 分
1. 什么环境下可听到耳鸣？	无耳鸣	安静环境	一般环境	任何环境
2. 耳鸣呈持续性还是间歇性？	无耳鸣	间歇时间大于持续时间	持续时间大于间歇时间	持续性耳鸣
3. 耳鸣是否影响睡眠？	无影响	有时影响	经常影响	总是影响
4. 耳鸣是否影响情绪？	无影响	有时影响	经常影响	总是影响
5. 耳鸣是否影响工作/学习？	无影响	有时影响	经常影响	总是影响
6. 患者觉得耳鸣有多严重？	0　　1　　2　　3　　4　　5　　6			

根据以上 6 项指标的总评分，将耳鸣的严重程度分为五级：

Ⅰ级：1~6 分；

Ⅱ级：7~10 分；

Ⅲ级：11~14 分；

Ⅳ级：15~18 分；

Ⅴ级：19~21 分。

（二）鉴别诊断

做出耳鸣的诊断之前，需要与幻听、体声、声敏感、听力减退、生理性耳鸣、症状性耳鸣等进行鉴别。

1. 幻听　幻听与耳鸣的共同特点是没有声源的情况下却听到了响声，只是响声的内涵完全不同：一种为有意义的响声，如讲话声、唱歌声、音乐声等；另一种为单调乏味、没有任何意义的响声。前者为幻听，后者为耳鸣（表 9 – 2）。

表 9 – 2　耳鸣与幻听的鉴别要点

鉴别要点	耳鸣	幻听
相同点	无声源的情况下听到了响声	
不同点	单调乏味的响声	有意义的响声，如音乐、言语等

2. 体声　体声也是听到了一种无意义的响声，但这种响声是有声源的，声源来自自己的身体，如耳周围血管的搏动、肌肉的痉挛颤动、关节的活动、耳中液体的流动等，这种响声均有一定的规律，如血管搏动产生的响声有与脉搏节奏一致的节奏感，头部肌肉、关节活动或耳中液体的流动产生的响声大多与头部的活动状态有关，由于存在声源，故可被别人听到；而耳鸣的特点是没有节奏的，且多与头部活动状态无关，由于无声源，故只能自己听到而不能被别人听到。

过去有将体声视作耳鸣的一个类型而称为"客观性耳鸣"或"他觉性耳鸣"者，

将真正的耳鸣称为"主观性耳鸣"。由于体声存在声源，不符合耳鸣定义中的两个条件，"客观性耳鸣"或"他觉性耳鸣"这样的名称容易混淆耳鸣的概念。耳鸣与体声的临床表现、发病原因、治疗原则都是完全不同的，属于两种不同的疾病，不宜作为一种疾病下的两种类型来对待，故应予以鉴别。

耳鸣与体声的鉴别要点见表9-3。

表9-3 耳鸣与体声的鉴别要点

鉴别要点	耳鸣	体声
共同点	听到了无意义的响声	
有无声源	无声源	有声源
节奏感	持续不间断的响声	有一定节奏的响声
他觉性	别人无法听到	别人可以听到
与动作的关联性	一般与头部动作无关	与头部动作有关联

3. 声敏感 声敏感的主要表现是对正常的外界声音产生了不适反应。"正常的外界声音"有两条标准来界定：一是过去自己可以接受而现在不能接受的声音；二是大多数人可以接受而患者不能接受的声音。"不适反应"有多种表现，如听到某些声音后出现耳内回响、刺痛、胀闷、头痛、头昏、心烦等，大多数患者在外界声音停止后不适反应迅速消失。

声敏感与耳鸣的症状非常相似，都是对响声感到不舒服或心烦。区别：前者对客观存在的外界声音感到不适，后者对无声源的响声感到不适。声敏感可以单独存在，也可以与耳鸣同时存在，故需要仔细询问给患者造成最大困扰的究竟是声敏感还是耳鸣。一般来说，外界声音可以使耳鸣减弱或掩盖，故鉴别声敏感与耳鸣最简单的方法是询问患者在安静的环境下较为舒适还是在有声的环境下较为舒适？如果愿意待在安静的环境下，说明患者的主要困扰是声敏感；如果愿意待在有声的环境下，说明患者的主要困扰是耳鸣。

耳鸣与声敏感的鉴别要点见表9-4。

表9-4 耳鸣与声敏感的鉴别要点

鉴别要点	耳鸣	声敏感
共同点	对声响感到不适	
基本表现	对无声源的响声感到不适	对外界客观存在的声响感到不适
持续时间	持续存在	外界声音停止后症状消失
喜好	有声环境	安静环境

4. 听力减退　耳鸣与听力减退的表现完全相反：前者是听到了挥之不去的声响，后者是听不到该听到的声音。这两个相反的症状本来是不需要鉴别的，但是，临床实际情况却是很容易混淆两个症状。由于耳鸣患者很多合并有听力减退，患者常常误认为耳鸣的响声干扰了听觉，故听不见该听到的声音，如果耳鸣的响声消除了，就应该能听见该听到的声音了。故这种情况下尽管主要的困扰来自听力减退，但患者所诉说的困扰却是耳鸣！

实际上，听不清讲话多是由于听力已经减退，而不是耳鸣这种响声的干扰，没有听力减退的耳鸣患者，在排除注意力不集中的情况下，一般不会觉得听不清讲话，因为耳鸣的响声与外界客观存在的响声是完全不同的（表 9 – 5），故单纯耳鸣的响声不可能干扰正常听觉。

表 9 – 5　耳鸣的声响与外界声音的区别

鉴别要点	耳鸣的声响	外界的声音
共同点	有声响的感觉	
有无声源	无声源	有声源
能否描述	无法清楚描述	可以清楚描述
频谱范围	单调，范围窄	范围宽，富于变化
音量	很小，通常≤10dBSL	舒适听觉的音量：30～40dBSL
掩盖	易被外界声音掩盖	不易被耳鸣声掩盖

注：dBSL 是指听阈以上的分贝数。

医生在与耳鸣患者交流的过程中，首先需要区分的就是：患者的困扰来自对耳鸣这种响声的厌烦，还是听不清该听到的声音。这是两个不同的问题，不宜混为一谈，尤其是在耳鸣合并听力减退的情况下，更需要区分患者最大的困扰究竟是耳鸣还是听力减退。

5. 生理性耳鸣　生理性耳鸣指没有临床意义，也不需要临床干预的耳鸣。需要与有临床意义的耳鸣进行鉴别。

生理性耳鸣主要见于两种情况：一过性耳鸣；极其安静时才听到的耳鸣。

（1）一过性耳鸣：一过性耳鸣指耳鸣一闪而过，持续时间大多在 1 分钟以内（最多不超过 5 分钟），且不再重复出现，这种情况下一般都不需要理会。

（2）极其安静时才听到的耳鸣：有些耳鸣仅在极其安静的环境下、很注意集中精力去听时才能听到，且对睡眠、情绪等均无影响，在通常的环境下听不见耳鸣，这种情况可以视为生理性耳鸣。

6. 症状性耳鸣　耳鸣有时是某些已知疾病的症状之一，有时可以单独作为一种疾病。什么时候应视为其他疾病的症状，什么时候应视为一种独立的疾病，这是需要加以区分的。

很多疾病可以出现耳鸣，如耵耳、脓耳、耳胀等，如果可以确定耳鸣与这些已知疾病有关联，应将耳鸣视为这些疾病的症状之一（西医称为"继发性耳鸣"），不必另行诊断。如果不能确定耳鸣与已知疾病是否有关联，则应将耳鸣单独视为一种疾病进行诊断。

【病因病机】

（一）耳鸣的病机

《黄帝内经》对耳鸣的病因病机作了经典的解释，这种解释至今仍是最圆满的解释。

《素问·脉解》说："所谓耳鸣者，阳气万物盛上而跃，故耳鸣也。"这是对耳鸣病机最简洁而经典的阐述。这里的"阳气"，指清阳之气；"万物"指浊阴（因阳化气，阴成形，万物是有形的）；"盛上"是指浊阴而言；"跃"是指阳气而言。"阳气万物盛上而跃"这句话按现代的语法习惯，应写作"万物盛上而阳气跃"或"阳气跃而万物盛上"，这句话解释了耳鸣发生必备的三个条件：一是清阳下陷，二是浊阴盛上，三是清阳上跃。

耳鸣的响声是如何产生的呢？体内的清阳之气较弱而下陷，浊阴之气较盛且上逆，当较弱的清阳之气往上跃的时候遇到了上方较盛的浊阴之气，必然发生碰撞，而碰撞就会产生响声，如同自然界打雷的原理一样，这就是在人体上方的头部出现响声的机理，这种响声可以出现在耳中、颅内、颅外甚至是空中。

为什么体内会出现清阳下陷、浊阴盛上这样的情况呢？《灵枢·口问》进一步作了解释："人之耳中鸣者，何气使然？岐伯曰：耳者，宗脉之所聚也，故胃中空则宗脉虚，虚则下溜，脉有所竭者，故耳鸣。"这段话的中心词是"胃中空"，这个"胃"是"脾胃"的简称，说明导致耳鸣的主要病机是脾胃失调。

将《素问》与《灵枢》对耳鸣的解释连贯起来，耳鸣的病机就非常清晰了：由于脾胃为后天之本、气血津液生化之源，脾胃所化生的气血津液便是"清阳"的内涵，脾胃失调可导致清阳不足而下陷；脾胃又为升降的枢纽，脾胃失调则易致升降失调，使位于上部的浊阴不能下降。清阳的天性是要往上跃的，在上跃的过程中遇到上方的浊阴之气而产生碰撞，于是产生了耳鸣的响声。

（二）耳鸣的病因

导致脾胃失调出现耳鸣的病因又是什么？主要有三个方面：饮食不节，睡眠不足，情志不遂。

1. 饮食不节 脾主运化，喜温燥而恶寒湿，喜清淡而恶肥腻，故饮食不节最容易损伤脾胃，导致脾胃失调。饮食不节的具体表现为恣食肥甘厚腻及嗜食生冷寒凉两个方面，现代的饮食方式很容易造成这两类食物吃得过多，因此饮食不节导致脾胃失调造成耳鸣者很常见。

2. 睡眠不足 《黄帝内经》有"胃不和则卧不安"的告诫，说明睡眠与脾胃之间的关系很密切，不仅胃不和的情况下可导致睡不安，反过来，睡眠不足的情况下也可以导致胃不和（即脾胃失调）。睡眠不足有两种情况：一是熬夜，二是失眠。这两种情况都是造成耳鸣的常见病因。

3. 情志不遂 生活、工作、学习压力过大，容易造成情志不遂，如思虑担忧过度、焦虑、抑郁等，思虑过度则易伤脾，焦虑、抑郁过度易致肝气郁结，疏泄失常，肝属木，脾属土，木最易克土，故肝气郁结、疏泄失常的情况下最容易影响脾胃的功能，导致脾胃失调而发生耳鸣。

（三）耳鸣辨证分型

以上依据《黄帝内经》分别阐述了直接导致耳鸣的病因和病机。现将耳鸣常见的证候归纳为脾胃虚弱、痰湿困结、肝气郁结、心血不足、肾元亏损、风邪侵袭等六种类型，分别阐述如下。

1. 脾胃虚弱 饮食不节，损伤脾胃，或劳倦过度，或思虑伤脾，致脾胃虚弱，清阳下陷，宗脉空虚，浊阴不降，清阳上跃，与浊阴相击，引起耳鸣。

2. 痰湿困结 嗜食肥甘厚腻或生冷寒凉，损伤脾胃，致脾胃失调，痰湿内生，困结中焦，使枢纽升降失调，痰湿之气上蒙清窍，清阳之气上跃时与痰湿相击，引起耳鸣。

3. 肝气郁结 肝属木，主疏泄，喜条达而恶抑郁。情志不遂，易致肝气郁结，疏泄失常，使气机阻滞，横逆犯脾，则致脾胃失调，使清阳下陷，浊阴盛上，引起耳鸣。

4. 心血不足 心主血。劳心过度，心血暗耗；或大病、久病之后，或长期失眠，心血耗伤；或脾胃气虚，心血化源不足，皆可导致心血不足。血为气之母，心血不足则气亦不足，不能濡养清窍，引起耳鸣。

5. 肾元亏损 肾属水，内藏相火，火生土。恣情纵欲，损伤肾中所藏元气，或年老肾亏，元气不足，精不化气，致肾气不足，无力鼓动阳气上腾，温暖脾土，使脾胃升降失调，导致耳鸣。

6. 风邪侵袭 脾胃失调的情况下，正气常不足。在寒暖失调时，风邪易乘虚而入，侵袭肌表，使肺失肃降，风邪循经上犯清窍，与清阳之气相击，导致耳鸣。

【辨治思路】

（一）辨证思路

1. 耳鸣证型之间的内在联系 根据耳鸣的病因病机，耳鸣既然发生了，必定存在清阳下陷、浊阴盛上的情况，造成这种情况的主要原因是脾胃失调，而脾胃失调可能由于饮食不节、睡眠不足、忧思等原因直接导致，也可能是肝、肾等脏失调而累及脾胃所导致。循着这一思路进行辨证，就不致迷失方向。

耳鸣虽然分为六个证型，但不宜孤立看待，其间是有内在联系的：脾胃虚弱是核心，所有其他证型均与此有关；痰湿困结与心血不足是脾胃虚弱之后产生的结果，即浊阴盛上、清阳下陷的具体体现；风邪侵袭是脾胃虚弱之后对环境的适应能力下降所表现出来的证候，临床上这个证型较少见；肝气郁结与肾元亏虚是导致脾胃虚弱的上位原因之一。

辨证的重点，在于通过望、闻、问、切搜集到的整体信息，找出脾胃失调的证据，并辨别清阳下陷与浊阴盛上何者为主要矛盾，脾胃失调是否牵涉肝、肾等。

2. 辨脾胃失调 脾胃为后天之本，其主要功能是将食物化生出气血津液，并排出湿浊。气血津液即清阳，宜上走头面五官清窍；湿浊即浊阴，宜下走浊窍而出体外。因此，脾胃失调，功能下降后所表现出来的症状主要是不能很好地转化食物而产生的，如食欲减退，多吃一点易腹胀，少吃一点又觉得很易饿，疲倦乏力，大便稀溏或干结；由于"胃不和则卧不安"，故脾胃失调容易导致睡眠质量不好，如入睡困难、睡眠易醒等；舌质淡，边有齿印，舌苔白或腻，脉细或滑。询问患者的饮食、起居，也可以帮助找到脾胃失调的证据，如嗜食肥甘厚腻或生冷寒凉食物者，或有熬夜习惯、经常失眠者，必然会损伤脾胃，易致脾胃失调。

3. 辨清阳下陷与浊阴盛上 耳鸣必然存在清阳下陷与浊阴盛上的情况，这是脾胃失调后最容易产生的两种情况，有时以清阳下陷为主，有时以浊阴盛上为主，有时两种情况都很突出，准确地辨别出来，有助于使治疗更有针对性。

清阳下陷的实质是气血津液化生不足，不能上荣头面五官，外在的表现主要是容易感到疲倦乏力，经常头晕，或下蹲站起时易头晕，面色不华，手足不温（天冷时尤甚），鼻、眼或口腔、咽部容易发干，胆小怕事，经常杞人忧天，担心未发生的事，舌质淡，边有齿印，脉细而弱。

浊阴盛上的实质是痰湿困结体内，并容易占据在人体上部的头面五官，外在的表现主要是头重如裹，头部昏沉感，甚则眩晕发作，天旋地转，恶心呕吐，鼻涕或痰较多，耳内潮湿，口臭，面色晦暗，头面皮肤油脂多，胸脘痞闷，常有便意，大便不爽且溏薄而黏滞，易黏马桶，舌苔厚腻，脉滑。

4. 辨肝木克土 肝属木，脾属土，肝木克脾土是很容易发生的。肝主疏泄，利于气机畅达，肝的疏泄有利于脾胃化生的清阳上行。现代人学习、工作压力较大，心情抑郁的情况常常存在，这种情况容易影响肝的疏泄，肝的疏泄失常极易影响脾胃的功能，使清阳上行受阻，也不利于浊阴下降，故可导致耳鸣发生。以下线索有助于辨别肝木克脾土：心情常常感到抑郁，容易看到负面的事物，难以高兴起来，急躁易怒，入睡困难，或睡眠很浅、易醒，胸胁胀痛，大便不爽，妇女月经不调，乳房有结节，脉弦。

5. 辨肾元亏损 肾为先天之本，主藏精，由精所化的元阳可温暖脾土。肾元亏损的实质是肾中所藏的元阳不足，不能温暖脾土，以致脾土功能失常，导致耳鸣的发生。临床上由肾元亏损不能温暖脾土导致的耳鸣并不很常见，以下线索有助于辨别这种情况：经常熬夜或失眠，很怕冷，气温稍低则手脚冰冷，尿频，夜尿多，大便次数多而稀溏，腰膝酸软，舌质淡胖，脉沉细。

6. 辨虚实 根据耳鸣的发病机理，既有虚的一面（脾胃虚弱，清阳下陷），也有实的一面（浊阴盛上），因此耳鸣的虚证与实证难以截然分开。虚为根本，实为由虚所致，故常为虚中夹实，单纯的实证较少见。

过去有根据病人描述的耳鸣音调、响度来辨别虚证与实证，或通过病人按压耳部时耳鸣是否减轻来辨别虚证与实证。临床所见，单纯以此来作为虚实辨证的依据可能失之偏颇，仍应四诊合参来进行辨证方为全面。亦有根据疼痛喜按、拒按以辨别实证与虚证的，推测耳鸣在有声的噪音环境下加重为实证，在安静环境下加重为虚证。临床所见亦不尽然，因外界的声音有助于掩盖耳鸣的响声，故真正的耳鸣都是在安静环境下更明显，而在有声的环境下减轻甚至听不见。那些诉说在有声音的环境下耳鸣加重者，大多是将声敏感的现象误认为耳鸣了，故以此作为虚实辨证的依据需慎重。

（二）治疗思路

1. 耳鸣的治疗原则 由于脾胃失调导致清阳下陷、浊阴盛上是耳鸣发生的根本，故调理脾胃、升清降浊为耳鸣的基本治疗原则，应作为整个治疗的核心贯穿始终。只要清阳能正常地上达头面五官清窍，浊阴能正常地下降到下窍排出体外，耳鸣发生的条件就不存在了，这就是通过治疗要达到的目的。在这个原则之下，一切有利于保护脾胃、调动脾胃功能的方法，都有利于升清降浊，促使耳鸣减轻；一切可能损害脾胃功能的方法都可能加重耳鸣，不宜轻易使用。

2. 顺从脾胃的特性而治疗 脾胃的特性是喜温燥而恶寒湿，喜清淡而恶肥腻，故在治疗用药时，过于苦寒或滋腻的药，由于易伤脾胃，应慎用。本着药食同源的原则，饮食方面也需密切配合，凡生冷寒凉及肥甘厚腻的食物，皆应尽量控制。

3. 以脾胃为中心而兼顾他脏 脾胃失调可导致血不养心而致心血不足，治疗宜在健脾和胃的基础上，兼顾养心安神；脾胃可因肝气郁结，横逆犯脾而致，或因肾元亏虚不能温煦脾土而致，则应在疏肝或温肾的基础上，再来调理脾胃，方能取得较好的疗效。

4. 耳鸣的治疗方法 耳鸣的治疗方法有内治与外治两大类：内治以辨证应用中药为主，配合饮食调养。外治以针灸为主，配合按摩及导引；利用耳鸣在外界有声的环境下可减弱的特点，对于部分患者可配合声治疗。

【辨证论治】

1. 脾胃虚弱

主证：耳鸣的起病或加重与劳累或思虑过度有关，或在下蹲站起时加重。倦怠乏力，少气懒言，面色无华，纳呆，腹胀，便溏。舌质淡红，苔薄白，脉弱。

治法及方药：健脾和胃，益气升阳。可选用理中汤合益气聪明汤加减，常用药物如人参、黄芪、甘草、干姜、白术、桂枝、石菖蒲、砂仁等。

加减法：腹胀者，可加厚朴、半夏；夜不能寐者，可加半夏、远志；耳闷、苔腻者，可加半夏、厚朴；便秘者，可加厚朴、枳实。

2. 痰湿困结

主证：耳鸣，耳中胀闷。头重如裹，胸脘满闷，咳嗽痰多，口淡无味，大便不爽，或兼眩晕。舌质淡红，苔腻，脉弦滑。

治法及方药：祛湿化痰，升清降浊。可选用涤痰汤加减，常用药物如半夏、胆南星、苍术、人参、茯苓、甘草、陈皮、生姜、枳实、石菖蒲等。

加减法：口淡、纳呆明显，可加砂仁、白豆蔻；失眠，可加远志、合欢皮；胸脘满闷，可加厚朴；咳嗽痰多，可加紫菀、款冬花；眩晕发作者，可加泽泻。

3. 肝气郁结

主证：耳鸣的起病或加重与情志抑郁或恼怒有关。胸胁胀痛，夜寐不宁，头痛或眩晕，口苦咽干，食欲不振。舌淡或红，苔白或黄，脉弦。

治法及方药：疏肝解郁，调和脾胃。可选用逍遥散加减，常用药物如柴胡、白芍、当归、茯苓、白术、生姜、桂枝、甘草等。

加减法：失眠严重者，可加酸枣仁、远志；心烦、焦虑者，可加龙骨、牡蛎；腹胀、大便秘结者，可加厚朴、枳实；食欲不振者，可加砂仁、陈皮；口苦、咽干者，可加桔梗、半夏。

4. 心血不足

主证：耳鸣的起病或加重与精神紧张或压力过大有关。心烦失眠，惊悸不安，注意力不能集中，面色无华。舌质淡，苔薄白，脉细弱。

治法及方药：益气养血，宁心通窍。可选用归脾汤加减，常用药物如党参、黄芪、白术、当归、龙眼肉、远志、酸枣仁、茯神、炙甘草、大枣等。

加减法：心烦失眠、惊悸不安较重者，可加龙骨、牡蛎；食欲不振者，可加砂仁、神曲；大便秘结者，可加麻仁、肉苁蓉；手脚冰冷者，可加桂枝、干姜。

5. 肾元亏损

主证：耳鸣日久。腰膝酸软，头晕眼花，发脱或齿摇，夜尿频多，性功能减退，畏寒肢冷。舌质淡胖，苔白，脉沉细弱。

治法及方药：补肾健脾，温阳化气。可选用附子理中丸加减，常用药物如附子、人参、白术、干姜、炙甘草、桂枝、杜仲等。

加减法：夜尿频多者，可加益智仁、桑螵蛸、菟丝子；腰膝酸软者，可加川续断、桑寄生等；大便秘结者，可加肉苁蓉、柏子仁；食欲不振者，可加砂仁、神曲。

6. 风邪侵袭

主证：耳鸣骤起，病程较短，可伴耳内堵塞感或听力下降。或伴有鼻塞、流涕、头痛、咳嗽等。舌质淡红，苔薄白，脉浮。

治法及方药：疏风散邪，宣肺通窍。可选用芎芷散加减，常用药物如川芎、白芷、生姜、紫苏叶、桂枝、陈皮、半夏、白术、石菖蒲、炙甘草等。

加减法：鼻塞严重者，可加辛夷花、苍耳子；咳嗽者，可加紫菀、款冬花；头痛者，可加细辛；便秘者，可加厚朴、杏仁。

【针灸按摩】

（一）针灸疗法

1. 体针 局部取穴与远端辨证取穴相结合，局部可取耳门、听宫、听会、翳风为主，每次选取2穴。脾胃虚弱者，可加足三里、气海、脾俞等；痰湿困结者，可加丰隆、足三里等；肝气郁结者，可加太冲、丘墟、中渚等；心血不足者，可加通里、神门等；肾元亏损者，可加肾俞、关元等；风邪侵袭者，可加外关、合谷、风池、大椎等。用平补平泻法，针刺后留针20~30分钟，或加用电针。每日或隔日针刺1次。

2. 耳穴贴压 取内耳、脾、胃、十二指肠、肾、肝、神门、皮质下、肾上腺、内分泌等耳穴，用王不留行籽贴压以上穴位，不时按压以保持穴位刺激。4~7日更换1次。

3. 穴位注射 可选用听宫、翳风、完骨、耳门等穴，药物可选用当归注射液、丹参注射液、维生素 B_{12} 注射液、利多卡因注射液等，针刺得气后注入药液，每次每穴注入 0.5~1mL。隔日注射1次。

4. 穴位敷贴 用吴茱萸、乌头尖、大黄三味为末，温水调和，敷贴于涌泉穴；或单用吴茱萸末，用醋调和，敷贴于足底涌泉穴。每日晚上临睡前敷贴，次日早晨起床后除去。

（二）导引法

1. 鸣天鼓法 两手掌心紧贴两外耳道口，两手食指、中指、无名指、小指对称地横按在后枕部，再将两食指翘起放在中指上，然后将食指从中指上用力滑下，重重地叩击脑后枕部，此时可闻洪亮清晰之声，响如击鼓。先左手24次，再右手24次，最后双手同时叩击48次。每日早、晚各做一次，在感到耳鸣比较烦的时候，也可随时做。

2. 营治城郭法　以两手按耳轮，一上一下摩擦之，每次做 3~5 分钟。

3. 鼓膜按摩法　将食指或中指插入外耳道口，使其塞紧外耳道，轻轻按压 1~2 秒钟，再放开，一按一放，如此重复多次。也可用食指或中指按压耳屏，使其掩盖住外耳道口，持续 1~2 秒钟后再放开，一按一放，有节奏地重复多次。在耳鸣伴有耳胀闷堵塞时，行鼓膜按摩常可获得暂时缓解。

【声治疗】

耳鸣是患者体验到的一种声响，外界的声音对耳鸣的声响可起到干扰作用，利用这一特性进行的治疗，称为声治疗。

耳鸣的声治疗主要有三种方法：掩蔽疗法、减敏疗法、音乐疗法。

1. 掩蔽疗法　某些外界特殊声音对某些类型的耳鸣具有暂时抑制的作用，称为残余抑制，这种残余抑制现象可利用听力计发出的各种不同频率的纯音或窄带噪声进行试验而得到证实。

掩蔽疗法即利用耳鸣的残余抑制现象而进行的一种声治疗。方法是在进行残余抑制试验的基础上，让患者听对其耳鸣有残余抑制作用的窄带噪声，音量在耳鸣的响度以上 10dBSL，持续听 30 分钟左右，使耳鸣得到暂时减轻，从而暂时摆脱耳鸣的困扰。

掩蔽疗法对于耳鸣干扰入睡者较为适合：临睡前半小时左右进行掩蔽治疗，使耳鸣暂时减轻，便于入睡。

2. 减敏疗法　对于残余抑制试验阴性者，可采用减敏疗法。方法是让患者处在外界有声音的环境下，使耳鸣被暂时弱化，从而暂时忘掉耳鸣的存在，消除对耳鸣的紧张。虽然外界的声音与耳鸣对患者而言都是响声，但患者通常认为外界的声音与自己无关，不会引起紧张，而耳鸣的响声在自己耳内或头颅，意味着自己的身体有毛病，容易引起紧张。

实施减敏疗法的声音很多，如纯音听力计发出的白噪声、窄带噪声，电脑合成的各种声音，录制的自然界环境里的下雨声、海浪声、鸟叫声、风声等，可让患者在众多的声音中选择自己喜欢的声音，录制到方便携带的声音播放器中（如手机、MP3等），音量调到患者感到最舒适、最自然的大小，不拘时听。

3. 音乐疗法　音乐是一种带有特殊意义的声音，除具有外界声音可弱化耳鸣的特点外，听到喜欢的音乐能使患者产生愉悦的心情，心情放松的情况下对耳鸣的治疗是有利的。

音乐治疗可选择患者喜欢的古典音乐、通俗的民间音乐或歌曲，随时听取。

也可采用五音疗法：根据中医传统的五音入五脏的理论，依中医辨证，在宫、商、角、徵、羽不同音调的音乐中选择合适的传统音乐或歌曲，使音乐在发挥以上各种声治疗效果的基础上，还能发挥调理脏腑的作用。

【医师疗法】

（一）医师疗法的概念

医师疗法是依据中医整体观理念而形成的一套治疗方法，强调医师就是治疗的主体。

医师包含"医"和"师"两层含义："医"指"医术"，即运用合适的内治或外治的医疗技术减轻或缓解患者的症状；"师"指"教师"，医师还有另一个角色是教师，教师的作用是传道与解惑，即通过教育，促使患者改变错误的行为习惯，消除产生疾病的根本原因。"医"着重在术的层面，"师"着重在道的层面，医术与师道在治疗中缺一不可，且应以道御术，即师道为主、医术为辅。师道的目的是指导患者自我调养，医术的目的是借助外力进行主动治疗。

医师疗法强调"三分治、七分养"的原则，即在整个治疗过程中，医师的主动治疗仅占三成，患者的自我调养要占七成，这个原则对医患双方都有十分重要的意义：对医师而言，不应将全部精力放在医疗技术上，应将患者教育放在极其重要的地位；对患者而言，应避免过分依赖于医师的治疗而不做自我努力。

医师疗法建立在整体观的基础上，认为一个整体的人具有自我康复能力，调动患者的自我康复能力是疾病康复的关键。错误的观念带来错误的生活习惯，是致病的主要原因，因此通过医师的教育改变患者错误的观念才能彻底消除病因，获得彻底的治愈。

（二）医师疗法对耳鸣治疗的意义

耳鸣是一种特殊的疾病现象，尽管耳鸣这种响声本身对机体不会造成伤害，对于大部分人而言，听到一种声响也算不上一种痛苦，但对于少部分人而言，由于不理解耳鸣的原因，也不知道耳鸣的后果，担心这种响声对身体会造成不利影响，因而感到十分痛苦，急欲消除它而后快。然而，从医术层面来说，并无任何医疗技术可以令耳鸣立即停止，事实上也无须令耳鸣立即停止，故对于医患双方来说，如果过分依赖医术、寻求速效，就会因看不到耳鸣的即时变化而感到失望，这是很多耳鸣患者对治疗缺乏信心的主要原因。

耳鸣在多数情况下是患者不良生活方式导致后天之本脾胃的功能失调时，智能的机体发出的一种善意的报警声，这种声响本身是无害的。如果造成耳鸣的根本原因（不良生活方式）没有消除的情况下，用特殊的医疗手段使耳鸣立即停止，对整体来说可能会弊大于利。医师在明白这个原理的情况下，通过"师道"的教育使患者也明白这个原理，通过双方的充分交流，发现并纠正不良生活方式，随着脾胃功能的逐渐恢复，耳鸣这种报警声会自然地逐渐减弱乃至消除，适当地运用中药、针灸、按摩、音乐等技术，有助于促使脏腑功能恢复，但不能直接对耳鸣这种声响产生干预作用。

因此，对于耳鸣这种特殊的病证来说，实施医师疗法具有特殊的意义。

（三）耳鸣医师疗法的要点

针对耳鸣的病因病机，对耳鸣患者实施医师疗法应以保护脾胃为核心，师道与医术两个方面都应贯彻这一原则。

1. 师道 师道包括传道与解惑两个方面。

（1）传道：传道的目的在于使患者理解，其睡眠、饮食、心情等日常生活习惯不良是耳鸣的根本原因，只有改变这些不良习惯，才有可能使耳鸣发生改变。

1）调整睡眠：睡眠不足是导致脾胃失调而产生耳鸣的常见原因，睡眠不足有熬夜与睡眠障碍两种类型。①熬夜使睡眠效率降低，经常熬夜易致睡眠不足。对于习惯熬夜者，应通过患者教育使其充分理解熬夜的危害，尽可能做到早睡早起，使工作、睡眠两不误。②睡眠障碍主要有入睡困难与睡眠易醒两种类型，应尽量通过非药物手段（指西药）解决睡眠障碍问题，避免单纯依赖安眠药。

2）调整饮食：饮食不节导致脾胃失调而产生耳鸣，是现代十分普遍的现象。对耳鸣患者而言，调整饮食应强调"以粮为纲，慎肥勿凉"。①以粮为纲，指尽量多吃主食，以利于脾胃消化，化生清阳。②慎肥勿凉，指尽量减少肥甘厚腻与生冷寒凉两类食物的摄入，以利于保护脾胃不受损伤。

3）调整运动方式：不适当的运动，如过于剧烈的运动、夜间运动、餐后运动等，容易耗伤气血津液或影响脾胃消化，不利于脾胃功能的恢复，应尽量避免。

（2）解惑：解惑的目的在于帮助患者消除情绪方面的压力，这些压力可能来自家庭、工作/学习或对耳鸣的担忧。对于来自家庭或工作/学习方面的压力，医师能做的很有限，只能指出问题，让患者自行解决；如果患者的压力主要来自对耳鸣的担忧，则是医师应尽量解决的，如就医的大部分患者担心耳鸣久了会引起耳聋，耳鸣意味着肾虚了，耳鸣可能永远不会好，等等，医师应给予合理的解释，解除患者对耳鸣不必要的紧张和误解，使心情达到放松的状态，可调动患者的自我康复能力，有助于耳鸣的康复。

2. 医术 在患者不良生活方式得以纠正的前提下，合理使用中药、针灸、按摩导引、声治疗等医术中的一种或数种，调理脏腑功能，可以帮助消除身体的一些不适症状，并促进耳鸣的康复。使用医术应贯彻保护脾胃的原则，避免盲目猜证而误用苦寒或滋腻的药物，以免损伤脾胃。

耳鸣的医师疗法中，对医术的使用强调无损害原则，由于任何医术都不能对耳鸣直接产生干预作用，医术的作用只是通过调理脏腑间接达到减轻耳鸣的目的，故选用医术时宜将副作用放在首先考虑的地位，选用对身体损害小、副作用不明显的方法进行辅助治疗，例如药物的使用原则强调有针对性地用药，尽量避免盲目用药，能不用药时尽量不用药；其他一切对身体有创伤的治疗应尽可能避免。

【预防调护】

1. 保持良好的心情。怡情养性，保持恬淡虚无的心态，不急不躁，常怀感恩，避免以自我为中心，易保持心情舒畅，减少压力，防止耳鸣的发生及加重。

2. 保持良好的睡眠。指导患者建立早睡早起的良好习惯，顺应天时，有助于防治耳鸣。

3. 养成健康的饮食习惯。指导患者注意饮食有节，尽量避免肥甘厚腻及生冷寒凉的食物，有助于预防及治疗耳鸣。

4. 避免过分安静。耳鸣通常在安静的环境下容易突显出来，因此，应教育患者尽量避免处在过分安静的环境中，适度的环境声有助于减轻耳鸣的困扰。

【名医经验】

（一）王德鉴医案

郑某，男，34 岁。1991 年 1 月 2 日初诊。

主诉：右耳鸣半年余，加重 1 个月。

现病史：患者半年前开始右耳鸣，听力逐渐减退，曾到多家西医院就诊，按"神经性耳鸣耳聋"进行治疗无效。近 1 个月来耳鸣明显加重，目前昼夜耳鸣，犹如蝉叫，以致睡眠不安，头晕不适，口淡，食欲不振，鼻塞，咽部不适，二便尚调。有"慢性鼻炎"病史。

检查：双外耳道及鼓膜未见异常，纯音测听示右耳中度感音神经性聋。双下鼻甲肿胀，各鼻道未见分泌物引流。舌质淡红，苔白，脉细滑。

诊断：耳鸣，耳聋。

处方：黄芪 25g，党参 15g，白术 12g，法半夏 12g，泽泻 15g，薏苡仁 25g，川萆薢 15g，葶苈子 12g，土茯苓 30g，酸枣仁 15g。7 剂。

1991 年 1 月 9 日二诊：右耳鸣同前，头胀不适，鼻塞，睡眠稍好，时觉右侧肩背痛，舌质淡红，苔白，脉弦细。上方加减如下：

党参 15g，石菖蒲 20g，川萆薢 15g，泽泻 15g，薏苡仁 25g，葶苈子 12g，土茯苓 30g，白芍 30g，龙胆草 15g，柴胡 12g，辛夷花 10g。7 剂。另加服天麻丸。

1991 年 1 月 17 日三诊：右耳鸣声时大时小，但总的来说比服中药前耳鸣程度减轻一些，鼻塞亦减轻，听力无明显变化，舌脉同前。上方继服 7 剂。

1991 年 2 月 22 日因其他病而就诊，询知上方已连续服用 1 个月，右耳鸣明显减轻，仅在极其安静时出现，不影响睡眠，对日常生活起居无干扰，但听力无大变化。

按：本案耳鸣伴听力减退半年有余，兼有慢性鼻炎。四诊合参，王老辨证为脾虚湿困，治疗围绕健脾祛湿进行用药。二诊时兼有肝木克脾土之象，用药兼顾平肝疏土，治疗月余，取得了较好的疗效。

——刘蓬提供

（二）王士贞医案

1. 肝郁脾虚耳鸣案

孙某，女，54 岁。2012 年 3 月 23 日初诊。

右耳鸣约 5 个月。症见：右耳鸣，安静环境鸣甚，耳鸣如洗衣机声，自觉听力无明显下降，偶左耳也鸣，无眩晕。口不干，痰少，烦躁不安，夜间难以入睡，胃纳可，二便调。脉细滑，舌质淡，有齿印，苔白干。检查：双耳鼓膜正常。纯音听力测试示双耳高频听力下降，双耳畸变产物耳声发射（DPOAE）未通过。

诊断：耳鸣。

辨证：肝气郁结。

治法：疏肝理气，养心安神。

处方：柴胡 10g，白芍 15g，葛根 15g，益智仁 15g，川芎 10g，香附 10g，石菖蒲 10g，合欢皮 15g，浮小麦 30g，夜交藤 30g，龙眼肉 10g，远志 10g，炙甘草 6g。7 剂。每天 1 剂，水煎服。天王补心丹 2 盒，每次 6g，每天 2 次；七叶神安片 1 盒，每次 2 片，每天 3 次。贴右耳穴。嘱患者每天早、中、晚各行鸣天鼓 1 次，睡前热水泡脚和听轻音乐。

2012 年 3 月 30 日二诊：患者自觉右耳鸣声减少，夜睡仍较差，无眩晕，口微干，胃纳一般，二便调。脉细，舌质淡暗、苔白。检查：双耳鼓膜正常。在前方基础上加生龙骨（先煎）、生牡蛎（先煎）各 30g，7 剂。

2012 年 4 月 6 日三诊：右耳仍鸣（曾有一天无耳鸣），夜睡欠佳，胃纳佳，二便调。脉细，舌质淡暗、苔白。检查：双耳鼓膜正常。上方去远志、浮小麦、合欢皮，加酸枣仁、山萸肉各 10g，7 剂。

2012 年 4 月 20 日四诊：自觉右耳减轻，时轻时重，痰少，胃纳一般，夜睡尚可（耳鸣减轻则睡眠佳）。脉细，舌质淡、苔白。检查：双耳鼓膜正常。守前方 7 剂。

2012 年 4 月 27 日五诊：右耳鸣仍时轻时重，耳鸣时烦躁，眠差。脉细，舌质淡，苔白。检查：双鼓膜正常。处方：党参 10g，北芪 20g，云苓 15g，白术 10g，当归 10g，远志 10g，木香 10g，龙眼肉 10g，大枣 10g，合欢皮 15g，益智仁 15g，夜交藤 30g，生龙骨（先煎）30g，生牡蛎（先煎）30g，炙甘草 6g。7 剂。

2012 年 5 月 4 日六诊：右耳鸣减轻较多，睡眠欠佳，白天无觉耳鸣，上半夜偶无耳鸣。脉细，舌质暗红、苔白。检查：双耳鼓膜正常。处方：守前方 7 剂。

2012 年 5 月 11 日七诊：近周已无明显耳鸣，但有堵塞的感觉，夜睡一般，胃纳可，二便调。脉细，舌质淡红、苔白。检查：双耳鼓膜正常。继续守前方 7 剂。

八至十一诊，患者偶有耳鸣，在噪声环境下稍有右耳鸣，睡眠一般，胃纳、二便调，脉细，舌质稍淡暗、有齿印、苔白。检查：双耳鼓膜正常。在上方基础上稍有加减，以巩固疗效。后患者外出旅游，未再就诊。3 个月后电话随访，患者未再有明显耳鸣。

按：患者来诊时患耳鸣 5 个月，在门诊治疗两个多月，治疗过程大致分为 3 个阶段：

第一阶段是初诊至四诊，为疏肝理气阶段。初诊时患者耳鸣较甚，影响正常生活和工作，特别是影响睡眠，心情烦躁，神情忧郁，欲哭、流泪，为肝郁气结之征；舌质淡、齿印、脉细为心脾亏虚之征。但以肝气郁滞症状较为突出，故治疗以疏肝柔肝为主，重点在疏肝理气通耳窍，佐以养心安神。用柴胡、川芎、香附、合欢皮以疏肝理气通窍，白芍、炙甘草以养肝柔肝，葛根、石菖蒲以升清阳、醒神通窍，浮小麦、夜交藤、远志、龙眼肉以养心安神，益智仁以暖脾温肾。配合天王补心丹、七叶神安片以养心神、助睡眠。二诊时患者自觉右耳鸣声减少，夜睡仍较差，脉细，舌质淡暗、苔白，故在前方的基础上加生龙骨、生牡蛎以重镇潜阳，引阳入阴，由寐转寐。三诊时患者右耳仍鸣（曾有一天无耳鸣），夜睡欠佳，但患者情绪较前明显好转，治疗信心增加，心情较前开朗，故在前方去远志、浮小麦、合欢皮，加酸枣仁、山茱萸以柔肝养肝、补肾阴。

第二阶段是五至八诊，为补益气血阶段。四诊后耳鸣已明显减轻，睡眠较前好转，情绪已走出低谷，肝气较前舒畅，但患者精神较疲倦，面色萎黄，脉细、舌质淡、苔白，为肝气横逆犯脾，气血亏虚之征较突出，故治疗重在补益气血，予黄芪、党参、白术、当归、茯苓、大枣、炙甘草以益气健脾、补益气血，木香以理气，防止补益气血之品过于滋腻碍胃，益智仁、龙眼肉、远志、合欢皮、夜交藤以养血安神益智，生龙骨、生牡蛎重镇潜阳而止鸣。

第三阶段是六诊至十一诊，为巩固治疗阶段。患者耳鸣轻微，在噪声环境下右耳仍有少许不适，故在上方基础上加减，巩固疗效。十一诊时患者耳鸣甚轻，情绪佳，精神爽利，面色红润，已无明显烦躁、忧郁之征。3 个月后电话随访患者，已无明显耳鸣。

本例耳鸣的治疗过程说明，因治疗时间较长，其间证型可有变化，应认真辨证，针对患者出现的不同的证，辨证处方用药，才能取得了良好的治疗效果。此外，配合耳穴贴压、鸣天鼓、睡前热水泡脚等中医传统特色疗法，有助于疏通经络、调理脏腑功能。对耳鸣患者，应做好心理疏导工作，让患者调整好心态，放下包袱，树立信心，积极配合治疗也是非常重要的。

——王士贞提供

2. 老年耳鸣案

彭某，女，69 岁。2007 年 8 月 1 日初诊。

主诉：持续左耳鸣 1 年余。

病史：曾在上海某大医院诊断为"神经性耳鸣"及行系统治疗，未见明显效果。现耳鸣呈"轰轰声"，无眩晕，口干，心烦，大便质硬，小便可，失眠，形体偏胖，情绪低落，舌质暗红，苔薄白，脉弦细。

诊断：耳鸣。

辨证：肝郁气滞，郁阻耳窍。

治法：疏肝理气，养心安神。予柴胡疏肝散加减。处方：柴胡10g，白芍20g，葛根20g，石菖蒲10g，香附10g，川芎10g，郁金10g，麦冬15g，浮小麦30g，夜交藤30g，生牡蛎30g（先煎），生龙骨30g（先煎），甘草6g。7剂，每天1剂，水煎服。配合穴位注射：丹参注射液2mL穴位注射，每次选用耳周穴（听宫、翳风、耳门、完骨）两穴，每周2次。

2007年8月8日二诊：服上药7剂后，患者自觉左耳仍鸣，但较前减轻，仍失眠，胃纳可，二便常，心情仍差，舌质淡略暗红，舌苔薄白，脉细。仍守初诊治法，处方：上方去夜交藤，加合欢皮15g，每天1剂，水煎服。穴位注射治疗同一诊。

2007年8月15日三诊：药后患者自觉耳鸣减轻，睡眠佳，但汗多，胃纳可，二便常，心情好转，舌质淡红，舌苔薄白，脉细。仍守以上治法，处方：上方去麦冬、浮小麦、合欢皮，加丹参15g，益智仁15g，糯稻根30g。6剂，每天1剂，水煎服。穴位注射治疗同一诊。

2007年8月24日四诊：患者自觉耳鸣又有减轻，疲劳时耳鸣仍有反复，睡眠佳，胃纳可，二便常，舌质暗红，舌苔薄白，脉细。仍守以上治法，处方：上方去生龙骨、生牡蛎、糯稻根、香附、川芎、郁金，加党参15g，茯苓15g，五指毛桃15g，白术10g，珍珠母30g。4剂，每天1剂，水煎服。穴位注射治疗同上。

2007年9月12日五诊：服上方后，患者自觉耳鸣较前又有减轻，精神佳，睡眠稍差（早醒），汗稍多，口微干，胃纳可，舌质略红，舌苔白。经上四诊治疗，患者实证已去，虚证本象已露。治法：补益肝肾，予六味地黄汤加减，处方：旱莲草15g，女贞子10g，山萸肉10g，茯苓15g，夜交藤30g，郁金10g，麦冬15g，浮小麦30g，丹参15g，生龙骨30g（先煎），生牡蛎30g（先煎），甘草6g。7剂，每天1剂，水煎服。穴位注射治疗同上。

此后，以疏肝解郁、补益肝肾为治则，以上方为基本方，同时根据临证时患者出现的不同情况加减用药。并继续配合穴位注射治疗，每周2次。经过4个月的坚持治疗，患者耳鸣基本消失。半年后随访耳鸣未见复发。

按：本例耳鸣患者，来诊时情绪低落，且临床症状为口干、心烦、失眠、大便干硬、舌暗红苔白、脉弦细，故辨证为肝郁气滞。基本方为柴胡疏肝散加减，药后患者耳鸣逐渐缓解，效不更方，以基本方为主随证加减，服药1个月后，患者实证已去，虚证显露，故后期治法除了疏肝解郁通窍外，加强养肝血滋肝阴，以巩固疗效。在整个治疗过程中，自始至终坚持配合穴位注射治疗，以疏通局部经络，通耳窍，也是取得满意疗效的一环。

——王士贞提供

（三）刘蓬医案

1. 久鸣痊愈案

陈某，男，45 岁。2016 年 4 月 1 日初诊。

左耳鸣 12 年，鸣声在左侧颅脑部，有蝉鸣及轰鸣两种响声，安静时明显，影响睡眠及情绪，耳鸣严重程度 TEQ 评分 12 分（Ⅲ级），纯音测听、声导抗检查正常，耳声发射检查双耳异常。耳鸣音调匹配：4kHz，耳鸣响度匹配 3dBSL，耳鸣残余抑制试验阴性。有慢性胃炎、胃酸反流、胆囊炎、慢性鼻炎、颈椎病、抑郁症、焦虑症等病史多年。耳鸣起病前因治疗这些疾病服过多种西药，起病后经过多种西医及中医治疗无效，几乎丧失治疗信心，近因熟悉的病友介绍而来就诊。

目前除耳鸣外，有时左耳部有灼热感，食欲可，大便稀溏。舌质淡红，苔白，脉细。

诊断：耳鸣（Ⅲ级）。

辨证：脾胃虚弱。

中药处方：熟党参 30g，黄芪 30g，白术 15g，法半夏 10g，干姜 15g，炙甘草 10g，桂枝 15g，姜厚朴 10g，制远志 10g，龙骨 15g，牡蛎 15g。14 剂。水煎服，日 1 剂。

耳穴贴压：取耳穴内耳、神门、皮质下、脾、胃、十二指肠、胆，将王不留行籽用胶布黏贴在以上耳穴上，让患者经常按压，保持有一定的胀痛感为度，1 周更换 1 次。

鸣天鼓：教会患者做鸣天鼓，每日早晨起床后及晚上临睡前各做 1 次。

生活指导：给患者确定早睡早起的标准，令其遵照执行；纠正其每日必吃肥甘厚腻及生冷寒凉食物的习惯，嘱尽量多吃主食；解释耳鸣的原因，消除对耳鸣的担忧，告知耳鸣对身体无害，是一个善意的警报，只要生活方式达到健康标准，耳鸣可消失。

2016 年 4 月 15 日二诊：自觉耳鸣略有减轻，左耳部灼热感亦有所减轻，大便稀溏，耳鸣严重程度 TEQ 评分 11 分（Ⅲ级）。舌质淡红，苔白，脉细。通过交流后得知，患者饮食基本能遵守医嘱要求，但睡眠未能遵医嘱早起，虽能按时上床，但不易入睡，且夜间会醒 1~2 次，晚上有时出去运动，因家庭及工作方面的压力使情绪容易焦虑，担心长期耳鸣对身体健康不利。

生活指导：进一步解释耳鸣的原因，与患者压力大、情绪不好导致睡眠质量不好有关，强调早起的重要性及耳鸣的无害性。

中药处方：熟党参 30g，黄芪 30g，白术 15g，法半夏 10g，干姜 15g，炙甘草

10g，桂枝 15g，砂仁 10g，制远志 10g，石菖蒲 10g。14 剂。水煎服，日 1 剂。

耳穴贴压及鸣天鼓：同前。

2016 年 5 月 4 日三诊：自觉耳鸣轰鸣声减轻，蝉鸣声同前，耳鸣程度 TEQ 评分 9 分，有时皮肤痒，头部灼热感，大便不成形，睡眠欠佳，舌质淡红，苔薄白，脉细。患者仍有来自工作方面的压力，对耳鸣的担忧仍未完全消除，有些焦虑，早晨起床时间较前有所提前，但尚未达到要求。

生活指导：继续解释耳鸣的原因，鼓励患者坚持好的习惯（如饮食方面做得很好），通过耳鸣程度评分的改变说明耳鸣是可以改善的，疏导患者的心理压力，强调早起有利于改善睡眠质量。

中药、耳穴贴压、鸣天鼓：同前。

2016 年 5 月 20 日四诊：自觉耳鸣变化不大，耳鸣程度 TEQ 评分 10 分（Ⅱ级），皮肤瘙痒有好转，有烦心事时头部、颈部有灼热感，大便已成形，但偏软且黏，患者仍有焦虑，压力来自家庭、工作及对身体健康的担忧，睡眠能做到按时上床及起床，但睡眠很浅、易醒，且入睡较困难。

生活指导：虽然饮食、睡眠能按要求做到，但睡眠质量差，原因在于心中的压力没有消除，明确告知患者药物不能消除其心中的压力，必须依靠自身来解决，只要真正消除了压力，睡眠质量自然会改善，耳鸣也会随之而改善。

中药处方：熟党参 30g，黄芪 30g，白术 15g，法半夏 10g，干姜 15g，炙甘草 10g，桂枝 15g，大枣 15g，制远志 10g，龙骨 15g，牡蛎 15g，郁金 10g。14 剂。水煎服，日 1 剂。

耳穴贴压及鸣天鼓：同前。

2016 年 6 月 7 日五诊：自觉耳鸣已明显减轻，耳鸣程度 TEQ 评分 6 分（Ⅰ级），睡眠好，大便正常，皮肤痒及头部发热感消失。患者的焦虑已不明显，对耳鸣亦不再担忧。舌质淡，苔薄白，脉细而有力。

处理：由于患者睡眠、饮食等方面已形成良好习惯，心中的压力大部分已消除，鼓励患者继续坚持良好的生活方式，由于不适症状已不明显，建议停止用药及耳穴贴压，可继续自行做鸣天鼓。

2016 年 9 月 21 日六诊：患者因鼻塞而就诊，告知耳鸣已于一个月前消失，现在即使在安静时也听不到耳鸣了，自觉整体健康状况较过去明显改善了。

按：一般认为超过半年的耳鸣很难治愈。此例耳鸣病程长达 12 年，先后经历过多种西医及中医治疗均无效，且伴有多种全身性疾病，一般来说属于比较难治的耳鸣。从中医整体观入手，贯彻医师疗法的理念，自始至终注意纠正患者不良的生活方式，故在不到 5 个月的时间里达到了痊愈，而用药时间仅 2 个月。

由于患者长期受耳鸣的折磨，有强烈的愿望想治好，故遵守医嘱的依从性较好，一旦明白了要点，就会积极去落实，这是取得较好疗效的关键。但只有真正理解了才能真正落实，故医患之间有效的沟通至关重要。饮食方面经一次就诊，患者就明白了要点，并自觉遵守；睡眠经过 3 次就诊才明白要求，并努力遵循医嘱；情绪方面，由于来自家庭、工作及健康方面的多重压力，在很长时间里没能摆脱，故虽能按时作息，睡眠质量仍难以提高。经过 4 次就诊后，患者完全明白了自己的问题所在，也明白了耳鸣的报警意义和无害性，通过自我反省，调整了自己的目标，减轻了压力，心情逐渐放松了，睡眠质量明显提高，随着整体健康状况的改善，耳鸣终于消失。

在中药的用药方面，自始至终抓住脾胃虚弱这个根本进行调理，在保护脾胃功能这个大前提下，针对当时的不同症状进行加减用药，从患者大便由稀溏逐步转为正常的改变中可以看出脾胃功能逐渐恢复。耳穴贴压的目的也在于调理以脾胃为中心的脏腑功能，与中药相互配合。在耳鸣程度降至 I 级，且其他不适症状基本消失的情况下，及时停止用药干预，让患者已形成的良好生活习惯继续发挥自我调理作用。

——刘蓬提供

2. 耳鸣兼高血压同治案

陈某，男，55 岁，司机。2015 年 10 月 6 日初诊。

主诉：左耳鸣 3 年余，加重 5 个月。

现病史：患者 3 年前开始左耳鸣，初为间歇性，未予重视。5 个月前转为持续性，影响睡眠，令患者感到心烦，并担心会引起耳聋。先后经西医及中医诊治多次，服用过西比灵、银杏叶片、泼尼松、弥可保、中成药六味地黄丸及补肾、活血的中药汤剂无效。目前左耳鸣如蝉，持续不断，一般环境下可闻及，安静环境下加重，常感头昏，口臭，大便溏，每日 2～3 次。面色不华，精神稍差。舌淡，苔白微腻，脉细。

既往史：有高血压史 5 年，服硝苯地平及氯沙坦钾氢氯噻嗪两种降压药控制血压；有脂肪肝史 4 年。

检查：双外耳道及鼓膜正常；纯音测听示双耳高频轻度下降；耳鸣心理声学测试：耳鸣频率匹配为 4000Hz，响度匹配 7dBSL，残余抑制试验阳性，最小掩蔽曲线为间距型。声导抗测试：双耳鼓室导抗图 A 型，镫骨肌反射正常。耳声发射测试：双耳异常。耳鸣严重程度 TEQ 评分 15 分（Ⅳ级）。

诊断：耳鸣（Ⅳ级）。

辨证：脾胃虚弱。

治法：健运脾胃，升清降浊。

处方：党参 30g，黄芪 30g，白术 15g，炙甘草 10g，大枣 15g，干姜 15g，桂枝 15g，法半夏 10g，石菖蒲 10g，白豆蔻 10g。14 剂。每日 1 剂，水煎 2 次，温服。

外治法：用王不留行籽贴压内耳、脾、肝、神门、皮质下、肾上腺、内分泌等耳穴，嘱患者不定时自行按压，维持刺激。自行做鸣天鼓，每日早、晚各 1 次。

医嘱：忌肥甘厚腻、生冷寒凉饮食，早睡早起，避免担心和过度劳累。

2015 年 10 月 21 日二诊：自觉耳鸣减轻，已转为间歇性，有耳鸣的时间较无耳鸣的时间为多，耳鸣严重程度 TEQ 评分 11 分（Ⅲ级），大便正常，头昏、口臭消失，偶尔头痛，睡眠稍差。舌淡，苔薄白，脉细。守上方去白豆蔻，加远志 10g，14 剂。煎服法、医嘱及耳穴贴压、鸣天鼓同前。嘱降压药酌情减量，直至逐渐停药。

2015 年 11 月 4 日三诊：降压药已停服，自觉耳鸣已好转 70%，仅在安静环境下才能听到，且无耳鸣的时间较有耳鸣的时间为多，耳鸣严重程度 TEQ 评分 8 分（Ⅱ级），睡眠及精神好，无其他不适。守上方 14 剂，煎服法、医嘱及耳穴贴压、鸣天鼓同前。

2015 年 11 月 18 日四诊：耳鸣消失，血压稳定，无其他不适。停药观察，嘱有新情况再来复诊。

2016 年 7 月 3 日五诊：半年多来耳鸣一直未出现。10 天前因劳累、睡眠不好，加之进食寒凉食物后，左耳鸣又出现，但程度较以前为轻，伴便溏。继续用初诊方，配合耳穴贴压及鸣天鼓，2 周后耳鸣消失。

按：整体治疗是中医的优势。本例间歇性耳鸣 3 年，持续耳鸣 5 个月，兼高血压 5 年、脂肪肝 4 年，长期服降压药控制血压，一般来说治疗是比较棘手的。只有从整体来考虑，才有出路。患者口臭、大便溏、苔白微腻，说明脾胃虚弱、消化能力减弱，易致痰湿内生，高血压、脂肪肝皆与此病机有关；头昏、面色不华、精神较差、舌淡、脉细，是为脾虚导致清阳下陷之象。下陷的清阳奋力上升时遇到痰湿的阻力相碰撞便会产生耳鸣。根据这个病机，以调理脾胃为核心，从节制饮食入手，减轻脾胃负担，减少痰湿的来源，早睡早起利于脾胃的运化，患者能严格配合遵守医嘱，再加上中药及耳穴贴压调理脾胃，调动自我康复能力，鸣天鼓亦有助于调理气机。经正确的治疗与生活调养有机结合，仅 4 周便停止了降压药的服用，使血压稳定，避免了药物对脾胃的进一步损害。前后经四次共 6 周的治疗，耳鸣即消失。半年后因劳累耳鸣又出现，继续按以前的方法调理 2 周，耳鸣又消失。此案说明，即使兼有全身性疾病，只要治疗方向正确，耳鸣也是可以消失的，要想保持长期效果，必须坚持良好的生活方式。

——刘蓬提供

（刘蓬）

第二节　耳　聋

耳聋是以听力减退为主要特征的病证。听力减退程度较轻者，也称"重听"。它既是多种耳病的常见症状之一，也是一种独立的疾病。

耳聋是一种常见多发病，各种年龄均可发生，随着年龄的增长，耳聋的患病率逐渐增多，故老年人中耳聋的患病率很高。耳聋经及时治疗，一部分患者可恢复听力；也有部分耳聋难以治愈，成为永久性聋。双侧永久性聋，是为听力残疾。在历次残疾人抽样调查中，听力残疾均居六类残疾之首位，故防聋治聋，任务艰巨。自幼耳聋者，因丧失语言学习机会，可导致聋哑。

西医学的突发性聋、爆震性聋、感染性聋、噪声性聋、药物性聋、老年性聋以及原因不明的感音神经性聋、混合性聋等疾病，可参考本病进行辨证治疗。

【历史源流】

（一）关于耳聋的病名

春秋时期，老子的《道德经·第十二章》有"五音令人耳聋"的记载；《左传·僖公二十四年》载"耳不听五声为聋"，可能是耳聋最早的定义。

《黄帝内经》中提到的与耳聋有关的名称有"聋""耳聋""暴聋""暴厥而聋""耳闭不可以听""耳无所闻"等。

从晋代开始，一些医家根据耳聋的不同表现或不同的病因尝试用不同的名称加以区分，主要有以下一些名称：

1. 五聋 五聋包括风聋、劳聋、干聋、虚聋、聤聋等。这种分类和命名，首见于晋·陈延之的《小品方·卷第十》："聋有五种：风聋者，掣痛；劳聋者，黄汁出；干聋者，耵聍生；虚聋者，萧萧作声；聤聋者，脓汁出。"在晋·葛洪的《肘后备急方》（《补辑肘后方》中卷）、宋代《圣济总录·卷第一百一十四》亦有类似记载，以其解释来看，风聋是伴有疼痛的耳聋，劳聋、聤聋类似耳疖、脓耳一类，虚聋类似耳鸣，干聋则为耵耳。这种分类，对临床指导意义不大，在金元以后就很少应用了。

2. 暴聋 《素问·厥论》记载："少阳之厥，则暴聋、颊肿而热。"《灵枢·寒热病》亦有记载："暴聋气蒙，耳目不明，取天牖。"暴聋指突然发生的耳聋，临床上很常见，这个名称一直沿用至今。

3. 厥聋 《素问·通评虚实论》曾提出"暴厥而聋"，《诸病源候论·卷二十九》也提到了"厥""厥而聋"："五脏六腑、十二经脉，有络于耳者，其阴阳经气有相并时，并则有脏气逆，名之为厥。厥气相搏，入于耳之脉，则令聋……手少阳之脉动，而气厥逆，而耳聋者，其候耳内烨烨焞焞也；手太阳厥而聋者，其候聋而耳内气满。"《丹溪心法·卷四》将"厥"改为"厥聋"。

4. 卒聋 晋·葛洪的《肘后备急方》（《补辑肘后方》中卷）、唐·孙思邈的《备急千金要方·卷六下》都提到了"卒耳聋"，宋代《太平圣惠方·卷第三十六》指出："夫卒耳聋者，由肾气虚，为风邪所乘，搏于经脉，随其血脉上于耳，正气与邪气相击，故令耳卒聋也。"卒聋指突然发生的耳聋，类似于《黄帝内经》所称的"暴聋""暴厥而聋"。

5. 气聋 晋·皇甫谧的《针灸甲乙经·卷十二》提出了"卒气聋"。唐·孙思邈的《备急千金要方·卷六下》提出"气聋",原书未作注解。宋·朱佐的《类编朱氏集验医方·卷九》解释为:"气壅于上,头目不清,耳常重听。"元·危亦林的《世医得效方·卷十》也有"气壅耳聋"的提法。明·李梴的《医学入门·卷之四·杂病分类》解释气聋为"因脏气厥逆,上壅入耳,痞塞不通,必兼眩晕"。

6. 劳聋 隋·巢元方的《诸病源候论·卷二十九》提出"劳聋",含义与《小品方》不同,认为"劳伤于肾,宗脉虚损,血气不足,故为劳聋"。这里的"劳聋"指虚证的耳聋。

7. 久聋 首见于隋·巢元方的《诸病源候论·卷二十九》:"劳伤甚者,血虚气极,风邪停滞,故为久聋。"它的含义是在"劳聋"的基础上,血气更加虚损,再加上风邪侵袭,便是"久聋"。久聋一般指聋的时间较久。

8. 虚聋 虚聋出自唐·孙思邈的《备急千金要方·卷六下》,原书未作注解,但其治疗方剂与风聋、气聋相同,可见与上述《肘后备急方》提出的"萧萧作声"的"虚聋"有别。宋·朱佐的《类编朱氏集验医方·卷九》称为"虚弱耳聋"。后人一般认为虚聋是指体虚耳聋并伴耳鸣者,如明·李梴的《医学入门·卷之四·杂病分类》曰:"虚聋,因久泻或大病后,风邪乘虚入耳,与气相搏,嘈嘈而鸣,或时眼见黑花。"

9. 毒聋 出于唐·孙思邈的《备急千金要方·卷六下》,后世用此病名者很少,但在临床上,药物及其他化学物质中毒而聋者并不少见。

10. 湿聋 隋·巢元方的《诸病源候论·卷三》提出:"膀胱有停水,浸渍于肾,则耳聋而气满。"元·朱丹溪的《丹溪心法·卷四》又提出聋病有属"湿痰"者。明·李梴的《医学入门·卷之四·杂病分类》则提出"湿聋者,因雨水浸渍,必内肿痛"的论点。从这些观点看,湿聋大概是指引起耳聋的原因中有痰湿或水湿的因素而言。

11. 热聋、阴聋 清·徐春甫的《古今医统大全·卷之六十二》提出:"聋证有六候,有气聋、热聋、风聋、厥聋、劳聋、阴聋。"但书中对热聋、阴聋并未作解释,从其字义分析,热聋当指火热之邪上冲而致聋,其中主要指痰火,因书中云:"耳聋证,乃气道不通,痰火郁结,壅塞而成聋也。"阴聋之义尚难断定,可能是指阳虚阴盛之耳聋。

12. 闭 明·张景岳的《景岳全书·卷二十七》称耳聋为"闭",其证有五:火闭、气闭、邪闭、窍闭、虚闭。火闭,"因诸经之火壅塞清道,其证必哄哄熇熇,或胀,或闷,或烦,或热,或兼头面红赤"。气闭,"多因肝胆气逆,其证非虚非火,或因恚怒,或因忧郁,气有所结而然"。邪闭,"因风寒外感,乱其营卫而然"。窍闭,"必因损伤或挖伤者,或雷炮之震伤者,或患聤耳,溃脓不止而坏其窍"。虚闭,"或以年衰,或以病后,或以劳倦过度,因致精脱肾亏,渐致聋闭"。

13. 聩、重听 "聩""重听"是形容聋的不同程度的名称：耳聋很严重，几乎听不见者称为"聩"；耳聋相对较轻，尚能听到一些声音者，称为"重听"。

此外，明·皇甫中的《明医指掌·卷八》将耳聋分为风耳、热耳、虚耳和气耳四种。风耳，"风触耳鸣及聋"，相当于风聋；热耳，是根据《丹溪心法·卷四》"耳聋皆属于热，少阳厥阴热多"的理论而提出的，热耳也相当于热聋；虚耳，即"肾虚耳聋"，相当于虚聋；气耳，为"气怒厥逆耳聋"，相当于气聋。

综上所述，古代医籍中耳聋的名称很多，这些名称的形成，或根据病因病机，或根据临床表现，但迄今已少用。沿用至今者，主要有耳聋、暴聋、久聋、重听等几个名称，其含义如下：

耳聋：指以听力减退为主要特征的病证。

暴聋：指突然发生、病程较短的耳聋。

久聋：指病程较久的耳聋。

重听：指程度相对较轻的耳聋。

（二）历代医家对耳聋的认识

从《黄帝内经》开始就有耳聋的记载，历代医家从不同角度论述了耳聋的病因病机与治疗方法。兹摘其要者略述如下：

1.《黄帝内经》 对耳聋进行系统论述者，首见于《黄帝内经》。在《素问》中有 14 篇、《灵枢》中有 7 篇共计 30 多处论及耳聋。

《黄帝内经》对耳聋的认识有以下几个特点：第一，对突然发生的"暴聋"论述较多，而对逐渐发生的"久聋"论述较少。第二，对耳聋病因病机的认识，认为有虚有实，实证主要与外感及气候变化关系密切，虚证主要与肝、脾及肾的虚损有关。第三，强调经络与耳聋的关系，由于手太阳小肠经、手少阳三焦经、手阳明大肠经这三条经脉均有分支入耳中，因此这三经的病变均可导致耳聋，尤其是少阳经与耳聋的关系更为密切，在《素问》和《灵枢》中均多处提到。第四，关于耳聋的临床表现，多处提到与"目瞑"同时出现，而极少与耳鸣同时出现，值得注意，如《素问·五脏生成》："徇蒙招尤，目瞑耳聋，下实上虚，过在足少阳、厥阴，甚则入肝。"《灵枢·热病》："热病身重，骨痛，耳聋而好瞑，取之骨。"第五，关于耳聋的治疗，以针灸治疗为主。

2. 汉代 成书于东汉末年的《伤寒论》，对《素问·热论》中"伤寒致聋"的认识做了进一步的阐述，在《伤寒论·辨太阳病脉证并治》中提出伤寒发汗过多可以导致耳聋，在《伤寒论·辨少阳病脉证并治》中又提出"少阳中风"可以导致耳聋，并提出了治疗禁忌，即"不可吐下"。

3. 晋代 皇普谧的《针灸甲乙经·卷十二》中提出了不少针刺治疗耳聋的穴位和方法。

陈延之的《小品方·卷第十》提出聋有五种，即风聋、劳聋、干聋、虚聋、聘聋，这种五声分类，开耳聋分类之先河，被后世很多医家所引用。

葛洪的《肘后备急方·卷六》记载了许多治耳聋的方剂，如巴豆丸、菖蒲根丸、菖蒲散等，均是较早的外治塞耳药方，还记载了不少治疗耳聋的药物，内服药如生地黄、天冬、羊肾、黄芪、杜仲等补益药，外用塞耳药有附子、皂荚、巴豆、硫黄、生姜、石菖蒲等温热辛散通窍药。

4. 隋代 巢元方的《诸病源候论》列有虚劳耳聋候、耳聋候、耳风聋候、劳重聋候、久聋候、耳聋风肿候、产后耳聋候等独立章节对耳聋的病因病机进行专门论述，同时还专门论述了妇人及小儿耳聋。其对不同耳聋病因病机的认识强调了两个基本要点：一是肾气虚弱，二是风邪乘虚而入，只是不同的耳聋这两个因素有所偏重，若风邪偏重，则为"风聋"；若偏重于肾气虚弱，则为"虚劳耳聋""劳聋""久聋"。该书对耳聋与耳鸣病因病机的认识基本相同，并且认为耳鸣久了可以变成耳聋，这一认识对后世医家产生了很深的影响，后世有的医家将耳鸣与耳聋视为同一种疾病，甚至明确提出"久鸣必聋"，其渊源大抵源于此。

5. 唐代 孙思邈的《备急千金要方·卷六》有治疗耳聋的方剂 10 多首，其中以外用塞耳者为多，如"治卒耳聋方""治耳聋方"等，内服方的用药有磁石、白术、牡蛎、麦冬、芍药、生地、葱白等。

王焘的《外台秘要·卷二十二》搜集治耳聋的方剂 30 首，其中治风聋方 3 首，治久聋方 5 首，通治耳聋方 22 首，从治法看，仍以药物塞耳为主，除了转引前人的方剂外，尚有鱼脑膏等方。由此可见，唐代治疗耳聋以外用药为主。

6. 宋代 王怀隐等编撰的《太平圣惠方·卷第三十六》将耳聋分为五类，并记载了 79 首方剂，仍以外用药方为多，同时也列出了一些内服方剂，如磁石散、羊肾羹、犀角散、茯神散等，在内服药中重用了磁石，这是较前人所不同者。卷九十七还列出了一些食疗方法，如治五脏气壅耳聋，用白鹅膏粥；又如治耳聋伴鼻塞失嗅，用干柿粥等，丰富了耳聋的治疗。

《圣济总录·卷第一百一十四》所载治疗耳聋的内服方剂，数量多于外用药方，可见这时治疗耳聋，内服药已成为主要方法，为耳聋辨证论治的深入研究打下了基础。这些方剂中，治疗风聋有内服 5 首，如天雄散、苍耳酒等，药物如天雄、细辛、苍耳子之类，有辛温发散、行气通窍作用，都是以前没有记载的。

王执中编撰的《针灸资生经·第六》对耳聋的针灸治疗有新的认识，提出了一些针刺穴位，如天牖、窍阴、颅息等。

严用和编著的《严氏济生方·耳门》记载了鸣聋散，用穿山甲、磁石塞耳。

朱佐编撰的《类编朱氏集验方·卷九》记载了 5 首治聋方剂，其中的清神散治疗气逆上壅、头目不清而耳聋，是后世一直沿用的名方。

7. 金元时代 刘完素在《素问玄机原病式·六气为病》提出耳聋多属热证的理论，治疗以"退风散热，凉药调之"。《素问病机气宜保命集·卷下》还提出了耳聋治肺的观点。

李东垣治耳聋以善用益气升阳法著名，《脾胃论·卷上》提出"胃气一虚，耳目口鼻俱为之病"，根据这一理论，制定了补中益气汤等一系列健脾养胃、益气升阳的方剂，用以治疗多种气虚病证，其中包括耳聋。《兰室秘藏·卷上》的柴胡聪耳汤用于治疗"耳中干结，耳鸣耳聋"，其中以人参、柴胡益气升阳，以当归、虻虫、水蛭活血化瘀通窍，为后人运用活血通窍法治疗耳聋开了先河。《卫生宝鉴·卷十》治卒聋，多选用芳香走窜通窍的药物外用，如含有细辛的蒲黄膏、含有龙脑的龙脑膏等。

朱丹溪对于耳聋的辨证论治，从内伤角度阐发较多，如《丹溪心法·卷四》提出了"耳聋皆属于热，少阳厥阴热多，当用开痰散风热"的论点，同时还指出了有"大病后耳聋""阴虚火动耳聋""因郁而聋"等不同的耳聋，需要分别用不同的方药治疗，在其影响下，后人更加重视对耳聋的辨证论治。

危亦林的《世医得效方·卷十》也记载了许多治疗耳聋的方剂，如用秘传降气汤加石菖蒲治疗气壅耳聋，在一些外治方中，亦多用全蝎以活血通窍。

8. 明代　明代医家在耳聋分类上明确了暴聋和久聋之分，在病因病机、辨证论治等方面都有较详细的论述。如《普济方》卷五十三和卷五十四收集了历代治疗耳聋的方剂200多首，分为风聋、劳聋、暴聋、暴热耳聋、久聋五类。

李梴的《医学入门·卷四》认为耳聋应按病程分类，指出新聋多热，久聋多虚，张景岳的《景岳全书·卷二十七》更指出了这种分类对预后判断的重要性，认为"暴聋者多易治、久聋者最难为力"，并将耳聋分为"五闭"，即火闭、气闭、邪闭、窍闭、虚闭，书中还记载了鼓膜按摩的导引方法，为后人广泛采用。

皇甫中的《明医指掌·卷八》对耳聋的分类独具一格，乃依据病因而分风耳、热耳、虚耳、气耳。

此外，在《针灸大全·卷四》《针灸大成·卷八》都记载了治疗耳聋的穴位。

9. 清代　李用粹的《证治汇补·卷四》总结了耳聋诸证治法。

王清任的《医林改错·上卷》提出了用活血化瘀法治疗耳聋，创制了通气散、通窍活血汤两首治疗耳聋的方剂。

林佩琴的《类证治裁·卷六》提出了脏气逆为厥聋、风入络为风聋、因怒气壅而聋、因惊火郁而聋及气闭猝聋等五型的证治。

许克昌、毕法合撰的《外科证治全书·卷二》认为暴聋属气逆气郁，并总结四种外治"开通"法，药用磁石、巴豆、大蒜、全蝎等药物塞耳以治耳聋。

【临床诊断】

（一）诊断要点

耳聋既是一种症状，也是一种疾病。诊断是指将耳聋作为一种单独的疾病看待时必须遵循的诊断要点，如果已确认耳聋属其他疾病的症状之一，不在此列。

1. 临床特征　听力减退是诊断耳聋必备的临床特征。确定听力减退的依据有两个方面：一是自我感觉听力不如以前，二是听力检查发现听力下降。

面对以听力减退为主诉时，应通过详细的病史询问明确两个问题：第一，是否确实有听力下降的表现；第二，听力下降的起病时间。

（1）听力下降的表现：听力下降，具体表现为平时能听到的声音现在听不清了或者完全听不见了，医生与患者交流时首先需要确认是否存在这一现象。临床上有部分患者将耳内胀闷堵塞的感觉或者其他耳部不适感用"耳聋"来表达，这是需要加以区分的。

人有两耳，听力下降可发生在单耳，也可发生在双耳，究竟是一耳还是双耳听力下降，也是需要通过医患交流加以明确的。

（2）听力下降的时间：确定听力下降的现象是何时发生的，这是非常重要的，因耳聋的时间与预后有密切关系。根据听力下降的时间不同可将耳聋分为暴聋与久聋两类。

1）暴聋：突然发生的、病程较短（一般不超过三个月）的耳聋，可以诊断为"暴聋"。一般来说，暴聋较易恢复听力，预后相对较好。

对于暴聋来说，确定听力下降的时间相对比较容易，因突然之间听力明显下降了，多数患者会有比较深刻的印象，但也有些情况下不容易确定。例如，单耳听力下降，若没有合并耳鸣、眩晕等症状，且不是患者习惯听电话的那一侧，部分患者可能难以发觉，此时需要仔细询问患者是如何发现听力下降的，有助于推断听力下降的发生时间。有时发现听力下降的时间与听力下降的实际发生时间之间存在一定的差别。

2）久聋：缓慢起病或病程较长（一般在三个月以上）的耳聋，可诊断为"久聋"。一般来说，久聋较难恢复听力，预后较差，可能成为永久性聋。

对于久聋来说，确定听力下降的时间比较困难，由于听力是缓慢下降的，等到患者觉察到听力下降时，可能实际上已经发生很长时间了，故只能做一个大概的估计。

对于双侧耳聋者，需要确定是两侧同时发生的，还是先后发生的。

对于儿童来说，确定听力下降的时间有时是比较困难的。如果双耳听力下降，相对较容易被家长发现而确定时间；若是单耳听力下降，常常难以确定发生时间。

2. 主要伴随症状　耳聋常见的伴随症状主要有耳鸣、眩晕、耳堵闷等。

（1）耳鸣：许多耳聋的患者伴有耳鸣，故有些医籍将耳鸣、耳聋视为同一种疾病，但实际上耳鸣与耳聋是两个独立的症状，对患者造成的困扰完全不同，并非所有的耳聋患者都有耳鸣，两者的病因病机有所不同，故对这两种病证应区别对待。

据临床观察，暴聋的患者中80%～90%伴有耳鸣，而久聋的患者中伴有耳鸣的比例较低，仅占20%～30%。耳聋与耳鸣并存者，有时发生在同一侧，也有时发生在不同的侧别（如左耳聋、右耳鸣等），或一侧耳聋而双侧耳鸣，又或双侧耳聋而一侧耳鸣，不一而足。

（2）眩晕：这里的眩晕指有天旋地转感的眩晕。暴聋的患者中，起病时有眩晕者占30%~40%，由于剧烈的眩晕，常伴有恶心呕吐、出冷汗，可能使患者忽视一侧耳聋的存在，待眩晕停止以后才逐渐发觉一侧耳听力下降；久聋者伴有眩晕发作者较少。

（3）耳堵闷：部分耳聋者可伴随耳堵闷感，这种耳堵闷感可发生在听力减退的同一侧，也可发生在对侧或双侧。耳堵闷的感觉可以与听力减退同步发生和消失，也可以先于或后于听力减退发生或消失。

3. 检查　对于以听力减退为主诉者，应进行外耳道、鼓膜检查及听力学检查，必要时可选择进行影像学检查。确诊耳聋应以听力检查发现有听力下降作为诊断依据。

（1）外耳道及鼓膜检查：可利用电耳镜进行外耳道及鼓膜检查，若有耵聍堵塞，应予以取出。观察鼓膜有无内陷、积液征或穿孔。

（2）听力学检查：听力学检查的目的有二：一是确定有无听力下降及听力下降的程度，作为确诊耳聋的依据；二是确定听力下降的性质，区分传导性聋、感音神经性聋、混合性聋。

听力学检查方法分主观测听与客观测听两大类。

1）主观测听：音叉试验可初步测试大致听力，通过任内试验、韦伯试验、施瓦巴赫试验等，可以区分听力下降的性质。

纯音听阈测试是基本的听力检查，可以确定有无听力下降以及听力下降的程度、性质，是诊断耳聋的主要参考依据，但由于是主观测听，需要患者良好的配合。

2）客观测听：常用的客观测听方法包括声导抗测试、耳声发射测试、听脑干反应测试等。客观测听对于儿童及不合作的患者来说具有特殊的诊断意义，但只能对听力作一个大概的估计，其另一个重要意义在于确定耳聋的病变位于中耳、内耳还是蜗后。

（3）影像学检查：通过听力学检查若怀疑颞骨或颅内有占位病变者，可行颞骨或颅脑 CT 或 MR 等影像学检查予以证实或排除。

4. 耳聋程度评估　依据纯音听力检查及患者的临床表现，可将耳聋程度分为轻度、中度、中重度、重度及全聋五个等级（表9-6）。

表9-6　耳聋程度分级

耳聋程度	听力损失（dBHL）*	临床表现
轻度	26~40	听低微的语声有困难
中度	41~55	听普通的语声有困难
中重度	56~70	听高于普通音量的语声有困难
重度	71~90	只能听到耳边的大声喊叫
全聋	>90	不能听到耳边的大声喊叫

＊以 500Hz、1000Hz、2000Hz 听阈均值计算。

（二）鉴别诊断

确立耳聋的诊断之前，需要与以下病证进行鉴别：

1. 耳鸣　耳鸣与耳聋是两个不同的症状，临床表现完全不同，但临床上却容易被混为一谈，需要予以鉴别。

耳聋是听不到外界声源发出的响声，耳鸣是无外界声源的情况下却听到了响声。二者对患者造成的困扰完全不同，希望解决的问题也完全不同：前者希望听到声音，后者希望挥之不去的声音消失。

有时耳鸣与耳聋同时发生在一个患者身上，患者将二者当成了一个问题：误以为耳鸣的响声干扰了听觉才导致听不清，临床经验不足的医生也以为是这样。另外一个值得注意的问题是，当耳鸣与耳聋合并存在时，不同的患者希望解决的重点是不同的，医生需要了解清楚：有的患者觉得听不清的问题对日常工作或社交的影响较大，迫切希望解决；也有的患者觉得耳鸣的响声太烦人，影响睡眠及注意力，迫切希望解决，甚至表示宁可牺牲听力也不愿听到耳鸣。故鉴别耳鸣与耳聋，有助于临床医生了解患者诉求的重点。

2. 耳胀　耳胀与耳聋也是容易混淆的两种不同的病症，需要加以鉴别。

耳胀是耳内有堵闷感，是一种不舒服的感觉；耳聋是听不清声音，并没有不舒服的感觉。这是两种不同的表现，但临床上有些患者易混淆这两种症状，将耳内堵塞感说成是耳聋，或将耳聋说成是耳堵（患者以为耳朵被堵住了所以听不见）。故医生应通过与患者的交流，区分患者究竟是听不清楚，还是觉得耳内有堵塞的不舒服感觉，或者是二者兼有。

3. 症状性耳聋　耳聋有时是某些已知疾病的症状之一，有时可以单独作为一种疾病。什么时候应视为其他疾病的症状，什么时候应视为一种独立的疾病，这是需要加以鉴别的。

很多疾病可以出现耳聋，如耵耳、脓耳、耳胀等，如果可以确定耳聋与这些已知疾病有关联，应将耳聋视为这些疾病的症状之一，不必另行诊断。一般来说，听力检查为传导性聋时，多数可以诊断为相应的疾病，此时大多不必单独诊断为耳聋；作为疾病诊断的耳聋，从听力检查结果来看，以感音神经性聋或混合性聋为主。

【病因病机】

耳为清窍之一，耳之能听，有赖于清阳之气上达于清窍，正如《灵枢·邪气脏腑病形》所说："十二经脉，三百六十五络，其血气皆上于面而走空窍，其精气上走于目而为睛，其别气走于耳而为听。"

若清阳之气不能上达于清窍，则必然使清窍的功能不能正常发挥而导致听力减退，如《素问·生气通天论》说："阳气者，烦劳则张，精绝，辟积于夏，使人煎厥，目盲不可以视，耳闭不可以听。"

清阳之气不能上达于清窍的原因，主要有两大类：一是由于清窍闭塞，如外邪、肝火、痰火、瘀血等，均可闭塞清窍而使清阳无法上达，类似于古代医籍中的"厥聋""气聋""风聋""窍闭""火闭""邪闭""气闭"等；二是清阳不足，其实质为气血不足或肾精不足，导致清窍失养，类似于古代医籍中的"劳聋""虚聋"。

现将耳聋常见的病因病机分述如下：

1. 气血亏虚 饮食不节，饥饱失调，或劳倦、思虑过度，致脾胃虚弱，清阳不升，气血生化之源不足，而致气血亏虚，不能上奉于耳，耳窍经脉空虚，导致耳聋。或大病之后，耗伤心血，心血亏虚，则耳窍失养而致耳聋。

2. 痰火郁结 饮食不节，过食肥甘厚腻，使脾胃受伤，或思虑过度，伤及脾胃，致水湿不运，聚而生痰，久则痰郁化火，痰火壅闭于清窍，则导致耳聋。

3. 肾精亏损 先天肾精不足，或后天病后失养，恣情纵欲，熬夜失眠，伤及肾精，或年老肾精渐亏等，均可导致肾精亏损。肾阴不足，则虚火内生，上扰耳窍；肾阳不足，则耳窍失于温煦，二者均可引起耳聋。

4. 气滞血瘀 情志抑郁不遂，致肝气郁结，气机不畅，气滞则血瘀；或因跌仆爆震、陡闻巨响等伤及气血，致瘀血内停；或久病入络，均可造成耳窍经脉不畅，清窍闭塞，发生耳聋。

5. 肝火上扰 外邪由表而里，侵犯少阳；或情志不遂，致肝失调达，气郁化火，均可导致肝胆火热循经上扰，闭塞耳窍，引起耳聋。

6. 外邪侵袭 由于寒暖失调，外感风寒或风热，使肺失宣降，以致外邪入侵，蒙蔽清窍而导致耳聋。

【辨治思路】

（一）辨证思路

对于耳聋的辨证，首先宜辨病程、辨耳聋程度以判断预后；其次宜辨虚实、辨脏腑，为确定治疗思路提供依据。

1. 辨病程 耳聋的治疗时机，对于预后至关重要。辨别耳聋的病程长短，最重要的价值就在于判断预后及确定有无治疗价值。判断耳聋的预后，有三个比较重要的时间节点：2 周、3 个月、1 年。

一般来说，病程在 2 周以内者，为最佳治疗时机，通过积极治疗，恢复听力的机会最大，应争取完全恢复听力或恢复大部分听力；病程超过 2 周、未超过 3 个月者，仍有较大的机会恢复听力，应积极抓住时机进行治疗，以争取最大程度的恢复听力；病程超过 3 个月、未超过 1 年者，听力恢复的概率明显减小，积极正确的治疗可能恢复部分听力；病程超过 1 年者，多数听力已遭到不可逆性损害，治疗较为困难，只能作尝试性的治疗，保护听力不再下降是比较实际的治疗目标，即使治疗方向不犯错误，也只有极少数患者听力可能得到部分提高。

确定耳聋的病程，有时并不容易。对于暴聋患者来说，由于发病突然，印象深刻，多数确定病程比较容易，只有少数比较粗心的患者难以确定病程；对于久聋来说，由于大多数听力是缓慢下降的，往往从非言语频率开始下降，只有累及言语频率时患者才有自我感觉，因此确定真正的病程比较困难。与患者进行详细的交流，了解患者如何发现听力下降的过程，对于比较准确地确定耳聋病程是有帮助的。

2. 辨耳聋程度 耳聋程度对于预后判断亦有重要参考价值。一般来说，耳聋程度与预后呈负相关的关系，即耳聋越轻，预后越好，完全恢复听力的可能性越大；耳聋越严重，预后越差，完全恢复听力的可能性越小，应争取最大限度地恢复部分听力。

在问诊期间，利用闻诊可对患者的听力作一个大致的判断：一般对话无困难者，说明至少一耳听力没超过轻度聋；需提高自己的讲话声音才能与患者对话者，说明患者最好的一耳已有中度以上的耳聋；大声讲话仍无法与患者对话者，说明患者最好的一耳有重度以上的耳聋。

纯音听力检查结果可作为辨别耳聋程度的参考依据，但须注意，有时纯音听力检查结果与实际听力并不对应，如纯音听力检查结果显示听力损害并不十分严重，但患者对话比较困难；也有患者自觉听力提高了，原来听不清的讲话现在能听清楚些了，但纯音听力检查显示听力无改变。故对耳聋程度的判断应以患者的自我感觉为主，听力检查结果作为参考指标。

3. 辨虚实 耳聋之虚，本质为清阳不足，其中有后天气血不足和先天之精亏虚之别；耳聋之实，本质为清窍闭塞，其中有痰火、瘀血、肝火、外邪之别。

虚实之辨，宜四诊合参，根据整体情况做出判断，不宜仅根据某一方面的信息做出片面推断。如有一种说法是暴聋多为实证，久聋多为虚证，证之临床，这种说法并不可靠，事实上暴聋表现为虚证者很常见，这是因为暴聋只是起病突然，但造成暴聋的病因（如气血亏虚）可能早就存在了，只是当量变达到质变时才表现出症状；而久聋在某一阶段时也可表现为实证。故暴聋与久聋的区分，主要意义在于预后的判断，对于辨证的参考价值不大。

总体而言，耳聋以虚证居多，实证较少。虚证（虚聋、劳聋）中以气血亏虚较为常见，各种年龄均可发生，因耳之能听有赖于气血的供养，气血亏虚是一个逐渐发展的过程，当气血亏虚积累到一定程度时，可能由于某一个诱因（如熬夜、疲劳等）的触发而表现为听力突然急剧下降的暴聋，也可能使听力逐渐损害，待损害到语言频率时才逐渐被患者所察觉，因而表现为久聋。故无论暴聋与久聋，气血亏虚都是十分常见的，除听力下降的表现外，常兼有易疲劳、面色不华、睡眠质量不佳、舌淡苔白、脉细等表现。肾精亏损多见于老年人的久聋，表现为双侧听力对称性缓慢下降，常兼有腰膝酸软、夜尿频多等表现。

耳聋表现为实证者以痰火郁结较为常见，痰火郁结的本质为先有痰湿，久而不去，致气机流通不畅，郁而生热，故有两种亚型：一是痰湿困结，二是痰火郁结。前者只有痰湿，没有火热之象，表现为耳聋、头昏头重、耳内胀闷、大便黏滞、舌苔白腻等；后者既有痰湿之象，也有火热之象，表现为除前述痰湿证外，还兼有口苦咽干、舌质红、苔黄腻等。至于外邪侵袭、肝火上扰、气滞血瘀证，可短暂地出现于暴聋或久聋的某个阶段。

耳聋的虚证与实证可相互兼夹，如气血亏虚与痰火郁结可以同时兼夹，须区分孰轻孰重：有时以气血亏虚为主，兼有痰湿困结；有时以痰湿困结（或痰火郁结）为主，兼有气血亏虚。通过治疗以后，证候也会发生变化，如经过化痰清热以后，痰火之象消除，表现出气血亏虚之象等。

4. 辨脏腑　与耳聋有关的脏腑主要有脾胃、肾、肝胆、肺等，其中与脾胃的关系最为密切。

（1）脾胃：脾胃为后天之本、气血生化之源，也为生痰之源。饮食经脾胃处理后，去向有二：一是转化为气血津液，奉养清窍等重要器官；二是变成垃圾排出体外，若不能排出体外，则滋生痰湿。故气血亏虚与痰火郁结两种常见的证型均与脾胃有密切关系，脾胃失调，或以虚为主要表现（如气血亏虚），或以实为主要表现（如痰湿困结或痰火郁结），或表现为虚实夹杂。脾胃失调的表现，主要为食欲减退、脘腹胀满、大便稀溏或便秘、舌质淡或淡胖、苔腻、脉细或滑等。

（2）肾：肾开窍于耳，但这并不意味着耳聋都与肾虚有关，这是临床上最容易发生的一个误区。临床所见，肾虚导致的耳聋以老年人为多见，其表现上文已述及，在儿童及中青年耳聋中表现为肾虚者较为少见。

（3）肝胆：肝胆主疏泄，其中肝主升，胆主降，对于体内气机升降平衡有重要作用，肝胆失调易致清阳不能上升，浊阴不能下降，可致清窍闭塞而耳聋。主要表现为在心情焦虑或抑郁时容易发病，突然耳聋，常伴胸胁胀满、睡眠不宁、口苦咽干、脉弦等。

（4）肺：肺主肃降，与肝主疏泄具有协同调节气机的作用，肺与大肠相表里，对于使浊阴下降、排出体外具有促进作用。肺又开窍于鼻并主皮毛，与外界环境气候变化关系密切，肺的功能失调，常易导致适应环境气候的能力降低而招致外邪侵袭，而外邪侵袭后又可使肺的宣降功能进一步失调，使外邪闭塞清窍导致耳聋。常见于外感发热过程中出现的暴聋，可兼有头痛、鼻塞、流涕、咳嗽等症。

（二）治疗思路

1. 治疗时机　由于耳聋的预后转归与治疗时机关系十分密切，故及时治疗是取得良好效果的关键。及时治疗有两层含义：一是耳聋发病后宜尽早治疗，不宜拖延时机；二是立足于准确地辨证，把握好治疗大方向，不宜想当然地猜证，以致胸无定见、朝三暮四，贻误治疗时机。

2. 治疗原则　根据耳聋的病因病机，治疗宜立足促使清阳上达清窍。若清阳化生不足，宜通过调理脾胃促其化生；若先天之精损耗过多，宜通过补肾加强收藏能力；若实邪闭阻清窍，使清阳无法上达，宜通过祛湿化痰、行气活血、清利肝胆、散邪通窍等方法，开通闭塞，恢复清窍的畅达。

3. 治疗宜忌　由于耳聋以虚证居多，脾胃失调导致的气血亏虚较为常见，故治疗过程中宜注意保护脾胃这个后天之本。补肾的药往往较为滋腻，清热泻火药多苦寒，这两类药易于损害脾胃功能；活血化瘀药易耗气散血，加重脾胃负担，故不宜在妄加猜测的前提下长期使用这些药物，以免造成脾胃功能受损，不利于听力恢复。必须使用以上药物时，也应注意中病即止，尽量避免长期使用。

4. 治养结合　中医治疗强调"三分治、七分养"的治养结合。治疗的方法包括中药、针灸、按摩导引等，保养正气的方法包括良好的睡眠、健康的饮食、合理的运动、良好的心情等，贯彻治养结合的原则，可达到事半功倍的效果；若将全部精力放在治疗上，不注重患者自身的保养，则常常会事倍功半，效果不佳。

【辨证论治】

1. 气血亏虚

主证：听力减退，每遇疲劳之后加重。或见倦怠乏力，声低气怯，面色无华，食欲不振，脘腹胀满，大便溏薄，心悸失眠。舌质淡红，苔薄白，脉细弱。

治法及方药：健脾益气，养血通窍。可选用归脾汤或理中汤加减，常用药如人参、黄芪、白术、炙甘草、当归、龙眼肉、酸枣仁、茯神、远志、生姜、大枣等。

加减法：兼手足不温者，可加干姜、桂枝；兼恶心泛酸者，可加法半夏；兼耳内胀闷者，可加石菖蒲；食欲不振者，可加砂仁；脘腹胀满者，可去酸枣仁，加厚朴、木香。

2. 痰火郁结

主证：听力减退，耳中胀闷，或伴耳鸣。头重头昏，或见头晕目眩，胸脘满闷，咳嗽痰多，口苦或淡而无味，二便不畅。舌红，苔黄腻，脉滑数。

治法及方药：化痰清热，散结通窍。可选用清气化痰丸加减，常用药如胆南星、瓜蒌仁、半夏、茯苓、黄芩、陈皮、枳实、杏仁、石菖蒲、甘草等。

加减法：舌苔白而不黄者，可去黄芩；大便溏而黏滞者，可去黄芩、瓜蒌仁、枳实、杏仁，加薏苡仁、厚朴、砂仁、苍术；咳嗽痰多者，可加紫菀、款冬花；食欲不振、疲倦乏力者，可加党参、白术等。

3. 肾精亏损

主证：听力逐渐下降。头昏眼花，腰膝酸软，虚烦失眠，夜尿频多，发脱齿摇。

舌红少苔，脉细弱或细数。

治法及方药：补肾填精，滋阴潜阳。可选用耳聋左慈丸或左归丸加减，常用药如熟地黄、山药、山茱萸、茯苓、丹皮、泽泻、磁石、五味子、石菖蒲等。

加减法：腰膝酸软者，可加川续断、桑寄生、杜仲；夜尿多、怕冷者，可去磁石，加制附子、肉桂、益智仁、桑螵蛸；食欲不振、大便稀溏者，可去熟地黄、磁石，加党参、黄芪。

4. 气滞血瘀

主证：听力减退，病程可长可短。全身可无明显其他症状，或有爆震史。舌质暗红或有瘀点，脉细涩。

治法及方药：活血化瘀，行气通窍。可选用通窍活血汤加减，常用药如桃仁、红花、赤芍、川芎、当归、香附、丹参、生姜、大枣等。

加减法：兼疲倦乏力者，可加黄芪、党参、炙甘草；兼睡眠不佳者，可加合欢皮、远志、龙骨；见胸胁胀闷者，可加柴胡、郁金。

5. 肝火上扰

主证：耳聋时轻时重，或伴耳鸣，多在情志抑郁或恼怒之后加重。口苦，咽干，面红或目赤，尿黄，便秘，夜寐不宁，胸胁胀痛，头痛或眩晕。舌红苔黄，脉弦数。

治法及方药：清肝泄热，开郁通窍。可选用龙胆泻肝汤或丹栀逍遥散加减，常用药如龙胆草、栀子、黄芩、柴胡、车前子、泽泻、木通、当归、甘草等。

加减法：便秘者，可加大黄、厚朴、枳实；便溏者，可减龙胆草、栀子，并加茯苓、白术；失眠者，可加酸枣仁、远志；头痛者，可加川芎、薄荷；胸胁胀痛者，可加郁金、香附。

6. 外邪侵袭

主证：听力骤然下降，或伴有耳胀闷感及耳鸣。全身可伴有鼻塞、流涕、咳嗽、头痛、发热恶寒等症。舌质淡红，苔薄，脉浮。

治法及方药：疏风散邪，宣肺通窍。可选用桑菊饮或荆防败毒散加减，常用药如桑叶、菊花、荆芥、防风、桔梗、白芷、薄荷、淡豆豉、石菖蒲、甘草等。

加减法：伴鼻塞、流涕者，可加辛夷花、苍耳子；头痛者，可加蔓荆子、细辛；咳嗽者，可加紫菀、款冬花；咽痛者，可加牛蒡子、蝉蜕；发热者，可加柴胡、黄芩。

【针灸按摩】

（一）针灸疗法

1. 体针 局部取穴与远端辨证取穴相结合，局部可取耳门、听宫、听会、翳风为主，每次选取 2 穴。气血亏虚可加足三里、气海、脾俞；痰火郁结可加丰隆、大椎；肾精亏损可加肾俞、关元；气滞血瘀可加膈俞、血海；肝火上扰可加太冲、丘墟、中渚；外邪侵袭可加外关、合谷、曲池、大椎。实证用泻法，虚证用补法，或不论虚实，一律用平补平泻法，每日针刺 1 次。

2. 头皮针 取晕听区或朱氏头皮针治疗区的耳颞区、额颞区、中焦区、下焦区等进行针刺，每日针刺 1 次。

3. 耳穴贴压 取内耳、脾、肾、肝、神门、皮质下、内分泌等耳穴，用王不留行籽贴压以上穴位，不时按压以保持穴位刺激。

4. 穴位注射 可选用听宫、翳风、完骨、耳门等穴，药物可选用当归注射液、丹参注射液、维生素 B_{12} 注射液等，针刺得气后注入药液，每次每穴注入 $0.5 \sim 1mL$。

5. 穴位敷贴 用吴茱萸、乌头尖、大黄三味为末，温水调和，敷贴于涌泉穴，或单用吴茱萸末，用醋调和，敷贴于足底涌泉穴。每日睡前进行敷贴，次晨起床后除去。

（二）导引法

1. 鸣天鼓法 方法参见第七章第四节。

2. 营治城郭法 以两手按耳轮，一上一下摩擦之，每次做 $3 \sim 5$ 分钟。

3. 鼓膜按摩法 方法参见第七章第四节。

【其他疗法】

1. 助听器 对于经各种治疗无效的久聋，残余听力不超过 90dBHL 者，可利用残余听力选配合适的助听器以改善听觉，从而提高语言交流能力。

助听器从外形来区分，主要有盒式、耳背式、耳内式三大类型。盒式助听器较为简单，价格低廉，但声音质量较差。耳背式助听器与耳内式助听器是应用较多的助听器。

2. 电子耳蜗 对于不可逆的永久性聋，残余听力超过 90dBHL、助听器不能改善听觉者，可行电子耳蜗植入以改善听觉。

婴幼儿的先天性耳聋或后天性耳聋经治无效者，根据残余听力情况使用助听器或电子耳蜗以改善听觉，并配合言语训练，可防止日后形成聋哑。

【预防调护】

1. 避免使用耳毒性药物，如氨基苷类抗生素、袢利尿剂（如呋塞米、依他尼酸等）等，若因病情需要必须使用，应严密监测听力变化。

2. 避免噪声刺激，尽可能避免长期戴耳机听音乐，有助于减少耳聋的发生。

3. 及时发现婴幼儿耳聋，并采取适当的干预措施，可防止聋哑的产生。

4. 饮食有节，避免熬夜，积极治疗失眠，避免烦躁焦虑，有助于防治耳聋。

【名医经验】

（一）王德鉴治疗老年性聋的经验

1. 老年性聋的病机 中医耳鼻喉科创始人之一王德鉴教授认为，老年性聋主要是由于人体脏腑虚损，精气渐衰，耳窍失于濡养所致，属于"虚聋""劳聋"的范畴。《内经》云"肾气通于耳"，"肾和则能闻五音"，因此，老年性聋主要责之于肾气虚衰，肾精无力濡养耳窍。脾为后天之本，气血生化之源；心主血，精血互为化生，故心、脾两脏的虚损亦与老年性聋的发生有密切的关系。而肝肾同源，老年人由于肾水不足，不能涵养肝木，易致肝失条达，气机阻滞，或心脾气虚，无力推动血行，常导致血瘀，因此，本病虽属虚证，亦往往兼夹瘀血之实。

2. 老年性聋的中医治疗 对老年性聋的治疗，王老主张分两个阶段进行：第一阶段以活血祛瘀、行气通络为主；第二阶段则以辨证分型治疗为主。

（1）通络为先：王老认为，耳能司听，有赖于肾气的上输和气血的濡养，而气血必须通过耳窍的经络来运输，老年性聋患者由于病程较长，久病必有气血瘀阻，脉络不通，因此，在开始治疗时，应首先疏通耳窍经络，使气血运行流畅，得以上输，同时亦可使第二阶段的辨证用药能上达耳窍发挥作用。第一阶段的常用方：泽兰、香附、青皮、川芎、郁金各 12g，络石藤、走马胎各 20g，白芍 15g。水煎服，每日 1 剂，连服 10 剂。

（2）分型治疗，贵在守恒：第二阶段的治疗，王老认为应注重全身辨证，在准确辨证的基础上，治疗用药要有恒心，一般要达半年以上。根据老年性聋的特点，常将其分为 4 个证型进行治疗。

1）肾阴虚型：症见听力逐渐下降，或伴有高音调耳鸣，全身可兼有腰膝酸软，发脱齿摇，虚烦失眠，夜寐梦多，咽喉干燥，手足心热，或有盗汗等症，舌红，苔少，脉细数。治宜滋肾益精、镇潜安神。常用药物：女贞子、党参、菟丝子、覆盆子各 15g，车前子、蝉蜕、酸枣仁、枸杞子各 12g，浮小麦 25g，磁石、牡蛎各 40g，大枣 8 枚。同时可配合服用天麻丸、杞菊地黄丸、补血宁神丸等。

2）肾阳虚型：症见听音不清，头晕目眩，或有高音调耳鸣，全身可兼见形寒肢冷，面色苍白，食欲不振，夜尿频多，大便溏薄或有遗精阳痿等症，舌淡，苔薄白，脉沉细无力。治宜温肾壮阳、补血安神。常用药物：磁石 40g，何首乌、生薏苡仁各 25g，桑螵蛸、沙苑子、熟附子、柏子仁、白芍各 15g，淫羊藿、肉苁蓉、白术各 12g。同时配服中成药壮腰健肾丸、附桂八味丸。

3）心脾两虚型：症见辨音不清，或伴耳鸣，遇劳时耳鸣、耳聋加重，全身可兼见面色萎黄，心烦失眠，头晕目涩，或毛发稀疏脱落，肢体乏力等症，舌淡，苔薄白，脉细。治宜健脾养心、补血宁神。常用药物：黄芪、何首乌各 25g，党参、桑椹子、远志、石菖蒲各 15g，酸枣仁、川芎、白术、木香各 12g，土茯苓、白芍各 20g。同时配合中成药归脾丸、天王补心丸、补中益气丸。

4）心肾不交型：症见耳聋，或有耳胀堵塞感、耳鸣，情绪波动时症状加重，全身可兼见心悸、怔忡、心烦、腰膝酸软等症。舌淡红，苔白，脉细数。治宜滋养心肾、益阴潜阳。常用药物：麦冬、黄精各 25g，丹参、茯苓、山茱萸各 15g，天花粉 18g，酸枣仁、知母、石菖蒲各 12g，石决明 40g，牡蛎 30g。同时可配合中成药磁朱丸、天王补心丸、知柏地黄丸等。

除上述辨证分型外，还应随症加减用药，灵活配伍，如兼有传导性聋者，可配合行气、利湿、活络的药物，如青皮、路路通、瓜蒌子、宽筋藤；兼有中耳炎、流脓者，可配合清热利湿的药物，如冬瓜仁、车前子、土茯苓、金银花等。

3. 典型案例

李某，男，60 岁。1992 年 3 月 6 日初诊。

主诉：双耳听力逐渐下降 3 年，伴有耳鸣。平时觉腰膝酸软，心烦，夜寐差，梦多，咽喉干燥，胃纳可，二便调，舌红有瘀斑，苔少，脉细弦数。检查双外耳道正常，鼓膜完整，轻度内陷混浊。纯音测听检查提示双耳中度感音神经性聋，纯音听力曲线以高频下降为主。

诊断：久聋（老年性聋）。

辨证：肾阴不足兼瘀血阻络。

治疗：第一阶段拟活血祛瘀、行气通络为治则。

处方：泽兰、香附、青皮、川芎、郁金 12g，络石藤、走马胎各 20g，白芍 15g。10 剂。水煎服，日 1 剂。

1992 年 3 月 16 日复诊：进入第二阶段治疗，拟滋肾益精、镇潜安神为治则。处方：女贞子、枸杞子、菟丝子各 18g，浮小麦 30g，蝉蜕 10g，大枣 8 枚，磁石（先煎）、牡蛎（先煎）各 40g，酸枣仁、麦冬、车前子、五味子各 15g。水煎服，每日 1 剂。

经上方加减服用 4 个月，同时以中成药杞菊地黄丸、补血宁神丸交替服用，患者自觉一般环境下感觉不到耳鸣，但过度疲劳后可出现双耳如蝉鸣声，以夜晚为多见。双耳听力有所提高，全身症状明显好转。嘱患者继续坚持服药治疗，并注意饮食起居，劳逸结合，加强锻炼身体。

按：本例年龄 60 岁，听力逐渐下降 3 年，纯音听力检查双耳高频下降型中度感音神经性聋，符合老年性聋的诊断。腰膝酸软、咽干口燥、心烦不寐、舌苔少、脉细弦数，符合肾阴虚的证候特点，舌有瘀斑，为瘀血阻络之象，故首先以活血祛瘀、行气通络的药物开路，10 天后再以滋肾填精、镇潜安神的药物持之以恒地进行调理，4 个月后方初见成效。说明对老年性聋的治疗，应心中有数，不能追求速效。

——选自：新中医，1998，30（7）：6

（二）王士贞医案

小儿久聋案

何某，女，7 岁。1997 年 11 月 21 日初诊。

发现患儿左耳听力差 4 年。其母于患儿 3 岁多时偶尔发现孩子左耳听不到电话声，随即带其到本市某大医院耳鼻喉科诊治，检查后被告知：患儿左耳为极重度耳聋，右耳为中度耳聋，此病治疗效果不理想，应及时对患儿行语言训练。经一段时间药物治疗后未见明显疗效，遂放弃治疗。患儿 6 岁时曾在附近医院接受中西医及针灸治疗，听力均无提高。患儿无腮腺炎、麻疹病史，无注射过链霉素、庆大霉素、卡那霉素等抗生素。来诊时患儿双耳听力差，左耳尤甚，形体偏瘦，肤色偏黄黑，胃纳一般，夜间常遗尿。舌质淡红，苔薄白，脉细弱。查体：双下鼻甲不大，淡红，各鼻道无分泌物引流。咽黏膜无明显充血，双扁桃体 I°。双外耳道完整，双耳鼓膜完整，标志清楚。纯音测听检查：以 250Hz、500Hz、1000Hz、2000Hz、4000Hz 5 个频率的气导听阈均值计算，左耳 75dBHL，右耳 46.24dBHL。临床诊断：双耳感音神经性聋（左耳重度聋、右耳中度聋）。辨证：肾元亏虚，脉络瘀阻。治法：补养肝肾，活血通窍。

先给予启窍治聋方（由骨碎补、山萸肉、何首乌、白芍、柴胡、丹参、川芎、黄精、葛根、磁石、蜈蚣、毛冬青等组成）汤剂，因中药汤剂难以入口，未能坚持治疗，听力无提高。自 1998 年 5 月开始，患儿坚持服用启窍治聋丸（上方制成小粒丸剂），每次 6g，每日 3 次。嘱患儿在服药期间，注意预防感冒，避免噪声刺激，加强锻炼身体，每天晚上睡前配合做鸣天鼓。经系统治疗两个月后，其母发现患儿听力有提高，学习成绩较前有进步，对其治疗信心大增，继续取药服用，坚持服药 4 个月，至 1998 年 8 月 25 日复查纯音听力，结果显示：左耳气导听阈均值为 33.57dBHL，右耳为 17.14dBHL。与 1997 年 11 月 21 日比较，左耳听力提高 41.43dB，右耳听力提高 29.1dB，两耳均进入实用听区。患儿自我感觉良好，夜间基本无遗尿，精力充沛，学习成绩在班上名列前茅。

按：感音神经性耳聋，为当今常见的疑难病之一，常导致终身残疾。关于药物治疗能否促使感音神经性耳聋恢复听力，学术上一直存在争议，传统观点认为，耳蜗毛细胞一旦坏死，便不能再生，因此，绝大多数感音神经性耳聋是不可逆的，治疗价值不大。

本例患儿，自小患耳聋，实为禀赋不足，肾精亏虚，耳失所养而致。肾又主封藏，开窍于二阴，职司二便，若小儿素体虚弱，肾气不足，下元亏虚，则封藏失职，致膀胱气化功能失调，不能制约水道而发生遗尿。患儿面色偏黄黑，体瘦弱，舌质淡，脉细弱，均为肾虚的表现。故辨证为肾虚耳聋，治疗上宜培元补肾为主。依据"肝肾同源"，肝气通于耳的理论，生理上肾精肝血互滋，病理上肾精亏虚，亦可导致肝血不足，故宜配合养肝疏肝养血之品。又因耳失精血濡养，脉络瘀阻，故补精血之中应酌加活血通窍之品。综上分析，本例治法为补肾养肝、活血通窍，启窍治聋丸组方符合上述治法，方中骨碎补、山萸肉、黄精、何首乌平补肝肾滋养精血；白芍、柴胡柔肝疏肝，且引药上行以达病所；丹参、川芎、毛冬青活血祛瘀滞；蜈蚣搜剔脉络；磁石重镇潜阳，葛根升阳通窍，一升一降，调理气机。全方补而不腻，温而不燥，适合长期服用。

本例患儿经治疗能取得满意疗效，分析其原因：第一，辨证准确。辨证是中医学的特点与精华，是论治的主要依据，抓住主症，综合归纳，全面地分析疾病的病理本质，在准确辨证的基础上，灵活而恰当地组方用药，方能见效。第二，破除感音神经性耳聋是不可逆的观点，不能认为是难治之病而放弃治疗，相反地应抓住小儿生机蓬勃、活力充沛这一生理特点，及早积极地进行系统治疗。不少临床病例说明，服药是否有效，至少应观察三个月以上，这期间听力有变化则可服药至听力稳定为止。第三，患者积极配合导引按摩及体育运动，如耳廓按摩、鸣天鼓等，该患儿还坚持每周爬山两天。通过体疗，调动患者体内的各种积极因素，促进体内的新陈代谢，也是有利于康复的重要环节。

——王士贞提供

（三）刘蓬医案

1. 暴聋（突发性聋）

吴某，女，38 岁。2017 年 3 月 5 日初诊。

主诉：左耳突发听力下降 2 周。

现病史：患者于 2017 年 2 月 20 日突发双耳鸣及左耳听力下降，当天即到某三甲西医院耳鼻喉科诊治，纯音听力检查示左耳轻度感音神经性聋，125～8000Hz 平均听阈 25dBHL，右耳平均听阈 15dBHL。经住院治疗，给予糖皮质激素、扩张血管药、神经营养药及高压氧等治疗 1 周，患者感觉听力下降明显加重，要求出院寻求中医治疗。于 2 月 26 日至某中医院就诊，辨证为气滞血瘀，给予疏肝行气活血的中药及中成药、电针、局部红外线等治疗 1 周无效，患者十分焦急，经病友介绍于 3 月 5 日来诊，此时距发病时间已 2 周。目前情况：左耳听力明显下降，伴双耳鸣，声敏感，左耳胀闷，神情倦怠，睡眠不佳，食欲减退，大便稍溏，舌质淡，苔白微腻，脉细。纯音听力检查示左耳平均听阈 70dBHL，听力曲线为平坦型；言语测听：左耳 100dBHL 时言语分辨率为 65%。

诊断：左耳暴聋（突发性聋）。

辨证：气血亏虚。

治法：健脾益气，升阳通窍。

处方：熟党参 30g，黄芪 30g，白术 15g，干姜 15g，桂枝 15g，法半夏 10g，炙甘草 10g，砂仁 10g，石菖蒲 10g，远志 10g。7 剂，水煎 2 次温服，每日 1 剂。

耳穴贴压：取内耳、神门、脾、胃、十二指肠、肝、皮质下，用王不留行籽胶布贴压，每日自行按压，保持刺激。

医嘱：早睡早起，饮食忌肥甘厚腻与生冷寒凉，减少不适当运动。停止其他一切药物。自行做鸣天鼓，每日早晚各 1 次。

2017 年 3 月 12 日复诊：自觉左耳听力明显提高（达 80%），声敏感及耳胀闷、右耳鸣基本消失，左耳鸣明显减轻，睡眠及食欲明显改善，大小便正常，患者心情好，多日的乌云一扫而空。舌质淡红，苔白，脉较前有力。纯音听力检查：左耳中高频听阈正常，仅低频下降，平均听阈 24dBHL。言语测听：左耳 60dBHL 时言语分辨率为 95%。继续以上中药、耳穴贴压治疗 1 周，医嘱同前。

2017 年 3 月 19 日三诊：上药服完 3 剂后自觉听力已恢复正常，诸症消失，继续服完剩下的中药。纯音听力检查：左耳各频率听阈均恢复正常，平均听阈 18dBHL。言语测听：左耳言语分辨率 100%。病已治愈，停止用药。

按：本例突发性聋，患者刚起病就立即就诊了，表现为低频轻度下降的感音神经性聋，若治疗措施得当，一般来说较易恢复听力，但经西药糖皮质激素、扩张血管、高压氧等治疗，不仅无效，且在数日内病情继续发展至重度耳聋。从中医角度分析，患者在脾胃虚弱、气血不足的情况下，使用糖皮质激素可能更容易加重脾胃的损害，扩张血管药易耗气散血，故难以收效。起病 1 周后转至某中医院治疗时，仍从西医的微循环障碍出发按气滞血瘀论治，使用活血化瘀的中药同样有耗气散血之弊，与患者的病机不符，故治疗无效。起病已 2 周，且耳聋为重度，一般来说，治疗难度加大，完全康复的机会减少，在运用中医整体思维进行辨证的前提下，跳出"暴聋多实证"及西医微循环障碍的惯性思维，紧紧抓住脾胃虚弱致气血亏虚这个病机，给予健脾和胃的中药调动脾胃功能，并配合调理脾胃的耳穴贴压方案，同时要求患者从饮食、睡眠方面配合保护脾胃的措施，由于患者经过两次就医无效，自己通过网上检索也知道病程拖得越久越难以治愈的道理，故对医嘱严格遵守，完全做到了早睡早起及不吃肥甘厚腻、生冷寒凉食物的要求。由于患者处于壮年，有一定的自我康复能力，通过治养结合，仅 1 周就恢复了 80% 的听力，10 天达到完全康复，取得了满意的疗效。

——刘蓬提供

2. 久聋（感音神经性聋）

陈某，男，52 岁。2017 年 8 月 8 日初诊。

主诉：双耳听力下降 5 年余。

现病史：患者 5 年前开始自觉听力下降，右耳下降比左耳明显，伴双耳鸣。曾在当地医院间断经西医和中医治疗无效，遂放弃治疗。近 2 年来觉听力下降越来越明显，明显影响日常对话，经病友介绍来诊。目前情况：双耳聋，右耳明显，双耳已佩戴助听器 3 年，不戴助听器的情况下需大声讲话才能与患者勉强对话，且只能听懂

60%，伴双耳持续耳鸣，有时耳胀闷，大便稀溏，食欲不佳，入睡较难，且常晚睡，易倦怠，舌淡胖，苔白腻，脉细滑。纯音听力检查：双耳感音神经性聋，125～8000Hz 平均听阈右耳为 85dBHL，左耳为 70dBHL。言语测听：右耳 100dB 时言语分辨率为 40%，左耳 90dB 时言语分辨率为 60%。

诊断：久聋（双耳感音神经性聋）。

辨证：气血亏虚兼痰湿困结。

治法：健脾益气，兼祛湿化痰。

处方：苍术 15g，厚朴 15g，法半夏 10g，陈皮 10g，干姜 15g，党参 20g，石菖蒲 10g，砂仁 10g，远志 10g，甘草 10g。14 剂。水煎 2 次温服，每日 1 剂。

耳穴贴压：取内耳、神门、皮质下、脾、胃、十二指肠、肝，用王不留行籽胶布贴压，每日自行按压，保持刺激。

医嘱：忌肥甘厚腻及生冷寒凉之品，早睡早起。自行做鸣天鼓，每日早晚各 1 次。

2017 年 8 月 22 日二诊：自觉听力及耳鸣同前，耳胀闷减轻，大便软，入睡有改善，舌淡胖，苔白，脉细。痰湿已去，改为健脾和胃为主。处方：熟党参 30g，黄芪 30g，白术 15g，干姜 15g，桂枝 15g，法半夏 10g，炙甘草 10g，砂仁 10g，石菖蒲 10g，远志 10g。30 剂，煎服法同前。耳穴贴压、鸣天鼓及医嘱均同前。

2017 年 10 月 25 日三诊：患者上方连续服了两个月，自觉听力有所改善，耳鸣亦有减轻，自觉精神好，无其他不适。纯音测听：右耳平均听阈为 71dBHL，左耳为 53dBHL。言语测听：右耳 100dB 时言语分辨率为 92%，左耳 85dB 时言语分辨率为 75%。继续守上方治疗。

上方连续服用 1 个月后，改为丸剂继续服用，饮食及睡眠一直遵医嘱，患者自觉听力逐渐提高，很多时候不戴助听器也能与人对话，并能够正常打电话了，耳鸣基本可以忽略，只是在安静环境下注意听时才能觉察到。2018 年 3 月 12 日复查纯音听力：右耳平均听阈 61dBHL，由重度聋转为中重度聋；左耳平均听阈 46dBHL，由重度聋转为中度聋，两耳听力均比初诊时提高了 24dB。言语测听：右耳 90dB 时言语分辨率为 93%，左耳 75dB 时言语分辨率为 94%。患者及家属对疗效均感到十分满意，日常生活质量明显提高。

按：一般来说，超过 1 年的感音神经性聋听力较难恢复，这是常态。本例双耳聋已 5 年余，佩戴助听器已 3 年，属难治性的耳聋。由于患者的听力一直在逐渐下降，故开始治疗的目的是希望保持残余听力不再下降，以便借助于助听器仍可正常生活，同时改善耳鸣及全身症状。初诊时，四诊合参，属于脾胃虚弱，气血亏虚，而舌苔白腻提示兼有痰湿困结，故先予以祛湿化痰的中药，使气血流通的道路畅通。二诊时见痰湿已去，改为健脾和胃为主，调动脾胃功能，与生活调养相结合。由于患者能严格遵守医嘱，配合良好，经两个半月的治疗后，不仅达到了听力不再下降的目的，且还显示出听力有所提高，耳鸣等症状亦减轻，患者愿意继续配合治疗。为减少长期煎药的麻烦，在服用了 3 个月的汤药后，改为丸剂长期服用，缓缓图功。前后经过 7 个月的治疗，双耳听力竟同时得到了改善，右耳由重度聋转为中重度聋，左耳由重度聋转为中度聋，自我感觉、纯音测听、言语测听三个方面一致显示患者的听力得到了明显提高，取得了满意的疗效。此例表明，感音神经性聋，即使病程已久，也不宜轻言放弃治疗，只要治疗方向正确，假以时日，仍有机会出现奇迹——改善部分听力。

——刘蓬提供

（四）古代医案

某，八十，耳聋，乃理之常，盖老人虽健，下元已怯，是下虚上实，清窍不主流畅，唯固补下焦，使阴火得以潜伏。磁石六味加龟甲五味远志。

——选自：《临证指南医案·卷八·耳》

按：八十岁的老年人耳聋，多与肾精亏损有关，故本案以补肾为主，取耳聋左慈丸意进行加减治疗。这类耳聋，治疗目的在于延缓耳聋的进程，一般来说，听力提高较为困难，对此应有所预见。

（刘蓬）

第三节　耳　胀

耳胀是以耳内胀闷堵塞感为主要特征的疾病。本病在临床上极为常见，可发生在单侧或双侧，发病无明显季节性，各种年龄均可发病，儿童患此病时由于不能正确表达自己的感受，往往在听力减退时才被大人发现而就医，成人患此病有逐渐增多的趋势。病程可长可短。中医治疗此病效果肯定，具有一定的优势。

西医学的分泌性中耳炎、气压损伤性中耳炎、粘连性中耳炎等疾病及各种原因不明的耳堵塞感均可参考本病进行辨证治疗。

【历史源流】

古代医学文献中没有耳胀病名，但在有关"风聋""卒聋""耳聋""耳闭"等病证的描述中，可以找到与耳胀有关的记载。

晋代，《小品方·卷第十》记载："风聋者，掣痛。"这里所称的"风聋"即指耳聋且耳内胀痛，与本病有类似之处。

隋代，《诸病源候论·卷二十九·耳聋候》："手太阳厥而聋者，其候聋而耳内气满。"这里的"耳内气满"即耳内堵塞感，说得更为具体，并且对"风聋"的病机做了解释："足少阴肾之经，宗脉之所聚，其气通于耳，其经脉虚，风邪乘之，风入于耳之脉，使经气痞塞不宣，故为风聋。"

　　宋代，《太平圣惠方·卷第三十六》有关于"上焦风热，耳忽聋鸣，宜服伏神散方"的论述，《三因极一病证方论·卷十六》有解仓饮子治"气虚热壅，或失饥冒暑，风热上壅，耳内聋闭"的记载。

　　明代，《医林绳墨·卷七》指出："耳闭者，乃属少阳三焦经气之闭也。"又说："或有年老气血衰弱，不能全听，谓之耳闭。"这里的"耳闭"主要指耳聋的症状，可能亦兼有耳堵塞的症状。《景岳全书·卷二十七》将耳聋分为火闭、气闭、邪闭、窍闭、虚闭五种，在谈到火闭时认为"凡火闭，因诸经之火壅塞清道，其证必哄哄熇熇，或胀，或闭，或烦，或热，或兼头面红赤是也"，指出因火热外袭致耳聋兼耳内胀闷烦热的症状，与本病有类似之处，该书还记载了鼓膜按摩法，一直沿用至今。

　　清代，《临证指南医案·卷八》曰："如温邪暑热风火侵窍而为耳聋胀痛者，用连翘、山栀、薄荷、竹叶、滑石、银花，轻可去实之法，轻清泄降为主。"在《续名医案类·卷十七》中治一耳鸣患者，"此肺胃两部风热所壅而致"，用清解之剂而愈，认为"耳目口鼻，虽于五脏，各有分属，而内实相通"。《医学读书记·续记》云："肺经风热，痰涎闭郁之证，肺之络会于耳中，其气不通，故令耳聋，宜治其肺，使气行则聋愈。"可见，清代的医家们已较明确地认识到耳窍与鼻窍相通，风热之邪外袭而致耳聋胀痛，应从肺论治。

　　1934年陆清洁编《大众万病顾问·下册》首先提出"耳胀"这一病名："何谓耳胀？耳中作胀之病，是谓耳胀。"书中还讲述了耳胀的病因、症状及治法。

　　1980年广州中医学院主编的全国高等医药院校第四版规划教材《中医耳鼻喉科学》开始将以耳内胀闷堵塞感为主要症状的耳病称为耳胀、耳闭，其中病初起称"耳胀"或"耳胀痛"，病之久者称"耳闭"。

　　2012年熊大经、刘蓬主编的全国中医药行业高等教育"十二五"规划教材《中医耳鼻咽喉科学》认为一种疾病用耳胀、耳闭两个名词来表达不符合疾病命名的惯例，且容易造成概念不清，不利于教学和临床使用，经教材编委会讨论决定不再采用"耳闭"作为病名，仅保留"耳胀"作为病名即可，将以耳内胀闷堵塞感为主要特征的疾病统称为"耳胀"。2016年刘蓬主编的全国中医药行业高等教育"十三五"规划教材《中医耳鼻咽喉科学》及王士贞、刘蓬主编的《中华医学百科全书·中医耳鼻咽喉口腔科学》继续将耳胀作为标准中医病名，并进一步规范了耳胀作为疾病的定义和范围。

【临床诊断】

（一）诊断要点

　　1. 临床特征　耳内胀闷堵塞感为诊断本病必备的临床特征，可出现在单侧，也可出现在双侧，患者常描述为耳胀、耳闷、耳堵或耳闭塞感等不适，严重时同侧头部亦有胀闷不适感。这一特征性症状在成人可通过仔细询问而明确，但在儿童往往不会主动表述耳内胀闷堵塞感的症状，需结合听力检查及鼓膜检查所见进行综合判定。病程可长可短，急性起病者常发生在感冒或乘坐飞机之后；缓慢起病者常难以准确描述出发病的时间，症状时轻时重，或呈间歇性发作。

2. 主要伴随症状　本病主要伴随症状有听力下降、耳鸣等。

（1）听力下降：本病常伴有与耳胀闷感同一侧的轻度至中度听力下降，且自听增强，即听外界的声音不清楚，而听自己的讲话声较平时增大。对儿童来说，听力下降几乎是绝大多数患儿都会出现的症状，常常是在听力下降之后才被大人所发现。但对于耳胀来说，听力下降并非必备的症状，成人患者30%~40%听力是正常的。

（2）耳鸣：本病有部分患者伴有耳鸣。值得注意的是，临床上经常有患者由于不清楚耳鸣的含义，易将耳内胀闷不适感用"耳鸣"来表述，因此，当患者用"耳鸣"来表达其症状时，医生需要进一步核实患者的具体症状究竟是听到了一种无声源的声响，还是出现了耳内的堵闷不适感。此外，儿童患者的家长亦常用"耳鸣"来代诉患儿的症状，实际上是头部活动时耳内积液流动产生的声响，或者是患儿无法表述清楚的耳内胀闷不适感，并非真正的耳鸣。

3. 检查　对于以耳内胀闷堵塞感为主诉的患者，外耳道及鼓膜的检查是必须的。在有条件的情况下，听力检查及鼻咽部检查亦有重要的参考价值。以下检查结果对于诊断耳胀具有参考价值。

（1）外耳道正常，鼻咽部正常。

（2）鼓膜可以正常，也可以表现为以下异常：鼓膜呈微红或橘红色、内陷，有时透过鼓膜可见到液平面或液气泡；病程久者，可见鼓膜极度内陷、粘连，或见灰白色钙化斑。

（3）听力学检查

1）音叉试验或纯音测听多呈传导性聋，成人患者亦可正常。

2）声导抗测试：鼓室导抗图多呈 B 型或 C 型，成人患者亦可为 A 型。

（二）鉴别诊断

以耳内胀闷堵塞感为主诉者，在诊断耳胀之前，应注意排除以下疾病：

1. 外耳道阻塞　耵耳、耳异物堵塞外耳道时，患者常出现耳内胀闷堵塞感，用电耳镜或耳内镜检查外耳道可发现耵聍或异物，取出耵聍或异物后耳部堵塞感即消失，据此不难进行鉴别。

2. 鼻咽肿物　鼻咽血瘤、鼻咽癌等鼻咽部的肿物压迫咽鼓管时，可出现中耳积液而导致耳内胀闷堵塞感，运用间接鼻咽镜、鼻内镜，或电子、纤维鼻咽镜仔细检查鼻咽部，可以做出鉴别。

3. 耳聋　临床上有时耳胀与耳聋容易混淆。有部分患者诉说耳内堵住了，实际上是听力下降了，听不清讲话，患者误以为是耳朵堵住了，仔细询问时，患者并无耳内胀闷堵塞的不舒服症状，检查时有感音神经性听力下降，这种情况下应诊断为"耳聋"，不宜诊断为"耳胀"。

有时耳胀与耳聋兼具，诊断时一般遵循以下原则：若为传导性聋，宜诊断为"耳胀"，将耳聋视为兼症；若为感音神经性聋，宜诊断为"耳聋"，将耳胀闷感视为兼症。

【病因病机】

《素问·阴阳应象大论》说："浊气在上，则生䐜胀。"这一句经文道出了耳胀的总病机。耳为清窍，只有保持清空的状态，才利于清阳上达，使听觉聪敏。若浊气上逆，阻塞清窍，则易致耳胀。"浊气"包括湿浊、外邪、瘀血等。

兹将耳胀常见的病因病机归纳如下：

1. 脾虚湿困 脾为后天之本，主运化。若饮食不节，损伤脾胃，或久病伤脾，脾失健运，可导致湿浊不化，困结耳窍，发为耳胀。

2. 风邪外袭 生活起居不慎，寒暖不调，风邪外袭，耳窍经气痞塞，则易导致耳胀。风邪外袭多有兼夹，其属性不外寒热两类：若风寒外袭，肺失宣降，津液不布，则聚而为痰湿，积于耳窍而为耳胀；若风热外袭或风寒化热，循经上犯，结于耳窍，以致耳窍痞塞不宣，发为耳胀。

3. 气血瘀阻 气血周流，宜通不宜滞，气血阻滞则为病。若邪毒滞留，日久不去，阻于脉络；或长期情绪不佳，可致气机不畅，气血瘀阻，使耳窍经气闭塞，发为耳胀。

4. 肝胆湿热 肝胆互为表里，主疏泄，肝主升，胆主降，肝胆升降正常，利于气机畅达，耳窍通利。若外感邪热，内传少阳胆经；或七情所伤，肝气郁结，气机不调，内生湿热，循经上聚耳窍，则为耳胀。

【辨治思路】

（一）辨证思路

耳胀的主要症状是耳内胀闷堵塞感，造成堵塞的原因是湿浊、外邪、瘀血等浊气在上，使耳部经络不通畅，而浊气是由于脏腑功能失调所产生。因此，耳胀的症状虽表现在耳部，其病根实在脏腑。对于耳胀的患者，辨证的重点在于辨浊气、辨脏腑、辨虚实三个方面，这三个方面落实好了，治疗便有了方向。

1. 辨浊气 耳内胀闷堵塞，必然有浊气在上，常见的浊气有三大类，即湿浊、外邪、瘀血。

（1）湿浊：湿浊排泄不畅，停聚耳窍是导致耳胀最常见的原因之一，无论急性起病还是缓慢起病均可由湿浊停聚导致。辨别有无湿浊，主要参考两个方面：一是根据全身症状和舌象、脉象，如大便黏滞不爽、胸脘痞闷、舌苔厚腻、脉滑等，提示体内有湿浊之气；二是参考局部检查所见，如鼓膜检查、声导抗检查等发现中耳有积液，从中医角度分析大多提示有湿浊。

（2）外邪：急性起病者多与外邪侵袭有关。风为百病之长，外邪入侵多由风邪所致，而风邪入侵，必有外感症状，且病程较短。询问患者在发生耳胀闷堵塞之前是否有过感冒病史，有助于辨别是否为外邪入侵；若患者在耳胀闷堵塞感之外，还兼有鼻塞、流涕、喷嚏等症状，且脉浮，则基本上可以确定有外邪侵袭。

（3）瘀血：瘀血阻滞，使耳部气血运行不畅，可导致耳胀闷堵塞。其辨证要点可参考以下三个方面：一是病程一般较长；二是舌脉象，一般舌质较暗，或有瘀点瘀斑，脉弦涩；三是结合局部检查所见，如鼓膜极度内陷、粘连，或鼓膜晦暗及有白色钙化斑，大多提示有瘀血阻滞。

值得注意的是，有时鼓膜完全正常，听力学检查（如纯音测听、声导抗测试等）也完全正常，但只要患者主观感觉是耳内胀闷堵塞感，则必有浊气在上，这种情况大多与湿浊之气有关，根据以上辨湿浊的思路进行辨证，大多可以找到湿浊的证据。

2. 辨脏腑 浊气产生于脏腑功能失调，因此，要消除产生浊气的原因，必须进一步辨别失调的脏腑。与湿浊、外邪、瘀血相关的脏腑主要有肺、脾胃、肝胆等。

（1）脾胃失调：脾主升清，胃主降浊，脾胃升降协调，则气血化生充足，而湿浊不易产生。反之，脾胃功能减弱，升降失调，则易导致湿浊停聚。耳胀无论病程长短，大多与湿浊有关，因此，脾胃失调是最常见的原因之一。脾胃失调的证候，主要有食欲不振、大便稀溏或黏滞不爽、脘腹胀满等。

（2）肺脏失调：肺主皮毛而开窍于鼻，外邪侵袭必由皮毛或口鼻而入，若肺脏功能正常，则皮毛与鼻的藩篱作用发挥正常，外邪不易入侵。反之，外邪入侵导致耳胀，说明肺的功能必然处于失调状态。循此思路进行辨证，注意询问患者是否伴有鼻塞、流涕、喷嚏等肺气失宣的症状，自能找到肺脏失调的证据。古有"耳聋治肺"之说，实际指的就是外邪入侵使肺失宣降导致耳胀伴有耳聋的情况。

（3）肝胆失调：肝胆主疏泄，其中肝主升，胆主降，肝胆一升一降，有利于气血运行，也有利于浊气下降。若肝胆失调，则气机不畅，可导致湿浊停聚，也可导致血行不畅而瘀血停留，两种情况均可导致耳胀。肝胆失调多与情志不遂有关，因此多见于焦虑、抑郁的患者，常兼有胸胁胀闷、心烦失眠、口苦、脉弦等表现。

3. 辨虚实 耳内胀闷堵塞多由浊气上逆所致，以实证为多见，但浊气之来，实由相关脏腑功能减弱所致，因此实中有虚。对于具体患者，究竟偏于实证，还是偏于虚中夹实，必须详加辨别。

（1）实证：一般来说，实证病程较短，多见于外邪侵袭或肝胆湿热，患者耳内胀闷堵塞感较重且持续不减，身体壮实，脉象有力。

（2）虚中夹实：耳胀很少有单纯的虚证，往往是虚中夹实较为多见，如脾虚湿困即是较典型的虚中夹实证，病程较长的患者多属此类，有时病程短者也有此证。气滞血瘀证大多病程较长，也以虚中夹实为多见。

（二）治疗思路

尽快消除耳内胀闷堵塞感及其相关的伴随症状，并防止复发，是治疗耳胀的主要目的和基本思路。围绕这个目的，治疗时须考虑治本与治标两个方面。

1. 治本　由于浊气上逆是产生耳胀的根本原因，针对湿浊、外邪、瘀血等不同浊气的来源，在辨证的基础上，指导患者调整不良生活方式，并运用中药调动相关脏腑的功能进行整体调节，消除浊气，并防止产生新的浊气，才能达到治愈的目的，这是中医治疗的优势所在。

2. 治标　如何快速缓解症状是治疗时需要考虑的，尽快缓解耳内胀闷堵塞的症状，不仅能尽快解除痛苦，也能增强患者对治疗的信心。快速缓解症状一般可选用各种外治法。浊气分有形与无形两类，针对两类浊气可选用不同的外治法来达到治标的目的。

（1）有形的浊气：常见的是中耳积液，由于积液堵塞导致耳内胀闷感、堵塞感，可采用鼓膜穿刺抽液或鼓膜切开置管等外治法尽早消除积液，以缓解症状。

（2）无形的浊气：中耳没有积液时也可出现耳内胀闷感，这是无形的浊气阻塞，使气机不畅所致，这种情况下可考虑运用鼓膜按摩、咽鼓管吹张、针灸等外治法来达到暂时缓解症状的目的。

【辨证论治】

1. 脾虚湿困

主证：一侧或两侧耳内胀闷堵塞感，日久不愈。鼓膜正常，或见内陷、混浊、液平。可伴有胸闷，纳呆，腹胀，便溏，肢倦乏力，面色不华。舌质淡红，或舌体胖，边有齿印，脉细滑或细缓。

治法及方药：健脾利湿，化浊通窍。可选用参苓白术散加减，常用药物如人参、扁豆、山药、莲子肉、炙甘草、茯苓、薏苡仁、白术、砂仁、桔梗等。

加减法：中耳有积液黏稠量多者，可加藿香、佩兰；积液清稀而量多者，宜加泽泻、桂枝；肝气不舒，心烦胸闷者，可加柴胡、香附；疲倦乏力、易出汗者，可加黄芪。

2. 风邪外袭

主证：急起一侧或两侧耳内堵塞感，多伴有同侧听力减退及自听增强；鼓膜微红、内陷或有液平面，鼓膜穿刺可抽出清稀积液，鼻黏膜肿胀。全身可伴有鼻塞、流涕、头痛、发热恶寒等症。舌质淡红，苔白，脉浮。

治法及方药：疏风散邪，宣肺通窍。可选用荆防败毒散加减，常用药物如荆芥、防风、羌活、独活、前胡、桔梗、枳壳、柴胡、川芎、茯苓、甘草等。

加减法：鼻塞甚者可加白芷、辛夷花；耳堵塞甚者可加石菖蒲；兼咳嗽者可加紫菀、款冬花；兼咽痛、舌质红、苔黄者，可去羌活、独活、川芎，加牛蒡子、金银花、连翘等。

3. 气血瘀阻

主证：一侧或两侧耳内胀闷堵塞感，日久不愈，甚则如物阻隔，听力逐渐减退。鼓膜明显内陷，甚则粘连，或鼓膜混浊、增厚，有灰白色钙化斑。舌质淡暗，或边有瘀点，脉细涩。

治法及方药：行气活血，通窍开闭。可选用通窍活血汤加减，常用药物如桃仁、红花、赤芍、川芎、柴胡、香附、当归、生姜、红枣等。

加减法：少气纳呆、舌质淡、脉细缓者，可去桃仁、红花，可加党参、黄芪、炙甘草等；大便稀溏、舌苔腻者，可加苍术、砂仁、石菖蒲等；脘腹胀满者，可加厚朴、木香等。

4. 肝胆湿热

主证：一侧或两侧耳内胀闷堵塞感，耳内微痛，或有听力减退及自听增强，或耳鸣，病程较短。鼓膜色红或橘红、内陷或见液平面，鼓膜穿刺可抽出黄色较黏稠的积液。多兼见烦躁易怒，口苦口干，胸胁苦满。舌红，苔黄腻，脉弦数。

治法及方药：清泻肝胆，利湿通窍。可选用龙胆泻肝汤加减，常用药物如龙胆草、栀子、黄芩、柴胡、车前子、泽泻、木通、当归、甘草等。

加减法：耳堵塞胀闷甚者可加石菖蒲、川芎以化浊通窍；大便秘结者，可加大黄、厚朴；胸胁苦满者，可加香附；失眠者，可加远志、合欢皮。本方药物多苦寒，宜中病即止，不宜久服。

【外治法】

1. 滴鼻　本病伴有鼻塞者，可用具有疏风通窍作用的药液滴鼻，使鼻窍及耳窍通畅，减轻耳堵塞感，并有助于耳窍积液的排出。

2. 咽鼓管吹张　可酌情选用捏鼻鼓气法、波氏球法或咽鼓管导管吹张法进行咽鼓管吹张，以暂时改善耳内通气，缓解耳胀闷堵塞感。若鼻塞涕多者，不宜进行咽鼓管吹张。

（1）捏鼻鼓气法：嘱病人用拇指和食指捏住两鼻翼，紧闭嘴，使前鼻孔和嘴均不出气，然后用力呼气，这样呼出的气体沿两侧咽鼓管进入鼓室，患者可感觉到耳内胀闷感暂时减轻。

（2）鼓气球吹张法：患者含水一口，医务人员将鼓气球前端的橄榄头塞于患者一侧前鼻孔，并压紧对侧前鼻孔，嘱患者吞咽，在吞咽水的瞬间，医务人员迅速挤压橡皮球，使气流通过咽鼓管进入鼓室，从而暂时缓解耳堵塞的症状。

（3）导管吹张法：先用1%麻黄素和1%丁卡因收缩、麻醉鼻腔黏膜，将咽鼓管导管沿鼻底缓缓伸入鼻咽部，将原向下的导管口向外侧旋转 90°，并向外前沿着鼻咽部外侧壁缓缓退出少许，越过咽鼓管圆枕，进入咽鼓管咽口。导管抵达鼻咽后壁后，亦可将导管向内侧旋转 90°，缓缓退出至钩住鼻中隔后缘，再向下、向外旋转 180°，进入咽鼓管咽口。然后左手固定导管，右手用橡皮球向导管内吹气，使空气通过咽鼓管进入鼓室，从而暂时缓解耳堵塞感。注意用力要适当，避免压力过大导致鼓膜穿孔。

3. 鼓膜穿刺抽液 若见有鼓室积液，可在严格无菌操作下，行鼓膜穿刺抽液。方法：先用鼓膜麻醉剂进行鼓膜表面麻醉，用 75% 酒精进行外耳道及鼓膜表面消毒，以针尖斜面较短的 7 号针头，在无菌操作下从鼓膜前下方（或后下方）刺入鼓室，抽吸积液。

4. 鼓膜切开及置管 经长期治疗无效，中耳积液较黏稠者，可在局麻或全麻下，用鼓膜切开刀在鼓膜前下或后下象限做放射状或弧形切口，行鼓膜切开术，用吸引器将鼓室内液体全部吸尽，然后放置鼓膜通气管。

【针灸按摩】

1. 体针 可采用局部取穴与远端取穴相结合的方法。耳周取听宫、听会、耳门、翳风；远端可取合谷、内关，用泻法。脾虚表现明显者，配足三里、脾俞等穴，用补法或加灸。

2. 耳针 取内耳、神门、肺、肝、胆、脾等穴位针刺；也可用王不留行籽或磁珠贴压以上耳穴，经常用手指轻按贴穴，以维持刺激。

3. 穴位注射 取耳周穴耳门、听宫、听会、翳风等做穴位注射，药物可选用丹参注射液、当归注射液等，每次选用 2 穴，每穴注射 0.5～1mL 药液。

4. 鼓膜按摩 可选用以下方法行鼓膜按摩，一般来说，行鼓膜按摩后，耳胀闷堵塞感会暂时减轻或缓解。

（1）用食指或中指按压耳屏，使其掩盖住外耳道口，持续 1～2 秒钟后再放开，一按一放，有节奏地重复多次。

（2）用食指或中指插入外耳道口，使其塞紧外耳道，轻轻按压 1～2 秒钟，再放开，一按一放，如此重复多次。

（3）用鼓气耳镜放入耳道内，反复挤压、放松橡皮球使外耳道交替产生正、负压，引起鼓膜的运动而起到鼓膜按摩的作用。

（4）用专门设计的鼓膜按摩仪进行鼓膜按摩。

【其他疗法】

1. 激光理疗 用半导体激光理疗仪，将激光探头放入外耳道口进行照射，每次 10～15 分钟。

2. 超短波理疗 用超短波理疗仪，将电极放在耳后乳突部及耳门处，调节超短波的功率大小以患者觉得局部发热且能耐受为度，每次理疗 10～15 分钟。

【预防调护】

1. 加强生活调养，增强体质，积极防治感冒及鼻腔、鼻咽慢性疾病。

2. 患伤风鼻塞及其他鼻病出现严重鼻塞时，应避免乘坐飞机或潜水，以防耳胀的发生。

3. 掌握正确的擤鼻方法，避免捏紧双侧鼻孔用力擤鼻，以免使鼻涕通过咽鼓管口进入中耳。最好的擤鼻涕方法是按住一侧鼻孔擤对侧鼻，然后交换。

4. 儿童患本病常不易觉察，应重视宣传教育，提高家长及教师对本病的认识，儿童感冒后应注意其听力变化，若平时能听到的讲话声需重复讲述才能听清，应及时检查耳部，以便早期发现本病，早期治疗。

【名医经验】

（一）干祖望医案

1. 耳胀治肺案

胡某，男，17 岁。1991 年 7 月 9 日初诊。两耳憋气已 3 周，右重左轻，偶有阵发性失听。一向鼻塞难通，匝月来严重，因感冒而加重，听力下降，自声增强。检查：鼻黏膜充血，有分泌物潴积，两鼓膜轻度下陷，右侧光锥移位。舌薄苔，脉实。按：感冒徘徊匝月不去，手太阴肺经之伏邪亦不言而喻。王孟英谓"肺经之结穴在耳中，名曰笼葱"，良以外邪循经犯耳使然。宗《温热经纬》"耳聋治肺"之法：麻黄 3g，杏仁 10g，荆芥 6g，路路通 10g，菖蒲 3g，桔梗 6g，桑叶 6g，荷叶一角，防己 6g，甘草 3g。

1991 年 7 月 16 日二诊：药进七剂，时越匝周，憋气改善，左耳明显，右耳木然，失听一半已消，自声增强也基本正常，鼻塞仍然难通。平时鼻子经常出血，在紧张、疲劳之后更为多见。检查：鼻黏膜充血，两耳如前。舌薄苔，脉平。按：加味三拗汤不辱使命，所求者俱得矣。再扫余波，改取升清开窍：升麻 3g，葛根 6g，路路通 10g，防风 6g，太子参 10g，桑白皮 3g，桔梗 6g，六一散 12g。

1991 年 8 月 3 日三诊：上药进七剂，感冒告失，两耳憋气又进一步改善，残余者所剩无几。刻下鼻腔干燥感，近来出过 4 次血，量不多。检查：鼻腔干燥少液，立特区严重充血、粗糙，鼓膜下陷。舌薄苔，脉平有劲。按：耳病憋气，两治而接近恢复，唯鼻衄又来，良以内则肺经积火，外则祝融施虐，荣血受迫，上越而逆行矣。治则当倾注于衄，取凉营止衄：黄芩 3g，桑白皮 10g，牡丹皮 6g，赤芍 6g，生地黄 10g，山栀炭 10g，金银花 10g，青蒿 10g，麦冬 10g，白茅根 10g，西瓜翠衣一团。

——选自：《干祖望耳鼻喉科医案选粹》

按：耳胀治肺反映了临床思路的宽阔。一般来讲，耳病从肾从脾辨证较多。本案从肺治耳主要是抓住了发病时间短，有外感史的特点，而 7 月正是暑期，人们往往贪凉而易被风邪所袭。故而本案从肺论治收效甚佳。

2. 耳胀治脾案

凡某，男，20 岁。1992 年 8 月 7 日初诊。

客岁 5 月感冒之后开始耳中憋气，听力下降，取用穿刺，偶有积液抽出，抽液七八次之多。所苦者，抽后不久又积。现在每当抽出之后听力可暂为提高一时。近来听力又下降，耳内有憋气感，自声增强。

检查：右鼓膜充血，伴以 8 个针刺小红点。舌薄苔，脉平。

党参 10g，白术 6g，茯苓 10g，白芥子 6g，陈皮 6g，半夏 6g，菖蒲 3g，天竺黄 6g，苦丁茶 10g，甘草 3g。7 剂煎服。

二诊：1992 年 8 月 18 日诊。药进 7 剂，自感十分舒服，唯听力又下降一些。憋气消失，自声改善。检查：右鼓膜充血已无，下陷而有菲薄感。舌薄苔，脉平。

党参 10g，白术 6g，茯苓 10g，焦米仁 10g，陈皮 6g，山药 10g，菖蒲 3g，白芥子 6g，路路通 10g，甘草 3g。7 剂煎服。

——选自：《中医临床名家干祖望》

按：干祖望教授认为，中耳积液，类似中医之痰饮，为时已久者，六君子汤主之。《续医述·医学集要》："夫人之气道，贵乎清顺，顺利则津液流通，何痰之有。若气与津液一时稍滞，则隧道不通，凝而为痰为饮。"

（二）王士贞医案

1. 内外同治案

余某，女，10 岁。2003 年 3 月 7 日初诊。

主诉：双耳胀闷堵塞感、听力下降 1 月。

现病史：患儿 1 个月前感冒后出现双耳听力下降，双耳堵塞感，自觉自己说话声音很大，但听别人说话声音很小，平时有鼻塞、流涕。曾在当地医院治疗（具体用药不祥），未见明显好转而来诊。来诊时见：双耳胀闷堵塞感，双耳听力差，有自听增强现象，鼻塞，流涕。口微干苦而不欲饮。胃纳差，二便尚通调。患儿神清，发育中等，形体偏瘦，面色苍白，无发热，呼吸平稳，舌质淡红，苔薄黄，脉弦细略滑数。各鼻窦区无明显压痛，双鼻腔黏膜充血，双侧下鼻甲肿大，右侧中鼻道可见脓性引流。双侧外耳道耵聍较多，清洁外耳道后见双耳鼓膜潮红（橘红色）、浑浊，标志不清。咽后壁有少许分泌物附着。纯音测听示：双耳中度传导性聋；鼓室导抗图示：双耳 B 型曲线。

诊断：耳胀，鼻渊。

辨证：脾气虚弱，湿浊困结耳窍。

治法：祛浊散邪，健脾利湿，芳香通窍。

处方：柴胡 10g，杭菊花 10g，蔓荆子 10g，辛夷花 10g，白术 10g，蝉蜕 5g，地龙干 10g，云苓 15g，白芷 10g，泽泻 15g，五指毛桃 10g，甘草 5g。7 剂，每日 1 剂，水煎服。

外治法：1/5000 呋喃西林溶液 500mL 双侧鼻腔负压置换 1 次；滴鼻灵 1 支，滴鼻，每日 3~4 次；中药渣再煎，做鼻熏蒸疗法，每日 1 次（嘱回家自做，注意勿烫伤）；双耳部超短波理疗，每日 1 次，每次 15 分钟。

2003 年 3 月 14 日二诊：患者自觉听力提高，鼻塞、流涕症状减轻，胃纳一般，舌质淡红，苔薄白，脉细略滑。检查：右侧中鼻道内仍见脓性引流，双耳鼓膜呈橘红色。处方：上方去五指毛桃，加蒲公英 15g，石菖蒲 10g，蝉蜕改为 10g，以增强祛湿浊、通清窍之力。共 14 剂，外治法同一诊。

2003 年 3 月 28 日三诊：患儿自觉听力明显提高，仍有鼻塞、流涕症状，纳食仍稍差。检查：双耳鼓膜仍潮红，光锥欠清晰，双下鼻甲稍大，右中鼻道少许引流，舌质淡红，苔白，脉细。处方：耳胀后期，听力逐渐提高，风热邪毒渐减，脾虚之象渐显，虚实兼夹，故以健脾利湿为主，兼以疏风通窍，方取四君子汤合玉屏风散加减。处方：太子参、茯苓、白术、防风、辛夷花、地龙干、石菖蒲、蝉蜕、蒲公英各 10g，白芷 5g，薏苡仁 15g，甘草 5g，7 剂，水煎服。外治法同一诊。

2003 年 4 月 4 日四诊：右耳仍有堵塞感，听力较前提高，鼻塞明显减轻，流涕减少，口不干，纳食正常。检查：双耳鼓膜潮红呈橘红色，双鼻腔黏膜充血，双下鼻甲肿大，鼻道内未见引流，舌质淡红，苔白，脉细滑。纯音测听示：左耳听力基本正常，右耳听力较前提高约 10dB。治疗守前，拟 3 月 28 日方 7 剂再服 1 周，继续滴鼻。

2003 年 4 月 11 日五诊：双耳胀闷感减轻，听力稍好转，鼻塞不明显，但有黏涕色白、量多。检查：双鼻道内有引流。处方：脾虚湿盛之象仍较显，故应加强芳香化湿醒脾之功。守前方，去白芷、甘草，加佩兰 10g，桑白皮 10g。7 剂，每日 1 剂。滴鼻药物同前。

2003 年 4 月 18 日六诊：双耳轻微堵塞感，听力好转，已无鼻塞流涕。检查：双耳鼓膜轻度潮红，双下鼻甲稍肿大，鼻道内未见引流，舌质淡红，苔白，脉细。处方：守 4 月 11 日方 14 剂。继续应用滴鼻灵滴鼻。

2003 年 5 月 16 日随访：自觉双耳听力恢复正常，堵塞感消失，无鼻塞流涕，纳食可，二便调。检查：双耳鼓膜完整，珍珠样光泽，标志清晰，双鼻腔黏膜色红润，下鼻甲无肿大，鼻道内无引流。纯音测听示：双耳听力曲线正常。

2003 年 10 月 31 日再随访：患儿全身情况良好，有轻度鼻塞、流涕，双耳无不适感觉。检查：双耳鼓膜完整，珍珠样光泽，标志清晰，双鼻腔黏膜色红润，双下鼻甲稍肿大，鼻道内少许引流。纯音测听示：双耳听力正常；鼓室导抗图示：双耳 A 型曲线。

按：《清代名医医案精华·尤在泾医案·耳病》说："肺之络会在耳中，肺受风火，久而不清，窍与络俱闭，所以鼻塞不闻香臭，耳聋耳鸣不闻声音也。"提出"耳、鼻窍并病"，本例患儿是典型耳、鼻二窍俱病，治疗时应考虑耳、鼻病并治，内外治疗相结合，以达到彻底治愈耳胀的目的。

初诊及二诊，患儿鼓膜潮红，流涕黄稠，舌苔微黄，脉弦略数，说明湿浊余邪较盛，故处方用药以祛邪为主，重点是祛湿浊散余邪，并兼以健脾利湿。方中柴胡、菊花、蔓荆子疏风清热散余邪，升清阳而祛湿浊；辛夷花、白芷、蝉蜕、地龙干散邪化浊通窍；五指毛桃、云苓、白术、泽泻、防风以益气固表、健脾利湿。从三诊到六诊，患儿鼻塞流涕症状渐减轻，耳胀堵塞感渐减，听力逐渐提高，说明湿浊余邪渐除，故治以健脾利湿、芳香通窍为主，意在扶正祛邪、托邪外出。基本方是太子参、云苓、白术、防风、蝉蜕、地龙干、辛夷花、白芷、薏苡仁、藿香、蒲公英、甘草。此方以四君子汤合玉屏风散加减，加蒲公英、薏苡仁利湿消积液；辛夷花、白芷、藿香三药芳香化湿通窍、蝉蜕、地龙干祛邪通窍。综观全方，健脾利湿而不燥，祛邪通窍而不伤正。在此基本方基础上，或加佩兰与藿香同用，以加强芳香化浊之力；或用桑白皮以加强宣肺祛邪之力。除内服中药外，配合外治法也是关键的一环。本例未做鼓膜穿刺抽液术，但始终配合滴鼻、中药鼻熏蒸疗法等治疗，并根据病情予负压置换、局部超短波理疗等治疗，取得满意疗效，故在辨证治疗过程中应根据病情积极配合外治法。

——王士贞提供

2. 治养结合案

李某，男，7 岁。2017 年 8 月 3 日初诊。

主诉：双耳听力下降 1 个月。

现病史：患儿平时易患感冒，1 个月前患感冒后，出现听力下降，即到某西医院诊治，医生告知需做手术，因惧怕手术，转而来求治于中医。刻下症见：双耳听力较差，鼻塞，鼻流涕黏黄，口不甚干，胃纳欠佳，二便尚调，脉细，舌质淡红，舌苔白。检查：双耳鼓膜潮红，稍外凸。双鼻腔见黏涕，咽后壁见脓性分泌物附着。鼻内镜检查结果显示：双中鼻道、嗅裂见脓性分泌物。腺样体堵塞后鼻孔 50%。纯音测听结果显示：双耳呈传导性耳聋；声导抗检查结果显示：双耳呈"B"型。

诊断：耳胀（双耳分泌性中耳炎）。

辨证：卫表不固，脾虚湿困。

治法：益气固表，健脾利湿。

处方：五指毛桃 10g，党参 10g，茯苓 10g，白术 8g，辛夷花 8g，白芷 8g，蝉蜕 5g，地龙干 10g，扁豆花 10g，灯心草 1g，浙贝母 10g，薏苡仁 15g，益智仁 10g，甘草 3g。7 剂，水煎服。

外治法：①辛夷滴鼻液 1 支，滴鼻；②嘱用粗盐炒热布包，熨双耳周，日 1～2

次；③天灸 1 次。

调护：嘱忌食生冷、肥甘厚腻及过甜食物；注意避风寒，防外感为要。

2017 年 8 月 10 日二诊：双耳听力仍差，鼻涕较前减少，口不干，夜睡汗较多，胃纳一般，二便尚调。脉细，舌质淡红，舌苔白。检查：双耳鼓膜潮红。双下鼻甲淡红，微肿胀，未见分泌物引流。咽后壁无分泌物附着。处方：五指毛桃 10g，党参 10g，茯苓 10g，白术 8g，防风 8g，辛夷花 8g，白芷 8g，扁豆花 10g，泽泻 10g，糯稻根 30g，白芍 10g，陈皮 3g，益智仁 10g，蔓荆子 10g，谷芽 20g。7 剂，水煎服。外治法：同 8 月 3 日。

2017 年 8 月 17 日三诊：患儿听力有所提高，精神佳，偶有喷嚏，清涕少，胃纳、二便调。家长因不放心又于 8 月 15 日带小孩到原就诊的西医院复查，医生说基本恢复正常，不必手术治疗。脉细，舌质淡红，舌苔白。检查：双耳鼓膜稍潮红。双下鼻甲淡红，微肿，无引流。听力检查结果显示：双耳听力曲线正常；声导抗检查结果显示：双耳呈"A"型图。处方：五指毛桃 10g，党参 10g，茯苓 10g，白术 8g，防风 8g，辛夷花 8g，白芷 8g，蝉蜕 5g，地龙干 10g，糯稻根 30g，益智仁 10g，炒扁豆 10g，灯心草 1g，谷芽 30g，甘草 3g。14 剂，水煎服。

2017 年 8 月 31 日四诊：感觉听力已恢复正常，遇冷仍有少许鼻塞、流涕，胃纳、二便调。脉细，舌质淡红，舌苔白。检查：双鼻腔通畅，双耳鼓膜正常。复查纯音测听结果显示：双耳听力曲线正常；声导抗检查结果显示：双耳呈"A"型图。处方：取 8 月 17 日方 10 剂。

2017 年 9 月 29 日随访：双耳听力正常，无鼻塞流涕。再次复查纯音测听、声导抗，两项检查结果均正常。

按：本例耳胀（分泌性中耳炎）发病 1 个月，西医建议手术治疗，患儿家属不愿意接受手术遂求治于中医。患者平素易患感冒，说明肺脾气虚，卫表不固，运用中药益气固表，加上热熨、天灸等外治，配合保护脾胃的饮食疗法，通过治养结合，在短短 2 周内即消除了中耳积液，恢复了听力。

——王士贞提供

（三）刘蓬医案

1. 标本同治案

谢某，男，34 岁。2017 年 10 月 9 日初诊。

左耳胀闷堵塞感 5 月余，在当地医院被诊断为"分泌性中耳炎"并行鼓膜穿刺抽液，抽液后症状暂时消除，不久又出现。当下患者自觉左耳堵闷，听力下降，自听增强，偶尔干咳，无鼻塞、流涕，食欲稍差，易疲倦，大便略溏。检查：左耳鼓膜内陷，呈橘红色，有积液征；纯音测听示左耳传导性聋，鼓室导抗图 B 型，声反射消失。舌淡红，苔白，脉细滑。

诊断：耳胀（左耳分泌性中耳炎）。

辨证：脾虚湿困。

中药处方：党参 30g，黄芪 30g，白术 15g，茯苓 15g，干姜 15g，炙甘草 10g，法半夏 10g，桂枝 15g，石菖蒲 10g，砂仁 10g。7 剂，水煎服，每日 1 剂。

外治：鼓膜表面麻醉下行左耳鼓膜穿刺抽液，抽出淡黄色清稀液体 0.3mL 后，患者自觉耳堵感减轻。抽液后行左耳半导体激光理疗 10 分钟。

医嘱：早睡早起，饮食宜清淡，忌肥甘厚腻及生冷寒凉。

2017 年 10 月 16 日复诊：左耳堵塞感明显减轻，自觉已好转 70% 以上，食欲增加，大便正常。检查：左耳鼓膜稍内陷，无积液征。中药守上方 7 剂，继续行半导体激光理疗 1 次，医嘱同前。

2017 年 10 月 23 日三诊：左耳堵塞感消失，自觉听力完全正常，无特殊不适。检查：左耳鼓膜正常。复查纯音测听及声导抗正常。停止用药。

按：本案在过去的治疗中曾进行过鼓膜穿刺抽液，但由于没有针对积液的原因配合中药治疗，故抽液后不久，中耳积液又出现，持续 5 个月不愈。患者经整体辨证属脾虚湿困，运用健脾化湿的中药治疗以治本，消除积液的来源，再配合鼓膜穿刺抽液以治标，标本同治，不仅迅速缓解了耳堵塞感的症状，且疗效巩固，虽病程已达 5 月余，但在标本同治、治养结合的原则下，仅 2 周就达到了治愈，疗效满意。

——刘蓬提供

2. 耳胀鼻渊同治案

李某，男，10 岁。2017 年 6 月 23 日初诊。

发现双耳听力下降 1 年余，经常鼻塞、流涕，易咳嗽，先后在多处就医，按"分泌性中耳炎""鼻窦炎"用抗生素、糖皮质激素等西药进行抗感染治疗半年余无效，后改用中药治疗 3 月余亦无效。目前症状：患儿听力下降，需提高声音讲话才能与之对话，早晚易鼻塞、流涕，睡眠打鼾，晨起常打喷嚏，纳呆，便溏，易出汗，经常感冒。检查：双耳鼓膜内陷，有积液征；纯音测听示：双耳传导性聋；声导抗测试：双耳鼓室导抗图"B"型，声反射消失。双下鼻甲肿胀，左侧中鼻道有分泌物积留。舌淡红，苔白，脉细。

诊断：耳胀（双），鼻渊。

辨证：脾虚湿困。

中药处方：黄芪 20g，白术 10g，防风 10g，桂枝 10g，炙甘草 5g，大枣 10g，干姜 5g，党参 15g，白芷 10g，砂仁 6g，石菖蒲 10g。14 剂，水煎服，每日 1 剂。

外治：选用内耳、神门、肺、脾、胃、十二指肠等耳穴，用王不留行籽进行耳穴贴压，每周更换 1 次。双耳行半导体激光理疗，每日 1 次。

医嘱：早睡早起，饮食宜清淡，忌肥甘厚腻及生冷寒凉。

2017 年 7 月 12 日二诊：听力略有好转，鼻塞、流涕亦减轻，睡眠打鼾稍减轻，食欲有所改善，大便正常。饮食尚未完全遵医嘱。检查：双耳鼓膜内陷，仍有积液征。舌淡红，苔白，脉细。处方：党参15g，白术10g，干姜5g，炙甘草5g，黄芪15g，桂枝5g，大枣10g，白芷10g，石菖蒲10g，砂仁6g。14剂。外治及医嘱同上，强调饮食须遵医嘱。

2017年7月25日三诊：听力继续好转，夜间鼻塞，早晨打喷嚏、流涕，偶尔咳嗽，牙痛，纳可，便调。饮食基本能遵医嘱。检查：双耳鼓膜内陷，可见液平线，显示积液较前减少。舌淡苔白，脉细。处方：党参15g，白术10g，干姜5g，炙甘草5g，黄芪15g，桂枝5g，大枣10g，白芷10g，桔梗5g，砂仁6g，厚朴5g。14剂。外治及医嘱同上。

2017年8月12日四诊：听力明显好转，牙痛消失，睡眠打鼾消失，夜间鼻塞明显减轻，晨起少许喷嚏及流涕，纳可，便调。检查：右耳鼓膜基本正常，左耳鼓膜内陷，未见积液征。声导抗：右耳鼓室导抗图"A"型，左耳"C"型。舌质淡红，苔薄白，脉细有力。处方：党参15g，白术10g，干姜5g，炙甘草5g，黄芪15g，桂枝5g，大枣10g，砂仁6g，石菖蒲10g。14剂。外治及医嘱同上。

2017年8月25日五诊：听力已恢复正常，夜间偶有鼻塞，无明显流涕，食欲正常。检查：双耳鼓膜正常，纯音测听示双耳听力正常，声导抗示双耳"A"型鼓室导抗图。双下鼻甲无肿胀，各鼻道未见分泌物潴留。病已愈，停止用药。

按：耳胀闷堵塞感在小儿通常不易表达，本案中，医生反复询问患儿有无耳堵塞感，均未得到肯定的回答，而引起家长注意的是患儿听力明显下降，经常需要别人重复才能听清，因此，听力下降是儿童耳胀最常见的症状，值得重视。本案患儿病情迁延1年余，长期使用抗生素、糖皮质激素等西药，导致脾胃更加虚弱，因此反复感冒，易出汗，长期鼻塞，湿浊停聚耳窍，缠绵不愈。病因病机明确后，针对脾虚湿困这个病机，强调饮食禁忌肥甘厚腻及生冷寒凉，以免进一步损伤脾胃；再应用温中健脾、祛湿化浊的中药进行调理，配合半导体激光理疗及耳穴贴压，虽未进行鼓膜穿刺抽液，但由于消除了产生湿浊的原因，中耳积液在两个月内逐渐消除了，且鼻渊亦基本治愈，体现了中医整体治疗、调动机体自我康复能力的优越性。

——刘蓬提供

3. 罕见耳胀案

孙某，男，62岁。2016年8月19日初诊。

主诉：双耳堵塞感10余年。

现病史：患者10多年前开始有间歇性耳堵塞感，初起病两三年，因程度不重，未经诊治。因症状越来越重，于2007年7月开始在某三甲医院就诊，纯音听力检查提示双耳听力基本正常，仅右耳4~8kHz轻微下降30dBHL，被诊断为耳咽管功能障碍，给予吉诺通、美卓乐口服及辅舒良喷鼻、甲强龙鼓室内注射等治疗3月余，症状改善不明显，医生建议手术，患者放弃治疗。历经3年后，患者自觉耳堵闷感一直存在，还是希望能治好，于 2010 年 8 月又在该三甲医院接受了 3 个多月的西药治疗无效后，于 2010 年 11 月 9 日接受了右耳鼓膜置管手术，术后当时耳堵闷的症状似乎略有改善，但很快又同前，因感觉效果不明显，2011 年 7 月 25 日取出鼓膜置管，患者再次放弃治疗。近来患者耳堵症状又不断加重，甚为苦恼，再次求诊于西医时，建议行咽鼓管球囊扩张手术，患者未能接受，转而试图尝试中医治疗，经病友介绍而来诊。

目前症状：双耳堵塞感，以右耳为甚，劳累及进餐后加重，用力吸鼻后可暂时缓解，因此患者常常需要做吸鼻动作，甚为苦恼，伴睡眠障碍，夜尿 2 ~ 3 次，大便稀溏，舌质淡，苔薄白，脉细。双耳鼓膜大致正常。纯音测听：双耳听力 8kHz 轻度下降，鼓室导抗图及声反射正常。目前正在服用银茶胶囊、甲钴胺、西比灵、敏使朗等药物。

诊断：耳胀。

辨证：脾胃虚弱。

治法：健脾益气，和胃降逆。

处方：熟党参 30g，黄芪 30g，白术 15g，干姜 15g，法半夏 10g，桂枝 15g，炙甘草 10g，大枣 15g，砂仁 10g，石菖蒲 10g，远志 10g。21 剂。水煎温服，每日 1 剂。

医嘱：①停服一切西药；②禁食肥甘厚腻及生冷寒凉之品；③尽量避免大力吸鼻，可随时用鼓膜按摩的方法暂时缓解耳堵；④早睡早起。

2016 年 9 月 9 日二诊：患者自觉耳堵塞感有所减轻，需要吸鼻的次数减少，睡眠改善，精神状态已有改善。舌脉同前。守上方，28 剂。医嘱同前。

以后患者每月复诊 1 次，中药以上方根据症状变化稍作加减，患者双耳堵塞的症状逐渐减轻，3 个月后吸鼻次数大为减少。2017 年 3 月 31 日（距初诊 7 个月）复诊时，仅早餐时偶尔出现右耳堵塞，持续不到半分钟能自动缓解，睡眠良好，无夜尿憋醒的情况发生。患者自觉已解决了绝大部分问题，遂停止用药，仍遵医嘱保持良好的生活方式。

按：此例耳胀持续 10 多年不愈，较为罕见。因听力检查基本正常，中耳并无积液，这种耳胀从西医角度难以得到较好的解释，故反复用西药及行鼓膜置管后症状改善不明显。经与患者详细交流，患者诉说耳堵塞感在劳累及进餐后加重，用力吸鼻后缓解，这是一个重要的辨证要点，结合大便稀溏、舌淡、苔白、脉细等，知为脾胃虚弱、清阳下陷导致的耳胀，患者向来睡眠较晚，通常在 12 点以后才睡觉，且夜尿 2 ~ 3 次，影响睡眠，这是脾胃功能难以恢复的原因之一。故要求患者避免损害脾胃的饮食习惯，并做到早睡早起，促使脾胃功能恢复，再配合健脾和胃的中药进行调理，由于病程久，确定治疗方向后需要坚持，不宜朝令夕改。通过 7 个多月的耐心调养，终于取得了满意的疗效。

——刘蓬提供

（四）古代医案

一妇人，耳内不时胀痛，内热口干，劳则头晕，吐痰，下带。此肝脾气虚也，朝用补中益气，夕用加味逍遥散而痊。

——选自：清代《续名医类案·卷十七·耳》

按：这里描述的耳内不时胀痛，当以胀为主，呈间歇性发作；脾气虚弱，故劳则头晕；脾虚则湿浊不化，聚而生痰，故不时吐痰；湿浊下注，则为带下；湿浊停聚耳窍，则为耳胀；湿浊停聚，气机不畅，郁而生内热，故内热口干。病机属脾虚湿困、气机不畅，故一方面用补中益气汤补脾益气，一方面用加味逍遥散行气化湿。

（刘蓬）

第四节　耳眩晕

耳眩晕是以头晕目眩、天旋地转，甚或恶心呕吐为主要特征的疾病。本病是临床常见病之一，在我国，眩晕疾病发生率高达千分之五左右，其中三分之二为耳眩晕。各种年龄均可发生，尤以成年人为多见，男女性别之间发病率无明显差别。

西医学的耳源性眩晕，如良性阵发性位置性眩晕、梅尼埃病、前庭神经炎、前庭药物中毒等疾病可参考本病进行辨证治疗。

【历史源流】

（一）病名沿革

1. 眩晕的本义　眩与晕二字分别有不同的字义。

《说文解字》："眩，目无常主也。"《广雅》："眩，乱也。"《释名》："眩，悬也，目视动乱，如悬物摇摇然不定也。"以上三部古老的字典都很好地诠释了"眩"的本义：左为"目"，右为"玄"，甲骨文的"玄"字写作⅄，像是用绳子悬吊着一串较轻的物品，随风飘动。"目"与"玄"字组合起来，意即注视一串悬吊的随风飘动的物品，眼睛必会随之而不停地转动，以致头也会跟着不停地摇动。因此"眩"的本义就是睁眼时产生了运动的错觉。古医籍中眩冒、头眩、风眩、风头眩、掉眩、眩运等以"眩"为中心词的名词都是强调这个意思。

《说文解字》："晕，日月气也。"《释名》："晕，卷也，气在外卷结之也。日月皆然。"甲骨文的"晕"字写作囘，像是太阳或月亮周围产生了一圈模糊不清的晕团影子。以上二书的解释与甲骨文的字形完全吻合：当太阳或月亮周围出现这种晕团时我们很难分清太阳或月亮的边界在哪里，人产生了这样的感觉时，头脑就是昏昏沉沉的。因此，"晕"的本义是头脑昏沉，如在云里雾里的感觉。

"眩"是产生了运动的错觉，"晕"是产生了头昏的感觉。二者可单独出现，亦可合并出现。当合并出现时，称"眩晕"。在"眩晕"这个词语中，重心在"眩"字。在唐代以前的医籍中，"眩"是一个常用的医学术语，这个医学术语的含义就是指产生了运动的错觉。

在现存汉代以前的医籍中，没有出现"晕"字，说明汉代以前它不是一个专门的医学术语，可能在民间俗语中使用更多。晋代至隋代的医籍中，可见到"晕"与"目"字组合成"目晕"，意思是眼睛看东西比较模糊，不够清晰。

将"眩"与"晕"合起来称"眩晕"者，始于唐·孙思邈的《备急千金要方》。

2. 眩晕的别名 古籍中指代眩晕较常用的别名有眩、眩冒、头眩、目眩、掉眩、眩转、眩运等。兹将这些常用的别名介绍如下。

（1）眩：从《黄帝内经》开始，古医籍中常单用一个"眩"字来指本病。如：

《灵枢·卫气》："上虚则眩。"

《伤寒论·辨太阳病脉证并治下》："太阳少阳并病，心下硬，颈项强而眩者。"

《丹溪心法》："无痰则不作眩。"

《景岳全书》："无虚不能作眩。"

（2）眩冒、冒眩：《黄帝内经》《伤寒论》《金匮要略》经常将本病称为"眩冒"或"冒眩"。如：

《灵枢·海论》："髓海不足，则脑转耳鸣，胫酸眩冒，目无所见。"

《素问·刺热论》："热病，先眩冒而热。"

《伤寒论·辨太阳病脉证并治下》："太阳与少阳并病，头项强痛，或眩冒，时如结胸。"

《金匮要略·痰饮咳嗽病脉证并治》："心下有支饮，其人苦冒眩，泽泻汤主之。"

"冒"字的意思与"昏""晕"比较接近，故"眩冒"或"冒眩"的意思就是"眩晕"。

（3）头眩、目眩：《黄帝内经》《伤寒论》《金匮要略》经常用"头眩"或"目眩"来称呼本病，如：

《素问·至真要大论》说："厥阴之胜，耳鸣头眩。"

《伤寒论·辨太阳病脉证并治中》："伤寒若吐若下后，心下逆满，气上冲胸，起则头眩。"

《金匮要略·妇人妊娠病脉证并治》："妊娠有水气，身重，小便不利，洒淅恶寒，起即头眩，葵子茯苓散主之。"

《素问·腹中论》："有病胸胁支满者……四支清，目眩。"

《灵枢·口问》："目眩头倾，补足外踝下留之。"

《伤寒论·辨少阳病脉证并治》："少阳之为病，口苦、咽干、目眩也。"

（4）掉眩（眩掉）、眩转、眩运：从《黄帝内经》开始，古医籍中经常将本病称为"掉眩""眩转"或"眩运"。如：

《素问·至真要大论》："诸风掉眩，皆属于肝。"

《素问·六元正纪大论》："凡此厥阴司天之政……耳鸣掉眩。"

《素问·六元正纪大论》："其病眩掉目瞑。"

《素问·六元正纪大论》："木郁之发……甚则耳鸣眩转，目不识人，善暴僵仆。"

《素问玄机原病式》："所谓风气甚，而头目眩运者……两动相得，则为之旋转。"

"掉"的意思是摇动（《说文解字》："掉，摇也。"）；"转"的意思是转动；"运"的意思是运动。故"掉眩"（或眩掉）、"眩转"、"眩运"都是同义复词，强调产生了运动的感觉。

（5）眩仆：《黄帝内经》中有时称本病为"眩仆"。如：

《素问·至真要大论》："太阳司天……时眩仆。"

《灵枢·五邪》："邪在心，则病心痛，喜悲，时眩仆。"

"仆"即仆倒，"眩仆"的意思是由于产生了运动的错觉，平衡失调，因而站立不稳，容易仆倒。

3. 眩晕的歧义　　自南宋开始，对"眩晕"二字的解释发生了歧义：将"眩"字解释为眼前发黑，"晕"字解释为运转，偏离了"眩晕"二字的本义。

对"眩晕"做出歧义解释的始作俑者是南宋医家杨仁斋。宋元时期的医籍中，眩晕常写作"眩运"，"眩运"本来与《内经》所用的"掉眩""眩转"一样，属同义复词，即两个字的含义是相近的，将两个字义相近的字重复使用的目的是强调其主要特征在于运动的错觉，但杨氏在《仁斋直指方论·卷十一》首先对"眩运"进行了这样的解释："眩言其黑，运言其转，冒言其昏。眩运之与冒眩，其义一也。其状闭眼暗，身转耳聋，如立舟舡之上，起则欲倒。"杨氏对本病的主要特征"目闭眼暗，身转耳聋，如立舟舡之上，起则欲倒"的描述是很形象的，但对"眩"字的解释却偏离了本义，他首次将"眩"解释为眼前发黑，于是本病最主要的特征——运动的感觉便只好落到了"运"字上，这样一来，头发昏的感觉便需要"眩运"之外的第三个字——《内经》所用的"冒"字。从这样的解释出发，只用"眩运"两个字还不能涵盖本病的全部特征，还得加上"冒眩"或"眩冒"才行。

自从南宋杨仁斋将"眩"解释为眼黑以后，后代很多医家在所著的医书中引用了这一说法。"眩运"写作"眩晕"后，由于"晕"与"运"同音，因此对"晕"字的解释也就脱离了其本义，演变为与"运"一样的含义，即运动的感觉，如元代朱丹溪在《丹溪心法·卷四》中这样解释："眩者，言其黑；晕，转旋。其状目闭眼暗，身转耳聋，如立舟船之上，起则欲倒。"这个解释基本照抄了《仁斋直指方论》，只是将"运"字换成了"晕"，从此，"晕"字便被赋予了一个与其本义毫无关系的解释：转动。到了清代，李用粹编写的《证治汇补·卷之四》中将这个意思说得更加直白：

"眩者，言视物皆黑；晕者，言视物皆转。二者兼有，方曰眩晕。"《证治汇补》的这个说法成为现代中医教材中普遍引用的解释，教材的解释又被其他现代中医书籍广泛引用，使"眩晕"二字的解释在现代中医类书籍中完全脱离了其本义。

自宋代杨仁斋倡"眩为眼黑"说、元代朱丹溪倡"晕为转旋"说之后，后代医家对"眩晕"二字的解释逐渐偏离了其本来的含义，如果从这个解释去读宋代以前的医籍是读不通的，如将《内经》《伤寒论》《金匮要略》中的"眩"解读为眼前发黑，那么"头眩"就要解读为"头部发黑"（不可能存在的一种症状），"眩冒"则要解读为眼黑和头昏，没有运动的错觉这个最主要的特征了，这显然不符合经典的原意。

总而言之，"眩晕"二字的本义在宋代以前是很清楚的：眩是产生了运动的错觉，晕是头昏脑涨、混沌不清的感觉，由于眩必兼晕，故称为"眩晕"。"眩晕"的重点在"眩"，若只有"晕"而没有"眩"的情况下不宜称"眩晕"，应称为"头晕"或"头昏"。

4. 耳眩晕的由来　在古代医籍中没有"耳眩晕"这个名称。

在中医历代医籍里，眩晕的含义较广，可以是单纯的头晕（没有运动的错觉），也可以是眩（有运动错觉）与晕二者兼有，两种情况下都可以统称为"眩晕"。但实际上，两种情况是有区别的，因后者大多与耳部疾病有关，而前者则不一定与耳部疾病有关。为了区别这两类不同的情况，1985年全国高等医药院校第五版规划教材《中医耳鼻喉科学》首次将出现以天旋地转的"眩"为主要症状特征的疾病定名为"耳眩晕"。从此，"耳眩晕"这个病名在现代各种《中医耳鼻喉科学》的著作里广泛出现。

（二）《黄帝内经》对眩晕病机的认识

《黄帝内经》中出现"眩"字共30次，其中《素问》17次，《灵枢》13次。其对眩的病因病机主要归纳为"脾虚为本""肝风为标""清浊相干"三个方面。

1. 脾虚为本　《黄帝内经》认为，眩的根本原因为脾虚。《灵枢·卫气》指出："上虚则眩。""上虚"的意思是清阳不能上升而导致上部虚弱，这个意思在《灵枢·口问》中进一步作了解释："上气不足，脑为之不满，耳为之苦鸣，头为之苦倾，目为之眩。"说明眩的主要原因是"上气不足"。在《灵枢·海论》中又用了另一种说法来表达同样的意思："髓海不足，则脑转耳鸣，胫酸眩冒。"这里的"髓海"经常被后代医家误读为肾虚，实际上，在《黄帝内经》里，髓海是与气海、血海、水谷之海并列的"四海"之一，髓海的真实含义是"津液之海"，津液是由脾胃从水谷中化生而来，故"髓海不足"与"脑为之不满"的意思是相同的，其上位的原因还是"上气不足"，而"上气不足"的原因主要责之于脾虚。因此，在《黄帝内经》里，脾虚导致清阳不能上升，就是"上气不足""髓海不足""上虚则眩"的基本病因病机。

2. 肝风为标　眩的主要表现是天旋地转、云物摇动，这一表现与风主动及风吹导致尘土飞扬、树木摇动的现象十分相似，故《黄帝内经》将眩的发生与风联系起来，人体与风对应的内脏是肝，因而提出"诸风掉眩，皆属于肝"（《素问·至真要大论》），意即凡表现为眩者，皆与肝风有关。故在厥阴司天的年份容易出现眩晕，如《素问·六元正纪大论》："凡此厥阴司天之政……三之气，天政布，风乃时举，民病泣出，耳鸣掉眩。""木郁之发……甚则耳鸣旋转。"

《黄帝内经》还提出因虚而招致外风入侵亦可致眩，如《灵枢·大惑论》："故邪中于项，因逢其身之虚，其入深，则随眼系以入于脑。入于脑则脑转，脑转则引目系急，目系急则目眩以转矣。"

3. 清浊相干　在眩的发生过程中还有一个重要的病机，这个病机出现在脾虚与肝风之间，这就是清浊相干。

《灵枢·五乱》说："清气在阴，浊气在阳，谷气顺脉，卫气逆行，清浊相干……乱于头，则为厥逆，头重眩仆。""清气"就是由脾所化生的气血津液；"浊气"就是人体不需要的"废气"（或称"糟粕""垃圾"）；这里的"阴阳"指上下而言，上为阳，下为阴。正常情况下，清气上升达上部的"阳位"（清窍），浊气下降到"阴位"（浊窍），从二便排出。如果脾虚，则化生的清气不足，无力上升而居下部的阴位，上部阳位的浊气亦不能顺利下降，这种情况下，清气还是要奋力上升的，于是便出现"清浊相干"的状况，这种状况持续下去便会郁而生风，导致眩晕的发生。

因此，清浊相干的本质还是由于脾虚这个根本原因。

（三）历代医家对眩晕病因病机的认识

自《黄帝内经》之后，历代医家对眩晕的病因病机进行了探索，逐渐形成了风火致眩、痰饮致眩、虚弱致眩等三大类眩晕的病因病机。

1. 风火致眩　《黄帝内经》提出肝风致眩，后世医家在这种理论的提示下，渐渐演变为风火致眩的病因病机。如金代刘完素在《素问玄机原病式·五运主病》中说："掉，摇也。眩，昏乱旋运也，风主动故也。所谓风气甚而头目眩运者由风木旺，必是金衰不能制木，而木复生火，风火皆属阳，多为兼化，阳主乎动，两动相搏则为之旋转。"明代孙志宏所著的《简明医彀·卷之三》说："夫眩运之始，必因火克肺金，金衰不能制木，故木旺而生风。肝木即旺，复能生火。风火二气属阳，阳主动，性同上升，两动相搏，则为旋转，犹焰得风。"以上所述，主要从五脏生克而论，肝属木，肺属金，肺金不足，不能制约肝木，以致升发太过，肝气肝阳的有余过亢复化生火，风热互相鼓动，上扰清窍而致眩晕。又如清代李用粹编著的《证治汇补·卷之四》说："肾水亏少，肝枯木动，复挟相火，上踞高巅而眩晕。"此则从肝与肾的关系进行阐述。

2. 痰饮致眩　《金匮要略》首先提出痰饮致眩的观点，其实痰饮就是《黄帝内经》所称的"浊气"。《金匮要略·痰饮咳嗽病脉证并治》说："心下有支饮，其人苦冒眩，泽泻汤主之。"又说："心下有痰饮，胸胁支满，目眩，苓桂术甘汤主之。"痰饮停于心下（即中焦胃脘部），阻碍气机运行，致清阳不能升，浊阴不能降，头目不得清阳滋养，再加浊阴上逆扰乱清窍，患者必苦于"冒眩""目眩"。针对痰饮致眩，仲景提出了泽泻汤与苓桂术甘汤两个著名方剂，一直沿用至今。

元代医家朱丹溪在《丹溪心法·卷四》《脉因证治·卷上》《丹溪治法心要·卷三》等医籍中，特别强调"无痰则不作眩"，并认为"痰因火动，又有湿痰者，有火痰者""痰饮随气上，伏留于阳经，遇火则动""因七情致脏气不行，郁而生涎，结为饮，随气上厥"。指出了痰火与湿痰，临证有别。此后，不少医家对这一见解表示赞同，且作了较深入的阐述。如明代孙志宏在《简明医彀·卷之三》中说："七情相感，脏气不平，郁而生涎，积而为饮，煎熬成痰，火动其痰，令人眩晕。"清代李用粹在《证治汇补·卷之四》中说："肥白人湿痰滞于上，阴火起于下，痰挟虚火，上冲头目，邪正相煽，故忽然眼黑生花。""中气不运，水停心下，心火畏水，不敢下行，扰乱于上，头目眩晕，怔忡心悸或吐涎沫。"均说明了痰的产生，有因肝气郁结，久郁化火煎炼津液而成；有因患者素体痰盛，痰火互结；或因脾气虚弱，运化失健，水湿不化而致。清代《杂病源流犀烛·卷二十五》认为不论何种原因导致眩晕，"总必由于痰盛，故有风热痰作眩者，有寒湿痰作眩者，有痰火兼虚作眩者，并遍身眩者，有气血虚夹痰作眩者"，指出了因痰导致眩晕，也必辨其寒热虚实。

3. 虚弱致眩　《景岳全书·卷十七》引用了《黄帝内经》上气不足、髓海不足导致眩晕的理论，归纳为"无虚不能作眩"。认为劳倦过度、饥饱失时、泄泻或大汗之后、思虑忧伤、男子纵欲、年老精衰等原因，均致上虚而发生眩晕。这一见解，对明、清时期医家影响较大，提示医家们不但从火、从痰论治，且需从病之根本考虑。如《明医指掌·卷六》中提出："酒色过度，肾虚不能纳气归元，使气逆奔而上，气虚而眩晕也。"《医学正传·卷之四》曰："若夫黑瘦之人，躯体薄弱，真水亏欠，或劳役过度，相火上炎，亦有时眩晕，何湿痰之有哉？"《证治汇补·卷之四》曰："人身阴阳，相抱而不离，故阳欲上脱，阴下吸之，若淫梦过度，肾家不能纳气归原，使诸气逆奔而上，此眩晕出于肾虚也。""脾为中州，升腾心肺之阳，提防肝肾之阴，若劳役过度，汗多亡阳，元气下陷，阳不升者，此眩晕出于中气不足也。"又如《罗氏会约医镜·卷之七》说："原其所由，多在年老精衰，体弱病后，或劳倦日久，心思过度之候而然"。从医家们的这些论述中可知，虚衰而致眩晕，以脾虚、肾虚较多。

《医学从众录·卷四》综合了各家学说，阐明了风火、痰、虚致晕几个因素的相互关系，认为"其言虚者，言其病根；其言实者，言其病象，理本一贯"。虚则以脾、肾之虚居多，然有风火、痰浊等兼杂。这是对眩晕比较全面的认识。

（四）历代医家对眩晕的治疗

历代医家对眩晕的治疗，注重于全身的辨证，分虚实论治。

1. 实证以治痰为主 治痰为治疗眩晕的主要方法之一。《丹溪心法·卷四》中认为："头眩，挟气虚并火，治痰为主，及补气降火药。"提出用"二陈汤加苍、防、羌主之"。利痰清热降火用头晕方，气虚眩晕用香橘饮，"气虚夹痰者，四君、二陈、芪、芎、荆芥"。《世医得效方·卷第三》提出用加味二陈汤。《寿世保元·卷五》设有清晕化痰汤为总的治方。因气虚痰火上炎用清阳除眩汤；肥白人，日常头眩目花，卒时晕倒，用清痰除晕汤；胃气虚损，停痰而致眩晕，用半夏白术天麻汤。又如《医林绳墨·卷三》说："眩晕之症，有虚有实，实则清之，用二陈等治。"体虚加当归，有火加姜汁、炒山栀，有热加酒炒黄芩。以上方药组成均为二陈汤加减而成。二陈汤为燥湿化痰、理气和中之剂，为治疗湿痰之主方，广泛应用于痰证，医家们根据眩晕的病因病机及临床表现，辨其寒热虚实，随症加减用药，对痰浊阻滞，蒙蔽清窍而致眩晕，或眩晕发作期间属实证者，临床尤多用之。

对实证眩晕，除以治痰为主外，对于肝火亢盛者，治以清热平肝之法，如《类证治裁·卷之五》说："如上焦窍络火郁，用羚羊角、山栀、连翘、天花粉、丹皮、生地、桑叶、钩藤、天麻以泄热，从胆治也。""动怒郁勃，痰火交炽，用二陈汤加龙荟丸。至于息风之品，如甘菊炭、煨天麻、钩藤。"主要在于清泄肝胆之热而止晕。《丹溪治法心要·卷三》提出："眩晕不可当者，以大黄酒浸，炒三次为末，茶调服。"此法意在泻实火，亦为后人所常用，如《杂病源流犀烛·卷二十五》说："火热上冲眩晕，必烦渴引饮，或暑月热甚而发，宜大黄散。"

2. 虚证以补虚为主 不少医家认为，本病病象如实，但病根属虚，故治疗上应以补虚固本为主。《景岳全书·眩运》云："眩运一证，虚具其八九，而兼火兼痰不过十中一二耳。"《景岳全书·卷十七》说："头眩虽属上虚，然不能无涉于下。盖上虚者，阳中之阳虚也；下虚者，阴中之阳虚也。阳中之阳虚者，宜治其气，如四君子汤、五君子煎、归脾汤、补中益气汤，如兼呕吐者，宜圣术煎大加人参之类是也。阴中之阳虚者，宜补其精，如五福饮、七福饮、左归饮、右归饮、四物汤之类是也。"又说："然伐下者必枯其上，滋苗者必灌其根，凡治上虚者犹当以兼补气血为最，如大补元煎、十全大补汤及诸补阴阳等剂俱当酌宜用之。"全面地论述了虚证眩晕的治疗，提出了补益气血、滋养肝肾的方药。《简明医彀·卷之三》中提出治气血两虚，心脾耗损之眩晕用滋补正元汤。《证治汇补·卷之四》说："气虚主以四君子汤，气陷主以补中益气汤，血虚主以人参养荣汤，肾虚主以鹿茸肾气丸。阳气久虚，遇寒必冒者，桂附八味丸。相火妄动，遇劳必眩者，加减逍遥散。"又如《医学从众录·卷四》所说："然欲荣其上，必灌其根，如正元散及六味丸、八味丸，皆峻补肾中水火之妙剂，乙癸同源，治肾即所以治肝，治肝即所以息风，息风即所以降火，降火即所以治痰……如钩藤、玉竹、菊花、天麻柔润息风之品，无不可于各方中出入加减，以收捷效也。"认为肾虚肝旺当治以滋水涵木之法，并配合祛风止晕的药物。总的来说，虚证眩晕的治疗主要是从脾虚、肾虚等方面加以考虑。

【临床诊断】

（一）诊断要点

1. 临床特征 耳眩晕必备的临床特征是旋转性眩晕，且这种旋转性眩晕具有六大特点：旋转感，突然发作，与体位有关，持续时间不长，意识清楚，易反复发作。

（1）旋转感：耳眩晕发作时必有旋转感，即患者有运动的错觉——睁眼时看到周围所有的物体都在动，闭眼时感觉自身在动，这种"动"的感觉有一定方向，多数为顺时针或逆时针旋转，亦可表现为上下或左右摇晃，这就是"眩"字所代表的运动错觉。很多时候，患者就医时，可能发作时那种旋转的感觉已经消失了，有些患者可能还有一些头晕。所以，是否具备旋转感，这个特征只有通过仔细询问患者发作时的感觉才可以确认，只要确认了患者的症状具备旋转感这个特征，就基本上可以确定耳眩晕的诊断了，故旋转感这一特征对于诊断耳眩晕具有特别重要的意义。

（2）突然发作：耳眩晕的发作具有突然性，常常在工作中甚至睡眠中，或不经意之间突然发作，令人猝不及防。

（3）与体位有关：耳眩晕在发作时，大多与体位有关，即某些体位可诱发或加重眩晕，如头部转动、躺卧时姿势改变等。

（4）持续时间不长：耳眩晕发作时的旋转性眩晕一般不会持续很长的时间，短则数秒钟至数分钟，长则数小时至数天。多数情况下，持续时间在 3～4 小时，经过卧床休息后，大多可以自行缓解。

（5）意识清楚：耳眩晕尽管发作时症状看起来很严重，但意识始终是清楚的，这是区别于非耳眩晕很重要的一个特征。

（6）易反复发作：耳眩晕的发作虽不会持续很长时间，但容易反复发作，发作的频度对每个人来说差别很大，有的患者数年发作一次，也有的患者一个月或一周发作数次，甚至一日内发作数次。

2. 主要伴随症状 耳眩晕发作时及发作前后主要的伴随症状有恶心呕吐、耳堵、耳鸣、耳聋、头晕等。

（1）恶心呕吐：耳眩晕发作时，绝大多数患者都会伴随恶心呕吐、出冷汗、面色苍白等症状，这些症状与天旋地转的症状加在一起，常令患者及家属感到惊慌，甚至感到恐惧。

（2）耳堵：在耳眩晕发作之前，患者常有一侧或双侧耳堵塞感，这种堵塞感可以持续至眩晕发作过后，甚至在一段时间内持续存在。一般来说，只要这种堵塞感存在，意味着再次发作眩晕的可能性较大。

（3）耳鸣：耳眩晕的患者中，大约一半以上会出现一侧或双侧耳鸣。一般在眩晕发作之前耳鸣出现或加重，在眩晕发作过后耳鸣减轻，甚至消失。也有的患者在一次眩晕发作之后，耳鸣长期持续存在。

（4）耳聋：耳眩晕的患者中，约1/3的患者会出现一侧或双侧听力下降，这种听力下降可呈波动性，即眩晕发作时听力下降明显，眩晕停止后听力恢复或部分恢复。反复发作多次后，则听力可能持续下降，且难以恢复。

（5）头晕：在旋转性眩晕发作过后，大多数患者会伴随持续的头晕，表现为头重脚轻，头麻木感、空虚感、紧箍感、沉重或压迫感等，这种症状可以持续相当长的时间。

3. 检查　对耳眩晕的患者，可选择进行如下检查：

（1）自发性眼震检查：眼震是眼球震颤的简称，是一种不由自主的、有节律的眼球往返运动，可以是水平或垂直方向的往返摆动，也可以是顺时针或逆时针转动。早在《黄帝内经》对这一现象已有记载，如《灵枢·大惑论》："目系急则目眩以转矣。"

眼震可通过肉眼观察进行检查。具体方法：患者坐位或卧位，睁眼，注视检查者的手指，视线随着检查者的手指而移动。检查者与患者面对面而坐，若患者卧位则站立于患者右侧，伸出手指，在距患者眼前 30～60cm 处，向上、下、左、右四个方向移动，注意手指偏离中线的角度不宜超过 45 度，在每个位置停留 15 秒左右。若患者在注视某个方向时出现眼球不由自主的往返运动，即为眼震阳性。眼震的强度分为三度：

Ⅰ度：患者仅在向眼震的快相方向注视时才出现眼震。

Ⅱ度：患者向正前方注视时出现眼震，向快相方向注视时更加显著，但向慢相方向注视时眼震消失。

Ⅲ度：患者向慢相侧注视时也出现眼震，向正前方和快相侧注视时更加明显。

耳眩晕正在发作时，必伴有眼震，眼震的强度与患者感觉到的眩晕严重程度成正比。眩晕发作过后，眼震通常会消失。因此，眼震的出现可以视为患者正在发作耳眩晕的客观体征，与患者自觉的旋转感具有同等重要的诊断意义。

（2）听力学检查：耳眩晕患者容易出现耳蜗性听力下降，甚至是非常严重的听力下降，因此，在眩晕症状暂时缓解或减轻之后可选择进行如下听力学检查，以了解是否存在耳蜗性听力下降的情况。

1）音叉试验及纯音听阈测试：进行音叉试验可粗略了解是否有听力损失以及听力损失的性质；纯音听阈测试可精确了解听力下降的程度及其性质。

2）耳蜗电图及耳声发射检查：进行耳蜗电图或耳声发射检查，可了解是否存在耳蜗病变。

3）甘油试验：以（1.2～1.5）g/kg 的甘油加等量生理盐水或果汁空腹饮下，服用前与服用后 3 小时内，每隔 1 小时做 1 次纯音测听。若患耳在服甘油后平均听阈提高 15dB 或以上，或言语识别率提高 16% 以上者为阳性。服用甘油后耳蜗电图中 – SP 幅值减小、耳声发射从无到有，亦可作为阳性结果的客观依据。甘油试验阳性者，可作为耳蜗病变的依据之一。

（3）前庭功能检查：在眩晕症状暂时缓解或减轻之后，可选择进行各种诱发性眼震检查，如温度试验、旋转试验、变位试验等，还可进行各种静态与动态平衡功能检查以及前庭功能检查，以了解前庭功能状况。耳眩晕患者多出现一侧前庭功能亢进或减退，以致双侧前庭功能不平衡。具体检查方法参见第三章第一节。

（二）鉴别诊断

对于主诉为眩晕的患者，首先应与耳眩晕易混淆的病证相鉴别；其次是对耳眩晕所包含的一些常见的西医疾病相互之间进行鉴别。

1. 与耳眩晕易混淆的病证

（1）头晕：头晕是最容易与耳眩晕混淆的一种病证。头晕的特点是自觉头部昏沉感、混沌感、沉重感，有时甚至是莫可名状的头部不适感。耳眩晕在旋转性眩晕发作过后常伴有头晕，但单纯的头晕则没有发作性的旋转性眩晕，这是二者最大的区别。简单来说，眩必兼晕（耳眩晕必兼有头晕），但晕未必兼眩（单纯头晕必无旋转感）。二者的鉴别见表 9 –7。

表 9 –7　耳眩晕与头晕的鉴别

鉴别要点		耳眩晕	头晕
相同点		都有头晕的感觉	
不同点	运动感	有	无
	突然发作	多为突然发作	多为缓慢起病
	反复发作	有	多无

（2）厥证：厥证以突然昏仆、不省人事、四肢厥冷为特征，发作后可在短时间内苏醒。严重者可一厥不复而死亡。耳眩晕发作时也有站立不稳、欲仆或仆倒的表现，但耳眩晕者的意识始终是清醒的，无昏迷、不省人事的表现。这是二者最大的区别（表 9 –8）。

表 9 –8　耳眩晕与厥证的鉴别

鉴别要点	耳眩晕	厥证
相同点	突然仆倒	
不同点	意识清楚	意识不清

（3）中风：中风以猝然昏仆、不省人事、口眼㖞斜、半身不遂、失语为特征。中风昏仆与耳眩晕发作时易仆倒相似，应注意鉴别：耳眩晕患者发病时，旋转感强烈，常伴恶心呕吐及耳鸣耳聋，但神志清楚，无半身不遂及口眼㖞斜等表现；中风患者发病时，神志不清，故无旋转感，常伴口眼㖞斜、半身不遂、失语等症。也有部分中风患者，以头晕、头痛为其先兆表现。耳眩晕与中风的鉴别要点见表9-9。

表9-9　耳眩晕与中风的鉴别

鉴别要点		耳眩晕	中风
相同点		突然晕倒	
不同点	运动感	有	无
	神志	清楚	昏迷
	伴随症状	恶心呕吐，耳鸣耳聋	口眼㖞斜，半身不遂，失语

2. 耳眩晕包含的西医疾病　耳眩晕所包含的西医疾病主要有良性阵发性位置性眩晕、梅尼埃病、前庭神经炎、丹迪综合征、晕动病、突发性聋伴眩晕等。以下对这几种疾病的特点略作介绍。

（1）良性阵发性位置性眩晕：良性阵发性位置性眩晕（benign paroxysmal positional vertigo，BPPV），是一种在头位改变时以短暂眩晕发作为主要表现的内耳半规管疾病，是由于椭圆囊内的耳石脱落进入半规管中或黏附在嵴帽上，在头位改变时刺激毛细胞而引起眩晕。诊断标准如下：

1）后半规管管石症：①由躺下或躺在床上翻身所诱发的位置性眩晕或位置性头晕，反复发作。②眩晕发作持续时间 <1 分钟。③Dix-Hallpike 试验或 side-lying 试验可诱发出位置性眼震，眼震是由垂直性和扭转性两种眼震成分构成的混合性眼震，其中垂直性眼震朝向额侧，同时眼球上极朝下方患耳扭转，潜伏期一至数秒，持续时间通常 <1 分钟。④需排除由其他疾患所致。

2）后半规管嵴帽结石症：①由躺下或躺在床上翻身所诱发的位置性眩晕或位置性头晕，反复发作。②Dix-Hallpike 试验可诱发出位置性眼震，为混合性眼震，其中垂直性眼震朝向额侧，同时眼球上极朝下方患耳扭转，持续时间 >1 分钟。③需排除由其他疾患所致。

3）水平半规管管石症：①由躺下或躺在床上翻身所诱发的位置性眩晕或位置性头晕，反复发作。②眩晕发作持续时间 <1 分钟。③roll test 可诱发出位置性眼震，头部向两侧转动时均表现为方向向下侧耳的水平性眼震，即向地性变向性眼震，可无潜伏期或潜伏期短暂，眼震持续时间 <1 分钟。④需排除由其他疾患所致。

4）水平半规管嵴帽结石症：①由躺下或躺在床上翻身所诱发的位置性眩晕或位置性头晕，反复发作。②roll test 可诱发出位置性眼震，但头部向两侧转动时则均表现为方向向上侧耳的水平性眼震，即背地性变向性眼震，可无潜伏期或潜伏期短暂，眼震持续时间 >1 分钟。③需排除由其他疾患所致。

5）前半规管管石症：①由躺下或躺在床上翻身所诱发的位置性眩晕或位置性头晕，反复发作。②眩晕发作持续时间 <1 分钟。③Dix-Hallpike 试验（一侧或两侧）或仰卧正中头悬位试验可诱发出位置性眼震，眼震立即出现或有一至数秒的潜伏期，眼震主要成分为方向向下（颏侧）的垂直性眼震，持续时间 <1 分钟。④需排除由其他疾患所致。

6）多半规管管石症：①由躺下或躺在床上翻身所诱发的位置性眩晕或位置性头晕，反复发作。②眩晕发作持续时间 <1 分钟。③Dix-Hallpike 试验和 roll test 中所呈现的位置性眼震与多个半规管管石症之眼震相符合。④需排除由其他疾患所致。

（2）梅尼埃病：梅尼埃病是一原因不明的、以膜迷路积水为主要病理特征的眩晕性疾病。临床表现为反复发作性眩晕，波动性、进行性感音神经性聋，耳鸣，可有耳内胀满感；一般为单耳发病，随着病程的延长，双耳均可受累。诊断标准如下：

1）2 次或 2 次以上眩晕发作，每次持续 20 分钟至 12 小时。

2）病程中至少有一次听力学检查证实患耳有低到中频的感音神经性听力下降。

3）患耳有波动性听力下降、耳鸣和（或）耳闷胀感。

4）排除其他疾病引起的眩晕，如前庭性偏头痛、突发性聋、良性阵发性位置性眩晕、迷路炎、前庭神经炎、前庭阵发症、药物中毒性眩晕、后循环缺血、颅内占位性病变等；此外，还需要排除继发性膜迷路积水。

（3）前庭神经炎：前庭神经炎也称流行性眩晕，现认为是由病毒感染所致的前庭神经疾病，其临床表现以突发性单侧前庭功能减退或前庭功能丧失为特征。诊断标准如下：

1）突然发作强烈旋转性眩晕，伴有恶心、呕吐和向一侧倾倒，可持续数日或数周。

2）自发性眼震快相向健侧。

3）无听力下降等耳蜗功能障碍。

4）冷热试验前庭功能明显减退或丧失。

5）甩头试验阳性。

6）无其他神经系异常征象。

7）脑脊液中蛋白含量增高。

（4）丹迪综合征：丹迪（Dandy）综合征又称前庭性视觉障碍综合征，或视觉识别障碍性头晕综合征，为前庭功能丧失或低下所引起的一种特殊形式的眩晕。患者主诉多为在步行、起卧、翻身或上下车等体位或头位活动中，出现视力模糊、头晕和不稳等症状，活动停止后则自行消失。链霉素中毒、颅脑外伤、带状疱疹、迷路炎、梅尼埃病、小脑脑桥角肿瘤等均可发生本病，除此之外还有一部分为未知病因的特发性丹迪综合征。本病好发于中老年人，青年人少见。诊断标准如下：

1）前庭功能障碍：起病时有眩晕，经一段时间后，由代偿作用而逐渐减轻甚而消失。前庭功能检查，一侧前庭功能丧失或低下，眼震电图示眼球前庭性反位运动缺失，视动性眼震正常。

2）视觉障碍：头动、体动、上下车时皆可引起外物假运动，视物不清，注视小物体时假运动更易出现，静止时上述症状消失，如患者直线行走，步态均匀，则假运动现象较轻。严重者，在黑暗中可出现空间定向力减退。上述现象可随前庭功能代偿作用的产生而逐渐消失。

3）检查

Meyer Zum Gotlesberg 法：患者摇头时视力下降，摇头的幅度为 10°~20°，频率为 2~3 次/秒。

灯光摆动试验：在暗室中注视空中摆动的电灯，可看清灯泡轮廓。若灯泡固定不动，按 Meyer Zum Gotlesberg 法将头左右摆动则见灯泡轮廓模糊。

前庭功能检查示功能减退或消失。

（5）晕动病：晕动病是一种由于暴露于主、客观运动状态及环境下，受不适宜的运动环境或运动环境中的不习惯因素刺激所致的综合征，是因感觉感受器接受了过度的刺激信号，或数个感受器同时接受了刺激信号引起了感觉矛盾（冲突）所致。诊断标准：

1）乘坐交通工具前精神状态正常。

2）乘坐交通工具时，患者一般先有疲乏感，然后出现头晕目眩、嗜睡、唾液增多、恶心甚则呕吐、精神萎靡等症状；部分患者有视物模糊、前额疼痛，严重者可伴面色苍白、全身冷汗、眼球震颤、血压下降、脉搏时数时缓等症状。

3）离开交通工具后，以上诸症逐渐缓解或消失。

4）既往乘坐交通工具时有反复发作的类似病史。

（6）突发性聋伴眩晕：突发性聋（中医称"暴聋"）是指突然发生的原因不明的感音神经性听力损失，临床上除听力下降外，有时可伴发眩晕症状。

30%~40%的突发性聋患者以突然发作的眩晕方式起病，其眩晕的特点符合典型的耳眩晕特点，且眩晕持续的时间较一般的耳眩晕为长，一般为数小时至数天，个别患者可达1周以上。由于剧烈的眩晕，且伴恶心呕吐，以致很多患者注意不到同时存在的一侧听力下降，待眩晕发作停止后才可能发现一耳听力严重损失。这类患者发病后大多被急诊内科医生处置，而内科医生也往往仅注意患者的眩晕，未能提醒患者注意听力，部分患者可能因此而耽误了突发性聋的治疗。因此，对于典型的耳眩晕发作时，医生应提醒患者注意双耳听力是否一样，在眩晕发作过后及时行听力检查。

【病因病机】

耳眩晕的病因病机有虚有实，虚者多为脾、肾之虚，如脾气虚弱、阳虚水泛、肾精亏虚等；实者，可见于痰浊、肝风、风邪等上扰清窍为患。

1. 痰浊中阻　饮食不节，或劳倦、思虑过度，损伤脾胃，致脾失健运，不能运化水湿，内生痰饮。痰浊阻遏中焦，则气机升降不利，清阳不升，浊阴不降，清窍为之蒙蔽，发为眩晕。

2. 阳虚水泛　素体阳虚，或久病及肾，肾阳衰微，阳虚则生内寒，不能温化水湿，寒水内停，上泛清窍，发为眩晕。

3. 脾气虚弱　脾气虚弱，运化失常，则气血生化之源不足，且升降失常，清阳不升，以致清窍失养而发为眩晕。

4. 肝风内动　情志不遂，致肝气郁结，气郁化火生风，风火上扰清窍，则生眩晕；若素体阴虚，水不涵木，则肝阳上亢而生风，扰乱清窍，亦可导致眩晕。

5. 肾精亏损　先天禀赋不足，或后天失养，年老体弱，房劳过度，耗伤肾精，则肾精亏损，髓海空虚，不能濡养清窍，而发为眩晕。

6. 风邪外袭　风性主动，若因气候突变，或起居失常，遭风邪外袭，引动内风，上扰清窍，则可致平衡失司，发为眩晕。

【辨治思路】

（一）辨证思路

耳眩晕分发作期与间歇期。在发作期主要表现为实证，间歇期主要表现为虚证，当然虚中夹实在发作期与间歇期都可以见到。"实"的本质为痰与风，"虚"的本质为脾虚与肾虚。对耳眩晕来说，虚为本、实为标。因此，辨证的重点在于审证求因与辨标本虚实。

1. 审证求因　耳眩晕之因可归纳为虚、痰、风三个方面。这个因只能从望、闻、问、切四诊所得到的信息中综合分析而来，此即审证求因。

（1）辨虚：虚的本质是脏腑功能减退。人体五脏中，有两个脏具有特殊的地位，被称为"本"：一为后天之本的脾脏，一为先天之本的肾脏。所谓"本"，就是根本。一切的虚证都与这两个"本"有密切关系，耳眩晕亦不例外。《黄帝内经》对眩的病机非常强调"虚"，明确提出"上虚则眩"，这个"上虚"主要指脾虚。明清时代的部分医家强调另一个本——肾虚。证之临床，耳眩晕之虚与脾虚最为密切。

1）脾虚：脾之所以被称为"后天之本"，是因为它所化生的气血津液是人体能量的主要来源，气血津液又被称为"清气"或"清阳"，清阳必须布达全身，尤其是位于上部的头面七窍需要的清气最多，一旦不足，便容易出现眩晕及耳鸣；脾在化生气血津液的同时也会产生浊阴（例如痰湿），正常情况下，浊阴会下降从二便排出。如果脾的功能减退（即脾虚），则化生的气血津液不足，使清阳不能出上窍，这就是《黄帝内经》所说的"上气不足""髓海不足"的具体内涵，故容易发生耳眩晕。

以上是理论上的思考。脾虚的证据如何得到？从四诊中。一般来说，脾虚者容易出现食欲不振，食后腹胀，大便稀溏或干结，常感疲倦，面色不华，舌质淡，边有齿印，脉细弱。这些指征只要出现一两项，便可作为脾虚的辨证依据。另外，脾虚大多与长期饮食不当有密切关系，故了解患者的饮食习惯，对于辨别脾虚亦有特殊意义，如经常嗜食肥甘厚腻或生冷寒凉食物者，大多有脾虚。随着现代社会经济的发达及生活条件的改善，饮食过于复杂造成脾虚者十分常见，成为耳眩晕高发的原因之一。

2）肾虚：肾为水脏，被称为"先天之本"，是因为肾水中藏的是先天之精，这个先天之精主管人体的生长发育与生殖功能。肾精化为肾阴与肾阳，肾阴滋养肝木，谓之水生木，若肾虚，易致肝木失养，导致肝风内动而发生眩晕。

肾虚的主要原因是熬夜与房劳过度，这也是现代人生活的一大特点，故病史的询问对于判断肾虚有一定参考意义。此外，肾虚者，常出现腰膝酸软、五心烦热、夜尿频、下肢怕冷、眼圈发黑、头发早白、脉沉细等。

（2）辨痰："痰"是一种病理产物，即《黄帝内经》所称的"浊阴"，中医有"脾为生痰之源"的说法，意味着痰的来源主要与脾有关。脾的功能减弱，运化水湿的功能便减弱，这是产生痰的主要原因。其次，痰浊留而不去与脾胃升降有关，脾不能升清，则浊气亦不能下降，痰作为浊气之一，不能下降而停留在人体上部，便是《黄帝内经》所说的"浊气在阳"，这就构成了"清浊相干"而发生眩晕的条件，现代常用"痰浊上蒙清窍"来解释眩晕。故耳眩晕的发生，大多与痰有关，"无痰不作眩"的说法是有临床依据的。

痰由水湿不化而生，故有痰必有湿，常"痰湿"并称。痰湿的表现，很重要的一个特征是舌苔，多为厚腻，这是很容易看到的一个体征；其次，还有一个体征可以作为参考——肥胖，中医认为"肥人多痰"。从问诊中如果得到这样一些信息，也可以作为痰湿的辨证依据：头重如裹、胸脘痞闷、大便不爽（排便不尽的感觉）、痰多等。

（3）辨风：风主动，耳眩晕发作时亦有动感，故风与耳眩晕有密切关系。

风有内风与外风之别。"内风"与肝有关，又称肝风内动；"外风"与肺有关，又称风邪外袭。

肝主疏泄，肝之疏泄对于保持气血运行通畅具有重要意义，若肝气郁结，或水不涵木，或痰湿停聚，均可影响肝气畅达，以致郁而生风，导致耳眩晕发作。这种情况下，常可见到以下兼症：急躁易怒、口苦咽干、胸胁胀满、脉弦等。

风邪外袭导致眩晕，临床上较为少见，一般在正气虚弱的时候，颈项部遭受风邪入侵而发生，可伴有风邪外袭的一般兼症，如鼻塞流涕、咳嗽等。

2. 辨标本虚实 标本、虚实是中医常用的两对术语，"标"指看得见的现象，如同外露的树木；"本"指看不见的本质，如同埋在土里的树根。虚实是针对病机而言，正气不足为虚，邪气盛为实。

如前所述，耳眩晕的原因可归结为虚、痰、风三大类，这三类的原因在耳眩晕不同阶段的表现是不同的，故还需要详加辨别。

耳眩晕可分为眩转期、头晕期、间歇期三个阶段。

眩转期是旋转性眩晕的急性发作期，此时患者表现为自觉天旋地转、站立不稳、恶心呕吐、出冷汗等，一般持续时间不长。中医辨证多为实证，最常见的是痰浊中阻证，其次是肝风内动证。

头晕期是在眩转期过后所出现的证候，此时患者自觉头脑昏昏沉沉、混沌不清，或头重如裹、头重脚轻，但没有明显的运动感。中医辨证多为虚证或虚中夹实证，最常见的是脾气虚弱证或阳虚水泛证，其次是肾精亏损证。这个时期调护、处理得当，可逐渐进入缓解期；若调护、处理不当，也随时有再发作眩转的可能。

间歇期是眩和晕都消除了以后的时期，患者可以没有明显的症状，部分患者可表现出容易疲劳。中医辨证多见虚证，如脾气虚弱、肾精亏虚等。之所以称为间歇期，是因为目前虽然眩晕症状暂时消失了，但以后仍有反复发作的可能。

从标本的角度来看，虚为本、实为标。痰浊中阻的根本原因是脾虚，肝风内动的根本原因多与肾虚有关。明确这个标本、虚实关系，在治疗中便不会迷失方向。

（二）治疗思路

耳眩晕的治疗目标是减少或控制眩晕反复发作，而不仅仅限于某一次眩晕症状的消除。应谨守"急则治其标，缓则治其本"的原则，在不同的阶段采用不同的治法。

1. 眩转期　在急性发作的眩转期，治疗目的是尽快控制旋转性眩晕发作，减轻发作时的症状。由于发作时多伴有恶心呕吐，服药比较困难，可用外治的方法，如针刺、耳针、头皮针、艾灸等方法，待恶心呕吐及眩转感稍缓和一些，再配合化痰、息风的中药治疗。

由于眩晕急性发作大多持续时间不长，有自行停止的倾向，患者从发病到医院就诊需要一定的时间，故医生遇到这一阶段的机会并不多见。

2. 头晕期　急性发作的眩转期过后，进入头晕期，医生真正需要处理的是这一期的患者更为多见。治疗目的是尽快减轻、缓解头晕，避免或减少旋转性眩晕再次发作的机会。这一时期的治疗原则是针对根本原因进行辨证论治，以辨证内服中药为主，多从健脾祛湿论治；若为肾虚，亦可采用补肾的方法。针灸等外治法亦可配合使用。

3. 间歇期　患者的眩和晕均消除以后，即为间歇期。由于耳眩晕有反复发作的特点，故发作一次以后，仍有再次发作的可能。应给患者强调这一点，在间歇期仍需注意调养身体，从日常饮食、作息等方面进行调整，建立健康生活方式，必要时也可配合一些补益的中药辅助调理，加强脏腑的功能，防止眩晕再次发作。

当然，在耳眩晕的任何一个时期，都应注意治养结合，即在治疗的同时，不应忽视指导患者进行生活调养（参见第八章），以收到事半功倍的效果。

【辨证论治】

本病在眩晕发作期以实证为多见，如痰浊中阻、肝风内动、风邪外袭等，亦可见于虚中夹实，如阳虚水泛等；在发作间歇期以虚证为多见，如脾气虚弱、肾精亏损等。临床上应针对不同情况进行辨证论治。

1. 痰浊中阻

主证：眩晕而见头重如蒙，胸中闷闷不舒，呕恶较甚，痰涎多，或见耳鸣耳聋，心悸，纳呆倦怠。舌苔白腻，脉濡滑。

治法及方药：燥湿健脾，涤痰止眩。可选用半夏白术天麻汤或泽泻汤加减，常用药物如半夏、白术、天麻、茯苓、甘草、生姜、泽泻等。

加减法：舌苔厚腻者，可加厚朴、苍术、石菖蒲等；口苦、便秘者，可加黄芩、胆南星等；呕恶较甚者，可加竹茹等。

眩晕缓解后，应注意健脾益气、调理脾胃，以杜绝生痰之源，防止复发，可用六君子汤加减以善后。

2. 阳虚水泛

主证：眩晕时心下悸动，耳鸣耳聋。咳嗽痰稀白，恶心欲呕，或频频呕吐清涎，腰痛背冷，四肢不温，精神萎靡，夜尿频而清长。舌质淡胖，苔白滑，脉沉细弱。

治法及方药：温补肾阳，散寒利水。可选用真武汤加减，常用药物如附子、生姜、茯苓、白术、白芍、附子等。

加减法：怕冷明显者，可加川椒、细辛、桂枝、巴戟天等；夜尿多者，可加益智仁、桑螵蛸等；大便稀溏者，可去白芍，加党参、黄芪、甘草等。

3. 脾气虚弱

主证：眩晕时发，每遇劳累时发作或加重，可伴耳鸣、耳聋，面色苍白，唇甲不华，少气懒言，倦怠乏力，纳呆便溏。舌质淡，脉细弱。

治法及方药：补益气血，健脾安神。可选用归脾汤加减，常用药物如人参、黄芪、白术、当归、茯苓、远志、酸枣仁、木香、炙甘草等。

加减法：食欲不振者，可加砂仁、陈皮等；易呕吐者，可加法半夏、生姜等；腹胀者，可加厚朴、陈皮等；唇甲色淡、面色不华者，可加白芍、枸杞等。

4. 肝风内动

主证：眩晕每因情绪波动、心情不舒、烦恼时发作或加重，常兼耳鸣、耳聋，急躁易怒，口苦咽干，面红目赤，胸胁苦满，少寐多梦。舌质红，苔黄，脉弦数。

治法及方药：平肝息风，滋阴潜阳。可选用天麻钩藤饮加减，常用药物如天麻、钩藤、石决明、杜仲、桑寄生、牛膝、栀子、黄芩、夜交藤、茯神等。

加减法：若眩晕较甚，可加龙骨、牡蛎；口苦咽干、面红目赤较明显者，可加龙胆草、丹皮等；大便秘结者，可加大黄、厚朴。

眩晕缓解后，应注意滋阴养液，以潜降肝阳，可用杞菊地黄丸调理善后。

5. 肾精亏损

主证：眩晕经常发作，耳鸣耳聋。腰膝酸软，精神萎靡，失眠多梦，记忆力差，男子遗精，手足心热。舌质嫩红，苔少，脉细数。

治法及方药：滋阴补肾，养肝息风。可选用杞菊地黄丸加味，常用药物如熟地黄、酒萸肉、牡丹皮、山药、茯苓、泽泻、枸杞、菊花等。

加减法：眩晕发作时，可加入石决明、牡蛎等；大便干结者，可加白芍、生首乌、柏子仁等；腰膝酸软者，可加川断、杜仲等。

6. 风邪外袭

主证：突发眩晕，如立舟船，恶心呕吐。可伴有鼻塞流涕，咳嗽，咽痛，发热恶风。舌质红，苔薄黄，脉浮数。

治法及方药：疏风散邪，清利头目。可选用桑菊饮加减，常用药物如桑叶、菊花、薄荷、连翘、桔梗、杏仁、芦根、甘草等。

加减法：眩晕较甚者，可加天麻、钩藤、白蒺藜等；呕恶较甚者，可加半夏、竹茹等；鼻塞、流涕者，可加白芷、辛夷、防风等。如头晕目眩、痉挛掣痛、发热恶寒、无汗、口不渴、苔薄白、脉浮紧，当疏风散寒，可选用神术散加减，常用药物如羌活、藁本、细辛、白芷、苍术、川芎、甘草等；如眩晕、肢体酸楚、头项强痛、头重如裹、纳呆胸闷、神倦乏力、苔黏腻、脉濡细，当祛风胜湿，可选用羌活胜湿汤或曲术散加减，常用药物如羌活、独活、川芎、防风、蔓荆子、苏木、藁本、神曲、白术、生姜等。

【针灸按摩】

1. 体针　根据耳眩晕不同的病因病机，循经取穴，并根据病情虚实而采用不同的手法。

（1）主穴：百会、头维、风池、风府、神门、内关。

（2）配穴：痰浊中阻者，配丰隆、中脘、解溪；阳虚水泛者，配肾俞、命门；脾气虚弱者，配足三里、脾俞、气海；肝风内动者，配行间、侠溪、肝俞；肾精亏虚者，配三阴交、关元、肾俞；风邪外袭者，配合谷、外关。

（3）手法：实证用泻法，虚证用补法，并可配合灸法。

2. 耳针（或耳穴贴压）　　耳穴是指分布在耳廓上的一些特定区域。为便于交流及研究，我国制定了中华人民共和国国家标准 GB/T13724—2008《耳穴名称与定位》。耳穴治疗具有简、便、廉、验的优点而被广泛使用。随着临床实践及相关研究的深入，发现对于耳眩晕的治疗亦有良好疗效。

可选肾、肝、脾、内耳、神门、皮质下、交感等穴，每次取 2~3 穴，中强刺激，留针 20~30 分钟，每日 1 次。

亦可采用耳穴贴压的方法代替针刺。耳穴贴压法就是使用丸状物（如王不留行籽等）贴压在耳穴上，外贴胶布固定，令患者不时自行按压所贴压的耳穴以加强刺激，可以起到调节人体脏腑、气血、阴阳的作用，达到防治疾病的目的。此法具有持续刺激穴位、疼痛轻微、无副作用、可操作性强、患者易耐受、临床较易推广等优点，是目前最常用的方法。

3. 头皮针　取双侧晕听区针刺，每日 1 次。

4. 穴位注射　穴位注射疗法，在刺激穴位的基础上，通过药物作用来协同穴位针灸之功，可以更好地起到调理经气、平衡阴阳的作用，进而达到治疗眩晕的效果。可选用合谷、太冲、内关、风池、翳风、足三里、丰隆等穴，每次取 2~3 穴，每穴注射黄芪注射液或丹参注射液 0.5~1mL。隔日 1 次。

5. 眼针疗法　眼针疗法是以中医学经络原理和生物全息理论为基础，根据眼球结膜上血管的形色变化，判定疾病的性质与部位，然后辨证针刺眼周特定区穴，以治疗全身疾病的一种方法。具有取穴少、针刺浅、操作简单、见效快的特点，通过疏通经络，调节全身脏腑气血来治疗疾病。临床运用时可根据具体情况辨证取穴，例如治疗痰湿中阻型眩晕，可取上焦、肝区、脾区、中焦等具有健脾化湿、祛痰通络作用的眼穴；治疗肝阳上亢型眩晕，可取上焦、肝区、肾区等具有平肝潜阳、祛风止眩作用的眼穴。

6. 艾灸疗法　眩晕发作时，直接艾灸百会穴，可悬灸至局部发热知痛为止，有助于迅速减轻眩晕的症状。

【其他疗法】

1. 复位治疗　诊断为良性阵发性位置性眩晕（BPPV）的患者可行复位治疗，对于后半规管 BPPV 的患者可行 Epley 复位法或 Semont 复位法，对于水平半规管管石型 BPPV 可行 Barbecue 复位法，对于水平半规管嵴帽型 BPPV 可行 Gufoni 复位法。

2. 前庭康复　眩晕患者的症状、情绪往往影响患者的生活质量，康复锻炼的目标便是缓解患者的症状及调整患者的心理状态，从而提高患者的生活质量。前庭康复是采取以训练为主的综合措施，加速机体前庭系统的适应、习服机制或视觉、本体觉系统的替代机制，使机体已受损的前庭功能和平衡功能获得提高，从而减轻患者的症状。前庭康复主要的目的是达到前庭适应、前庭习服、前庭替代或前庭代偿等目的。前庭适应是指在一定条件下经长期或定期的前庭刺激，可使机体的前庭反应逐渐减弱。前庭习服是指让患者反复暴露于某种诱发刺激下，导致前庭系统对该刺激的病理性反应降低。前庭替代是指通过视觉和本体感觉系统训练来替代已丧失的前庭功能，从而提高维持机体平衡的能力。前庭代偿是指一侧或双侧前庭器功能部分或完全受损后发生眩晕、恶心、呕吐、失衡等症状，经一段时间后症状逐渐减轻或消失的过程。一些眩晕患者，如良性阵发性位置性眩晕、老年患者的平衡障碍、前庭手术后、焦虑等心理疾病等，前庭康复锻炼会起到明显作用。前庭康复锻炼的方法有很多，重要的是帮助患者选择并制定合适的方案，以起到事半功倍的效果。

一些包括头、身体活动、眼的运动，如高尔夫球、保龄球、乒乓球等都能起到前庭康复的作用，还有跳舞、瑜伽等也适用于前庭康复。患者在专业医师的指导下，可以做一些凝视稳定性练习、视觉依赖练习、视跟踪练习、姿势稳定性练习等。

附：中医关于耳石症手法复位的文献记载

耳石症最早由Barany（1921）论述，Dix和Hallpike（1952）首次阐述了BPPV的特征并设计了体位试验，为BPPV的诊断和治疗奠定了理论基础，但所有医生都对此束手无策。1980年10月，Epley在加州医学会议上介绍"手法复位"，然而并不被认可。1983年，Epley已治愈很多病人，但论文被多家期刊拒稿。后来，Epley设计一种可以旋转的电动复位椅。直到1992年，Epley提出半规管结石症学说，即借助定向的头位活动及摆动，使管石依靠自身重力作用逐步从后半规管重新回到椭圆囊，而不再影响半规管的动力学作用，他的论文才终于被美国耳鼻喉科学会采纳并发表。

据文献记载，明末清初，著名医学家喻嘉言曾于顺治三年（1646）成功运用复位技术治疗耳石症，其治疗经过详细记载于虞山丁氏抄藏《钱牧斋先生遗事及年谱》中，病案收录于《医林典故》。原文如下：

牧翁一日赴亲朋家宴，肩舆归，过迎恩桥，舆夫蹉跌，致主人亦受倒仆之惊。忽得奇疾，立则目欲上视，头欲反于地，卧则否。屡延医者诊治，不效。时邑有良医喻嘉言，适往他郡治疾，亟遣仆往邀。越数日，俞始至，闻致疾之由，遽曰："疾易治，无恐。"因向掌家曰："府中舆夫强有力善走者命数人来。"于是呼至数人，俞命饮以酒饭，谓数人曰："汝辈须尽量饱食，且可嬉戏为乐也。"乃令分列于庭之四角，先用两人挟持其主，并力疾趋，自东则疾趋至西，自南则疾趋至北，互相更换。无一息停。主人殊苦颠播，俞不顾，益促之骤，少顷，令息，则病已豁然矣。

喻嘉言为钱谦益（牧斋）诊治疾病是位置性试验和中医手法复位治疗耳石症的最早记载，在医学界有着重要的意义。

现代研究认为，耳石症的病因约半数不明确，另外半数的病因与以下因素有关：头部外伤、病毒性神经炎、椎-基底动脉短暂缺血致内耳血循环障碍、中耳及乳突炎、耳部手术后、药物性耳中毒等耳部其他疾病，其中头部外伤为最主要原因，特别是多发于轻度头颅外伤后数日及数周，或乘车时突然加速，减速运动致颈部"挥鞭伤"等。结合这一认识，牧斋因"舆夫蹉跌"而倒仆，以致头部受伤，这可能是其患病的病因。

"立则目欲上视，头欲翻于地，卧则否"是其症状及体征。耳石症临床上表现为头部运动在某一特定头位时诱发短暂的眩晕伴眼球震颤。钱谦益"站着时头往下栽"即出现眩晕，站着时"眼往上看"，类似于西医学的"旋转性眼震"，结合内耳的解剖与生理，根据 Flourens 定律可以分析出钱谦益所患为后半规管耳石症。站着时出现眩晕，躺着像正常人，其站立、躺着即类似于西医学的"变位试验"。钱谦益所患疾病当与体位性低血压相鉴别，后者又叫直立性虚脱，是由于体位的改变，如从平卧位突然转为直立，或长时间站立发生的脑供血不足引起的低血压，但钱谦益可排除体位性低血压的原因有三：一为外伤史并非后者的诱因，二为后者并无眼震的出现，三为后者经喻嘉言的治法不会一次治愈，故进行鉴别诊断后可排除之。

"两人挟持其主，并力疾趋……令息"为耳石症复位之法。结合内耳的解剖，"轿夫"腋下挟持患者钱谦益快跑，钱谦益因眩晕当是垂头位，急停后，脱落的耳石在半规管内在惯性的作用下，耳石进入半规管总脚，当停止跑步，钱谦益直立后，耳石由半规管总脚进入椭圆囊，进而耳石症即愈。

"喻曰：'疾易治，无恐。'"为喻知该病甚久。喻嘉言问清钱谦益得病原因之后便说："此病易治，不要害怕。"说明喻氏已经认识到此疾病，并且对治疗方案及预后有十足的把握。

"病已豁然矣"为耳石症复位之法，仅行一次病即愈。基于前庭代偿机制的前庭康复治疗（VRT）因其无创、廉价和肯定的疗效逐渐成为治疗眩晕的第三大主要治疗手段，VRT 需要一系列的、反复进行的头、颈、躯体的运动训练模式以缓解患者的眩晕。但钱谦益之病经喻嘉言复位法治疗一次便痊愈，因此排除了喻嘉言治病之法的原理是前庭康复治疗。

根据钱谦益的病史及症状，其所患的疾病与耳石症颇为相似，患者体位性眩晕与变位试验相符，治疗方案与耳石症手法复位的原理相同，此即目前最早的位置性试验和中医手法复位治疗耳石症的记载。此方法安全可行，堪称中医"喻氏复位法"。

经考证，喻嘉言为钱谦益治病的时间为 1646 年（顺治三年），从文献记载来看，喻氏当时已经熟练运用此方案治疗，与 Epley 在 1980 年介绍的"手法复位"相比，中医手法复位治疗耳石症比西医治疗该病至少早了 334 年。

【预防调护】

1. 耳眩晕发作时，症状看起来十分严重，常引起患者及家属的恐惧，这种恐惧心理不消除，可能影响预后。故医生应向病人说明本病虽症状严重，但不会危及生命，且眩晕不久就会过去，以解除病人的恐惧心理。

2. 眩晕发作期间应让病人卧床休息，注意防止起立时因突然眩晕而跌倒。

3. 卧室应保持安静，减少噪声，光线宜暗，但空气要流通。

4. 饮食宜清淡，禁食肥甘厚腻及生冷寒凉之品。

5. 早睡早起，养成良好的作息习惯。

6. 由于耳眩晕有突然发作的可能，因此，对于从事危险工种者（如司机、建筑工人等），尤其应做好预防工作，以免眩晕发作时失去平衡而危及生命安全。

【名医经验】

（一）马智医案

1. 梅尼埃病

徐某，男，34岁。初诊日期：2015年5月4日。

病史：患者晨起感觉视物旋转，如坐舟车，不敢睁眼，左耳闷，响若蝉鸣，鸣甚时心烦，阵阵恶心，时泛吐清水痰涎。患者平素面色苍白，神疲乏力，食少纳呆，身重懒动。饮食、睡眠欠佳，小便正常，大便溏。

检查：自发性眼震（＋），快相向左。纯音测听：左耳低频听力下降；耳蜗电图（左耳）：SP/AP＝0.56。舌淡苔白腻，脉濡滑。

中医诊断：耳眩晕（痰浊中阻证）。

西医诊断：梅尼埃病。

治疗原则：健脾化痰。

处方：泽泻40g，白术20g，天麻15g，清半夏15g，葛根25g，陈皮15g，钩藤25g，茯苓25g，炙甘草15g。7剂，水煎服。每日1剂，分3次服用，早、中、晚各一次。

二诊：2015年5月18日：药后眩晕大减，耳鸣若失，精神转佳。

处方：茯苓20g，人参20g，白术20g，陈皮15g，清半夏10g，炙甘草15g。14剂，煎服法同前。

药尽告愈，3年后随访，未见复发。

——选自：《治眩心悟》

按：整体辨证是辨证论治的基础，结合本患者的临床表现及舌脉，当辨为耳眩晕之痰浊中阻证，治疗当健脾化痰，方用马智教授自拟方剂眩得康。根据《内经》"诸风掉眩，皆属于肝"和朱丹溪"无痰不作眩"理论创立眩得康，寓意为眩晕得此而康也。眩得康是由《金匮要略》之泽泻汤和《医学心悟》之半夏白术天麻汤加息风药化裁而来，方剂组成：泽泻、半夏、白术、天麻、茯苓、炙甘草、钩藤、陈皮，仅仅八味药，治疗眩晕也是效如桴鼓。《金匮要略·痰饮咳嗽病脉证并治》云："心下有支饮，其人苦冒眩，泽泻汤主之。"该方仅由泽泻、白术组成，方小而意赅，泽泻利水渗湿而化饮，水去饮化而不上犯；白术健脾燥湿，崇土以制水，二者一升一降，一攻一补，脾健运而痰不生，痰湿去而晕自停。方中重用泽泻为君达40g，取其泻浊力大之功，浊阴之邪可借泽泻而下行，使邪有出路。这与马智教授常常以《孙子兵法》的思想指导遣方用药的观点相一致。

《孙子兵法·虚实篇》说，两军对峙，要使"我专而敌分。我专为一，敌分为十，是以十攻其一也，则我众而敌寡"。《孙子兵法·九地篇》又说："为兵之事，在于顺（通慎）详敌之意，并敌一向，千里杀将，此谓巧能成事者也。"在战争中，以众击寡，就能造成明显的优势而迅速取得胜利。治病亦是如此，详审病机，针对病机关键对证施治，令重剂直达病所即为此意。

《医学心悟》曰："有湿痰壅遏者，书云：'头旋眼花，非天麻、半夏不除是也，半夏白术天麻汤主之。'"该方治疗脾虚所生之痰与内生之风相夹，风痰上扰之眩晕，深究其病机以风痰上扰为标，脾虚生湿为本，治疗上标本兼顾，药物配伍堪称绝妙。方中半夏燥湿化痰，天麻尤善平肝息风止眩，半夏、天麻均为治疗风痰眩晕头痛之要药，二药相伍，化痰息风止眩之力彰。白术健脾燥湿，茯苓健脾渗湿，共治生痰之本，俱为臣药。橘红既理气又化痰，气顺痰自消，理气之功又助化痰之效；又加生姜、大枣调和脾胃，三者共为佐药。最后使以甘草调和诸药。诸药合用，共奏化痰息风、健脾祛湿之功，治疗眩晕因风痰上扰清空而致者，效果显著。

二诊时，眩晕大减，耳鸣若失，精神转佳，故用六君子汤进行善后。本方可祛已成之痰，防止痰饮再生，在梅尼埃病后期使用，疗效显著。六君子汤方由茯苓、甘草、人参、白术、陈皮、半夏组成，又加入生姜、大枣，有益气健脾、燥湿化痰之功。眩晕之痰浊中阻证后期仍需祛已成之痰，防止痰饮再生。脾为生痰之源，本方益气健脾之功可以防止痰饮再生，燥湿化痰之功则可祛已成之痰。

2. 良性阵发性位置性眩晕

孙某，男，61岁。初诊日期：2015年5月4日。

病史：患者今晨翻身时眩晕，视物旋转，意识清醒，两分钟后眩晕消失。"120"送至就近医院急诊，经头颅CT等一系列检查均未发现器质性病变，为查明眩晕原因，寻求中医治疗。患者平素耳鸣如蝉，腰膝酸软，夜尿频多，目光晦暗，记忆力较差，饮食、睡眠欠佳，二便正常。

检查：自发性眼震（−）。全自动化BPPV诊疗系统行变位试验Roll–test检查左侧体位出现向地性眼震，持续约45秒，体位诱发试验右侧体位出现向地性眼震，持续约15秒，左侧眼震度数较大。舌红少苔，脉细数。

中医诊断：耳眩晕（肾精亏损证）。

西医诊断：良性阵发性位置性眩晕（耳石症，左水平半规管，管石症）。

治疗原则：滋阴补肾，填精益髓。

处方：熟地20g，龟板30g，黄柏15g，知母15g，生地20g，麦冬20g，白芍20g，鳖甲30g，牡蛎30g，阿胶10g，麻仁10g，五味子10g，甘草15g。7剂，水煎服。每日1剂，分3次服用，早、中、晚各1次。

耳石复位治疗：行全自动化BPPV诊疗系统复位治疗（左水平半规管1080°复位

方案）后，眩晕和眼震即消失，嘱患者回家后右侧卧位休息，隔日再次进行全自动化BPPV诊疗系统复位治疗，以巩固疗效。

二诊：2015年5月11日：眩晕未再复发，耳鸣明显减轻，睡眠可，腰膝酸软症状缓解，神清，精神可。改服杞菊地黄丸善后。用法：温开水送服，每次1丸，一日3次，连服15天。

——选自：《治眩心悟》

按：良性阵发性位置性眩晕（BPPV），俗称"耳石症"，是最常见的眩晕疾病之一，在所有眩晕疾病中占20%~30%，目前复位治疗是一线治疗方案。本病具有"一高三低"的特点："一高"就是发病率高；"三低"就是知晓率低、诊断率低和复位率低。其治疗主要为复位治疗以及中药汤剂治疗，前者是通过重力及惯性的原理将半规管内或嵴帽上黏附的耳石送回椭圆囊，而后者则是为了解决良性阵发性位置性眩晕经复位治疗后一周内出现的短暂的漂浮感以及复发的问题。中医理论认为"肾开窍于耳"，良性阵发性位置性眩晕与肾关系密切，加之本患者平素表现即为肾精亏虚证，故可用大补阴丸合大定风珠送服交泰丸治疗。

睡姿控制是指嘱管石型耳石症患者睡眠时保持健侧入睡，嵴帽型耳石症患者睡眠时保持患侧入睡。原因如下：导致良性阵发性位置性眩晕复位后短时间内再次复发的原因可能是复位后已经回到椭圆囊内的耳石颗粒因为多种原因又经椭圆囊的开口回到半规管，从解剖角度来讲，该开口在椭圆囊后壁上较高点，理论上复位后病人日常生活并不容易让椭圆囊内的耳石颗粒通过内壁上较高的开口再次进入半规管，而睡眠时这些开口可以转至较低点，利于耳石颗粒向半规管移动。因为如果是向患侧睡姿，那么后半规管和外半规管均会位于椭圆囊下方，更利于耳石颗粒由于重力作用沉降入半规管。因此，耳石症患者在复位治疗后短期内控制睡姿可有效减轻症状、减少复位次数、缩短病程、减少复发。

《素问·阴阳应象大论》说："肾生骨髓，髓生肝。"肾为肝之"母"，肝为肾之子，肾通过"髓"来生养肝而发生母子联系，肾虚可导致肝虚，补肾之时应重视补肝，杞菊地黄丸有滋肾养肝之功，故选此药作为善后。

（二）干祖望医案

姚某，男，25岁。1992年11月12日初诊。

今年中秋，眩晕突作，但尚能活动，耳无鸣无聋。继见泛恶作呕，眩晕加重，如坐舟船或天翻地覆之感。刻下眩晕仍较重，但泛恶已轻，视物有抖动感，进食作呛，言语有木讷感，吞咽似有困难，大便秘结，小便日行四五次，时有困难感，头无痛而昏沉。检查：两眼球轻度震颤，血压150/90mmHg。舌苔白腻滑润，中央有老黄苔。脉平有数意，有时有歇止。辨证：肝风痰浊，两相困扰。虽然急发之期已过，但依然余威不息。治法：息肝风，祛痰浊。方药：决明子10g，菊花10g，夏枯草10g，钩藤

10g，竹沥 3g，胆南星 3g，白僵蚕 10g，枳壳 6g，天竺黄 6g，当归 10g。4 剂。

1992 年 11 月 16 日二诊：药进 4 剂，无效。舌苔已化，现呈薄苔、脉平。医按：纵然断语"无效"，但从一切观察，已有春回大地之象。坚守前方，稍稍出入一二：决明子 10g，石决明 20g，菊花 10g，胆南星 3g，夏枯草 10g，竹沥 10g，枳壳 6g，白僵蚕 10g，天竺黄 6g，浙贝母 10g，地龙 10g。14 剂。

1992 年 12 月 14 日三诊：药进 18 剂，诸症基本消失，一切行动状态如常人，唯尚有些头位急促旋转时及大量运动时有晕感。舌薄苔，脉平有弦意。

医按：承赐锦旗铭谢，殊感汗颜。盖区区效益实出古贤遗产也。今拟养营补血中寓以扫荡残余之肝阳：熟地黄 10g，当归 10g，川芎 3g，刺蒺藜 10g，白芍 6g，菊花 10g，枸杞子 10g，天竺黄 6g，夏枯草 10g，石决明 20g。7 剂。

——选自：《干祖望耳鼻喉科医案选粹》

（三）王士贞医案

谭某，男，43 岁。2015 年 8 月 5 日初诊。

主诉：眩晕反复发作伴左耳鸣、听力下降约 2 年。

现病史：患者 2 年前开始发作眩晕，近半年来症状加重，1 个月发作眩晕 3～4 次。今年 4 月曾在当地医院做耳石复位 2 次。数天前又发作眩晕，伴恶心呕吐，平时微恶寒、汗多，精神疲倦，面色苍白，口微干，有黏痰，胃纳欠佳，二便尚调。脉弦细滑，舌质淡暗，苔白略厚。检查：双耳鼓膜完整，稍凹陷。5 月 14 日纯音测听示左耳呈中度感音神经性耳聋。

诊断：耳眩晕（梅尼埃病）。

辨证：脾阳不足，痰阻中焦，蒙闭清窍。

治法：温阳健脾，涤痰止眩。

处方：茯苓 15g，桂枝 10g，白术 10g，炙甘草 6g，法半夏 10g，陈皮 6g，白芍 15g，天麻 15g，石菖蒲 10g，柴胡 10g，黄芪 20g，党参 20g，益智仁 15g，蔓荆子 10g，干姜 6g。7 剂，水煎服。七叶神安片 1 盒，每晚睡前服 4 片。王不留行籽左耳穴贴压，取穴：内耳、肝、脾、神门、内分泌、皮质下。

2015 年 8 月 12 日二诊：本周发作眩晕 2 次，转动头部时眩晕，并伴恶心呕吐，左耳鸣，口微干，胃纳欠佳。脉细略滑，舌质暗红，苔白略厚。处方：茯苓 15g，桂枝 10g，白术 10g，炙甘草 6g，法半夏 10g，陈皮 6g，党参 20g，黄芪 20g，天麻 15g，石菖蒲 10g，砂仁（后下）6g，益智仁 15g，干姜 10g，白蒺藜 15g，丹参 15g。7 剂，水煎服。外治：维生素 B$_{12}$ 500mg + 利多卡因 5mL 左耳周穴位注射（穴位：耳门、听宫、翳风）。王不留行籽穴位贴压。

2015 年 8 月 19 日三诊：本周发作眩晕 3 次，伴呕心呕吐，转动头部时眩晕加剧，左耳仍鸣甚，脉细滑，舌质淡红略暗，苔白。处方：茯苓 15g，桂枝 10g，白术 10g，炙甘草 6g, 法半夏 10g, 陈皮 6g, 五指毛桃 30g, 党参 20g, 益智仁 15g, 石菖蒲 10g, 砂仁（后下）6g, 干姜 10g, 生龙骨（先煎）30g, 生牡蛎（先煎）30g, 天麻 15g。20 剂, 水煎服。外治及耳穴贴压同二诊。

2015 年 10 月 8 日四诊：40 余天无发作眩晕, 左耳鸣减轻, 白天基本无耳鸣, 夜晚睡前有少许耳鸣, 精神佳, 胃纳可, 二便调。脉细, 舌质淡红, 苔白。处方：茯苓 15g, 桂枝 10g, 白术 10g, 炙甘草 6g, 法半夏 10g, 陈皮 6g, 白芍 15g, 五指毛桃 30g, 党参 20g, 石菖蒲 10g, 天麻 15g, 砂仁（后下）6g, 干姜 6g, 珍珠母（先煎）30g, 蔓荆子 10g。30 剂, 水煎服。

2015 年 11 月 6 日五诊：10 月 6 日曾发作眩晕一次, 伴恶心呕吐, 有白黏痰, 胃纳可, 二便调, 夜睡佳。脉细滑, 舌质稍红, 苔白。处方：茯苓 15g, 桂枝 10g, 白术 10g, 炙甘草 6g, 法半夏 10g, 陈皮 6g, 白芍 15g, 五指毛桃 30g, 党参 20g, 柴胡 10g, 石菖蒲 10g, 天麻 15g, 蔓荆子 10g, 浮小麦 30g。10 剂, 水煎服。外治：维生素 B$_{12}$ 0.5mg + 利多卡因 5mL 耳周穴位注射。

2015 年 11 月 19 日六诊：近数天有发生眩晕伴恶心呕吐, 口干, 痰黏少, 胃纳一般, 大便时溏, 脉弦滑, 舌质暗红, 苔白。处方：法半夏 10g, 茯苓 15g, 陈皮 6g, 猪苓 15g, 白术 10g, 泽泻 15g, 桂枝 10g, 天麻 15g, 钩藤 15g, 柴胡 10g, 石菖蒲 10g, 蔓荆子 10g, 党参 20g, 石决明（先煎）30g, 甘草 6g。30 剂, 水煎服。

2016 年 1 月 7 日七诊：一个多月来无发作眩晕, 但耳鸣夜甚, 夜睡欠佳, 痰黏白, 胃纳一般, 二便调, 脉弦细滑, 舌质稍红, 苔白。处方：茯苓 15g, 桂枝 10g, 白术 10g, 炙甘草 6g, 法半夏 10g, 陈皮 6g, 白芍 15g, 天麻 15g, 黄芪 20g, 党参 20g, 柴胡 10g, 石菖蒲 10g, 石决明（先煎）30g, 夜交藤 30g。30 剂, 水煎服。

2016 年 3 月 24 日八诊：两个多月来无发作眩晕, 白天已无耳鸣, 夜间安静时耳鸣声轻, 夜睡梦多, 胃纳二便调, 脉弦细滑, 舌质淡红, 苔白。处方：茯苓 15g, 桂枝 10g, 白术 10g, 炙甘草 6g, 法半夏 10g, 陈皮 6g, 白芍 15g, 黄芪 20g, 党参 20g, 柴胡 10g, 石菖蒲 10g, 远志 15g, 夜交藤 30g, 浮小麦 30g, 益智仁 15g。30 剂, 水煎服。

2016 年 6 月 23 日随访：半年来已无发作眩晕, 耳鸣消失, 精神佳。

按：此例耳眩晕, 病程较长, 反复发作频繁, 顽固难愈。观其症状表现与脉舌：面色苍白, 畏寒汗多, 精神疲惫, 为阳虚, 卫阳不固。胃纳差, 脉细滑, 舌质淡黯, 舌苔白厚, 为脾虚有痰湿内困。故辨证为脾阳不足, 痰阻中焦, 清窍失养。治疗予健脾温阳、涤痰止眩。方用苓桂术甘汤合陈夏四君子汤、半夏白术天麻汤加减, 临证时灵活加减运用：如加较大量五指毛桃（或黄芪）以补气; 加柴胡、蔓荆子、石菖蒲清头目、通耳窍; 加白芍、天麻、石决明（或珍珠母）以加强平肝息风的作用; 加益智仁、远志、夜交藤以补脾肾、安神定志。理法方药环环相扣, 并配合耳穴治疗, 取得佳效。

——王士贞提供

（四）刘蓬医案

顽固性耳眩晕（梅尼埃病）

杨某，女，61岁。2018年2月11日初诊。

主诉：眩晕反复发作40余年，加重2年。

现病史：患者自19岁开始首次发作眩晕，有旋转感及恶心呕吐，经医院处理后缓解。此后眩晕经常发作，发作的频率不一，有时数年发作一次，有时一年发作数次，每次发作均需到医院用西药处理方可缓解。在发作间歇期也曾长期坚持服西药（如敏使朗等）治疗，无效。近10年来发作的次数逐渐增加，尤其是近2年来，每周发作2～3次旋转性眩晕，伴恶心呕吐，长期头晕，很多时候只能卧床休息，不敢出门，严重影响生活质量，常年辗转于多间三甲医院治疗（多为西医），一直未能见效。经熟人介绍而来诊。目前情况：眩晕每周发作2～4次，每次持续3～4小时，头晕一直持续存在，伴左耳鸣、听力下降，因反复发作眩晕而显神情焦虑不安，对眩晕有一种恐惧感，入睡困难，食欲不振，大便稀溏，疲倦乏力。舌质淡胖，边有齿印，苔白腻，脉细弱。纯音测听：左耳重度感音神经性聋，右耳大致正常。有脂肪肝、血脂高的病史。

诊断：耳眩晕（梅尼埃病）。

辨证：脾气虚弱，兼痰浊困阻。

治法：健脾益气，温化痰浊。

处方：党参30g，黄芪30g，白术15g，干姜15g，法半夏10g，桂枝15g，石菖蒲10g，远志10g，砂仁10g，龙骨15g，甘草10g。14剂。水煎服，每日1剂，分2次温服。

耳穴贴压：取耳穴内耳、神门、皮质下、内分泌、脾、胃、十二指肠、肝，用王不留行籽胶布贴压，嘱患者不定时按压，每周更换一次，双耳交替。

医嘱：①明确告知患者此病尽管患病时间长，但只要方向正确，可以治好，增强患者的信心；②早睡早起；③饮食以主食为主，禁食肥甘厚腻与生冷寒凉食物，不刻意增加喝水；④避免过度运动；⑤除以上中药外，停止服用其他一切药物（包括西药、中成药及任何保健品）。

2018年2月25日二诊：患者深受多年的眩晕之苦，故严格遵守医嘱，即使在春节期间亦严格控制饮食，并做到了早睡早起。14剂中药已服完，近2周来眩晕仅发作了2次，且发作时的症状较往日明显减轻，患者已初步尝到好处，信心大增，睡眠亦改善，食欲增加。效不更方，中药继续守上方14剂，并行耳穴贴压，进一步鼓励患者严格遵守医嘱。

2018年3月11日三诊：近2周来眩晕仅发作了1次，持续约半小时自行缓解，没有呕吐，头晕的程度总体较前大为减轻，食欲大增，大便已成形，睡眠明显改善。

舌质淡，苔腻已变薄白，脉细。中药上方去半夏、龙骨，加大枣 15g。14 剂。其他处理同前。

2018 年 4 月 15 日四诊：患者连服上方 1 个月，并严格遵守医嘱，近 1 个月来旋转性的眩晕没有发作，头晕很轻微，只是有时休息不好或心情不好时有些头晕，多数时间没有感到头晕，饮食、睡眠都好，患者感到多年来从未有过的轻松，目前仅在安静环境下尚有些耳鸣，其余症状均消失，纯音测听示，左耳听力平均提高了 20dB，言语分辨率亦改善。嘱患者继服 3 月 11 日方，并遵医嘱调养身体，防止复发。

2018 年 6 月 4 日五诊：近两个月来眩晕一直没再发作，耳鸣基本消失，仅在疲劳或睡眠不好时可听到轻微耳鸣。患者精神焕发，对疗效十分满意，送来亲笔手写的感谢信，感谢医生让她摆脱多年的病痛，重获新生。

按：本案眩晕反复发作长达 40 余年，过去曾反复诊治无效，堪称顽疾。反复发作的眩晕已令患者对生活丧失信心，甚感焦虑，因而寝食不安，治疗起来亦颇棘手。若不能树立起信心，疗效必然不佳。对于这样反复发作的眩晕，仅仅满足于一次眩晕的控制是没有意义的，患者过去的多次诊治之所以无效，就是仅仅对付当时的眩晕，而没有找到根本原因进行治本。经过详细的问诊，结合望诊和切诊，辨为脾气虚弱是根本，兼有痰浊困阻，所有的治疗措施必然围绕这个病机来进行，只要脾虚的状况得不到改善，必然会生痰，导致眩晕反复发作。因此治疗时仅仅抓住脾虚湿困这个核心病机来用药，并从饮食、作息、运动等方面进行统一配合行动，并明确告知患者可以治好，树立患者的信心，这些措施都是起效的关键。在初步显示出效果后，继续坚持正确的治疗方向也是非常重要的，若胸无定见、处方朝令夕改，效果也可能会打折扣。患者饱受了 40 多年的眩晕折磨，深知其苦，故尽管医嘱的要求与其过去的生活方式差异巨大，患者仍能严格遵守，并一直坚持。经过医患密切配合的治养结合，2 个月便达到了眩晕完全停止发作，4 个月基本康复，使患者重获新生，进入正常生活轨道。可见，中医从整体进行调养，对于这种顽固性的耳眩晕具有一定的优势。

——刘蓬提供

（冷辉 刘蓬）

第五节 耳面瘫

耳面瘫是因耳部脉络痹阻所致的以口眼㖞斜为主要特征的疾病。本病为临床常见病，可见于任何年龄，好发于成年人，单侧面瘫多见。

西医学的贝尔面瘫、耳带状疱疹后遗的面瘫等周围性面瘫可参考本病进行辨证治疗。

【历史源流】

古代医籍中没有"耳面瘫"之称，但在"卒口僻""喝僻不遂""口喝僻""偏风口喝""口喝邪僻""口眼喝斜"等病证中可以找到类似本病的记载。

早在《内经》中已有关于"卒口僻"的论述，如《灵枢·经筋》曰："卒口僻，急者目不合，热则筋纵，目不开。颊筋有寒，则急引颊移口；有热，则筋弛纵，缓不胜收，故僻。"这里的"口僻"就是指面瘫。

汉代，《金匮要略·中风历节病脉证并治》称本病为"喝僻不遂"，并解释了其病因病机："络脉空虚，贼邪不泻，或左或右，邪气反缓，正气即急，正气引邪，喝僻不遂。"《华氏中藏经·火法有五论》称之为口眼不正："病起于五脏，皆阴之属也。其发也，或口眼不正……或暴无语。"

晋代，《肘后备急方·卷三》称本病为"口喝僻"，并记载了用灸法进行治疗："若口喝僻者，衔奏灸口吻口横纹间，觉火热便去艾，即愈。勿尽艾，尽艾则太过。"

隋代，《诸病源候论》称本病为"口喝僻""偏风口喝""口喝邪僻"等，认为其病机是体虚受风，风夹寒入于足阳明、手太阳之经络所致，这一观点为后世多数医家所引用，如《诸病源候论·卷四十八》说："小儿中风，口喝斜僻，是风入颔颊之筋也。"

唐代，《备急千金要方》《千金翼方》《外台秘要》等著作多称本病为"口喝僻""口面喝僻"等，并记载了不少内服及外治的药方。《外台秘要·卷第十四》记载："养生方云：夜卧当耳勿得有孔，风入耳中，喜口喝。"提出了风入耳中可以导致口眼喝斜的观点。

宋代，《太平圣惠方》在卷第十九及卷第八十三对本病有专题论述，称为"口面喝僻""口面喝斜""口喝斜僻"等，认为其病机是风邪入于足阳明、手太阳之经所致，记载了内服药方十余首及外治方十余首。《圣济总录》在卷第六及一百六十一亦称为"口喝僻""口喝""口面喝僻"等，记载了内服及外治药方20余首。

明代，《普济方·卷九十二》除了继承前人足阳明、手太阳二经受风寒之气导致"口喝僻"外，明确提出"风入耳中，亦令口喝"的原因是"盖经络所系然也"，并记载了内服、外治的药方30余首。

清代，《医醇賸义·卷一》称本病为"口眼喝斜"，提出了"风痰相扰"的病机，与足阳明、足太阳两经相关，并列举了治疗的方药。

新中国成立后，1975年第三版全国规划教材《五官科学》认为，耳源性面瘫"属于口眼喝斜范畴"。其后，1980年由广州中医学院主编的全国高等医药院校第四版规划教材《中医耳鼻喉科学》提出"脓耳口眼喝斜"一名，以与其他疾病引起的口眼喝斜相区别，并阐明了脓耳与口眼喝斜的关系。2003年王士贞主编的普通高等教育"十五"国家级规划教材《中医耳鼻咽喉科学》始将本病命名为"耳面瘫"。

【临床诊断】

（一）诊断要点

1. 临床特征　本病的临床特征是一侧面瘫，大多数是突然发生的，可由患者照镜子时偶然发现，也可由亲友发现而告知。"口眼㖞斜"这个名称生动地描述了面瘫的主要表现在口和眼两个部位最为突出。本病检查可见两侧面容不对称，患侧不能提额、皱眉、闭眼，鼻唇沟变浅或消失，嘴角歪向健侧，患侧口角下垂，鼓腮、吹口哨漏气，口涎外流，不能自收。此病双侧面部发病者少见，部分患者可有反复发作史。

（1）面瘫的临床表现

1）静态表现：以突然发生面部麻木不仁、动作不灵、一侧口角㖞斜和闭眼障碍为主要症状，面瘫明显时，在静态下即可观察到，可从以下三个方面进行观察，有任何一种情况存在都可以确定存在面瘫：

鼻唇沟：两侧鼻唇沟不对称，患侧鼻唇沟变浅或消失。

口角：两侧口角不对称，口角向健侧㖞斜。

眼裂：两侧眼裂及眨眼不对称，患侧眼裂较大，且眨眼不同步，甚至患侧不能眨眼。

2）动态表现：面瘫较轻时，在静态下可能表现不明显，此时可通过动态来观察是否存在面瘫，嘱患者做以下几个动作：皱额，闭眼，鼓腮，吹口哨，咧嘴笑。

皱额：嘱患者皱额（或称皱眉）时，两侧额纹不对称，患侧额纹较浅。

闭眼：嘱患者闭眼时，面瘫较轻者，两侧闭眼不同步，患侧闭眼动作延迟；面瘫较重者，患侧眼裂不能完全闭合，甚则眼睑完全不能活动。

鼓腮：嘱患者鼓腮时，患侧口角漏气。

吹口哨：嘱患者吹口哨时，因患侧口角不能闭拢，故无法吹出口哨的响声。

咧嘴笑：嘱患者口角尽量向两侧咧开而笑，可发现两侧明显不对称。

（2）面瘫程度评估：确定存在面瘫者，尚需进行面瘫程度评估，这是每次就诊时都必须做的工作，以便判断病情好转或加重。

评估面瘫程度，可根据额眉、眼、鼻唇沟、口这四个区域的运动减弱程度进行评分，评分方法见表9-10。

表9-10　面瘫程度评分方法

分值	额眉	眼	鼻唇沟	口
1	运动正常	运动正常	运动正常	运动正常
2	运动减弱程度＜25%	运动减弱程度＜25%	运动减弱程度＜25%	运动减弱程度＜25%

分值	额眉	眼	鼻唇沟	口
3	运动减弱程度<50% 静态时对称	运动减弱程度<50% 尽最大努力可闭眼	运动减弱程度<50% 静态时对称	运动减弱程度<50% 静态时对称
4	运动减弱程度≥50% 静态时不对称	运动减弱程度≥50% 闭眼不全	运动减弱程度≥50% 静态时不对称	运动减弱程度≥50% 静态时不对称
5	轻微运动	轻微运动	轻微运动	轻微运动
6	无运动	无运动	无运动	无运动

根据以上各项指标的总评分将面瘫的程度分为六级：

Ⅰ级：1~4分；

Ⅱ级：5~9分；

Ⅲ级：10~14分；

Ⅳ级：15~19分；

Ⅴ级：20~23分；

Ⅵ级：24分。

2. 主要伴随症状　本病主要的伴随症状有溢泪、眼干燥、喝水时嘴角漏水、外耳道红斑、疱疹、针刺样疼痛等症状。

（1）流泪及眼干燥：由于眼裂不能闭合，故患者易出现流泪、眼干燥等眼部症状。

（2）喝水时嘴角漏水：由于面瘫时口角运动发生障碍，不能闭拢，故喝水时容易漏水。有些患者就是由于首先出现这个症状才引起注意而发现面瘫的。

（3）味觉改变：有部分患者可出现味觉改变，表现为舌前2/3味觉减退或丧失等。

（4）外耳道疱疹：部分患者在面瘫前可能有外耳道红斑、疱疹，耳内、耳下或耳后疼痛，或面部发胀，其程度与持续时间，常与面瘫发展的程度成正比。部分患者耳后乳突部有压痛，患侧鼓膜可有轻度充血，多在数日后消退。

（二）鉴别诊断

耳面瘫应与中枢性面瘫、脓耳面瘫等疾病相鉴别。

1. 中枢性面瘫　中枢性面瘫主要是眼裂以下部分瘫痪，因此闭眼、皱额等动作不受影响；耳面瘫则累及眼裂以上，因此还出现一侧闭眼障碍、额纹变浅或消失等表现。二者的鉴别要点见表9-11。

表 9 -11 耳面瘫与中枢性面瘫的鉴别要点

鉴别要点	耳面瘫	中枢性面瘫
相同点	两侧面部不对称，一侧鼻唇沟变浅及口角㖞斜	
额纹	两侧额纹不对称，患侧不能皱额	两侧额纹对称
闭眼	患侧闭眼动作延迟或不能闭眼	两侧闭眼动作同步

2. 脓耳面瘫 脓耳面瘫多由脓耳邪毒炽盛，反复发作，或风邪侵袭，久留不去而壅塞耳窍，内陷经脉，阻滞脉络；或因中耳乳突手术不当，邪毒痰浊积聚所致。经 X 线检查见耳部骨质因脓耳侵蚀而有破坏。耳镜检查可见耳膜穿孔、耳内流脓，多有臭味。

【病因病机】

本病多因正气不足，卫外不固，脉络空虚，外邪乘虚而入，痹阻面部经脉气血，气血痹阻，经筋失于荣养，筋脉弛缓而发病。头为诸阳之会，风邪袭人，上先受之，故面瘫病位在颜面左侧或右侧，因手足各三阳经络走行于头面，六经营卫气血失调，病邪侵之而发病。故其病位在表、在经络、在筋脉、在皮肤腠理。风性轻扬，病发头面部，一般病势向上向外，从发病之日起，在数日之内，邪正交争，正不胜邪，病情渐见加重，经 1~2 周治疗后，正气康复，邪气渐衰，病情始缓，经 1 个月左右大部分痊愈，一般很少传变。虚、风、痰、瘀四者为病理基础，正气虚为病之本，风、痰、瘀、血为病之标。

1. 风邪阻络 腠理疏松，风邪乘虚而入，耳为清窍，为手足三阳经脉循行所经之处。若风邪（可夹寒、热、痰等）外袭，痹阻耳部三阳脉络，导致面部筋脉弛缓失用，则发为面瘫。

2. 气虚血瘀 素体虚弱或久病迁延不愈，气血不足，气虚血运无力，血瘀滞于耳部脉络，筋脉失于荣养，弛缓失用而成面瘫。

耳面瘫的病机转化初期多见风寒客于面部经络，当误治失治或正气不足，无力驱邪外出，则风寒郁久化热，转现热证。若患者痰湿素盛，又因病久瘀血内停，气血循行阻滞，则风邪与痰瘀互结，致面瘫迁移不愈，甚则痰瘀蕴热，热灼营血，热盛生毒。顽痰、死血、热毒伤损筋膜及血络、神经，致面部瘫痪难以复原，见患侧面部经脉绌急之后遗症。

【辨治思路】

（一）辨证思路

本病发病突然，常常无明显诱因，初起发病多以风邪侵袭为主，日久迁延不愈多为气虚血瘀所致，故临床辨证主要是要辨清虚实，才能有的放矢地进行治疗。

1. 辨病之新久 本病口眼㖞斜是主要症状，起病急、病程短者，多为新病；起病缓、病程长者，多为久病。新病多实，久病多虚或虚实夹杂。

2. 辨证属虚实 患者近期多有患侧面部或耳部受风的病史，如患侧面部较长时间对着空调或乘车被风吹等，这是比较重要的一个辨证参考依据。风邪致病善行数变，因而起病急，口僻面瘫诸症在数小时或 1~2 天内达高峰。病性风邪常夹他邪致病，故有风寒、风热、风痰阻络之别。早期多为实证。由于初发病，正气比较强盛，故一般脉象较为有力。虚证多见于面瘫后期，由于病程日久，正气渐亏，耗伤气血，气虚不能推动血液运行，导致经脉失于血气濡润，故一般可见舌质淡暗，脉象细涩。

3. 辨病情轻重 病情轻重与预后有很大关系，可参考面瘫分级标准及肌电图检查，辨明病情轻重，推断疾病预后。

（二）治疗思路

辨清虚实，标本同治，内外兼顾，实证者主要以祛风通络为主，并根据其兼证进行加减；虚证则以益气活血为主，亦需随证加减。古代医家观点有三：

一是疏散外风法。如《千金要方·卷八》对口眼㖞斜设小续命汤，至今仍为临床常用方。《脉因症治·卷一》根据肝主筋、胃属阳明经脉而主肌肉的理论，认为本病有风中于肝胆与中于阳明的不同而治亦有别，指出："口眼㖞斜之治，风中于肝胆，羌防四物汤，风中于阳明，防风干葛汤。"

二是主张用吐法。《丹溪心法·卷一》："中风，口眼㖞斜者，当用吐法，一吐不已，再吐。轻者用瓜蒂一钱，或稀涎散以鹅翎探引；重者用藜芦半钱或三分，加麝香少许，韭菜调吐。"

三是主张用补法。对中血脉而口眼㖞斜者，一般主张养血为主。《杂病源流犀烛·卷十二·中风源流》说："中血脉者病在半表半里，其症口眼㖞斜，沉沉欲睡，外无六经症状，内无便溺之危，既不可汗，又不可下，唯以静胜其躁，以养血为主，宜大秦艽汤、养荣汤、羌活愈风汤。"

现代治疗本病主张分期治疗：

1. 初期 本病初期风邪客络，用药应以祛风解毒为主，选用荆芥、防风等祛风散寒药及丝瓜络、地龙、蜈蚣、全蝎等疏通经络药为主。急性期为发病后 1 周之内。此期病人症状进展迅速，多为风寒或风热侵袭面部经络。临床发现风寒痹阻型持续时间较短，传变迅速，入里化热，故此期病人多热象显著：耳后疼痛明显，伴咽干喉痛、耳廓疱疹、目赤及心烦、小便赤、大便干结、舌质红、苔薄黄、脉浮数等。中医以清热解毒、通络止痛为主，方选银翘散合牵正散加减，方中金银花、连翘、板蓝根等清热药量大，旨在清解面部经络之热毒。

2. 恢复期 恢复期为发病 1 周至 1 个月内，是治疗的关键阶段。虽然此期症状基本稳定，热邪渐去，但风邪仍在，邪正相争局部经络筋脉受阻，正如明·李梴《医学入门》所谓"伤风口歪是体虚受风"。因此，在此期病人热象渐消，耳后疼痛亦不明显。中医治疗以疏风为主、清热为辅，兼以通络止痛，方选川芎茶调散合牵正散加减。牵正散祛风化痰、通络止痉，以治内风之风痰阻络见长；川芎茶调散祛风解表、散寒止痛，以驱外风兼解表散寒为主。两方合用，增其疏风清热之效；通络药多用虫类药物搜剔络道，牵正散中白附子、白僵蚕祛风化痰、散结止痛，全蝎息风止痉、通络止痛；若面部感觉减退，加桂枝，并以局部温敷以温通血脉。

3. 后遗症期 发病 1 个月后就进入后遗症期。此时多有眼角肌肉不自主抽动，治疗难度增大。邪气留连或过用温燥耗血之药，正气已虚，邪气仍实，多属虚实夹杂之证。此期多气血瘀滞，闭阻脉络，"血脉凝泣"。正如叶天士所说"初病在经，久病入络，经主气，络主血""大凡经主气，络主血，久病血瘀"。《医学原理·痉门》认为痉证"虽有数因不同，其于津亏血少，无以滋荣经脉则一"。故中医治疗以养血除风止痉为主，方选四物汤合牵正散加减，其间以瓜蒌根治因虚热脏器之燥枯，而于外表发轻微强直性痉挛，若兼口燥口渴及其他之症状，并用天麻、钩藤、地龙、蜈蚣等息风止痉药，临床取得显著疗效。

本病的治疗思路不可拘泥于一种，针灸亦是治疗该病的主要方法之一，因面部属阳明、少阳经循行之处，故其选穴多以手足阳明经为主，循经脉选穴可激发相应经络之气，推动气血运行，舒经通络，直达病所。

【辨证论治】

1. 风邪阻络

主证：突然发生单侧口眼㖞斜，面部麻木，头痛拘紧。舌质淡红，苔薄白，脉浮。

治法及方药：祛风通络。可选用牵正散加减，常用药物如白附子、僵蚕、全蝎、荆芥、防风、川芎等。

加减法：若兼恶寒发热、鼻塞、流涕等风寒表现，可加白芷、辛夷等，或以葛根汤配牵正散加减；若伴有发热、咽干、眼干涩等风热表现，可以桑菊饮或银翘散合牵正散加减；若兼头痛，可加蔓荆子、藁本等；若兼咳嗽，可加紫菀、款冬花等；若伴有面部麻木作胀，平素头身困重、胸满，舌苔腻，可加法半夏、厚朴等，或以涤痰汤加减；若兼疲倦乏力，可加黄芪、党参、白术等。

2. 气虚血瘀

主证：口眼㖞斜日久，表情呆滞，下睑外翻流泪，眼干涩，倦怠乏力，面色不华。舌质淡暗，或有瘀点，脉细涩。

治法及方药：益气活血，化瘀通络。可选用补阳还五汤加减，常用药物如黄芪、桃仁、红花、归尾、川芎、赤芍、地龙等。

加减法：若兼食欲不振、便溏者，可加党参、白术、干姜等；若兼头晕、头痛，可加防风、天麻等；若兼咽部有痰，可加法半夏、厚朴、白附子等。

【外治法】

1. 涂敷法 取鲜鳝鱼血（或加麝香少许）涂于患侧面部，每日 4~6 次，每次保留 30 分钟。

2. 贴敷法

（1）患处贴敷法：用马钱子粉 0.3~0.5g，撒于风湿止痛膏药上贴敷患处，2~3 天 1 次。

（2）穴位贴敷法

1）取穴：取下关、颊车、地仓、太阳、阳白、听宫等，每次 2 穴，交替使用。

2）药物及贴敷法：用马钱子粉 0.3~0.5g；或将蓖麻子仁杵饼，厚约 0.3cm，贴于穴位，用纱布胶布固定，每日更换 1 次。

（3）穴位划刺贴敷法：取太阳、瞳子髎、颧髎、地仓、迎香等穴位，每次 2 穴，交替使用。方法：穴位局部消毒后，用三棱针在穴位处划"井"字 1cm×1cm 大小，渗血为度，然后贴风湿膏药，3 天 1 次。

3. 耳背放血 取患侧耳背近耳轮处明显的血管一根，揉搓数分钟使其充血，按常规消毒后，左手拇指将耳背拉平，中指顶于下，右手持消毒的手术刀，用刀尖划破血管，则血自然流出，为 0.5~3mL，用消毒棉球拭去血液并消毒切口，盖上消毒敷料，胶布固定。必要时 7 天后按法重复 1 次，最多不超过 4 次。

4. 苇管灸 取苇管灸器，口径 0.4~0.6cm，长 5~6cm，一端似半个鸭嘴，另一端以胶布封闭后插入耳道。施灸时以半粒花生米大小艾绒放于苇管器半个鸭嘴上，线香点燃。每日 1~2 次，每次 3~9 壮，10 次为 1 个疗程，可连续 4~7 个疗程。施灸时以耳部有温热感为度，皮温升高 2~3 度为宜。

5. 理疗 可配合超短波理疗。

6. 面部刮痧 使用玉石或玛瑙刮痧板，蘸取红花油于患侧耳周，顺从耳周及面部肌肉纹理进行刮痧，以皮肤潮红为度。刮痧部位以患侧耳后翳风、天柱附近至面部正中攒竹、印堂、迎香周围为主。

【针灸按摩】

1. 体针 取太冲、风池、翳风、翳明、阳白、迎香、地仓、合谷、攒竹、太阳、四白、人中、听会、颊车等穴位，采用局部近取与循经远取相结合的方法，面部诸穴酌予针刺或透穴，初期用泻法，后期用补法。可运用阳白透鱼腰，眉梢透鱼腰，地仓透颊车，四白透迎香，人中旁刺并配下关、合谷等穴。

2. 火针 在《灵枢·官针》中提到"刺燔针则取痹也"。说明火针确为治疗十二经痹病的一种有效手段，较多用于面瘫后遗期及顽固性面瘫，通过其外在温热之力助生阳气，调和气血，同时也可通过温通刺激加强局部血液循环。仍以面部穴位为主，如攒竹、鱼腰、四白、下关、迎香、太阳、地仓、颊车、合谷、太冲为主，如在患侧地仓及地仓上、下各0.5寸并排的点及健侧地仓穴进行点刺，深度为2~5mm，每次选取3~6穴进行。

3. 隔姜灸法　选取新鲜老姜，沿生姜纤维纵向切成厚2~5mm的薄片，中间用针尖穿刺数个小孔，置于穴位上；将艾绒捏成圆锥形艾炷，置于生姜片的中央并点燃艾炷顶部，放于患者面部穴位（如地仓、颊车、下关等），待患者皮肤感觉微微发烫时，将生姜片微微提起，高度以患者不感觉烫为度，及时更换燃尽的艾炷保持局部温度，以局部皮肤潮红为宜，每天1次，10~15分钟，以10天为1个疗程。

4. 电针　面瘫初期不宜用电针；恢复期可选用断续波或疏波进行电针治疗；后遗症期可选择以疏波巩固治疗或密波进行电针治疗。

5. 穴位注射　取颊车、下关、地仓、曲池、翳风等穴，针刺得气后注入药液。药物可选用丹参注射液、黄芪注射液或维生素 B_1、维生素 B_{12} 注射液等。

6. 皮肤针　用皮肤针（梅花针）叩刺阳白、太阳、四白、地仓、颊车、合谷等穴，以局部皮肤略有潮红为度。

7. 穴位埋线　采用5号注射针针头作为套管，0.3cm×40cm埋线作针芯，将已消毒的可吸收手术缝合线线体剪成约2cm长度放入针头备用。常规消毒局部皮肤，左手拇、食指绷紧进针部位，右手持针速刺到所需深度，当出现针感后退出针头，即可将羊肠线埋在穴位的肌层内，针孔处敷盖创可贴。穴位埋线多选患侧迎香、四白、头维、太阳、牵正、承浆等穴位。

8. 耳穴贴压　主穴：面颊、肝、口、眼、皮质下。

配穴：肾上腺、脾、枕、额。

主、配穴各选2~3穴，用王不留行籽贴压。

9. 固定牵拉滞针法　将针常规刺入面部穴位一定深度后，通过单向捻针等手法操作，造成人为滞针，获得较强烈针感后，患侧的肌肉及皮肤被滞针向单一方向被动牵拉移位至接近正常。

10. 悬针　用1.5寸毫针刺入四白穴，进针0.5寸，顺时针捻转，待针身被肌纤维包裹，将其向上提拉（针1），然后用0.5寸毫针沿"针1"的针柄小孔处向眉尾方向穿过，沿阳白穴横向刺入0.3寸（针2）。

11. 颜面按摩　局部按摩，以点揉手法为主，穴位选用可参照体针治疗，以行气活血、疏通经络。用一指禅推法治疗，以患侧颜面为主、健侧为辅，自印堂、阳白、睛明、四白、迎香、颧髎、下关、颊车、地仓各穴往返推拿15~20分钟，然后推拿风池、合谷、足三里。

12. 穴位封闭　用丹参注射液在翳风、牵正穴做封闭治疗，每次每穴 0.5～1mL，每日或隔日 1 次，每穴轮换注射。

13. 经络导平　选颊车、下关、阳白、地仓、攒竹、太阳穴，做导平治疗，每日 1 次，7～10 日为 1 个疗程。

14. 梅花针叩刺　选用针柄为 15～19cm 长的皮肤针，针尖对准耳后或患侧头额部，手腕用力，将针尖垂直叩击于肌肤，频率为每分钟 300～400 次，至皮肤潮红为度。叩刺后面部避免搓揉，嘱患者避风寒，当天不宜洗澡冲凉、清洗面部，隔日 1 次，连续 2 周。

15. 揿针　选用 0.9mm～1.5mm 揿针，以地仓、颊车、丝竹空、攒竹、太阳、头维、迎香、下关等穴为主，留针 72 小时（夏天留针 48 小时），早晚各揉按 1 次，每次顺时针 15 次、逆时针 15 次，以加强局部刺激作用，揿针粘贴处避免用力搓揉，防止脱落。

【**预防调护**】

1. 调畅情志，注意饮食起居，提高机体抵抗力。
2. 急性期应适当休息。
3. 防止感冒。
4. 因眼睑不能闭合，要对患眼进行防护，可戴眼罩或以纱布短期覆盖。
5. 每日自行按摩患侧，以免日久面部肌肉萎缩。
6. 保持口腔清洁，进食后要及时漱口，清除患侧颊齿间的食物残渣。
7. 忌食寒凉、辛辣刺激性食物。

【**名医经验**】

（一）张赞臣医案

谢某，男，24 岁。1976 年 8 月 4 日初诊。

右口眼㖞斜 4 天，目珠胀痛，右耳作痛，前头痛，咽干口苦。检查：右额皱纹消失，右鼻唇沟不显，口角流涎，右眼睑不能闭合，流泪，脉弦滑，苔薄。证属外风引动内风，脉络失于宣通。治以祛风通络，予荆芥穗、青防风、蔓荆子、白羡龚、决明子、青葙子、粉丹皮、白僵蚕、赤芍、白芍各 9g，夏枯草、丝瓜络、嫩钩藤各 12g，板蓝根 15g。7 剂。

8 月 31 日二诊：右面瘫已有好转，目珠胀痛亦减，脉滑，苔薄净。仍守原意更进，上方去荆芥，续服 10 剂。

9 月 16 日三诊：右目闭合渐能自如，口角已能鼓气，㖞斜转正，脉苔正常。再从原意加减，续服 7 剂痊愈。

——选自：《著名老中医张赞臣从风论治耳鼻咽喉科疾患的经验》

按：风性善行数变，风邪致病，易突然伤人，若风邪入侵经络，可致局部瘫痪。治宜祛风通络。经络通，则气血调达，疾病得以痊愈。

（二）李可医案

翟某，男，49岁，供销社采购员。1983年2月23日初诊。

1982年12月27日晚8时许，与人闲坐，忽觉眼跳，舌硬，说话漏风，左眼不能闭合，嘴向右歪斜，大渴引饮，服牵正散类方20余剂，最重时防风用至30g，连服7剂。全蝎每剂15g，累计共用防风405g，全蝎300g，白附子等辛燥药剂剂必用，不效则加量。延至元月24日，渐渐头眩、心悸怔忡、身软神疲、夜不成寐、食不知味。脉涩无力，50动内止歇达7~8次，舌红无苔而干，时觉心动神摇，坐卧不安。心电图见"频发室性早搏"，夜尿特多，约十一二次，而嘴眼㖞斜更甚。

患者素体阴虚，复加劳倦内伤，日日奔波，中气大虚，致内风妄动，嘴眼㖞斜，本与外风无涉。医者只见局部，忽视整体，见病治病，过用风药，致气阴两伤，已成坏病。既已出现"脉结代，心动悸"之炙甘草汤证，则当以炙甘草汤救阴复脉。用《伤寒论》原方，以汉代与今度量衡之比率，折半定量：炙草60g，生地250g，红参（另炖）15g，桂枝、麦冬各45g，阿胶30g，火麻仁60g，鲜生姜45g，大枣30枚。以黄酒500mL，水2000mL，文火煮取600mL，入阿胶烊化，日分3服。针刺补中脘、足三里，弱泻内关。

3月1日二诊：上药连进5剂，针灸1周，诸症已退七八，舌上生薄白苔，已不甚渴，尿已正常。两手一百动内偶见一二止歇，脉仍细涩无力，且觉脐下有动气上奔感。是阴虚于下，冲脉不安其位。改投《温病条辨》三甲复脉汤，大滋真阴、潜阳息风宁络。加红参助元气，紫石英、活磁石镇冲脉，协调上下。炙甘草、生地、白芍各18g，阿胶、麻仁各9g，麦冬、牡蛎各15g，生鳖甲24g，生龟板30g，红参15g，紫石英、磁石各30g，3剂。加灸牵正、颊车、地仓、承浆、鱼腰、鱼尾、四白、阳白、左头角麻木处，梅花针轻叩。

3月6日三诊：诸症均愈，早搏消失，六脉和匀流利，精神食纳均佳。经治12日，药误变证得安。面瘫亦愈八九。遵养正邪自退、治风先治血、血行风自灭之理，予补阳还五汤加味，益气养血活血助肾善后：生芪120g，当归、首乌各30g，天麻15g，赤芍、川芎、桃仁、红花、地龙、炙甘草各10g，白芷5g，肾四味60g，鲜生姜10片，枣10枚，胡桃4枚，5剂。后于夏季遇于街头，病愈之后，体质大胜从前。

——选自：《李可老中医急危重症疑难病经验》

按：本例初诊失误，在于混淆了内风与外风的界限，误以治外风的方药治内风，造成气阴两伤，小病治成大病。东垣老人虽有"防风为风药润剂"之说，但毕竟风能胜湿，即能伤阴，不可久用。中医学关于"风"的概念，可谓包罗万象，但不出外风、内风两大类。凡描述"风者善行而数变""肝风暴动""风引㖞僻（面瘫）""风引偏枯"之类突发性病变之"风",皆属内风,多与现代之脑神经系统病变相关。治宜滋水涵木、潜镇息风。中医之"天人相应"观,又认为人与自然气候变动,息息相关,则外风又可引动内风,这些虽是老生常谈,但临证之际,常常不是一目了然,要慎思明辨。其次,运用前人验方,不可信手拈来,见病即投。亦要辨证得当,方可施用。

(三)冯世纶医案

阎某,男,52 岁。2010 年 4 月 9 日初诊。

患者因出差劳累后又吹空调,于 1 天前突发左侧面瘫,左耳疼痛、听力减退。诊见:左侧面瘫,口向右歪,左眼不能完全闭合,左耳疼痛、蒙堵感,左耳听力减退,口舌干燥,咽干咽痛,口苦口干。伸舌居中,舌苔白腻,脉弦细。辨六经属少阳、阳明合病,辨方证属小柴胡加生石膏、桔梗汤证。

处方:柴胡 24g,黄芩 10g,清半夏 15g,党参 10g,炙甘草 6g,生石膏 45g,桔梗 10g,生姜 15g,大枣 4 枚。1 剂,水煎服。

二诊:上方服 1 剂,次日见病情平稳,咽痛尚明显。治疗加重清泻阳明力量,上方加生薏苡仁 18g,败酱草 18g,连服 8 剂,面瘫完全恢复,咽痛已,无口干口苦,唯余左耳听力减退、蒙堵感,耳微痛。药后正值冯世纶外出讲学,无法诊治,遂就诊耳鼻喉专科医生,诊为"左耳感音神经性聋",告知听力恢复难度较大,需治疗 3 个月至半年以观察疗效。给予中药治疗,处方为龙胆泻肝汤加减,其中用到了牛黄、麝香等。不料服药后腹痛较甚,当晚去医院急诊,查尿常规中潜血阳性,但其余相关检查未见异常,肌注"阿托品"后腹痛止。

三诊:停服上方,于 2010 年 4 月 20 日再次请冯世纶诊治。诊见:面瘫恢复,尚有左耳微痛、耳堵、听力欠佳,微咳,口不干,大便先干后溏,舌苔白腻,脉弦细。辨六经属少阳、阳明、太阴合病,辨方证属小柴胡加生石膏、桔梗、薏苡仁、败酱草、细辛、夏枯草方证。处方:柴胡 15g,黄芩 10g,清半夏 15g,党参 10g,桔梗 10g,炙甘草 6g,生石膏 45g,细辛 10g,夏枯草 10g,生薏苡仁 18g,败酱草 18g,生姜 15g,大枣 4 枚。3 剂,水煎服。上方服 3 剂,诸症俱失,左耳听力恢复,痊愈。

——选自:《冯世纶临证实录》

按:对于耳部病变,以《黄帝内经》为代表的"医经派"多从脏腑、经络角度认识,认为其急性病证多与胆有关,治疗也常取用治疗少阳病的柴胡剂。而以《伤寒杂病论》为代表的"经方派"是以八纲、六经为认识工具,认为耳窍病多属半表半里证,实证多为少阳病。故对耳病的治疗,从半表半里之少阳病入手,治疗采用柴胡剂之和法,顺应人体疗病的自然良能,此即经方的治病之道。

（四）宋鹭冰医案

周某，男，46岁，教师。1981年1月30日就诊。

两周前洗澡汗出较多，翌日中午左侧面部不适，左眼闭合不全，左脸麻木紧绷，不能皱眉，口眼㖞斜，进食时左颊留滞食物。项强，肩麻酸胀，面微肿，左耳如蒙，右肢迟钝，纳差，腹胀，便溏。西医诊断为面瘫，配合电针治疗半月未解。舌质淡，苔白，脉缓无力。此系体质素亏，气血不足，汗出受风，风中经络而致㖞僻。益气养血，柔润祛风，用玉屏风散合四物汤加息风通络之品。

党参30g，黄芪30g，焦白术18g，茯苓18g，当归10g，川芎10g，白芍10g，熟地黄10g，桂枝12g，僵蚕10g，防风12g，天麻10g，全蝎6g，甘草3g。6剂水煎服。

服第1剂似有汗出，面部紧绷麻胀减轻，续服续减，6剂完，口眼闭合如常，症状均消，继以理中合六君子汤调理脾胃善后。

——选自：《宋鹭冰温病论述及疑难杂症经验集·下篇·疑难杂症经验》

按：本例由沐浴汗出，经络腠理空疏，兼以平素气血亏虚，营卫不固，致外风乘虚侵入，经络拘紧牵引而成，属风中经络轻证，故用养血益气、固表祛风之剂，使风邪外出，气血濡润，经络得以疏通，表气得以固护而愈。

（五）谯凤英医案

患者，女，15岁。2015年2月2日初诊。

患者左侧面瘫3天伴左耳鸣。3天前无明显诱因出现左侧面部麻木瘫痪，左耳如蝉鸣，间歇性发作，无耳堵闷及听力下降，低热，晨起体温为37.7℃，咽痛，时咽干，口渴喜饮，口苦。纳可，寐安，二便调。舌红，苔薄黄，脉弦数。检查：左外耳道通畅，鼓膜正常；咽部检查可见咽黏膜充血，双侧扁桃体Ⅰ°大；嘱患者抬眉，可见左侧额纹消失，闭目露睛约2mm，鼻唇沟变浅，鼓腮漏气，口角歪斜。纯音听力测试提示：双耳听力大致正常。声导抗提示：双耳A型图。诊断：①西医诊断：周围性面瘫（左侧）、耳鸣（左侧）；②中医诊断：面瘫病，肺经风热证。治则：疏风清热，通经活络。予疏风清热汤加减，拟方如下：防风16g，麸炒僵蚕10g，板蓝根15g，蓼大青叶15g，金银花10g，连翘10g，黄芩10g，夏枯草10g，地龙10g，蝉蜕6g，蜈蚣2只，赤芍10g，牡丹皮10g，泽兰10g。共4剂。每日1剂，水煎300mL，早晚各1次温服。嘱患者禁食辛辣炙煿之品及鱼虾等发物，避风寒，慎起居。

2016年2月6日二诊：患者低热、咽干、咽痛、口渴消失，左侧面瘫、耳鸣、口苦较前好转。纳可，寐安，便调。舌淡红，苔薄白，脉弦涩。再次详问病史：患者面临中考，情绪焦虑紧张。检查：咽部检查可见咽黏膜淡红，双侧扁桃体不大；患者抬眉时可见有左侧额纹，闭目露睛约1mm，鼻唇沟变浅，鼓腮漏气，口角歪斜均较前改善。证型：肝火上扰证。治则：清肝泻火，逐瘀通脉。予龙胆泻肝汤加减：龙胆草

6g，黄芩 10g，栀子 10g，泽泻 10g，当归 10g，柴胡 6g，醋香附 10g，川芎 12g，炒僵蚕 10g，广地龙 10g，钩藤 10g，鸡血藤 15g，络石藤 15g，煅龙骨（先煎）15g，煅牡蛎（先煎）15g，甘草 6g，全蝎 3g。继服 7 剂。每日 1 剂，水煎服 300mL，早晚 1 次温服。

2016 年 2 月 13 日三诊：患者口苦、左耳鸣基本消失，左侧面瘫好转。纳可，寐安，便调。舌淡红，苔薄白，脉弦。检查：抬眉时可见左侧额纹恢复，闭目露睛消失，鼻唇沟基本恢复，仍稍有鼓腮漏气、口角歪斜，遂减煅龙骨、煅牡蛎、龙胆草、黄芩、栀子减半，加全蝎 3g，白附子 6g。继服 7 剂，每日 1 剂，水煎服 300mL，早晚 1 次温服。7 日后复诊，患者耳面瘫痊愈。

治疗结束后 2 个月对患者进行电话随访，耳面瘫症状消失，未留下明显后遗症，且未复发。

——选自：《北京中医药》，2017，36（12）：1145－1146，1151

按：因肝郁化火，脉络空虚，同气相求，复感风热之邪，邪气痹阻脉络，故初诊时舌脉均为风热之象，风热之邪外袭，卫气郁闭，故出现低热。风热搏结气血，上先犯肺，结聚于肺之门户，故咽干、疼。热邪伤津，故口渴。肝火盛，循经上扰耳窍则出现耳鸣。肝胆火盛，胆汁循经上犯，而出现口苦。谯师以"急则治标，缓则治本"为原则，用疏风清热汤加减，先除"风热"之标。该方中防风入肝经，可驱在表之风邪为君药。连翘、金银花、黄芩、蝉蜕、夏枯草、蓼大青叶、板蓝根共为臣药。其中，连翘长于清热解毒，金银花长于疏散风热，黄芩善清肺火，三药均入肺经。蝉蜕既可清肺热、利咽喉，又可清肝热、凉肝息风。夏枯草入肝经、蓼大青叶入血分，与板蓝根合用可加强清实热、解毒利咽之效。赤芍、牡丹皮凉血祛瘀，泽兰活血祛瘀，三药均入肝经，共为佐药，以凉肝、逐瘀，兼顾疾病之"本"。麸炒僵蚕、蜈蚣、地龙，均可息风通络，其中麸炒僵蚕又可祛痰，蜈蚣长于息风，地龙兼以清热之效，共为使药。全方诸药合用，共奏清热通络之功。

经治疗后，风热表邪即去，吾师经过重新辨证分析，认为该病的"本"在肝，病因为情志不畅，且观其舌诊其脉，尚有气滞血瘀之象，故认为该病属于肝火夹瘀之证，治以清肝泻火、逐瘀通络。

（谢慧　刘蓬）

第六节　耳带疮

耳带疮是以耳痛、外耳串状疱疹为主要特征的疾病。本病为临床常见病，青年及老年患者居多，以单侧发病为多，严重时可并发口眼㖞斜、耳鸣、耳聋、眩晕等。

西医学的耳带状疱疹（Hunt's 综合征）等疾病可参考本病进行辨证治疗。

【历史源流】

古代医学文献中没有"耳带疮"的记载，发生在耳部的疱疹古代文献中没有专门病名，但根据其疼痛及串状疱疹成簇的特点，历代医家有"火带疮""蜘蛛疮""蛇串疮""蛇缠疮""蛇丹""甑带疮"等名称，古籍中的这些病证在病因病机及辨证治疗方面有值得参考之处。

中医学中带状疱疹的病名较多，文献浩瀚，中医病名的内涵和外延直接关系到中医对该病的认识。

中医学对"蛇串疮"的认识，最早记载于隋代巢元方《诸病源候论·卷三十五·甑带疮候》："甑带疮者，绕腰生。此亦风湿搏血气所生，状如甑带，因以为名。又云：此疮绕腰匝。"虽然该描述极简，仅指出了"甑带疮"发病的部位特点为"绕腰如甑带"，且后世也鲜有对甑带疮的病名、病机及表现的深入论述，亦未见有提及甑带疮是蛇串疮的文献证据，但从甑带疮的"绕腰生""状如甑带"的特点，应该属于蛇串疮的范畴。

至元明清时期，对于"蛇串疮"的论述颇多，包括"蛇缠疮""白蛇缠""蛇窠疮""白蛇缠腰""缠腰""缠腰火丹""蛇串疮""火带疮"之流，称谓繁杂，多以疾病临床表现特点命名，因皮损状如蛇行，故其中多有"蛇"字。

"蛇缠疮"之名首载于元代危亦林的《世医得效方·卷十九·疮肿科》："蛇缠疮，用雄黄为末，醋调涂。仍用酒服。"该描述仅有此病的病名与治疗方式，而不见临床表现与病因病机的描述，故尚不能凭此明确本病归属于带状疱疹范围。

明清时期开始出现较多关于本病的深入论述，如明代王肯堂《证治准绳·疡医》卷四："或问：绕腰生疮，累累如珠何如？曰：是名火带疮，亦名缠腰火丹。由心肾不交，肝火内炽，流入膀胱，缠于带脉，故如束带。急服内疏黄连汤。壮实者，一粒金丹下之。活命饮加芩、连、黄柏，外用清热解毒药敷之。此证若不早治，缠腰已遍，则毒由脐入，膨胀不食而死。治蛇缠疮上用雄黄研为末，以醋调涂，仍用酒调服。"对于该病的论述极详，临床特点、疾病进展和治疗无不包括。后李梃《医学入门》载："白蛇缠疮，有头尾，俨似蛇形。初起宜隔蒜于七寸上灸之，仍用雄黄为末，醋调敷之，仍以酒调服之。"清代鲍相璈《验方新编》："蛇缠疮或缠手足腰腿。燕窝泥研末，水调敷之。又雄黄研末，好醋调搽。又鸡冠血，日涂数次。又生百合和白糖捣烂，涂敷即消。又鲫鱼烧灰，和醋搽之，均极效。"论述本病发病部位从单一缠腰而生到"缠手足腰腿"，临床表现"有头尾""似蛇形"，故综合以上文献可进一步明确"蛇缠疮"一病属带状疱疹范畴。

清·祁坤《外科大成》卷二："缠腰火丹，一名火带疮，俗名蛇串疮。初生于腰，紫赤如疹，或起水泡，痛如火燎，由心肾不交，肝火内炽，流入膀胱而缠带脉也。"记述了生于腰部的火带疮，其症状特点是疱疹、疼痛，认为多由心肾不交、肝火内炽，火热流入膀胱而致，并提出内、外治方。此后历代医家的认识也不断发展，在辨证论治方面，《医宗金鉴·外科心法要诀》论述较详："此证俗名蛇串疮，有干、湿不同，红、黄之异，皆如累累珠形。干者色红赤，形如云片，上起风粟，发痒作热。此属肝心二经风火，治宜龙胆泻肝汤，外敷如意金黄散；湿者色黄白，水疱大小不等，作烂流水，较干者多痛，此属脾肺二经湿热，治宜除湿胃苓汤。"外治用线针穿破，敷以柏叶散。

以上医家著作论述的是发生于腰部的带状疱疹，其症状及预后与耳带状疱疹有所不同，但其病因病机及内外治法，对于治疗耳带疮可作借鉴。

2003 年王士贞主编的普通高等教育"十五"国家级规划教材《中医耳鼻咽喉科学》首先将此病写入中医教材，沿用了西医学"耳带状疱疹"的病名。2012 年熊大经、刘蓬主编的全国中医药行业高等教育"十二五"规划教材《中医耳鼻咽喉科学》首次使用"耳带疮"作为本病的中医病名。2016 年刘蓬主编的全国中医药行业高等教育"十三五"规划教材《中医耳鼻喉科学》进一步规范了"耳带疮"这一疾病的内涵及诊断要点，至此，"耳带疮"的概念逐渐明确。

【临床诊断】

（一）诊断要点

1. 临床特征 耳痛及耳部疱疹为诊断耳带疮必备的临床特征。

（1）耳痛：耳痛是本病的突出症状，可发生在耳部疱疹出现之前，也可与疱疹同时发生，表现为耳廓、耳内和（或）耳周疼痛，程度较剧烈，患者常将耳痛描述为烧灼样、电击样、刀割样、针刺样剧痛，并呈阵发性加重，部分患者夜间疼痛加重，可影响睡眠。

耳痛常贯穿于耳带疮的整个过程，一部分患者在耳部疱疹消失后，耳痛仍可持续存在相当长一段时间。

（2）耳部疱疹：耳部疱疹主要见于耳廓，以耳甲腔、耳甲艇为多见，亦可见于外耳道口或乳突部。表现为局部皮肤有串状疱疹，如针头大小，密集成簇状的小水疱，表面光亮，绕以红晕，数日后可破溃流少许黄色分泌物、结痂。有时外耳道深部和鼓膜亦被侵及。

耳部疱疹存在的时间一般不长，短则 2~3 日，长则 1 周左右可消退。

2. 主要伴随症状 耳带疮主要的伴随症状有口眼㖞斜、眩晕、耳鸣、耳聋等。

（1）口眼㖞斜：口眼㖞斜是耳带疮最常见的伴随症状，大约一半以上的患者可出现。表现为与耳部疱疹同侧的口眼㖞斜，系典型的耳面瘫：患侧眼睑不能闭合，额纹变浅，鼻唇沟变浅，嘴角歪向健侧，鼓腮时漏气等。

口眼㖞斜常发生在耳痛及耳部疱疹之后，并在疱疹消失后仍持续存在，较一般的耳面瘫恢复时间为长。少数患者口眼㖞斜可发生于耳部疱疹之前。

（2）眩晕、耳鸣、耳聋：眩晕、耳鸣、耳聋为一组症状，常同步出现，多发生于严重的耳带疮患者，患者可出现剧烈的旋转性眩晕，伴恶心呕吐，为典型的耳眩晕，眩晕前后可出现耳鸣、听力急剧下降，呈重度感音神经性聋。

一般来说，眩晕、耳鸣、耳聋常出现于口眼㖞斜之后，眩晕可持续数日或1周以上，听力下降通常不易恢复。

3. 检查 本病的诊断，主要依据耳痛及耳部疱疹。可选择进行以下检查：

（1）外耳及鼓膜检查：所有患者均应详细检查耳廓、外耳道及鼓膜，发现疱疹是主要的诊断依据。

（2）听力学检查：无论是否出现听力减退，在条件允许的情况下，本病均应进行音叉试验、纯音听阈检查、声导抗测试等听力学检查，以了解听力情况，排除患者可能忽略的听力下降。

在耳部疱疹期间，由于戴耳机可能加重耳痛，纯音测听可在耳部疱疹消退后进行。

（3）前庭功能检查：对于伴有眩晕发作者，在眩晕缓解后可进行前庭功能检查。

4. 分型 根据是否出现口眼㖞斜及眩晕、耳鸣、耳聋，临床上，可将耳带疮分为以下三种类型，病情严重程度依次递增。

Ⅰ型：仅有耳痛、耳部疱疹。此型约占30%。

Ⅱ型：耳痛、耳部疱疹，口眼㖞斜。此型约占50%。

Ⅲ型：耳痛、耳部疱疹，口眼㖞斜，眩晕、耳鸣、耳聋。此型约占20%。

（二）鉴别诊断

耳带疮应注意与旋耳疮、断耳疮相鉴别。

1. 旋耳疮 旋耳疮与耳带疮均可出现耳部皮疹及渗液，应加以鉴别。

旋耳疮的主要症状是耳部瘙痒，皮疹特点是患处潮红，散在粟粒状丘疹和小水泡，渗流黄色分泌物较多，可单侧或双侧发病；耳带疮的主要症状为剧烈耳痛，局部皮疹特点是如针头大小的疱疹，密集成簇，色红，破溃后渗液少，一般均为单侧发病。

旋耳疮与耳带疮的鉴别要点见表9－12。

表9－12　耳带疮与旋耳疮鉴别要点

鉴别要点	耳带疮	旋耳疮
相同点	外耳部有皮疹	
主要症状	耳部剧痛，常并发口眼㖞斜。一般为单侧	耳部瘙痒，无口眼㖞斜。既可单侧也可双侧
皮疹特点	如针头大小的疱疹，密集成簇，色红，破溃后渗液少	散在粟粒状丘疹和小水泡，渗流黄色分泌物较多

2. 断耳疮 断耳疮与耳带疮均有耳部剧痛及皮损，应加以鉴别。

断耳疮的主要表现是耳廓剧烈疼痛，耳廓明显红肿，渐有波动感，溃烂流脓，后期可遗留耳廓变形、缺损、断落等；耳带疮的耳痛程度较断耳疮为轻，可见耳廓或外耳道上有串状小疱疹，如针头大小，密集成簇，疱疹周围皮肤发红，耳廓无明显红肿。

断耳疮与耳带疮的鉴别要点见表 9 – 13。

表 9 – 13　耳带疮与断耳疮鉴别要点

鉴别要点	耳带疮	断耳疮
相同点	耳部剧痛，耳部有皮损	
主要症状	耳痛相对较轻，常并发口眼㖞斜	耳痛剧烈，无口眼㖞斜
皮损特点	如针头大小的疱疹，密集成簇，色红，破溃后渗液少。愈后无后遗症	耳廓明显红肿，渐有波动感，溃烂流脓，后期可遗留耳廓变形、缺损、断落等

【病因病机】

本病多因情志不遂，肝郁气滞，郁久化热，或因饮食不节，脾失健运，湿热搏结，兼外感邪毒而发病。如《外科正宗》认为"心火妄动，三焦风热乘之，发于肌肤"所致，即反映了脏腑失调，外受邪毒而诱发。疼痛的原因是邪毒化火，与肝火、湿热搏结，阻于经络，气血不通，不通则痛。毒火稽留血分，发为红斑，湿热困于肝脾，遂起水疱。年老体虚，或血虚肝旺，则气血阻于经络，遗留疼痛，病程迁延。

1. 邪毒外袭 风为六淫之首，无孔不入，善行而数变，故为百病之长；火热为阳邪，其特点是炎上。耳窍显露于外，位于人体上部，故外感风热邪毒后易侵犯耳窍而发生相应的病变。《素问·太阴阳明论》说："伤于风者，上先受之。"风热邪毒外袭，循经上犯耳窍，搏结于耳廓、外耳道及耳周，致生疱疹。

2. 肝胆湿热 情志不畅，肝气郁结，久郁化火，肝胆热盛；或因饮食不节，脾失健运，湿浊内生，郁而化热，湿热内蕴；或因时邪外感，湿热邪毒壅盛传里，犯及肝胆，肝胆湿热循经上犯，困结耳窍而为病。

3. 气滞血瘀 患病后期，湿热毒邪虽退，但正气虚损，气血凝滞未解，久病入络，气滞血瘀，不通则痛，或年老体虚，血虚肝旺，湿热毒盛，气血凝滞，以致痛剧，痛久不止，病程迁延。

【辨治思路】

（一）辨证思路

耳带疮的主要症状是耳痛，局部有串状疱疹成簇形成。正邪交争在皮肤，外因风、热、湿邪侵袭，内因肝胆火热上炎。而《灵枢·刺法论》说"正气存内，邪不可干"，所以外邪侵袭的前提条件是由于正气虚损所引起，特别是耳带疮愈后遗留的疼痛更是由于气滞血阻所致。因此，耳带疮的症状虽表现在耳部，其病根实为正气的虚衰。对于耳带疮的患者，辨证应当首辨虚实，次辨感邪性质。

1. 辨虚实　一般而言，实证者，发病急、病程短，《素问·通评虚实论》说："邪气盛则实。"多见于邪毒外袭或肝胆湿热所致。患者耳痛剧烈，检查可见外耳串状疱疹成簇，甚或伴有同侧口眼喝斜、耳鸣、耳聋及眩晕、呕吐等症。虚证或正虚邪恋者，病程长，一般是气滞血瘀所致，串状疱疹愈合以后，可仍伴有口眼喝斜、耳鸣、耳聋及眩晕，患者长时间遗留疼痛不能彻底缓解。

2. 辨邪毒

（1）外邪：急性起病者多与外邪侵袭有关。风为百病之长，外邪入侵多由风邪所致，耳带疮的风邪致病往往是风热兼夹致病，而风邪入侵，必有外感症状，询问患者起病初期是否有全身不适，如恶寒发热、头痛和食欲不振等前驱症状，在发生耳痛之前是否有过感冒病史，有助于辨别是否为外邪入侵。火热为阳邪，其特点是炎上，故外感热邪后会出现局部红肿热痛等表现。注意观察耳痛和局部皮损，有助于判断是否为热邪侵袭。

（2）湿热：肝胆主疏泄，若肝胆失调，则气机不畅，可导致湿浊停聚，郁而化热，肝胆火炎、湿热上蒸，停聚耳窍也是导致耳痛的原因之一。该证与情志不遂有关，因此常兼见胸胁胀闷、心烦失眠、口苦、脉弦等表现，局部症见灼热刺痛，疱疹增大、溃破、黄水浸淫、结痂。舌质红，苔黄腻，脉弦数等。

（3）瘀血：瘀血阻滞，使耳部气血运行不畅，可导致耳痛持续，而血瘀的原因是气虚。其辨证要点可参考以下三个方面：一是病程一般较长；二是舌脉象，一般舌质较暗，或有瘀点瘀斑，脉弦涩；三是结合局部检查所见，串状疱疹消退，仅遗留耳部时有刺痛，大多提示有瘀血阻滞。

（二）治疗思路

尽快消除耳痛及其相关的伴随症状，并扶助正气，减轻遗留症状，是治疗耳带疮的主要目的和基本思路。围绕这个目的，治疗时须考虑治本与治标两个方面。

1. 治标　如何快速缓解疼痛症状是治疗时需要考虑的，尽快缓解耳痛的症状不仅能尽快解除痛苦，也能增强患者对治疗的信心。要想快速缓解症状，一般可选用各种外治法，以清热解毒祛湿；或用内治法，以疏风散邪、解毒利湿。

2. 治本　由于正气虚损是产生耳带疮的前提条件，针对外邪、湿热、瘀血等不同邪毒的来源，在辨证的基础上，指导患者调整不良生活方式，并运用中药调动相关脏腑的功能进行整体调节，扶正祛邪，才能达到治愈的目的。尤其是耳部串状疱疹消退以后，治疗应以扶正为主，这是中医治疗的优势所在。

【辨证论治】

1. 邪毒外袭

主证：耳部皮肤灼热、刺痛感，局部出现针头大小疱疹，密集成簇状，疱疹周围皮肤潮红。可伴发热、恶寒。舌质红，苔薄黄，脉浮数。

治法及方药：疏风散邪，清热解毒。可选用银翘散加减，常用药物如金银花、连翘、淡竹叶、芦根、荆芥、淡豆豉、牛蒡子、薄荷、黄芩、板蓝根、栀子等。

加减法：出现口眼㖞斜者，选加白附子、僵蚕、全蝎、蜈蚣、蝉蜕、地龙等；头痛者，可加川芎、白芷；大便秘结者，可加大黄等。

2. 肝胆湿热

主证：耳部灼热、刺痛，疱疹增大、溃破、黄水浸淫、结痂。伴口苦咽干，甚则口眼㖞斜，耳鸣，耳聋，眩晕。舌质红，苔黄腻，脉弦数。

治法及方药：清泻肝胆，解毒利湿。可选用龙胆泻肝汤加减，常用药物如龙胆草、黄芩、栀子、泽泻、木通、车前子、生地、当归、柴胡、甘草等。

加减法：大便秘结者，可加大黄、芒硝等；痛剧者，可加延胡索、川芎等；眩晕、呕吐者，可加法半夏、生姜等。

3. 气滞血瘀

主证：皮疹消退，但局部仍疼痛不止。舌质淡暗，或边有瘀点，苔白，脉弦细。

治法及方药：行气活血，通络止痛。可选用桃红四物汤加减，常用药物如桃仁、红花、白芍、川芎、当归、生地等。

加减法：肝气不舒，心烦胸闷者，可加香附、柴胡、延胡索等；夜寐不安者，可加酸枣仁以宁心安神，或加煅龙骨、煅牡蛎以重镇安神；少气纳呆、体虚乏力者，可加黄芪、党参以健脾益气。

【外治法】

1. 外洗 初起可用大黄、黄柏、黄芩、苦参制成洗剂外洗，以清热解毒，兼以清洁局部。

2. 涂敷

（1）侧柏叶、大黄、黄柏、薄荷、泽兰共研细末，以水、蜜调膏外敷。有清热解毒、化瘀止痛功效。

（2）疱疹疱壁溃破者可用黄连膏，或青黛散、三石散（炉甘石、熟石膏、赤石脂等量共研细末）等，用麻油调敷患处，以清热解毒祛湿。

3. 熨法 伴有口眼㖞斜者，可选用麸皮、青盐各等份，或用白附子、川芎、羌活、藿香各等份，炒热，布袋装，熨四白、颊车、下关、地仓等面部穴位。每次 10～

20 分钟，每日 1 ~ 2 次。

【针灸按摩】

1. 体针

（1）耳部剧痛者，可取翳风、曲池、合谷、太冲、血海、阳陵泉等穴，针刺，用泻法，每日 1 次，以祛邪行气止痛。

（2）口眼㖞斜者，可取翳风、地仓、合谷、人中、承浆、颊车等穴，针刺，用泻法，每日 1 次，以祛风活血通络。

（3）耳鸣、耳聋者，可取翳风、耳门、风池、听宫、听会、肾俞、关元等穴，针刺。

2. 火针

阿是穴：病变皮损处。

操作方法：常规消毒后，点燃酒精灯，一手持酒精灯，一手持中粗火针在酒精灯的外焰加热针体，直至将针尖烧至红白后，迅速准确地刺入疱疹中央 0.2 ~ 0.3cm，根据疱疹数量的多少，先刺早发的疹，每个疱疹针刺 2 次，术毕挤出疱液，按压约 30秒，涂上一层万花油。

行火针术后，在距疼痛或皮损边缘 0.2cm 处用 1.5 ~ 2.0 寸毫针进针，针尖朝向皮损区中心，沿皮下围刺，针距为 1 ~ 2cm（每簇针数多少与皮损范围大小成正比），留针 30 分钟。

3. 电针

夹脊穴：与皮损部位相对应的患侧夹脊穴、支沟穴、后溪穴。

操作方法：针刺夹脊穴得气后，接电针刺激仪，同一输出的负、正两个电极分别接到病变对应神经节段上下各一节段的两处夹脊；同一输出电极的负极接一侧支沟穴，正极接同侧后溪穴。电针刺激参数：采用直流电，疏密波，频率为 2/100Hz，2 ~5mA。强度以患者能耐受为度，通电 30 分钟后出针。通过上述针法可调和局部气血，达到疏通脉络、气血调和、清热止痛之功。

【其他疗法】

1. 红光治疗 用红光治疗仪，将光束对准被照射部位，呈垂直方向，光源与被照射部位的距离为 4cm，每天 1 次，每次 20 分钟。

2. 氦 – 氖激光治疗 用激光治疗仪，将光束对准被照射部位，呈垂直方向，光源与被照射部位的距离为 50cm，每天 1 次，每次 20 分钟。

3. 紫外线治疗 用紫外线治疗仪，波长 310 ~ 315nm，照射距离为 2cm，起始剂量为 $0.3J/cm^2$，照射后若无红斑反应，可逐渐增加剂量 10% ~ 20%，隔日治疗一次，一次 20 分钟。患者在治疗时均需佩戴防紫外线专用眼镜。

【预防调护】

1. 注意休息，饮食宜清淡，忌进食辛辣、荤腥、油腻之品。
2. 疱疹溃破后，注意保持局部皮肤干燥，以防染毒。

【名医经验】

（一）干祖望经验

中医习惯上把丘疹、疱疹这样的病，统归于瘾疹中，故而将单纯性疱疹和带状疱疹两个疾病一并讨论。理由在于中医治"证"不治"病"，西医治"病"不用"证"。证已相同，治疗当然也相同，在中医术语中称为"异病同治"。

对单纯性疱疹，中医概称为瘾疹，无专用名词。民间俗称，南方为"热疮"，北方为"燎疱"。带状疱疹常并发面瘫，所以中医称㖞疮，或㖞疮。病者"口眼㖞斜"，㖞、㖞通用。

1. 症状 单纯性疱疹：常见于面部诸窍旁。发之于耳部者多在耳屏、耳周、外耳道口。开始皮肤稍有瘙痒，随后出现红斑，再后出现丘疹小疱，大如针头或芥菜籽，数个至数十个，簇集成片。丘疹中逐渐积液，饱满后互相融合。最后疱疹破裂，即有黏性淡黄色分泌物渗出。此时起可能有些痛感。很快分泌物就减少而至干燥，淡黄色或淡褐色的痂皮也已形成。之后可自行脱落，脱痂后皮肤色素沉着，最后自行消失。

带状疱疹：最常见者多发生于腰肋部，故中医称之为"缠腰火丹"或"蛇串疮"。发生于耳部者比发于腰肋者要少得多。好发于成人，尤其是50岁以上者。现临床上分三型，其中一型就是伴发面瘫者，一般在发作前，耳部先感不适、灼热或麻木不仁感。伴以全身症状，如遍体不舒、轻度头痛、发烧。随后耳部疼痛，逐渐加重，甚至有火辣辣的灼痛感，妨碍睡眠。此时耳廓、外耳道、鼓膜充血。至发病第4～5天，先见皮肤出现小丘疹，随即又出现成群的疱疹。病变区都局限在一侧，疱疹集合成簇，多在耳甲腔、耳垂、耳屏、耳轮、对耳轮及外耳道。水疱大小不等，基底常有轻度炎性反应，疱壁韧厚坚固，内含分泌物初为透明清澄，以后逐渐混浊。数日后小疱自行破裂，也有互相融合成大疱后再溃破者。渗出浆液性分泌物后，结成皮痂，约1周干枯而自行脱落，遗有淡红色素，以后自行消退。如其并发面瘫者，多在疱疹发出后2～3天之际，但也有迟至10天左右者。

2. 古训 《疡科心得集》："外感风热所致。"

《疡科选粹》："瘾疹由于风邪客于肌肤……搔之遂手而起，因于风热。"

3. 辨证 辨证根据，以局部症状为主。病因简单，辨证不难。大多仅仅在风（单纯性）和热两者之间，初期以风为多，中期以后以热为主。中期与后期的交接阶段，纯为热毒。带状疱疹出现口眼㖞斜时，则主要为复合性风证。

辨证规律：单纯性风邪，以痒为主，而且痒无定处，盖风性好动之故。热，以痛、灼热为主。热毒，比热更重一些，疼痛加重，灼热也加重。复合性风邪，以痒为主。但瘙痒不若单纯性的严重和具游走性。凡有体温增高者，病情严重。

4. 论治　风热外袭者，法取祛风清热。代表方有升麻消毒饮之类。一般无须加减。

凡风重于热者，于上方减当归尾、赤芍、红花。

凡热重于风者，于上方减当归尾、红花、升麻、桔梗，加黄芩、桑白皮。

热毒证，轻证代表方为五味消毒饮；重证用黄连解毒汤。但应加豨莶草、绿豆衣、紫浮萍、苦参等专用于皮肤作为疏风、清热、凉血的皮肤病专用药。如嫌黄连解毒汤药味过多，当然也可以删去一些。

5. 按语

黄连解毒汤中黄连、黄芩、黄柏三黄并用，在一般概念中都被视为清热解毒药，这没有错。但如希望它发挥出特别高的效用，需要对它们有进一步的认识并善于运用。三黄特点如表 9 - 14。

表 9 - 14　三黄特点对照表

	黄连	黄芩	黄柏
药物归经	心	肺	肾
作用于机体的部位	中	上	下
禀性	燥	润	燥
最善治热毒的哪种表现形式	局限性者	泛发性者	泛发性者

几点注意事项：

（1）黄连有川黄连、胡黄连两种，这里只用川黄连，不用胡黄连。

（2）凡阴虚津亏者，慎用黄连、黄柏。湿浊过重者，慎用黄芩。凡热毒表现于外的病变，泛发弥漫者黄芩、黄柏为宜，集中局限者黄连为宜。

（3）体弱者，尤其是胃气薄弱者，三者都应慎用。

——选自：《干祖望经验集》

（二）祝谌予医案

丁某，女性，46 岁，职员。1993 年 11 月 14 日初诊。

主诉：左面颊皮肤片状红斑，水疱疹伴剧痛 2 周。

病史：半月前自觉左面颊疼痛、灼热，翌日皮肤局部充血，出现散在或簇集状分布之水疱疹，剧痛难忍。同时左眼睑肿胀、流泪，左牙龈亦肿胀不适，疼痛可放射至左颞头部及颈项部。某医院皮肤科诊断为带状疱疹，予抗病毒、抗菌及止痛西药治疗不效。

现症：左面颊皮肤红肿伴水疱疹，剧痛难忍，放射至左颞及颈项。左眼睑肿胀、流泪，口干苦，口舌溃疡，心烦易怒，大便干燥。疼痛严重则不能入睡，舌红，苔黄腻，脉弦滑。

辨证立法：肝胆湿热蕴毒，外感风邪入络。治宜清利肝胆湿热、解毒祛风止痛。方用龙胆泻肝汤合黄连解毒汤加减。

处方：龙胆草10g，炒山栀10g，黄芩10g，黄连5g，黄柏10g，柴胡10g，金银花15g，连翘10g，蒲公英20g，菊花10g，川芎10g，羌活10g，生薏苡仁10g，生甘草10g。每日1剂，水煎服。

二诊（11月21日）：服药7剂，皮肤红肿大都消退，水疱疹明显减少。仍面部疼痛、流泪、龈肿。舌红暗，脉细弦。守方将川芎加至15g，再加白芷10g，白蒺藜10g，续进7剂。

三诊（11月28日）：左面颊皮疹基本告愈，但疼痛明显，怕风，口干，大便不畅，舌红暗，苔薄白，脉细弦。此湿热余毒未净，气血运行不畅。拟逍遥散加减以清肝泻火解毒、祛风通络止痛。处方：柴胡10g，薄荷（后下）10g，茯苓20g，白术10g，当归10g，丹皮10g，黄芩10g，紫草10g，龙胆草10g，黄柏10g，菊花10g，羌独活各10g，辛夷10g，菖蒲10g，郁金10g。14剂，水煎服。

四诊（1994年1月23日）：服药1月余，面颊抽痛大减，大便通畅。口干减轻。仍以凉血清热散风通络为主。处方：柴胡10g，升麻10g，白芍20g，钩藤15g，川芎15g，白芷10g，羌独活各10g，防风10g，细辛3g，生地10g，丹皮10g，紫草10g。14剂，水煎服。

五诊（2月20日）：左面偶痛，但程度极轻，余无不适。舌暗，脉弦滑。此久痛入络，宜用血府逐瘀汤加减活血通络、散风止痛。处方：柴胡10g，枳壳10g，桔梗10g，桃仁10g，红花10g，川芎10g，当归10g，赤芍10g，白芷10g，菊花10g，防风10g，羌活10g，白蒺藜10g，五味子10g。服药14剂，诸症获愈。

——选自：《祝谌予验案精选》

按：名医的"耳带疮"病案非常少见，该案发于头面部，虽不是典型的耳带疮，但发病部位与耳带疮相近，病因病机与耳带疮相同。本病初起左面颊疼痛、灼热，口干苦，口舌溃疡，心烦易怒，大便干燥，不能入睡，舌红，苔黄腻，脉弦滑，系肝胆湿热蕴毒，复感风热所致，出疹期治疗重点在清热利湿解毒，用龙胆泻肝汤合黄连解毒汤为主，方中龙胆草芩、连、柏、栀苦寒直折，清利肝胆实热而解毒燥湿；金银花、连翘、蒲公英清热解毒退疹；柴胡疏肝理气引诸药归肝经；生甘草既清热解毒又缓急止痛而护胃；生薏苡仁利湿引邪下行；川芎、羌活辛温散风，但加入大队寒凉药物中则上达头面止痛尤强。经治后疹退，但仍疼痛不止，此为日久余邪循经入络，由气及血，故先后用逍遥散、血府逐瘀汤加减从气血入手以疏肝、调气、化瘀、通络。因血分热毒未清，故加生地、丹皮、紫草、升麻凉血解毒；川芎、白芷、防风、羌活、独活散风止痛，寒温相伍，虽苦寒而不伤胃，辛温而不燥烈，并行不悖，终获良效。

（三）王士贞医案

吴某，女，59 岁。

患者因口眼㖞斜 27 天，伴眩晕 6 天，于 2018 年 2 月 22 日入院治疗。

2018 年 2 月 27 日查房：主管医师报告："患者于 2018 年 1 月 28 日右侧面部麻木不适，并出现右侧口眼㖞斜，3 天后出现右耳廓疼痛、疱疹，即在当地（增城）医院治疗，经治疗耳疼痛及口眼㖞斜症状有减轻，2 月 18 日突然发作眩晕，即到广州某西医院治疗，未见明显好转。2 月 22 日到我科门诊求治，由我科门诊医师以耳带状疱疹并发口眼㖞斜、耳眩晕收入院治疗。"

查房时症见：眩晕仍时发，眩晕发作时伴恶心呕吐，吐出口涎黏白，畏冷，胃脘不适，时有呃逆，右耳仍时有疼痛，夜睡差，畏冷，胃纳欠佳，二便尚调。脉弦细滑，舌质暗红，舌苔白略厚。

检查：患者形体虚胖，面色苍白，右眼闭合不全，上下眼睑距约 0.5mm，眼结膜充血，右鼻唇沟稍浅。

辨证为脾胃虚弱，聚湿生痰。治宜健脾和胃、温化痰浊。

处方：茯苓 15g，桂枝 10g，白术 10g，炙甘草 6g，法半夏 10g，陈皮 6g，天麻 15g，砂仁（后下）6g，柿蒂 15g，干姜 10g，僵蚕 10g，白蒺藜 15g，白附子 10g，远志 15g，炒扁豆 10g。5 剂。

外治法：鳝鱼血、云南白药调成糊状，夜间涂右侧面部，白天自行按摩右侧面部。每天行针灸治疗。建议包右眼。

2018 年 3 月 6 日查房：患者已无发作眩晕，感觉右侧口眼㖞斜有减轻。精神佳，胃纳、二便调。脉弦细滑，舌质暗红，舌苔白。处方：茯苓 15g，桂枝 10g，白术 10g，炙甘草 6g，法半夏 10g，陈皮 6g，五指毛桃 30g，党参 20g，防风 10g，白蒺藜 15g，白附子 10g，僵蚕 10g，蝉蜕 6g，地龙干 10g，桃仁 10g，鸡血藤 30g。7 剂。3 月 7 日带药出院。

按：患者因耳带疮伴口眼㖞斜，后又并发耳眩晕入院治疗。系感受邪毒而致耳带疮后，体质虚弱，脏腑功能失调，不能抗邪外出，邪毒上扰清窍，引发口眼㖞斜及耳眩晕，病情复杂。脏腑功能失调，主要是脾失健运则不能升清化浊，胃气失和则胃气上逆，故眩晕时发，恶心呕吐，口吐白涎，畏冷，胃脘不适，呃逆连连，面色苍白，脉细滑，舌质暗，苔白厚等，表现出一派脾胃虚弱的症状。治疗予健脾和胃、温化痰浊之剂而取效。外治方面，用鳝鱼血调云南白药成糊状，涂敷右侧面部。《本草拾遗》记载，鳝鱼血咸、甘、平，祛风、活血，外敷治口眼㖞斜、顽癣。云南白药功能活血化瘀，两药调成糊状敷于患侧面部，可活血通络，促进口眼㖞斜的恢复。

——王士贞提供

（四）古代医案

余弟于六月赴邑，途行受热，且过劳，性多躁暴，忽左胁痛，皮肤上一片红如碗大，发水泡疮三五点，脉七至而弦，夜重于昼。医作肝经郁火治之，以黄连、青皮、香附、川芎、柴胡之类，进一服，其夜痛极，且增热。次早看之，其皮肤上红大如盘，水泡疮又加至三十余粒。医教以白矾研末，井水调敷，仍于前药加青黛、龙胆草进之。其夜痛苦不已，叫号之声，彻于四邻，胁中痛如钩摘之状。次早观之，其红已及半身矣，水泡疮又增至百数。予心甚不怿，乃载归以询先师黄古潭先生，先生观脉案药方，哂曰：切脉认病则审矣，制药订方则未也。夫用药如用兵，知己知彼，百战百胜，今病势有烧眉之急，迭卵之危，岂可执寻常泻肝之剂正治耶？是谓驱羊搏虎矣！且苦寒之药，愈资其燥，以故病转增剧。水泡疮发于外者，肝郁既久，不得发越，乃侮其所不胜，故皮腠为之溃也，至于自焚则死矣，可惧之甚！为订一方，以大瓜蒌一枚，重一二两者，连皮捣烂，加粉草二钱，红花五分。戌时进药，少顷就得睡，至子丑时方醒，问之，已不痛矣。乃索食，予禁止之，恐邪火未尽退也。急煎药渣与之，又睡至天明时，微利一度，复睡至辰时。起视皮肤之红，皆已冰释，而水泡疮亦尽敛矣，后亦不服他药。夫病重三日，饮食不进，呻吟不辍口，一剂而愈，真可谓之神矣。夫瓜蒌味甘寒，经云："泄其肝者，缓其中。"且其为物，柔而滑润，于郁不逆，甘缓润下，又如油之洗物，未尝不洁。考之本草，瓜蒌能治胸胁之痛，盖为其缓中润燥，以致于流通，故痛自然止也。

——选自：《医旨绪余·胁痛》

按：该案是发于左胁的带状疱疹，虽发病部位与本节"耳带疮"差异甚远，但病因病机相同。诊治思路和方法值得借鉴。本病诱因由于旅途劳顿，过劳耗气，加之途中受热，又兼以患者脾气暴躁，则是正气虚损的前提下外感邪毒，脾气暴躁则肝郁气滞，郁久化热，内外邪毒搏结于肝经所循胁部所致，邪毒化火，与肝火、湿热搏结，阻于经络，气血不通，不通则痛。首诊医生以肝经郁火而治，无效。次日痛剧，疱疹增多，又加用外治法，以白矾研末，井水调敷，仍于前药加青黛、龙胆草进之，还是无效。认病识证是准确的，无奈之下，求诊于黄古潭先生，以奇方制胜，用大瓜蒌一枚，重一二两，加粉草二钱，红花五分，应手取效，真是出奇制胜，究其原因，《重庆堂随笔》说："瓜蒌实润燥开结，荡热涤痰，夫人知之，而不知其舒肝郁、润肝燥、平肝逆、缓肝急之功有独擅也。"黄古潭善识此证，知该病情势急迫，寻常泻肝之药难以起效，所以用瓜蒌清肝热、舒肝郁、润肝燥、平肝逆、缓肝急，是善用瓜蒌的典型代表，所以治疗该病效如桴鼓。

（滕磊　刘蓬）

第七节 旋耳疮

旋耳疮是以耳部瘙痒、皮肤潮红糜烂渗液或增厚脱屑为主要特征的疾病。本病是一种常见的外耳疾病,各种年龄均可发病,小儿多见。可发生在单侧或双侧的外耳道、耳廓及耳周,病程长短不一,易反复发作,甚至缠绵难愈。中医治疗此病效果肯定,具有一定的优势。

西医学的外耳湿疹等疾病可参考本病进行辨证治疗。

【历史源流】

旋耳疮在中医古籍中又称"月食疮""月蚀疮""月蚀疳疮""黄水疮"等,基本都是以其发病部位与症状特点进行命名的。清代《医宗金鉴》首先提出"旋耳疮"的病名。

最早记载本病的是隋代巢元方的《诸病源候论》。巢元方根据病证反复发作,似月之盈亏的特点,命名为"月食疮"。如《诸病源候论·卷三十五·月食疮候》:"月食疮,生于两耳及鼻面间,并下部诸孔窍侧,侵食乃至筋骨。月初则疮盛,月末则疮衰,以其随月生死,因名之为月食疮也。""又小儿耳下生疮,亦名月食。"《诸病源候论·卷五十》又记载:"疮生于小儿两耳,时瘥时发,亦有脓汁,此是风湿搏于血气所生,世亦呼之为月食疮也。"可见当时已认识到本病反复发作和好发于小儿的特点,但《诸病源候论》同时又载"世云小儿见月初生,以手指指之,则令耳下生疮,故呼为月食疮也",对于病机的描述将民间传说直接摘录而不加辨析和筛选,又显得随性和不严谨。

唐代,王焘的《外台秘要》收载了月蚀疮的治法,记载了月蚀疮方剂 12 首和小儿月蚀耳疮方剂 3 首,均为外治法,说明当时对于此病的认识已较深刻,并总结了行之有效的治疗方法。其中"燃烛照疮,使烛热气相及疮,即愈"的治法,甚似如今的物理热疗。

宋代,《太平圣惠方》同样是收录了以往行之有效的外治方药,如"自死青蛙一枚,烧为灰,母猪蹄壳一枚烧灰,救月杖烧灰,上件药,都细研,每用少许,以蜜调涂之"的治法,就和《外台秘要》的记载如出一辙。其后,《圣济总录》明确提出了月蚀疮的病因病机为"盖由嗜甘肥,营卫不清,风湿毒热之气,蕴蓄腑脏"。不但收录了治疗月蚀疮的外用方剂 14 首,还记载了治疗月蚀疮的内服方剂 1 首,即"射干三两,甘草(炙)一两,上二味,粗捣筛,每服五钱匕,用水一盏半,煎至五合,滤去滓,空心温服,午时晚间再煎服"。

明代,《普济方》对以上治法也是尽皆收录。而《证治准绳·疡医》卷三中说:"小儿耳窍旁生者,相传指月而生,恐未必然,大抵风湿热毒成疮,故名月蚀疳疮。"

明确否定了前人关于小儿以手指月而生此疮的错误观点，并提出了"风湿热毒"的病机，表明对本病的认识发展到一个新的阶段。

清代，《医宗金鉴》提出了"旋耳疮"的病名，还提出了胆脾湿热的病机并应用于辨证治疗，进一步丰富了本病的内外治法。

值得一提的是，《备急千金要方·卷十五·脾脏方》中的"痦湿痢"一节中，有"月蚀疮"一词出现。开篇论痦湿之病，"凡所患处，或着口断咽喉，下部痦与月蚀，并不痛，令人不觉"，后谈及治法时，明确出现"月蚀疮"一词，说："凡日月蚀时，忌食饮，腹中生虫，及房室，生子不具足，必患月蚀疮。亦不得与儿乳。"此处"月蚀疮"显然不是今天所说的"旋耳疮"。但是《备急千金要方》所载的"治月蚀恶疮息肉方"的两个方剂（其一由硫黄、茹、斑蝥组成，以及另一方由地榆根、蔷薇根、吴茱萸根组成）却被后世医家广泛收录在"月蚀疮"名录下，《外台秘要》《太平圣惠方》《圣济总录》《幼幼新书》中均收载不遗。不过这些古籍中的"月蚀疮"包含的概念广泛，如《太平圣惠方》谓："生于两耳及鼻面间，并下部诸孔窍侧……因名之为月蚀疮也。又小儿耳下生疮，亦名月蚀。"又《圣济总录》说："多在两耳上，及窍傍。"也就是说，这些古籍中的"月蚀疮"既包括今天的旋耳疮，也包括生长在其他孔窍旁的疮疡。

1980 年广州中医学院主编的全国高等医药院校第四版规划教材《中医耳鼻喉科学》首次将本病写入教材，以"旋耳疮"作为病名，并解释其病名的含义："旋耳即旋绕耳周之意，但往往有波及整个耳廓，或发生于外耳道者。"1985 年王德鉴主编的全国高等医药院校第五版规划教材《中医耳鼻喉科学》重新对"旋耳疮"进行了定义："旋耳疮是旋绕耳周而发的疮疡，多发于耳前或耳后缝间，也有波及整个耳壳，以局部潮红、灼热、瘙痒、水泡、糜烂、渗液、结痂为其主要症状。"2003 年王士贞主编的普通高等教育"十五"国家级规划教材《中医耳鼻咽喉科学》将"旋耳疮"的定义修改为"旋耳疮是旋绕耳廓或耳周而发的湿疮，以耳部皮肤潮红、瘙痒、黄水淋漓或脱屑、皲裂为特征，以小儿为多见"。2016 年刘蓬主编的全国中医药行业高等教育"十三五"规划教材《中医耳鼻咽喉科学》进一步规范了"旋耳疮"的定义，使其更加简洁明了："旋耳疮是以耳部瘙痒、皮肤潮红渗液或增厚脱屑为主要特征的疾病。"至此，旋耳疮的病名内涵得以规范。

【临床诊断】

（一）诊断要点

1. 临床特征 耳部瘙痒及湿疮是诊断本病必备的两大特征。

（1）耳部瘙痒：患者自觉一侧或两侧耳部瘙痒，瘙痒部位常在耳廓、外耳道或耳周围，患者常用"奇痒""剧痒""钻心地痒"等来形容瘙痒的程度，常不自觉地进行搔抓，严重者直至皮肤被挖破，流出黄色水样分泌物才能缓解。

这一特征性症状在成人可通过仔细询问而明确，婴幼儿因不能诉说，需要注意观察是否有各种瘙痒所导致的症状，如表现为经常抓耳、摇头、烦躁不安、不能熟睡等，需要通过检查所见综合判断。

旋耳疮的病程可长可短，易于反复发作，瘙痒症状虽然有程度上的差异，但一般都贯穿始终。

（2）耳部湿疮：在耳廓、外耳道或耳周围出现湿疮，根据病程长短不同，湿疮的表现有所不同：

1）皮肤糜烂渗液：病程较短者，常表现为耳廓、外耳道或耳后沟等处局部皮肤潮红，散在粟粒状丘疹、小水泡；丘疹、水泡破裂后，有淡黄色液体流出，皮肤呈红色糜烂面或有黄色结痂。

值得注意的是，临床上经常有患者由于不清楚耳内渗液的含义，易将黄色渗液用"耳内流脓"来表述，甚至引起自己的恐慌，因此，当患者用"耳内流脓"来表达其症状时，医生需要进一步核实患者的具体症状究竟是耳内流脓，还是耳内流脓刺激皮肤引起的瘙痒、烧灼感，还是仅仅是耳内流黄色的水样分泌物。

2）皮肤增厚脱屑：病程较长者，常表现为耳廓、外耳道或耳周局部皮肤增厚、粗糙、脱屑，并有色素沉着。

2. 主要伴随症状　本病除耳部瘙痒外，部分患者可伴有患处烧灼感，若搔抓用力过大，造成皮肤损害或继发染毒，可出现局部疼痛、流血水。小儿由于瘙痒而不会自己表达，可出现烦躁不安。

3. 检查　旋耳疮依据以上特征性症状即可诊断，一般无需特殊检查。

（二）鉴别诊断

旋耳疮应注意与耳疮、耳带疮和脓耳相鉴别。

1. 耳疮　耳疮与旋耳疮名称相近，发病部位也相近，且均可出现外耳道渗液，应加以鉴别。

耳疮以耳痛为主要症状，按压耳屏及牵拉耳廓时疼痛加重，病久者，部分患者可出现耳内瘙痒，但一般瘙痒程度不重，外耳道渗出液体可为脓性，较稠。

旋耳疮以耳部瘙痒为主要症状，瘙痒程度较重，很少出现耳痛，病变部位以耳廓及耳周为多见，可延及外耳道外侧，局部皮肤潮红，散在粟粒状丘疹、小水泡，丘疹、水泡破裂后，有淡黄色液体流出，皮肤呈红色糜烂面或有黄色结痂，渗液较多而清稀。

耳疮与旋耳疮的鉴别要点见表9-15。

表 9 – 15　旋耳疮与耳疮的鉴别要点

鉴别要点	旋耳疮	耳疮
相同点	外耳道渗液，病程可长可短，可反复发作	
病变部位	以耳廓为中心，可延及外耳道、耳周	主要在外耳道
主要症状	外耳部瘙痒	耳痛，按压耳屏及牵拉耳廓时加重
体征	局部皮肤潮红，散在粟粒状丘疹、小水泡、糜烂，渗液较多而清稀，有黄色结痂	外耳道弥漫性红肿，可有少许黄色分泌物，较稠

2. 耳带疮　耳带疮与旋耳疮的发病部位相似，均可出现耳部皮疹及渗液，应加以鉴别。鉴别要点参见"耳带疮"一节。

3. 脓耳　脓耳与旋耳疮均可出现耳内渗液，应加以鉴别。

脓耳是以鼓膜穿孔、耳内流脓、听力下降为主要特征的疾病。其耳内溢液的特点是分泌物多且为黏脓性，可见鼓膜穿孔及听力下降。而旋耳疮主要是外耳道口流黄色的水样液体，伴有局部瘙痒，可资鉴别。

值得注意的是，脓耳经久不愈者，耳内流脓能刺激外耳道和耳廓皮肤，引起局部皮损，继发旋耳疮。故临床需要仔细检查鼓膜，不可看见局部皮损而忽视鼓膜的检查，造成脓耳的漏诊。

脓耳与旋耳疮的鉴别要点见表 9 – 16。

表 9 – 16　旋耳疮与脓耳的鉴别要点

鉴别要点	旋耳疮	脓耳
相同点	耳内溢液，病程可长可短，可反复发作	
病变部位	以耳廓为中心，可延及外耳道、耳周	中耳
主要症状	外耳部瘙痒	耳内流脓，听力下降，早期有耳痛
体　征	局部皮肤潮红，散在粟粒状丘疹、小水泡、糜烂，渗液较多而清稀，有黄色结痂	鼓膜穿孔，外耳道有较多黏脓性分泌物

【病因病机】

《灵枢·刺节真邪》说："虚邪之中人也，洒淅动形，起毫毛而发腠理……搏于皮肤之间，其气外发，腠理开，毫毛摇，气往来行，则为痒。"说明虚邪伤人位置在肌肤浅表，但病变表现虽表现在外，却与五脏病机紧密相关，如《素问·至真要大论》说："诸湿肿满，皆属于脾……诸痛痒疮，皆属于心。"这一句经文就强调了"痒疮"与内在脏腑的关系。而历代著作认为的病机不外乎是外因风、湿、热，内因脾胃、肝胆功能失调所引起。如《诸病源候论》认为本病是"风湿搏于血气所生";《普济方》指出是由于嗜食肥甘,荣卫不清,风热毒之气蕴蓄脏腑所致;《证治准绳》提出"风湿热毒"所致;《医宗金鉴》则认为是"胆脾湿热"所引起。均强调了素体虚弱为本、风热湿邪为标的特点。脾胃受损,失其健运,湿热内生,又常兼外受风邪,以致内外两邪相互搏结,风热湿邪浸淫肌肤所致。

1. 风热湿邪犯耳 因脓耳之脓液或邻近部位之黄水疮蔓延至耳部,或因接触某些刺激物而诱发。主要源于禀赋不耐,饮食失常或过量食用辛辣刺激荤腥之品,导致脾胃受损,健运失职,湿热内生,以致湿热邪毒积聚耳窍,引动肝经之火,由于足少阳胆经之脉络肝,其支者从耳后入耳中,出走耳前,其经气环循于耳,肝胆互为表里,风热湿邪侵袭,加以肝胆火热上蒸,湿热壅滞耳部,蒸灼肌肤,故耳部皮肤红肿、疼痛。湿邪侵袭,阻遏气机,湿浊停聚于肌肤,故生丘疹、水泡,破后黄水淋漓、糜烂渗液是为湿盛;风盛则瘙痒不止;热盛则肌肤灼热而疼痛。

2. 血虚生风化燥 患病日久,或反复发作,则湿邪缠绵,余邪未清,湿邪久困伤脾,而致脾气虚弱。脾为后天之本、气血生化之源,脾虚血少,则阴血耗伤,耳窍失于濡养,加之血虚生风化燥,伤及肌肤,以致皮肤增厚、粗糙、皲裂、作痒,缠绵难愈。

【辨治思路】

(一)辨证思路

旋耳疮的主要症状是瘙痒,造成瘙痒的原因是气郁肌腠,风热湿邪或燥邪均可使气郁耳部肌腠,而又与脏腑功能失调有密切关系。因此,旋耳疮的症状虽表现在耳部,其病根实在脏腑。对于旋耳疮的患者,辨证的重点在于辨邪气、辨脏腑、辨虚实三个方面,这三个方面落实好了,治疗便有了方向。

1. 辨邪气 耳部瘙痒,必然是气郁肌腠,引起气郁肌腠的常见邪气有三大类,即风邪、湿浊、燥邪。

(1)风邪:急性起病者多与外邪侵袭有关。外邪入侵多由风邪所致,风盛则痒。而风为百病之长,往往会夹湿、夹热上犯,询问患者耳部是否有皮肤灼热感或是否有黄色分泌物、水疱等,有助于辨别是否为外邪侵袭所致。

(2)湿浊:饮食失常或过量食用辛辣刺激荤腥之品,导致脾胃受损,健运失职,湿热内生,以致湿热邪毒积聚耳窍,是导致旋耳疮皮肤潮红、糜烂、渗液最常见的原因,一般见于旋耳疮的急性发作期。辨别有无湿浊,主要参考两个方面:一是根据全身症状和舌象、脉象,如大便黏滞不爽、胸脘痞闷、舌苔厚腻、脉滑等,提示体内有湿浊之气;二是参考局部检查所见,如逐渐出现的小水疱,溃破后渗出黄色分泌物,皮肤糜烂,从中医角度分析大多提示有湿浊。

（3）燥邪：燥邪的成因是血虚不能荣养耳部肌肤，从而使耳部皮肤增厚、脱屑、皲裂，甚至上覆痂皮或鳞屑，其辨证要点可参考以下三个方面：一是病程缠绵难愈或反复发作；二是舌脉象，一般舌质淡，苔白，脉细缓；三是结合局部检查所见，如耳部皮肤增厚、脱屑、皲裂，大多提示血虚生风化燥。

2. 辨脏腑　邪气产生于脏腑功能失调，因此，要消除产生邪气的原因，必须进一步辨别失调的脏腑。与外邪、湿浊、燥邪相关的脏腑主要有脾胃、肝胆等。

（1）脾胃失调：脾主升清，胃主降浊，脾胃升降协调，则气血化生充足，而湿浊不易产生。反之，脾胃功能减弱，升降失调，则易导致湿浊停聚。禀赋差异、饮食失常均可导致脾胃受损，湿浊内生。此外，脾虚生化乏源，致使阴血亏虚，是血虚化燥的根本。

（2）肝胆失调：肝胆主疏泄，其中肝主升、胆主降，肝胆一升一降，有利于气血运行，也有利于浊气下降。若肝胆失调，则气机不畅，可郁而化火，与湿邪兼夹致病，是风热湿邪的关键因素。

3. 辨虚实　新病者，肌肤潮红、渗液、糜烂，灼热瘙痒，源于风热湿邪，属实证；久病者，肌肤增厚、干燥、皲裂、脱屑等，源于血虚生风化燥，属虚证。

（1）实证：一般病程较短，多见于风热湿合而为患，患者耳部奇痒伴有烧灼感，皮肤潮红，挖耳后会流出大量黄色水样分泌物，凝固后形成黄痂。

（2）虚证：一般病程缠绵难愈，耳部瘙痒，皮肤增厚、粗糙、皲裂，上覆痂皮或鳞屑，面色萎黄，纳呆，倦怠乏力。

（二）治疗思路

尽快消除耳部瘙痒及其相关的伴随症状，并防止复发，是治疗旋耳疮的主要目的和基本思路。围绕这个目的，治疗时须考虑治本与治标两个方面。

1. 治标　如何快速缓解症状，消除皮损是治疗时亟须考虑的。尽快缓解瘙痒等症状，不仅能尽快解除痛苦，也能增强患者对治疗的信心。快速缓解症状和消除皮损一般可选用各种外治法或内治法的祛风、祛湿、养血润燥等治法。

（1）外治法：湿热盛而红肿渗出多的，可选用清热解毒、收敛止痒的中药煎水外洗，或涂敷患处；皮肤粗糙、增厚、皲裂者，可选用滋润肌肤、解毒润燥的药物外搽，以缓解症状。

（2）内治法：按风盛、湿胜或血虚的不同，在辨证的基础上加疏风止痒、祛湿、养血润燥的中药，以尽快缓解症状。

2. 治本　由于气郁肌腠是产生瘙痒的根本原因，而气郁肌腠的原因是脏腑功能失调，以致御邪无力，气郁于皮肤不能宣发。因此，针对风邪、湿浊、燥邪等不同邪气，在辨证的基础上，指导患者调整不良生活方式，并运用中药调动相关脏腑的功能进行整体调节，最主要是脾胃和肝胆的功能调整，才能达到治愈的目的，这是中医治疗的优势所在。

【辨证论治】

1. 风热湿邪犯耳

主证：耳部皮肤瘙痒、灼热感，逐渐出现小水疱，溃破后渗出黄色脂水，皮肤糜烂。舌质红，苔黄腻，脉弦数。

治法及方药：清热祛湿，疏风止痒。可选用消风散加减，常用药物如荆芥、防风、牛蒡子、蝉蜕、苍术、苦参、木通、石膏、知母、生地、当归、胡麻仁、甘草等。

加减法：风重痒甚者，可加徐长卿、地肤子、白鲜皮等；湿重渗液多者，可选加车前子、稀莶草等，或选用萆薢渗湿汤加减；湿热壅盛者，可用龙胆泻肝汤加减。

2. 血虚生风化燥

主证：耳部瘙痒，外耳道、耳廓及其周围皮肤增厚、粗糙、皲裂，上覆痂皮或鳞屑，缠绵难愈。面色萎黄，纳呆，倦怠乏力。舌质淡，苔白，脉细缓。

治法及方药：养血润燥，祛风止痒。可选用地黄饮加减，常用药物如生地、熟地、当归、首乌、丹皮、玄参、红花、白蒺藜、僵蚕、甘草等。

加减法：痒甚者，可加蝉蜕、地肤子、白鲜皮等；纳呆、倦怠乏力者，可加黄芪、党参、砂仁等；大便干结者，可加火麻仁、何首乌等；失眠者，可加酸枣仁、合欢皮等。

【外治法】

1. 外洗及湿敷　可选用下列清热解毒、收敛止痒的中药煎水外洗，或湿敷患部。

（1）桉树叶、桃叶、花椒叶等量。

（2）苦参、苍术、黄柏、白鲜皮各15g。

（3）马齿苋、黄柏、败酱草各30g。

选取等量上述诸药洗净后，放入砂锅内再加入2倍的水后武火煎煮，水沸后文火再煮10~15分钟滤出备用。如果皮损处渗液多者，可酌情加入少许食盐或明矾，用消毒小棉签蘸取药液涂搽清洗外耳道及耳周皮损处。若伴有全身泛发性湿疹者，可将药液倒入盆中，待药液温度适宜时浸泡洗澡。本法选用清热解毒、收敛止痒的中药煎水外洗或湿敷患处，可保持患处清洁，减少局部渗液及止痒。

2. 中药涂敷

（1）方案一：煅石膏、血竭、乳香、轻粉、冰片。

适应证型：风热湿邪犯耳。

操作方法：将上药共研细末，用黄连膏纱布撒上生肌散，敷贴创面，每日换药1次，至愈为止。

（2）方案二：黄芩、黄柏各12g，枯矾6g，冰片3g，麻油500mL。

操作方法：先将黄芩、黄柏放入麻油中浸泡24小时，然后放入铁锅内煎炸变为黑黄色，取出后研末，与冰片、枯矾细末同时放入麻油中，过滤装瓶备用。使用时取适量塞入外耳道。每日换药 1~2 次，至愈为止。

（3）方案三：枯青松散（枯矾 15g，青黛 6g，松香 9g）。

操作方法：将以上诸药混合研细成末，用芝麻油或菜油调成糊状，装入瓶中备用。使用前，先用 3% 硼酸水或生理盐水将局部洗净擦干，再薄薄涂一层本糊剂。每日换药 1 次，直至痊愈。

（4）方案四：适用于血虚生风化燥型。

①菊花、蒲公英各 60g。操作方法：将上药煎水微湿后，湿敷局部。每日 2 次。

②当归 15g，紫草 3g，麻油 30g，黄蜡 15g。操作方法：前二味与麻油同熬，药枯滤清，将油再熬，入黄蜡同煎，化尽。倾入碗中，待凉备用，局部涂敷，每日 2 次。

风热湿邪犯耳证多选取清热燥湿、收敛止痒的药物，以保持疮面干燥清洁，减少渗液；血虚生风化燥证多见于旋耳疮后期皮肤粗糙、增厚、皲裂者，故选择滋润肌肤、解毒祛湿的药物，以滋养受损肌肤。

3. 中成药涂敷　可根据证型选择不同药物：

（1）湿热盛而见红肿、疼痛、瘙痒、出脂水者，可选如意金黄散调敷，以清热燥湿止痒。

（2）湿盛而见黄水淋漓者，可用青黛散，以麻油调搽，以清热除湿、收敛止痒。

（3）热盛而见有脓痂者，可选用黄连膏或黄连粉撒布，以清热解毒。

（4）患病日久而皮肤粗糙、增厚、皲裂者，可选用滋润肌肤、解毒祛湿的药物外搽，如穿粉散用香油调敷。

外敷上述中成药常作为辅助疗法，临床上需结合其他外治法，以达到治愈效果。患者自行使用时需注意，若出现疮疡化脓、破溃，或症状无改善时，需停止使用。

【针灸按摩】

风热湿邪犯耳者，取督脉、手阳明、足太阴等穴位为主，如陶道、曲池、合谷、神门、血海等，针用泻法；血虚生风化燥者，取足阳明、太阴等穴位为主，如足三里、三阴交、大都、郄门等穴，针用补法。

【其他疗法】

1. 物理治疗　用紫外线治疗，包括 UVAI（340~400nm）照射、UVA/UVB 照射和窄谱 UVB（310~315nm）照射。

2. 心理调护　本病易反复发作，缠绵难愈，往往使患者和家属痛苦不堪，饱受疾病的长期困扰，易产生心理问题，所以要重视对患者和家属的心理治疗和健康教育。可采用生物信息反馈、自我疏导调节等心理方法，良好的心理调护能使患者摆脱心理负担，有效促进旋耳疮的好转。

【预防调护】

1. 注意耳部卫生和清洁，戒除挖耳习惯。

2. 注意饮食有节，忌肥甘厚腻以及鱼、虾等有可能引起过敏的食物。

3. 发病期间避免任何局部刺激，忌用肥皂水洗涤患处。

4. 儿童患本病常不易觉察和误诊，应重视宣传教育，提高家长对本病的认识，婴幼儿尤其注意避免奶水、茶水、眼泪等流入耳道，若患儿有抓耳、摇头，烦躁不安，不能熟睡等表现，应及时检查耳部，以便早期发现本病，早期治疗。

【名医经验】

（一）蔡福养医案

1. 清热祛湿治旋耳疮案

周某，女，婴儿，1982 年 11 月 16 日就诊。

双侧耳后沟肌肤潮红溃烂，淌流黄水已 5 日，经用西药红霉素软膏涂擦，不效，夜间哭闹，乳食不佳，小便黄赤。

检查：双侧耳后沟溃烂，疮连上下，有黄色脂液淌流，周围腹股沟、腘窝处皆有潮红溃烂，指纹色红。

诊断：旋耳疮（外耳湿疹）。

辨证：湿热邪毒，侵蚀肌肤。

治则：清热除湿，解毒消肿。

方药：以外治投药为主。①苦参 3g，地肤子 6g，甘草 6g，煎水 500mL，去渣过滤，清洗患处。②滑石 30g，黄柏 6g，枯矾 3g，冰片 0.5g，共研极细末。先用上方药水清洗后，撒以此粉。每日 2～3 次。

复诊：用药 3 日，流水停止，疮愈大半，红肿减轻，哭闹渐安，乳食良好。

继用 3 日，疮愈肤康。嘱其注意肌肤清洁，保持皮肤干燥，以防再发。

——选自：《蔡福养临床经验辑要》

按：旋耳疮的病机有虚实两个方面，一般来说，急性发病，渗出较多的是实证，与湿热有关，如《医宗金鉴》所说："此证生于耳后缝间，延及耳折，上下如刀裂之状，色红，时津黄水，由胆、脾湿热所致。"本案发病时间短，婴幼儿又往往与卫生不良，奶水、汗水等侵蚀伤肤有关，故而从湿热邪毒侵蚀肌肤考虑，耳后沟肌肤潮红、溃烂、黄色脂液淌流、小便黄赤、指纹色红均支持湿热为患的辨证，又考虑婴儿稚阴稚阳之体，戒于克伐，故用外治投药，直取病所，收效甚佳。

2. 养血润燥治旋耳疮案

赵某，男，42 岁，郊区农民，1980 年 6 月 10 日就诊。

左侧耳后及外耳部脱屑、发痒年余。一年前于水田做工时，无明显原因而骤现耳廓、耳道及耳后沟处肌肤灼热痒胀，以手搔抓后，遂发红肿，数处连起水泡，不久自溃，无痛。即时在当地医院诊治数日，红肿溃烂渐愈，唯耳周、耳道发痒不解。久之肌肤渐觉增厚干燥，常脱黄白鳞屑，痒若钻心，偶或流水结痂。性情急躁时痒感尤甚，心烦失眠，时而头晕目昏耳鸣。

检查：耳后沟、外耳道肌肤粗糙不泽，暗红增厚，布有黄白鳞屑，留有搔抓血痕，外耳道缩窄，耳膜轻度混浊，面色不华，唇甲色淡，舌淡、苔薄黄，脉沉缓。

诊断：旋耳疮。

辨证：血虚化燥，邪滞脉络，瘀阻肌肤。

治则：养血润燥，活血息风，兼清余毒。

方药：四物清风饮加减。生熟地各 30g，当归 30g，川芎 10g，赤芍 20g，白芍 20g，红花 10g，防风 12g，荆芥 10g，柴胡 10g，黄芩 12g，栀子 10g，地肤子 12g，蝉衣 6g，甘草 6g。水煎服，每日 1 剂。

外治：当归、紫草各 15g，芝麻油 150mL，将二药置油内浸泡一宿。然后加热炸药，至药成黑褐色为度。捞出药渣，过滤。再加入冰片 0.5g，混匀，装瓶密封备用。用时以棉签蘸药液涂患处，每日 2～3 次。

复诊：用药 6 日，皮肤转润变薄，鳞屑消失，痒感减轻，心烦失眠已除，余症皆有好转。药中病所，效不更方。

三诊：用药 6 日，内症皆失，外症大有好转。停服煎药，单以外用药涂治。

四诊：涂敷旬余，耳疾皆愈。

——选自：《蔡福养临床经验辑要》

按：本病初由患者水田作业，湿毒内侵，结滞耳部，壅遏气血，湿郁化热，而骤发旋耳疮，后红肿溃烂虽愈，但湿性黏滞，不易速去，氤氲不散，以致耗血伤阴，血虚生风化燥，肌肤失养，邪滞脉络，气血营运不畅，故而缠绵难愈，是为旋耳疮之慢性患者，治以养血益阴、润泽肌肤、扶正而消风燥；活血导滞、清解余毒、疏通血络而祛病邪。内服外施，丝丝入扣，故收效甚良。

（二）熊大经医案

邹某，女，35 岁。初诊时间：2008 年 12 月。

主诉：双耳剧痒，伴黄色分泌物两年。患者双侧外耳瘙痒，时流黄水，入夜尤甚，曾求治于多家中西医院，或效不佳，或稍好即发，甚为苦恼，遂就诊。

初诊表现：双侧外耳道、耳甲腔皮肤增厚，表面糜烂，渗少量黄色脂水，周围皮肤稍潮红，时伴头昏，神倦，纳差，小便多，色黄，大便正常，舌质淡红，苔黄白，寸关脉滑，两部尺弱。

分析：据《素问·至真要大论》"诸湿肿满，皆属于脾"的观点，患者证属湿热困脾，偏以湿盛，兼脾虚，脾喜燥恶湿，健运失职，故纳差，湿热不化，阻于上焦，故见外耳道、耳甲腔皮肤增厚，表面糜烂，渗少量黄色脂水，皮色潮红。清阳不升，则头昏。湿热下注，则见小便多，色黄。

诊断：旋耳疮。

辨证：湿热困脾，兼有脾虚。

治疗：内治以清热利湿为主，佐以益气通窍，方予四妙散加减：法半夏10g，苍术10g，黄柏10g，牛膝30g，地龙20g，薏苡仁30g，石蒲10g，全蝎5g，黄芪20g，防风10g。方中黄柏苦以燥湿，寒以胜热；湿从脾来，以法半夏、苍术、薏苡仁、黄芪、石菖蒲燥湿健脾、运化水湿；一味牛膝，祛风湿，引药下行，使湿热顺势从下焦而解；加防风、地龙、全蝎疏风止痒、通络，且有清热作用。外治以祛风止痒、清热燥湿为主，处方：蛇床子20g，地肤子20g，黄连10g，黄柏15g，苦参20g。方中蛇床子、地肤子祛风止痒、清热燥湿，为湿疹要药；黄连、黄柏、苦参大苦大寒，善于清热利湿。二方配合，标本兼治，内外双清。

二诊：上方服6剂后，患者复诊，诉精神状态明显好转，诸症缓解，患耳仍痒，查耳部皮肤增厚为主，稍糜烂，皮色潮红，渗水减少，较前范围程度均减轻。舌淡红，苔黄白，脉弦滑。水湿、脾气虚弱均改善，据舌脉，加柴胡、牡丹皮加强清热作用，加僵蚕息风止痒。方药：柴胡10g，黄柏10g，薏苡仁30g，石菖蒲10g，牡丹皮10g，苍术10g，僵蚕15g，地龙20g，全蝎5g，黄芪20g，牛膝30g。外用药同前。6剂尽，患者诉症状消失，查患耳皮损基本消退。

随访两个月无复发。

——选自：《中医耳鼻咽喉科案例评析》

按：患者来诊时局部表现为皮肤增厚，表面糜烂，渗少量黄色脂水，周围皮肤稍潮红，有湿热征象，而反复双耳剧痒，伴黄色分泌物两年，说明病程迁延，又加以头昏、神倦、纳差，舌质淡红，苔黄白，寸关脉滑，两部尺弱。说明是虚实兼夹之象，即证属湿热困脾，偏以湿盛，兼脾虚。故内治以清热利湿为主，佐以益气通窍；外治以祛风止痒、清热燥湿为主。如此，考虑周全而收效良好。

（三）古代医案

张友夔，壮岁常苦两耳痒，日一作，遇其甚时，殆不可耐，挑剔无所不至，而所患自若也。常以坚竹三寸许截之，拆为五六片，细刮如洗帚状，极力撞入耳中，皮破血出，或多至一蚬壳而后止，明日复然。失血既多，为之困悴。适有河北医士周敏道至，询之，曰：此肾脏风虚，致浮毒上攻，未易以常法治也。宜买透冰丹服之，勿饮酒，啖湿面、蔬菜、鸡、猪之属，能尽一月为佳。夔用其戒，数日痒止，而食忌不能久，既而复作。乃着意痛断，累旬，耳不复痒。

选自：《名医类案·卷七·耳》

按：患者耳痒程度很剧烈，病案有描述"殆不可耐，挑剔无所不至""细刮如洗寻状，极力撞入耳中，皮破血出"，然而即便这样，耳痒还是不能缓解，即"所患自若""明日复然"。病案虽未描述局部检查之体征，但从其瘙痒程度，可知本病当为旋耳疮。由于本病反复发作，每搔抓至皮破血出而止，所以久之耗伤阴血，气血亏虚，故为之困悴。耳窍失养，久则血虚生风化燥，加上搔抓无节制，皮肤必然增厚、粗糙、皲裂。所以周敏道诊其病机为肾脏风虚，致浮毒上攻，一方面以透冰丹祛其风毒肿痒，一方面嘱其饮食有节，忌酒、面、蔬菜、鸡、猪等食物。最终才治愈本病。

（滕磊）

第八节　断耳疮

断耳疮是以耳廓红肿疼痛、溃烂流脓，甚至耳廓变形、缺损、断落为主要特征的疾病。多为单耳发病，发病前多有耳廓受伤史。

西医学的耳廓化脓性软骨膜炎等疾病可参考本病进行辨证治疗。

【历史源流】

中医古籍中，有关本病的专论不多。

断耳疮的病名首见于隋·巢元方《诸病源候论·卷三十五》："断耳疮，生于耳边，久不瘥，耳乃取断……此疮亦是风湿搏于血气所生，以其断耳，因以为名也。"后世医家又有"耳发疽"等别称。

明代，王肯堂《证治准绳》中有"耳发""耳轮生疽""耳发疽"等名称，如《证治准绳·卷之三·疡医·耳部》："或问耳轮生疽何如？曰：是名耳发疽，属手少阳三焦经风热所致，六七日渐肿如胡桃，或如蜂房之状，或赤或紫，热如火，痛切心是也。十日刺出黄白脓者生；刺之无脓，时出鲜血，饮食不下，神昏狂躁者死。"明代《外科启玄》提及"耳发，是足少阳胆经，其经多气少血，其疮发于悬厘主客二穴上下，五六日渐长蜂窝，皮紫热，如火烧痛。十日内刺之，有脓者生；无脓出血，食不知味，精神不佳，二十四日必死，不可救也，其左右亦同。"

清代，《外科证治全书·卷一》痈疽部位名记载："在耳为耳病，耳窍内为黑疔、耳疖、耳挺、耳痣、耳覃；耳上梢后折间为耳后疽；耳折间连耳叶通肿为耳发。"《外科心法要诀》提到："耳发三焦风热成，初椒渐若蜂房形，赤肿疼痛生轮后，黄脓属吉紫血凶。此证生于耳后，属三焦经风热相搏而成。初如椒粒，渐肿若蜂房，将腐亦多眼孔，赤疼痛，肿连耳叶。盖发者，乃痈证之毒甚者也。不可听其自溃，恐溃迟脓通耳窍。当在十一日后，剪破疮顶，出黄白脓者属吉为顺；出紫鲜血者属凶为逆。初起俱宜服仙方活命饮消之，外敷二味拔毒散。其余内外治法，俱按痈疽溃疡门。"

现代医著中，1985 年王德鉴主编的高等医药院校第 5 版规划教材《中医耳鼻喉科学》中，在"耳壳流痰"附论中首论"断耳疮"一病，将其定义为："断耳疮是指耳窍红肿溃疡疼痛，甚至断落而言。"并论述了其病因病理与辨证治疗。2003 年王士贞主编的普通高等教育"十五"国家级规划教材《中医耳鼻咽喉科学》将"断耳疮"的定义修改为"以耳廓红肿疼痛、溃烂流脓，甚至软骨坏死、耳廓变形为特征的疾病"。2016 年刘蓬主编的全国中医药行业高等教育"十三五"规划教材《中医耳鼻咽喉科学》进一步将"断耳疮"的定义修改为"以耳廓红肿疼痛、溃烂流脓，甚至耳廓变形、缺损、断落为主要特征的疾病"。至此，断耳疮这一疾病的概念得以规范。

【临床诊断】

（一）诊断要点

1. 临床特征　本病的临床特征是耳廓疼痛、红肿变形。

（1）耳廓疼痛：耳廓疼痛是断耳疮的突出症状。疼痛之前多有耳廓外伤史。初起耳廓灼热感，继则局部持续性疼痛，逐渐加重，触碰耳廓时疼痛加剧，故患者喜用手护耳，唯恐被触及。耳廓疼痛贯穿于疾病的始终，疼痛的严重程度与病情的严重程度一致，即疼痛越严重，病情越严重。

（2）耳廓红肿变形：一侧耳廓局限性红肿、增厚，触之有坚实感而无弹性，触痛明显；如有脓肿形成，则表面呈暗红色隆起，有波动感；若溃破则见流脓。病变范围逐渐扩大，可延及整个耳廓，最终可致软骨坏死，遗留耳廓畸形。

2. 主要伴随症状　本病病情严重者，可伴有发热、头痛、食欲减退等全身症状。耳痛剧烈时，患者常出现烦躁不安。

（二）鉴别诊断

断耳疮应与旋耳疮、耳带疮、耳疖、耳疮等病相鉴别。

1. 旋耳疮　旋耳疮与断耳疮的病变部位均在耳廓，且出现皮肤改变，应加以鉴别。

旋耳疮既可单侧也可双侧发病，以耳部瘙痒为主要症状，瘙痒程度较重，很少出现耳痛，病变部位以耳廓及耳周为多见，可延及外耳道外侧，局部皮肤潮红，散在粟粒状丘疹、小水泡，丘疹、水泡破裂后，有淡黄色液体流出，皮肤呈红色糜烂面或有黄色结痂，渗液较多而清稀。

断耳疮一般为单侧发病，以耳部剧痛为主要症状，病变部位局限于耳廓范围内，耳廓红肿、化脓、变形。据此，不难鉴别。

值得注意的是，旋耳疮若搔抓过度导致皮肤损伤染毒，可演变为断耳疮，因此，旋耳疮若瘙痒的症状变成以疼痛为主，则要警惕演变为断耳疮的可能。

旋耳疮与断耳疮的鉴别要点见表9-17。

表9-17 旋耳疮与断耳疮的鉴别要点

鉴别要点	旋耳疮	断耳疮
相同点	病变位于耳廓，出现皮肤改变	
病变部位	以耳廓为中心，可延及外耳道、耳周	仅限于耳廓
主要症状	外耳部瘙痒	耳廓剧烈疼痛
体　征	局部皮肤潮红，散在粟粒状丘疹、小水泡、糜烂，渗液较多而清稀，有黄色结痂	耳廓局限性红肿，可化脓，最终可致耳廓畸形
病　程	可长可短，易反复发作	急性病，不会反复发作

2. 耳带疮　耳带疮与断耳疮均可出现单侧耳廓疼痛，局部皮肤改变，应加以鉴别。鉴别要点参见"耳带疮"一节。

3. 耳疖、耳疮　耳疖、耳疮与断耳疮均可出现耳痛，应加以鉴别。

耳疖、耳疮的耳痛部位在外耳道内，按压耳屏或牵拉耳廓时耳痛加重，外耳道可见局限性或弥漫性红肿，可有少量分泌物，耳廓无异常改变。

断耳疮的耳痛部位在耳廓，触碰耳廓时加重，耳廓明显红肿，可化脓及变形，外耳道无明显异常。

耳疖、耳疮与断耳疮的鉴别要点见表9-18。

表9-18 耳疖、耳疮与断耳疮的鉴别要点

鉴别要点	耳疖、耳疮	断耳疮
相同点	耳痛	
病变部位	仅限于外耳道	仅限于耳廓
主要症状	耳内疼痛，按压耳屏或牵拉耳廓时加重	耳廓剧烈疼痛
体　征	外耳道局限性或弥漫性红肿，或有少量分泌物	耳廓局限性红肿，可化脓，最终可致耳廓畸形

【病因病机】

隋·巢元方认为本病是"风湿搏于气血所生"，明·王肯堂则认为"属手少阳三焦经风热所致"，《医宗金鉴·外科心法要诀》也认为是三焦经风热相搏而成。干祖望认为本病的发生是由内有肝胆积热，化火上炎，外有风热火毒，乘虚而入；亦有人认

为属热毒炽盛所致。

1. 邪毒侵袭 因耳廓皮肤损伤，邪毒乘机侵犯，与气血相搏结，酿脓化腐。

2. 火热炽盛 热毒炽盛，循经上炎，灼腐耳廓，致血腐肉败，软骨融蚀。

【辨治思路】

（一）辨证思路

本病多有耳廓外伤史，属实证、热证。一般来说，病初起，耳廓灼热感、局部红肿、剧烈疼痛，因耳廓皮肤损伤，邪毒乘机侵犯，与气血相搏结，酿脓化腐。若化脓则出现波动感，溃破流脓，软骨坏死，多属热毒炽盛，循经上炎，灼腐耳廓，致血腐肉败。

（二）治疗思路

病初起，可予清热解毒、消肿止痛，未成脓者，可热敷或用如意金黄散外敷。若化脓出现波动感，溃破流脓，软骨坏死，宜在麻醉下切开排脓，同时刮除肉芽组织，清除坏死软骨。

【辨证论治】

1. 邪毒侵袭

主证：耳廓灼热、疼痛，局部红肿，继而红肿疼痛逐渐加剧。伴发热、头痛、口干等。舌质红，苔黄，脉数。

治法及方药：清热解毒，消肿止痛。可选用五味消毒饮加减，常用药物如金银花、紫花地丁、蒲公英、野菊花、紫背天葵等。

加减法：兼有发热者，可加黄芩、黄连等清热解毒；大便秘结者，可加大黄、芒硝等通腑泄热；口渴者，可加天花粉、葛根等清热生津。

2. 火热炽盛

主证：耳廓极度红肿，按之有波动感，继则溃破流脓，软骨坏死、脱落，耳廓变形，患者耳痛剧烈，坐立不安，发热，头痛。舌质红，苔黄，脉数。

治法及方药：清热解毒，祛腐排脓。可选用黄连解毒汤合五味消毒饮加减，常用药物如黄连、黄柏、黄芩、栀子、金银花、野菊花、蒲公英、紫花地丁、紫背天葵等。

加减法：溃破流脓者，可加皂角刺、天花粉等祛腐排脓；若耳廓皮色暗红，溃口难收，流脓不止，脓液稀薄，为正虚邪滞，余毒未清，则应改用托里消毒散，以扶正祛邪、托毒排脓。

【外治法】

1. 外敷

成脓前，可用中药局部外敷，如可选用金黄散、玉枢丹、二味拔毒散、黄连膏撒三七丹、九一丹贴敷等。或用内服药汁湿敷。

2. 切开排脓

成脓后，应行切开排脓，然后用黄连或黄柏煎液冲洗脓腔，外用黄连膏、九一丹、七三丹等清热解毒制剂涂敷。或在麻醉下切开排脓，同时刮除肉芽组织，清除坏死软骨。

溃脓后久不收口者，可撒敷生肌散、三石散等。

【其他疗法】

未成脓者，局部可热敷，或行微波、超短波理疗。

【预防调护】

1. 耳廓外伤，应彻底清创，严格消毒后缝合，以防染毒而变生本病。

2. 在进行耳针或耳部手术治疗时，应严格消毒，无菌操作。对于耳廓的血肿，应及时抽吸、清除，以免瘀血久郁化火，变生本病。

【名医经验】

（一）干祖望医案

1. 断耳疮轻症

王某，女，28岁。1991年6月25日初诊。

右耳廓厚肿发热、触痛者已经半年。可能由眼镜架过紧受压导致，在此期间一直在病态中度过。刻为发作之际，疼痛减轻，新添作痒，余无不适，稍感疲劳。

检查：右耳轮肥厚，皮肤红赤，有灼热感，柔软，透光清澈，无阴影。舌薄苔，脉实。

医案：败津腐液，渗潴耳轮，浆液性耳软骨膜炎，病逾半载。刻下肌表作痒且红，殊恐转化为化脓性耳软骨膜炎。急于消炎，希其免于破溃。

川黄柏3g	苡仁10g	苍术6g	白芷6g
防风6g	陈皮6g	金银花10g	半枝莲10g
蚤休10g	大贝母10g		

3剂煎服。

玄明粉30g，水溶后湿敷局部。

1991 年 6 月 28 日二诊：药进 3 剂，红肿热痛明显减轻及消失。检查：右耳肿退红消，但与健侧对比尚感觉厚一些。舌薄苔，脉平。

医案：诸邪外泄，刻下情况乃系《内经》所谓"营气不从，逆于肉理"，当然疏和气血为是。清解之品仍宜续取。但以耳轮为人身气血罕到之处，不能再取苦寒。

金银花 10g	地丁 10g	菊花 10g	大贝母 10g
当归 10g	川芎 3g	陈皮 6g	炒苡仁 10g
白芷 6g	六一散 12g		

5 剂煎服。

玄明粉，继续溶水湿敷。

——选自：《干祖望耳鼻喉科医案选粹》

2. 活血化瘀治疑似断耳疮案

陈某，女，58 岁。1991 年 6 月 27 日初诊。

去年中秋，右耳耳轮红赤肥厚，疼痛灼热，偶有针刺样感觉，用抗生素而平复。当时无全身症状，时逾一周，再度发作，其红肿热痛四大症如前者，也用各种抗生素，而逐渐告痊，后又多次复发，处理反应及后果一如前者。但右侧也有波及，此后至今常常乍轻乍重。刻下常感耳胀而木然，似乎有一股"气"在里面流窜。伴有萎缩性胃炎（轻度）。大便偏干，血压偏低，入冬有些畏寒。

检查：两外耳道（－），耳轮轻度肥厚、充血（晦暗型），尚柔软，透光未见异常。颈部未扪及淋巴结。划测试验（－）。舌薄苔映黄，舌下静脉轻度瘀血，舌质偏胖，脉平偏细。

医案：诸症表现，事非丹毒，更非过敏。即以耳骨软膜炎而言，无浆液，化脓无溃破，更难冠以斯名。证则显然，女子七七绝经已逾多年，营衰血怯，事在意中；加之当时风热屡扰，络血瘀滞于近四末之端气血罕至之处的耳轮。治当养营活血，参以清热，但切记苦寒以致"血遇寒则泣"之流弊。

红花 6g	桃仁 10g	归尾 10g	大贝母 10g
赤芍 6g	丹皮 6g	丹参 10g	紫地丁 10g
金银花 10g	白芷 6g		

5 剂煎服。

玄明粉 30g，水溶后湿敷局部。

二诊：1991 年 7 月 21 日（信函诊治）。

顷接来函，谓"红肿程度有所减轻，充血淡化，气肿亦有收敛缩小感觉"。纵然五诊不全，诉难顷意。唯粗见疗效，反应较佳，则事可肯定。中医治"证"不治病，似难凭意悬臆。顽痾奇症，初获转机，对于有效之方，大有"施朱嫌赤，施墨嫌黑"之慨。唯以根据"乍轻乍重"一言，是否久病气虚？拟原方中酌加生黄芪 10g，以探进止。

玄明粉如前续用。亦可取太乙紫金锭（为小儿腹泻的内服药）用水磨浓液，外敷。如嫌片刻即干者，可加些稀释的蜂蜜，即可。

——选自：《干祖望耳鼻喉科医案选粹》

3. 扶正脱毒治断耳疮案

蔡某，男，36岁。

左耳廓肿溃3个月，时有脓液渗出，精神疲乏，纳谷不香。查左耳廓上部肿胀溃烂，表面有脓性分泌物，苔薄白，脉细。证属气血不足，邪毒滞留。治以扶正托毒：生黄芪、当归各15g，金银花10g，甘草3g，白芍药6g，川芎3g，白术6g，乳香、没药各3g，水煎服，日1剂。外用玉枢丹加黄连油膏敷患处，每日换药1次。

上方连服10剂后诸症好转，脓净肿轻，痛消痒止，三角凹处仍有肿胀。以七星剑汤加减：麻黄2g，七叶一枝花6g，紫花地丁、蒲公英、金银花、当归尾、赤芍药、夏枯草、落得打各10g，红花6g。外治同前。上方连治10日而愈。

按：本例患者病机从气血不足，邪毒滞留耳廓认识。治以扶正托毒。方中生黄芪、白术、当归、白芍药益气养血扶正；金银花、甘草清热解毒；川芎、乳香、没药行气活血、化瘀消肿。外治法中，玉枢丹解毒敛疮。复诊方中，麻黄辛温发散，鼓舞气血，使之运行于耳；七叶一枝花、紫花地丁、蒲公英、金银花、夏枯草清热解毒；当归尾、赤芍药、落得打、红花活血化瘀消肿。

——选自：《干祖望耳鼻喉科医案选粹》

4. 清热泻火治断耳疮案

刘某，男，40岁。

5天前右耳不慎被铁器擦伤，因出血不多而未经治疗。近来皮破之处溃烂流脓，耳廓灼痛，牵引颞侧头部，日益加剧，发热烦躁，辗转难眠，口渴多饮，体温37.8℃，右耳廓肿胀红紫，触之剧痛，有灼热感，耳轮上有黄豆大小溃孔，脓色微黄，量不多，右耳下淋巴结3个肿如蚕豆大，扪之疼痛。舌红苔薄黄，脉弦数。

证属肝胆火热上灼。治以清热泻火、消肿止痛：羚羊角粉3g（每天冲服1g），龙胆草6g，黄芩、栀子、夏枯草、苦丁茶、七叶一枝花、生地黄、泽泻各10g，甘中黄3g。水煎服，每日1剂。

外用九一丹少许掺溃烂处，黄连膏纱布覆盖，每天换药1次。

二诊：上方3剂后症减。停用羚羊角粉，加金银花10g，连服13剂后治以扶正祛邪：生黄芪、当归各15g，金银花30g，甘中黄4g。外用生肌散加黄连膏纱布盖。10天后收口而愈。

按：本例患者病机乃耳廓受损，邪毒侵袭，内传肝胆，火热上灼。治以清热泻火、消肿止痛。方中羚羊角粉、龙胆草、黄芩、栀子、夏枯草、苦丁茶清肝胆热邪；七叶一枝花清热解毒；生地黄凉血清热；泽泻利湿清热；甘中黄清热泻火。复诊方中，生黄芪、当归扶正托毒；金银花、甘中黄清热解毒。外治方中，前期用九一丹提脓生肌；后期用生肌散生肌收口。

——选自：辽宁中医杂志，1985（9）：17－19

（二）古代医案

1. 余景和验案

（1）病历摘要：绍兴冯，脉弦，耳间肿连耳轮，痛生寒热，名为耳发，已经五六日，难以消散。姑拟托里透脓法：角针、甘草、青皮、黄芪、白芷、桔梗、当归、金银花。

复方：耳发，肿痛已，寒热得解，病退之机。此处气多血少，最难腐溃。今疮头孔眼不一，形如蜂房，脓亦易泄，乃顺证也。当补益清毒兼治之：黄芪、当归身、茯苓、玉竹、陈皮、甘草、白芍药、金银花、石斛、生地黄。

（2）妙法解析："耳发"为耳部炎性包块，"耳间肿连耳轮"，当指耳廓部位肿胀隆起，"痛生寒热"，为炎症感染无疑，"病经五六日，难以消散"，说明正气不足，驱邪无力。故治以托里排脓，用黄芪、当归养血以扶正；金银花、甘草清热解毒；青皮、皂角刺（角针）行气活血以助穿溃；白芷、桔梗排脓。药既奏效，疮头且溃，则进黄芪、当归身、白芍药、生地黄、石斛、玉竹补血养阴以扶正，茯苓、陈皮以健脾扶正；甘草助黄芪、白芍药益气养阴以扶正，亦可助金银花解毒祛邪。

——选自：《中医古籍临证必读丛书·外科卷·下》

2. 顾金寿医案

胡某。脉沉而缓，按之少力，阳明素有湿热，因耳疮，过服凉剂，阳分益虚，故发热、头昏恶心，宜先与固表疏散为治。

方药：生黄芪一钱五分，防风七分，蒸冬术一钱五分，茯苓三钱，泽泻一钱，紫苏叶五分，上党参三钱，大白芍一钱五分，炙甘草五分，苍耳子一钱，生姜一片。

二诊：外感已清，耳疮久而不愈，左脉虚滑，自是阴虚阳越，拟育阴潜阳法。

大生地三钱，大熟地五钱，炙龟板四钱，炒牛膝二钱，茯神三钱，粉丹皮一钱五分，泽泻一钱，苍耳子三钱，元参炭一钱五分，炒山栀二钱，炒赤芍一钱，橘叶十片。

又诊：照前方加生地二钱，鲜霍斛四钱。每晨空心开水送服六味地黄丸五钱。

——选自：《中医外伤科五官科医案》

（陈宇）

第九节 耳 疖

耳疖是以外耳道局限性红肿疼痛为主要特征的疾病。本病为临床常见病，常因挖耳而引起，可发生于各种年龄，无性别差异。中医治疗本病具有较好的疗效。

西医学的局限性外耳道炎或外耳道疖肿等疾病可参考本病进行辨证治疗。

【历史源流】

古代医学文献中没有耳疖的病名，但在"耳痛""耳卒肿""耳疔""黑疔""耳疮"等病证中有类似本病的记载。

早在《灵枢·厥病》中有"耳痛不可刺者，耳中有脓"的记载，这里的"耳痛""耳中有脓"可能包括了耳疖、脓耳等耳部疾病。

晋代，《肘后备急方·卷六》有"耳卒痛""耳中脓出"的治疗记载。

唐代，《外台秘要·卷二十二》也有治疗"耳卒肿"与"耳卒肿出脓水"的记载。

宋代，《疮疡经验全书》首先记载了"耳疔"这一病名。

明代，《证治准绳·疡医·卷三》记载了"耳疔"的病机为"耳疔生于耳中，亦名黑疔"，认为是"少阳相火"所致。《外科正宗·卷之二》称黑黡疔："其患多生于耳窍……顽硬如疔，痛彻骨髓。"治疗以蟾酥丸、黄连解毒汤为主治方。因耳属肾所主，肾在五行五色中与黑色相应，故将发于耳窍的疖肿称为黑疔。

清代，《医宗金鉴·卷六十五》亦称黑疔："黑疔暗藏耳窍生，色黑根深椒目形，痛如锥刺引脑腮，破流血水火毒攻。"并进一步解释说："此证生于耳窍深暗之处，有肾经火毒所发，亦有因服丹石热药，积毒而成者，色黑根深，形如椒目，疼如锥刺，痛引腮脑，破流血水。"对耳疖发生的病因、部位、症状、体征做了描述，并提出用蟾酥丸内服、外敷，毒甚者，用黄连消毒饮。此外，《增订治疗汇要·卷上》《外科证治全书·卷二》等对本病也有较全面的认识，如《外科证治全书》卷二谓："生耳窍暗藏之处，色黑，形如椒目，疼如锥刺，引及腮脑，破流血水。"

现代文献中，1980年广州中医学院主编的全国高等医药院校第4版规划教材《中医耳鼻喉科学》首先使用"耳疖"一名，与"耳疮"并论，将耳疖定义为"外耳道局限性红肿，突起如椒目者称耳疖或耳疔"。此后，各家中医耳鼻喉科学专著与教材大多以耳疖为名，且与耳疮并论。2003年王士贞主编的普通高等教育"十五"国家级规划教材《中医耳鼻咽喉科学》将"耳疖"的定义修改为"耳疖指发生于外耳道的疖肿，以耳痛、外耳道局限性红肿、突起如椒目为特征"。2016年刘蓬主编的全国中医药行业高等教育"十三五"规划教材《中医耳鼻咽喉科学》进一步规范了"耳疖"的定义，使其更加简洁明了："耳疖是以外耳道局限性红肿疼痛为主要特征的疾病。"至此，耳疖的概念得以明确。

关于"疔"与"疖"的区别：从历代文献中论述疔、疖的含义与发展趋势来看，疔一般容易走黄，而疖一般较为局限，结合现代临床情况，耳疖发生走黄者极少，故称为"耳疖"较"耳疔"更为妥当。

【临床诊断】

（一）诊断要点

1. 临床特征 耳疖必备的临床特征是耳痛及外耳道局限性红肿。可发生在单侧，也可发生在双侧，以单侧为多见。病程一般较短。

（1）耳痛：耳痛是耳疖患者必然出现的症状，通常在挖耳之后出现，开始耳痛较轻，随后逐渐加重，张口咀嚼时耳痛加重，按压耳屏或牵拉耳廓时亦会使耳痛加重。严重者可牵引同侧头痛。疖肿溃破流脓后耳痛即减轻或消失。

（2）外耳道局限性红肿：外耳道出现局限性红肿隆起是诊断耳疖的主要依据。病变部位一般在外耳道外侧三分之一的部分，故容易被发现，开始较硬，触之疼痛；一般数日后脓已形成，则有波动感，若溃破，则有少许脓液流出。

2. 主要伴随症状 耳疖若疖肿较大，完全堵塞外耳道时，可出现听力减退；少数患者可伴有轻度发热。疖肿溃破后症状迅即消失。

（二）鉴别诊断

耳疖应与耳疮、耳带疮、断耳疮、脓耳等疾病相鉴别。

1. 耳疮 耳疖与耳疮病变部位均在外耳道，且均有挖耳史，主要症状均为耳痛、拒按，耳内肿胀，张口咀嚼、按压耳屏或牵拉耳廓时耳痛加重，临床上容易混淆，应仔细鉴别。

耳疖系外耳道局限性红肿，病变部位在外耳道外侧三分之一，病程短，数日后疖肿溃破流脓，症状迅速消退。耳疮系外耳道弥漫性红肿，可有少许分泌物，一般无脓液，病程可长可短。

耳疖与耳疮的鉴别要点见表 9 - 19。

表 9 - 19　耳疖与耳疮的鉴别要点

鉴别要点	耳疖	耳疮
相同点	病变均在外耳道，有挖耳史，耳痛，张口咀嚼、按压耳屏或牵拉耳廓时耳痛加重，外耳道红肿	
病变部位	外耳道外侧三分之一	整个外耳道
体　征	外耳道外侧局限性红肿隆起	外耳道弥漫性红肿，可有少许黄色分泌物，较稠
病　程	较短，数日以内	可长可短

2. 耳带疮 耳带疮与耳疖均可出现耳痛，应加以鉴别。

耳带疮的耳痛多位于耳廓或耳周围，张口咀嚼、按压耳屏或牵拉耳廓不会使耳痛加重，在耳廓或耳周围可见到针头大小的疱疹，密集成簇，色红，破溃后渗液少。耳疖的耳痛位于外耳道内，张口咀嚼、按压耳屏或牵拉耳廓可使耳痛加重，在外耳道外侧可见局限性红肿隆起，耳廓部位正常。

耳带疮与耳疖的鉴别要点见表9-20。

表9-20　耳带疮与耳疖鉴别要点

鉴别要点	耳带疮	耳疖
相同点	耳痛	
耳痛特点	耳廓或耳周围疼痛，张口咀嚼、按压耳屏或牵拉耳廓不会使耳痛加重	外耳道中疼痛，张口咀嚼、按压耳屏或牵拉耳廓使耳痛加重
体征特点	耳廓或耳周围见针头大小的疱疹，密集成簇，色红，破溃后渗液少	外耳道外侧局限性红肿隆起，溃破后流少许脓血性分泌物
挖耳史	无	有

3. 断耳疮　断耳疮与耳疖均可出现耳痛，应加以鉴别。

断耳疮的耳痛位于耳廓部位，疼痛剧烈，可见耳廓红肿、化脓、变形。耳疖的耳痛位于外耳道内，疼痛程度较轻，张口咀嚼、按压耳屏或牵拉耳廓可使耳痛加重，外耳道外侧有局限性红肿隆起。据此不难鉴别。

断耳疮与耳疖的鉴别要点参见"断耳疮"一节。

4. 脓耳　脓耳与耳疖均可出现耳痛及耳内流脓，应加以鉴别。

脓耳的耳痛出现在疾病初起阶段，疼痛的部位在外耳道深处，张口咀嚼、按压耳屏或牵拉耳廓不会使耳痛加重；待耳内流脓后耳痛减轻或消失，脓液较多而带黏液；常伴有听力减退；可见鼓膜充血或穿孔；耳痛之前多有外感史。

耳疖的耳痛部位在外耳道外侧，张口咀嚼、按压耳屏或牵拉耳廓可使耳痛加重；疖肿溃破后流脓较少；很少出现听力减退；可见外耳道外侧局限性红肿隆起，鼓膜正常；耳痛之前多有挖耳史。

脓耳与耳疖的鉴别要点见表9-21。

表9-21　脓耳与耳疖鉴别要点

鉴别要点	脓耳	耳疖
相同点	耳痛，耳内流脓	
耳痛特点	耳内深处疼痛，张口咀嚼、按压耳屏或牵拉耳廓不会使耳痛加重	外耳道外侧疼痛，张口咀嚼、按压耳屏或牵拉耳廓使耳痛加重
脓液特点	耳内流脓较多，呈黏液脓性	耳内流脓少，无黏液
听力	多有听力减退	少见听力减退

鉴别要点	脓耳	耳疖
外耳道	多无异常，或见脓性分泌物	外耳道外侧局限性红肿隆起，溃破后流少许脓血性分泌物
鼓　膜	鼓膜充血或穿孔	鼓膜正常
相关病史	起病前多有外感史	起病前多有挖耳史

【病因病机】

《诸病源候论》说："凡患耳中策策痛者，皆是风入于肾之经也，不治流入肾，则卒然变脊强背直，成痓也。若因痛而肿生痈疖，脓溃邪气歇，则不成痓。"古人认为本病由风邪侵入耳内所致。现代医著多认为耳疖外因多由挖耳损伤耳道肌肤，风热邪毒侵袭，内因肝胆湿热上蒸所致。

1. 风热侵袭　多因挖耳损伤局部皮肤，或因污水入耳，或因脓耳之脓液浸渍，致风热邪毒乘机侵犯，壅塞耳窍，阻滞耳窍经脉而发为本病。

2. 肝胆湿热　湿热邪毒壅盛，引动肝胆湿热，循经上乘，蒸灼耳道，壅遏经脉，逆于肌肤而致耳道红肿、疼痛。

【辨治思路】

（一）辨证思路

耳疖属风热邪毒为患，故属实证、热证。辨证的关键在于辨别表热与里热。一般来说，病初起，耳痛尚轻，局部红肿范围较小，多属表热证；病情进一步发展，耳痛加剧，局部红肿范围扩大，甚则溃破流脓，多属外邪入里，引动肝胆湿热上蒸。

（二）治疗思路

为消除耳痛症状，可采取内治与外治相结合的思路。内治根据局部辨证，再结合全身兼症和舌象、脉象：如初起局部红肿如椒目状，未成脓，多为风热邪毒侵袭；红肿范围较大，甚至堵塞外耳道，或溃破流脓，多为肝胆湿热上蒸。结合外治，未成脓前可采用局部涂敷以缓解疼痛，耳疖已成脓而未溃破者可切开排脓以给邪出路，使症状体征得以消退。

【辨证论治】

1. 风热侵袭

主证：耳部疼痛，张口、咀嚼时疼痛加重；按压患侧耳屏或牵拉耳廓疼痛加重，外耳道局限性红肿隆起。全身可兼有发热、头痛、恶风、周身不适等症。舌质红，苔薄黄，脉浮数。

治法及方药：疏风清热，解毒消肿。可选用五味消毒饮加减。常用药物如金银花、蒲公英、紫花地丁、天葵子、菊花等。

加减法：若兼发热恶寒、头痛者，可合用银翘散以疏风清热；若热邪较重，选加黄芩、黄连、栀子等苦寒清热之品。

2. 肝胆火热

主证：耳痛剧烈，甚者痛引腮脑，如疖肿闭塞耳道，可暂时听力减退。外耳道局限性红肿，顶部可见黄白色脓点，溃破后外耳道可见黄稠脓液；耳前后可有瘰核肿大疼痛。全身兼有发热头痛，口苦咽干，大便秘结；舌质红，苔黄腻，脉弦数。

治法及方药：清泻肝胆，消肿排脓。可选用龙胆泻肝汤加减。常用药物如龙胆草、栀子、黄芩、柴胡、车前子、泽泻、木通、当归、甘草等。

加减法：如脓已成未破者，可加皂角刺、穿山甲、赤芍等，或用仙方活命饮加减；大便秘结者，可加大黄、芒硝等。

【外治法】

1. 外敷　耳疖初期，可用黄连膏、紫金锭涂敷患处以清热解毒、活血消肿止痛。

2. 滴耳　可用清热解毒的中药液滴耳。

3. 排脓　疖肿已成脓未自行溃破者，可消毒后用粗针头挑破脓头，取出脓栓，或切开排脓，放出脓血，切开排脓时应注意切口须与外耳道长轴方向平行，以防形成外耳道狭窄。排脓后可再用黄连膏、紫金锭或如意金黄散等外涂。

【针灸疗法】

1. 体针　患病早期，取手阳明经穴为主，如合谷、内关、少商、商阳、曲池等穴，针用泻法或用三棱针点刺出血，以疏通经脉、泄热消肿止痛。

2. 耳针　用耳针或王不留行籽埋于肝、肺、心、屏间等穴位。

【其他疗法】

耳疖早期，局部可配合超短波或微波理疗。

【预防调护】

1. 注意耳部卫生，戒除挖耳习惯。

2. 保持外耳道清洁，如疖肿成脓溃破，应及时清除脓液。脓未成时禁止过早切开引流。

3. 患病期间，宜清淡饮食，忌食辛辣燥热之品。

4. 如疖肿反复发作，要注意寻找全身性诱因，如消渴病等。

【名医经验】

（一）蔡福养医案

张某，女，36 岁。1983 年 7 月 13 日初诊。

主诉：左耳部灼热疼痛 2 天。

病史：患者 2 天前挖耳不慎，伤于肌肤，次日即感耳痛灼热，时而跳痛引头，张口、说话、咀嚼、触碰皆能加重病情。患者手托耳腮以缓痛势，发热恶寒，听力减退，头痛口苦，便干溺赤。

检查：见左外耳道口三处鲜红肿突，互为连属，状若珠豆，根盘紧束，顶红似朱，隐现白头，似软非软，触之痛甚，耳下淋巴结压痛，舌尖红，苔黄，脉弦数。

本例乃因挖耳损伤肌肤，邪毒内侵，结滞耳窍，壅遏气血，腐灼肌肤而生。治用五味消毒饮重用其量而治，以清热解毒、消肿止痛，散疗疗疖为法。

蒲公英、紫花地丁各 20g，野菊花、金银花、天花粉各 15g，紫草 12g，赤芍、白芷各 10g，皂角刺、甘草各 6g，大黄（后下）3g。水煎服，每日 1 剂。外治：用小纱条蘸耳炎灵药液敷置耳疗处，每日 2 次。

二诊：耳痛大减，发热恶寒头痛已去，大便通利。检查：疗肿已溃，肿势转缓缩小。上方去大黄、皂角刺。外治同前。继用 2 日，诸症皆愈。

——选自：《蔡福养临床经验辑要》

按：耳疗多由火热邪毒结滞耳窍而成。大多单发，多个疗肿并发少见。本例重用蒲公英、紫花地丁清热解毒；辅以紫草、赤芍凉血活血；白芷、皂角刺、天花粉消肿溃脓；大黄一味，既能泄热于膈肠而解毒，又能祛瘀而消肿痛，实为热毒肿疮之佳品。合方清上达下，透表泄里，消溃并用，使邪毒于体内无栖息之地，而逃之夭夭矣。热毒一去，肿痛即消，斯疾乃愈。

（二）古代医案

缪仲淳治顾博士伯钦内人，左耳患疗，时方孕，令先以白药子末鸡子清调涂腹上护胎，次以夏枯草、甘菊、贝母、忍冬、地丁之属，大剂饮之，一服痛止，疗立拔，胎亦无恙。

——选自：《续名医类案·卷三十四·疗》

按：病例描述孕妇生耳疗，清热解毒之品恐寒凉伤胎，故白药子不拘多少为末，用鸡子清调摊于纸上，贴在脐下胎存生处以安胎，再用夏枯草、甘菊、忍冬藤、地丁之品大剂量口服以清热祛毒排脓。采用内外兼治的方法，一方面外治以安胎，另一方面内治以解毒，使热毒清透而不伤胎气，此乃妙法也。

（魏炳洲 刘蓬）

第十节 耳 疮

耳疮是以外耳道弥漫性红肿疼痛为主要特征的疾病。本病为临床常见病，可发生于各种年龄，常于挖耳后起病，男女之间患病率无差异。可发生于单耳，亦可发生于双耳，病程可长可短。中医治疗本病具有较好的疗效。

西医学的弥漫性外耳道炎等疾病可参考本病进行辨证治疗。

【历史源流】

耳疮病名首见于隋代，《诸病源候论·卷二十九·耳疮候》记载："足少阴为肾之经，其气通于耳，其经虚，风热乘之，随脉入于耳，与血气相搏，故生耳疮。"认为风热外袭于耳而为病，并有"小儿耳疮"等论述，对本病的病因病机已有较明确的认识。

唐代，《备急千金要方·卷五下》《外台秘要·卷三十六》记载有治疗耳疮的外用方。

宋代，《太平圣惠方·卷第三十六》也提出耳内生疮的原因是风热邪毒外袭，与气血相搏结所致，并记载了外治塞耳方。《圣济总录·卷第一百一十五》亦认为"足少阴肾之经虚则风热邪气乘之，与津液相搏，故耳内生疮"，并记载有治疗耳内生疮的内、外治方。《济生方·耳门》则提出由"心气不平，上逆于耳"所致。

明代，《外科枢要·卷二》认为耳疮与三焦、肝、肾三经有关，指出"耳疮属手少阳三焦经，或足厥阴肝经血虚风热，或肝经燥火风热，或肾经虚火风热等因"，并列举了耳疮病案。《外科正宗·卷之四》则指出："小儿胎热或浴洗水灌窍中，亦致耳窍作痛生脓。"认识到污水入耳，浸渍耳窍可导致耳疮。《薛氏医案》《证治准绳》《医贯》《景岳全书》等医籍都有"耳疮"专论，对病因病机、内外治疗论述很多。

现代文献中，1980 年广州中医学院主编的全国高等医药院校第 4 版规划教材《中医耳鼻喉科学》首先写入"耳疮"一病，与"耳疖"并论，将耳疮的特征归纳为"外耳道弥漫性红肿"，此后，各家中医耳鼻喉科学专著与教材大多以耳疮为病名进行论述。2003 年王士贞主编的普通高等教育"十五"国家级规划教材《中医耳鼻咽喉科学》将"耳疮"的定义修改为"耳疮是指以外耳道弥漫性红肿疼痛为主要特征的疾病。"至此，耳疮的概念得以明确。

【临床诊断】

（一）诊断要点

1. 临床特征 耳疮必备的临床特征是耳内痛痒及外耳道弥漫性红肿。可发生于一侧或两侧，病程可长可短。

（1）耳内痛痒：耳疮的主要症状是一侧或两侧耳内疼痛或瘙痒。病程短者，以耳内疼痛为主，张口咀嚼、按压耳屏或牵拉耳廓时疼痛加重，耳痛之前多有挖耳史；病程长者，以耳内经常瘙痒为主，因耳痒导致挖耳，挖耳之后可能导致耳痛，如此循环往复，迁延不愈。

（2）外耳道弥漫性红肿：外耳道弥漫性红肿是诊断耳疮的主要依据。病程短者，可见一侧或双侧外耳道弥漫性充血，严重时可肿胀狭窄，部分患者可有少许清稀分泌物而致潮湿；病程长者，外耳道肿胀不明显，可见外耳道潮红、增厚、脱屑甚至狭窄，部分患者可有黄白色霉菌样斑块。

2. 主要伴随症状　耳疮的主要伴随症状是耳内流水、听力下降等。

耳疮患者一般耳内流水很少，多不至于流出耳外，由于耳内潮湿，患者挖耳时觉得有水分，故部分患者可诉说耳内流水。

大部分耳疮患者不会有听力下降的问题，只有一种情况例外，即严重的耳疮患者，由于外耳道肿胀狭窄，堵塞了外耳道，或在肿胀狭窄的基础上并有分泌物堵塞外耳道。这种情况下的听力下降一般不严重，表现为传导性聋，在外耳道肿胀消退后，听力可恢复正常。

（二）鉴别诊断

耳疮应与耳疖、耳带疮、旋耳疮、脓耳等疾病相鉴别。

1. 耳疖　耳疮与耳疖的病变部位均在外耳道，且均有挖耳史，主要症状均为耳痛，且耳痛的特点相似，即张口咀嚼、按压耳屏或牵拉耳廓时耳痛加重，故临床上容易混淆。二者的鉴别要点参见"耳疖"一节。

2. 耳带疮　耳带疮与耳疮均可出现耳痛，应注意鉴别。

耳带疮的耳痛部位多在耳廓或耳周，同时在耳廓或耳周可见到针头大小、密集成簇的红色疱疹；耳疮的耳痛部位在外耳道内，张口咀嚼、按压耳屏或牵拉耳廓时耳痛加重，同时可见外耳道弥漫性红肿，耳廓及耳周无异常。

耳带疮与耳疮的鉴别要点见表9-22。

表9-22　耳带疮与耳疮鉴别要点

鉴别要点	耳带疮	耳疮
相同点	耳痛	
耳痛特点	一侧耳廓或耳周疼痛	一侧或两侧外耳道内疼痛，张口咀嚼、按压耳屏或牵拉耳廓时疼痛加重
体　征	耳廓或耳周见针头大小、密集成簇的红色疱疹	外耳道弥漫性红肿

3. 旋耳疮 旋耳疮与耳疮均可出现耳痒，应注意鉴别。

旋耳疮的瘙痒程度较重，以耳廓、耳周围为主，可延及外耳道口，同时可见到局部皮肤有糜烂、渗出较多黄色分泌物、结痂。耳疮大多以耳痛为主，表现为瘙痒者，一般瘙痒的程度较轻，以耳内深处瘙痒为主，同时见外耳道内潮红，或有黄白色霉菌样斑块。

旋耳疮与耳疮的鉴别要点参见"旋耳疮"一节。

4. 脓耳 脓耳与耳疮均可出现耳痛及耳内流水，应注意鉴别。

脓耳发病前多有感冒史，初期以耳痛为主，其特点是张口咀嚼、按压耳屏或牵拉耳廓时无疼痛加重现象，待鼓膜穿孔流脓后，一般脓液较多且有黏性，流脓以后耳痛即减轻，常伴有听力下降。

耳疮发病前多有挖耳史，耳痛的特点是张口咀嚼、按压耳屏或牵拉耳廓时疼痛加重，耳内流水一般很少，多不流出耳外，较清稀，多无听力下降。

值得注意的是，脓耳长期流脓不止者，可浸渍外耳道导致耳疮。故耳疮与脓耳可以并存。

脓耳与耳疮的鉴别要点见表9－23。

表9－23　脓耳与耳疮鉴别要点

鉴别要点	脓耳	耳疮
相同点	耳内疼痛及流水	
病史特点	发病前多有感冒史	发病前多有挖耳史
耳痛特点	张口咀嚼、按压耳屏或牵拉耳廓时无疼痛加重现象	张口咀嚼、按压耳屏或牵拉耳廓时疼痛明显加重
流水特点	黏液脓性，量较多，可流出耳外	清稀，量少，多不流出耳外
听　力	多有听力下降	多无听力下降
体　征	鼓膜充血或穿孔	外耳道弥漫性红肿，鼓膜正常

【病因病机】

隋·巢元方认为耳疮由肾经气虚，风热乘之，循脉入于耳所致；明《薛氏医案》提出："耳疮属手少阳三焦经，或足厥阴肝经血虚风热，或肝经燥火风热，或肾经虚火等因。"《景岳全书》补充了肝肾不足、上实下虚的病因病机。现代医著多认为本病外因风、热、湿邪侵袭，内因肝胆火热上炎或血虚化燥。

1. 外邪侵袭 多因挖耳损伤外耳道肌肤，风热湿邪乘机侵犯，或因耳道不洁，污水入耳，或因脓耳之脓液浸渍，湿郁化热，风热湿邪犯耳，与气血相搏，致生耳疮。

2. 肝胆湿热　湿热邪毒壅盛，引动肝胆火热，循经上犯耳窍，蒸灼耳道，壅遏经脉，逆于肌肤而生耳疮。

3. 血虚化燥　久病不愈，阴血耗伤，血虚化燥，耳窍肌肤失于濡养而致病。

【辨治思路】

（一）辨证思路

本病既有实证，也有虚证。实者，多为风热湿邪犯耳，或肝胆湿热上蒸；虚者，多为血虚化燥，耳窍失养。

1. 辨虚实　一般而言，实证者，发病急，病程短，耳道内红肿、渗流黄液，耳灼痛；虚证或虚实夹杂者，病程较长，耳道内红肿轻而肿厚甚，且结痂，起屑，耳内发痒等。

2. 辨邪毒　初期耳痒痛，肌膜红肿轻者，多属风热侵袭；耳道内红肿弥漫，灼热疼痛明显，口苦者，多属肝胆湿热；若病久不愈，耳内发痒，肌肤肿厚，结痂脱屑者，多属正虚而邪毒滞留。

（二）治疗思路

治疗上可分为急性和慢性两个不同时期，其病因病机的侧重点不同而采用不同的内外治方法。

1. 急性期　以外耳道红肿疼痛为主，辨证应用中药内服，并适当配合滴耳、外敷等外治法，可取得较好的疗效。如耳痛较重，可配合针刺止痛。

2. 慢性期　耳内瘙痒、疼痛反复发作，外耳道皮肤增厚、皲裂、脱屑者，目前治疗较为棘手，而应用养血润燥、祛风止痒的中药内服，并适当配合滴耳、外敷等外治法，仍可取得一定的效果。

【辨证论治】

1. 外邪侵袭

主证：耳痛或耳痒，耳道灼热感，外耳道弥漫性红肿，或耳道潮湿，有少量渗液。全身可伴有头痛、发热、恶寒。舌质红，苔薄黄，脉浮数。

治法及方药：疏风清热，解毒祛湿。可选用银花解毒汤加减，常用药物如金银花、连翘、紫花地丁、黄连、夏枯草、丹皮、水牛角、赤茯苓等。

加减法：若耳痒，可加防风、白鲜皮等以疏风祛湿；若发热、头痛，可加柴胡、黄芩等；若鼻塞、流涕，可加白芷、辛夷等。

2. 肝胆湿热

主证：耳痛，牵引同侧头痛，外耳道弥漫性红肿，或渗出黄色脂水。全身可伴有发热、口苦咽干、便秘等症。舌红，苔黄腻，脉弦数。

治法及方药：清泻肝胆，利湿消肿。可选用龙胆泻肝汤加减，常用药物如龙胆草、栀子、柴胡、黄芩、泽泻、木通、车前子、当归、生地、甘草等。

加减法：若热邪较重，外耳道红肿明显者，可加蒲公英、黄连、赤芍、丹皮等；如湿邪较重，渗液较多者，可加茯苓、薏苡仁、苦参、浮萍等；若大便秘结，可加大黄、芒硝等。

3. 血虚化燥

主证：耳痒、耳痛反复发作，外耳道皮肤潮红、增厚、皲裂，或见结痂。全身症状不明显。舌质淡，苔白，脉细。

治法及方药：养血润燥，祛风止痒。可选用地黄饮子加减，常用药物如生地、熟地、首乌、当归、玄参、丹皮、白蒺藜、僵蚕、红花、甘草等。

加减法：耳痒明显者，可选加防风、川芎、白鲜皮、地肤子等；有渗液者，可加茯苓、白术等；纳呆、倦怠者，可加党参、白术、砂仁等。

【外治法】

1. 滴耳　可用清热解毒的中药制成滴耳液滴耳，如黄连滴耳液等。

2. 涂耳　可用黄连膏、无极膏等涂耳道内。

3. 外敷　耳周臖核肿大，可敷如意金黄散，或用紫金锭、六神丸研末调敷。

4. 吹耳　可用冰硼散、锡类散等吹入耳内。

【针灸疗法】

1. 针刺　取手足少阳经穴为主，如听会、耳门、翳风、外关、合谷、阳陵泉等。每次2~3穴，每日1次。

2. 刺血　耳痛较重时，可用三棱针或粗针头点刺患侧耳尖放血，以起到泄热解毒的作用。

【其他疗法】

可配合局部超短波理疗、半导体激光或微波理疗。

【预防调护】

1. 避免挖耳及污水入耳。

2. 注意耳部卫生，及时清理耳道分泌物及痂皮；及时治疗脓耳，以免脓液长期浸渍耳道而为病。

3. 患病期间注意饮食有节，忌食肥甘厚腻食品，以防湿热内蕴，加重病情。

【名医经验】

（一）蔡福养医案

姚某，男，23岁。1983年8月12日初诊。

主诉：左外耳道灼热痒痛，流黄稀脓液2天。

病史：患者2天前游泳不慎，污水入耳，排出未净，以手挖之，当晚即感耳内灼热痒胀，次日即现耳痛，流黄稀脓液，量少微臭。患者烦躁易怒，口苦溺赤。

检查：见左外耳道弥漫性红肿，耳道缩窄，肌肤溃烂，表面布满黄稀脓液，味臭，耳周淋巴结泛红，压痛，舌质红，苔黄腻，脉弦微数。

本例乃污水入耳，蕴而化热，湿热结滞胆脉，复因挖耳伤肌，致邪毒乘机侵袭，灼伤肌肤而病。故治以龙胆泻肝汤清泻肝胆湿热为法。

处方：蒲公英15g，龙胆草、车前子、白鲜皮各12g，黄芩、栀子、生地、苦参、赤芍各10g，木通、柴胡、甘草各6g。水煎服，每日1剂。

外治：清洁疮面后，用小纱条蘸耳炎灵药液塞患处，每日1次。

二诊：用药3日，耳道灼热疼痛消失，脓液减少，唯痒不止，烦躁口苦已去。停用内治，专以外治。药用同前，每日1次。

三诊：继用药4日，耳疮痊愈。

——选自：《蔡福养临床经验辑要》

按：肝胆互为表里，胆脉入循耳中，若肝胆湿热循经上蒸，熏灼耳部肌肤，则可溃烂生疮。治疗中在龙胆泻肝汤为主方的基础上，加入蒲公英、苦参、白鲜皮以助清热解毒、燥湿止痒；赤芍助生地清热凉肝、活血止痛；并配以清热燥湿、解毒消肿之耳炎灵外治，直取耳部邪毒。如此内外兼施，俾使肝胆湿热一清，耳脉爽慧，则耳疮自愈矣。

（二）古代医案

予尝治一儒者，年近三旬，素有耳病，每年常发，发必肿溃。至乙亥二月，其发则甚，自耳根下连颈项，上连头角，耳前耳后莫不肿痛。诸医之治，无非散风降火。至一月后，稠胀鲜血自耳迭出，每二三日必出一酒钟许。然脓出而肿全不消，痛全不减，枕不可近，食不可加，气体俱困，自分其危，延余治之。察其形气，已大不足。察其病体，则肿痛如旧，仍若有余。察其脉息则或见弦急，或见缓弱。此非实热可知，然脉不甚紧而或时缓弱，亦得溃疡之体，尚属可治。遂先以六味汤二三剂，而元气稍振；继以一阴煎加牛蒡、茯苓、泽泻，仍倍加白蒺藜为君，服五十余剂，外用降痈散，昼夜敷治，两月而后愈。盖此证虽似溃疡有余，而实以肝肾不足，上实下虚一奇证也，故存识之。

——选自：《景岳全书·卷四十七·外科钤》

按：病例描述一中年读书人每年常发耳疮，发病时自耳根下连颈项，上连头角，耳前耳后莫不肿痛。许多医生一味采用祛风降火的方法予以治疗，往往治疗后耳道有脓出，但肿全不消，痛全不减，枕不可近，食不可加。张氏仔细判别病症，发现其脉息或见弦急，或见缓弱，但是脉象并不是张弛紧凑，反而多有缓慢虚弱，因而判定虽耳道肿溃不断，而实以肝肾不足，乃本虚标实之象。故先用六味汤二三剂以振奋元气，继用一阴煎滋阴清热、引血止血为根本，并重加白蒺藜以祛风行气，辅之牛蒡、茯苓、泽泻渗湿止痛，再外用降痈散（薄荷、野菊花、土贝母、茅根）昼夜敷贴以清热凉血、解毒消肿，此上实下虚之奇证两月而后愈。

（魏炳洲 刘蓬）

第十一节 脓 耳

脓耳是以鼓膜穿孔、耳内流脓、听力下降为主要特征的疾病。本病是临床常见病、多发病之一，可发生于任何季节，夏季发病率较高。病程可长可短，新病多实证，久病多虚证或虚实夹杂证。若邪盛正虚，失治或误治者，可导致脓耳变证，甚者可危及生命。

西医学的急、慢性化脓性中耳乳突炎等疾病可参考本病进行辨证治疗。

【历史源流】

（一）古代文献对脓耳的记载

本病在历代文献中除"脓耳"外，还有"聤耳""耳疳""风耳""缠耳""震耳""底耳"等不同的称谓。

《灵枢·厥病》记载"耳痛不可刺者，耳中有脓"，这是类似于脓耳症状的最早记述。临床上，具备耳痛、流脓症状的耳病不仅脓耳一病，耳疖、耳疮等病亦可有类似表现，所以，不能断定此条记载的症状是特指脓耳。

晋代，《肘后备急方·卷六》首称聤耳："聤耳，耳中痛，脓血出"，记载了治疗聤耳的方药及方法，包括用药散吹入耳内或棉裹药散塞入耳内等。

隋代，《诸病源候论》首次对"聤耳"的含义及病因病机做了较为详尽的论述，如在第二十九卷中说："耳者宗脉之所聚，肾气之所通，足少阴肾之经也，劳伤气血，热乘虚而入于其经，邪随血气至耳，热气聚，则生脓汁，故谓之聤耳。"在第四十八卷中又指出"聤耳，久不瘥，即变成聋也"，这里已经认识到聤耳除具有耳痛、耳内溢脓外，还有听力减退这个关键的主要症状，而听力减退正是区别脓耳与其他也具备耳痛、流脓症状的耳病的重要依据。该书对小儿聤耳做了专门论述，认识到小儿聤耳与成人聤耳的病因病机有所不同，而且还指出沐浴水入耳内可导致聤耳。在第三十五卷中描述了聤耳失治引起的变证，即后人所称的"黄耳伤寒"。《诸病源候论》的这些认识对后世产生了很大的影响。

唐代，《备急千金要方·卷六》除了有"聤耳"病名外，还有"底耳"之称。治疗方面，不但补充了部分外治方药，还记载了与本病有关的内服方药 2 首。《外台秘要》卷二十三有聤耳方 11 首，卷三十五中有小儿聤耳方 4 首，其中敷耳雄黄方治小儿聤耳有疮及恶肉，说明当时已认识到聤耳可导致耳内肉芽的形成，并懂得用具有腐蚀作用的药物进行治疗。

宋代，《太平圣惠方》《太平惠民和剂局方》《圣济总录》等都以聤耳为主要病名，在治疗上仍以补充外治法为主。《三因极一病证方论·卷之十六》记载了解仓饮子治疗本病，《严氏济生方·耳门》又记载了犀角饮子等方，开创了以清热解毒法治疗本病的方法。

"脓耳"一词，最早见于宋代的《仁斋直指方·卷之二十一》，曰："热气乘虚，随脉入耳，聚热不散，脓汁出焉，谓之脓耳。"对后世医家的影响很大，如明代的《普济方》《医学入门》《奇效良方》等均有引用该书脓耳的提法。

《婴孩妙诀论》对脓耳总称聤耳，并按脓液性质、色泽将脓耳分为五类：流黄脓者称"聤耳"，红脓者称"脓耳"，白脓者称"缠耳"，臭脓者称"冱耳"，青脓者称"震耳"。此种分类方法为明清不少医家所接受。

元代，《丹溪心法·卷四》引用李东垣的蔓荆子散治疗本病，为后世医家所推崇，成为治疗脓耳的主要方剂之一。

明代，首次出现脓耳治验的记载，《保婴撮要·卷四》对小儿脓耳的治疗，重视乳母对乳儿的影响，主张乳母与乳儿同时治疗，不少医案用补中益气汤治疗，可见其对脾胃的重视。《赤水玄珠》继承《诸病源候论》关于脓耳失治可以引起变证的理论，提出"黄耳伤寒"的病名。

清代的医学文献，多以"耳疳"作为本病的病名，并继承了按脓色不同的命名方法。治疗方面，主张按虚实辨证分别进行治疗，如《外科大成·卷三》提出："耳疳者，为耳内流出脓水臭秽也。书中云：出黄脓为耵耳，红脓为风耳，白脓为缠耳，清脓为震耳，名虽有五，其源则一。由足少阴虚热者，四物汤加丹皮、石菖蒲及地黄丸滋补之。由手少阳风热者，蔓荆子散、交感丹清之。"《辨证录·卷三》从肝胆出发来认识脓耳的发生，更加具体指明与脓耳关系比较密切的脏腑，由于这种观点切合临床实际，所用方药也较有效，故多被采用。《杂病源流犀烛·卷二十三》谓："耳脓者……小儿则有胎热胎风之别……胎热若何？或洗沐水误入耳，作痛生脓。初起月内不必治，项后生肿后，毒尽自愈。月外不瘥，治之，宜红棉散敷之。胎风若何？初生风吹入耳，以致生肿出脓，宜鱼牙散吹之。"总结了古人的经验与理论，认为本病成人有实火虚火之分，小儿有胎风胎热之别，其所列方药也较全面。可见至清代，医家们对本病的认识已渐趋完善，治疗方法也较多而有效，为我们认识本病提供了有价值的参考。

（二）现代脓耳概念的确立

现代文献中，1980年由广州中医学院主编的全国高等医药院校第四版规划教材《中医耳鼻喉科学》首次用"脓耳"作为正式病名，并做了这样的解释："耳内流脓一症，称为脓耳，或称聤耳、耳疳、底耳、耳湿，相当于化脓性中耳炎。"将脓耳分为"急性脓耳"与"慢性脓耳"进行辨证论治。

1985年王德鉴主编的全国高等医药院校第五版规划教材《中医耳鼻喉科学》将脓耳的定义修改为"脓耳是指耳膜穿孔、耳内流脓为主要表现的疾病，相当于化脓性中耳炎"，并将脓耳的病因病机归纳为"肝胆火盛，邪热外侵""脾虚湿困，上犯耳窍""肾元亏损，邪毒停聚"三个类型进行辨证论治，不再分"急性脓耳"与"慢性脓耳"。

2003年王士贞主编的普通高等教育"十五"国家级规划教材《中医耳鼻咽喉科学》再次将"脓耳"的定义修改为"脓耳是指以鼓膜穿孔、耳内流脓、听力下降为主要特征的耳病"，并将脓耳的病因病机总结为"风热外侵""肝胆火盛""脾虚湿困""肾元亏损"四个类型。

2016年刘蓬主编的全国中医药行业高等教育"十三五"规划教材《中医耳鼻咽喉科学》进一步修改了"脓耳"的定义："脓耳是以鼓膜穿孔、耳内流脓、听力下降为主要特征的疾病。"

至此，脓耳这一病名的内涵得以进一步规范，病因病机与辨证论治规律逐渐清晰。

【临床诊断】

（一）诊断要点

1. 临床特征　脓耳必备的临床特征是鼓膜穿孔、耳内流脓、听力下降。可单耳发病，也可双耳发病。发病前多有感冒病史或污水入耳史。

（1）鼓膜穿孔：鼓膜穿孔是脓耳的主要特征之一。新发生的脓耳，在鼓膜穿孔之前，先有鼓膜充血色红、膨隆，此时常伴有耳痛，持续1～2天后可发生鼓膜穿孔。穿孔可发生在鼓膜的任何部位，以紧张部穿孔为多见，亦可发生在松弛部。鼓膜穿孔大小不等，小者如针头大小，大者可占鼓膜的3/4以上，甚至鼓膜完全缺如。通过鼓膜穿孔可见鼓室内黏膜红肿、有脓性分泌物流出，部分患者可见肉芽或胆脂瘤。在静止期，亦可单纯见到鼓膜穿孔而无脓液、肉芽、胆脂瘤等病变。

（2）耳内流脓：耳内流脓是"脓耳"的核心症状，缺少了这个症状即不能称为"脓耳"。脓耳的流脓是在鼓膜穿孔的基础上发生的，所以鼓膜穿孔与耳内流脓是同时存在的现象。其脓液特点是量较多，常流出耳道以外，脓液大多较为黏稠，开始流出的脓液可带少许血色，大量的脓液常呈黄色或白色。少数患者的脓液有特殊的恶臭味，这种情况下往往提示合并有胆脂瘤，容易发生脓耳变证，应格外警惕。

耳内流脓一旦发生，常可反复发作，尤其在污水入耳后可很快发生流脓。

（3）听力下降：听力下降是脓耳的第三大特征，也是必备的特征之一。由鼓膜穿孔及耳内流脓，影响了声音的传导所致，故多表现为传导性聋。

听力下降可通过患者的主观感觉而发现。值得注意的是，脓耳导致的听力下降一般为轻度至中度听力下降，在对侧耳听力正常的情况下，通常对语言听力影响不大，故部分患者可能觉察不到；对于小儿来说，更是难以通过自己或家长的描述来发现听力下降，只有通过听力检查才能发现听力下降。

2. 主要伴随症状　脓耳的主要伴随症状有耳痛、发热等。

（1）耳痛：耳痛是脓耳初发病时必然发生的症状，多发生在感冒之后、鼓膜穿孔之前的这一段时间。耳痛多为持续性，并逐渐加重，小儿常因严重的耳痛、夜不能寐而哭闹不安，以致不得不看急诊。待鼓膜穿孔之后，随着脓液的流出，耳痛迅速减轻及消失。

对于已有鼓膜穿孔的患者来说，污水入耳后可仅发生流脓，而不一定有耳痛。故耳痛不是所有脓耳患者必备的症状。

（2）发热：发热也是脓耳初发病时，在鼓膜穿孔之前可能发生的症状，小儿尤其容易发生。与发热相伴随的还有恶风寒、头痛等，小儿可伴有高热、呕吐、泄泻等，待鼓膜穿孔流脓后，发热可缓解。

本病小儿较成人多见。由于小儿对症状诉说不清或不能诉说，加之本病早期以外感、发热表现为主，易被家长疏忽。若小儿感冒一周后，全身症状加重，出现高热、烦躁不安、哭闹拒食，甚至呕吐、耳后红肿等症，应考虑脓耳的可能，及时进行鼓膜检查，以便早期确诊。

3. 检查　对怀疑为脓耳者，鼓膜检查是必须的，发现鼓膜穿孔即可确诊。此外，还应进行听力学检查，必要时可行影像学检查。

（1）鼓膜检查：鼓膜检查可通过额镜反光下，将耳廓向后上方牵拉使外耳道成一直线来进行观察，大部分鼓膜穿孔通过这种方法即可观察到。有条件时也可通过电耳镜或耳内镜进行更为细致的观察，利于发现细小的穿孔以及鼓膜松弛部的穿孔。

（2）听力学检查：脓耳患者听力下降是必然的，故在条件允许的情况下应进行听力学检查，了解听力下降的程度及性质。

常用的听力学检查方法是音叉试验及纯音测听。脓耳大多为传导性聋，少数久病者亦可为混合性聋。

（3）影像学检查：对于初次发病的脓耳，大多无须进行影像学检查。对于久病的脓耳，反复流脓者，应进行影像学检查，如颞骨X线摄片、CT扫描或MR检查等，以了解是否存在颞骨骨质破坏的情况。

（二）鉴别诊断

脓耳应与耳疖、耳疮、旋耳疮、耳带疮、脓耳变证等疾病相鉴别。

1. 耳疖、耳疮 耳疖、耳疮与脓耳均有耳痛及耳内溢液的现象，应注意鉴别。

耳疖、耳疮的耳痛有一个共同点：在张口咀嚼、按压耳屏或牵拉耳廓时耳痛加重，而脓耳的耳痛没有这个特点，这是非常重要的一个鉴别要点。

耳疖、耳疮的耳内溢液非常少，一般不会流出外耳道，且无黏性；脓耳的耳内流脓较多，常流出外耳道，且有一定黏性。

耳疖、耳疮多无听力下降，脓耳必有听力下降。

耳疖、耳疮起病前多有挖耳史，脓耳起病前多有感冒史。

检查外耳道与鼓膜，便可做出明确的鉴别：耳疖、耳疮可见外耳道局限性或弥漫性红肿，鼓膜正常；脓耳则见鼓膜充血、穿孔。

关于耳疖、耳疮与脓耳的详细鉴别要点参见"耳疖""耳疮"两节。

2. 旋耳疮 旋耳疮与脓耳均可出现耳内溢液，应加以鉴别。

旋耳疮多在耳廓或耳周围出现糜烂、渗液，可延及外耳道外侧，常伴有瘙痒；脓耳为耳内流出大量黏性脓液，并见鼓膜穿孔。据此不难鉴别。

关于旋耳疮与脓耳的详细鉴别要点参见"旋耳疮"一节。

3. 耳带疮 耳带疮与脓耳均可出现耳痛，应注意鉴别。

耳带疮的耳痛部位多在耳廓或耳周围，疼痛部位可见针头大小、密集成簇的红色疱疹；脓耳的耳痛部位在耳道内深处，并伴有传导性聋，可见鼓膜充血或穿孔。

耳带疮与脓耳的鉴别要点见表9－24。

表9－24　耳带疮与脓耳鉴别要点

鉴别要点	耳带疮	脓耳
相同点	耳痛	
耳痛部位	主要在耳廓或耳周	耳道深处
其他症状	口眼㖞斜、感音性聋、耳鸣、眩晕等	耳内流脓，传导性聋
体　征	耳廓或耳周围可见针头大小、密集成簇的红色疱疹	鼓膜穿孔

4. 脓耳变证 脓耳变证是由脓耳变生的病证。多因脓耳邪毒炽盛，或治疗不当，邪毒扩散而致，病情较为复杂、严重，甚至可危及生命。常见的脓耳变证有耳后附骨痈、脓耳面瘫、脓耳眩晕及黄耳伤寒等，每一种脓耳变证有各自的特点，但有一个共同特点，即均是在脓耳的基础上发生的。因此，对于脓耳患者，若经积极治疗，症状

不见缓解，脓液流出不畅，且不断出现新的症状，如耳后脓肿、面瘫、眩晕、高热、头痛等，应警惕脓耳变证的发生。

随着全民健康和医疗服务水平的不断提高，脓耳变证已经比较少见，但是在婴幼儿患病后病势凶猛及医疗条件欠发达地区仍时有发生。

【病因病机】

脓耳发病外因多为风热湿邪侵袭，内因多属肝、胆、脾、肾脏腑功能失调。

1. 风热外侵 风热外袭或风寒化热循经上犯，风热邪毒结聚耳窍而为病。

2. 肝胆火盛 风热湿邪侵袭传里，引动肝胆之火，或肝胆素有内热，循经上蒸，热毒搏结于耳窍，火热炽盛，蚀腐鼓膜，化腐成脓。

3. 脾虚湿困 素体脾气虚弱，健运失职，湿浊内生，加之正不胜邪，邪毒滞留，与湿浊困聚耳窍，以致脓耳缠绵难愈。

4. 肾元亏损 先天不足，或后天肾精亏耗，以致肾元虚损，耳窍失养，邪毒乘虚侵袭或滞留，使脓耳迁延难愈，肾主骨生髓，肾虚耳部骨质失养，不堪邪毒腐蚀，久之骨腐脓浊而臭，甚至邪毒内陷，导致脓耳变证。

【辨治思路】

（一）辨证思路

本病的辨证须抓住一个"脓"字。脓液的形成，多是邪毒壅聚耳中使气血腐败而致，可以说，只要有脓，便有邪毒的存在，所以，本病主要表现为实证或虚中夹实证，纯粹表现为虚证者较少见。邪毒主要有两类：一是热毒，二是湿毒。早期以热毒为主，后期以湿毒为主，也可兼有热毒。

辨证时首先应根据起病的缓急，脓液的质、量、色，结合全身兼症和舌象、脉象，辨其虚实寒热。一般来说，早期主要表现为耳痛、流黄脓，或见发热，临床辨证以实证、热证为多，脏腑方面与肺、肝、胆关系较密切；后期主要表现为反复流脓、听力下降明显，临床辨证以脾、肾亏虚兼夹湿热之毒为多。

1. 辨脓液 耳内流脓的色、质、量、味是辨证的重要依据。脓液色黄多属湿热，色红多属火毒，色白多属脾虚；脓液黏稠，多属湿热，清稀多属脾虚湿盛；脓液量多者湿盛，量少者或因湿浊排泄不畅，或因病情控制；脓液气味臭秽，多是湿浊久郁生热，致骨质腐败，与肾虚有关。

2. 辨鼓膜 主要是辨鼓膜色泽及穿孔部位、大小。鼓膜充血呈放射状或潮红，多属风热外袭；鼓膜红赤较甚且外突，多属肝胆火热炽盛；鼓膜穿孔小者病势尚轻，穿孔大者病势为重；中央性穿孔久不愈者，多为脾虚邪滞；边缘性及松弛部穿孔，流脓臭秽者，多为肾虚骨腐。

3. 辨听力 脓耳病，均有不同程度的听力减退。一般来讲，听力减退程度轻者病变范围和程度较轻，听力减退重者病情较重。

（二）治疗思路

脓耳的治疗，应内治配合外治，属久病者，外治尤其重要。临证时应根据病情发展的不同时期、不同证型及患者全身和局部的具体情况选用。

1. 中医治疗脓耳的策略 脓耳为临床常见病、多发病，中医药治疗对于大多数病人有效。本病初起，如能恰当运用中药内服并适当配合滴耳及针灸治疗，可以很快使病情痊愈，而不会发展到鼓膜穿孔、流脓的阶段。当病情发展到鼓膜穿孔、流脓的阶段时，适时辨证运用中药内治，并配合清洁、滴耳等外治及针灸治疗，可以控制病情使之向愈，只要中药应用恰当，疗效并不比西药抗生素差，而且没有抗生素的耐药性、毒副作用等问题。

临床上不少脓耳病人长期耳内流脓，脓液较清稀，使用抗生素无效，对这类病人，从中医整体观出发来考虑，多属脾虚、湿浊不运所致，运用健脾利湿、托毒排脓的中药进行治疗，往往可以达到干耳的目的，这是中药治疗的优势。

2. 防脓与排脓 本病防脓排脓是治疗的关键，早期邪毒初袭，尚未积聚成脓时，应加强疏散外邪，使之避免成脓。脓既形成，则应促其排泄，排脓之法，除了以上针对不同情况辨证用药外，有些药物是具有排脓作用的，可在辨证的基础上随证加入。这些排脓药大致有三类：一是活血排脓药，如赤芍、皂角刺、穿山甲等；二是利湿排脓药，如薏苡仁、冬瓜仁等；三是清热排脓药，如天花粉、鱼腥草等。

3. 药粉吹耳的问题 古代医籍记载了不少药粉吹耳的外治法，现代临床上应用较少，如果应用不当，易造成药粉堆积耳中，阻塞鼓膜穿孔，使脓液引流不畅，反而加重病情，应当引起注意。用于吹入耳中的药粉在药物的选择及制作工艺上必须慎之又慎。

4. 围手术期的中医药治疗 不是所有脓耳都可以通过保守治疗而痊愈。当脓耳并发胆脂瘤或肉芽、息肉，或发生脓耳变证，或鼓膜穿孔久不愈合者，均需要手术治疗。在手术前后仍可配合中药治疗，例如长期流脓合并真菌感染者，术前应用中药有助于控制真菌感染，为手术创造有利条件；或者中医辨证施治以扶正祛邪、化浊排脓为原则，以促进干耳为目的。通过上述治疗后，可考虑行手术治疗，术后根据个体复诊情况和阶段治疗目标，给予益气养血、活血化瘀、祛腐生肌、补肾聪听的中医药治疗，以达到促进术创上皮化和膺复物成活、防止粘连、巩固疗效、增进听力的目的。

【辨证论治】

1. 风热外侵

主证：发病较急，耳痛呈进行性加重，听力下降，或有耳内流脓、耳鸣。检查可见鼓膜红赤，正常标志消失，或见鼓膜穿孔及溢脓。可见周身不适，发热，头痛，恶风寒或鼻塞流涕，舌质偏红，苔薄白或薄黄，脉浮数。

治法及方药：疏风清热，解毒消肿。可选用蔓荆子散加减，常用药物如蔓荆子、甘菊花、升麻、木通、赤茯苓、桑白皮、前胡、生地、赤芍、麦冬等。

加减法：病初起风热偏盛者，可配合五味消毒饮，以加强清热解毒、消肿止痛之功。病之初期，用药重在疏散外邪，不宜一味地使用清热解毒药堆积起来，以防过于苦寒反而不利于邪毒的疏散，应在疏风清热的基础上，配合宣肺的药物（如桔梗、前胡等），使邪热有出路，不至于积聚耳中腐化成脓。若鼻塞流涕，加辛夷、苍耳子、薄荷以增宣肺通窍之效。小儿脓耳，易因邪毒内陷或引动肝风，故要倍加注意，一般可在上述方剂中加入钩藤、蝉蜕，以平肝息风。

2. 肝胆湿热

主证：耳痛甚剧，痛引腮脑，耳聋耳鸣，耳脓多而黄稠或带红色。检查可见鼓膜红赤，或鼓膜穿孔，耳道内脓液黄稠量多或脓中带血。全身可见发热，口苦咽干，小便黄赤，大便干结，舌质红，苔黄腻，脉弦数有力。小儿症状较成人为重，可见高热、啼哭、拒食、烦躁不安、惊厥等症状。

治法及方药：清肝泄热，祛湿排脓。可选用龙胆泻肝汤加减，常用药物如龙胆草、栀子、黄芩、柴胡、车前子、泽泻、木通、当归、甘草等。

加减法：大便秘结者加大黄，使热从大便而泄，耳内痛甚者，加赤芍、牡丹皮、乳香、没药以活血行气止痛；鼓膜穿孔过小，脓液引流不畅者，加皂角刺、穿山甲以排脓；脓量较多者，加白芷、桔梗、地肤子、苦参以清热祛湿、排脓泄热。鼓膜穿孔较大，但脓液黏稠色黄以致排泄不畅者，是为火毒炽盛，宜加重清热解毒之力，并配合活血排脓之品。

3. 脾虚湿困

主证：耳内流脓缠绵日久，脓液清稀，量较多，无臭味，多呈间歇性发作，听力下降或有耳鸣。检查可见鼓膜混浊或增厚，有白斑，多有中央性大穿孔，通过穿孔部可窥及鼓室黏膜肿胀，或可见肉芽、息肉。全身可见有头晕、头重或乏力，面色不华，纳少便溏，舌质淡，苔白腻，脉缓弱。

治法及方药：健脾渗湿，补托排脓。可选用托里消毒散加减。常用药物如黄芪、皂角刺、金银花、甘草、桔梗、白芷、川芎、当归、白芍、白术、茯苓、人参等。

加减法：若周身倦怠乏力，头晕而沉重，为清阳之气不得上达清窍，可选用补中益气汤加减。若脓液清稀量多、纳差、便溏，为脾虚失于健运，可选用参苓白术散加减。若脓液多可加车前子、地肤子、薏苡仁等渗利水湿之品。若脓稠或黄白相兼，鼓膜红肿，为湿郁化热，可酌加野菊花、蒲公英、鱼腥草等清热解毒排脓之药。

4. 肾元亏损

主证：耳内流脓不畅，量不多，耳脓秽浊或呈豆腐渣样，有恶臭气味，日久不愈，反复发作，听力明显减退。检查可见鼓膜边缘部或松弛部穿孔，有灰白色或豆腐渣样臭秽物。颞骨 CT 多示骨质破坏。全身可见头晕，神疲，腰膝酸软，舌质淡红，苔薄白或少苔，脉细弱。

治法及方药：补肾培元，祛腐化湿。肾阴虚者，可选用知柏地黄丸加减，若肾阳虚者，用肾气丸加减。常用药：知母、黄柏、熟地、泽泻、丹皮、山药、山萸肉、附子、肉桂等。

加减法：常配伍祛湿化浊之药，如鱼腥草、金银花、木通、夏枯草、桔梗等。若湿热久困，腐蚀骨质，脓液秽浊，有臭味者，宜配合活血祛腐之法，可在前方基础上选用桃仁、红花、乳香、没药、泽兰、穿山甲、皂角刺、马勃、鱼腥草、板蓝根、金银花等。

【外治法】

1. 清洁 本法是其他局部外治法的基础。耳窍有脓，应先行清洁，以清除脓液，保持引流通畅，再用滴耳法或吹耳法。用消毒棉签将耳道内的脓液揩抹干净，若脓液较黏稠者，可先用3%过氧化氢浸泡清洗，然后用棉签揩抹干净。视脓液多少，洗耳次数随之增减。或借助耳内镜和吸引器进行局部清洁。

2. 滴耳 脓耳初期鼓膜尚未穿孔时，耳窍内疼痛，可用清热解毒、消肿止痛的滴耳剂，亦可用1%～3%酚甘油滴耳。鼓膜穿孔后，耳内脓液黏稠、量多时，选用水溶液滴耳剂滴耳，如黄连滴耳液、抗生素滴耳剂等；如久病脓耳流脓量少，以甘油制剂滴耳为宜；如鼓膜穿孔，鼓室内潮湿，很少有溢液，可用酊剂滴耳。滴药前应先清除耳道内脓液，并注意采用正确的滴耳方法，患耳向上，滴入药液后轻轻按压耳屏，务使药液能达到中耳腔，并能保持较长时间，充分发挥药液的作用。

3. 鼓膜切开 脓耳已经成脓，但鼓膜尚未穿孔，此时发热较重，耳痛剧烈，鼓膜鲜红，外凸饱满，或鼓膜穿孔太小，脓液引流不畅，宜进行鼓膜切开，排脓引流。

4. 涂敷 如病情严重或脓液刺激，引起耳前后有红肿疼痛，可用紫金锭磨水涂敷，或用如意金黄散调敷，每日5～6次。

5. 滴鼻 有鼻塞流涕者，可用滴鼻灵、鼻炎滴剂滴鼻，每次2～3滴，每日3～4次。

6. 吹药 此法可用于鼓膜穿孔较大者。选用可迅速溶解的药粉吹布，以解毒化浊、收湿敛疮。吹药时用喷粉器将药粉轻轻吹入，均匀散布于患处。避免吹入药粉过多，以免造成药粉堆积，妨碍引流。每次吹入药粉之前，应先行清洗上次吹入耳内的残留药粉。鼓膜穿孔小或引流不畅时，不宜用药粉吹耳。

7. 手术治疗 脓耳并发胆脂瘤、肉芽、骨质破坏者，应及时进行手术治疗，清除病灶；病情静止，但鼓膜穿孔久不愈合者，可行鼓膜修补术或听力重建手术。发生脓耳变证者，宜尽早行手术治疗。

【针灸按摩】

在多数情况下，针灸疗法对于脓耳可起到辅助治疗作用。

1. 体针 实证脓耳，以局部取穴为主，配合循经取穴。取听宫、翳风、听会、外关、阳陵泉等穴，每日 1 次；发热者，加刺合谷、曲池。虚证脓耳，取足三里、阳陵泉、侠溪、丘墟等穴，每日 1 次。根据"实则泻之，虚则补之"的原则，采取适当的补泻方法。

2. 耳穴贴压 取神门、肝、胆、肺、肾、肾上腺等耳穴，用王不留行籽压贴，并经常用手按压。

3. 灸法 脓耳病久，体质虚寒者，选用翳风穴悬灸，每次约 1 分钟，灸至局部有热感，每天 1 次，亦可配合足三里艾灸。

4. 刺血法 脓耳实证，耳内剧痛，可行同侧耳垂或耳尖放血，以利于泄热止痛。

【预防调护】

1. 预防感冒。

2. 注意擤鼻涕方法，防止擤鼻用力过度，使邪毒窜入耳窍诱发脓耳。

3. 给婴幼儿哺乳时，要注意保持正确体位，防止哺乳姿势和方法不当，使乳汁误入耳窍诱发脓耳。

4. 戒除不良挖耳习惯，防止刺伤鼓膜导致脓耳。

5. 防止污水进入耳道。

6. 保持脓液的引流通畅，如注意滴耳药、吹耳药的合理使用。

7. 密切观察病情变化，尤其小儿和老人，若见剧烈的耳痛、头痛、发热和神志异常，提示有变证的可能，要及时处理。

8. 注意饮食，对于某些诱发或加重本病的食物，要适当加以避忌，如豆类、鱼虾及其他可能引发邪毒的食物。

【名医经验】

（一）干祖望医案

1. 风热外袭案

张某，女，22 岁。左耳流脓时作时休，近因感冒，流脓明显增多，闭气不适。

检查：左耳鼓膜中央性穿孔，有较多黏脓性分泌物溢出，色白，苔微黄腻，脉细弦。

辨证：风热外袭。

治法：疏风清热，解毒通窍。

方药：金银花、蒲公英、紫花地丁、菊花、连翘、夏枯草各 10g，桑叶、蚤休、桔梗各 6g，甘草 3g。

复诊：连服 5 剂后，耳中闭塞感已除，疼痛缓解，脓液减少。又进 5 剂，痊愈。数月后复查鼓膜已长完整。

按：本病例患病多年，因新感而引发，邪毒侵犯，但热势不炽，故用五味消毒饮加桑叶、连翘以清热解毒、疏风解表，加夏枯草引诸药入肝经以清热泄热。

——选自：浙江中医杂志，1988（7）：307

2. 脾虚湿困案

案一：刘某，女，26 岁。1992 年 1 月 10 日初诊。

童年时右乳突曾做乳突根治术，但渗液不涸，竟为十七八年之久，分泌物为脓性样黄色，有较浓的臭味，偶有血迹。失听，鸣声多样（有高有低），头痛域在右侧。左耳听力下降，偶有轻度眩晕。

检查：右耳手术后潮湿不干，未见充血。左鼓膜严重内陷，已不成为卵圆形，中央有钙化点两块，标志消失。舌薄苔，脉细。

医案：术后分泌难涸，可宗《外科理例》之"溃疡首重脾胃"论治；头痛之作，良以痛域在于少阳之故，治可顾及柔肝。可取参苓白术合逍遥。左耳貌似未予兼顾，但疏肝益脾之剂，定能余泽共享及之矣。

党参 10g，白术 6g，茯苓 10g，焦苡仁 10g，山药 10g，柴胡 3g，当归 10g，白蒺藜 10g，菊花 10g，甘草 3g。7 剂煎服。

1992 年 2 月 21 日二诊：上方累进 21 剂，杂乱无章的多种耳鸣已减少、减轻，唯存沸水样之鸣，病耳脓无，左耳反而有分泌物，头痛轻而眩晕作。检查：两外耳俱干燥。舌薄苔，脉细。

医按：邪去身安，正充邪避，斯言殊合本症。仍步原方，继续调理。

党参 10g，白术 6g，茯苓 10g，白蒺藜 10g，山药 10g，当归 10g，菊花 10g，制首乌 10g，川芎 3g，甘草 3g。7 剂煎服。

1992 年 4 月 3 日三诊：上药进 14 剂，鸣声又减轻一些，鸣声为沸水待开之际，头痛在枕部，像有一根筋牵制着。左侧咽部有异物感，颈部及四肢肌肉抽筋感。检查：两耳干燥。舌薄苔，脉细。

医按：益气柔肝，十分恰当，但补诉综合则似处方太崇于气，而忽略于血矣。改八珍。

党参 10g，白术 6g，茯苓 10g，鸡血藤 10g，山药 10g，当归 10g，白芍 6g，宣木瓜 10g，丹参 10g，白蒺藜 10g，7 剂煎服。

——选自：《中国百年百名中医临床家丛书·干祖望》

案二：刘某，女，32 岁。

1991 年 8 月 30 日初诊：先右后左耳病 20 多年，有时淌水流脓，或有疼痛。每年有 2～3 次急性发作，同时伴以听力下降和耳鸣，鸣声为持续性，音调不高，音量一般。不急性发作时诸症稍轻。现为急性发作后期，脓液较前减少。检查可见右耳鼓膜大穿孔，鼓室尚干净、潮润；薄腻滑润苔，底映紫气，舌质淡白，脉濡。

辨证：耳虽隶属于肾，但时临长夏，脉舌提示湿浊内停。

治法：渗湿化浊，益气升清。

方药：升麻 3g，太子参 10g，苍术 6g，川黄柏 3g，茯苓 10g，夏枯草 10g，陈皮 6g，六一散 15g。5 剂。

9 月 5 日二诊：脓水已涸，但为时无几，再度潮润而外溢，至今仍难干燥。无疼痛，听力改善，耳内憋气及耳鸣仍然存在。鸣声音调高而音量大，对外来噪声感到很不舒服，全身无力。检查同上诊。舌淡苔薄，脉细。取异功散加味，佐以升清。

升麻 3g，葛根 6g，白术 6g，太子参 10g，茯苓 10g，陈皮 6g，川黄柏 3g，夏枯草 10g，菊花 10g，甘草 3g。7 剂。

——选自：《干祖望耳鼻喉科医案选粹》

按：患者受耳漏之困日久，虚实夹杂，初诊患者处于急性发作后期，脓液减少，又时临长夏，湿热为患，舌脉均提示湿浊为患，急则治其标，治宜驱邪固本，故以六一散、黄柏、夏枯草清湿热，升麻升阳举陷，苍术、陈皮燥湿健脾，太子参健脾益气，全方合用祛湿热为主而不忘培土。二诊患者用药后可达干耳，但鉴于患者脾虚未改，故湿浊流连，土虚木乘，故恶外来噪声，故予陈皮、太子参、白术、茯苓、甘草益气补中、理气健脾，佐以升麻、葛根升阳举陷，夏枯草、菊花清肝，黄柏清湿热。脾土健运则水湿行之有道，内湿可彻也。

3. 脓耳清解案

赵某，男，4 岁。1999 年 5 月 15 日初诊。

感冒第四天，发烧已退，但右耳深部疼痛，翌日更痛而难以承受，身体也同时出现疼痛，今天高烧，疼痛如雀啄，日夜难眠，大便两日未解，拒食狂饮，溲赤。

检查：右耳鼓膜窥不清楚。深部已有黄色稠脓积潴。擦净后可见鼓膜充血，中央部已有细小溃孔，脓从内部排出，呈灯塔征。鼓沟及其附近，也呈充血状态。右颈部可扪及淋巴结肿，无粘连，无压痛。体温 38.5℃。舌黄腻苔，脉数（102 次/分钟）。

医按：感冒时邪，不泄横窜，化热生脓，犯及听宫，中医所谓聤耳，正指此而名。脓初溃溢，适在高峰之顶巅。急予清热解毒，用以挫其锋而杀其威，黄连解毒汤主之：

川连 2g，黄芩 2g，黄柏 2g，甘草 3g，银花 6g，苍术 3g，大贝母 6g，3 剂煎服。

另，黄柏水 3 支，用法面嘱。

1999 年 5 月 19 日二诊：脓泄很多，质稠而厚，昨天起转为稀而色白。寒热退，食欲来，平静能眠，大便已解。检查：外耳道脓液潴积，清除后可见鼓膜中央性穿孔，旁及鼓沟的充血消失，已还其正常状态。体温：36.8℃。舌薄苔，脉平。

医按：大脓一泄，邪毒排空，但仍宜重视与治疗，诚恐转入慢性，则后患无穷矣。用药则宗外科惯例，"高峰苦寒以挫其锋，溃后甘寒以理其后"，改取五味消毒饮：

银花6g，菊花6g，地丁6g，蚤休6g，半枝莲6g，白芷3g，大贝6g，桔梗4g，甘草3g。5剂煎服。

1999年5月25日三诊：脓液日见减少，一切进入正常状态。嬉戏而食欲旺盛。检查：外耳道干净干燥，鼓膜溃孔残痕已模糊难见。舌薄苔，脉平。

医案：为虺之摧已摧，慢性之虑可免。再予解毒，作扫尾之用。

——选自：《中医临床家干祖望》

按：暑天骤感时邪，暑性炎热升散，故发热、鼓膜充血，炼灼津液，故大便难解、溲赤、拒食狂饮，暑多夹湿，故形成耳内脓液，又鼓膜溃孔细小，热毒难泄，故疼痛难忍，治宜清热解毒以缓急，黄连、黄芩、黄柏清解上、中、下三焦之湿热，苍术燥湿健脾，浙贝母清肺热，银花清热解毒、消散痈肿，甘草缓急止痛，因患儿年幼，故用药宜轻，慎防苦寒伤脾胃。邪有出路，暑淫已清，治宜中病则缓，改甘寒清余邪，药进八剂，反应显然，但暑湿易缠绵，方宜坚守原旨。

（二）蔡福养医案

李某，男，16岁。1980年8月11日就诊。

3天前因游泳，污水入耳，入夜即感左耳内胀痛，次日疼痛加重，并牵引左侧头痛，患耳重听，身发寒热。曾在医院给予抗生素治疗，耳痛未减，且晨起时耳内流出稠黄脓水，量多伴有臭味，兼有口苦咽干，小便黄浊。查鼓膜红肿，中央有一小穿孔，有脓溢出，舌红苔黄腻，脉弦数。

辨证：肝胆湿热，上蒸耳窍。

治法：清肝利胆，排脓止痛。

方药：龙胆泻肝汤加味。龙胆草12g，黄芩12g，柴胡12g，栀子10g，生地黄10g，车前子12g，白木通10g，归尾12g，泽泻10g，苦参10g，薏苡仁15g，赤芍12g，甘草6g。外耳道洗净后，滴耳炎灵液（自拟方）。

服药3剂，脓减痛止，病中药效不更方，继服上方2剂。诸症悉除，鼓膜愈后复常。

——选自：《中国当代中医专家临床经验荟萃》

按：时值夏日，污水入耳诱发耳症，又年盛气壮、肝火旺，湿热交攻，正邪相争故耳痛、身发寒热，湿热内蕴，入肝经作乱，故脓稠味臭，口苦咽干，舌脉均为肝胆湿热之证，予龙胆草、柴胡、栀子、苦参清泄肝胆湿热，黄芩助柴胡清少阳之火，车前子、泽泻、木通、薏苡仁清热利尿使邪有出路，生地、赤芍凉血以防火热破血妄行，归尾补血以生肌托疮、活血以消肿止痛，甘草缓急止痛、清热解毒。攻补兼施，以驱邪为首。

（三）葛英华医案

高某，男，72 岁。

1979 年 3 月 5 日初诊：右耳流脓反复发作 40 余年，听力下降明显，耳鸣如蝉，发病时伴有五心烦热。检查见右耳鼓膜紧张部大穿孔，鼓膜穿孔边缘轻度充血，鼓室内有少量黏脓性分泌物。舌瘦红少苔，脉细而数。

辨证：肾阴不足，虚火上扰耳窍，灼腐成脓。

治法：补肾培元，滋阴降火。

方药：知柏地黄丸 30 丸，每服 1 丸，每日 2 次，以淡盐水送服。嘱注意耳内勿进脏水。

3 月 20 日二诊：右耳流脓已止，耳鸣减轻，五心烦热消失。检查见右耳鼓膜穿孔同前，已无脓性分泌物。舌脉同前。上药再进 20 丸，平素注意勿食辛辣之品，禁止耳内进水。至此病情稳定。

——选自：《百病中医自我疗养丛书·化脓性中耳炎》

按：年临古稀，天葵已竭，鼓膜充血不甚、鼓室脓液黏少，舌瘦红少苔，脉细而数，五心烦热，肾阴虚、心火偏旺可证，肾开窍于耳，肾阴不足宜补之，心寄窍于耳，心火偏旺者宜泄之，治宜知柏地黄丸。年老且病久，可盼息鸣，然回聪难求，正气稀少，防邪为佳。

（四）古代医案

案一：一妇人因怒发热，每经行两耳出脓，两太阳作痛，胸胁乳房胀痛，或寒热往来，或小便频数，或小腹胀闷，皆属肝火血虚，先用栀子清肝散二剂，又用加味逍遥散数剂，诸症悉退，乃以补中益气而痊。

——选自：《续名医类案·卷十七》

按：暴怒伤肝，适逢行经血虚，正气虚弱，抗邪无力，风热侵袭，热入血室，故寒热往来，肝火上炎故头目作痛，上犯耳窍，肝气郁结则胸胁胀痛，表里同病，治当解表，处以栀子清肝散疏肝解肌、凉血清热。风热已去，然肝火未息，血库未充，暂予加味逍遥散疏肝清热、健脾养血。显症已消，治宜固本，益气培土以匡扶正气，脾胃运化则气血生。

案二：赵养葵治一小儿，患脓耳，医以药治之，经年累月不效，殊不知此肾疳也，用六味丸加桑螵蛸服之愈。

——选自：《续名医类案·卷十七》

按：小儿脾、肺、肾常不足，肾开窍于耳，先天禀赋不足，故鼓膜久之不愈，肾阳不足，耳窍驱邪无力，脓液久积，本虚为根，正气不存，百病尤生，徒以外来药力驱邪难效，犹如蚍蜉撼树。滋补肝肾、固精助阳，有的放矢，一击即中。

（何伟平　刘蓬）

第十二节　耳后附骨痈

耳后附骨痈是由脓耳引发的以耳内流脓、耳后完骨部红肿疼痛或溃破流脓为主要特征的疾病。本病为常见的脓耳变证之一，在临床上多见于儿童，以单侧为多见，也可见于双侧。发病无明显季节性。本病多见于山区，少见于城市，病程多较长，易反复发作。

西医学的化脓性中耳乳突炎并发耳后骨膜下脓肿和瘘管等疾病可参考本病进行辨证治疗。

【历史源流】

古代医学文献中有耳后疽、耳后附骨痈、耳根毒等称谓。部分古籍里的夭疽、锐毒、耳后发、耳后发疽等病名可能与本病有关。

"耳后附骨痈"一名首见于隋代《诸病源候论·卷三十九·妇人杂病诸候·耳后附骨痈候》，曰："附骨痈，是寒搏血脉，入深近附于骨也……寒气折血，血否涩不通，深附于骨，而成痈也。其状无头，但肿痛。"这里提到的耳后附骨痈的症状是耳后完骨的肿胀。

明代《疮疡经验全书·卷二》将发生于耳根部的痈肿称为"耳根痈"，部位与耳门相对，对耳根痈的病因病机及治疗均有论述。王肯堂《证治准绳·疮疡·卷三》始提出"耳根毒"这一病名："或问耳根结核何如？曰：是名耳根毒，状如痰核，按之不动，耳微痛，属足少阳胆经兼三焦经，风热所致。"对本病的症状、病因病机有较全面的认识，且分实证、虚证而辨证施治。在《诊治准绳·疮疡·卷三·耳后疽》载："一人耳后寸余发一毒，名曰锐疽，焮痛寒热，烦躁喜饮，此胆经蕴热而然，先用神仙活命饮一剂，势减二三。时值仲冬，彼惑于用寒远寒之禁，自用十宣托里之药，势渐炽，耳内脓溃，喉肿，开药不能下而殁。"此外，《明医指掌·卷八》《外科正宗·卷一》有提到"耳后发""夭疽""锐毒"等病名（发于左耳后称为"夭疽"，发于右耳后称为"锐毒"），认为是热毒壅盛之危重证候。《外科启玄·卷四》认为耳后发为手少阳三焦经毒所致，宜用消风抑火、内疏内托的治疗方法。

清代吴谦《医宗金鉴·外科心法要诀·耳后疽》曰："此证生于耳后折之间，无论左右，属三焦经风毒，兼胆经怒火上炎而成。初起如粟，渐增肿痛，小者如杏，大者如桃。若红肿有头焮热易溃，稠脓者为顺；若黑陷坚硬，牵痛引脑，甚则顶颊、肩、肘俱痛，不热迟溃，紫血者为逆。"

《外科大成·卷二·头部·夭疽》曰："夭疽生左耳后，锐毒生右耳后，俱一寸三分。夭者，妖变之物也，属肝木。锐者锋利之器也，属肺金。二症起于谋虑不决，火郁而成，生于隐微，发于不测，及觉之时，毒已入内矣。红活高肿，易腐易脓者顺，坚硬伏陷，未溃先黑，未脓先腐，臭秽易生，元气易败，此毒气内攻也，为逆。"

《外科全生集·卷之一·有阴有阳症门》曰："耳后锐毒：患发耳后，又名耳后发。"

《疡科心得集·卷一》在论及辨耳痈时特别提出："须知耳内有脓时，用末药掺之，盖耳窍止有开而无合，将药纳入塞阻孔窍，脓不外泄，热毒即循络外达，绕耳红肿则发外耳痈矣，必欲开刀脓泄方愈。"认识到因药末堵塞耳窍，脓液引流不畅，热毒可循络流窜，引发外耳痈。

《简明中医词典·耳后发疽》曰："发于耳后褶之间，不论左右。初起如粟，渐增肿痛，小者如杏，大者如桃。若红肿有头焮热易溃，稠脓者为顺；若黑陷坚硬，牵痛引脑，或者局部漫肿，色紫暗而不光泽，不灼热，不易溃烂而出紫血者为逆。"从症状描述来看，这里所说的耳后发疽就是指耳后附骨痈。

从历代文献记载来看，因历史条件的限制，对本病的认识尚不够全面，因此上述诸病名所指的病，可能包括了耳后的痈肿、痰核及肿瘤等疾病。

现代医著中，1975年广州中医学院主编的全国高等中医院校第三版规划教材《五官科学》最早将急性乳突炎与中医"耳根毒"联系起来。1980年广州中医学院主编的全国高等医药院校第四版规划教材《中医耳鼻喉科学》中正式以"耳根毒"作为病名进行论述，并将其定义为"耳根毒，又名耳后附骨痈，相当于耳后骨膜下脓肿，以耳后完骨部疼痛、压痛，甚则肿起或溃破流脓为其特征，是急性脓耳常见的变证之一"。此后，各家著作大多以"耳根毒"为名。考历代医著对于耳根毒的论述，其发病部位与今之"耳后骨膜下脓肿"有异，而"耳后疽"则与其部位相当，故谭敬书主编的全国高等中医院校函授教材《中医耳鼻喉科学》将其改为"耳后疽"。《中医耳鼻喉口腔科临床手册》则将其称为"耳后痈"。2003年王士贞主编的普通高等教育"十五"国家级规划教材《中医耳鼻咽喉科学》使用"耳后附骨痈"作为病名，将其定义为"耳后附骨痈是指脓耳邪毒炽盛，侵蚀耳后完骨，溃腐成痈。以耳内流脓、耳后完骨部红肿疼痛或溃破流脓为特征"。此后，"耳后附骨痈"的病名使用较多。2016年刘蓬主编的全国中医药行业高等教育"十三五"规划教材《中医耳鼻咽喉科学》将"耳后附骨痈"的定义修改为"耳后附骨痈是由脓耳引发的以耳内流脓、耳后完骨部红肿疼痛或溃破流脓为主要特征的疾病"。至此，耳后附骨痈的概念得以规范。

【临床诊断】

（一）诊断要点

1. 临床特征　耳内流脓、耳后痈肿为耳后附骨痈的两大特征。以单侧为多见。

（1）耳内流脓：耳后附骨痈是在脓耳的基础上发病的，故具备脓耳的特征——耳内流脓，鼓膜穿孔，听力下降。与一般脓耳不同的是，此时耳内流脓往往不顺畅，较平时减少，且多有臭味。鼓膜穿孔多位于松弛部或边缘，并可见肉芽或胆脂瘤。听力下降也较一般的脓耳为重。

（2）耳后痈肿：在耳内流脓的同时，耳后完骨部出现红肿疼痛，明显压痛，或出现波动感，若溃破则流出脓液，甚至形成窦道，长期不愈。

耳后痈肿可发生在脓耳的急性期，也可发生在慢性期。

2. 主要伴随症状　本病主要的伴随症状是发热。

在脓耳病程中，耳内流脓突然减少，耳内及耳后疼痛加剧时，往往出现发热恶寒、头痛等。儿童则出现高热，甚至呕吐、腹泻等。

3. 检查　对于耳内流脓、耳后痈肿的患者，考虑耳后附骨痈者，应详细检查外耳道、鼓膜，同时，影像学检查也是必须的。

（1）外耳道、鼓膜检查：在额镜反光直视下，或在电耳镜、耳内镜下检查外耳道及鼓膜，可见外耳道内积脓，清除脓液后可见鼓膜边缘性或松弛部穿孔，并可见息肉、肉芽或胆脂瘤。

（2）影像学检查：行颞骨 X 线拍片，或颞骨 CT 检查，多提示乳突气房模糊，有软组织影，乳突皮质骨有破坏。

（3）听力学检查：音叉试验或纯音测听多呈传导性聋或混合性聋。

（二）鉴别诊断

耳后附骨痈多因耳后完骨已被邪毒侵犯，脓液从完骨内部穿溃而出，故能从溃口探到瘘道，且常见鼓膜穿孔、耳内流脓。但以耳内流脓或耳后流脓为主症的疾病，在诊断耳后附骨痈之前，应仔细检查外耳道及乳突部，排除以下两类疾病。

1. 耳疖　耳疖可以出现耳内流脓、耳痛等症状。但流脓较少，耳痛以耳内为主，耳后完骨无红肿，也无流脓。通过耳镜或耳内镜检查外耳道可发现局部疖肿，疖肿破溃后外耳道有脓流出来，但查看鼓膜后发现鼓膜完整。查看耳后乳突也无红肿、流脓。据此不难进行鉴别。

2. 耳后痈　单纯的耳后痈可以出现耳部疼痛、耳后流脓等症状，也可伴有发热、恶寒、全身不适等症状。查体见耳后乳突皮肤局部红肿热痛，成脓后溃破流脓。因部位较表浅，脓液排出后易于收口，病变不涉及耳后完骨；一般不形成瘘管，且无脓耳症状，关键是患者耳内鼓膜检查时是完整的，这一点很重要。故症情较轻。

【病因病机】

隋代巢元方《诸病源候论》认为此为风寒搏于血脉，入深近附于骨所致；清代吴谦《医宗金鉴·外科心法要诀》认为属三焦经风毒，兼胆经怒火上炎而成；《外科全生集·卷之一·有阴有阳症门》认为耳后发属肝肺二经邪火结，至若溃后，则属气血两虚。现代中医各家医著对于本病的发病认识基本一致。大多数人认为本病属急性脓耳火热邪毒炽盛内侵，加以肝胆湿热熏蒸，血热肉腐骨蚀，脓液浸渍，流溢于耳后完骨而成。

1. 热毒壅盛 生活起居不慎，饮食不洁，脓耳火热邪毒炽盛，肝胆三焦湿热邪毒上蒸；或邪毒久蕴，治疗处理不当，内外邪毒交结，脓液引流不畅，阻滞于耳窍，困结于内，邪毒蕴积，灼腐耳后完骨，血肉腐败成脓，聚为痈肿，穿透骨壁，溃脓外溢。有胆脂瘤者，因骨质受破坏，更易使邪毒扩散，脓液穿破耳后完骨而于皮下形成痈肿。

2. 正虚毒滞 脓耳患者素体气血不足，肝肾亏损，致脓液长流不止或邪毒易反复感染，则耳根毒反复发作，若完骨被蚀，痈肿穿溃，疮口不敛，流脓渗液不止，流脓日久，气血不足，邪毒滞留，形成瘘道，流脓清稀或黏膜恶臭，反复不愈。

【辨治思路】

（一）辨证思路

耳后附骨痈的主要症状是耳内或耳后流脓，耳后红肿，造成堵塞的原因是湿浊、瘀血等。浊气在上，使耳部经络不通畅，而浊气是由于脏腑功能失调所产生。因此，耳后附骨痈的症状虽表现在耳部，其病根实在脏腑。对于耳后附骨痈患者，辨证的重点在于辨浊气、辨脏腑、辨阴阳虚实三个方面。

1. 辨浊气 耳内或耳后流脓，必然有浊气在上，常见的浊气有湿浊、瘀血。

（1）湿浊：湿浊排泄不畅，停聚耳窍是导致耳内流脓、耳后红肿破溃最常见的原因之一，无论急性起病还是缓慢起病均可由湿浊停聚导致。辨别有无湿浊，主要参考两个方面：一是根据全身症状和舌象、脉象，如大便黏滞不爽、胸脘痞闷、舌苔厚腻、脉滑等，提示体内有湿浊之气；二是参考局部检查所见，如局部检查等发现中耳腔内流脓，从中医角度分析大多提示有湿浊。

根据以上辨湿浊的思路进行辨证，大多可以找到湿浊的证据。

（2）瘀血：气虚无力推动血行，导致瘀血阻滞，耳部气血运行不畅，浊气运化无力致耳内或耳后流脓、局部皮肤红肿。辨证要点可参考以下三个方面：一是病程一般较长；二是舌脉象，一般舌质较暗，或有瘀点瘀斑，脉弦涩；三是结合局部检查所见，如鼓膜穿孔、内陷、粘连，或鼓膜晦暗及穿孔周围见白色钙化斑，大多提示有瘀血阻滞。

2. 辨脏腑 浊气产生于脏腑功能失调，因此，要消除产生浊气的原因，必须进一步辨别失调的脏腑。与外邪、湿浊、瘀血相关的脏腑主要有肺、脾胃、肝胆等。

（1）脾胃失调：脾主升清，胃主降浊，脾胃升降协调，则气血化生充足，而湿浊不易产生。反之，脾胃功能减弱，升降失调，则易导致湿浊停聚。耳内流脓无论病程长短，大多与湿浊有关，因此，脾胃失调是最常见的原因之一。脾胃失调的证候，主要有食欲不振、大便稀溏或黏滞不爽、脘腹胀满等。

（2）肝胆失调：肝胆主疏泄，其中肝主升、胆主降，肝胆一升一降，有利于气血运行，也有利于浊气下降。若肝胆失调，则气机不畅，可导致湿浊停聚，也可导致血行不畅而瘀血停留，两种情况均可导致耳内流脓。肝胆失调多与情志不遂有关，因此多见于焦虑、抑郁的患者，常兼有胸胁胀闷、心烦失眠、口苦、脉弦等表现。

3. 辨阴阳虚实　古人对本病的辨证施治一般按痈疽论治。《外科诊治全书·卷二·耳部证治》说："锐毒，宜别阴阳治之。患者白色，按阴疽外治；患者红色，按阳痈治。"《外科证治全生集·卷一》提出应别阴阳："色白者以阳和丸，与二陈汤同煎服，或以小金丹服，消。如色红者，醒消丸服，消。"

耳内或耳后流脓多由浊气上逆所致，以实证为多见，但浊气之来，实由相关脏腑功能减弱所致，因此实中有虚。对于具体患者，究竟偏于实证，还是偏于虚中夹实，必须详加辨别。

（1）实证：一般病程较短，多见于外邪侵袭或肝胆湿热，患者耳内流脓，色黄质稠，局部皮肤红肿热痛，舌质红，苔黄，脉象有力。

（2）虚中夹实：耳内流脓时间较久者很少有单纯的虚证，往往是虚中夹实较为多见，如脾虚湿困即是较典型的虚中夹实证，病程较长的患者多属此类，有时病程短者也有此证。气滞血瘀证大多病程较长，也以虚中夹实为多见。

（二）治疗思路

尽快消除耳内或耳后流脓及其相关的伴随症状，并防止复发或瘘管形成，是治疗耳后附骨痈的主要目的和基本思路。围绕这个目的，治疗时须考虑治本与治标两个方面。

1. 治本　由于浊气上逆是产生耳内流脓的根本原因，针对湿浊、瘀血等不同浊气的来源，在辨证的基础上，指导患者调整不良生活方式，并运用中药调动相关脏腑的功能进行整体调节，消除浊气，并防止产生新的浊气，才能达到治愈的目的，这是中医治疗的优势所在。

2. 治标　如何快速缓解症状是治疗时需要考虑的，尽快缓解耳后红肿疼痛、耳内或耳后流脓的症状。这样不仅能尽快解除痛苦，也能增强患者对治疗的信心。快速缓解症状一般可选用各种外治法。有形的浊气常见的是鼓室内或耳后流脓，由于流脓导致患耳听力下降，可采用清洗脓液、换药、剔除肉芽，切开引流等外治法尽早消除积液，以缓解症状。

【辨证论治】

1. 热毒壅盛

主证：脓耳急性发作病程中，耳内流脓及耳后疼痛加剧，外耳道后上方红肿下塌，耳后肿胀，耳后沟消失，耳廓向前下外方移位，完骨红肿压痛，或有波动感。伴发热、头痛、口渴，舌质红，苔黄，脉数有力。或见口苦咽干，烦躁易怒，脉弦滑数。

治法及方药：清热解毒，消肿散痈。可选用仙方活命饮加减，常用药物如金银花、蒲公英、当归尾、赤芍、乳香、没药、陈皮、白芷、防风、穿山甲、皂角刺、天花粉、浙贝母、甘草等。

加减法：大便秘结者，可加大黄通腑泄热；肝胆热盛者，可加黄芩、栀子、龙胆草之类清肝泻火，或改用龙胆泻肝汤加减。

2. 正虚毒滞证

主证：耳后疽已溃，时溢浊脓不止，疮口淡暗。伴倦怠乏力、口微干，苔微黄，脉弦缓。

治法及方药：补益气血，托里排脓。可选用托里消毒散加减，常用药物如黄芪、当归、川芎、白芍、白术、茯苓、党参、炙甘草、金银花、连翘、陈皮、皂角刺、桔梗、白芷等。

加减法：脓液黏稠量多者，可加藿香、佩兰等；脓液清稀而量多者，宜加泽泻、桂枝等。少气纳呆、舌质淡、脉细缓者，可加党参、黄芪、炙甘草等；大便稀溏、舌苔腻者，可加苍术、砂仁、石菖蒲等。或可用黄芪内托散、十宣散、内托千金散等。对于虚寒体质而脓液清稀者，也可用阳和汤加减。

【外治法】

1. 滴耳 在外耳道滴黄连滴耳液或黄柏滴耳液，每次 2~3 滴，每日 3~4 次。

2. 外敷 初起未化脓时，用醋调如意金黄散、紫金锭外敷，也可用饴糖调马氏青敷药涂搽，每日换药一次。本病伴有鼻塞者，可用具有疏风通窍作用的药液滴鼻，使鼻窍及耳窍通畅，有助于耳窍积液的排出。

痈肿已成，脓不自溃或不接受手术切开排脓者，可敷贴咬头膏，以帮助蚀破疮头，排出脓液。

已溃破流脓者，可敷千锤膏，以拔毒提脓、祛腐消肿。

耳后瘘管流脓未尽，可用九一丹药线插入瘘管，以提脓祛腐，促进生新敛口。

3. 切开排脓 脓已成，应及时切开排脓，已自行溃破者应予扩创，并置橡皮引流条或八二单线，外敷如意金黄散之类。脓已净，改为生肌散外敷。

4. 手术 对破溃流脓经久不愈者，可予手术治疗，彻底清除乳突病灶及耳后瘘管。

5. 对脓耳的处理 包括清除耳内脓液，保证其引流通畅，选用适当的药物滴耳或吹耳（参考"脓耳"一节）。

【针灸疗法】

1. 针刺疗法 因患处局部红肿，不适宜行针治疗，一般可采用远端取穴方法。可取阳陵泉、侠溪、外关、合谷、曲池、臂臑等穴，以疏通经络、止痛消肿。

2. 隔姜、隔蒜灸 对于耳后痛初起，毒邪壅滞，不溃不散，红肿不甚者，可用隔姜或隔蒜灸法，取其辛香之气散邪止痛。若红肿已明显则不宜用此法。

【其他疗法】

1. 激光理疗 用半导体激光理疗仪，将激光探头放入外耳道口进行照射，每次10~15分钟。

2. 超短波理疗 用超短波理疗仪，将电极放在耳后乳突部及耳门处，调节超短波的功率大小以患者觉得局部发热且能耐受为度，每次理疗10~15分钟。

【预防调护】

1. 彻底治疗脓耳是预防本病的关键。
2. 加强生活调养，增强体质，积极防治感冒及鼻腔、鼻咽慢性疾病。
3. 急性发病时应避免乘坐飞机或潜水，以防流脓加重。
4. 保持外耳道脓液引流通畅。
5. 忌食易发刺激和燥热助火食物。

【名医经验】

（一）王肯堂论治耳根毒

或问：耳根结核何如？曰：是名耳根毒。状如痰核，按之不动而微痛，属足少阳胆经，兼三焦经风热所致。用活命饮加升麻、柴胡，水酒煎服，或乌金散汗之。壮实者，一粒金丹下之；老弱者，黄芪内托散、十宣散托之。一人劳倦，耳下肿，恶寒发热，头疼作渴，右脉大而软，当服补中益气汤。彼自用药发散，遂致呕吐，始信。予用六君子汤，更服补中益气汤而愈。

——选自：《证治准绳·疡医·卷之三·耳部·耳根毒》

（二）干祖望经验

1. 内治 干祖望教授认为本病初起，证多见肝胆热毒炽盛，治宜清热泻火解毒，方选龙胆泻肝汤。药如龙胆草、黄芩、黄连、苦丁茶、夏枯草、山栀、大青叶、柴胡等。其中苦寒药物可重用至10g左右。

2. 外治

（1）在外耳道滴黄连滴耳液或黄柏滴耳液，每次2~3滴，每日3~4次。

（2）在耳周肿胀区用饴糖马氏青敷药涂敷，每天换药 1 次。

（3）肿处溃破之后，用五五丹撒在纸捻上，插入脓腔，外盖小膏药或黄连膏纱布，每天换药一次。以后根据炎症的好转而逐渐改用七三丹，而后给予九一丹，最后可用生肌散。同时纸捻子也随脓腔缩小而逐渐用得短，至仅能插入 0.5cm 便不再使用纸捻子，单用生肌散撒在创口，外贴小膏药或黄连膏纱布，直至痊愈。

干祖望教授认为预防化脓性中耳炎的并发症，关键在于及时治疗化脓性中耳炎，力求根治。患本病时，应及时换药。

——选自：《干祖望中医五官科经验集》

（秦琼）

第十三节　脓耳面瘫

脓耳面瘫是由脓耳引发的以耳内流脓、口眼㖞斜为主要特征的疾病。为脓耳变证之一，临床上以单侧发病为多见。

西医学的化脓性中耳乳突炎并发面瘫等疾病可参考本病进行辨证治疗。

【历史源流】

古代医学文献中无脓耳面瘫之名，亦无脓耳口眼㖞斜之名。近代胡元霔《医学举要·卷十二》指出："口眼㖞斜，亦由风邪外侵。多由内耳疳腐……或头颈痈疖，溃而受风，风邪皆能侵入遂道，致少阳阳明经引缩，致成㖞僻之疾。"最早将脓耳与口眼㖞斜联系起来。

现代医著中，1975 年广州中医学院主编的全国高等中医院校第三版规划教材《五官科学》认为，耳源性面瘫属于口眼㖞斜范畴。1980 年广州中医学院主编的全国高等中医院校第四版规划教材《中医耳鼻喉科学》首次使用"脓耳口眼㖞斜"作为病名，以区别于中风所致之口眼㖞斜，并阐明了脓耳与口眼㖞斜的关系。2003 年王士贞主编的普通高等教育"十五"国家级规划教材《中医耳鼻咽喉科学》提出"脓耳面瘫"的病名，并将其定义为"脓耳失治，邪毒侵蚀耳内脉络而发生的面瘫"。2016 年刘蓬主编的全国中医药行业高等教育"十三五"规划教材《中医耳鼻咽喉科学》进一步将"脓耳面瘫"的定义修改为"由脓耳引发的以耳内流脓、口眼㖞斜为主要特征的疾病"。至此，脓耳面瘫的概念得以规范。

【临床诊断】

（一）诊断要点

1. 临床特征　脓耳面瘫的临床特征是耳内流脓的同时出现口眼㖞斜，二者缺一不可。

（1）耳内流脓：脓耳面瘫是在脓耳的基础上发病的，故具备脓耳的特征——耳内流脓，鼓膜穿孔，听力下降。与一般脓耳不同的是，耳内流脓往往不顺畅，较平时减少，且多有臭味。鼓膜穿孔多位于松弛部或边缘，并可见肉芽或胆脂瘤。听力下降也较一般的脓耳为重。

（2）口眼㖞斜：耳内持续流脓的同时，逐渐发生与流脓耳同一侧的口眼㖞斜，表现为患侧鼻唇沟变浅，眼裂不能闭合，额纹变浅或消失，嘴角歪向健侧，鼓腮时漏气、喝水时嘴角漏水等，与"耳面瘫"的表现完全一致，只是脓耳面瘫的起病及发展较一般的"耳面瘫"要缓慢一些，开始发病时，在静态下两侧面部基本对称，只是在讲话、笑、眨眼等动态时两侧不对称，随着病情的进展，逐渐出现静态时两侧面部亦不对称。

脓耳面瘫多发生在脓耳的慢性期。面瘫的严重程度评估参见"耳面瘫"一节。

2. 主要伴随症状 脓耳面瘫除耳内流脓及口眼㖞斜两大特征外，部分患者可伴有耳鸣、眩晕、听力严重下降等。

3. 检查 对耳内流脓的同时出现口眼㖞斜的患者，应进行外耳道、鼓膜检查、听力学检查、颞骨影像学检查、面瘫定位检查等。

（1）外耳道、鼓膜检查：详细检查外耳道及鼓膜是必要的，应在电耳镜或耳内镜下仔细观察鼓膜穿孔的部位，脓耳面瘫者，多在鼓膜松弛部或紧张部边缘发生穿孔，并可见到肉芽或胆脂瘤。

（2）听力学检查：音叉试验或纯音测听多呈严重的传导性聋或混合性聋。

（3）颞骨影像学检查：对脓耳面瘫患者，颞骨影像学检查是必须的。以颞骨 CT 扫描为佳，可显示中耳乳突病灶及颞骨骨质破坏情况，并可显示面神经骨管破坏情况。

（4）面瘫定位检查：可选择进行以下几项检查，以确定面神经损害的部位。

1）泪液分泌试验：用宽 0.5cm，长 5cm 滤纸两条，将其一侧距离顶端 5mm 处折叠，吸干眼结膜的下穹隆内的泪液，将折叠好的滤纸置入 5 分钟后，对比双侧滤纸的泪液浸湿的长度。正常人两侧差别不超过 30%，如果相差一倍可为异常，提示膝状神经节以上神经受损。

2）镫骨肌声反射：声阻抗测听计可测及反射情况，反射消失表示面神经损害部位在面神经分出镫骨肌支处或更高水平。

3）味觉试验：以棉签分别浸糖精、盐、奎宁以及食用醋，比较两侧舌前 2/3 的甜、咸、苦及酸味等味觉反应。如味觉消失便是面神经损伤在鼓索支的水平或更上。直流电试验是比较双侧感觉到金属味时电流量的大小，电味觉仪可检测味觉阈值，患者较健侧高于 50% 为异常。

（5）面神经功能检查：选择进行以下检查，有助于判断面神经损害程度。

1）神经电兴奋试验：取决于正常或失用纤维和变性纤维所占的比例。受损的神经纤维变性需 1～3 天，故本试验应在病变开始的 3 天后进行。试验时将电极放在神经分支上，逐渐加大刺激强度，直至观察到最小肌肉收缩为止。3 周 10mA 刺激无反应为失神经支配；两侧差大于 3.5mA 提示面神经不可逆变性；双侧差别大于 2mA 为神经变性，小于 3.5mA 提示面神经功能可以恢复。

2）面肌电图：通过插入肌肉内的电极，检测单个运动单位的电活动。肌电图记录不到任何电活动，表示面神经完全性麻痹。纤颤电位是面神经完全变性后出现的失神经电位，是判断完全性面瘫的一个重要客观标志。如面瘫时仍可测得接近正常的运动单元电位，说明损害不重，反之则自然恢复可能不大。

3）面神经电图：在茎乳孔外的面神经主干体表进行电刺激，在口轮匝肌处记录。面神经纤维的变性程度是以健侧面神经电图的振幅与患侧面神经电图的振幅的比例表示，计算公式：变性百分比 =（健侧振幅 – 患侧振幅）/健侧振幅。一般情况下，面神经变性百分比小于 90%，提示神经的病变是可逆的。而变性百分比为 90% ~ 95%，提示神经变性的不可逆性。面神经变性百分比在 95% 以上，自然恢复或保守治疗恢复的可能性不到 15%，必须进行面神经减压或者面神经移植。

（二）鉴别诊断

脓耳面瘫应与非脓耳所致的耳面瘫及脑中风所致面瘫相鉴别。

1. 耳面瘫 耳面瘫多由风邪痹阻耳部脉络所致，一般无脓耳病史。多在吹风后起病，突然出现一侧面瘫，数日内面瘫程度迅速加重。脓耳面瘫必有脓耳病史，且耳内流脓持续不止，鼓膜穿孔，面瘫程度发展较为缓慢。

2. 脑中风 脑中风多有高血压、高脂血症等病史，无脓耳病史。突然出现口角㖞斜，口涎外溢，但额纹存在，闭眼正常。常伴有同侧肢体瘫痪、味觉减退、唾液分泌减少，神经系统检查异常。患者鼓膜完整，无耳内流脓。据此，与脓耳面瘫不难鉴别。

【病因病机】

面部脉络循行耳中及耳之前后，若脓耳失治，日久病深，邪毒潜伏于里，灼腐耳内脉络，致使脉络闭阻不通，则可导致面瘫。

1. 肝胆火盛 肝胆热盛，热毒上攻，与耳内气血搏结，致使脉络闭阻，气血阻滞，肌肤失养，而致筋肉弛缓不收。

2. 气血亏虚 脓耳日久，气血亏虚，无力驱邪，湿毒困结耳窍，闭阻脉络，使面部肌肤失养而为病。

【辨治思路】

（一）辨证思路

脓耳面瘫的主要症状是口眼㖞斜，并耳内流脓。耳内造成堵塞的原因是湿浊、瘀血等。浊气在上，使耳部经络不通畅，而浊气是由于脏腑功能失调所产生。因此，脓耳面瘫的症状虽表现在耳部，其病根实在脏腑。对于脓耳面瘫患者，辨证的重点同样在于辨浊气、辨脏腑、辨阴阳虚实三个方面。

1. 辨浊气 耳内流脓，必然有浊气在上，常见的浊气有湿浊、瘀血。

（1）湿浊：湿浊排泄不畅，停聚耳窍是导致耳内流脓最常见的原因之一，无论急性起病还是缓慢起病均可由湿浊停聚导致。辨别有无湿浊，主要参考两个方面：一是根据全身症状和舌象、脉象，如大便黏滞不爽、胸脘痞闷、舌苔厚腻、脉滑等，提示体内有湿浊之气；二是参考局部检查所见，如鼓膜检查、声导抗检查等发现中耳腔内流脓，从中医角度分析大多提示有湿浊。

根据以上辨湿浊的思路进行辨证，大多可以找到湿浊的证据。

（2）瘀血：气虚无力推动血液，导致瘀血阻滞，耳部气血运行不畅，浊气运化无力致耳内流脓。湿浊或瘀血痹阻经脉，筋脉失养，以致口眼㖞斜。辨证要点可参考以下三个方面：一是病程一般较长；二是舌脉象，一般舌质较暗，或有瘀点瘀斑，脉弦涩；三是结合局部检查所见，如鼓膜穿孔、内陷、粘连，或鼓膜晦暗及穿孔周围见白色钙化斑，大多提示有瘀血阻滞。

2. 辨脏腑 浊气产生于脏腑功能失调，因此，要消除产生浊气的原因，必须进一步辨别失调的脏腑。与外邪、湿浊、瘀血相关的脏腑主要有肺、脾胃、肝胆等。

（1）脾胃失调：脾主升清，胃主降浊，脾胃升降协调，则气血化生充足，而湿浊不易产生。反之，脾胃功能减弱，升降失调，则易导致湿浊停聚。耳内流脓无论病程长短，大多与湿浊有关，因此，脾胃失调是最常见的原因之一。脾胃失调的证候，主要有食欲不振、大便稀溏或黏滞不爽、脘腹胀满等。

（2）肝胆失调：肝胆主疏泄，其中肝主升、胆主降，肝胆一升一降，有利于气血运行，也有利于浊气下降。若肝胆失调，则气机不畅，可导致湿浊停聚，也可导致血行不畅而瘀血停留，两种情况均可导致耳内流脓。肝胆失调多与情志不遂有关，因此多见于焦虑、抑郁的患者，常兼有胸胁胀闷、心烦失眠、口苦、脉弦等表现。

（3）辨虚实：耳内流脓多由浊气上逆所致，以实证为多见，但浊气之来，实由相关脏腑功能减弱所致，因此实中有虚。对于具体患者，究竟偏于实证，还是偏于虚中夹实，必须详加辨别。

1）实证：一般病程较短，多见于外邪侵袭或肝胆湿热，患者耳内流脓，色黄质稠，局部皮肤红肿热痛，舌质红，苔黄，脉象有力。

2）虚中夹实：耳内流脓时间较久者很少有单纯的虚证，往往是虚中夹实较为多见，如脾虚湿困即是较典型的虚中夹实证，病程较长的患者多属此类，有时病程短者也有此证。气滞血瘀证大多病程较长，也以虚中夹实为多见。

（二）治疗思路

尽快消除耳内流脓，通络祛风，是治疗脓耳面瘫的主要目的和基本思路。围绕这个目的，治疗时须考虑治本与治标两个方面。

1. 治本　由于浊气上逆是产生耳内流脓的根本原因，针对湿浊、瘀血等不同浊气的来源，在辨证的基础上，指导患者调整不良生活方式，并运用中药调动相关脏腑的功能进行整体调节，消除浊气，并防止产生新的浊气，才能达到治愈的目的，这是中医治疗的优势所在。

2. 治标　如何快速缓解症状是治疗时需要考虑的，尽快缓解耳内流脓的症状。这样不仅能尽快解除痛苦，也能增强患者对治疗的信心。快速缓解症状一般可选用各种外治法。有形的浊气常见的是耳后流脓，由于流脓导致患耳听力下降，可采用清洗脓液、换药、剔除肉芽、切开引流等外治法尽早消除积液，以缓解症状。

【辨证论治】

1. 肝胆火盛

主证：口眼㖞斜，耳内流脓稠厚味臭，鼓膜穿孔，耳痛，完骨部有叩压痛。兼见发热头痛、口苦咽干、尿赤便秘。舌质红，苔黄，脉弦滑数。

治法及方药：清肝解毒，活血通络。可选用龙胆泻肝汤合牵正散加减，常用药物如龙胆草、栀子、黄芩、泽泻、木通、车前草、当归尾、生地、柴胡、甘草、白附子、僵蚕、全蝎等。

加减法：若耳内疼痛者，可加乳香、没药之类以活血止痛；脓液引流不畅者，可加皂角刺、穿山甲之类以活血排脓；大便秘结者，可加大黄、芒硝之类以泻火通便。

2. 气血亏虚

主证：耳内流脓日久，渐发生口眼㖞斜，患侧肌肤麻木，鼓膜松弛部或边缘部穿孔，脓液污秽味臭，有肉芽或息肉。兼见食少便溏、倦怠乏力、面色无华。舌淡，苔白腻，脉细涩。

治法及方药：益气活血，搜风通络。可选用补阳还五汤合牵正散加减，常用药物如黄芪、当归尾、赤芍、地龙、白术、川芎、桃仁、红花、白附子、全蝎、僵蚕、蜈蚣、甘草等。

加减法：若耳流脓味臭量少者，可加金银花、皂角刺、桔梗等以解毒排脓；口眼㖞斜日久者可加白芍、茯苓等以健脾利湿、补益气血；伴纳呆、腹胀、便溏者，可加党参、干姜、砂仁等以健脾和胃。

【外治法】

1. 涂敷法　取鲜鳝鱼血（或加麝香少许）涂于患者面部，每日 4～6 次，每次保留 30 分钟。亦可取活蟾蜍皮贴敷于患者面部。

2. 贴敷法 用马钱子粉 0.3 ~ 0.5g，撒于风湿止痛膏药上敷患处，2 ~ 3 天一次。

3. 耳背放血 取患侧耳背近耳轮处明显的血管一根，揉搓数分钟使其充血，按常规消毒后，左手拇食指将耳背拉平，中指顶手下，右手持消毒的手术刀，用刀尖划破血管，则血自然流出，为 0.5 ~ 3mL，用消毒棉球拭去血液并消毒切口，盖上消毒敷料，胶布固定。必要时 7 天后按法重复一次，最多不超过 4 次。

4. 手术治疗 行根治性中耳乳突手术，彻底清除脓耳病灶，同时行面神经减压术。

【针灸疗法】

1. 针刺 取翳风、地仓、合谷为主穴，配阳白、太阳、人中、承浆、颊车、下关、四白、迎香、大椎、足三里等，针刺或用电针治疗。

2. 电磁疗法 选用以上穴位，行电磁疗法，每日 1 次。

3. 梅花针 用梅花针轻轻叩击患侧面部，每日 1 次。

4. 穴位注射 取颊车、地仓、下关、曲池、翳风、外关等穴，每次 1 ~ 2 穴，进针至有酸胀感后注入药液 1 ~ 2mL，间日一次，药物可用维生素 B_1 或维生素 B_2，中药益气活血制剂如丹参、当归、毛冬青、红花、补中益气汤等单味药或复方注射制剂。

5. 穴位敷贴 取下关、颊车、地仓、太阳、阳白、听宫等局部穴位。每次两穴，交替使用。方法：将蓖麻子仁杵饼，厚约 0.3cm，贴于选定的穴位，用纱布胶布固定，每天换贴一次。

6. 穴位划刺贴敷法 取太阳、瞳子髎、颊髎、地仓、迎香等穴位，每次两穴，交替使用。方法：穴位局部消毒后，用三棱针在穴位处划"井"字 1cm × 1cm 大小，渗血为度。然后贴风湿膏药，3 天一次。

7. 悬灸 取地仓、颊车，悬灸 15 ~ 20 分钟，或 10 壮左右。每日一次。

8. 苇管灸 取苇管灸器，口径 0.4 ~ 0.6cm，长 5 ~ 6cm，一端似半个鸭嘴，另一端以胶布封闭后插入耳道。施灸时以半粒花生米大小艾绒放于苇管器半个鸭嘴上，线香点燃。每日 1 ~ 2 次，每次 3 ~ 9 壮，10 次一疗程，可连续 4 ~ 7 个疗程。施灸时以耳部有温热感，皮温升高 2 ~ 3℃为宜。

【其他疗法】

1. 激光理疗 用半导体激光理疗仪，将激光探头放在面瘫部进行照射，每次 10 ~ 15 分钟。

2. 超短波理疗 用超短波理疗仪，将电极放在四白、颊车、迎香等处，调节超短波的功率大小，以患者觉得局部发热且能耐受为度，每次理疗 10 ~ 15 分钟。

【预防调护】

1. 彻底治疗脓耳是预防本病的关键。
2. 加强生活调养，增强体质，积极防治感冒及鼻腔、鼻咽慢性疾病。
3. 急性发病时应避免乘坐飞机或潜水，以防流脓加重。
4. 保持外耳道脓液引流通畅。
5. 忌食易发刺激和燥热助火食物。

【名医经验】

（一）古代医家的经验

《景岳全书·卷十二》主张"以艾治者，当随之急处而灸之。盖经脉既虚，须借艾火之温，以行其气，气行则血行，故筋可舒而歪可正也"。

（二）现代医家的针灸治疗经验

现代运用针灸疗法治疗脓耳面瘫的报道很多。如：

1. 《中医临证备要》用大秦艽汤配合针灸疗法，取颊车、地仓，左取右，右取左，并刺合谷、太冲。
2. 《现代中医耳鼻咽喉口齿科学》介绍主穴用风池、翳风、阳白、迎香、地仓、合谷，备穴用攒竹、太阳、四白、人中、听会、颊车。多用输刺法，留针一刻钟。每天或隔天一次，10 次为一疗程。
3. 《实用中医耳鼻喉科学》介绍先取地仓、颊车、颧骨、丝竹空，歪左取右、歪右取左。先行针刺，感酸胀后即出针。再用艾粒隔姜片灸地仓、颊车 3～5 壮。
4. 《中西医结合耳鼻咽喉科学》主张在恢复期运用阳白透鱼腰、眉梢透鱼腰、地仓透颊车、四白透迎香。人中旁刺并配下关、合谷等穴。
5. 《中医诊断与治疗学》介绍面神经 1 点（乳突前下方）、面神经 2 点（下关穴前下五分）、翳风、地仓透颊车、阳白透鱼腰、太阳、四白透迎香，每次 2～4 穴，平补平泻，留针 10～15 分钟。

（秦琼）

第十四节　脓耳眩晕

脓耳眩晕是由脓耳引发的以耳内流脓、头晕目眩、视物旋转、恶心呕吐为主要特征的疾病。本病为脓耳变证之一，多因脓耳失治，邪毒侵犯内耳所致，临床上较为常见，各年龄均可发病，发病无明显季节性。

西医的化脓性中耳乳突炎并发迷路炎等疾病可参考本病进行辨证治疗。

【历史源流】

古代医学文献中没有脓耳眩晕病名，但其症状在有关头眩、眩冒、冒眩、掉眩、脑转、风头眩、风眩、旋晕等的章节描述中，可以找到相关记载。关于眩晕的历代文献记载，参见"耳眩晕"一节。

2003 年王士贞主编的普通高等教育"十五"国家级规划教材《中医耳鼻咽喉科学》首次提出"脓耳眩晕"的病名，并将其定义为"因脓耳失治，邪毒流窜内耳引起的眩晕"。从此，"脓耳眩晕"这个病名在中医耳鼻喉科著作里开始出现。2016 年刘蓬主编的全国中医药行业高等教育"十三五"规划教材《中医耳鼻咽喉科学》进一步将"脓耳眩晕"的定义修改为"由脓耳引发的以耳内流脓、头晕目眩、视物旋转、恶心呕吐为主要特征的疾病"。至此，脓耳眩晕的概念得以规范。

【临床诊断】

（一）诊断要点

1. 临床特征　脓耳眩晕的临床特征是耳内流脓的同时出现旋转性眩晕，二者缺一不可。

（1）耳内流脓：脓耳眩晕是在脓耳的基础上发生的，故具备脓耳的特征——耳内流脓，鼓膜穿孔，听力下降。与一般脓耳不同的是，耳内流脓量不多，且多有臭味，提示脓液引流不畅，鼓膜穿孔多位于松弛部或边缘，并可见肉芽或胆脂瘤。听力下降也较一般的脓耳为重，甚至可全聋。

（2）旋转性眩晕：在耳内持续流脓的过程中，患者突然发生旋转性眩晕，发作时的表现与"耳眩晕"一样：自觉天旋地转，站立不稳，闭目时感觉自身旋转，并有恶心呕吐、出冷汗等，但意识清楚。旋转性眩晕可因转身、行车、低头屈位、挖耳等动作而诱发。

与一般的"耳眩晕"不同的是，脓耳眩晕发作的持续时间较长，可达 1 周以上，甚至持续月余。

2. 主要伴随症状　脓耳眩晕除耳内流脓及旋转性眩晕外，主要的伴随症状有耳鸣、耳聋、发热等。

（1）耳鸣、耳聋：尽管脓耳本身可出现听力下降，但程度一般不严重，且出现耳鸣的概率较小。但脓耳眩晕的耳聋程度较为严重，甚至可全聋，且容易发生耳鸣。

（2）发热：脓耳眩晕时，因脓液引流不畅，脓毒蓄积，可出现发热恶寒、头痛等。小儿患者可出现高热、腹泻等症。

3. 检查　对耳内流脓的同时出现眩晕的患者，应进行外耳道、鼓膜检查，听力学检查，前庭功能检查，颞骨影像学检查等。

（1）外耳道、鼓膜检查：对脓耳眩晕患者，详细检查外耳道及鼓膜是必要的，应在电耳镜或耳内镜下仔细观察鼓膜穿孔的部位，多在鼓膜松弛部或紧张部边缘见到穿孔，并可见到肉芽或胆脂瘤。

（2）听力学检查：音叉试验或纯音测听多呈严重的传导性聋或混合性聋，甚至全聋。

（3）颞骨影像学检查：对脓耳眩晕患者，颞骨影像学检查是必须的。以颞骨 CT 扫描为佳，可显示中耳乳突病灶及颞骨骨质破坏情况，并可显示半规管破坏情况。

（4）前庭功能检查：在眩晕发作时，可进行自发性眼震检查，多可见到明显的自发性眼震。

在眩晕症状暂时缓解或减轻之后，可选择进行各种诱发性眼震检查，如温度试验、旋转试验、变位试验等，还可进行各种静态与动态平衡功能检查以及前庭功能检查，以了解前庭功能状况。脓耳眩晕患者多出现一侧前庭功能亢进或减退，以致双侧前庭功能不平衡。具体检查方法参见第三章第一节。

（二）鉴别诊断

脓耳眩晕应与头晕、厥证、中风及一般的耳眩晕相鉴别。

1. 头晕　头晕的特点是自觉头部昏沉感、混沌感、沉重感，有时甚至是莫可名状的头部不适感。脓耳眩晕患者在旋转性眩晕发作过后常伴有头晕，但单纯的头晕则没有旋转性眩晕，这是二者最大的区别。

脓耳眩晕与头晕二者的鉴别见表 9 – 25。

表 9 – 25　脓耳眩晕与头晕的鉴别

鉴别要点		脓耳眩晕	头晕
相同点		都有头晕的感觉	
不同点	旋转感	有	无
	突然发作	多为突然发作	多为缓慢起病
	伴随症状	耳内流脓、鼓膜穿孔、恶心呕吐、出冷汗、耳鸣耳聋等	无脓耳表现，无恶心呕吐、出冷汗等症状

2. 厥证　厥证以突然昏仆、不省人事、四肢厥冷为特征，发作后可在短时间内苏醒，严重者可一厥不复而死亡，无耳内流脓史。

脓耳眩晕发作时也有站立不稳、欲仆或仆倒的表现，但患者的意识始终是清醒的，无昏迷、不省人事的表现，这是二者最大的区别。患者必有脓耳病史。

脓耳眩晕与厥证的鉴别要点见表 9 – 26。

表 9 - 26　脓耳眩晕与厥证的鉴别

鉴别要点	脓耳眩晕	厥证
相同点	突然仆倒	
意识	清楚	不清
脓耳病史	有	无

3. 中风　中风以猝然昏仆、不省人事、口眼㖞斜、半身不遂、失语为特征。中风昏仆与脓耳眩晕发作时易仆倒相似，应注意鉴别。

脓耳眩晕患者发病时，旋转感强烈，常伴恶心呕吐及耳鸣耳聋，但神志清楚，无半身不遂及口眼㖞斜等表现，必有脓耳病史及耳内流脓的表现。中风患者发病时，神志不清，故无旋转感，常伴口眼㖞斜、半身不遂、失语等症；也有部分中风病人，以头晕、头痛为其先兆表现。无脓耳病史。

脓耳眩晕与中风的鉴别要点见表 9 - 27。

表 9 - 27　脓耳眩晕与中风的鉴别

鉴别要点		脓耳眩晕	中风
相同点		突然晕倒	
不同点	旋转感	有	无
	神志	清楚	昏迷
	伴随症状	耳内流脓，恶心呕吐，耳鸣耳聋	口眼㖞斜，半身不遂，失语

4. 一般的耳眩晕　脓耳眩晕与其他一般的耳眩晕发作时的表现基本一致，唯有两点不同：

一是脓耳眩晕发作的持续时间较长，可达 1 周以上，甚至超过 1 个月；而一般的耳眩晕发作的持续时间较短，从 1 分钟内到数小时不等，极少达到数天而不缓解者。

二是脓耳眩晕必有脓耳病史，且耳内持续流脓，鼓膜穿孔；而一般的耳眩晕无脓耳病史，鼓膜完整。

【病因病机】

根据古代医家关于眩晕的相关记载，脓耳眩晕的病因病机，以肝胆热盛、脾虚湿困、肾精亏损为主。近现代医家不仅对前人传统的肝胆脾肾脏腑相关，以及"风、火、痰、虚"等进行深入研究，而且还归纳出了其他发病因素，如生活习惯、饮食不节等变化都有可能导致眩晕。现代医学认为，化脓性中耳炎引起眩晕，是由于炎症所致的充血性骨质疏松，胆脂瘤的侵蚀，使骨迷路变薄或破坏，则膜迷路便易受到炎症刺激而发生眩晕。

1. 肝胆热盛

肝胆热毒炽盛，蔓延入耳窍，热盛生风，风火相搏，风热引动肝风，扰乱清窍发病。

2. 脾虚湿困

脓耳病久，脾气虚弱，运化无力，湿浊之气蕴结，内困耳窍，致使耳窍功能受损而发病。

3. 肾精亏损

肾精亏损，骨失所养，邪毒久滞，腐蚀耳窍骨质，内攻耳窍，致使平衡功能受损，发为眩晕。

【辨治思路】

（一）辨证思路

脓耳眩晕的主要症状是耳部流脓、头晕目眩、视物旋转、恶心呕吐感，其病因病机复杂，病位在耳，病因涉及肝胆脾肾。火热多责之于肝胆，痰湿多责之于脾虚，虚证多为肾精亏损，脓耳久治不愈，致使耳窍失养而进一步导致内耳病变，发为眩晕。

（二）治疗思路

脓耳是根源，清除病灶，同时止晕、治疗兼证，并防止复发，是治疗脓耳眩晕的主要目的和基本思路。临床治疗应分标本缓急，急则治其标，缓则治其本。由于本病表现为虚证与实证的相互转化，或表现为虚实夹杂，故一般急者多偏实，可选用平肝息风潜阳、清火化痰等法以治其标为主；缓者多偏虚，当用补养气血、益肾、养肝、健脾等法以治其本为主。治疗时须考虑治本与治标两个方面。

【辨证论治】

1. 肝胆热盛

主证：眩晕剧烈，恶心呕吐，动则尤盛，耳痛，耳内流脓黄稠，鼓膜红赤、穿孔，耳鸣耳聋，完骨部有叩压痛。伴口苦咽干，急躁易怒，面红目赤，便秘尿赤，或有发热、头痛，舌质红，苔黄，脉弦数。

治法及方药：清热泻火，解毒息风。可选用龙胆泻肝汤合天麻钩藤饮加减，常用药物如龙胆草、栀子、黄芩、柴胡、车前子、泽泻、生地黄、天麻、钩藤、半夏、竹茹、甘草等。

加减法：大便秘结者，可加大黄、芒硝等以通腑泄热；恶心呕吐严重者，可加生姜、厚朴等降逆和胃；心烦失眠者，可加夜交藤、酸枣仁、龙骨、牡蛎等。

2. 脾虚湿困

主证：眩晕反复发作，头额重胀，耳鸣失聪，耳内流脓日久，缠绵不愈，脓液腐臭，鼓膜松弛部或边缘部穿孔。可伴胸闷泛恶，痰涎多，倦怠无力，纳少便溏，面色萎黄，舌质淡红，苔白腻，脉缓弱或濡滑。

治法及方药：健脾祛湿，涤痰止眩。可选用托里消毒散合半夏白术天麻汤加减，常用药物如半夏、白术、天麻、皂角刺、黄芪、金银花、茯苓、白芷、桔梗、竹茹、甘草等。

加减法：湿重者可倍用半夏，可加泽泻等；痰火互结者，可加黄芩、胆南星、黄连等；呕恶较甚者，可加竹茹等。

3. 肾精亏损

主证：眩晕时发，或步态不稳，耳鸣耳聋，耳内流脓持续，经久不愈，脓液污秽味臭，或有豆腐渣样物，鼓膜松弛部或边缘部穿孔，有肉芽或息肉。或伴精神萎靡，腰膝酸软，健忘多梦，舌质淡红或红绛，脉细弱或细数。

治法及方药：补肾培元，祛邪排毒。偏于肾阴虚者，可用六味地黄丸加减；偏于阳虚者，可用肾气丸加减，常用药物如熟地黄、山茱萸、山药、泽泻、牡丹皮、茯苓、桂枝、附子等。

加减法：兼纳呆、腹胀、便溏者，可加党参、黄芪、白术等；兼腰膝酸软者，可加杜仲、川续断等；失眠多梦者，可加酸枣仁、龙骨、牡蛎等。

【外治法】

1. 清洗　有多种冲洗液可供使用，包括与水 1∶1 比例稀释的醋、生理盐水或聚维酮碘，但有些溶液（即醋）在使用时偶尔会引起不适。溶液应该加热至接近体温，以预防眩晕。冲洗液可以通过洗耳球或滴管滴入耳内，然后用同样的工具吸出，或可以在滴入液体后擦干耳部。耳冲洗通常一日 2～3 次，直至分泌物消失。

2. 中药滴耳液　黄连滴耳液滴耳。滴耳之前用 3% 过氧化氢清洗患耳外耳道，并将耳内脓液擦拭干净，用黄连滴耳液滴耳，滴药时患耳朝上，滴入 6～8 滴/次，1 次/天，滴药后保持同样姿势至少 10 分钟。

3. 吹药　药物：三黄炉矾散，西瓜霜等。

用法：先用 3% 过氧化氢反复清洁外耳道及中耳腔数次，擦净，保证外耳道及中耳内清洁干燥后，将药散少许吹入耳内，每天 1～3 次。

4. 手术治疗　对脓耳眩晕者，应施行中耳乳突手术，彻底清除病灶，并封闭迷路瘘管。

【针灸按摩】

1. 体针　可采用局部取穴与远端取穴相结合的方法。听宫、翳风、外关、侠溪、灵台、血海均为毫针泻法，风热邪毒外袭者，加风池、大椎、合谷，诸穴均为泻法，持续行针 5 分钟出针；肝胆火热者，加风池、太冲泻法，持续行针 5 分钟出针；肾元亏损，邪毒停聚者，加肾俞、复溜为补法；阳虚、阴虚不明显者，诸穴留针 20 分钟，间断行针；偏于阳虚诸穴留针 30 分钟，间断行针；偏于阴虚诸穴持续行针 5 分钟出针。

2. 耳针 取内肝、脾、肾、内耳、脑、神门、心、胃、皮质下、交感等穴位针刺；也可用王不留行籽或磁珠贴压以上耳穴，经常用手指轻按贴穴，以维持刺激。

3. 穴位注射 合谷、太冲、内关、风池、翳风、四渎等穴每次取 2 ~ 3 穴，每穴注射 5% 葡萄糖液 1 ~ 2mL，或维生素 B_{12} 注射液 0.5mL，隔日 1 次。

【其他疗法】

1. 超短波理疗 用超短波理疗仪，将电极放在耳后乳突部及耳门处，调节超短波的功率大小以患者觉得局部发热且能耐受为度，每次理疗 10 ~ 15 分钟。

2. 激光理疗 用半导体激光理疗仪，将激光探头放入外耳道口进行照射，每次 10 ~ 15 分钟。

【预防调护】

1. 根治脓耳，是预防本病的关键。发作期，应卧床休息静养，及时对症处理。

2. 加强脓耳局部治疗，保持脓液引流通畅，每天清除耳道内脓液，并尽可能清除中耳内积脓，以保持脓液引流通畅，并使局部用药充分发挥疗效。

3. 对脓耳应密切观察病情变化，如果耳内流脓突然减少，并见头痛增剧，甚或神志改变者，应考虑到脓耳并发症可能。

4. 防止污水入耳，鼓膜穿孔未愈合者尤应注意，以免脓耳复发或加重病情。

5. 注意饮食禁忌，避免进食肥甘厚腻食物。

6. 锻炼身体，增强体质，积极预防并及早治疗感冒鼻塞、鼻渊等病。

7. 医生应向病人解释本病，虽然症状严重，但不会危及生命，消除患者心中顾虑。

【名医经验】

谭敬书医案

彭某，男，28 岁，工人。1979 年 9 月 29 日初诊。

于 1979 年 6 月 10 日做左耳乳突根治术，术后情况良好，6 月 22 日出院。此后曾 4 次突发旋转性眩晕，伴恶心呕吐、出冷汗，左侧耳鸣，每次持续 4 ~ 5 天。最近一次发作经治疗后已基本好转。既往无类似病史。近 2 个月来，感神疲乏力，时有头晕眼花，视觉模糊，食纳不佳，口干口苦，梦多，喜嗳气，胸胁不适，咳嗽有黏黄痰，量不多。无慢支及胃病史，不吸烟。检查左耳乳突术腔干燥，已上皮化，无自发性眼震，瘘管试验阴性，快速轮替运动及指鼻试验阴性，头位左偏时有头晕感，舌淡红，苔薄黄、微腻，脉弦细滑。

诊断：左耳乳突根治术后（3个月）内耳眩晕症。

辨证：肝郁脾虚，痰浊中阻。

治疗：拟疏肝理气、健脾化痰，用柴胡疏肝散合六君子汤加黄芩平调寒热，合欢花解郁安神。服4剂。病情无变化，续服4剂。

10月6日三诊：诸症如前，并有心烦，咳嗽似有加重，舌质偏红，苔薄黄微干，脉弦细数。辨证：肝阴不足。治拟养阴柔肝、调达肝气。用一贯煎加减。

处方：生地黄、沙参、麦冬、白芍、枸杞子、郁金、麦芽、神曲、川楝子10g，当归、白菊花，栀子各6g。服4剂后，自感精神好转，口中知味，余症同前。续服4剂。

10月13日五诊：精力明显好转，饮食增进，嗳气减少，胁胀消失，口干口苦、心烦多梦减轻，仍有咳嗽、吐痰及头晕和位置性眩晕。舌脉同前。治以养阴柔肝、润肺止咳。

处方：生地黄、白芍药、麦冬、枸杞子、白蒺藜、紫菀、款冬花各10g，当归、五味子、夏枯草各6g，生牡蛎15g。连服8剂，诸症全除。随访半年，眩晕未再发。

按：本案为谭敬书治疗脓耳眩晕验案之一。本案肝阴不足为本，但一、二诊误为肝郁脾虚，立法遣方皆错，以六君子汤合柴胡疏肝散，组成甘温辛散之剂，使已亏之肝阴愈耗，致病情有加。后因及时调整，用一贯煎养阴柔肝以培其本，并据证酌佐疏达、健脾、肃肺之品以善其后，终使病归于愈。究其误辨，主要是把肝阴不足之头晕、眼花、神疲乏力、视物模糊之证辨为脾虚血少，清阳不升；把肝阴不足，肺失清润之咳嗽吐少许黏黄痰误辨为脾虚生痰；其胁肋胀、纳差食少、嗳气、口苦咽干，当为木失调达，肝阴不足而生，是为虚，误辨为肝气郁结，从邪实认识。若仔细推敲，亦不难找出其误辨证失于片面与严谨之处：脾虚血少之头晕眼花当有气短懒言并作；脾虚生痰之咳嗽，其痰当不黏稠；肝气郁结之胁肋胀，当并胃脘胀痛，嗳气之声亦当高亢有力，恐此情况，一诊时未能详查。然可见在临床上，以似是而非的认识解释病状治病的根本，整体观是辨证的指导思想。只有全面地看问题，用严密的逻辑思维推理、分析、综合，才能辨证准、立法稳。

——选自：《中医临床家谭敬书》

（刘元献）

第十五节 黄耳伤寒

黄耳伤寒是由脓耳引发的以耳内流脓、寒战高热、头痛神昏、项强抽搐为主要特征的危重病证。是脓耳变证的重候。若治疗不及时，可危及生命。因患者在耳内流黄脓的基础上，又出现类似伤寒的寒战高热等症状，故名"黄耳伤寒"。随着现代生活条件和医疗条件的改善，黄耳伤寒的患病率已大幅下降。

西医学的化脓性中耳乳突炎颅内并发症（如乙状窦血栓性静脉炎、耳源性脑膜炎、耳源性脑脓肿等）等疾病可参考本病进行辨证治疗。

【历史源流】

关于黄耳伤寒最早的记述，见于隋代《诸病源候论·卷二十九》，文中描述了耳疼痛猝然发生脊强背直的症状及病机。《诸病源候论·卷二十九·风痉候》称："风痉者，口噤不开，背强而直，如发痫之状。其重者，耳中策策痛；卒然身体痉直者，死也。由风邪伤于太阳经，复遇寒湿，则发痉也。"

"黄耳伤寒"这一病名首见于明·孙一奎《赤水玄珠·卷十九》："耳中策策痛者，皆是风入于肾经也。不治，流入肾，则卒然变，恶寒发热，脊强背直，如痉之状，曰黄耳伤寒。"明·戈维城《伤寒补天石》则记载了黄耳伤寒用马蹄金等治疗。

清代，刘奎著《松峰说疫》记载了黄耳伤寒的治疗："凡耳中策策痛者，是风入肾经也。久则变恶寒发热、脊强背直如痉之状，曰黄耳伤寒。宜小续命汤加僵蚕（泡焙）、天麻（酒焙）、羌、独，次用荆防败毒散加细辛、白芷、蝉蜕（去足翅）、黄芩、赤芍、紫金皮。"《单方汇编》记载黄耳伤寒用苦参磨水，滴入耳中，或用猴姜根汁，或用苦薄荷汁，土木香汁滴入耳中来治疗。《重订通俗伤寒论·第八章》记载："风温时毒，先犯少阳，续感暴寒而发。乃太少两阳合病，状类伤寒，以其两耳发黄，故见形定名为黄耳伤寒。"治宜荆防败毒散加减，或结合全身情况辨证施治。

1975年广州中医学院主编的全国中医院校第三版规划教材《五官科学》首先将西医的"耳源性颅内并发症"与中医的"黄耳伤寒"联系起来。1980年广州中医学院主编的全国高等医药院校第四版规划教材《中医耳鼻喉科学》正式用"黄耳伤寒"作为病名进行介绍，对该病名作了这样的解释："黄耳伤寒是脓耳变证之重候，因脓耳治疗不当，邪毒传入于脑，蒙蔽心窍，热入心包，故每可危及生命，相当于化脓性中耳炎的颅内并发症。"2003年王士贞主编的普通高等教育"十五"国家级规划教材《中医耳鼻咽喉科学》将"黄耳伤寒"解释为："黄耳伤寒是指由于脓耳邪毒壅盛，深入营血，内陷心包，引动肝风而致的疾病。临床以寒战高热、头痛神昏、项强抽搐等危重症状为特征，是脓耳变证的重候，若治之不及时，可危及生命。"2016年刘蓬主编的全国中医药行业高等教育"十三五"规划教材《中医耳鼻咽喉科学》对"黄耳伤寒"做出了更简洁的定义："黄耳伤寒是由脓耳引发的以耳内流脓、寒战高热、头痛神昏、项强抽搐为主要特征的危重病证。"至此，黄耳伤寒的概念得以规范。

【临床诊断】

（一）诊断要点

1. 临床特征　黄耳伤寒的临床特征是耳内流脓的同时出现寒战高热、头痛神昏、项强抽搐等危重症状。

（1）耳内流脓：黄耳伤寒是在脓耳的基础上发生的，属脓耳变生的病证，故具备脓耳的特征——耳内流脓，鼓膜穿孔，听力下降。与一般脓耳不同的是，耳内流脓量不多，且多有臭味，提示脓液引流不畅，鼓膜穿孔多位于松弛部或边缘，并可见肉芽或胆脂瘤。听力下降也较一般的脓耳为重，甚至可全聋。

（2）寒战高热：患者在脓耳患病期间，出现寒战高热，体温可达40℃以上，但自身却感觉到恶寒，无汗，非常类似于伤寒。正是由于具备这一特征，即在耳内流黄脓的基础上又出现寒战高热等类似于伤寒的症状，故称之为"黄耳伤寒"。

（3）头痛神昏：患者在耳内流脓的同时，出现剧烈的持续头痛，用一般的止痛药不能缓解，头痛部位多与脓耳在同一侧，多伴有同侧耳内疼痛，甚至可伴有喷射状呕吐。若未及时处理，随病情发展，意识逐渐模糊，直至完全昏迷。

（4）项强抽搐：与以上三大特征每个患者都具备不同的是，项强抽搐并非每个患者都会出现，仅在部分患者中出现，但亦为黄耳伤寒的重要特征之一。患者在耳内流脓、寒战高热、剧烈头痛的基础上，可出现颈项强直、四肢抽搐，甚至角弓反张，此时患者意识清楚，也可能意识模糊。若处理不及时，可危及生命。

2. 主要伴随症状　黄耳伤寒症状多变，除耳内流脓、寒战高热、头痛神昏、项强抽搐等四大特征性症状外，部分患者还可出现肢体偏瘫、面瘫、失语等；小儿可因高热出现呕吐、腹泻，甚至皮肤出现斑丘疹、皮疹、瘀点、瘀斑等。因抽搐还可导致呼吸困难，随时有生命危险。

3. 检查　对于耳内流脓的同时又出现高热、头痛的患者，应警惕黄耳伤寒的可能，及时进行以下检查。

（1）生命体征检查：神志、心率、呼吸、脉搏、血压等检查是必须的，并定时监测这些指标。

（2）外耳道及鼓膜检查：详细检查外耳道及鼓膜是必须的，应在电耳镜或耳内镜下仔细观察鼓膜穿孔的部位，多在鼓膜松弛部或紧张部边缘见到穿孔，并可见到肉芽或胆脂瘤。

（3）神经系统检查：在常规体格检查的同时，注意进行神经系统检查，如各种生理反射及病理反射检查，颈项强直、克尼格征、布鲁津斯基等检查。必要时可进行颅内压测定、眼底检查等。

（4）颞骨及颅脑影像学检查：影像学检查是必需的检查项目。颞骨 CT 可显示中耳乳突病灶及颞骨骨质破坏情况；颅脑 CT 或 MR 可显示颅脑占位病变情况。

（5）血常规与脑脊液检查：血常规检查多可见白细胞、中性粒细胞明显升高，必要时可进行血培养。脑脊液检查多有异常改变。

（二）鉴别诊断

黄耳伤寒应与流行性脑膜炎、结核性脑膜炎及颅脑肿瘤等疾病相鉴别。

1. 流行性脑膜炎 流行性脑膜炎与黄耳伤寒均有头痛、发热、呕吐，应注意鉴别。

流行性脑膜炎多发生于 2～4 月份的流行季节，无脓耳病史，可见皮肤瘀斑，咽部充血，发热多 39℃以上，口周与鼻孔周围有单纯疱疹，脑脊液中可找到脑膜炎双球菌，外观多无色透明或微浑浊，白细胞、蛋白轻度升高，糖正常或稍高，氯化物正常。影像学检查颅脑无占位病变。

黄耳伤寒必有脓耳病史，在耳内流脓期间发病，影像学检查可找到颅脑占位病灶。

2. 结核性脑膜炎 结核性脑膜炎与黄耳伤寒均有头痛，应加以鉴别。

结核性脑膜炎多为儿童及青年，病情进展缓慢，有肺、骨或泌尿生殖系统的结核感染史，除脑膜刺激征以及颅内压增高外，还有结核中毒症状如发热、盗汗、消瘦、倦怠乏力、萎靡不振等，脑脊液检查可鉴别，脉络膜上血管附近的结核结节也有重要参考价值，CT/MRI 诊断多见脑积水或者结核瘤。

结核性脑膜炎患者，如有脓耳流脓病史，也须做详细的耳科检查，以排除耳源性结核感染。

3. 颅脑肿瘤 颅脑肿瘤与黄耳伤寒均可出现颅内压增高的头痛、呕吐症状，应加以鉴别。

颅脑肿瘤一般病情进展缓慢，头痛逐渐加重，短期内病情变化不大，无脓耳病史，影像学检查提示颅脑实质性占位病变。黄耳伤寒必有脓耳病史，病情发展快，短期内头痛急剧加重。影像学检查提示颅脑有液体状占位病变（脓腔）。

【病因病机】

脓耳日久病深，邪毒稽留耳窍，浸渍腐蚀骨质，渐成缝隙暗道；若脓流不畅，或复感外邪，脓毒炽盛，脓液沿腐蚀骨缝流窜于耳窍之外，以至邪毒深陷，入于营血，闭阻心包，引动肝风而为病。

1. 气营两燔 脓耳火热炽盛，病势发展，病邪内入脏腑，正盛邪实，故见发热，热扰胸膈，则见坐卧不安、心中懊憹烦闷，邪热入营，灼及营阴，热势蒸腾，舌质红绛，热窜血络，则见斑疹隐隐。

2. 热入心包　脓耳热毒深陷，困郁于内，灼伤阴血，耗血伤津，炼液为痰，痰热内盛，痰热闭阻心包，心失神明而致病。

3. 热极动风　脓耳热毒炽盛，深入厥阴，扰动肝筋，引动肝风，出现手足躁动、筋脉拘急，风痰阻于脉络而为病。

【辨治思路】

（一）辨证思路

对黄耳伤寒这种危证，辨证须注意辨别邪正盛衰，通过望神态有助于辨别。

1. 望神　通过对病人的精神、色泽、形体、姿态等整体表现进行观察，以判断病人的轻重缓急。《灵枢·本神》指出"生之来，谓之精，两精相搏，谓之神"。神的产生，和人体的脏腑精气关系密切，精所化生的气血津液充足，脏腑组织的功能才能正常，神是通过脏腑功能的活动表现出来的。所以，精气充足，即使有病，预后良好；精气亏虚，则体弱神衰，抗病力弱，预后较差，如《素问·移精变气论》所言"得神者昌，失神者亡"。因此，神是生命活动总的体现。

临床根据神的盛衰和病情的轻重一般可分为得神、少神、失神（神乱）及假神四类。

（1）得神：得神又称"有神"。表现为两目灵活、明亮有神、神志清晰，提示病轻易治，预后良好。

（2）少神：少神又称"神气不足"。表现为两目晦滞，目光乏神，精神不振，思维迟钝，动作迟缓。提示精气不足，机能减退，多见于虚证患者或疾病恢复期病人。

（3）失神：失神又称"无神"。是精亏神衰或邪盛神乱的重病表现，可见于久病虚证和邪实病人。精亏神衰而失神在临床上表现为两目晦暗，目无光彩，面色无华，精神萎靡，意识模糊，反应迟钝，手撒尿遗，骨枯肉脱，形体羸瘦。提示精气大伤，机能衰减，多见于慢性久病重病之人，预后不良。黄耳伤寒多见邪盛神乱而失神，临床表现为神昏谵语，循衣摸床，撮空理线，两手握固，牙关紧急。提示邪气亢盛，热扰神明，邪陷心包；或肝风夹痰蒙蔽清窍，阻闭经络。皆属机体功能严重障碍，气血津液失调，多见于急性病人，亦属病重。

（4）假神：久病之人，突然出现某些神气暂时"好转"的虚假表现者是为假神。如原本目光晦滞，突然目似有光，但却浮光外露；本为面色晦暗，一时面似有华，但为两颧泛红如妆；本已神昏或精神极度萎靡，突然神识似清，想见亲人，言语不休，但精神烦躁不安；原本身体沉重难移，忽思起床活动，但并不能自己转动；本来毫无食欲，久不能食，突然索食，且食量大增等，则称为假神。

假神的出现，是因为脏腑精气极度衰竭，正气将脱，阴不敛阳，虚阳外越，阴阳即将离决所致，古人比作"回光返照"或"残灯复明"，常是危重病人临终前的征兆。

2. 望态　望病人的姿态与机体的寒热阴阳盛衰有密切关系。不同阶段有不同的病态，不同的异常动作体现不同的疾病阶段，如病人口唇、眼睑、四肢颤动，则为动风先兆。颈项强直、四肢抽搐、角弓反张，则肝风已动。

（二）治疗思路

据黄耳伤寒发病原因，采用清营凉血、清心开窍、镇肝息风、泄热解毒等内治法有助于减轻症状；而从根本上进行治疗，则需要手术清除脓耳病灶，并排出侵入颅脑的脓液。

【辨证论治】

1. 气营两燔

主证：耳内流脓臭秽，突然脓液减少，耳痛剧烈；头痛如劈，颈项强直，呕吐，憎寒壮热，心烦躁扰，甚则谵语。舌质红绛，少苔或无苔，脉细数。

治法及方药：清营凉血，泄热解毒。可选用清营汤加减。常用药物如犀角、生地黄、玄参、竹叶心、麦冬、丹参、黄连、金银花、连翘等。

加减法：若寸脉大，舌干较甚者，可去黄连，以免苦燥伤阴；若热陷心包而窍闭神昏者，可与安宫牛黄丸或至宝丹合用以清心开窍；若营热动风而见痉厥抽搐者，可配用紫雪，或酌加羚羊角、钩藤、地龙以息风止痉；若兼热痰，可加竹沥、天竺黄、川贝母之属，清热涤痰；营热多系由气分传入，如气分热邪犹盛，可重用银花、连翘、黄连，或更加石膏、知母，及大青叶、板蓝根、贯众之属，增强清热解毒之力。

2. 热入心包

主证：耳内流脓臭秽，耳痛，头痛剧烈，高热不退，颈项强直，呕吐，嗜睡，神昏谵语。舌质红绛，脉细数。

治法及方药：清心开窍，泄热解毒。可选用清宫汤送服安宫牛黄丸或紫雪丹、至宝丹。常用药物如犀角尖、莲子心、玄参心、竹叶卷心、麦冬、连翘心等。

加减法：痰热盛者，可加竹沥、梨汁各25mL；咯痰不清者，可加瓜蒌皮等；热毒盛者，可加金汁、人中黄等；渐欲神昏者，可加银花、荷叶、石菖蒲等。安宫牛黄丸、紫雪丹、至宝丹均为清心开窍之成药，具有苏醒神志之效。安宫牛黄丸重于清热解毒，紫雪丹兼能息风，至宝丹则重于芳香开窍，可酌情选其中之一。

3. 热盛动风

主证：臭秽脓汁自耳内流出，多伴发耳痛；全身可见剧烈头痛，高热，手足躁动，颈项强直，甚则神志昏迷，四肢抽搐，甚或肢软偏瘫。舌质红绛而干，脉弦数。

治法及方药：泄热解毒，凉肝息风。可选用羚羊钩藤汤加减。常用药物如羚角片、桑叶、川贝（去心）、鲜生地、钩藤（后入）、菊花、茯神、白芍、甘草等。

加减法：热盛者，可加生石膏、知母等；便秘者，可加大黄、芒硝等以通腑泄热；口干、舌红绛者，可加水牛角、牡丹皮、紫草、板蓝根等以凉血解毒；如有抽搐，可选加全蝎、地龙、蜈蚣等以息风止痉；痰涎壅盛者，可加竹沥、生姜汁等；若热邪内闭、神志昏迷者，可配合紫雪丹、安宫牛黄丸等清热开窍之剂。如高热不退，耗伤津液甚，或素有肝阴不足，属阴虚阳亢型痉厥者，可酌加玄参、麦冬、石斛、阿胶等养阴增液之品。

【外治法】

本病的局部处理同"脓耳"。应尽早手术治疗以清除病灶。

【针灸按摩】

针灸可适当应用在急重症的治疗中。

"百邪所病者，针有十三穴"。"十三鬼穴"在临床上多运用于神经系统疾病和精神疾患中，其中鬼宫水沟穴、鬼堂上星穴、鬼枕风府穴等具有泄热通络的作用。高热不退可配合十宣、耳尖点刺放血；头痛加百会穴、太阳穴、风池穴、攒竹穴；神昏、谵语、嗜睡加百会穴、印堂穴、大陵穴、劳宫穴；四肢抽搐加合谷穴、太冲穴；上肢筋脉拘急加极泉穴、尺泽穴、内关穴；下肢筋脉拘急加鼠蹊穴、阴陵泉穴、三阴交穴；上肢痿软无力加曲池穴、外关穴、合谷穴；下肢痿软无力加足三里穴、三阴交穴、太冲穴。

注意：急性期多采用点刺法，不留针。

【预防调护】

积极治疗脓耳是预防本病的关键。

本病发作迅速、危重，应该尽早治疗本病，并且密切观察患者病情变化，对症处理，维持生命体征稳定，采取积极治疗措施以使病情转轻向好。

【名医经验】

俞根初论黄耳伤寒

因：风温时毒，先犯少阳，续感暴寒而发。乃太少两阳合病，状类伤寒，以其两耳发黄，故见形定名曰黄耳伤寒，其病多发于春令。

证：发热恶寒，脊强背直，状如刚痉，两耳叶黄，耳中策策作痛。继则耳鸣失聪，赤肿流脓，舌苔白中带红，继即纯红起刺。

脉：左浮弦、右浮数者，此石顽称为太阳类伤寒，实则外寒搏动内热，两阳合病之时毒也。

治：法当内外兼施，内治以荆防败毒散加减，辛散风毒以解表。表解痉止，少阳相火犹盛，耳中肿痛者，继以新加木贼煎去葱白，加连翘、牛蒡各二钱，大青三钱。生绿豆一两，杜赤豆四钱，二味煎汤代水。辛凉解毒以清火，火清毒解，尚觉耳鸣时闭者，终以聪耳达郁汤（冬桑叶、夏枯草、鲜竹茹、焦山栀、碧玉散、鲜生地各二钱，女贞子三钱，生甘草四分，鲜石菖蒲汁四匙冲），整肃余热以善后，外治以开水泡制月石二钱，和入鲜薄荷汁、苦参、青木香（磨汁）各两匙，时灌耳中，清火解毒以止痛。

何秀山按：黄耳伤寒，非正伤寒也，乃风温时毒类伤寒耳。故石顽老人谓风入于肾，从肾开窍于耳立言。方用小续命汤去附子，加僵蚕、天麻、蔓荆子、白附子，以驱深入之恶风。更以苦参及骨碎补取汁滴耳中，清其火以止痛。俞君谓风温时毒先犯少阳，从胆经亦络于耳立言，推其意，由太阳经外寒搏束，少阳火郁不得发泄，故窜入耳中作痛，耳叶发黄，犹之阳明经湿热郁蒸，热不得从汗越，身必发黄，其病理一也。故治以辛凉发散、疏风解毒为首要，遵《内经》火郁发之之法，方亦清灵可喜，虽从浅一层立法，而对症发药，似较张法为稳健。盖以小续命汤之人参姜桂，时毒症究难浪用，后学宁从俞而不必从张也。

何廉臣按：黄耳伤寒。前清光绪己丑年四五月间，经过七人，皆四乡藜藿体。其证两耳红肿黄亮，扪之热而痛，两腮亦红肿痛甚，耳中望之红肿，时有黄涎流出，筑筑然疼，声如蝉噪，两目白及眼睑，亦皆发黄，身热体痛，恶寒无汗，背脊拘挛串痛，强直难伸，不能转侧，溺短赤涩，脉右濡滞，左浮弦略紧，舌苔白腻带黄，边尖俱红。断其病由风热夹湿温时毒，作流行性中耳炎治。以麻黄连翘赤小豆汤加味（蜜炙麻黄五分，光杏仁三钱，连须生葱白两枚，淡香豉三钱，银花、连翘、牛蒡各二钱，焦山栀、紫荆皮、梓白皮各三钱，先用杜赤小豆四钱，生绿豆、绵茵陈各八钱，煎汤代水），送下聪耳芦荟丸（生熟川军、芦荟、青黛、柴胡各五钱，龙胆草、黄芩、山栀、当归、青皮各一两，青木香、杜胆星各二钱，当门子五分，神曲糊丸，每服八分至一钱），辛凉开达。疏风散寒以发表，苦寒清利、解毒泻火以治里。外用清涤耳毒水（硼酸二钱，盐剥一钱，开水九两烊化）以灌耳。清耳五仙散（猪胆汁炒川柏一钱，酒炒杜红花三分，制月石七分，冰片一厘，薄荷霜二厘，共研极匀，瓷瓶收藏）以吹耳。更以盐鸭蛋灰拌捣天荷叶，涂布耳叶两腮以消肿退炎。似此表里双解、内外并治。速则一候，缓则两候，七人皆愈。

徐荣斋按："黄耳伤寒"这病名不知起于何时？我最初看到的，是张石顽《伤寒绪论》，他说："黄耳者，耳中策策痛，两耳叶黄，风入于肾也；卒然变恶寒发热，脊强直如痉状，此属太阳类伤寒也。"所谓"黄耳"，大概由于"两耳叶黄"，从症状中得出了病名。至于这些症状，巢氏《诸病源候论》已有记载，他说："凡患耳中策策痛者，皆是风入于肾之经也；不治流入肾，则卒然变脊强直成痉也。"不过，巢氏所载，无"恶寒发热"，因此，也就不名"类伤寒"。现下我觉得"黄耳"病名，似始于张石顽，症状则早见于巢元方，其间递嬗变易，有同有异，与俞氏所述更有不同之处。据本节所列症状，相当于西医书的"耳疖"和"中耳炎"。西医书描写耳疖的症状说："常有强度耳痛，尤于夜间为甚，患部皮肤红肿，且可波及耳壳周遭，全身恶寒战栗，或有发高热者。"描述中耳炎的症状是："全身症状——常发高热，恶寒战栗、呕吐、头痛、不安等，与其他急性传染病之症状同。若发生于小孩，则可有脑膜刺激症状，如感觉过敏，痉挛、呕吐、谵语与真性脑膜炎同。局部症状——患侧有听力障碍，耳痛、耳鸣、耳内搏动感等。"（以上是概括大意，非原文）从中西医学理论所记录的症状，互相对勘，似乎"黄耳伤寒"的名称，不十分妥帖。至于治法，则俞、何两先生所采集的验方，是足够应用的。

——选自：《重订通俗伤寒论·伤寒兼证》

按：《治疫全书·附坏症考》："又伤寒病，邪未退，或再感寒湿，变为温毒。"《重订广温热论》："温热，伏气病也……若兼秽毒者，曰温毒，其证有二，一为风温时毒，一为湿温时。"多数观点认为温毒是冬季感受寒邪，未即发病，邪气伏而未发，过时复感温热之邪气而发的一种疾病。古之医家认为，本病乃先少阳为病，复感外邪则太阳、少阳合病。从五行属性来看，肝气偏旺，肝木生风，肝与春气相通应，春季转暖，风气偏盛。说明本病好发于春季，表现多有颈项强直、抽搐等风证。而舌苔白中带红乃风温初起，继即纯红起刺则邪热入里。治疗中辨证治之，清热驱邪疏风，加之外药吹耳，收效尚可。然本病记载寥寥，加之抗生素的使用，现脓耳发展至黄耳伤寒者甚少。

（刘元献）

第十六节　耳　瘘

耳瘘是以耳部出现瘘口，或并见局部红肿疼痛、破溃流脓为主要特征的疾病。本病属先天性，临床较为常见，以儿童患病为多见。

西医学的先天性耳前瘘管等疾病可参考本病进行辨证治疗。

【历史源流】

早在《黄帝内经》就已提到瘘病，如《素问·生气通天论》有"陷脉为瘘，留连肉腠"的记载。

《山海经·中山经》："（半石之山）合水出其阴，而北注其洛，多腾鱼……食者不痈，可以为瘘。"这是治疗瘘病的最早记载，此后历代医家对瘘病的辨证论治颇多著述，但未见辨治耳前瘘管的明确记载。

隋代，《诸病源候论·卷三十四》论述了诸瘘的病因："瘘病之生，或因寒暑不调，故血气壅结所作。"并言瘘"亦发于两腋下及两颊颔间，初作，喜不痛不热，若失时治，即生寒热"。所指"颊颔间"与本病的部位较相似。后世的医家多将瘰病归入外科疾病中论述，耳瘘亦包括在内。

宋代，《太平圣惠方·卷第六十六》也记载了瘘病的成因及不少治瘘的方药，病因也是基于前人的理论。

元代，《世医得效方》提到漏疮的治疗。

明代，《外科理例·卷一》的"论瘘并治法"云："诸疮患久成瘘，常有脓水不绝，内无及肉。须先服参芪归术芎大剂，托里为主。"《明医指掌》有诸漏疮的治法，《简明医彀》也提到了用附子做饼贴漏疮上加灸的方法。《本草纲目》第四十九卷"啄木鸟"条下论述了啄木鸟烧灰敷瘘疮的作用。

清代，陈士铎《洞天奥旨·卷五》曰："耳前发者，发于两耳之前，乃悬厘、客主人之穴也。虽曰耳发，实生于耳之外，非生于耳之中。按二穴属足少阳胆经，是经多气少血，且二穴又在面之旁，尤少血之处，故生痈最难愈。且穴虽属少阳，而地近于耳，岂有耳不连及之理？况耳为肾之窍，悬厘、客主人乃胆之经，而胆乃肾之子也。子为火毒所烧，肾母宁忍坐视，必求利授，而胆子畏火毒之逼，必遁入母经络，以避其害，未必不遗祸于母家也。故治之法，泻胆之火毒，尤宜补肾之精水。倘疮口高突，乃阳火阳毒尽发于外也，不必忧虑，设五六日后，渐长渐大，形如蜂窝，皮紫疮黑，痛如火灸。十日内刺之，有脓者尚可望生，或刺之无脓，唯有纯血，流而不已。本少血而又伤其血，则木必克土，脾胃大坏，不思饮食，或食而不知其味，此入阴兆也。二十四日之后，恐不能保其生也。此症或发于左，或发于右，其危险同之。能于初发时急救之，皆可庆生也。"上文所言"耳前发"虽然并非都是耳瘘，但发病部位类似，可代之。

现代文献中，1985年王德鉴主编的《中国医学百科全书·中医耳鼻咽喉口腔科学》率先论述"耳瘘"一病，并将其解释为："发生于耳前或耳后等部位的瘘管，称为耳瘘。发于耳前者，称耳前瘘，发于耳后者，称耳后瘘。耳前瘘多属先天性……耳后瘘多因耳根毒治疗不彻底，或体虚，气血不足，邪毒去之不尽，溃口经久不愈而成。"这一概念为后来的很多中医著作所引用，如普通高等教育"十五""十一五""十二五"规划教材《中医耳鼻咽喉科学》中均写入了"耳瘘"一病，并分为耳前瘘与耳后瘘。但不少学者认为，这里的"耳后瘘"实际上是"耳后附骨痈"的表现，与"耳前瘘"应属不同的疾病，病因病机与治疗原则是不同的，归属于一种疾病范围内似欠妥当。因此，2016年王士贞、刘蓬主编的《中华医学百科全书·中医耳鼻咽喉口腔科学》及刘蓬主编的全国中医药行业高等教育"十三五"规划教材《中医耳鼻咽喉科学》对"耳瘘"的概念进行了修订："耳瘘是以耳前或耳后出现瘘口，或并见局部红肿疼痛、破溃流脓为主要特征的疾病。发生于耳前者称耳前瘘，发生于耳后者称耳后瘘。本病多属先天性。"虽仍然提到"耳前瘘"与"耳后瘘"的概念，但认为均属先天性，不再强调由耳后附骨痈所导致的瘘管形成属于"耳后瘘"的范畴。至此，"耳瘘"的概念得以规范。

【临床诊断】

（一）诊断要点

1. 临床特征　耳瘘的临床特征是耳部出现瘘口，瘘口周围形成脓肿。

（1）耳部瘘口：在耳部发现瘘口是诊断本病的主要依据。此瘘口为先天形成，故出生后即存在。瘘口多位于一侧或两侧耳轮脚附近，少数亦可位于耳廓或耳后等部位，瘘口之内为一瘘管，瘘管的深浅、长短不一，短者不足1cm，长则可达4~5cm，部分患者可深入耳廓软骨内，有时呈分支状。瘘管的另一端为盲端。不染毒时，无任何症状，瘘口周围皮肤如常，挤压瘘口有少许灰白色分泌物溢出，用探针可探知瘘道深度。

（2）瘘口周围脓肿：瘘管若染毒，则在瘘口周围出现红肿疼痛，数日后形成脓肿，则触之有波动感。若脓肿溃破，可流出脓液，红肿疼痛暂时得到缓解。但容易反复发作。体质虚弱者，脓肿溃破后，可长期流脓而不愈合。

2. 主要伴随症状　耳瘘在瘘管染毒期间，部分患者可出现发热、恶寒等症状。

（二）鉴别诊断

耳瘘应与耳后附骨痈及原发于耳部的痈疮相鉴别。

1. 耳后附骨痈　耳后附骨痈可穿破耳后骨质及皮肤，流出脓液，形成瘘管，长期不愈，应与耳瘘相鉴别。

耳后附骨痈有脓耳病史，在鼓膜穿孔、耳内流脓的同时，出现耳后完骨部红肿疼痛，形成脓肿后则破溃流脓，形成瘘管。耳瘘为先天性，出生后即可在耳部发现瘘口，多位于耳前，极少位于耳后，无脓耳病史，鼓膜完整无穿孔。

2. 原发于耳部的痈疮　原发于耳部的痈疮与耳瘘形成的痈肿，症状表现基本相似，均为局部红肿疼痛，之后形成脓肿，应加以鉴别。

耳瘘是有一个先天性的瘘管基础上发生的痈肿，因此，在痈肿附近必可发现瘘口，以耳前为多。由于瘘管的存在，痈肿消退后常易反复发作。而原发于耳部的痈疮，在痈疮附近找不到瘘口，可发生在耳前或耳后的任何一个部位，痈疮痊愈后，很少出现在同一个部位反复发作的情况。

【病因病机】

耳瘘为先天所形成，发病与否取决于后天体质的强弱。若正气强盛，即使瘘管存在，也可多年不发病；若正气不足，遭遇邪毒侵袭，则可出现红肿疼痛、流脓等症。

病因病机主要在于邪毒与正气两个方面。

1. 外感邪毒　禀赋不足，脏腑虚损，颞颥间皮肤腠理不密，形成窦道；若外感邪毒，邪滞窦道，气血壅结，则局部红肿、疼痛。

2. 正虚毒滞　素体虚弱，或久病失治，气血耗伤，无力托毒，邪毒滞留不去，腐蚀血肉而成瘘，以致溃口经久不愈，脓水长流。

【辨治思路】

（一）辨证思路

对于耳瘘的患者，辨证先辨染毒与否。

1. 不染毒时，无任何症状，瘘口周围皮肤如常，挤压瘘口有少许灰白色分泌物溢出，用探针可探知瘘道深度。

2. 若染毒，则需辨虚实，实者多为外感邪毒，邪滞窦道，气血壅结；虚者因素体虚弱，或久病失治，气血耗伤，无力托毒，邪毒滞留不去，腐蚀血肉而成瘘。无化脓溃烂者，多属风热侵袭；若红肿疼痛明显，或溢烂流脓量多者，多属湿热壅盛；瘘管时发时止，久不收口，流脓清稀者，多属气血不足，邪毒滞留。

（二）治疗思路

耳瘘的治疗，也要视染毒与否而定。不染毒时，无任何症状，可不予治疗；若染毒，则需辨虚实，内治与外治相结合，必要时手术治疗。

耳瘘形成痈肿后，通过内外兼治，局部红肿、化脓会消退，患者或者患者家长通常认为已经好了。但个人卫生不好、吃刺激性的食物、感冒等各种原因都可能会引起瘘管再次染毒，出现痈肿反复发作。因此，凡形成过痈肿的耳瘘，在痈肿消退后，为防止再次发作，应手术切除瘘管。

【辨证论治】

1. 外感邪毒

主证：瘘口周围皮肤红肿疼痛，且沿瘘管走向扩散，瘘口可有脓液溢出。或伴有发热、头痛。舌质红，苔黄，脉数。

治法及方药：清热解毒，消肿止痛。可选用五味消毒饮加减，常用药物如金银花、紫花地丁、蒲公英、野菊花、紫背天葵等。

加减法：热毒甚者，可加黄连等清热解毒；血热者，加丹皮、赤芍等凉血清热；已成脓而排泄不畅者，可加穿山甲、皂角刺等消肿排脓。

2. 正虚毒滞

主证：瘘口或其周围溢脓，经久不愈，脓液清稀。全身可伴有疲倦乏力、纳呆、头昏等症状。舌质淡红，苔白或黄，脉细数。

治法及方药：益气养血，托毒排脓。可选用托里消毒散加减，常用药物如党参、茯苓、白术、炙甘草、黄芪、白芍、川芎、当归、金银花、桔梗、白芷、皂角刺等。

加减法：舌苔厚腻、大便稀溏者，可加薏苡仁、石菖蒲、砂仁等；脓液黄稠者，可加赤芍、板蓝根等；睡眠不佳者，可加远志、合欢皮等。

【外治法】

1. 外敷　耳瘘染毒后未成脓者，可用如意金黄散调敷。

2. 切开排脓　瘘口周围脓肿形成者，应切开排脓，放置引流条。

3. 挂线疗法　耳瘘长期流脓，经久不愈者，可用治瘘外塞药敷于瘘口，待脓液渐减或干净后，用药线（如九一丹）插入窦道，使药物直接腐蚀窦道壁，促使瘘管脱落，然后用生肌散调敷以生肌收口。

4. 手术治疗　耳瘘染毒控制后，可行瘘管切除术。

【针灸疗法】

针刺治疗耳瘘的方法古今未见有资料报道，临床对于瘘管红肿不甚，流脓清稀，久不收口者，可用艾卷悬灸局部，灸至局部发红、微痛为度，即《医宗金鉴·外科心法要诀》痈疽灸法歌中所说"开结拔毒，非灸不可。不通者，灸至知痛，疮痛者，灸至不痛"。

【其他疗法】

早期未成脓时，可配合热敷、超短波及微波理疗。

【预防调护】

1. 耳瘘未染毒时，应注意局部清洁，忌挤压及搔刮，以防染毒。

2. 耳瘘成脓溃破或已切开排脓者，应每日换药，直至脓液干净。

【名医经验】

（一）干祖望医案

案一：杭某，男，8岁。1991年7月16日初诊。

右耳以久病而今春手术，同时将先天性耳前瘘管也手术切除。却从此经常以瘘管作俑，再三复发。刻下最近一次复发脓泄而敛。

检查：右侧外耳道潮润，瘘管泄脓后的瘢痕隆起而潮红。耳轮满布湿疹，充血、渗液。右颈扪到黄豆大淋巴结二三枚，无压痛，舌苔薄，脉实。

按：中耳炎，病之源也；瘘管频频急发，证之本也；外耳湿疹，证之标也。炎暑也届，正是剧发之令。事可标本之证，新旧之恙，同时兼顾：山栀 10g，黄芩 3g，白鲜皮 10g，豨莶草 10g，白术 6g，碧玉散 12g。7 剂煎服。黄柏粉蜜调，外敷局部。

1991 年 7 月 30 日二诊：右耳瘘管之患初告结束。但耳中尚在渗液，肌表浅在性糜烂渗液。舌净，脉平。

按：耳脓未涸，皮蛀正甜，当次酷暑时令病也，从清化为治：金银花 10g，菊花 10g，豨莶草 10g，白鲜皮 10g，青蒿 10g，苍术 6g，地肤子 6g，绿豆衣 10g，六一散 12g，5 剂煎服。黄柏滴耳液，滴耳。

1991 年 8 月 9 日三诊：瘘管外口，又见隆起，轻度充血。舌薄苔，脉平。

按：瘘管又在鼓胀，但脓量奇多，傍无炎势。拟与清解以观察：川黄连 3g，川黄柏 3g，浙贝母 10g，白芷 6g，陈皮 6g，天花粉 10g，半枝莲 3g，甘草 3g，5 剂煎服。外用青黛散，麻油调敷。

——选自：《干祖望耳鼻喉科医案选粹》

案二：毛某，女，10 岁。1991 年 8 月 5 日初诊。

右耳先天性瘘管，经常急性发作。两年前做过手术治疗，一度平稳，2 个月前又化脓发作。

检查：右耳轮脚处有一珠子样隆起，光透有阴影。薄苔，脉平。

按：瘘管本非炎症，藏污纳垢之后，则成疡也。一度开刀，恨未根治。今取中医"充正以祛邪"手法，冀其管在不炎。如其再度发炎，则不能不乞灵于操刀之一割。生黄芪 10g，浙贝母 10g，太子参 10g，白术 6g，金银花 10g，白芷 6g，甘草 3g。7 剂煎服。

——选自：《干祖望耳鼻喉科医案选粹》

（二）蔡福养医案

张某，男，16 岁，学生，1989 年 4 月 6 日随父来诊。

主诉：耳前瘘管流水 1 周。

自诉本人先天禀赋不足，生就耳前患瘘，但是并无痛苦之状。自 3 岁患腹泻后，瘘疾始发溢脓。脓出稀白，时多时少。曾在当地医院诊治，用青霉素、链霉素、磺胺等药治疗，并先后手术切开排脓 4 次，迄今未愈。刻下见纳呆食少，时而便溏，四肢倦怠，面色萎黄，体瘦而弱。

检查：左耳门前上方有一瘘管，肿势不甚，管口色黑微硬，挤压之自管内流出稀薄脓液，轻臭，探之管深约 0.3cm，无痛，舌淡，苔白，脉缓弱。诊断：耳前瘘管。

辨证：脾胃虚弱，气血不足，邪毒困结。

治则：健脾益气，养血散结，祛腐排脓。

方药：八珍汤加减。生黄芪 20g，党参 15g，白术 12g，茯苓 15g，当归 12g，白芍

12g，川芎10g，制乳香、没药各6g，穿山甲6g，皂角刺6g，浙贝母10g，金银花10g，蒲公英10g，甘草6g，水煎服，每日1剂。

复诊：服药10剂。瘘管变浅缩小，脓液变稠，体力有增，药中病所，守方不变。

三诊：继服10剂，瘘管消失，管口愈合，其处肌肤柔软，饮食渐增，体质增强。为巩固善后，嘱咐十全大补丸，每日1次，连服1~2个月。后随访年余未发。

按：耳前瘘管，先天为患者多之。其症可隐而不发，或数发不已。本例乃因年幼腹泻，重伤脾胃，气血虚弱，邪毒留结而引发。故虽历用"抗菌消炎"攻伐及数施切口排脓之术而不愈，究其因乃治标不培本，脾胃之虚未复也。此非培脾土、扶气血而不能起矣。故治以四君辈健脾益气以固本，四物养血活血以助正；辅以穿山甲、皂角刺、浙贝母、乳没散结排脓、祛腐生肌；金银花、蒲公英清解余毒。合而能使脾土盛而气血壮，血肉以生，腐败自离，而胶痼之疾得瘥矣。

——选自：《蔡福养临床经验辑要》

（三）黄永源医案

徐某，男，7岁。1984年8月6日初诊。

患儿自幼在左耳轮上方有针头大之瘘疮，自4岁时破溃渗出豆渣样分泌物已3年。平时除有少许分泌物外，无任何自觉症状。有4次自然埋口半个月左右，后又复发而诊。

检查：体质虚弱，面色白，头发黄、稀疏；左耳轮上面有芝麻大小瘘疮，有清稀分泌物渗出疮口，瘘疮周围苍白色，无肿，无按痛；舌淡白，脉细。

辨证：气血亏损，疮毒瘀滞。

治法：补气养血，托腐生肌。

处方：托里透脓汤加减。黄芪15g，炒山甲（先煎）10g，升麻10g，川足1条，党参12g，皂角刺10g，白芷10g，白术12g，柴胡10g，青皮3g，水煎服。外治：201消炎水清洗，然后用拔毒膏（地龙末、金黄散各30g。制法：先以凡士林90g煎溶，再将上药末渐渐投入，调匀成膏）。

1984年8月10日复诊：服药3剂及外治后，瘘疮渗液减少，患孩亦精神爽利，唯觉口淡。上方减少一些清热解毒之品。

处方：黄芪15g，太子参10g，青皮3g，党参12g，炒山甲10g，生甘草6g，当归9g，皂角刺10g，三棱6g，水煎服。外治：亦应用挂线疗法，先以201消炎水冲洗瘘孔口，用消毒棉签擦干，再用红蓝药捻插入瘘管，回春散盖贴，隔天换药1次。

共换药8次，服药16剂，瘘管口平复，长出肉痂，随访2年均未复发。

——选自：《奇难杂症精选》

按：患儿素体虚弱，久漏而气血亏损，故治疗应权衡其标本虚实，内外兼治。采用补益气血、托里生肌法。方中的黄芪、党参、白术、当归气血双补，配以炒山甲、皂角刺、青皮、白芷以透托生肌。使托毒而不伤正气。配合同部挂线疗法。挂线疗法可以使耳轮根部瘘孔及耳前瘘口的弯曲管道豁开，得以引流通畅；红蓝药捻能祛腐生肌，使伤口由瘘管底愈合，不至于浅部桥型粘连，造成假性愈合而复发。此法简单便行，损伤小，出血少，无后遗症，一般不易复发为其优点。

（四）古代医案

余听鸿医案

案一：绍兴冯，脉弦，耳间肿连耳轮，痛生寒热，名为耳发，已经五六日，难以消散。故拟托里透脓法：角针、甘草、青皮、黄芪、白芷、桔梗、当归、金银花。复诊：耳发，肿痛已，寒热得解，病退之机。此处气多血少，最难腐溃。今疮头孔眼不一，形如蜂房，脓亦易泻，乃顺证也。当补益清毒兼治之：黄芪、归身、茯苓、玉竹、广皮、甘草、白芍、金银花、石斛、生地黄。

案二：萧青浦，稚年耳漏，防成聋疾。处方：生洋参、料豆、元参、石斛、粗药珠、夏枯草、川贝母、生甘草。

案三：沈嘉定，耳后毒失于托理，误投寒凉。则毒不能外发耳，遂攻耳窍，脓串耳内，以致成漏。宜煎丸并进，可期全愈：制首乌、女贞子、茯神、麦冬、北沙参、煅牡蛎、白芍、料豆、沙苑。再服十全大补丸。

——选自：《外证医案汇编·面部·耳疡》

（陈宇　刘蓬　王玉明）

第十七节　耵　耳

耵耳是指耵聍阻塞外耳道引起的疾病。耵聍俗称"耳垢"或"耳屎"，是外耳道软骨皮肤内耵聍腺的正常分泌物，多为干性耵聍，呈片状，可自行排出，一般不发生堵塞和引起症状。正常情况下耵聍对外耳道皮肤和鼓膜具有保护作用，并可黏附灰尘，防止异物进入外耳道深处。若耵聍分泌过多或排出受阻后，凝结成块，阻塞外耳道，致耳道不通，则成耵耳。

耵耳是临床上极为常见的疾病，可发生于任何年龄，无性别差异，亦无地区差异。

西医学的耵聍栓塞等疾病可参考本病进行辨证治疗。

【历史源流】

耵聍的记载最早见于《黄帝内经》，如《灵枢·厥病》曰："若有干耵聍，耳无闻也。"指出耵聍阻塞可导致耳聋症状。

隋代，巢元方著的《诸病源候论·卷二十九》有"耳耵聍者，耳里津液结聚所成，轻者不能为患，若加以风热乘之，则结硬成丸核塞耳，亦令耳暴聋"的记载，明确指出耵聍"人皆有之"，乃人之正常生理现象，若风热外袭，耵聍结硬成核，堵塞耳窍则致暴聋。

唐代，孙思邈著的《备急千金要方·卷六》有治疗耵聍塞致耳聋的三个药方，如治"耳聋干耵聍不可出方"是用白蚯蚓放葱叶中，蒸热化为水，滴入耳中数次，即易挑出，可见当时对此病的处理已相当合理。后世医家多宗此法，拟出不少耵耳的治疗方药。

宋代，杨仁斋著的《仁斋直指方论·卷二十一》明确提出"耵耳"之病名："人耳间有津液，轻则不能为害，若风热搏之，津液结聚成核塞耳，亦令暴聋，谓之耵耳。"对耵耳病名及主要症状做了论述。《圣济总录·卷第一百一十五》记载："风热搏于经络，则耳中津液结聚，如麸片之状，久则丸结不消，或似蚕蛹，致气窍不通，耵聍为聋。"对本病的论述更加明确。而且记载有治耵聍方五首，其中三首都是干耵聍核之软化剂。如"治耵聍塞耳聋，强坚不可挑，塞耳。猪脂膏方"。

元代，朱丹溪著的《丹溪心法》也记载了用猪油调葱汁灌入耳中，以湿润耵聍，然后再挑出来的方法。说明这种治法自唐代以来沿用已久，并已为众多医家所采用。

清代，沈金鳌著的《杂病源流犀烛·卷二十三》还记载了耵耳严重时，可引起耳痛、耳流脓及反射性咳嗽。这与现代医学所发现的耵聍栓塞严重时，引起的外耳道炎及刺激迷走神经耳支发生反射性咳嗽非常吻合。可见至清代，对耵聍栓塞一病的认识，已渐趋完善。

现代文献中，1980年广州中医学院主编的全国高等医药院校第4版规划教材《中医耳鼻喉科学》首次使用"耵耳"作为中医病名进行介绍，并解释说："耳耵聍俗称耳垢、耳屎，乃耳道之正常分泌物，多可自行脱出，若凝结成块，阻塞耳道致管窍不通，则成耵耳，亦称耵聍栓塞。"2003年王士贞主编的普通高等教育"十五"国家级规划教材《中医耳鼻咽喉科学》将"耵耳"的定义简化为"耵耳是指耵聍堵塞外耳道引起的疾病"。这一定义一直沿用至今。

【临床诊断】

（一）诊断要点

1. 临床特征　耵耳的临床特征是外耳道有大量耵聍堵塞。耵聍一般位于外耳道外侧三分之一的部分，故通过肉眼即可观察到，大多呈褐色、黑色，亦可呈淡黄色。耵聍的质地可稀软如泥，也可坚硬如石。

耵耳可发生在一侧，也可发生在双侧。

2. 主要伴随症状　依据耵聍阻塞外耳道的程度不同及阻塞时间的长短不同，可出现不同的症状。

若耵聍未完全阻塞外耳道，可不出现症状。

若耵聍完全阻塞外耳道，常出现同侧耳堵塞感、听力减退。少数患者可出现耳鸣，甚至眩晕。若耵聍阻塞的时间较长，继发染毒，则还可出现耳痛。

（二）鉴别诊断

本病应与外耳道异物、外耳道胆脂瘤及耳胀等疾病相鉴别。

1. 外耳道异物　耵耳较硬时，与耳异物很相似；异物阻塞外耳道与耵聍阻塞外耳道引起的症状也基本一致，若耳异物时间较长，异物表面可有耵聍包绕，与耵耳非常相似。故两者应注意鉴别。

耳异物种类很多，以儿童多见，因小儿喜欢将小物塞于耳内。成人也可因挖耳时不慎将异物存留耳道内，或于外伤、作业时异物侵入，昆虫爬入等。耳异物多有异物入耳病史，这是非常重要的鉴别要点，仔细询问可以得知。当然，鉴别异物还是耵聍，主要还是依靠仔细观察外耳道的堵塞物，有时须待取出后才能鉴别清楚。

2. 外耳道胆脂瘤　外耳道胆脂瘤与耵聍的形状非常相似，应注意鉴别。

外耳道胆脂瘤由脱落的外耳道上皮组织堆积而形成，外观呈灰白色或黄褐色，表面被多层鳞片状物包裹，若未及时清除，则像滚雪球一样越来越多，完全堵塞外耳道，出现与耵耳同样的症状（如耳堵塞感、听力下降等），并导致外耳道骨质破坏。

从肉眼上不容易区分耵聍还是外耳道胆脂瘤，只有在清理外耳道的过程中才能鉴别：外耳道胆脂瘤与外耳道皮肤连接紧密，不容易取出，且取出时疼痛明显，取出后大多可见皮肤缺损，骨质暴露，甚至骨质缺损，表面不光滑，因此清除外耳道胆脂瘤后，通常可见外耳道骨部扩大。耵耳与外耳道皮肤之间无紧密连接，较易取出，且取出后外耳道皮肤是完整的。

另外一个可以参考的鉴别要点：耵耳多发生于外耳道外侧三分之一，外耳道胆脂瘤多发生于外耳道内侧三分之二部分。

3. 耳胀　耳胀与耵耳均可出现耳内胀闷堵塞感，应加以鉴别。

耳胀患者，虽有耳堵塞感的症状，但外耳道无异常发现，鼓膜可以正常或内陷、有积液征；耵耳患者，外耳道必见大量耵聍堵塞，取出耵聍后，见鼓膜正常，所有症状立即消失。

【病因病机】

1. 病因　外耳道耵聍腺分泌的耵聍，开始是无色透明油脂状，继而转为淡黄色。由于接触空气及尘埃，最后变为棕褐色或黑色。正常情况下，少量耵聍不但无碍，而且对鼓膜和外耳道有保护作用。当耵聍达到一定量时，常随局部肌肉、关节及头位运动而自行排出。若外耳道受到各种刺激，如炎症、经常挖耳等，使耵聍分泌过多，同时由于某些原因如外耳道畸形、狭窄、瘢痕、肿物等，或老年人肌肉松弛，下颌关节运动无力，外耳道塌陷，或挖耳将耵聍深推耳内等，均可致耵聍排出受阻，日积月累，堵塞外耳道，影响听力。日久水分不断蒸发，最后转为干性较硬团块，更难排出。亦有部分人耵聍黏稠，称油性耵聍，不易脱出。

2. 病机　风热邪毒外犯耳窍，搏结耳道津液，滞留于耳，堵塞耳道，耳闭失聪；或肝胆湿热循经浸渍耳窍，搏结耳道津液，形成过多油垢；日久热伤阴分，转为干性团块，则可阻塞于耳道内而为病。

【辨治思路】

耵耳系耳内津液与风热搏结而致耵聍栓塞的病证。耵耳的诊断一旦确立，治疗原则是尽快取出耵聍，若取出耵聍后，症状消失，则治疗终止；若还有继发的其他症状，则可进一步进行辨证论治。

【外治法】

通过外治法，及时取出耵聍，是耵耳的根本治疗方法。取耵聍的方法有以下几种：

1. 器械取出法　对可活动的、部位浅、未完全阻塞外耳道的耵聍可用耵聍钩取出，方法是将耵聍钩从外耳道后上壁与耵聍之间轻轻插入到外耳道深部，但不要过深损伤鼓膜，然后轻轻转动耵聍钩钩住耵聍，一边松动，一边向外拉动耵聍，将其取出，或适当配合膝状镊将耵聍取出。

2. 外耳道冲洗法　耵聍较大而坚硬，难以取出者，先滴入5%碳酸氢钠液，待软化后用温生理盐水将耵聍冲出。外耳道冲洗时应注意冲洗方向不可直对鼓膜，以免损伤鼓膜。

3. 吸引法　如遇有冲洗法难以取出的耵聍，可用滴耳液软化耵聍后，用吸引器缓缓将耵聍吸出。

【辨证论治】

取出耵聍后，若患者有耳部染毒的情况，可参考"耳疮"进行辨证论治。

【预防调护】

1. 一般少许耵聍，大多可自行排出，不必做特殊处理。

2. 若耵聍较多，堵塞耳道，应由专科医生处理，以免因处理方法不当而将耵聍推向深部或损伤外耳道及鼓膜。

3. 动作应十分小心，以免损伤外耳道皮肤。一旦发生外耳道皮肤损伤，应尽早应用抗生素以预防感染。

4. 若有脓耳史或鼓膜穿孔史者，忌用冲洗法。

（毋桂花）

第十八节 耳异物

耳异物是以外来物体误入并停滞耳窍为主要特征的疾病。又称异物入耳。外来物体包括了一切可入耳的动物类、植物类及非生物类异物。该病常见于儿童，因好奇自行将小玩具、豆类等塞入耳内。耳异物亦可发生于成人。

西医学的外耳道异物等疾病可参考本病进行辨证治疗。

【历史源流】

耳异物在中医古籍中又称"百虫入耳""飞蛾入耳""蚊虫入耳""蚰蜒入耳""耳中有物"等。

晋代，葛洪著《肘后备急方·卷六》载有"治耳为百虫杂物所入方"，其治疗方法各有针对性，如百虫入耳，"以好酒灌之，起行自出"；蚰蜒入耳，"以麻油作煎饼，枕卧须臾，蚰自行而差"；"蚊入耳，炙猪脂香物安耳孔边即自出"。

唐代，对耳异物的种类和治疗有新的认识。如孙思邈的《备急千金要方·卷六下》有"治百虫入耳，以葱涕灌耳中；治蜈蚣入耳，炙猪肉令香，掩耳即出""治耳中有物不可出方，以弓弦从一头，令散傅好胶筑，著耳中物上停之，令相著，徐徐引出"等治疗方法。王焘的《外台秘要·卷二十二》收录治虫入耳及杂物入耳方，共二十余首。如"甲虫入耳者，以火照之""肘后聊飞蛾入耳方，闭气以苇管即吹之，即出"。

宋代，《圣济总论·卷一百一十五》载蚰蜒入耳用立验散方等共16首，治蜈蚣入耳之桑叶掩耳方、治百虫入耳用雄黄灌耳方等11首；《太平圣惠方·卷三十六》载有治百虫入耳诸方29首。

明清时代对此病的论述也较多，如清代的《医宗金鉴·卷七十五·杂症部》："夜间暗入者，切勿惊慌响叫，逼虫内攻，宜端坐点灯光向耳窍，其虫见光即出。"可见历代医家对昆虫入耳的治法丰富，提出了食诱、光诱、音诱等诱出方法，还有滴耳、塞耳、吹耳、熏耳、粘取异物等驱赶杀灭取出异物的方法。

现代文献中，1980年由广州中医学院主编的全国高等医药院校第4版规划教材《中医耳鼻喉科学》首次写入本病，用"异物入耳"作为病名。2003年王士贞主编的普通高等教育"十五"国家级规划教材《中医耳鼻咽喉科学》改用"外耳道异物"作为病名。2012年熊大经、刘蓬主编的全国中医药行业高等教育"十二五"规划教材《中医耳鼻咽喉科学》将病名定为"耳异物"。此后，2016年王士贞、刘蓬主编的《中华医学百科全书·中医耳鼻咽喉口腔科学》及刘蓬主编的全国中医药行业高等教育"十三五"规划教材《中医耳鼻咽喉科学》皆使用"耳异物"作为标准病名，并将其定义为"耳异物是外来物体误入并停滞耳窍导致的疾病"。至此，耳异物的病名及其内涵得以规范。

【临床诊断】

（一）诊断要点

1. 临床特征　耳异物的临床特征是耳内有异物停留。

通过仔细的病史询问，多可以问到有异物入耳史。

异物多停留于外耳道峡部，亦可位于外耳道软骨部、骨部甚至中耳腔。将耳廓向后上方牵拉（婴幼儿将耳廓向后下方牵拉）使外耳道成一直线，即容易观察到耳道内的异物。较小的异物，须在电耳镜或耳内镜下才容易发现。虫类异物可以看到在耳内活动。

2. 主要伴随症状　根据耳异物的形态、性质、大小和所在部位的不同，可有不同的症状。

（1）耳堵塞感、听力下降、耳鸣、眩晕：较大的异物阻塞外耳道，或植物性异物进入耳道后遇水膨胀，可出现耳堵塞感及听力下降，部分患者可因外耳道堵塞而出现耳鸣，甚至眩晕。若异物接触到鼓膜，可引起严重的耳鸣甚至眩晕。

（2）耳痛：异物阻塞耳道日久，可使耳道皮肤红肿糜烂而出现耳痛。虫类异物在耳内活动，亦可造成耳痛。

（3）耳痒、咳嗽：较小的虫类异物（如蚊子、蚂蚁等）在耳内爬行、骚动，可造成耳痒，使患者烦躁不安。有时，还可导致患者出现刺激性咳嗽。

（4）耳内流血：一些虫类异物进入耳道活动，可损伤外耳道皮肤或鼓膜，导致耳内流血。

（5）无症状：一些小而无刺激性的异物，可在耳内留存日久而不引起任何症状。

（二）鉴别诊断

耳异物应与耵耳及外耳道痂块相鉴别。

1. 耵耳　耵耳与耳异物的症状很相似，有时外观也很相似，应加以鉴别。二者的鉴别要点参见"耵耳"一节。

2. 外耳道痂块　脓耳患者，若脓液黏稠可形成脓痂堵塞耳道；耳部外伤后，因耳内出血，血液凝固可形成血痂堵塞耳道。这种脓痂与血痂有时与耳异物很相似，应注意鉴别。

仔细询问有无耳流脓史或耳部外伤史，有助于鉴别。耳异物者，多有异物入耳史。当然，在电耳镜或耳内镜下仔细观察，脓痂、血痂与耳异物还是可以区分清楚的。

【病因病机】

耳异物多见于儿童，因无知将异物塞入耳内。成人多为挖耳或外伤遗留物体于耳内，或野营露宿，昆虫入耳。

根据异物种类不同，可分三类：

1. 动物类异物 动物如蚊、蝇、飞蛾、蚂蚁、小甲虫、水蛭、蛆等，偶尔飞入或爬入耳内，在外耳道爬行、骚动，骚扰耳窍而致病。

2. 植物类异物 植物类异物如谷类、小果核、豆类等，多因小儿嬉戏时塞入，或劳动中进入，这类异物遇水膨胀，可窒塞耳窍而致病。

3. 非生物类异物 非生物类异物如小石子、沙粒、铁屑、小玻璃球、断棉签、树枝、火柴棒、纸团等，常因不慎进入或小儿无知塞入，刺伤耳窍肌肤，或较大之异物压迫耳道，局部肌肤受损或脉络不通而致病。

【辨治思路】

耳异物的诊断一旦确立，治疗方法是尽快取出异物，避免异物在耳内继续停留而致病，故使用外治法取出异物为优先考虑的治法。异物取出后，若无不适，局部亦无损伤，则治疗即告完成；若局部有损伤，甚至染毒，则可进一步进行辨证论治（可参考"耳疮"进行治疗）。

【外治法】

根据进入外耳道异物的形态、性质、大小和所在位置的深浅，选择适当的方法取出异物。对于不合作的儿童，可考虑在全身麻醉下取出异物。

1. 昆虫类异物 先用酒、植物油、姜汁或乙醚、丁卡因等滴入耳内，使虫体失去活动能力，然后用镊子取出，或行外耳道冲洗。使用此法时应注意，在虫体未失去活动能力前，不宜贸然取出，以免引起骚动更甚，损伤耳道皮肤或鼓膜。也可试用在暗室中以亮光贴近耳部将虫诱出。

2. 圆球形异物 可用刮匙或耳钩，顺耳道壁与耳道间的空隙越过异物后方，然后轻轻地将异物向前拉出。切勿用镊子或钳子夹取，以防异物滑入耳道深部。

3. 质轻而细小异物 可用凡士林或胶粘物质涂于棉签头上，将异物粘出，或用带负压的吸管将其吸出。亦可用冲洗法将其冲出，冲洗时应注意勿正对异物冲洗，以免将异物冲入深处。遇水膨胀、易起化学反应、锐利的异物，以及有鼓膜穿孔者，忌用冲洗法。

4. 不规则异物 应根据具体情况用耳钩或耳镊取出，耳钩应顺耳道壁与异物的空隙或外耳道前下方进入，将异物钩出。如异物很软，可将异物钩刺入异物中将其拉出。对已膨胀、体积过大的异物，可夹碎成小块，分次取出，或先用95%酒精滴入，使其脱水缩小，再行取出。注意操作时动作要轻柔，手法要熟练。

【辨证论治】

取出异物后，若外耳道皮肤红肿、疼痛、糜烂者，可用黄连膏涂搽，或以清热解毒、消肿止痛滴耳液滴耳。若症状较严重，可参考"耳疮"一节配合治疗。

【预防调护】

1. 异物入耳后，应由专科医生取出，不要自行挖取，以免损伤外耳道皮肤，或将异物推向深处。异物取出后，外耳道应保持干燥与清洁，以防外邪乘虚而入。

2. 戒除挖耳习惯，以免断棉签、火柴棒等物遗留耳内。教育小孩不要将细小物体放入耳内。

3. 野外露宿应加强防护，以防昆虫误入耳窍。

【名医经验】

（一）现代医案

1. 外耳道异物 25 年

患者，男，35 岁，因左耳异物 25 年，疼痛 3 天来诊。

25 年前患者误将旧式塑料钢笔帽上铜圈塞入左外耳道，当时稍有胀感，因怕家长训斥，未对任何人讲，以后症状消失，25 年无任何不适。3 天前因左耳内发痒用耵聍匙挖耳后出现疼痛，并逐渐加重而就诊。检查见双外耳道口直径约 1.0cm，宽大平直，右耳鼓膜正常，左侧外耳道皮肤稍红肿，有少许渗出，在外耳道中外 1/3 处有一黄绿色金属圈嵌于外耳道。

诊断：左外耳道金属异物伴外耳道炎。

于局麻下取出黄绿色铜圈一枚，外直径 1.0cm，高 0.6cm。经口服消炎药物，氯霉素滴耳液滴耳，3 天后痊愈。

按：此例双耳外耳道发育较正常宽大，金属异物对局部刺激性小，并呈环形位于外耳道软骨部，故临床上无症状，以至存留 25 年之久。

——选自：耳鼻喉学报，1998（02）：90.

2. 特殊的耳异物：外耳道及中耳水泥

患者，男，19 岁，以"左外耳道异物 2 天"为主诉入院。

病史：2 天前，患者在路边拦车时，一水泥罐车突然爆炸，将水泥粉溅入左外耳道及左眼内，当时左耳、眼疼痛，听力下降，左眼视力下降，无头痛、头晕。急诊于某医院，当时医师用沾水的棉签清理外耳道水泥粉，导致水泥粉形成坚硬的固体形态，并嵌在外耳道皮肤内。局麻下多次行外耳道异物取出术，因耳部疼痛剧烈，无法取出。

查体：左外耳道被水泥完全堵塞，水泥与外耳道皮肤相嵌，鼓膜无法视及，左眼视力丧失。CT 检查左外耳道低密度异物影。

治疗：在全麻下行耳内切口，显微镜下取出外耳道内水泥块，外耳道皮肤被烧毁，鼓膜前部仅有少许残留，鼓室内有少量水泥渣，听骨链完好，面神经骨管尚完整，生理盐水冲洗术腔。术后给予抗炎、扩张血管、改善微循环及营养神经等药物对症治疗。出院时嘱患者避免感冒，保持外耳道干燥。4 个月后再行鼓膜修补术，术后随访半年，鼓膜愈合好，听力较术前有明显改善。

按：中耳异物有时是外耳道异物处理不当造成，如果采用干燥的吸引管清洁外耳道，则可能避免外耳道皮肤、鼓膜损伤及水泥块进入中耳腔。遇耳内异物病例，医师应详细询问病史，结合临床表现及检查，高度怀疑有中耳异物时，应行颞骨 CT 检查，以了解中耳腔的情况。

——选自：中国耳鼻咽喉头颈外科，2010，17（03）：152.

（二）古代经验

1. 葛洪经验

百虫入耳，以好酒灌之起行自出。

百虫入耳，闭气，令人以芦吹一耳。

百虫入耳，以桃叶塞两耳，立出。

蚊入耳，炙猪脂、香物，安耳孔边，即自出。

——选自：《肘后备急方·卷六》

2. 孙思邈经验

治耳中有物不可出方：以弓弦从一头，令散傅好胶筑，著耳中物上停之，令相著，徐徐引出。

治百虫入耳：以葱涕灌耳中。

治蜈蚣入耳，炙猪肉令香，掩耳即出。

——选自：《备急千金要方·卷六下》

3. 黎民寿经验

黎氏临证辨治耳异物、耳中出血等病症，重视局部给药，如用药物塞耳、滴耳、药末吹耳外治，利窍聪耳，取效甚佳。譬如，辨治耳异物、耳中出血，黎氏擅用真麻油滴灌耳中，润滑耳道，使异物易出，主治百虫等异物入耳。此外，亦善用龙骨粉吹耳中，收敛止血，治耳中出血。

——选自：江西中医药，2015，46（10）：5－7.

按：黎民寿为南宋盱江名医。

4. 薛己经验

治百虫入耳，用盐汁灌之，或葱汁尤良，或猪肉少许，炙香，置耳孔边亦出。

或用细芦管入耳内，口吸之，虫随出。

——选自：《薛氏医案选·口齿类要·诸虫入耳第十》

5. 吴谦经验

如蚰蜒等物入者，以肉炙香，置于耳旁，虫闻香自出。夜间暗入者，切勿惊慌响叫，逼虫内攻，宜端坐点灯光向耳窍，其虫见光即出。

——选自：《医宗金鉴·外科心法要诀·杂症部》

（毋桂花）

第十九节　耳痰包

耳痰包是以耳廓局限性隆起而皮色不变、按之柔软、不热不痛、穿刺可抽出淡黄色液体为主要特征的疾病。本病在临床上较为常见，多为单侧发病，发病无明显季节性。患者以男性多见，且以 20～50 岁的青壮年为多。

西医学的耳廓非化脓性软骨膜炎（又称耳廓假性囊肿、耳廓浆液性软骨膜炎）等疾病可参考本病进行辨证治疗。

【历史源流】

古代医学文献中没有"耳痰包"的记载，但在有关"痰包""耳肿""耳疮""耳发疽"等病证的描述中，可能包括本病。

明代陈实功《外科正宗·卷四·杂疮毒门》说："痰包乃痰饮乘火流行凝注舌下，结而匏肿。绵软不硬，有妨言语，作痛不安，用利剪刀当包剪破，流出黄痰；若蛋清稠黏难断，捺尽以冰硼散搽之，内服二陈汤加黄芩、黄连、薄荷数服，忌煎炒，火酒等件。"所论虽是舌下痰包，但与本病病因颇为相似，他认为是痰火流注于舌下而生，其特点是质软不硬，若刺破后流出淡黄色如蛋清样黏稠物，内治用加味二陈汤，外治用针刺破，捺尽搽以冰硼散。后世医家对痰包的治疗，多循此法。

现代文献中，1985 年王德鉴主编的全国高等医药院校第五版规划教材《中医耳鼻喉科学》及《中国医学百科全书·中医耳鼻咽喉口腔科学》开始以"耳壳流痰"作为病名来论述，并将它定义为"耳壳流痰是指发生于耳壳部位的流痰，以耳壳局部肿起而皮色不变、按之柔软、不热不痛为其特点，相当于耳廓假性囊肿（渗出性耳廓软骨膜炎）"。1997 年谭敬书主编的全国高等中医院校函授教材《中医耳鼻喉科学》称本病为"耳廓痰包"，并定义为"耳廓痰包是因痰浊凝注于耳廓肌肤之间，产生局限性隆起为主要特征的耳病"。其后，王士贞主编的普通高等教育"十五"（2003 年）、"十一五"（2007 年）规划教材《中医耳鼻咽喉科学》称"耳廓痰包"，并定义为"耳廓痰包是指以耳廓局限性、无痛性肿胀，肤色不变，按之柔软，穿刺可抽出淡黄色液体为主要特征的疾病"。2012 年熊大经、刘蓬主编的全国中医药行业高等教育"十二五"规划教材《中医耳鼻咽喉科学》及 2016 年刘蓬主编的全国中医药行业高等教育"十三五"规划教材《中医耳鼻咽喉科学》以"耳痰包"作为病名。

【临床诊断】

（一）诊断要点

1. 临床特征 本病的临床特征是耳廓前面无痛性局限性隆起。患者常描述为无明显诱因下偶然发现，多出现在单侧，常见于舟状窝、三角窝、耳甲腔、耳甲艇等处，开始时局部隆起如蚕豆或指甲大小，边界清楚，肤色不变，按之柔软，不痛不热，患者反复触摸后，短期内隆起范围可迅速增大，若进行穿刺，可抽出淡黄色清稀的液体，抽出液体后若不做特殊处理，很快又复隆起。耳廓后面一般正常。

2. 主要伴随症状 本病多数情况下无明显症状，部分患者描述触摸耳廓较频繁时，耳廓有轻微灼热感或胀感。

（二）鉴别诊断

耳痰包应与耳廓血肿及断耳疮相鉴别。

1. 耳廓血肿 耳廓血肿与耳痰包均可出现耳廓局部隆起，应注意鉴别。

耳廓血肿多发生于耳廓钝挫伤之后，可见耳廓局部肿胀，皮色紫黑，局部疼痛，不透光，穿刺可抽出血性液体。耳痰包多无明显外伤史，耳廓局部隆起而皮色不变，不痛，穿刺可抽出淡黄色清稀液体。

2. 断耳疮 断耳疮与耳痰包均可出现耳廓肿胀，应注意鉴别。

断耳疮多有耳廓外伤、冻伤、烫伤、烧伤或耳廓的针刺、手术等病史，早期即表现为局部红肿疼痛及触痛明显，肿胀较实而缺乏弹性，范围较大，可蔓延至整个耳廓，穿刺可抽出脓性液体，培养有细菌生长。病变严重者可导致耳廓软骨坏死、畸形。

耳痰包则无外伤史，隆起范围局限，不会蔓延至整个耳廓，无疼痛，皮色不红，穿刺可抽出淡黄色清稀液体。

【病因病机】

《素问·至真要大论》说："诸湿肿满，皆属于脾。"即是强调了脾在水液代谢过程中的重要作用。因此，有"脾为生痰之源"之说。《医宗必读·痰饮》说："脾为生痰之源，肺为贮痰之器。"这句话道出了耳痰包的总病机为痰浊凝滞耳廓。

脾主运化水谷，主升清；胃主受纳，主降浊。如脾胃虚弱，失于运化，则清阳不升，浊阴不降，水湿内停，痰浊内生，结聚耳廓，则发为耳痰包。

【辨治思路】

（一）辨证思路

耳痰包的主要临床表现是耳廓无痛性局限性隆起，穿刺可抽出淡黄色清液。依据中医理论，可以考虑造成耳廓局部隆起的原因是痰浊上犯，结聚在耳廓，而痰浊是由于脏腑功能失调所产生，主要责之于脾胃。

脾主升清，胃主降浊，脾胃升降协调，则气血化生充足，而湿浊不易产生。反之，脾胃功能减弱，升降失调，则易导致湿浊停聚。耳痰包无论病程长短，大多与痰浊有关，因此，脾胃失调是最常见的原因。脾胃失调的证候，主要有食少乏力、气短懒言、大便稀溏或黏滞不爽、脘腹胀满、舌淡、苔白腻、脉缓滑等表现。

（二）治疗思路

尽快消除耳廓肿胀，并防止复发，是治疗耳痰包的主要目的和基本思路。围绕这个目的，治疗时须考虑治本与治标两个方面。

1. 治本　由于痰浊上犯是产生耳痰包的根本原因，针对痰浊的来源，在辨证的基础上，指导患者调整不良生活方式（如不枕硬枕、避免耳局部挤压、戒除触摸耳廓的不良习惯），并运用中药调动相关脏腑的功能进行整体调节，消除痰浊，并防止产生新的痰浊而复发，才能达到治愈的目的，这是中医治疗的优势所在。

2. 治标　如何尽快消除肿胀是治疗时需要考虑的，尽快消除肿胀不仅能尽快解除痛苦，也能增强患者对治疗的信心。快速缓解症状一般可选用各种外治法。痰包有大小不同，针对不同大小可选用不同的外治法来达到治标的目的。如耳痰包较小者，可考虑理疗（超短波、紫外线局部照射等）、外敷加压包扎、灸法等方法；耳痰包较大者可考虑在抽液后加压包扎、冷冻、磁疗等方法。

【辨证论治】

主证：耳痰包突然出现，迅速肿胀，甚至胀满不适，或微痛。耳廓凹面肿胀，肤色不变，无红肿热痛之症，抽吸出淡黄色液体后肿块变小或消失，但不久又复胀起。一般无明显全身症状，或见舌苔微腻，脉缓或带滑。或兼见食少乏力、气短懒言、大便稀溏或黏滞不爽、脘腹胀满、舌淡、苔白腻、脉缓滑等。

治法及方药：健脾利湿，祛痰散结，疏风通络。可选用二陈汤加减，常用药物如猪苓、白术、泽泻、陈皮、半夏、茯苓、甘草、竹茹、胆南星、枳实等。

加减法：局部胀麻感明显者，可加僵蚕、地龙、丝瓜络等；积液清稀而量多者，可加泽泻、桂枝等；疲倦乏力、易出汗者，可加黄芪等；纳差者，可加白术、砂仁、神曲、山楂、麦芽等。

【外治法】

1. 穿刺抽液法　在严格无菌操作下，用注射器在局部隆起部位穿刺，将囊液抽尽。

2. 局部加压法　抽出囊液后，可用石膏固定耳廓，起到局部加压的作用。也可用两片圆形（直径约 1.5cm）的磁铁置于囊肿部位的耳廓前后，用磁铁吸力压迫局部。

【其他疗法】

1. 理疗　可用 YAG 激光或 CO_2 激光等激光治疗仪，酌情选用适当波长、功率、光斑直径、功率密度及治疗时间。一般每日 1 次，10 次为一个疗程。痰包小者，可以起到制止渗液或促进吸收的作用。痰包大者，可用激光将囊壁打穿，放出液体后加压包扎。

2. 磁疗　局部消毒抽液后，将磁片贴于囊肿内外两侧，胶布加压固定，连续贴敷，3~10 天为一个疗程。

3. 冷冻治疗　局部消毒，抽尽囊液，选择与囊肿大小相似的冷冻头，采用接触冷冻法，稍加压力，以 1 分钟为一个冻融，至局部呈白色冰冻组织即可。

【预防调护】

1. 加强生活调养，增强体质，调畅情志。
2. 不枕硬枕，避免耳局部挤压，戒除经常触摸耳廓的不良习惯。
3. 局部处理应严格注意无菌操作，以防感染。
4. 局部处理后的早期，应注意预防感染。

【名医经验】

张赞臣医案

郭某，女，39 岁。1976 年 7 月 22 日初诊。

右耳廓流痰结核肿胀，按之根软，皮色如常。诊断为"耳壳软骨膜下积液"，先后三次抽出黄色黏液，肿胀未退，且面颧麻木，右目刺痛，已有一月余。脉滑，苔薄腻。大便干结，尿色黄。证属痰瘀凝结，兼夹肝阳上扰。治宜和营消肿、平肝化痰为主。

赤芍、白芍各 9g，当归 9g，川芎 3g，夏枯草 12g，白蒺藜（去刺）9g，决明子 12g，杭菊花 9g，赤茯苓 12g，生薏苡仁 12g，白桔梗 3g，生甘草 2.5g，瓜蒌仁 12g。

外用药：金黄散（天花粉 250g，陈皮 30g，黄柏 75g，姜黄 75g，厚朴 30g，甘草 30g，大黄 75g，白芷 75g，苍术 30g，南星 30g，上药先切成薄片，晒干，共研极细末，过筛，和匀）30g，加入蜂蜜、红茶汁适量，调成糊状，敷于患处，每日更换一次。

1976 年 7 月 26 日二诊：流痰结核肿胀，按之觉痛，且面颧麻木，头痛作胀，右目仍感刺痛。大便已经通畅，小便色黄转淡。脉滑，苔薄腻。乃痰瘀未化，肝阳未平之故，治宜仍宗原意增损。

赤芍、白芍各 9g，当归 9g，夏枯草 12g，白蒺藜（去刺）9g，决明子 12g，炙甲片 4.5g，芙蓉花 9g，杭菊花 9g，稽豆壳 9g，忍冬藤 12g，甘草 2.5g。7 剂。

外用药：芙蓉叶（研末）30g，加入蜂蜜、红茶叶适量调敷患处。

1976 年 8 月 2 日三诊：耳廓流痰肿痛已明显消退，面颧麻木亦消失；唯右目仍感作胀，视物模糊，头晕乏力。检查：右耳壳软骨膜下积液肿胀明显消退。脉细滑，苔薄腻。大小便正常。再予上方继服 7 剂。

1976 年 8 月 9 日四诊：耳廓流痰结核消失，唯仍感麻木作胀，间有头晕，大便干结。脉、苔正常。再予平肝润肠为治。

赤芍、白芍各 9g，当归 9g，夏枯草 12g，杭菊花 9g，决明子 12g，蒌皮、蒌仁各 9g，火麻仁 12g，忍冬藤 9g，生甘草 2.5g，炒枳壳 4.5g。

1976 年 8 月 24 日五诊：右耳廓流痰结核消失，局部略有硬感，但未见积液。用玉枢丹 1.5g，加清水磨成糊状，涂患处，每日 1~2 次。

1976 年 9 月 7 日检查：右耳廓局部原略增厚，现亦转软消退，未见复发。

按：本例患者月余前曾因右耳廓肿胀，不红不热不痛，按之根软，皮色如常，经抽液及抗生素治疗，但病情未见好转。中医诊为肝阳上亢，痰湿夹瘀结于耳窍为患，治用内服平肝渗湿、和营消肿之剂，并配合清热消肿散结之金黄散外敷而获效。方中炙甲片、芙蓉花与赤芍、白芍、当归同用，增强了和营消肿消散之功。芙蓉花对于各种外疡脓成未成，用之消肿、排毒均有疗效。

——选自：《张赞臣临床经验选编》

（丁虹）

第二十节　耳　瘤

耳瘤是以耳部出现良性肿物为主要特征的疾病。良性肿物称为"瘤"，指正常组织以外的新生物留而不去之意，一般呈局限性生长，边界清楚，发展缓慢，不危及生命。耳瘤以发生在外耳道或耳廓为多见，亦可发生于听神经上。发生于外耳道者，因肿物堵塞耳道，可出现耳堵塞感、听力减退、耳鸣或耳痒等症状；发生于耳廓者多无明显症状；发生于听神经者，可出现耳鸣、耳聋、眩晕等症状。耳瘤在临床上并不少见，可发生在单侧或双侧，多发生于 20~50 岁的青壮年，男性多发，发病无地域性与明显的季节性。

西医学的外耳道乳头状瘤、耵聍腺瘤、鼓室或外耳道肉芽、息肉、嗜酸性肉芽肿、听神经瘤等耳部良性肿瘤均可参考本病进行辨证治疗。

【历史源流】

中医学对瘤的认识渊源久远，早在殷墟甲骨文中就有"瘤"的病名。在《黄帝内经》中已有瘤病的记载，如《灵枢·刺节真邪》中有"筋瘤""肠瘤""昔瘤""骨瘤""肉瘤"的描述。《诸病源候论·卷三十一》说："瘤者，皮肉中忽肿起，初梅李大，渐长大，不痛不痒，又不结强，言瘤结不散，谓之为瘤。不治，乃至增大，则不复消，不能杀人。"从而阐明了瘤的症状、发展、性质及其危害性。

古代医学文献中没有"耳瘤"的病名，但在有关"耳痔""耳挺""耳蕈"等病证的描述中，可以找到与耳瘤有关的记载。

有关"耳痔"的记载，至明代始有论述。如《疮疡经验全书·第二卷》简述了"耳痔""耳蕈"的病机，并提出了内服、外敷、针灸等治疗方法，如："耳风毒受在心肾，气不流行，壅在心经，致伤于耳五种：耳痔、耳蕈、耳壅、耳湿、耳烂。"有些医籍较具体地描述了"耳痔""耳蕈"的症状，如王肯堂的《证治准绳·疡医·卷三·耳内疮》描述了"耳蕈、耳痔"："有耳蕈、耳痔则不作脓，亦不寒热，外无壅肿，但耳塞不通，已上缠绵不易，令人耳聋。"认识到有赘生物堵塞耳窍，可导致耳聋。陈实功的《外科正宗·卷四》描述了"耳挺"："又有耳挺，结于窍内，气脉不通，疼痛不止，当用白降丹点之，化尽乃愈。"指出了耳挺的症状及外治法。

清代很多医籍对本病都有专节论述。在病因病机方面，多遵前人之说，如许克昌的《外科证治全书·卷二·耳部证治》说："皆是肝胆湿热，郁于血份所致。"祁宏源的《外科心法要诀·耳部》说："耳痔蕈挺耳窍生，肝肾胃火凝结成，微肿闷疼皮损破，塞久令人必重听。此三证皆生耳内，耳痔形如樱桃，亦有形如羊奶者；耳蕈形类初生蘑菇，头大蒂小；耳挺形若枣核，细条而长，努出耳外。"从文中来看，这几个名词描述了瘤体的不同形态，认为其发生与肝、肾、胃火有关，治疗方面仍沿用《外科正宗》之法。古代医家所谈到的耳痔、耳蕈、耳挺等，为生于耳窍内的赘生物，其特点是表面光滑，无流脓，无红肿。

在现代医学著作中，1980年广州中医学院主编的全国高等中医院校第4版规划教材《中医耳鼻喉科学》在耳鼻咽喉口腔常见肿瘤中将"耳蕈"列于良性肿瘤之内。1985年王德鉴主编的《中国医学百科全书·中医耳鼻喉口腔科学》中则论述有"耳痔"条目，并曰："外耳道内生长的良性肿物，称为耳痔。"1994年王德鉴主编的《中医耳鼻喉口腔科学》对于耳痔有较为详细的论述。1997年谭敬书主编的全国高等中医院校函授教材《中医耳鼻喉科学》中称本病为"耳蕈"。2012年熊大经、刘蓬主编的全国中医药行业高等教育"十二五"规划教材《中医耳鼻咽喉科学》开始将本病命名为"耳瘤"，并将其定义为"发生在耳部的瘤症"。

【临床诊断】

（一）诊断要点

1. 临床特征　耳瘤的临床特征是在耳部出现良性肿物。以发生于外耳道者为多见，亦可发生于耳廓或耳周。

发生于外耳道的耳瘤，形状、大小不一，可如蘑菇、桑椹、枣核、樱桃、肉芽等形状，表面或粗糙，或光滑，质地或硬或软，色泽呈淡白、灰褐、暗红或红色不等。

发生于耳廓或耳周的耳瘤，多为柔软光滑的新生物，边界清楚。

发生于听神经者，只能通过影像学检查手段才能发现，如 CT 或 MR 可显示肿物位于一侧或双侧内听道。

2. 主要伴随症状　发生于外耳道的耳瘤，因肿物堵塞耳道，可出现耳堵塞感、听力下降、耳鸣等症状。肉芽样的赘生物可经常渗液而出现耳痒、流血水或脓水等症状，若经常挖耳，可出现疼痛。

发生于耳廓或耳周的耳瘤，一般无明显症状。

发生于听神经者，可出现耳鸣、听力下降、眩晕等症状，晚期可出现面瘫、头痛等症状。

（二）鉴别诊断

耳瘤应与耳痰包、耵耳、耳异物、耳菌等疾病相鉴别。

1. 耳痰包　耳痰包与耳瘤均可在耳廓上出现局限性无痛性隆起，质地柔软，皮色不变，宜加以鉴别。

耳痰包一般在耳廓前面出现无痛性局限性隆起，常见于舟状窝、三角窝、耳甲腔、耳甲艇等处，穿刺可抽出淡黄色清稀液体。

耳瘤可出现在耳廓的任何部位，除耳廓前面外，还可发生于耳廓后面、耳垂等处，穿刺不能抽出液体。

2. 耵耳、耳异物　发生于外耳道的耳瘤应与耵耳或耳异物相鉴别。

耵耳堵塞外耳道时，多呈褐色或黑色，与外耳道皮肤之间连接不紧密，且多位于外耳道外侧三分之一，肉眼下容易识别。耳异物堵塞外耳道时，多位于外耳道峡部，形状不一，但有一个共同特点是与外耳道皮肤之间有间隙。耵耳与耳异物均可以直接取出。

发生于外耳道的耳瘤，系从外耳道或中耳长出来的赘生物，多呈桑椹或肉芽状，不能直接取出，若强行牵拉可发生疼痛。

3. 耳菌　耳菌与耳瘤均可在耳部出现肿物，应加以鉴别。

耳菌的肿块多在短期内快速增大，边界不清，以菜花样、结节状为多见；耳瘤则肿块生长缓慢，边界清楚。临床鉴别有困难时，可取活组织进行病理检查。

【病因病机】

耳瘤主要是由痰浊凝结，或气滞血瘀而致。

1. 痰浊凝结 脾为生痰之源。若经常饮食不节，或劳倦过度伤脾，使脾失健运，不能运化水湿，痰浊内生，凝结于耳窍，则结为耳瘤。

2. 气滞血瘀 肝主疏泄，胆脉循行于耳，肝胆互为表里。若经常情志不遂，肝气疏泄失常，则气机阻滞不畅，久则气滞血瘀，阻塞脉络，日积月累，渐成肿块。

【辨治思路】

（一）辨证思路

耳瘤的主要特征以肿物形成，造成肿物形成的原因主要是痰浊及气滞血瘀，而痰浊、瘀血的形成源于脏腑功能失调。因此，耳瘤虽表现为耳部的肿物，其病根实在脏腑。对于耳瘤的患者，辨证的重点在于辨浊气、辨脏腑、辨虚实三个方面，这三个方面落实好了，治疗便有了方向。

1. 辨浊气 耳部肿物，主要是浊气凝结而成，浊气主要是痰浊及瘀血。

（1）辨痰浊：痰浊凝结于耳部，是形成肿块的主要原因之一。痰浊的特点是肿块比较柔软，可渗液导致局部潮湿，且多伴头重、口中黏腻，口臭、脘腹满闷、舌质淡红、苔腻、脉濡等痰湿的征象。

（2）辨瘀血：瘀血停滞于耳部，是形成肿块的另一大原因。瘀血的特点是肿块相对比较坚硬，较少出现渗液及潮湿，多伴有胸胁胀满、舌质暗红或有瘀斑、脉涩等气滞血瘀之证。

2. 辨脏腑 浊气产生于脏腑功能失调，因此，要消除产生浊气的原因，必须进一步辨别失调的脏腑。与产生痰浊、瘀血相关的脏腑主要有脾胃与肝胆等。

（1）脾胃失调：脾为生痰之源，痰浊的形成主要与脾胃功能失调关系最为密切。脾胃功能失调的主要表现有纳谷不香、脘腹满闷、便溏或干结、疲倦乏力、舌淡、苔白或腻、脉细等。

（2）肝胆失调：肝胆为木，主疏泄。肝主升，胆主降，互为表里，肝胆的升降对于调节全身气血运行具有重要作用。肝胆疏泄失常可导致气机阻滞，是导致瘀血形成的常见原因，故瘀血停滞导致的耳瘤多与肝胆失调有关。

询问患者平素性格、情志状态，有助于辨别是否为肝气郁结；若患者除肿物堵塞耳窍，有耳堵塞感、听力下降之外，还兼有两胁胀痛、灼热、烦躁易怒、口苦口干、妇女月经不调等症状，且脉弦数，则基本上可以确定有肝胆失调。

3. 辨虚实 耳部肿物，多由浊气凝结所致，表现为实证，但其根本原因是由于相关脏腑功能减弱所致，因此实中有虚，故耳瘤多为虚实夹杂证。对于具体患者，究竟偏于实，还是偏于虚，必须详加辨别。

（1）实证：耳瘤偏于实者，一般体质较为壮实，患耳堵塞感明显，听力下降，耳痒痛，或耳出脓水或血水，耳瘤色鲜红或深红，触痛明显，全身可见口苦咽干、头晕目眩，或脘腹胀满、舌质红、舌苔黄腻、脉弦滑或滑数等症。

（2）虚中夹实：耳瘤偏于虚中夹实者，一般平素体质较为虚弱，患耳微痛微痒，耳鸣耳堵塞感，耳内肿物淡红、质脆，全身可见头晕、疲倦乏力、纳呆、虚烦失眠、舌质淡红、脉细等症。

（二）治疗思路

祛除耳部肿物、消除相应的症状是耳瘤的治疗目的和基本思路。围绕这个目的，治疗时可采用内治与外治相结合的方法，达到治本与治标的目的。

1. 治本 由于浊气上逆是产生耳瘤的根本原因，针对痰浊、瘀血等不同浊气的来源，在辨证的基础上，指导患者改变不良生活方式，调畅情志，并运用辨证论治的方法，用中药调整脏腑功能，恢复机体阴阳平衡，以消除浊气，并防止产生新的浊气，并且在治疗中酌加祛湿化痰及活血化瘀之品，方能达到治本的目的，这是中医治疗的优势所在。

2. 治标 如何尽快消除耳内肿物是治疗时应该考虑的，一般可选用各种外治法。包括物理疗法、化学疗法及手术治疗。

【辨证论治】

1. 痰浊凝结

主证：耳部有肿物，质地较柔软，耳中堵塞感，听力下降，或耳中渗液、潮湿。全身可兼见头重、口中黏腻、口臭、口干，脘腹满闷，大便黏滞，舌质淡红，苔腻，脉濡或滑。

治法及方药：健脾化痰，散结消肿。可选用二陈汤加减，常用药如法半夏、陈皮、茯苓、生姜、甘草、枳壳、瓜蒌仁等。

加减法：若舌体淡胖者，可加党参、黄芪、白术以助健脾益气；胃纳差者，酌加神曲、麦芽、谷芽之类健脾醒胃；病程较长者，酌加山慈菇、昆布、海藻之类以助化痰散结；局部红肿疼痛者，酌加金银花、野菊花、蒲公英、紫花地丁之类以清热解毒、消肿止痛。

2. 气滞血瘀

主证：耳部有肿物，质地较坚硬，患耳堵塞感，听力下降，耳痒。全身或见胸胁满闷，大便不爽，舌质暗红或有瘀斑瘀点，舌苔薄白，脉弦涩。

治法及方药：疏肝解郁，行气活血。可选用桃红四物汤加减，常用药如桃仁、红花、当归、赤芍、川芎、三棱、莪术、柴胡、香附、枳实、甘草等。

加减法：耳堵塞甚者，可加石菖蒲；大便秘结者，可加大黄、厚朴等；失眠者，可加远志、合欢皮等。气血痰浊互结者，可加法半夏、制南星、陈皮、瓜蒌等。

【外治法】

可用硇砂散、鸦胆子油、硝酸银、干扰素涂抹于瘤体根部，每日 1～2 次，如染毒红肿者，可用黄连膏外涂。可使瘤体消退或预防术后复发。

【其他疗法】

可用激光、微波或冷冻治疗。如术后可用 He－Ne 激光照射外耳道，常用功率 8～30mW，每日一次。每次 15 分钟，10～15 日一疗程。

【预防调护】

1. 保持外耳道清洁，及时清除耳道污物、脓液、异物等。
2. 禁烟酒，忌食辛辣食品及发霉变质食物。
3. 根治慢性中耳炎、外耳道炎，及时取出外耳道异物。
4. 注意耳部卫生，戒除挖耳。

【名医经验】

（一）钱伯文医案

听神经瘤案

戴某，男，45 岁。

患者 1973 年 8 月起开始头晕、耳鸣、烦躁、恶心，有时头痛呕吐，身体虚弱无力，1974 年多次做耳道摄片并请脑外科会诊，确诊为右侧内耳道听神经瘤，1976 年 2 月来诊。

诊查时，头晕头痛，恶心呕吐，烦躁不安，耳鸣前额及右耳听骨处麻木，影响到左手及手指，舌苔薄腻，舌质偏暗，脉象弦滑。

辨证：肝肾阴虚，肝阳上扰，痰湿内阻。

治法：滋阴补肾，平肝潜阳，化痰开郁。

处方：女贞子、生地、白芍、墨旱莲、生牡蛎、珍珠母、灵磁石、夏枯草、昆布、生米仁、熟米仁、茯苓、陈皮、姜半夏、远志肉、石菖蒲、天龙、天竺黄、象贝母、水红花子等。

成药：指迷茯苓丸、耳聋左慈丸、二至丸、醒消丸等。

上方加减连服 3 个月，头晕、耳鸣等开始好转，半年后右耳侧麻木治除，前额头痛，头晕程度明显减轻，烦躁、恶心呕吐现象也大大减少，体力逐步恢复。至 1977 年头晕、头痛、恶心呕吐、耳鸣等症状基本消失，并已恢复工作，X 线摄片复查右侧听神经瘤已缩小，为巩固疗效继续服药，1983 年 12 月随访患者身体健康。

——选自：中医文献杂志，2002（04）：44 – 45.

按：此例听神经瘤，根据辨证属痰火郁结，上扰清阳，根据"留者攻之，结者散之"的原则，着重用化痰开郁、消肿软坚、平肝潜阳等中药进行辨证治疗，经长时间治疗后，获得了比较满意的效果。

（二）古代经验

1. 《医宗金鉴》

此三证皆生耳内，耳痔形如樱桃，亦有形如羊奶者；耳蕈形类初生麻菇，头大蒂小；耳挺形若枣核，细条而长，努出耳外。俱由肝经怒火、肾经相火、胃经积火凝结而成。微肿闷疼，色红皮破，不当触犯。偶犯之，痛引脑巅。皆宜服栀子清肝汤，外用硇砂散点之，渐渐消化。

栀子（生研）、川芎、当归、柴胡、白芍（酒炒）、丹皮各一钱，甘草（生）五分，石膏（煅）、牛蒡子（炒，研）各一钱，黄芩、黄连各五分。水二盅，煎八分，食后服。

又方：硇砂散。

组成：硇砂一钱，轻粉、雄黄各三钱，冰片五厘。

共研细末，水调浓，用谷草细梗咬毛，蘸点痔上。

——选自：《医宗金鉴·外科心法要诀·耳部·耳痔耳蕈耳挺》

按：这里描述了耳瘤的不同形态。认为病机属肝经怒火、肾经相火、胃经积火凝结，故内服栀子清肝汤以清肝泻火而治本，外用硇砂散以消瘤体以治标。

2. 《外科大成》

耳痔及耳挺耳蕈，俱结于耳之窍内，不肿不痛，塞久令人重听，宜栀子清肝汤，兼外插药线于缝内，化尽自愈。

栀子清肝汤

牛蒡子、柴胡、川芎、白芍、石膏、当归、栀子、丹皮各一钱，黄芩、黄连、甘草各五分。用水二盅，煎八分，食后服。

按：这里描述了耳瘤的多种症状，采用内服栀子清肝汤加外插药线，以标本兼治。

——选自：《外科大成·耳部》

（丁虹　刘蓬　冷辉）

第二十一节　耳　蕈

　　耳蕈是以耳部出现恶性肿物为主要特征的疾病。恶性肿物一般称为"癌"或"蕈"，指呈浸润性生长、对周围结构产生破坏且易转移、发展较快、对生命构成严重威胁的一类肿物。耳蕈多见于中耳，亦可发生于外耳道、耳廓等部位，好发于 40 ~ 60 岁之间。大多为单侧发病。

　　西医学的外耳或中耳恶性肿瘤等疾病可参考本病进行辨证治疗。

【历史源流】

　　清代以前的医著，未见有耳蕈的病名及其描述。至清代，在一些外科医著中始有耳蕈的简单症状记载，如《外科证治全书·卷二》说："耳蕈形如蘑菇，头大蒂小。"《疡科心得集·卷上》说："耳蕈，耳口中发一小粒，形红无皮，苑如菌状，不作，亦不寒热，但耳塞不通，缠绵不已，令人全聋。"古代医著对耳蕈没有更深入的认识，其特点与耳痔、耳蕈、耳挺相似，难以区分。

　　现代文献中，1985 年王德鉴主编的《中国医学百科全书·中医耳鼻咽喉口腔科学》首先将"耳蕈"定义为"发于耳部的恶性肿瘤"，将"耳痔、耳蕈、耳挺"定义为良性肿瘤，予以区别。1994 年王德鉴主编的《中医耳鼻咽喉口腔科学》对"耳蕈"有较为详细的论述。2003 年王士贞主编的普通高等教育"十五"国家级规划教材《中医耳鼻咽喉科学》中将"耳蕈"定义为"发生于耳部的恶性肿瘤，以耳部肿块、疼痛、流污秽脓血为主要特征"。

【临床诊断】

（一）诊断要点

　　1. 临床特征　耳蕈的临床特征是耳部出现恶性肿物。肿物多见于中耳，亦可见于外耳道、耳廓或耳周。恶性肿物有以下几个特点。

　　（1）生长较快：恶性肿物一般在短期内迅速增大，故通过病史询问，了解肿物的形成时间，对于判断是否为恶性肿物非常重要。

　　（2）浸润式生长，质地较硬：恶性肿物多呈浸润式生长，即肿块向周围浸润，以致边界不清楚。此外，恶性肿物外观多呈菜花样，质地较硬，不易推动，故肿物位于耳廓或耳周围者，可对肿物进行仔细触诊，有助于判断是否为恶性肿物。

　　（3）破坏性：恶性肿物在不断增大的同时，易对周围正常的组织结构造成破坏。

　　（4）复发性与转移性：恶性肿物切除后，比较容易复发，有时可发生远处转移。

　　2. 主要伴随症状　肿块位于中耳者，患者常有长期耳内流脓史。早期多有耳内出血症状，有血水样分泌物，或用棉棒擦拭时有血，有异味。耳痛也是早期症状之一，开始时隐隐钝痛，继则持续性疼痛，并放射到乳突部。后期则以上诸症加重加剧，出血量增多；耳痛加剧到不能忍受。可有耳胀闷、耳鸣、听力减退、头痛、眩晕和面瘫。晚期随着肿瘤浸润范围不同可出现复视、吞咽困难、声嘶、伸舌偏斜等症状。

肿块位于耳廓或耳周者，早起可无明显症状，或局部有轻微胀痛感；晚期随着肿物破坏程度的不同可出现相应的局部症状。

3. 检查　怀疑为耳部恶性肿块者，应行影像学检查及病理检查。

（1）影像学检查：行包含肿物在内的局部 CT 扫描或 MR 检查，了解肿物的浸润范围及对周围组织的破坏程度，有助于判断是否为恶性肿物。

（2）病理检查：取肿物组织进行病理检查，有助于确诊。

（二）鉴别诊断

耳菌应与耳瘤相鉴别（参见"耳瘤"一节）。

【病因病机】

1. 湿毒困结　饮食不节，脾胃损伤，湿浊不化，湿毒困结耳窍，致窍内骨肉腐烂，血脉瘀阻，久而形成肿块。

2. 气滞血瘀　情志不遂，肝气郁结，气郁日久，气血凝滞经络，结聚耳部而成肿块。

3. 阴虚火旺　素体阴虚者，又患脓耳日久，虚火上蒸耳窍，脉络瘀阻，久积而成肿块。

【辨治思路】

主要在辨病基础上辨证。辨证应首分虚、实两证。初期，大多为实证；中期，虚实互见；晚期，虚证为多。本病为恶性肿瘤，治疗本病不应仅仅加几味抗癌药就可以。中医治疗癌病是有其传统基础的，对头部诸癌的组方基础，是根据：①发病位置；②抗癌药；③主要表现的溃烂、疼痛与出血；④后期再加上正气虚弱。初期的耳菌用方，应在方中加入抗癌药如半枝莲、夏枯草、垂盆草、白毛藤、蚤休、白花蛇舌草、凤尾草、石上柏、漏芦、山慈菇等。如出现溃烂、疼痛、出血三者，在抗癌药中应选用针对性较强的药物。后期应着重扶正，八珍汤、十全大补汤、六味地黄汤，都可取用。

本病要借助现代医学的检查手段尽早确诊，一旦确诊后根据具体情况选择手术、放疗或化疗，同时结合中医进行辨证论治则疗效更佳。尤其是放疗、化疗、手术之后的病人，中医药的辨证治疗能够改善生活质量，延长其生命。

【辨证论治】

1. 湿毒困结

主证：反复耳流脓，经久不愈，耳内有肉芽样新生物，伴脓血性分泌物，秽臭，耳内闷胀，耳鸣耳聋，或兼头重头晕。舌苔白或黄腻，脉濡缓。影像学检查可显示耳部骨质破坏。

治法及方药：祛湿解毒，化痰散结。可选用清气化痰丸加减。常用药物如半夏、胆南星、瓜蒌皮、杏仁、陈皮、枳实、茯苓、黄芩等。

加减法：若脾气虚弱，可加党参、白术等以补气健脾；若颈部肿块硬实者，选加鸡内金、山慈菇、猫爪草、穿山甲、牡蛎、三棱、莪术等，以化痰软坚散结；或配生川乌、生草乌、生南星、生半夏以攻坚逐痰；肿块污秽、脓血恶臭者，为热毒炽盛，可合黄连解毒汤以泻火解毒；面瘫、张口困难者，选加蜈蚣、僵蚕、全蝎等以解痉。

2. 气滞血瘀

主证：耳廓或外耳道肿块痒痛，出血或溃烂流血水，甚则耳痛剧烈，张口困难，耳周或颈部恶核。耳内胀闷，耳鸣耳聋，胸闷胁痛，舌质红或有瘀点、瘀斑，苔白或微黄，脉弦。

治法及方药：活血祛瘀，行气散结。可选用丹栀逍遥散加减。常用药物如柴胡、当归、白芍、茯苓、白术、薄荷、生姜、炙甘草、丹皮、栀子等。

加减法：可加三棱、莪术、穿山甲、山慈菇攻坚散结。若肝胆火盛，耳鸣耳聋、口苦咽干者，去当归，加龙胆草、夏枯草；渗流血水者，加土茯苓、薏苡仁、鱼腥草之类。耳痛头痛剧烈者，选加五灵脂、蔓荆子、露蜂房，亦可配合云南白药内服。

3. 阴虚火旺

主证：耳内流脓，日久不愈，突然耳流脓腥臭，中耳灼热，疼痛难忍，耳鸣耳聋目眩。检查见鼓膜穿孔，耳窍内肿块色暗红，时有血水渗出。全身症状见腰酸膝软，失眠梦多，手足心热，舌质红，苔少，脉弦细数。

治法及方药：滋养肝肾，行气活血散结。可选用六味地黄汤加青皮、泽兰、桃仁、红花、法夏、贝母等。

加减法：如流出臭脓液多，宜配加马勃、车前子、鱼腥草等清热解毒渗湿药物；如面瘫、张口困难者加蜈蚣、僵蚕、白芍、地龙、钩藤等以息风镇痉；头痛、面颊疼痛，加露蜂房、白蒺藜、蔓荆子、藁本等以解毒祛风止痛。

耳菌后期，其病日深，外耗于卫，内夺于营，营亏络枯，气血衰败，此时应根据病情变化，配合补虚扶正，以达到扶正祛邪的目的。肾阴亏损，出现眩晕、耳鸣耳聋、腰膝酸软、遗精滑泄、颧红盗汗或午后潮热、五心烦热、尿频尿急、舌质红、少苔或无苔、脉细或细数，可选用六味地黄丸加女贞子、菟丝子、枸杞子、肉苁蓉等药。肾阳虚，出现面色㿠白、形寒怕冷、尿多或面目浮肿、腰痛阳痿、舌质淡、脉沉细无力等肾阳不足之证，宜选用附桂八味丸。脾胃虚弱，中气不足，出现食少便溏、腹胀、体倦、气短无力、面色苍白、脉细弱或沉缓等症，宜选用补中益气汤或四君子汤加麦芽、谷芽、神曲、北芪、千斤拔等。气血衰败，阴血亏损，宜用十全大补丸、归脾汤、独参汤等大补气血。

【外治法】

1. 滴耳 臭脓多者，用3%过氧化氢清洁外耳道脓液后，滴清热解毒的药液，如鱼腥草液、黄连滴耳液等。

2. 涂药 对部分耳菌，可用鸦胆子油搽，或用蟾酥丸、硇砂散化水涂搽，以消坚散结、化腐除瘤。

【预防调护】

1. 积极治疗脓耳，戒除挖耳恶习，减少对外耳道的不良刺激。
2. 耳内流脓，可参考"脓耳"一节护理。

【名医经验】

（一）于继珍医案

1. 案一

李某，男，46岁，汉族，汽车司机。1995年5月12日初诊。

自诉：半月前发现耳内长一疙瘩，微痛不适，触及痛引巅顶，因惧怕是恶性肿瘤急去医院诊治，大夫说可能是一个肿瘤，先进行保守治疗，无效时再活检做病理化验，今已治疗10余日不见效验，故来就诊中医。症状：耳内生菌样形体，头大蒂小，微肿闷痛，触及痛引巅顶。舌质淡红，苔白兼黄，脉象细弦兼数。

辨证：根据自诉、脉、舌、症状分析，是由肝、肾等经火毒凝聚而成。

诊断：耳菌（肿瘤）。

治则：清肝泻火，散结消菌。

处方：栀子10g，当归6g，川芎6g，柴胡6g，白芍10g，牡丹皮10g，牛蒡子10g，生石膏30g，黄芩10g，黄连10g，生甘草10g，灯心草6g，山慈菇10g，平地木10g。5剂，水煎服。

外用方：硇砂3g，轻粉3g，雄黄3g，冰片3g。将4味合在一起，研成细面，装在干净瓶内备用。取适量药粉，用净水调和后点患处，每日2~3次。

5月19日二诊：内服、外用2剂后亦觉见效，5剂药服完耳菌明显缩小，疼痛大减，是方药切症，效不更方，继服10剂。

6月3日三诊：耳菌十消八九，触及已不觉痛，是疾病将愈，但不可掉以轻心，故嘱患者再取上方10剂善后。

按：本例"耳菌"患者，是由"肝、肾等经火毒凝聚而成"所致，故对本症的治疗采用"清肝泻火，散结消菌"法，由于方药切症，服药亦中病机，历经三诊则治愈也。方中栀子、当归、川芎、柴胡、白芍、牡丹皮、生石膏、黄芩、黄连、灯心草清肝泻火；牛蒡子、山慈菇、平地木散结消菌。

——选自：《中医专病专治秘方精要》

2. 案二

朱某，男，56岁，汉族，退休工人。1995年8月16日初诊。

自诉：从去年12月份发现左耳中不适，春节后开始闷痛，手触一物痛引巅顶，因怕是恶性肿瘤前去医院诊治，大夫诊断为耳瘤，建议手术治疗，由于自己惧怕手术，则要保守治疗，如今已服药数日，瘤体已增长了许多，经介绍前来就诊中医。

症状：耳内生物如菌，头大蒂小，堵塞耳窍，闷痛，触犯则痛引巅顶。舌质淡红，苔薄黄，脉象弦数。

辨证：根据自诉、脉、舌、症状分析，是由肝肾火毒凝结所致。

诊断：耳菌。

治则：清热解毒，平肝泻火，散结消菌。

处方：半枝莲30g，石见穿18g，蒲公英30g，连翘15g，夏枯草18g，生甘草10g，栀子10g，当归6g，川芎6g，柴胡6g，白芍10g，牡丹皮10g，牛蒡子10g，黄芩10g，黄连10g，山慈菇10g。5剂，水煎服。

外用方：同上。

8月23日二诊：服药后胀、闷、痛皆减，菌体似乎有缩小之象，是方药切症，效不更方，继服10剂。

9月7日三诊：菌体已消过半，患者仍要服上方，故不更方再服10剂。

9月22日四诊：菌体已基本消失，则嘱患者再取上方5剂善后，每3日服1剂。

按：本例"耳菌"患者，是由"肝肾火毒凝结"所致，治疗采用"清热解毒，平肝泻火，散结消菌"法，由于方药切症，治疗效果良好，历经四诊治愈。方中半枝莲、蒲公英、生甘草、连翘清热解毒；当归、栀子、柴胡、川芎、白芍、牡丹皮、牛蒡子、黄芩、黄连平肝泻火；山慈菇、石见穿、夏枯草散结消菌。

——选自：《中医专病专治秘方精要》

（二）古代医案

1. 顾曼云治耳菌案

师太，脾虚血热，湿火生疮，耳菌翻花。流血之后，目光四散，旋有蝇飞撩形。拟清脾甘露饮加减治之。生冬术一钱五分，鲜霍斛一两，丹皮一钱五分，炒白芍一钱五分，赤芍一钱，细生地四钱，川连四分，云苓三钱，橘白五分，白茅根五钱。

——选自：《花韵楼医案》

按："耳菌，耳口发一小粒，形红无皮，宛如菌状，不作脓，亦不作寒热，但耳塞不通，缠绵不已，令人耳聋"（清·高秉钧《疡科心得集》），"皆系肝肾湿热，郁于血分所致，以脾胃主九窍故也"（清·许克昌《外科证治全书》）。此为本案的诊治依据，治疗从健脾利湿、泻火解毒、凉血止血立法，药证相符，应当取效。

2. 陈莘田治耳菌案

肾开窍于耳，肝胆之脉亦附于耳。肾阴亏则肝火上升，炎炎不息，结为耳菌。起经三载，耳门涌塞，渐次失聪，最虑翻花出血。拟清滋养肝法。细生地，丹皮，甘菊，橘红，首乌，白蒺藜，山栀，稽豆衣，石决明，泽泻。

——选自：《枫江陈莘田先生外科临证》

按：本案病因病机分析简明扼要，并提出本病有翻花出血之虑，治疗从滋阴养肝、泻火软坚散结立法，标本兼治，值得借鉴学习。

3. 王旭高治耳菌案

郁怒伤阴，木火上乘窍络，耳生痫肉，名曰耳菌。最属淹缠，久久不已。防有血出翻花之变。生地，丹皮，北沙参，元参，远志，钩藤，羚羊角，石决明，刺蒺藜，滁菊花。另用藜芦、腰黄、硇砂，上三味，皆少许，为细末，点入耳中，立效。

——选自：《柳选四家医案·王旭高医案》

按：本案病因病机分析简明扼要，辨证用药于内，辨病用药于外，用药精到，让人眼目顿开。《洞天奥旨》化息散，用雄黄、枯矾、苦丁香为末，调稀搽在患处，治疗鼻息、鼻痔。王氏移治耳菌，也属巧思。

（何伟平）

参考文献

1. 王德鉴. 中医耳鼻咽喉口腔科学. 北京：人民卫生出版社，1994.

2. 王永钦. 中医耳鼻咽喉口腔科学. 北京：人民卫生出版社，2001.

3. 王士贞. 全国高等中医药院校研究生规划教材·中医耳鼻咽喉科临床研究. 北京：人民卫生出版社，2009.

4. 熊大经，刘蓬. 全国中医药行业高等教育"十二五"规划教材·中医耳鼻咽喉科学. 北京：中国中医药出版社，2012.

5. 刘蓬. 全国中医药行业高等教育"十三五"规划教材·中医耳鼻咽喉科学. 北京：中国中医药出版社，2016.

6. 广东中医学院. 中医学院试用教材·五官科学. 上海：上海人民出版社，1975.

7. 广州中医学院. 全国高等医药院校试用教材·中医耳鼻喉科学. 上海：上海科学技术出版社，1980.

8. 王士贞，刘蓬. 中华医学百科全书·中医耳鼻咽喉口腔科学. 北京：中国协和医科大学出版社，2016.

9. 谭敬书. 全国高等中医院校函授教材·中医耳鼻喉科学. 长沙：湖南科学技术出版社，1997.

10. 谢慧. 中医耳鼻咽喉科常用外治法辑要. 北京: 人民卫生出版社, 2017.

11. 朱祥成. 朱祥成耳鼻咽喉科医学文选录. 北京: 中医古籍出版社, 2005.

12. 熊大经, 李凡成. 今日中医耳鼻喉科. 北京: 人民卫生出版社, 2011.

13. 刘蓬. 耳鸣医师疗法的基本理念. 中医眼耳鼻喉科杂志, 2018, 8 (3): 121 – 127.

14. 刘蓬, 李明. 对耳鸣疗效评价的思考. 中华耳鼻咽喉头颈外科杂志, 2008, 43 (9): 710 – 713.

15. 刘蓬, 徐桂丽, 李明, 等. 耳鸣评价量表的信度与效度研究. 中华耳鼻咽喉头颈外科杂志, 2012, 47 (9): 716 – 719.

16. 刘蓬, 郑芸. 对耳鸣自评量表应用价值的思考. 中国听力语言康复科学杂志, 2018, 16 (4): 241 – 245.

17. 刘蓬. 耳鸣评价量表的研发思路. 中国听力语言康复科学杂志, 2018, 16 (5): 330 – 333.

18. 刘蓬, 郑芸. 耳鸣评价量表的临床应用. 中国听力语言康复科学杂志, 2018, 16 (6): 411 – 415.

19. 刘蓬, 阮紫娟, 龚慧涵, 等. 262 例耳鸣患者听力损失情况的临床调查. 中华耳科学杂志, 2009, 7 (3): 194 – 199.

20. 刘蓬, 阮紫娟, 龚慧涵, 等. 不同原因耳聋患者耳鸣的发生率调查. 听力学及言语疾病杂志, 2011, 19 (2): 133 – 136.

21. 刘蓬, 陈艳芳, 卢兢哲, 等. 声敏感的临床特征及与耳鸣的关系. 华西医学, 2017, 32 (4): 545 – 549.

22. 卢兢哲, 刘蓬, 曹祖威. 耳鸣与脾胃的相关性研究. 中国中医基础医学杂志, 2017, 23 (5): 666 – 668.

23. 刘蓬, 翁振声. 耳鸣中医综合治疗的远期疗效随访. 中国中西医结合耳鼻咽喉科杂志, 2014, 22 (1): 12 – 15.

24. 曹祖威, 岳凤娟, 卢兢哲, 等. 以调理脾胃为中心治疗耳鸣的疗效观察. 广州中医药大学学报, 2016, 33 (1): 22 – 27.

25. 钟萍, 卢兢哲, 郑芸, 等. 医师疗法对 146 例长病程耳鸣的近期疗效观察. 中医眼耳鼻喉科杂志, 2018, 8 (3): 142 – 144.

26. 柳普照, 陈婕, 李明. 496 例耳鸣患者体质调查. 中医杂志, 2010, 51 (7): 611 – 613.

27. 刘蓬, 李明, 王洪田, 等. 原发性耳鸣刍议. 听力学及言语疾病杂志, 2010, 18 (2): 99 – 101.

28. 郑芸, 刘蓬. 对耳鸣治疗的思考. 中国听力语言康复科学杂志, 2018, 16 (6): 407 – 410.

29. 刘蓬. 眩晕的本义考. 中医眼耳鼻喉科杂志, 2018, 8 (2): 118 – 120.

30. 王念宏, 宣植, 杨铭, 等. 针刺治疗周围性面瘫概述. 针灸临床杂志, 2016, 32 (8): 89 – 91.

31. 刘有限, 李黄彤, 郑凤娥. 周围性面瘫治疗研究进展. 亚太传统医药, 2016, 12 (15): 90 – 92.

32. 张迪, 王珑, 姜凡, 等. 近 10 年火针治疗面瘫的研究进展. 中国中医急症. 2015, 24 (9): 1601 – 1603.

33. 李永芝, 张秀媛, 谢贤辉, 等. 电针治疗周围性面瘫的临床研究进展. 湖南中医杂志, 2017, 33 (7): 186 – 187.

34. 马培锋, 李宝栋, 张全国. 三位一体疗法治疗耳带状疱疹综合征经验. 中医外治杂志, 2017, 26 (3): 53 – 54.

第十章　鼻部常见疾病

第一节　鼻　窒

鼻窒是以经常性鼻塞为主要特征的疾病。"窒"即"塞"之意。本病在临床上发病率极高，无明显地域性，在人群中分布极广泛，无论男女老幼均可患病，病程可长可短。中医治疗本病具有一定的优势。

西医学的慢性鼻炎、药物性鼻炎、鼻中隔偏曲等疾病可参考本病进行辨证治疗。

【历史源流】

本病在历代文献中又称"鼻塞""鼻齆""齆鼻"等。鼻窒一名，首见于《素问·五常政大论》："大暑以行，咳嚏，鼽衄，鼻窒。"这里"鼻窒"是指鼻塞的症状，其病因病机为肺金受暑热之邪所侵而致。《灵枢·本神》提出鼻塞的病机主要是肺气虚。可见，《黄帝内经》认为鼻塞主要与肺的功能失调有关。

汉代，《金匮要略·痉湿暍病脉证并治》中提出头中寒湿可导致鼻塞，并且记载了"内药鼻中"的外治法。

晋代，《小品方》记载有"鼻中窒塞方"。

隋代，《诸病源候论》在卷二十九、卷四十八中多次阐述肺之阳气不足，风冷邪气乘虚袭肺，客于脑，停滞鼻间导致鼻塞、鼻齆。唐代，《备急千金要方·卷六上》和《外台秘要·卷二十二》多以"鼻窒塞"或"鼻塞气息不通""鼻齆"称之，治疗上多用塞鼻法、针灸、按摩等方法以改善鼻塞、不闻香臭等症状。这一时期未直接使用鼻窒病名，但使用的都是与鼻窒特征相似的病名。这对后世病名的应用及治疗方药的归类均产生较大的影响。

宋代，《三因极一病证方论·卷十六》提出导致鼻病发生的"三因论"和内外治法方药。《圣济总录·卷第一百一十六》对"鼻塞气息不通者"强调与鼻息肉的鉴别，《圣济总录》《太平圣惠方》记载了大量治疗鼻塞的内外治方。

金元时代，《素问玄机原病式·六气为病》描述了鼻窒的主要症状特点："鼻窒，窒，塞也。但见侧卧则上窍通利，下窍窒塞。"

明清时代，医家们对鼻窒的认识，多在前人的基础上加以阐述，并十分重视鼻窒的辨证，如《医学入门·卷四·杂病分类》强调"鼻塞须知问久新"，《景岳全书·卷二十七》认为："常塞者多火，暴塞者多风寒，当以此辨之。"李时珍指出鼻窒的发生与胃经湿热相关，如《本草纲目》曰："鼻窒，是阳明湿热。"董宿指出，鼻窒病因为火热病邪客于阳明。《奇效良方》认为"火主腹膜肿胀，故热客阳明，而鼻中膜胀，则鼻窒塞也。或谓寒主闭藏，妄以鼻窒为寒者误也""鼻窒与嚏痒者，热客阳明胃之经也"。丁毅指出，鼻窒为风寒伤肺，气机失于宣通所致。《医方集宜》："若因外风寒之气伤于肺经，使气壅塞不得宣通而为鼻渊鼻窒之症矣。"

20世纪80年代初，全国中医院校第四版规划教材《中医耳鼻喉科学》根据历代医家对"鼻窒"的论述，将其正式纳入教材并作为一个独立的病名加以论述。同时，对鼻窒的含义、病因病机、症状特点以及辨证施治等内容做了系统的论述，由此奠定了鼻窒一病在现代中医学中的应用基础。此后，现代中医各家著述，以及在中医界法定文件中均沿用这一病名。

【临床诊断】

（一）诊断要点

1. 临床特征　鼻窒的临床特征为经常性鼻塞。经常性鼻塞具有以下四大特点。

（1）病程长：鼻窒的病程一般较长，多在三个月以上，经常、反复出现鼻塞。

（2）间歇性或持续性：鼻窒所表现的鼻塞大部分为间歇性鼻塞，即有时鼻塞，有时通畅。鼻塞的程度也时轻时重。多数患者遇寒冷时鼻塞加重，遇温暖时或活动后减轻或复通。

极少数患者表现为持续性鼻塞，这类患者多有长期使用滴鼻药的病史，所用滴鼻药多具有强烈收缩血管的作用，长时间使用后使鼻黏膜对该药失去敏感性而出现持续性鼻塞。由于双侧持续鼻塞而不得不张口呼吸。

（3）交替性：鼻窒的鼻塞多表现为双侧鼻腔交替性鼻塞，即在一段时间内一侧鼻塞，而另一侧鼻腔通畅；隔一段时间后原来鼻塞的一侧鼻腔通畅，原来通畅的一侧鼻腔出现鼻塞。这种情况在侧卧时更容易出现，且多为居于上侧的鼻腔通畅，而居于下侧的鼻腔堵塞。

部分患者表现为双侧同时鼻塞，或者在某一阶段表现为双侧同时鼻塞。

（4）闭塞性鼻音：由于鼻塞，患者讲话时出现闭塞性鼻音，这种鼻音患者自己可以听到，别人也可听到。临床上有时检查鼻腔时，下鼻甲不一定肿大，患者也没有明显的鼻塞感觉，但只要讲话时出现闭塞性鼻音，亦可以作为诊断鼻窒的依据之一。

2. 主要伴随症状　除了鼻塞这个特征性症状外，鼻窒常见的伴随症状有流涕、耳堵等。

（1）流涕：鼻窒可伴有少量流涕，或清稀，或黏稠，有时鼻涕可向后流向咽部，引起咽痒、咳嗽、咯痰等。

（2）耳堵：鼻塞持续时间较长时，部分患者可出现同侧耳堵塞感，耳堵塞感的轻重与鼻塞的轻重有关。

3. 检查　对于以鼻塞为主诉的患者，鼻腔的检查是必须的，包括前鼻镜和鼻内窥镜检查。在有条件的情况下，鼻部 CT 检查及纤维鼻内镜检查亦有重要的参考价值。以下检查结果对于诊断鼻窒具有参考价值。

（1）鼻腔检查：可用前鼻镜或鼻内镜进行检查。大多数患者可见鼻黏膜肿胀、表面光滑，以下鼻甲最为明显，鼻甲柔软，富有弹性；少数病情重者可见鼻黏膜增生、肥大，呈暗红色或淡紫色，甚至下鼻甲骨亦可肥大，下鼻甲表面不平呈结节状或桑椹状。

（2）探针试验：病情轻者用探针轻压成凹陷，移开后立即恢复。病情重者可见探针轻压下鼻甲有硬实感并且不易出现凹陷，或凹陷出现但不易恢复。

（3）血管收缩剂试验：用 1%～3% 麻黄素浸湿的棉签或棉片置于下鼻甲表面，3～5 分钟后取出，观察下鼻甲肿胀是否消退或减轻。病情轻者鼻黏膜对血管收缩剂敏感，用药后下鼻甲肿胀很快消退；病情重者对血管收缩剂反应不敏感，下鼻甲肿胀或肥大无改变。

（3）鼻部 CT 检查：用于观察鼻腔结构有无异常，排除鼻窦病变和鼻咽部病变，有利于鼻窒的诊断与鉴别诊断。

（二）鉴别诊断

以鼻塞为主诉者，在诊断鼻窒之前，应仔细检查鼻腔结构情况、鼻甲及鼻涕情况，并结合病史、实验室检查和影像学检查，排除以下疾病。

1. 伤风鼻塞　伤风鼻塞与鼻窒均以鼻塞为主要症状。但伤风鼻塞为急性病，病程短，多有受凉史，鼻塞为双侧持续性，且初期伴有打喷嚏、流清涕；鼻窒为慢性病，病程长，鼻塞多为间歇性与交替性，鼻涕少。

2. 鼻鼽　鼻鼽与鼻窒均有鼻塞、流涕等症状。但鼻鼽为阵发性鼻痒、喷嚏连作、流清涕、鼻塞，发作过后诸症消失，但容易反复发作；鼻窒则主要表现为经常鼻塞，少有打喷嚏、流清涕的症状。

3. 鼻渊　鼻渊与鼻窒均可出现鼻塞、流涕。但鼻渊浊涕量多，可伴有头痛或头昏，中鼻道或嗅裂可见脓涕，中鼻甲常肿胀，可能伴有或不伴有息肉，病程可长可短；鼻窒以下鼻甲肿胀为主，病程较长。鼻窦影像学检查可帮助诊断。

4. 鼻息肉　鼻息肉与鼻窒均有鼻塞、流涕等症状。但鼻息肉患者鼻腔内可见表面光滑、灰白色或淡红色半透明的息肉样组织，以持续性鼻塞为主；鼻窒仅见下鼻甲肿胀或肥大，无新生组织，以间歇性、交替性鼻塞为多见。

【病因病机】

本病多为脏腑虚弱，邪滞鼻窍所致。多因素体肺脾虚弱，伤风鼻塞反复发作，或因鼻窍邻近病灶或自身的异常累及其功能所致。也可因邪气久滞，肺经蕴热致发病。

1. 肺脾气虚　肺卫不足，或久病体弱，肺气耗伤，肺失清肃，邪毒留滞鼻窍。或饮食劳倦，病久失养，损伤脾胃，水湿失运，浊邪滞留鼻窍而为病。《灵枢·本神》曰："肺气虚则鼻塞不利，少气。"《赤水玄珠·卷三·鼻门》曰："因卫气失守，寒邪客于头面，鼻亦受之，不能为用，是不闻香臭矣。"《东垣试效方·卷五·鼻门》曰："夫阳气、宗气者，皆胃中生发之气也。其名虽异，其理则一。若因饥饱劳役损伤脾胃，生发之气即弱，其营运之气不通上升，邪害空窍，故不利而不闻香臭也。"

2. 肺经蕴热　伤风鼻塞失治误治，迁延不愈，浊邪伏肺，久蕴不去，肺经蕴热，失于宣降，熏蒸鼻窍，肌膜肿胀，鼻窍不通而为病。《医学入门·卷四·鼻》亦曰："鼻塞须知问久新……久者，略感风寒，鼻塞等证便发，乃肺伏火邪，遇甚则喜热恶寒，故略感冒而内火便发。"《医碥·卷四·杂症·鼻》曰："鼻塞，由脑冷，而气化液，下凝于鼻（如天冷呵气成水也，脑暖立通）；一由气热，蒸涕壅塞固矣，乃极力去其涕，而仍不通者，则窍之外，皆涕液之所浸淫，肉理胀满，窍窄无缝故也。"又曰："若平日常常鼻塞不闻香臭，或值寒月，或略感风寒即塞者，乃肺经素有火郁，喜热（热则行散，故喜之）恶寒，故略感寒即发。"

3. 气滞血瘀　素体虚弱，或伤风鼻塞失治，邪毒久犯，正虚邪滞，气血不行，浊邪久滞，壅阻鼻窍，气滞血瘀而为病。古人没有明确提出本证型，但近现代医家多提出本病与"瘀"有关，如干祖望教授提出"瘀血滞积，鼻甲以血瘀而充血郁血，致体积肥厚，充盈满腔，长期不退不消不缩小"，再如 20 世纪 80 年代初期全国高等医药院校试用教材《中医耳鼻喉科学》明确提出"气滞血瘀"证型，从而奠定了血瘀学说的基础，之后的教材一直沿袭了这一观点。

【辨治思路】

（一）辨证思路

鼻窒多由邪滞鼻窍所致，临床主要有三大类，一是气虚，二是郁热，三是血瘀。辨证纲要应从辨寒热、辨虚实和辨鼻腔情况三个方面进行辨证分析。鼻腔情况主要是观察鼻塞、鼻黏膜和鼻甲的异常改变情况。故将辨寒热、辨虚实和辨鼻腔情况作为鼻窒的辨证纲要加以辨析。

1. 辨虚实　虚实是辨别邪正盛衰的纲领，即虚与实主要是反映病变过程中人体正气的强弱和致病邪气的盛衰。《素问·通评虚实论》说："邪气盛则实，精气夺则虚。"《素问·调经论》有"百病之生，皆有虚实"之说。本病的虚实辨证应根据其病程、病史、症状、舌象、脉象等，四诊合参，以详察细辨。本病属本虚标实。病程较短者，多为虚实并重，或实重于虚；病程长，迁延不愈者，多为虚实并重，或虚重于实。

（1）实证：实主要指邪气盛实，多见于新患之疾。一般暴起、初病、体质壮实者多为实证；实证应分清寒邪、热邪和气滞血瘀。

（2）虚证：虚主要指正气不足。鼻窒发作时间较长，病情缠绵，时轻时重者多虚中夹实，纯虚者少。虚证以气虚、阳虚为主。阳虚则寒，常表现为虚寒之证。气虚是鼻窒辨证的主要病机与主要证候，也是临床辨证为气虚证或虚寒证的基本依据。虚证要注意还须辨别与肺、脾（胃）等脏腑的关系，进一步辨证为肺气虚、脾气虚、肾阳虚等。

2. 辨寒热　鼻窒的临床辨证，要分清寒热。

（1）寒证：寒证鼻窒表现为早晚气温较低或秋冬偏寒冷时鼻塞明显，运动或温暖后鼻塞减轻或消失，伴有咳嗽痰稀、便溏；舌淡、苔白等。

（2）热证：热证鼻窒表现为鼻塞对寒冷不敏感，鼻涕色黄量少，鼻气灼热；鼻黏膜充血肿胀，伴有口干、咳嗽痰黄；舌红，苔薄黄，脉数。

3. 辨鼻腔情况

（1）辨鼻塞：鼻窒所引起鼻塞的辨证，主要依据其病程的长短、鼻塞的性质、程度及伴随症状进行。一般而言，鼻窒新发，鼻塞病程短者多实；鼻窒已久，鼻塞病程长，迁延不愈者多虚或虚实夹杂。鼻塞呈间歇性、交替性、时轻时重者多虚或虚实夹杂；鼻塞呈持续性者多实。鼻塞遇冷则减，遇热则甚者多属热证；遇热则减，遇冷则甚者多属寒证；静止时加重，活动后减轻者多属瘀证。

鼻塞伴鼻气灼热、涕黄、舌尖红者，多属心肺郁热；鼻塞伴少气乏力、涕白、易罹感冒、舌淡者，多属肺、脾气虚；鼻塞伴头闷头痛、舌暗者，多属气血瘀阻。

（2）辨鼻黏膜与鼻甲异常：鼻窒病患，鼻腔黏膜多有不同程度的肿胀、增厚及色泽变化，鼻甲则有不同程度的肥大。因此，根据其肿、厚、肥大程度及色泽变化可辨别其证情的寒热虚实。一般而言，鼻黏膜与鼻甲色淡乏泽肿厚者多虚、多寒；色红亮泽肿厚者多实、多热；色暗红肿厚者多瘀。鼻黏膜肿胀，鼻甲肥大较轻，表面光滑而有光泽，触之柔软，压之凹陷易起者，多示病情尚轻，邪入尚浅；鼻黏膜肿厚，鼻甲肥大明显，表面凹凸不平，色暗乏泽，触之稍硬，压之凹陷复起较慢者，多示病情已重，邪已结瘤。

鼻黏膜与鼻甲色红肿胀，伴涕黄气热者多属心肺郁热；色淡白或淡红肿胀，伴体倦乏力者，多属肺、脾气虚；色暗红肿厚，伴鼻塞不减者，多属气血瘀阻。

综上所述，各种因素互为转化、错杂兼夹为病。如心肺郁热日久不去，热耗正气，渐而热消气伤，而由实致虚，由热生寒，而转化为肺虚寒滞；若郁热不解，久而入血，灼血为瘀，则又可变生瘀热互结等。瘀热滞血，血行不畅，则又可生湿生痰，而遏伤脾胃，久之则脾伤成虚。肺、脾气虚，日久不复，则气虚行血不力，渐而血涩成瘀；而气虚，复感外邪亦可转化为郁热之患。如此热、虚、瘀兼夹错杂，病理轮变，鼻窒安能自愈？然无论其病因繁变，病机交错，其终则皆归于"窒"。或为热郁成窒，或为虚损失养成窒，或为瘀阻成窒，或虚实寒热夹杂为窒，故"窒"既是本病的基本病理特征与发病根由，亦是本病的证候特点。

（二）治疗思路

治疗本病以宣通鼻窍为原则，标本兼治或先治标后治本，既要从治标通利鼻窍和治疗相关伴随症状，又要从治本的角度通过辨证治疗调节患者的体质，提高机体抗邪能力，减少本病发作和复发。

1. 治本 找出全身、局部和环境等方面的病因，积极治疗全身疾病或排除之。针对鼻窒的病因病机，如肺热、肺脾气虚、气滞血瘀等分别进行益气散邪通窍、清热宣肺通窍、行气活血通窍等治疗。有肺脾气虚证者，治疗应补益肺脾；有肺经蕴热证者，治疗应清热肃肺；有气滞血瘀证者，治疗应行气活血。并在此基础上，通过整体调整机体的阴阳平衡状态，达到减少本病发作和复发的目的。既治疗鼻窒本身，又缓解了患者机体的其他相关不适症状，这正是中医治疗的优势。即使在选择手术治疗（治标）的同时，也可选择结合中医药治疗（治本），达到标本兼治的目的。

2. 治标 尽快缓解患者的鼻塞是治疗时急需解决的问题。这样既可以缓解病痛，又可以增强患者对中医药治疗的信心。快速缓解症状的方法，可在辨证治疗的基础上加用通利鼻腔和鼻科引经药物，并可配合外用药、针灸等外治法，一般可以取得较好的疗效。通利鼻腔等药物如苍耳子、辛夷、鹅不食草、细辛和白芷等。

【辨证论治】

1. 肺脾气虚

主证：鼻塞时轻时重，或交替性鼻塞，涕白而黏，遇寒冷时症状加重；鼻黏膜淡红肿胀；可伴有倦怠乏力，少气懒言，咳嗽痰稀，易患感冒，纳差便溏；舌淡，苔白，脉细弱。

治法及方药：补益肺脾。肺气虚为主者，可选用温肺止流丹（《辨证录》）加减。常用药物如人参、荆芥、细辛、诃子、甘草、桔梗、鱼脑石等。

加减法：易患感冒或遇风冷则鼻塞加重者，可合用玉屏风散以益气固表。鼻塞重者可加辛夷、苍耳子等通鼻窍。若脾虚及肺或肺虚及脾，致使肺脾两虚，寒湿滞鼻，症见鼻塞日久不愈，鼻黏膜色淡肿，少气乏力，气短懒言，纳差，易感冒，可加入黄芪、党参、茯苓、白术等肺脾双补。

2. 肺经蕴热

主证：鼻塞时轻时重，或交替性鼻塞，鼻涕色黄量少，鼻气灼热；鼻黏膜充血肿胀，表面光滑、柔软有弹性；或有口干，咳嗽痰黄；舌红，苔薄黄，脉数。

治法及方药：清热肃肺。可选用黄芩汤（《医宗金鉴》）加减，常用药物如黄芩、栀子、桑白皮、麦冬、赤芍、桔梗、薄荷、甘草、荆芥穗、连翘等。

加减法：若鼻塞甚者，酌加桑白皮、白芷、地龙、辛夷以宣肺通络、芳香透窍。若鼻黏膜色暗肿厚，鼻甲肥大色暗而有光泽，鼻塞较甚，舌红有瘀点，或舌尖暗红者，可用黄芩、生地黄、赤芍、当归、川芎、红花等以泻心肺、化瘀滞。若脓涕多者，可加芦根、藿香、蒲公英等。

3. 气滞血瘀

主证：鼻塞较甚，持续不减，鼻涕不易擤出，嗅觉减退；鼻黏膜暗红肥厚，下鼻甲肿大，表面呈桑椹状，触之硬实，缺少弹性，对血管收缩剂反应不敏感；舌质暗红或有瘀点，脉弦涩。

治法及方药：行气活血。可选用通窍活血汤（《医林改错》）加减，常用药物如桃仁、红花、赤芍、川芎、老葱、麝香、大枣、辛夷等。

加减法：如鼻塞鼻涕黏稠，可加用祛痰散结之药，以祛浊除涕通鼻窍，如石菖蒲、丝瓜络、浙贝母等；如头胀痛、耳堵者，可加柴胡、升麻、菊花以理气散邪；如鼻涕较清、怕冷者，可加益智仁、淫羊藿、诃子肉等。

【外治法】

1. 滴鼻　适用于各型鼻窒。滴鼻法是治疗鼻窒的主要外治法。而且此法具有给药方便、用药直接、疗效迅速等诸多优点。所用药物一般以芳香通窍为主。亦可根据证情之寒热选用相应的药物制成滴剂进行滴鼻。常用药物如滴鼻灵、鼻炎灵、复方鹅不食草滴剂、复方苍耳子滴剂等。热证可加用双黄连注射液、鱼腥草注射液、清热解毒注射液等用生理盐水稀释后滴鼻，每日 3～4 次。很多滴鼻的中药制剂具有收缩血管的作用，长期应用可能会导致药物性鼻炎，因此不建议长期使用具有收缩鼻腔作用的滴鼻药物，一般以不超过 1 周为宜。

2. 蒸汽吸入　适用于各型鼻窒。可用性味芳香的中药如苍耳子散煎煮，或用柴胡、当归、丹参等注射液做超声雾化经鼻吸入。如热证可用黄芩汤合苍耳子散煎水熏鼻，或用清热解毒注射液兑薄荷水少许做雾化吸入；虚证用保元汤合苍耳子散煎水熏鼻，或用黄芪注射液等做雾化吸入；瘀证用通窍活血汤加辛夷煎水熏鼻，或用复方丹参注射液、当归注射液等行雾化吸入，每日 1 次。

3. 吹鼻药和塞鼻药　选用芳香通窍、活血散寒类药物制成粉剂，用喷粉器或塑料管等将药物吹入鼻内。常用药物如鹅不食草干粉、碧云散、鱼脑石散、苍耳子散等。每日 2～3 次。或用药棉、吸收性明胶海绵裹药塞于下鼻道处，效果则较吹药法为佳。若将药物制成栓剂或药膜剂塞鼻则效果更佳。

4. 下鼻甲注射　对各型鼻窒均有较好的治疗作用。注射方式一般采用下鼻甲黏膜下注射。方法：先用2%丁卡因棉片贴于下鼻甲前端，5分钟后去掉棉片，用事先备好的药物与注射器5号针头，于下鼻甲前端刺入黏膜下，深度以针尖触及下鼻甲骨为止。注射用药可据证情的虚实寒热而选用相应的药物。如热证可选用清开灵注射液、鱼腥草注射液等以清热通窍；虚寒证可选用胎盘组织液、黄芪注射液、麝香注射液等以补虚散寒；血瘀证可选用复方丹参注射液、当归注射液、川芎嗪注射液等以活血化瘀。鼻甲肥大者，可选用当归、川芎、黄芪、复方丹参、鱼腥草等注射液做下鼻甲注射，每次每侧注射1～2mL，5～7日1次，5次为一疗程。若证情虚实错杂则可联合用药。

5. 灼烙法 表面麻醉后用烙铁或高频电刀，蘸上麻油，烧灼下鼻甲，每7～10日灼烙1次，3次为一疗程。亦可配合射频、微波治疗。

【针灸按摩】

1. 体针

主穴：迎香、上迎香、印堂、上星。

配穴：百会、风池、太阳、合谷、足三里。

每次取主穴1～2个，配穴2～3个。具体的取穴原则以局部取穴及阳明、太阴经取穴为主，并可根据兼症不同而适当选取配穴。常用穴位如手阳明大肠经的迎香、禾髎、合谷；足阳明胃经的巨髎、四白、厉兑、足三里；足太阴脾经的隐白、三阴交；手太阴肺经的太渊、列缺。应用时，一般以阳明经穴为主穴，以太阴经穴为辅穴，轮换应用。根据虚实证，采取实证用泻法、虚证用补法，以疏通经气、调整脏腑虚实、宣通鼻窍。必要时亦可配合电针仪治疗，以增强疗效。若头昏痛者，配印堂、百会、太阳、神庭等以清利头目、舒缓阳气而止痛。

2. 耳针及耳穴贴压 各证型均可应用。耳针取鼻、内鼻、肺、脾、内分泌、皮质下等穴；或用王不留行籽贴压穴位，以调理脏腑、祛邪通窍。

3. 艾灸 适用于肺脾气虚及寒滞血瘀证。取迎香、人中、印堂、百会、肺俞、脾俞、足三里等穴位，并重点灸百会穴。百会穴属督脉，督脉总督一身之阳，其经脉至于鼻部，有温阳益气、逐寒通窍之功。若肺气虚者，配肺俞；脾气虚者，配脾俞、胃俞等。灸法以温热悬灸为宜，以温经散寒、活血通络。若鼻塞明显者，可用苍耳子散卷入艾卷中，灸迎香穴，以芳香通窍。灸法以每日1次或隔日1次为宜。

4. 穴位埋线 可取迎香、印堂、曲池、合谷等穴，以医用羊肠线埋线。

5. 穴位注射 多用于虚证及瘀证，一般选用迎香、合谷、足三里、肺俞、脾俞、胃俞等穴，用当归注射液、黄芪注射液、胎盘组织液、维生素B$_{12}$等进行穴位注射，每次每穴注射0.5～1mL，隔日1次，10次为一疗程。

6. 气功治疗 自我点穴：用双手中指或食指点压双侧迎香、上迎香、承泣、四白、风池，每穴点压 1~2 分钟。每日 2~3 次，每次 30~60 分钟。

【其他疗法】

物理疗法是临床上常用的一种治疗鼻窒的疗法。物理疗法主要是通过光、电、热等物理效应达到疏通经络气血、祛除邪浊瘀滞的目的。据各家报道，用于治疗鼻窒的主要有氦-氖激光、二氧化碳激光、YAG 激光与超短波等；其他如电离子透入、远红外线、液氮冷冻等对本病亦有一定疗效。物理疗法主要以局部照射与穴位照射为主。

1. 激光理疗 激光照射：以氦-氖激光、二氧化碳激光或 YAG 激光为常用。将激光探头放入双侧鼻腔（以下鼻甲处为宜）与双侧迎香穴进行非接触性照射，每次 5~8 分钟，每日 1 次。5 次为一疗程。激光照射后可减轻鼻塞，且无痛，便于小儿及老人接受。

激光打孔治疗：在常规表面麻醉后用二氧化碳激光直接照射下鼻甲处，照射时根据鼻甲肥大程度打洞穴 4~8 个，照射后用无菌纱布条堵塞鼻腔 5~10 分钟。

2. 超声波治疗 鼻腔黏膜表面麻醉后，采用 CZB 型超声波鼻炎治疗仪，焦距 <5mm，频率 5~15MHz，治疗头输出功率可调，设置功率参数为 Ⅲ 档，首先治疗一侧下鼻甲，内镜引导下将治疗头伸入鼻腔下鼻甲后端治疗区，使治疗头的发射窗口对准鼻甲黏膜并紧贴之，同时匀速向前移动治疗枪行直线扫描，速度为 25mm/s，直到治疗头发射窗到达下鼻甲前端黏膜，完成一条直线的扫描。从下鼻甲上缘开始扫描，再依次到达内侧缘、下缘扫描，使扫描线尽可能覆盖整个下鼻甲，即完成一次扫描，再重复扫描一次，每侧治疗 300~400 秒。一侧鼻腔治疗结束后观察并记录鼻腔情况，然后以相同方法治疗另一侧鼻腔。治疗完毕后立即应用 500mL 生理盐水冲洗双侧鼻腔。

3. 离子透入疗法 用苍耳子散合通窍活血汤煎水过滤后，将作用电极与离子透入衬垫浸湿药液置于鼻部，无作用极置于枕部，以适度电流强度治疗 15~20 分钟，每日 1 次，10~15 次为一疗程。

【预防调护】

1. 应注意锻炼身体，参加适当的体育活动，增强体质，避免受风受凉，积极防治伤风鼻塞。

2. 戒除烟酒，注意饮食卫生和环境保护，避免粉尘长期刺激。尽量避免出入人群密集的场所，并注意防护。

3. 避免局部长期使用血管收缩剂类滴鼻剂，鼻塞严重，且鼻涕较多时，不宜强行擤鼻，以免迫使鼻涕逆行进入耳咽管，阻塞其管道而引发耳疾。

4. 根治邻近病灶：邻近组织的病灶亦可促发鼻窒，故对患有乳蛾、喉痹及鼻渊等疾病者，应积极予以调治，以防邪毒流窜入鼻，滞留为患。每遇感冒鼻塞加重，不可用力抠鼻，以免引起鼻腔感染。

5. 注意气候变化，及时增减衣服。冬季要注意头部与鼻部的保暖，必要时可戴口罩及帽子，或用辛温性药物研末用布包裹，微加温后置于前囟处，每次放置 30 分钟，日 1~2 次。

6. 注意鼻部卫生：长期从事高粉尘、酸碱化工，以及在空气污浊环境中工作的人员应注意劳动保护，养成早晚清洗鼻腔、擤净浊涕的习惯，以防邪浊伤鼻，引发鼻窒。

【名医经验】

（一）王德鉴医案

肺脾气虚型鼻窒

陈某，男，26 岁，1990 年 12 月 25 日初诊。患者持续性鼻塞 1 年余，尤以夜间为甚，流白稠涕，量少，伴面色苍白，易感冒，舌淡、苔白，脉细。

检查：双下鼻甲肥厚、肿胀，鼻黏膜淡红，未见明显分泌物。

诊为鼻窒，乃肺气不足，邪滞鼻窍。

治宜补肺益气，通散鼻窍。

拟玉屏风散合苍耳子散加减。

处方：黄芪 25g，白术、升麻、红花和防风各 10g，苍耳子、辛夷花、白芷、泽泻各 12g，茯苓、麦冬各 15g。5 剂，水煎服，日 1 剂。

1991 年 1 月 4 日二诊：服药后鼻塞减轻，夜间鼻塞不明显，鼻涕减少，色淡白，因感冒有少许咳嗽，舌脉如前。检查见双下鼻甲稍肿大，黏膜淡红。处方：黄芪 30g，防风、辛夷花、前胡各 10g，百部、藿香、苍耳子、杭菊花、白术各 12g，芦根 15g。继服 5 剂，鼻塞消失，无流涕，无咳嗽，检查见双下鼻甲不大，黏膜淡红，无分泌物。

　　　　　　　　　　　　　　　　　——选自：新中医，1993，25（12）：3-4.

按：鼻窒是以慢性鼻塞为特点的慢性鼻病，多为肺气不足，祛邪无力，余邪滞留鼻窍而成。王老取玉屏风散合苍耳子散加红花活血通窍，升麻升发阳气，麦冬清养肺阴，茯苓、泽泻健脾利湿进行治疗。二诊患者因肺气不固，感冒而致咳嗽，故加前胡、百部止咳祛痰，杭菊花既可制玉屏风散合苍耳子散之偏温，又能升清解毒。辨证用药有的放矢，故获佳效。

（二）蔡福养医案

肺经蕴热型鼻窒

某，男，30 余岁。初诊。嗜烟酒，鼻塞 5 年余，屡治未效。症见鼻塞时轻时重，嗅觉减退，头昏，咳嗽，涕痰色黄。

检查见鼻黏膜色红肿胀，鼻甲肥大，鼻窦照片正常。苔薄黄。

治以清肃肺热、宣郁通窍。

黄芩12g，桑白皮15g，连翘12g，天花粉、葛根、生地黄、赤芍药各15g，薄荷10g，辛夷6g，鹅不食草12g，通草、生甘草各6g，外用鼻炎灵滴鼻。上方连服未及2旬而愈。

——选自：辽宁中医杂志，1987（7）：2-3.

按：本例证属肺经郁热，故治以清肃肺热、宣郁通窍。方中黄芩、桑白皮、连翘、薄荷清肺，生地黄、赤芍药凉血清热，天花粉、葛根清热生津，辛夷、鹅不食草、通草通利鼻窍，甘草调和诸药；赤芍药、葛根、通草亦能活血通经以化热郁之血滞。

（三）干祖望医案

1. 气滞血瘀型鼻窒

赵某，女，44岁。鼻塞入冬而作已8年。近年夏亦不通，白黏涕较多，严重时头痛，对冷气尤其敏感，一冷即塞，寒者加重。查见中下鼻甲肥大充盈。舌苔薄，脉细。证属清阳不升，浊阴上干，瘀阻清窍。治以升清通窍：升麻、柴胡各3g，路路通、桃仁各10g，红花、泽兰、菖蒲、辛夷、白芷各6g，鸡苏散1包（15g）。另用皂角3g，蔓荆子、石榴皮、苍术各10g，煎水后吸入鼻腔。经5天治疗见效，续治10日而愈。

——选自：福建中医药，1987（2）：10-11.

又案：崔某，女，43岁。鼻塞10余年，夏轻冬重，嗅觉日减，涕量不多。曾在某院诊为肥厚性鼻炎，做鼻甲部分切除术及冷冻术均未根治。查见鼻黏膜暗红，两中下鼻甲均肥大，表面凸凹不平，如桑椹状。舌有紫意，苔薄白，脉细涩。处方：乳香、没药、菖蒲各3g，当归尾、桃仁、落得打各10g，红花、白芷、丹参各6g，上方连服20余剂，鼻塞大为减轻，守方10余剂，诸恙告退。

——选自：中医杂志，1985（2）：15-17.

按：上两例病机当属阳气亏虚，致清阳不升，寒邪久滞，瘀阻鼻窍。干老未按常规温阳益气以治本，活血通络以治标，而是从急则治标的角度，专事通利为法。前例主攻浊阴与瘀阻，使浊阴化、瘀滞通，则清阳升、鼻窍利。故方中用路路通、桃仁、红花、泽兰活血通络利鼻，菖蒲、辛夷、白芷、鸡苏散芳香通窍利鼻，佐升麻、柴胡升阳利窍，并另用利窍之剂做蒸汽吸入，直接通利鼻窍。后例瘀血之证较明显，故用乳香、没药、当归尾、桃仁、落得打、红花和丹参活血化瘀，佐白芷、菖蒲芳香通窍。如此配合，则火力集中，既猛且狠，故疗效甚速。然两例疗效若需巩固持久，预防反复，还宜酌进温阳益气之剂以图本。

2. 心气心血两虚型鼻窒

王某，女，42 岁。初诊。诊见：鼻塞、涕少 2 年，睡眠时加重，常有心悸。

检查：双下鼻甲肿胀，色淡白，双中鼻道无引流、息肉，鼻咽部正常。面色苍白，舌淡、苔薄白，脉细弱、结代。

诊断为慢性鼻炎。

方用炙甘草汤加减。

处方：炙甘草、麦冬各 12g，桂枝 6g，党参、阿胶（烊化）、地龙、辛夷各 10g，熟地黄 20g，大枣 30g。水煎服，每天 1 剂，服 5 剂。

二诊：鼻塞减轻，心悸好转。原方继续服 7 剂，鼻塞完全消失，心悸减轻，睡眠安稳。

——选自：新中医，2003，35（8）：7.

按：鼻塞是慢性鼻炎最主要的症状。干老认为，慢性鼻炎无论单纯性或肥厚性，皆是"鼻甲留瘀"，或寒，或热致瘀，或气虚致瘀。《素问病机气宜保命集》谓："鼻塞者，肺也。何以治心？心主臭。如推此法，皆从受气为治。"本例患者鼻甲肿胀而颜色淡白，为气虚血瘀之征，并见心悸、面色苍白，舌淡、苔薄白，脉细弱、结代，为心气血两虚证。辨证为心阳不振，心血不足，循环失畅。遵干老"鼻塞治心"的观点，选用炙甘草汤为主治之。炙甘草汤具有益心气、养心血、振心阳、复血脉的作用。方中桂枝、人参、生姜扶阳气、散寒邪；炙甘草坐镇中州，养胃益气，资脉之本源，并通经脉、利气血；以麦冬、阿胶、熟地黄之甘，润经益血，而补其阴；大枣与炙甘草相伍，增强养心复脉的协同作用；再配合地龙祛风、通络；辛夷引经为使。诸药合用，则使阳气旺盛，自能冲开凝结之瘀，鼻通气顺。

（四）王士贞医案

肺脾气虚型鼻窒

王某，男，26 岁。2018 年 1 月 11 日初诊。

主诉：交替性鼻塞约半年。

现病史：患者于半年前患感冒后，因不注意调护，常抽烟饮酒及吃大鱼大肉，鼻塞至今未愈。来诊时症见：交替性鼻塞，日夜均甚，少涕，咽异物堵塞感，痰黏难咯，夜睡鼾声大，口微干，胃纳一般，二便尚调。脉弦细滑，舌质淡红略暗，舌苔白略厚。

检查：双下鼻甲肿胀，稍充血，双中鼻道未见分泌物引流。咽黏膜稍充血。纤维电子鼻咽喉镜检查结果显示：鼻咽及喉部正常。

诊断：鼻窒。

辨证：肺脾气虚，痰湿困脾。

治法：健脾益气，化痰通窍。

处方：五指毛桃 20g，党参 20g，茯苓 15g，白术 10g，防风 10g，法半夏 10g，陈皮 6g，枇杷叶 10g，苏叶 10g，龙脷叶 10g，浙贝母 10g，桔梗 10g，甘草 6g。7 剂，水煎服。

外治法：①复方辛夷滴鼻液 1 支，滴鼻；②嘱煎煮中药时利用蒸汽做鼻熏蒸疗法，每天 2 次；③做迎香穴位按摩，夜睡前做 1 次。

调护：嘱其忌烟酒，忌食肥甘厚腻之品。

2018 年 1 月 25 日二诊。夜间仍有交替性鼻塞，白天鼻塞减轻，少许黏黄涕，口干，夜睡鼾声大，胃纳一般，二便尚调。脉弦细滑，舌质淡红略暗，舌苔白。检查：双下甲稍红肿，双中鼻道未见分泌物引流。处方：五指毛桃 20g，党参 20g，茯苓 15g，白术 10g，防风 10g，辛夷花 10g，白芷 10g，枇杷叶 10g，苏叶 10g，龙脷叶 10g，浙贝母 10g，法半夏 10g，陈皮 6g，蒲公英 15g，藿香 10g，甘草 6g。15 剂，水煎服。外治法同上。

2018 年 3 月 1 日三诊：白天基本无鼻塞，夜间交替性鼻塞较前减轻，夜睡鼾声小。口干，胃纳一般，偶有胃脘不适，嗳酸，少许白黏痰。脉弦细滑，舌质淡红，舌苔白略厚。处方：五指毛桃 20g，太子参 20g，茯苓 15g，白术 10g，防风 10g，辛夷花 10g，白芷 10g，法半夏 10g，陈皮 6g，砂仁（后下）6g，柿蒂 15g，细辛 3g，丹参 15g，诃子 10g，麦冬 15g，甘草 6g。15 剂，水煎服。

2018 年 3 月 29 日随诊：患者告知，基本无鼻塞，夜睡无打鼾，胃纳二便调。平时注意饮食和生活起居，坚持跑步等运动，精神爽朗。

按：患者因患感冒后，体质虚弱，余邪滞留不去，又病后不注意饮食起居，损伤脾胃，导致痰湿内生，困聚于鼻而为病。故治以健脾益气、化痰通窍之剂而取效。

——王士贞提供

（五）严道南医案

1. 葶苈大枣泻肺汤加减治鼻窒

葶苈大枣泻肺汤方出《金匮要略·肺痿肺痈咳嗽上气病脉证治》，本方原为治疗肺痈初期，风热痰涎结聚于肺，气机被阻，"喘不得卧"。严教授常以此方加减治疗热痰壅肺之鼻窒患者，取得满意疗效。

赵某，女，33 岁，2010 年 4 月 18 日初诊。主诉：反复鼻塞 1 年，加重 1 周。诊见：反复鼻塞，时轻时重，呈交替性，感冒后加重，涕黄而黏、量少，咳嗽，咯痰多色黄，鼻气灼热，睡眠差，饮食如常，二便调，舌尖红、苔黄微腻，脉数有力。前鼻镜检查：双侧下鼻甲充血肿胀，黏膜色鲜红，总鼻道有少量黄脓性痂皮。中医诊断为鼻窒，证属肺经蕴热，壅塞鼻窍。治宜清泄肺热、通利鼻窍，方用葶苈大枣泻肺汤加减。处方：葶苈子 6g，川芎、桑白皮、鸭跖草、辛夷、甘草各 10g，大枣 12 枚。7 剂，每天 1 剂，水煎服。

4 月 25 日二诊：服药后鼻腔通气明显好转，咳嗽、黄痰症状消失，睡眠好转，舌淡红、苔薄腻，脉沉实。前鼻镜检查：双侧下鼻甲红润，无肿胀，鼻道清洁，无脓性分泌物。严教授分析病情，肺热痰壅已除，诸症缓解，唯鼻塞仍轻微存在，已无大碍。原方去葶苈子、鸭跖草，加红花 5g，细辛 3g。如法煎服 14 剂以巩固疗效。药毕恢复如常，随访 3 个月未复发。

——选自：新中医，2011，43（10）：155 – 156.

按：严教授在多年的临床实践中发现，鼻窒急性期病机多属风热痰涎结聚于肺，气机被阻，与仲景葶苈大枣泻肺汤所治相同，故通过加减，异病可以同治。本方以葶苈子破水泄肺热，大枣护脾通津，乃泻肺而不伤脾之法；加以桑白皮、鸭跖草助葶苈子泄肺热；川芎、辛夷行气通鼻窍。全方配伍合理，泻肺通鼻窍而不伤正气，故疗效显著。复诊时肺热已除，唯轻微鼻塞仍存，考虑为病久血瘀鼻窍，遂去苦寒之葶苈子、鸭跖草，加活血通经之红花、细辛而获痊愈。严教授同时指出，葶苈大枣泻肺汤仅适用于热痰壅肺之鼻窒，对于肺胃素虚者，葶苈子不可轻试，不可不慎。

2. 补中益气汤加减治鼻窒

《脾胃论》补中益气汤，原为治脾胃气虚、中气下陷或气虚发热之证而设，严教授以此方加减治疗中气不足所致肺气虚寒之鼻窒，获效显著。

姚某，女，11 岁，2010 年 7 月 3 日就诊。主诉：反复鼻塞 2 年余。诊见：反复鼻塞，时轻时重，呈间歇性，涕黏量少色白，无喷嚏，伴见面色青黄，全身乏力，饮食减少，大便溏，舌淡边有齿痕、苔薄白，脉细弱。患者素来喜食寒凉、油煎、膨化食品。前鼻镜检查：双侧下鼻甲淡红肿胀，鼻道有少量白色黏性浊涕。中医诊断为鼻窒，证属肺脾气虚，邪滞鼻窍。治宜培土生金、通利鼻窍，方用补中益气汤加减。处方：生黄芪、党参、苍耳子各 10g，细辛 3g，当归、陈皮、升麻、柴胡、白术、炙甘草各 6g。7 剂，每天 1 剂，水煎服。

7 月 10 日二诊：药后鼻腔通气顺畅，且精神转佳，饮食改善。效不更方，如法再服 10 剂以巩固疗效。并嘱患者禁食寒凉，少食煎炸、膨化食品，预防感冒。随访至今，鼻窒痊愈。

——选自：新中医，2011，43（10）：155 – 156.

按：《素问·玉机真脏论》云："脾为孤脏……其不及则令人九窍不通。"严教授据此认为，本案患者长期喜食寒凉、煎炸、膨化食品，脾胃损伤，致中焦虚寒，运化无力，使机体阳气不能升发，清窍为阴霾浊气独居，故通过补中健脾、益气升清治疗，获得满意疗效。

3. 阳和汤加减治鼻窒

张某，男，39 岁，2010 年 6 月 21 日初诊。病史：患鼻炎 6 年，长年鼻塞，遇寒或至冬鼻塞更甚，屡服中西药，收效甚微，患者易感冒，每次感冒流行都不能幸免。诊见：双侧鼻塞，偶有喷嚏，涕白而黏、量少，嗅觉减退，前额胀痛，睡眠尚可，饮食如常，口淡不渴，大便时溏，小便正常，舌暗红有瘀点，脉沉涩。检查：双侧下鼻甲肿大、质硬，呈桑椹状，色暗红，额窦、上颌窦区无触痛。严教授认为，鼻塞日久，必及血分，且长期服用寒凉药物，损伤脾肾，脾肾既伤，肺气无以滋养，肺脾肾三脏均虚损。中医诊断为鼻窒，证属肺脾肾虚，寒痰瘀滞。治宜肺脾肾同治，益肾填精、温补元阳为主，辅以健脾温肺通窍之品，方用阳和汤加减。处方：熟地黄20g，肉桂、麻黄各6g，茯苓15g，炮姜、鹿角胶（烊服）、白芥子、白术、苍耳子、辛夷（包煎）、薄荷（后下）各10g，红花5g，细辛3g，甘草6g。7剂，每天1剂，水煎服。

6月28日二诊：药后鼻腔通气略有改善，前额胀痛减轻，嗅觉无改善，食欲好转，大便由溏变软，舌暗红，脉沉迟。检查：双侧下鼻甲略显红润，质仍较硬，呈桑椹状。严教授分析，方取温肾、健脾、通窍已有成效，不妨步迹深入，守原方加黄芪10g，再进7剂。

7月5日三诊：鼻腔通气改善而难言通畅，前额胀痛消失，食欲转佳，大便成形，睡眠稍有好转，舌暗红、苔薄白，脉沉。检查：双下鼻甲肥大，色红润，探针压之，已有软感。严教授认为，患者经以上治疗，阳气渐复，脏腑功能亦有起色，然痼疾日久，血络瘀滞难以速愈，应加大活血祛瘀力度，守原方去白芥子、苍耳子、细辛，加桃仁、当归、赤芍、川芎各10g，老葱3根。7剂，如法煎服。

7月12日四诊：鼻腔通气大有改善，唯夜间鼻塞较重，嗅觉似乎稍有提高但仍不敏感。严教授分析，经1个月的治疗，患者阳气已复，肺、脾、肾功能逐渐改善，唯鼻甲留瘀，继续活血化瘀通窍治疗。气为血之帅，原方增加黄芪用量至20g，继进7剂。

7月19日五诊：左侧鼻腔已完全通畅，右侧稍差，嗅觉稍有恢复，精神、食欲、睡眠佳，舌淡红、苔薄白，脉沉。检查：左下鼻甲红润，鼻腔通畅，右下鼻甲尚肥大。守方7剂以巩固疗效。

——选自：新中医，2011，43（10）：155–156.

按：阳和汤方出《外科证治全生集》，主治寒痰凝聚，壅阻血脉之脱疽、流注、鹤膝风等症。严教授认为，鼻窒日久，必致痰凝血滞于鼻窍，其所成病机与阳和汤主治相同，故临床可以通过加减化裁治疗肥厚性鼻炎，且取得满意疗效。本案慢性肥厚性鼻炎发病日久，寒痰瘀滞鼻窍，致使鼻甲肥厚，阻塞鼻窍，临床治疗颇为棘手。寒痰瘀滞鼻窍，非温通不足以化，阳和汤以熟地黄大补阴血为君；又以鹿角胶血肉有情之品助之；再以炮姜温中散寒，能入血分，引领熟地黄、鹿角胶直达病所；肉桂入营，温通血脉；白芥子能祛皮里膜外之痰；麻黄辛温达卫，宣通经络，引阳气，开寒结。诸药合用，共奏解散痰凝血滞之功。治疗初期配以苍耳子散，祛寒痰通鼻窍，待脏腑功能恢复，阳气运行无碍之时，继配以通窍活血汤，化瘀通窍，最终获效。

（六）刘蓬医案

血瘀型鼻窒（药物性鼻炎）

王某，女，56 岁，已婚。1999 年 8 月 25 日初诊。

主诉：经常鼻塞近 20 年，加重 2 年。病史：患者近 20 年来经常发生鼻塞，甚则头痛，曾就诊过几家医院，服过一些中、西药物，并做过上颌窦穿刺冲洗，症状无明显改善，随着时间的推移，鼻塞逐渐加重，由于工作忙难以到医院进行系统诊治，遂自行购买鼻眼净滴鼻以求暂时缓解鼻塞，不知不觉使用鼻眼净已有数年，近两年来自觉鼻塞加重，且使用鼻眼净滴鼻后缓解鼻塞的时间越来越短，遂来就诊。目前症状：双侧持续性鼻塞，滴鼻眼净后可暂时缓解 1～2 个小时，鼻涕不多，有时头痛。

检查：双侧 3% 麻黄素反应迟钝，触之尚有弹性，下鼻甲充血肿胀，各鼻道未见分泌物引流，鼻中隔无明显偏曲，舌质淡红，苔薄白，脉小弦。鼻窦冠状位 CT 扫描未见异常。

诊断：药物性鼻炎。

治疗拟以活血通窍法。

桃仁 10g，红花 10g，当归 12g，赤芍 12g，川芎 12g，三棱 12g，白芷 12g，苍耳子 12g，辛夷花 12g，路路通 10g，石菖蒲 10g，甘草 6g。7 剂。每日 1 剂。

同时以 50% 葡萄糖 4mL 加强的松龙 0.5mL 行双下甲黏膜下注射 1 次。并嘱病人尽量少用鼻眼净滴鼻。

二诊：经上治疗后鼻塞明显减轻，现每日只需用鼻眼净 2～3 次，自我感觉良好。检查：双下鼻甲仍充血肿胀，但程度较前减轻，舌脉同前。中药守上方剂，并继续下鼻甲注射 1 次（药物同前）。

9 月 8 日三诊：基本上已停用鼻眼净，白天很少感觉鼻塞，夜晚睡觉时尚有些鼻塞，无其他不适。检查：双下鼻甲轻度充血肿胀，无分泌物，舌脉如常。中药守上方去三棱，加党参，7 剂，煎服法同前。

1999 年 9 月 15 日四诊：停用鼻眼净近两周，自觉已无明显鼻塞，偶尔在夜间睡觉时有轻微鼻塞，但不影响睡眠。检查：双下鼻甲无明显肿胀，各鼻道清洁，舌脉如常。病已向愈。续服鼻炎片 2 盒（武汉中联制药厂生产），田七胶囊 3 盒以巩固疗效。

1999 年 12 月 15 日追踪复诊：一直未再使用鼻眼净，未再服其他药，自觉鼻通气良好。检查：双下鼻甲正常。

——选自：《疑难病证治验精华》

按：药物性鼻炎主要是由于长期滴用血管收缩剂（以鼻眼净为多见）而导致的一种鼻炎，其特点是长期鼻塞，对鼻眼净之类的血管收缩剂产生依赖性，需要不断滴药以维持鼻通气。迄今为止，一些文献虽有提醒人们"鼻眼净是一种较强的血管收缩剂，具有先收缩后反射性地舒张血管的特点，若长期使用可致药物性鼻炎，只能暂时使用（不宜超过 3 天）"，但对于已经形成药物性鼻炎后究竟应如何治疗，则鲜见报道。中医如何认识药物性鼻炎更是前无古人。本案病程较长，久病多瘀，而且其鼻塞乃是由于下鼻甲黏膜血管扩张，血液回流不畅所致，与中医血瘀的理论亦颇吻合，因此辨证为瘀血阻滞鼻窍，治宜活血通窍，选用桃红四物汤合苍耳子散加减：用桃仁、红花、川芎、赤芍活血祛瘀为主药，苍耳子、辛夷花、白芷、石菖蒲辛散通鼻窍为辅药，佐以当归养血活血，三棱逐瘀，路路通既能活血，又能通窍，使以甘草和诸药。配合下鼻甲注射，目的是改变鼻腔内环境，消除下鼻甲肿胀。由于患者年龄较大，体质相对较虚弱，故三诊时见病势已去大半，即减去三棱之攻利，加入党参以扶正。

（七）古代医案

孙氏姑鼻不闻香臭有年矣，后因他疾，友人缪仲淳为处方，每服用桑白皮至七八钱，服久而鼻塞忽通。

——选自：《证治准绳》

按：这里描述本患者鼻塞嗅觉差已有较长时间，桑白皮有泄肺热、利水消肿的作用，是治疗鼻窒病肺热型的主要药物之一，在桑白皮 35 ~ 40g（1 钱 = 5g）长期治疗后鼻塞缓解，反证本例的诊断可能为鼻窒，肺经蕴热证。

（史军）

<h2 align="center">第二节　鼻　鼽</h2>

鼻鼽是以突然和反复发作的鼻痒、打喷嚏、流清涕为主要特征的鼻部疾病。本病为临床常见病、多发病，全球每年约有 4 亿人发病，我国超过 1 亿人，近 20 年中儿童与成人的发病率正在逐步增加。本病男女发病无明显差异，好发于 30 岁以下青少年，一年四季可发，但有季节性与常年性发作的不同。本病不仅对患者的生活造成严重影响，还是引起鼾症和哮喘等疾病的危险因素之一。中医药采用整体辨证治疗，疗效确切，治疗本病有较大的优势。

西医学的变应性鼻炎、血管运动性鼻炎、嗜酸性粒细胞增多性非变应性鼻炎等疾病可参考本病进行辨证治疗。

【历史源流】

鼻鼽的"鼽"字在古籍中有三种含义：一是人体解剖部位名称，系指面颊、颧骨处，如《素问·气府论》："面鼽骨空各一。"二是指鼻塞不通，如《释名·释疾病》曰："鼻塞曰鼽，鼽，久也，涕久不通，遂至窒塞也。"在《吕氏春秋·季秋纪》中也有相同的记述："季秋行夏令，则其国大水，冬藏殃败，民多鼽嚏。"高诱注云："鼽，鼻不通也。"三是指鼻流清涕，如唐·王冰在《黄帝内经素问》注解中说：

"鼽，鼻中出水也。"金·刘完素在《素问玄机原病式·六气为病》中亦云："鼽者，鼻出清涕也。"在历代文献中，前两种含义较少用，以第三种含义最为常用，故在古代医学文献中，鼻鼽又常被称为"鼽""嚏""鼽嚏""鼽水"等。

《礼记·月令》中有"季秋行夏令，则其国大水，冬藏殃败，民多鼽嚏"的记载，说明鼽嚏（即鼻鼽）这一疾病早在西周时代即已存在，并认识到鼽、嚏与气候的变化有密切的关系。

"鼻鼽"这一名称首见于《黄帝内经》，如《素问·脉解》说："所谓客孙脉则头痛、鼻鼽、腹肿者，阳明并于上，上者则其孙络太阴也，故头痛、鼻鼽、腹肿也。"《黄帝内经》除称"鼻鼽"外，经常使用的名称还有"鼽""鼽嚏""鼽衄"等，如《素问·金匮真言论》说："春善病鼽衄……故冬不按跷，春不鼽衄。"《素问·气交变大论》曰："岁木不及……咳而鼽。"又曰："岁金不及……民病肩背瞀重，鼽嚏。"

隋、唐及宋代，很多医著中将"鼻流清涕"列出专节，区别于其他鼻病。如隋·巢元方的《诸病源候论·卷二十九·鼻病候》列出"鼻涕候"，认为内因在于肺脏有冷，冷气上乘于鼻，致鼻流清涕不止。唐·孙思邈的《千金要方·卷第六上》记载了"鼻塞脑冷清涕出方"；唐·王焘的《外台秘要·卷第二十二》载有"治疗鼻塞多年，不闻香臭，清水出不止方"及"治疗老小鼻塞常流涕方"，这些方均为外用方，多以辛散芳香通窍的药物为主。宋代《太平圣惠方·卷第三十七》列有"治疗鼻流清涕方"，如温肺祛寒的内服方有诃黎勒方、细辛散方、白术散方等，通窍止涕的塞鼻方有清涕出不止方、桂膏方等；宋代《圣济总录·卷第一百一十六》提出了因感受寒气，肺失清肃，寒邪上犯鼻窍而致鼻流清涕不能自收的观点，并列有塞鼻及滴鼻的方药，在卷第一百八十中又载有健脾补气的人参汤及前胡方。

金元时代，对鼻鼽的病因病机，各医家有不同的见解，如金·刘完素在《素问玄机原病式·六气为病》中对"鼽"和"嚏"做了解释："鼽者，鼻出清涕也。""嚏，鼻中因痒，而气喷作于声也。"认为因火热而致鼻鼽，并指出喷嚏可因某些刺激而发生。刘完素的"鼽者，鼻出清涕也"一句，对后世影响甚大，此后，"鼻流清涕"和"鼻流浊涕"两者分别论述，"鼻流清涕"归入鼻鼽，"鼻流浊涕"归入鼻渊。《脾胃论·脾胃盛衰论》指出了脾胃虚弱引起肺金受邪，肾气虚引起脾肾阳虚是鼻鼽的病因病机。

明清时代的医籍中，鼻鼽已作为以鼻流清涕为主症的疾病名，如《本草纲目·主治第四卷》说："鼻渊，流浊涕，是脑受风热；鼻鼽，流清涕，是脑受风寒，包热在内。"《张氏医通·卷八·七窍门下·鼻》则将鼻鼽分为外寒内热证、风寒、寒证、鼽衄（血与涕俱出）证、鼻塞脑冷证、鼻鼽兼鼻息肉证五种类型，分别选方治疗。

1980 年由广州中医学院主编的全国高等医药院校第四版规划教材《中医耳鼻喉科学》（上海科学技术出版社出版）提出："鼻鼽的主要症状是突然发作鼻痒、喷嚏、流清涕。"这是现代中医耳鼻喉科学专家正式将鼻鼽作为病名并给予的定义。1985 年，王德鉴主编、上海科学技术出版社出版的全国高等医药院校第五版规划教材《中医耳鼻喉科学》将鼻鼽的定义修订为："鼻鼽，或称鼽嚏，是指以突然和反复发作的鼻痒、喷嚏、流清涕、鼻塞为特征的鼻病。"2016年刘蓬主编、中国中医药出版社出版的全国中医药行业高等教育"十三五"规划教材《中医耳鼻咽喉科学》将鼻鼽的定义再次修订为："鼻鼽是以阵发性和反复发作的鼻痒、打喷嚏、流清涕为主要特征的疾病。"至此，鼻鼽作为疾病的概念更加完善和清晰。

【临床诊断】

（一）诊断要点

1. 临床特征 鼻鼽的临床特征有二：一是鼽嚏，二是发作性。

（1）鼽嚏：鼽指鼻流清涕；嚏指打喷嚏，打喷嚏之前往往先有鼻痒。因此，鼽嚏的含义就是鼻痒、打喷嚏、流清涕三大症状。

鼽嚏可视为一个症状，也可视为三个症状（鼻痒、打喷嚏、流清涕），这三个症状临床上多为连环出现，出现的顺序：先是鼻内作痒，因鼻痒而打喷嚏，打喷嚏之后是流清涕，打喷嚏、流清涕之后鼻痒暂时缓解，但很快又重复出现，周而复始。古人用"鼽嚏"来描述这三个症状是很生动的，其分而为三，合而为一。鼽嚏的三个症状持续时间可长可短，长则整天不断，短则持续数分钟而自动停止。亦有少数患者表现为以长流清涕为主，打喷嚏较少。

（2）发作性：鼻鼽的另一个特点是具有发作性，即症状呈阵发性发作，并反复发作。可有家族史。

1）阵发性发作：患者突然出现鼻内奇痒，频繁打喷嚏，少则数个，多则数十个，清水样鼻涕随喷嚏而流出不止，症状持续一段时间后可自动消失，发作过后如常人。症状来得快，消失也快。

2）反复发作：鼻鼽的一次发作停止后，容易出现反复。其发作性有常年性发作与季节性发作两种情况。

常年性发作者，一年四季大部分时间呈发作状态，清晨起床时尤易发生。

季节性发作者，在特定的季节容易发作，以冬、春两季易发者为多见。现代由于空调的普遍使用，夏季容易发病者逐渐增多。

2. 主要伴随症状 除鼽嚏外，鼻鼽主要的伴随症状有鼻塞、眼痒、耳痒、咽痒、刺激性咳嗽、哮喘等。

（1）鼻塞：鼻塞是鼻鼽最常见的伴随症状，有人甚至认为是鼻鼽必备的特征性症状，但临床所见，并非所有鼻鼽患者都有鼻塞的症状，20%～30%的患者仅出现鼻痒、打喷嚏、流清涕，并不出现鼻塞。也就是说，鼻鼽患者中，在发作时70%～80%可出现鼻塞，常表现为双侧鼻塞，在打喷嚏、流清涕停止后，鼻塞大多随之解除，少数患者鼻塞还可持续一段时间才消失。

（2）眼痒：眼痒及流泪在鼻鼽患者中出现的概率为 30% ~ 40%，一般在鼻鼽的发作期容易出现，发作停止后眼痒随之消失。

（3）耳痒：耳内瘙痒亦是鼻鼽较常见的伴随症状，检查其外耳道及鼓膜多无异常发现。

（4）咽痒及刺激性咳嗽：部分鼻鼽患者容易出现咽痒，由于咽痒而出现刺激性咳嗽，即干咳无痰。

（5）哮喘：30% ~ 40% 的鼻鼽患者可出现哮喘，表现为反复发作的咳嗽、气急、胸闷和喘息。儿童患者尤为多见。

3. 检查　中医对于鼻鼽的诊断，依据以上的两大临床特征即可做出，并不依赖于检查所见。

临床上对于以鼻痒、打喷嚏、流清涕为主诉的患者，进行鼻腔检查有助于中医辨证；进行免疫学检查有助于从西医角度鉴别是否属于变态反应性鼻炎。

（1）鼻腔检查：行前鼻镜或鼻内镜检查，在发作时常见到鼻黏膜苍白水肿，鼻腔内大量清水样分泌物；间歇期鼻黏膜可为苍白、淡紫、暗红或正常。病程长者可并发鼻息肉。

（2）免疫学检查：免疫学检查包括变应原皮肤点刺试验、血清特异性 IgE 检测、鼻激发试验等。这些检查对于中医鼻鼽的诊断与中医治疗不是必须的，目的仅在于了解是否属于西医学的变态反应性鼻炎。

1）变应原检查：变应原皮肤点刺试验是变应原检查较常用的方法。使用标准化变应原试剂，在前臂掌侧皮肤点刺，20 分钟后观察结果。每次试验均应进行阳性和阴性对照，阳性对照采用组胺，阴性对照采用变应原溶酶，按相应的标准化变应原试剂说明书判定结果。皮肤点刺试验应在停用抗组胺药物至少 7 天后进行。

2）血清 IgE 检测：抽患者静脉血，做免疫学检测，若总 IgE 及特异性 IgE 升高，可作为变态反应性鼻炎的依据之一。但临床所见，血清特异性 IgE 检测结果阳性率偏低。

3）鼻黏膜激发试验：鼻黏膜激发试验可经抗原吸入法（粉剂）或滴入法（液体）进行，将某种变应原溶液（1:1000）滴加于直径 0.5cm 的圆滤纸片上约 200μL，然后将其置于下鼻甲黏膜表面，接触抗原 15 ~ 20 分钟后出现黏膜水肿和苍白，病人出现鼻痒、流涕、喷嚏等症状可即判为阳性反应。如果出现较严重反应时可用稀释的去甲肾上腺液进行鼻腔冲洗，必要时按变态反应性鼻炎急性发病给药。

（二）鉴别诊断

鼻鼽应与伤风鼻塞、鼻窒、鼻渊等疾病相鉴别。

1. 伤风鼻塞　伤风鼻塞与鼻鼽均有鼻痒、打喷嚏、流清涕、鼻塞等症状，临床上很容易混淆，应注意仔细鉴别。

伤风鼻塞一般有受凉病史，初起时除有打喷嚏、流清涕、鼻塞外，尚可有头痛、周身不适，或有恶寒发热、脉浮等表证，2～3天后鼻涕由清涕转为黏涕或脓涕，鼻黏膜多为红肿，一般症状在1周左右消退，症状消退后在短时间内不易复发。而鼻鼽每次发作时症状相同，均为鼻痒、打喷嚏、流清涕，在发作时并无表证，症状来得快，消失得也快，容易反复发作，在发作间歇期无鼻部症状，鼻黏膜多为淡白或苍白，病程长，缠绵难愈。

伤风鼻塞与鼻鼽的鉴别要点见表10-1。

表10-1　伤风鼻塞与鼻鼽的鉴别要点

鉴别要点	伤风鼻塞	鼻鼽
相同点	鼻痒，打喷嚏，流清涕，鼻塞	
病史	多有受凉史	无明显受凉史
症状特点	初期打喷嚏、流清涕、持续鼻塞，2～3天后鼻涕转为黏稠及黄稠	鼻痒、打喷嚏、流清涕阵发性发作，每次均为清涕，来无影，去无踪
兼证	兼有表证	多无表证
鼻黏膜	多为红肿	多为淡白或苍白
发作性	痊愈后短期内不易再发	易反复发作
病程	较短，多数在1周左右痊愈	较长，可持续多年

2. 鼻窒　鼻窒与鼻鼽均可有鼻塞、流涕的症状，且病程均较长，应注意鉴别。

鼻窒以经常性鼻塞为突出症状，多表现为间歇性、交替性鼻塞，流涕较少，无鼻痒及频繁打喷嚏的症状；鼻鼽以鼻痒、打喷嚏、流清涕为突出症状，这几个症状具有阵发性和发作性的特点，可伴有鼻塞，但鼻塞不是必备的症状。

鼻窒与鼻鼽的鉴别要点见表10-2。

表10-2　鼻窒与鼻鼽的鉴别要点

鉴别要点	鼻窒	鼻鼽
相同点	鼻塞，流涕，病程长	
特征症状	经常性鼻塞	鼻痒、喷嚏、流清涕，阵发性、反复发作
鼻塞特点	多为间歇性、交替性鼻塞	发作期多为双侧持续鼻塞，部分患者无鼻塞
鼻涕特点	少量流涕，多为黏涕，或白或黄	大量清涕
发作性	无明显发作性特点	反复发作，来无影，去无踪

3. 鼻渊　鼻渊与鼻鼽均以流涕多为主要症状，需要注意鉴别。

鼻渊以大量流浊涕为主要特征，可伴有鼻塞，病程可长可短；鼻鼽以流清涕为主要症状，且必有鼻痒与打喷嚏，具有阵发性和反复发作的特点。

鼻渊与鼻鼽的鉴别要点见表10-3。

表 10 - 3　鼻渊与鼻鼽的鉴别要点

鉴别要点	鼻渊	鼻鼽
相同点	鼻涕多，可伴鼻塞	
鼻涕特点	大量浊涕	大量清涕
鼻痒喷嚏	无	有
发作性	无明显发作性特点	阵发性，反复发作
病程	可长可短	较长

【病因病机】

鼻鼽内因多由脏腑虚损，正气不足，腠理疏松，卫表不固；外因多为风寒之邪或异气侵袭。寒邪束于皮毛，阳气无从泄越，故喷而上出为嚏，以驱除入侵的风寒邪气。本病发病与肺、脾、肾三脏密切相关，病因病机主要可概括为肺气虚寒、脾气虚弱、肾阳不足、肺经郁热等。

1. 肺气虚寒　肺主宣降，外合皮毛。肺气虚弱，卫表不固，腠理疏松，风寒乘虚而入，邪气停聚鼻窍，肺失清肃，肺气不宣，鼻窍不利而为鼻鼽。隋代《诸病源候论·卷二十九·鼻病候》列出"鼻涕候"，指清涕量多，其认为清涕量多的病因病机在肺："肺气通于鼻，其脏有冷，冷随气入乘于鼻，故使津涕不能自收。"

2. 脾气虚弱　脾为后天之本，脾气虚弱，化生不足，鼻窍失养，外邪从口鼻侵袭，抗邪无力，发为鼻鼽。《圣济总录·卷第一百八十》治疗小儿多涕，用人参汤、前胡汤、甘菊花汤，三方中均有人参，说明当时已开始重视脾气虚弱这一病机。不过，古代医家直言脾气虚弱导致鼻鼽这一病机者甚少。唯有《普济方·卷二十二·脾脏门·兼理脾胃附论》中用吴茱萸丸，功能大理脾胃，用以治疗鼻流清涕、嚏不止。

3. 肾阳不足　肾阳不足，则摄纳无权，气不归元，温煦失职，腠理、鼻窍失于温煦，外邪易侵犯鼻窍，发为鼻鼽。《普济方·卷二十二·脾脏门·兼理脾胃附论》提到本病补肾的重要性："水旺则金旺，子能令母实，肺者肾之母。"对"嚏"与肾虚的关系，在《黄帝内经》有多处提及，如《素问·宣明五气》说："肾为欠为嚏。"《素问·刺禁论》说："刺中肾，六日死，其动为嚏。"此外，《素问·阴阳应象大论》说："年六十，阴痿，气大衰，九窍不利，下虚上实，涕泣俱出矣。"提出了肾虚鼻涕失制的病机。

4. 肺经郁热　肺经素有郁热，肃降失职，邪热上犯鼻窍，邪聚鼻窍，邪正相搏，肺气不宣，津液骤停，致喷嚏、流涕、鼻塞等，发为鼻鼽。金·刘完素在《素问玄机原病式·六气为病·热类》中为鼻鼽做了注解："鼽者，鼻出清涕也。"但他又认为，"肺热甚则出涕""或言鼽为肺寒者，误也"。此语反映了刘氏"火热论派"的特点。至于鼻鼽属热的机理，刘氏认为"寒伤皮毛，则腠理闭密，热极怫郁，而病愈甚也"，这一机理可以认为是鼻鼽中郁热证候的病机。《素问玄机原病式·六气为病·火类》还解释喷嚏的含义："嚏：鼻中因痒，而气喷作于声也。"不过，刘氏认为喷嚏也多为火热证："鼻为肺窍，痒为火化。心火邪热，干于阳明，发于鼻而痒，则嚏也。"刘氏还提出："或故以物扰之，痒而嚏者，扰痒火故也。"根据这一句话，还可认为刘氏对过敏、刺激因素导致喷嚏已有所认识。

【辨治思路】

（一）辨证思路

本病四诊合参，主要从寒热、标本虚实及脏腑来辨证。

1. 辨寒热　根据主要症状、伴随症状、鼻黏膜色泽、舌苔、脉象等进行辨析。寒属虚寒，热属郁热，多为肺经郁热。

（1）寒证：鼻鼽属寒证者，遇冷易打喷嚏，流清涕如水，量多而清冷；畏寒肢冷，小便清，鼻黏膜色淡或紫，舌质偏淡或有齿痕，脉缓细弱。结合脏腑可有肺气虚、脾气虚、肾阳虚等。

（2）热证：鼻鼽属热证者，鼻痒，喷嚏频作，流清涕，鼻塞，对寒冷刺激不敏感，常在闷热天气发作；有口苦咽干，心烦，小便黄，大便结，鼻黏膜暗红，舌苔或微黄，脉缓有力或略数。

辨寒热者，诸症不必悉具。临床所见，鼻鼽以寒证居多，占80%以上；热证较少，不足20%。

2. 辨标本虚实　鼻鼽以正气虚为本、邪气实为标。鼻痒、打喷嚏、流清涕系体内正气驱赶邪气外出的一种反应，若正气充足，邪气不能入侵，则不会有鼽嚏的反应。故鼽嚏的发生，正气虚是矛盾的主要方面，也就是"本"；邪气入侵这个实是矛盾的次要方面，也就是"标"。对此应有清醒的认识，才不会在治疗中迷失方向。

鼻鼽的正气虚主要责之肺、脾、肾三脏虚损，以致卫气不足，卫外不固，具体表现为平时怕冷，易疲劳，不耐寒热。

鼻鼽的邪气实主要责之风寒入侵，故遇冷易发作；也有极少数患者表现为肺热证，表现为遇热而发作。

3. 辨脏腑　鼻鼽的辨证最终需落实到脏腑才能进行具体治疗。从脏腑而言，主要与肺、脾、肾三脏关系最为密切。其中，肺属金，开窍于鼻，外合皮毛，鼻与皮毛都是外界风邪入侵人体的门户，故肺相当于前线的将士，直接实施卫外的功能。脾属土，为后天之本，气血生化之源，肺的卫外功能有赖于脾所化生的气血津液提供资粮，此即"土生金"之意。肾为先天之本，内藏元阳，肾所藏的元阳可温暖脾土，使脾土发挥其化生气血的功能，此即"火生土"之意。故肺、脾、肾三脏实为一个整体，其功能密切配合，才能最大限度发挥卫外的功能，保护人体免遭邪气入侵。若某一脏的功能不足，则卫外功能失常，易遭风邪入侵，邪气入侵后人体必然要做出奋力抗争的反应，打喷嚏、流清涕便是人体驱除邪气的一种反应方式。

肺、脾、肾三脏功能失调一般有所偏重，有时偏于肺脏失调，表现为肺气虚寒或肺经郁热；有时偏重于脾，表现为脾气虚弱；也有时偏重于肾，表现为肾阳不足。三脏功能失调的辨证要点如下：

（1）肺脏失调：对鼻鼽而言，肺脏失调主要表现为肺气虚寒证，其特点是遇风冷则频繁打喷嚏、流清涕，平时畏风、多汗；亦有少数患者表现为肺经郁热证，其特点是遇热则打喷嚏、流清涕。

（2）脾脏失调：鼻鼽偏重于脾脏失调者，主要表现为脾气虚弱证，脾气虚弱则清阳不升，故除易喷嚏、流清涕外，常出现食少、纳呆、腹胀、少气懒言等表现。

（3）肾脏失调：鼻鼽偏重于肾脏失调者，主要表现为肾阳不足，由于阳气虚不能固摄，故其突出特点是大量清水样鼻涕不能自收，打喷嚏可能相对较少，平时怕冷、夜尿多、小便清长等。

由于肺、脾、肾的功能是相互协调的一个整体，故在病变时往往也会相互影响，而表现为兼夹的证候，如肺脾气虚证、脾肾阳虚证等。

（二）治疗思路

鼻鼽是一种反复发作性的疾病，治疗鼻鼽有治本与治标两大原则。所谓治本，就是减少发作甚至使患者不再发作的治疗方法，由于肺、脾、肾三脏的虚损是鼻鼽发病之根本，故通过内服中药调理肺、脾、肾三脏，使正气充足，提高卫外能力，就是治本的主要原则。治标，就是通过外治、针灸等各种治疗手段促使鼻鼽发作时的症状尽快终止的方法。

1. 治本　本病以肺脾肾三脏虚损为本，故治本的重点在于通过补益的方法加强肺、脾、肾三脏的功能，以达到卫外的目的。补肺的重点在于补益肺气，由于肺气源于脾，故补肺必补脾；补脾的重点在于健脾和胃、益气升阳；补肾的重点在于温补肾阳、收敛固摄。

除通过中药调理外，平时的生活调养至关重要，故指导患者合理饮食、正常作息、避免风寒、健康运动，对于增强体质、提高疗效有重要意义。

2. 治标　频繁打喷嚏、流清涕可能影响患者的正常生活、工作，甚至有些特定场合使患者失态，故及时终止打喷嚏、流清涕的治标的方法有时也是必须的。各种针灸、外治的方法，往往在控制鼽嚏症状方面有奇效，应善加利用。

【辨证论治】

1. 肺气虚寒

主证：鼻痒，喷嚏频频，清涕如水，鼻塞，或嗅觉减退，畏风怕冷，自汗，气短懒言，语声低怯，面色苍白，或咳嗽痰稀。鼻黏膜淡白或灰白，下鼻甲肿大光滑，鼻道可见水样分泌物。舌质淡，舌苔薄白，脉虚弱。

治法及方药：温肺散寒，益气固表。可选用温肺止流丹加减，常用药物如细辛、荆芥、人参、甘草、诃子、桔梗、鱼脑石等。

加减法：鼻痒甚者，可加紫草、僵蚕、蝉蜕等；畏风怕冷、清涕如水者，可加桂枝、干姜、大枣等；畏风重者，可加黄芪、防风、白术等，以加强益气固表作用。

2. 脾气虚弱

主证：鼻痒，喷嚏突发，清涕连连，鼻塞，或嗅觉减退，面色萎黄无华，消瘦，食少纳呆，腹胀便溏，四肢倦怠乏力，少气懒言，检查见鼻黏膜淡白或灰白，下鼻甲肿大光滑，可有水样分泌物，舌淡胖，边有齿痕，苔薄白，脉弱。

治法及方药：益气健脾，升阳通窍。可选用补中益气汤加减，常用药物如人参、黄芪、白术、炙甘草、陈皮、当归、升麻、柴胡等。

加减法：若腹胀便溏，清涕如水，点滴而下，可加山药、干姜、砂仁等；畏风怕冷，遇寒则喷嚏频频，可加防风、桂枝等；畏寒清涕多者，可加益智仁、诃子肉、淫羊藿等。

3. 肾阳不足

主证：鼻痒，喷嚏频频，清涕长流，鼻塞，或嗅觉减退，面色苍白，形寒肢冷，腰膝酸软，神疲倦怠，小便清长，或见遗精早泄。检查见鼻黏膜苍白、肿胀，鼻道有大量水样分泌物，舌质淡，苔白，脉沉迟。

治法及方药：温补肾阳，固肾纳气。可选用真武汤加减，常用药物如附子、桂枝、茯苓、白术、生姜、白芍等。

加减法：喷嚏多、清涕长流不止者，可加乌梅、五味子、诃子肉等；若遇风寒即打喷嚏、流清涕者，可加黄芪、防风、白术等；若老年人清涕不止，可加用缩泉丸。

4. 肺经郁热

主证：鼻痒，喷嚏频作，流清涕，鼻塞，或嗅觉减退，常在闷热天气发作。全身或见咳嗽，咽痒，口干烦热，检查见鼻黏膜暗红，鼻甲肿胀，舌质红，苔白或黄，脉数。

治法及方药：清宣肺气，通利鼻窍。可选用辛夷清肺饮加减，常用药物如黄芩、栀子、石膏、知母、桑白皮、辛夷花、枇杷叶、升麻、百合、麦冬等。

加减法：黏脓鼻涕多者，可加鱼腥草、皂角刺等清肺排脓；鼻塞甚者，可加苍耳子、白芷等宣肺通窍；鼻痒甚者，可加紫草、徐长卿等。

【外治法】

鼻鼽的中医外治法方法多样，临床上应根据患者的具体情况选择合适的方法，以求得较好的疗效。中医外治应与中医内治相结合，正如《理瀹骈文》所言"外治之理，即内治之理；外治之药，亦即内治之药"，指出了中医外治法的应用原则，即中医外治法与中医内治法其遵循的理论依据是一致的，那就是辨证论治；外治法中使用到药物时同内服中药一样，应当遵循药物的四气五味、归经炮制、配伍佐使等原则才能达到治疗效果，充分发挥中医外治法在本病治疗中的作用。同时，面对多种外治方法，使用时需要注意，有感染可能的操作如针刺、埋线等，应注意严格无菌消毒；对高敏体质者，应注意药物的过敏反应等。

1. 滴鼻法 可选用芳香通窍的中药滴鼻剂滴鼻，使鼻窍通畅。如紫苍油滴鼻：取紫草、苍耳子（打碎）各30g，麻油或花生油浸过药面5小时。文火煎至苍耳子焦黄，去渣，以油滴鼻。

2. 嗅鼻法 可用白芷、川芎、细辛、辛夷共研细末，置瓶内，时时嗅之。

3. 吹鼻法 用碧云散或鹅不食草干粉，或荜拨粉少许吹（喷）鼻，日3~4次，适用于鼻黏膜苍白者。

4. 塞鼻法 可用细辛膏，棉裹塞鼻。

5. 涂鼻法 可用鹅不食草干粉，加入凡士林，制成药膏，涂入鼻腔，每日2~3次。或用干姜适量，研末，蜜调涂鼻内。

【针灸按摩】

针刺法、灸法是古代治疗鼻鼽最早使用的方法，在《黄帝内经》中即已有所记载。如《素问·水热穴论》："冬取井荥，春不鼽衄。"《素问·缪刺论》说："邪客于足阳明之经，令人鼽衄，上齿寒。刺足中指次指爪上与肉交者，各一有。先刺右，后刺左。"《灵枢·经脉》说："足太阳之别，虚则鼽衄，取之所别也。"《针灸大成·卷八·鼻口门》指出："鼽衄，风府、二间、迎香。""鼻流清涕，人中、上星、风府。"又说："久病流涕不禁，百会（灸）。"现代运用针灸疗法治疗鼻鼽的报道很多，大多收到一定的疗效，常用的疗法有体针、耳针、灸法、穴位贴敷疗法、穴位埋线法、发疱疗法、穴位药物注射法等。

1. 体针 选迎香、印堂、百会、风府、风池等为主穴，以合谷、上星、足三里、脾俞、肺俞、肾俞、三阴交等为配穴。每次主穴、配穴各选1~2穴，补法或电针，留针15~20分钟。

2. 耳针 可取内鼻、神门、内分泌、肺、脾、肾等耳穴，针刺或用王不留行籽贴压，两耳交替，3~5日更换1次。

3. 灸法 主穴取印堂、上星、百会，配穴取身柱、膏肓、命门、肺俞、肾俞、足三里、三阴交等。每次主穴与配穴各取1~2穴，艾条悬灸15~20分钟，至局部发热掀红为度，每日1次，7~10次为一疗程。现代临床关于灸法治疗的种类有悬灸、发泡灸、悬灸、雷火灸、热敏灸等。不过关于灸法治疗的研究远没有针刺疗法广泛，同时一种特殊的灸法"雷火灸"能有效改善鼻衄患者的临床症状。目前临床常用的灸法有直接灸、隔物灸、热敏灸等。本法对于消除患者清涕有较好的效果，同时，可以改善患者怕冷、畏风等现象。

4. 穴位贴敷

（1）一般穴位贴敷：穴位敷贴的常用药物为白芥子、干姜、细辛等，常用穴位有大椎、天突、足三里、肺俞、脾俞、风门等。具体应用如冬病夏治方：白芥子 30g，延胡索、甘遂、细辛、丁香、白芷各 10g，研粉备用。临用时以姜汁调成糊状，涂纱布上，撒适量肉桂粉，贴穴位，或代温灸膏。穴位可选用大椎、肺俞、膏肓、肾俞、膻中等，上午贴，保留 4 小时以上，每周 1 次，连续 3 次为一疗程。

（2）伏九贴：具体方法参见第七章第三节。

5. 发疱疗法　用斑蝥炒酥，研粉过筛装瓶备用。取 1cm² 大的胶布中间剪黄豆大孔，贴于内关或印堂穴，暴露穴位，置入少许斑蝥粉，再以胶布覆盖 24 小时后去胶布，可见穴位表皮上有水疱，不必处理。待水疱自行吸收后，再贴第二次、第三次。

6. 穴位注射法　穴位注射疗法又称为水针疗法，是将小剂量药液注入穴位压痛点或反应点，以防治疾病的一种治疗方法。可选取风池、迎香、禾髎、肺俞、脾俞、肾俞、足三里等穴位，常用药物有当归注射液、人参注射液、10% 葡萄糖、胎盘脂多糖、胎盘组织注射液、维丁胶性钙、维生素 B_1、维生素 B_{12} 等制剂。每次 1~2 穴，每穴注入 0.5~1mL 药液，每日 1 次，10 次为一疗程。另有自血穴位注射的方法，用 5mL 注射器于肘静脉处取静脉血 4mL 快速注射于上述穴位中进行治疗。

7. 穴位埋线　穴位埋线是将可被人体吸收的生物羊肠线埋入穴位，通过羊肠线长时间持续地刺激穴位，以防治疾病的一种针灸疗法。取迎香、中脘、气海、足三里、肺俞，常规穴位消毒，针尖从迎香向同侧鼻通穴，平刺肺俞，针尖顺经斜刺。操作时，对准穴位快速进针，过皮肤将针送至一定深度，按毫针刺法操作，左手轻提针头，右手推针芯，将羊肠线埋植在穴位内，出针后，用消毒棉签轻压针孔，每 15 天治疗 1 次，4 次为一疗程。

8. 按摩导引法　通过按摩以疏通经络，使气血流通，驱邪外出，宣通鼻窍。具体方法：患者先将双手大鱼际摩擦至发热，再贴于鼻梁两侧，从鼻根至迎香穴反复摩擦，以局部感觉发热为度；或用两中指按摩鼻梁两边 20~30 次，以表里皆热为度，早晚各 1 次；再由攒竹穴向太阳穴推按至热，每日 2~3 次；或可于每晚睡觉前，自行按摩足底涌泉穴至发热，并辅以按摩双侧足三里、三阴交、肾俞及命门等。

【其他疗法】

1. 激光理疗　采用多频道激光治疗仪，将激光探头放入双侧鼻腔，采用非接触性照射，每次 5~8 分钟，5 次为一疗程。激光理疗无痛、无热效，便于小儿及老人接受。

2. 超声波治疗 超声波鼻炎治疗仪由功率源、治疗头、循环水装置 3 个部分组成。焦距为 5mm，频率 5～15MHz，治疗头输出功率 1～4 档可调，治疗时间每次 0～300 秒，连续可调。

3. 超短波理疗 采用五官超短波治疗仪，波长 1～10m，频率为 30～300MHz，用纸巾包裹两个电极，分别置于面颊鼻翼部范围，每天治疗 1 次，每次 10 分钟。

【预防调护】

1. 尽量避免接触明确的过敏原如粉尘、花粉、鱼虾、海鲜、羽毛、兽毛、蚕丝等。

2. 保证良好生活环境，定期打扫房间，经常清洁空调防尘面罩，确保室内清洁。减少毛绒玩具的数量，室内尽量减少花草和宠物的饲养，防止螨虫和霉菌滋生。

3. 养成良好的个人生活习惯，早睡早起，饮食清淡，尽量减少肥甘厚腻与生冷寒凉食物的摄入，戒烟戒酒，夏天宜少吹空调，尤其应避免在空调环境下入睡，以避免风寒入侵。

4. 加强锻炼，增强抗病能力。常做鼻部按摩，每日早晚以双手食指上下来回按摩鼻翼至局部发热感。

【名医经验】

（一）干祖望医案

1. 夙疾新恙之辨

吴某，男，54 岁，干部。1995 年 4 月 4 日初诊。罹患过敏性鼻炎已 10 年，每年 4 月起发作，刻下又应时而作，鼻痒、狂嚏、多清涕。检查：鼻腔黏膜色淡，舌苔薄。辨治：夙疾按时而作，桂枝汤裁制。处方：桂枝 3g，白芍 6g，乌梅 10g，干地龙 10g，蝉衣 3g，石榴皮 10g，诃子肉 10g，细辛 3g，甘草 3g。

二诊：4 月 11 日。7 剂药后诸症稍安，但又因受凉感冒，刻下诸症发作益甚，鼻痒狂嚏，清涕涌溢。检查：鼻黏膜充血，舌苔薄、中央染黑，脉弦。辨治：感冒新邪，惹激夙恙。先清浮邪，兼攻夙疾。处方：荆芥炭 6g，茜草 10g，紫草 10g，墨旱莲 10g，蝉衣 3g，干地龙 10g，诃子肉 10g，桑白皮 10g。

三诊：4 月 25 日。药进 14 剂，诸恙告退，鼻之痒、嚏、涕已基本缓解。检查：鼻腔（－），舌苔薄，脉平。辨治：顽疾制服，力求巩固。处方：黄芪 10g，白术 6g，防风 6g，太子参 10g，茯苓 10g，干地龙 10g，蝉衣 3g，诃子肉 10g，石榴皮 10g，甘草 3g。

——选自：江苏中医药，2008（10）：1－3.

按：根据变应性鼻炎鼻涕清稀、遇寒而作的特点，此病多属虚寒证。对于新病者，干老常用桂枝汤、小青龙汤；久病者用玉屏风散、补中益气汤。在辨证选方的同时，适当加入一两味具有抗过敏药理作用的中药，成为干老治疗变应性鼻炎的特色方剂。本案中选用的乌梅、干地龙、石榴皮等即是。辨证要分寒热，观察鼻黏膜颜色是关键。初诊见鼻黏膜色淡，夙疾按时而作，属变应性鼻炎常见之虚寒证，选择"桂枝汤裁制"亦属常法。却未料患者不慎感冒风寒，入里化热，引动肺胃内热。表现为二诊时见鼻黏膜充血。此时如何变法治疗就显得十分棘手。干老先清浮邪，兼攻夙疾。鼻黏膜充血，舌苔薄、中央染黑，脉弦，皆属热。鼻为肺窍，故用桑白皮泄肺、蝉衣祛风，除其内热，治其感冒；茜草、紫草、墨旱莲三味组成专治过敏性病症的"脱敏汤"，又具有活血凉血之药性，在此既泄热又脱敏，可谓一箭双雕。荆芥亦为祛风散邪要药，取炭之目的在于冀其入血分，可从血分中将风邪搜出，这也是兼治感冒与过敏双重病症之法。三诊时，狂嚏、多涕等症均已缓解，为求"天街小雨润如酥"之境，安抚善后，继续用益气温阳法，这里干老亮出的是治疗变应性鼻炎的基本方。

2. "宽以济猛"之策

马某，男，20岁，学生。1992年10月5日初诊。鼻塞、流清涕2年，每年秋冬两季最显著，今年发作比过去严重。平时鼻塞，运动及得暖可缓解。嗅觉迟钝，在暖和的环境下比较舒服，平时也有清涕，常自淋而下。口鼻多处有痒感，常因鼻塞、鼻痒而妨碍正常睡眠。检查：鼻黏膜不红，右下鼻甲水肿，运动后收缩至正常，舌质偏红、苔薄腻，脉实。辨治：血气方刚，弱冠之年，当从实治，清肺泄热为主。处方：桑白皮10g，马兜铃6g，黄芩3g，山栀10g，甜葶苈3g，干地龙10g，蝉衣3g，桃仁10g，当归尾10g，辛夷6g。

二诊：10月19日。药进14剂，口鼻痒感减轻，嚏亦相应而少，口腔之干已接近消失，但对寒冷很敏感。检查：咽峡充血艳红，右下鼻甲肥大，皮肤划痕试验（－），舌质偏红、苔薄黄，脉实。辨治：方取脱敏，已有成效，不妨步迹深入。处方：黄芩炭3g，荆芥炭6g，蝉衣3g，乌梅10g，苍耳子10g，干地龙10g，紫草10g，茜草10g，旱莲草10g，石榴皮10g。

三诊：10月26日。又进7剂，鼻中奇痒虽有缓解而不快，作痒部位不在前庭而在鼻中道之区。口腔之痒已轻，喷嚏亦少。干燥及烧灼感严重，通气改善，嗅觉仍然失敏。检查：右下鼻甲稍有水肿，咽峡充血已淡，舌尖红、苔薄黄，脉实。辨治：采取刘河间清火一法，殊感合适，但多少有嫌轻之感。步原方但药加重。处方：甜葶苈6g，川黄连3g，生地10g，荆芥炭6g，豨莶草10g，山栀10g，丹皮6g，干地龙10g，冬桑叶6g，大枣7枚。

四诊：11月9日。此方进14剂（共进药35剂），反应为：近2天鼻痒晨作已缓解，嚏也因之而辍歇，口腔上腭之痒亦消失，通气改变而难言畅，干燥及烧灼感已轻，嗅觉似乎稍提高而总难敏感。检查：右侧鼻腔下甲肥大、不充血，左侧正常。舌质淡红、苔薄白，脉实。辨治：峻剂一清一泻，总算未负此搏浪之技。"宽以济猛"，改用抚安。处方：太子参10g，白术6g，茯苓10g，山药10g，干地龙10g，百合10g，蝉衣 3g，桃仁 10g，乌梅 10g，石菖蒲 3g，甘草 3g。

五诊：12 月 21 日。上方服 42 剂，经治 2 月，痒、息、嚏均无，来告有效而且殊感稳定，唯遗鼻塞未解。刻下左侧已通畅，右侧尚有一些。嗅觉稍有恢复。检查：鼻腔左侧正常，右下甲尚肥大，奔跑后鼻甲收缩迟钝。舌质淡红、苔薄白，实脉。辨治：鼻甲留瘀，事无异议，治取化瘀，亦以常规处理，唯运动后收缩迟钝，则不能不考虑帅血之气失其充沛所致。纵然年仅弱冠，仍然重在益气。处方：黄芪 10g，升麻 3g，红花 6g，益母草 10g，桃仁 10g，归尾 10g，赤芍 6g，干地龙 10g，石菖蒲 3g，路路通 10g。

——选自：江苏中医药，2008（10）：1 - 3.

按：《左传·昭公二十年》中记载了孔子的一句名言："宽以济猛，猛以济宽，政是以和。"意思是提倡将宽与猛两手互为补充，使宽猛有度，则政治和谐，管理有序。干老把这一招用于治病。此例患者，历经五诊，跨时 2 月余（11 周），是一份难得的疾病治疗演变的完整记录。11 周中可分为 2 个阶段，第一阶段是初诊到三诊，以实证为主，治以"峻剂一清一泻"，服药 35 剂；第二阶段是四诊开始，采用"宽以济猛"策略，主基调由祛邪改为扶正，最终收效。变应性鼻炎辨证，是否"言必称虚寒"？非也。从本案来看，虽鼻涕清稀，得暖缓解，似为虚寒证，却同时有舌质偏红、年少气盛之实证因素。在局部症状与全身症状相矛盾时如何取舍？干老认为，一是要看矛盾双方何者分量重，二是要看何者反映病情本质。该患者鼻涕清稀，这是变应性鼻炎的必备条件，也就是说在此条件上还应进一步辨别寒热虚实，而舌质偏红表现、血气方刚体质、弱冠之年等因素，恰恰综合反映了"实""热"是其本质，因此干老选择清泄肺热、活血通窍法。清热法治疗鼻鼽，发端于刘河间。唐宋以前，鼻流清涕总是以虚寒论之，至金·刘河间在《素问玄机原病式·六气为病》中说"肺热甚则出涕"，"或言鼽为肺寒者，误也"，从而提出清热法。干老运用此法，三诊三步，各有不同。初诊以舌红、鼻甲肿大为抓手，清热活血并进：用桑白皮、马兜铃、黄芩、山栀、甜葶苈等清泄肺热，干地龙、桃仁、当归尾养血活血。二诊时，患者鼻塞减轻，舌质仍红，此时选用凉血活血之茜草、紫草、旱莲草，此三味既作为血分凉药，又具有"脱敏"之药理功能。选用此类药的意图，干老谓之"步迹深入"。三诊时，经过前两次治疗亦有疗效，但感药效尚轻，于是选用葶苈子、黄连、山栀，泻肺、泻心、泻肝三者并施，干老谓之"峻剂搏浪"，大有"弄潮儿向涛头立"之势。峻剂应中病即止。四诊，清泻之法既效，则"宽以济猛"，改用抚安。此时，一般医者最易采取"乘胜追击"方法，然而干老停止了攻伐，这是最具有辨证艺术的一个转折。"纵然年仅弱冠，仍然重在益气"一句，充分体现了当攻则攻、当补则补的辩证法。

3. 肺经郁热证医案

叶某，男，30 岁，工人。1980 年 4 月 17 日初诊。过敏性鼻炎，每临夏必发，至暮秋告安。此次已发两周，狂嚏日必数次，目胀多泪，鼻涕黄稠而有气味，头昏如裏，四肢酸软乏力。鼻腔黏膜正常，下甲轻度水肿，左立特尔区散在糜烂，舌苔微腻有黄意，脉洪小数。此乃肺经郁热，应夏热外诱而发，治当清肺脱敏，方取清肺脱敏汤加减：黄芩6g，桑白皮、枇杷叶、茜草、紫草、墨旱莲、藿香、佩兰、山楂各10g。5剂。

二诊服药5剂诸恙基本消失，但少许打喷嚏。鼻腔左立特尔区糜烂稍减，舌苔薄白。此乃肺热初清，正气稍示不足，所以继取攻补兼施，生黄芪、茜草、紫草、墨旱莲和诃子肉各10g，焦白术、青防风各6g。5剂。

三诊诸恙悉平，对煤烟等刺激有所苦，精神疲惫。鼻腔（-），舌苔薄，脉平。乃正气不足之征，再以益气固卫着手，重取玉屏风散收功。

——选自：江苏中医药，2008（10）：1-3.

按：肺经郁热，禀质过敏，常为暑热引诱而发，嚏多而涕浓稠。《东医宝鉴》谓："嚏为鼻中因痒而气喷作于声也。鼻为肺窍，痒为火化，是火乘金为病也。"《景岳全书》有"肺热则鼻涕出"的记载。故对过敏性鼻炎，肺经郁热，上凌鼻窍，欲令嚏息涕止，治当清肺经郁热。故干老拟定清肺脱敏汤以黄芩、桑白皮、枇杷叶清肺经郁热为主，以茜草、紫草、墨旱莲凉血脱敏为辅。

（二）王士贞治疗经验及医案

1. 王士贞教授的肺脾同治思想介绍

王士贞教授认为，肺脾的关系在五行中是母子相生关系，经络相通，生理和病理上密切相关，而在鼻鼽的发病机制中二者更是相互交织，密不可分，加之岭南地区的气候特点，易致肺脾气虚。所以在鼻鼽的治疗上"肺脾同治"的思想孕育而生。原因大致分为两个方面：一方面发挥皮毛腠理和卫气的正常功能需要肺脾两脏共同完成，单一补肺气或补脾气都是片面的。另一方面肺脾需协同治疗，若肺气虚弱的鼻鼽治疗时单补肺气，虽能解燃眉之急，殊不知脾为气血生化之源，补脾可以从源头上补益肺气，有所谓"培土生金"之法；脾气虚弱的鼻鼽治疗时也应补肺气，因为：第一，脾为气血生化之源，脾气虚弱时肺气来源缺乏，日久必虚；第二，肺有将脾转输的水谷精微布散全身的功能，若补益脾气时兼顾补肺气，则肺气宣降正常，可助脾运化功能恢复，改善脾虚状态。所以在鼻鼽中肺脾的治疗是分不开的。

王士贞教授临床治疗鼻鼽中肺脾两虚证型是最多见的，超过四分之三。常用的方剂中，前7味药相对固定，有五指毛桃、党参、茯苓、白术、防风、辛夷和白芷，再根据辨证加减用药。其中以五指毛桃、党参、茯苓、白术和防风为首。再加辛夷、白芷。五指毛桃又称土黄芪和南黄芪，是岭南地区特色药材，其性平，味甘、辛，功可健脾补肺、行气利湿，补而不燥，最适宜岭南炎热气候，在岭南地区常用来代黄芪入药。党参益气健脾，与五指毛桃合用，肺脾双补，二者均为君药。白术和茯苓有健脾渗湿之效，白术又可助五指毛桃加强益气固表之功，均为臣药。防风走表而散风邪，合五指毛桃、白术以益气祛邪，为佐药，且五指毛桃得防风，固表而不致留邪；防风得五指毛桃，祛邪而不伤正，有补中寓疏、散中寓补之意。全方共奏补益肺脾、祛风通窍之效，本方用药有玉屏风散合参苓白术散再加用通鼻窍之品之意，针对肺脾两虚型的鼻鼽患者。上述组方充分体现了王士贞教授"肺脾同治"的思想。

临床加减用药：①若畏风、怕冷、汗多者，属肺气虚寒，加用桂枝汤加减（如桂枝、白芍等），并可加糯稻根，以调和营卫敛汗。②若清涕量多又难止者，宜加五味子、诃子、益智仁和金樱子肉以敛肺固摄清涕。③若畏寒肢冷、腰膝酸软、小便清长者，属肾阳不足，加用鹿角霜、附子等温补肾阳。④若畏寒怕冷、四肢不温、大便稀溏者，属脾阳虚者，加干姜、吴茱萸、肉豆蔻、五味子等温中散寒、涩肠止泻。⑤胃脘胀满、呕逆反酸者，加用砂仁、柿蒂以行气降逆止呕。⑥鼻痒甚者，可配蝉衣、干地龙等祛风通络的药物，更可加入丹参、紫草等入血分的药物，以养血活血而止痒。⑦鼻塞重者，加苍耳子、白芷、细辛以宣通鼻窍。⑧若鼻涕黄黏者，加藿香、鱼腥草等以芳香化浊排脓。⑨对小儿鼻鼽患者，注意用药平和，不宜大辛大热，更不宜大苦大寒，如健脾药常选用怀山药、炒扁豆和谷芽等；鼻流清涕量多者选用益智仁、芡实等温脾敛肾之品；鼻黏膜肿胀者，可加扁豆花、薏苡仁等以健脾利湿消肿，以达到更好的通鼻窍的效果。

2. 病案举例

患者，男性，12 岁，学生，体重 45kg，于 2017 年 7 月 20 日就诊。

有鼻鼽发作病史约 1 年，近来晨起鼻痒、喷嚏、流清涕和鼻塞发作较甚，其中喷嚏和流清涕明显，夜间睡觉时鼾声大，口干，痰白，胃纳一般，二便调。舌质淡红苔白，脉细滑。

查体：双下鼻甲淡红、肿胀，鼻腔内有清涕，咽部（-）。

中医诊断为"鼻鼽"，辨证属肺脾气虚型，治以补益肺脾、祛风通窍为法。

处方：五指毛桃 10g，党参 10g，茯苓 10g，白术 10g，防风 10g，辛夷花 10g，白芷 10g，半夏 10g，陈皮 3g，益智仁 10g，诃子 10g，金樱子 10g，浙贝 10g，毛冬青10g，甘草 3g。10 剂，每日 1 剂，水煎服。

2017 年 8 月 4 日二诊：鼻鼽症状减轻，但遇冷鼻鼽发作，夜睡鼾声大，口干有痰，胃纳一般，二便调。舌质淡红，苔白，脉弦细滑。查体：双鼻腔少许黏稀涕，咽部（-）。处方：五指毛桃 10g，党参 10g，茯苓 10g，白术 10g，防风 10g，辛夷花10g，白芷 10g，半夏 10g，陈皮 3g，益智仁 10g，诃子 10g，桂枝 6g，白芍 10g，蔓荆子 10g，甘草 3g。7 剂，每日 1 剂，水煎服。

三诊：症状基本控制，原方有效。痰少，仍遇冷鼻鼽发作。去浙贝、毛冬青、金樱子，加桂枝 6g，白芍 10g，以散寒解表、调和营卫；鼻涕少许转黏，加用蔓荆子10g，疏风清热治以风寒转热之象。

1 周后随访，患者症状基本消除，本次汤药服完之后嘱口服中成药玉屏风颗粒 1

包，每日 3 次，共服 2 周，以巩固疗效。

按：此病例为最典型的鼻鼽病例。一诊时根据鼻鼽的病史、主诉体征，可以明确诊断为鼻鼽，患者晨起遇冷而作，喷嚏与流清涕明显，舌淡红苔白，脉细滑，胃纳一般，无明显的脾虚之象，按照常规的辨证标准，应该为肺气虚寒证。而王士贞教授以"肺脾同治"思想为指导，辨证为肺脾气虚，反映其治病求本的原则。用药以五指毛桃健脾补肺，党参益气健脾，与五指毛桃合用，肺脾双补，二者为君药；白术和茯苓健脾渗湿为臣药；防风走表而散风邪，合五指毛桃、白术以益气祛邪；辛夷花和白芷芳香通窍；患者痰多色白，加用半夏、陈皮和浙贝以祛痰湿；患者清涕多难止，加用益智仁、诃子和金樱子以敛肺固摄清涕；患者打鼾、张口呼吸、口干，加用毛冬青以清利咽喉；甘草调和诸药。二诊症情好转，故去浙贝、毛冬青、金樱子；但仍遇冷鼻鼽发作，此为肺卫不固之象，所以加桂枝汤（桂枝和白芍），以散寒解表、调和营卫。二诊之后症状基本消除，续用玉屏风颗粒益气固表，以巩固疗效。

——史军提供

（三）熊大经治疗经验及医案

1. 熊大经治疗经验

熊大经教授认为本病虽有先天禀赋的差异，更有后天生化的匮乏，如果在临床上单纯针对肺卫用药其疗效并不理想。脾胃为后天之本、气血生化之源，脾胃的健运与否，直接影响卫气的盛衰。脾气虚则肺失温养，水湿运化失常，湿邪上犯鼻窍而发为鼻鼽。强调后天脾胃在鼻鼽发病中的重要性，从而在辨证上认为单纯的肺气虚寒型并不多见，肺脾两虚型则在临床上更为常见。在治疗上不仅要考虑局部病变，更要从整体出发来调节肺脾功能，而达到标本兼治的目的，通过中医药多环节、多靶点的调节作用，来针对鼻鼽发病中的各个病理过程发挥其治疗的作用。

基于上述理论，确立了治疗变应性鼻炎的基本治则为补益肺脾，佐以通窍止涕。采用自拟方健脾补肺汤为基础方，随证加减。其方药用：党参 30g，白术 10g，怀山药、黄芪各 30g，茯苓、枸杞子各 20g，僵蚕 15g，五味子、地龙各 20g。其中党参、白术、怀山药、黄芪、茯苓等温补脾肺之气，枸杞子益肾、五味子酸收止涕，僵蚕、地龙宣通鼻窍。加减：若腹胀纳呆明显者加草果、陈皮、半夏以健运脾胃；若有头痛者加白芷、藿香以祛风除湿止痛；若四肢不温、畏风怕冷加桂枝、防风以温阳祛风等。在临床上应根据不同的情况灵活加减运用，方能做到有的放矢。

2. 病案举例

贺某，女，37 岁，2003 年 3 月 25 日初诊。患者鼻痒、喷嚏、流清涕 10 余年，自述每遇花粉、冷空气而发作，曾口服息斯敏并用局部滴鼻只能暂时缓解症状。患者诉平素易感冒，食欲较差，浑身乏力，大便时溏，检查见鼻腔黏膜色淡，中鼻道及鼻底有大量清水样分泌物，舌质淡，舌体胖，脉弱。

诊断：鼻鼽（肺脾气虚型）。

处方：党参 30g，白术 10g，怀山药、黄芪各 30g，僵蚕 15g，枸杞子、五味子、地龙、茯苓各 20g。

服药 5 剂后，发作次数明显减少，食欲稍增，大便成形。再诊效不更方，继服 6 剂，诸症悉除。

——选自：辽宁中医杂志，2006（11）：1391.

按：本例为鼻鼽的肺脾气虚证，以肺脾双补的健脾补肺汤治疗收效明显。肺脾气虚证是鼻鼽的一种常见证型，是结合了肺气虚寒证和脾气虚弱证的一种证型。据资料统计，它占鼻鼽所有证型的三分之二以上，现代耳鼻喉科医家除熊大经教授以外，王士贞教授和严道南教授等都提出同样的证型。此证型临床发病率高，值得关注。

（四）古代医案

一儒者素勤苦，恶风寒，鼻流清涕，寒禁嚏喷。余曰：此脾肺气虚，不能实腠理。彼不信。服祛风之药，肢体麻倦，痰涎自出，殊类中风。余曰：此因风剂耗散元气，阴火乘其土位，遂以补中益气加麦冬、五味，治之而愈。

——选自：《薛己医案》

按：本例描述的此儒者恶风寒、流清涕、打喷嚏，加之平素勤苦，本已脾气不足，肺气虚损，肺卫不固易恶风寒；脾肺气虚，腠理不实，加之受寒则喷嚏、流清涕。本病应为鼻鼽病，肺脾气虚证。但此人不听其他人的意见，误认为是外感风寒之证，遂用祛风之药，结果耗伤气阴，出现肢体麻倦、痰涎自出的类似中风的症状。后治以补益肺脾、养阴纳气，改用补中益气汤加用麦冬、五味子之剂而愈。本例说明在鼻鼽发病的初期要注意与伤风鼻塞的感伤风邪相鉴别，否则会引起误治。

（史军 刘蓬 刘静）

第三节 鼻 渊

鼻渊是以鼻流浊涕、量多不止为主要特征的疾病。本病为鼻科的常见病、多发病之一，病程可长可短。鼻渊可发生于各种年龄。小儿由于体质柔弱娇嫩，易受外感，其发病率较成人为高，症状一般较成人为重。中医治疗此病疗效确切，具有一定的优势。

西医学的急、慢性鼻－鼻窦炎，鼻后滴漏综合征等疾病均可参考本病进行辨证治疗。

【历史源流】

鼻渊一名，首载于《黄帝内经》，如《素问·气厥论》言："胆移热于脑，则辛颏鼻渊。鼻渊者，浊涕下不止也。""渊"即深渊之意，形容涕量多、涕流时间长。诚如王冰所言："涕下不止，如彼水泉，故曰鼻渊也。"后代医家对鼻渊的认识大多以《黄帝内经》的这一认识为基础，并据此又提出"脑漏""脑崩""脑泻"等病名。

隋代，《诸病源候论·杂病诸候》曰："肺主气而通于鼻，而气为阳，诸阳之气，上荣头面，若气虚受风冷，风冷客于头脑，即其气不和，令气停滞，搏于津液，脓涕结聚，即不闻香臭。"认为肺气虚弱，再受风寒之气侵袭，则使肺气不和，导致鼻流脓涕，不闻香臭。这是首先从肺气虚寒角度提出了鼻渊的病因病机。

宋金元时代，医家们对鼻渊的认识多遵循《黄帝内经》的观点，如《圣济总录·卷第一百一十六》进一步解释了《黄帝内经》提出的"胆移热于脑，则辛頞鼻渊"这一论述，指出："夫脑为髓海，藏于至阴，故藏而不泻，今胆移邪热上入于脑，则阴气不固，而藏者泻矣，故脑液下渗于鼻，其证浊涕出不已，若水之有渊源也。"并提出了治疗脑热鼻渊涕多的方剂，如前胡汤方、鸡苏丸方及防风散方等。《济生方·鼻门》用苍耳子散治疗鼻渊，被历代医家认为是治疗鼻渊的要方，一直沿用至今。《丹溪心法·卷四》提出了治疗鼻渊用南星、半夏、苍术、白术、神曲、黄芩、辛夷、荆芥等药，以辛散通窍、除痰止涕的药物为主。

明代，《证治准绳·杂病·第八册》总结了《黄帝内经》《济生方》，以及刘完素及朱丹溪等医家的观点，指出了用苍耳散、防风散治疗鼻渊有一定疗效。《古今医统·卷六十二》提出"多涕治宜清金清痰"，用神愈散治疗肺热鼻流浊涕，窒塞不通。《本草纲目·第四卷》亦有主治鼻渊的内服药及外治吹鼻药，多为芳香通窍、清热除涕的药物，以治疗脑受风热之鼻渊流浊涕。《景岳全书·卷二十七》进一步分析了鼻渊："此证多因酒醴肥甘或久用热物，或火由寒郁，以致湿热上熏津汁。"治疗上提出"清阴火而兼以滋阴，久之自宁，此即高者仰之之法"，清化饮治疗取效。并在临床实践中认识到"此证一见即宜节戒早治，久则甚难为力""故新病者多由火热，久病者未必尽为热证，此当审察治之"，指出鼻渊日久，可出现"头脑隐痛"及"眩运不宁"等症，治疗上当用十全大补汤、补中益气汤之类。并提出用灸法治鼻流浊涕。《景岳全书》中对鼻渊的辨证及治疗的论述，是一个较大的发展。《秘传证治要诀及类方》和《赤水玄珠》亦从肾虚方面论述了鼻渊之虚寒证的病因病机及其治疗。

清代，各医家对鼻渊的论述，多是在历代医家的基础上加以发展，且更明确和具体。如《医宗金鉴·卷六十五》说："此证内因胆经之热，移于脑髓，外因风寒凝郁，火邪而成，宜奇授藿香丸服之。""但此证久则必虚，当补中益气汤服之即效。""对鼻渊实热证和虚寒证的病因及辨证治疗都做了概括性总结。《医醇賸义·卷二》提出："脑漏者，鼻如渊泉，涓涓流涕，致病有三，曰风也，火也，寒也。"认为风、火、寒为鼻渊的主要原因，提出了各型的治疗方药。《类证治裁·卷之六》指出鼻渊有两种情况，其一是"由风寒入脑，郁久化热"，治疗上宜辛凉开上宣郁，用辛夷消风散；其二是"有精气不足，脑髓不固"，宜温补，用天真丸。《杂病源流犀烛·卷二十三》较具体地描述了鼻渊的症状："其症鼻流浊涕，或稠涕若脓血，腥臭难闻，或流黄水，长湿无干，久必头眩，虚运不已。"此外，《名医类案·卷十七》收集了一些鼻渊的典型医案，亦颇能说明问题。

综上所述，历代医家对鼻渊的论述有两个方面。第一，新病者多由火热所致，如胆热、肺热、痰火，治疗上宜芳香开窍、清火、清金、清痰；第二，久病者则可致虚，而多见于肺脾气虚、肾阳虚、肾精不足，治疗当用十全大补汤、补中益气汤及天真丸之类。

现代中医著作中，1980 年由广州中医学院主编的全国高等中医药院校第四版规划教材《中医耳鼻喉科学》即以"鼻渊"为病名进行了论述。1985 年王德鉴主编的全国高等中医药院校第五版规划教材《中医耳鼻喉科学》首次对鼻渊进行了定义："鼻渊是指以鼻流浊涕，如泉下渗、量多不止为主要特征的鼻病。"2003 年王士贞主编的普通高等教育"十五"国家级规划教材《中医耳鼻咽喉科学》将鼻渊的定义简化为"鼻渊是指以鼻流浊涕、量多不止为主要特征的鼻病"。此后，鼻渊的这一定义一直为各中医教材及专著所沿用。

【临床诊断】

（一）诊断要点

1. 临床特征　鼻渊的临床特征是鼻流大量浊涕。鼻流浊涕的表现方式有两种：一是流向前鼻孔，表现为鼻涕多，可出现在单侧鼻孔，也可出现在双侧鼻孔；二是向后流向咽部，表现为"痰多"。病程可长可短，短则数天，长则多年不愈。

（1）鼻涕多：患者自觉一侧或两侧鼻涕增多，有时鼻涕向前鼻孔流出，有时鼻涕堵塞鼻腔易造成鼻塞，因而经常需要擤鼻，擤出的鼻涕一般较为黏稠，色白或色黄。

（2）痰多：若鼻涕向后流向咽部，则患者表现为经常吐痰，鼻涕经常刺激咽喉，可能引起咽部不适，如咽痒、咳嗽、异物感等。儿童的慢性咳嗽，有一部分就是由于鼻渊的鼻涕流向咽部导致的。

2. 主要伴随症状　鼻渊的主要伴随症状有鼻塞、嗅觉减退、头痛头昏、耳堵塞感、咳嗽等。

（1）鼻塞：鼻塞是鼻渊最常见的伴随症状，80% 以上的鼻渊都伴有鼻塞。鼻塞的原因有两种：一是有较多的鼻涕阻挡了鼻腔的空间，这种情况下擤出鼻涕后鼻塞可暂时缓解；二是鼻甲肿大，这种情况下擤鼻后鼻塞不能得到缓解。值得注意的是，成人的鼻塞可以明确地告知医生，但儿童的鼻塞通常不会主动告诉别人，只能通过仔细观察，如患儿经常张口呼吸，提示可能有鼻塞，有时表现为夜间睡觉时打鼾。

（2）嗅觉减退：嗅觉减退亦为鼻渊较常见的伴随症状，表现为嗅觉的灵敏度较平时减退，甚则完全失灵。嗅觉减退的症状与鼻塞、流涕的症状相关联，即在鼻塞、涕多时嗅觉差，鼻塞减轻及鼻涕减少时嗅觉可暂时好转。

（3）头痛头昏：头痛或头昏是鼻渊患者容易出现的伴随症状。一般初起病者易出现头痛，头痛的部位常局限于前额、鼻根部或面颊部、头顶部等，呈持续性疼痛，并有一定的规律性，在低头、用力、跳跃、擤涕及咳嗽时头痛加重，同时可出现放射性疼痛，使周围部位也产生疼痛。

鼻渊病久者易出现头昏、头重等头部不适，且与鼻塞、涕多的症状有关联，即在鼻塞、涕多的症状明显时，头昏亦较为明显；若鼻塞减轻、鼻涕减少，头昏可暂时减轻。

（4）耳堵塞感：由于经常鼻塞，患者可出现耳堵塞感，耳堵塞感主要发生在鼻塞、涕多较严重的一侧，也可双侧发生。

（5）咳嗽：鼻渊由于鼻涕经常向后流向咽部，可刺激咽部产生咳嗽及出现时常清嗓子的动作，且易出现痰多，这个"痰"的实质多为鼻涕。

3. 检查 对于以鼻流脓涕、量多不止为主诉的患者，鼻腔检查是必须的。在有条件的情况下，可进行鼻部影像学检查。

（1）鼻腔检查：鼻腔检查可在前鼻镜或鼻内镜下进行。鼻渊者，主要观察鼻腔分泌物及鼻黏膜情况。

1）鼻腔分泌物：鼻渊患者，大多可见到鼻腔有较多黏稠分泌物潴留，分泌物可在中鼻道、嗅裂、下鼻道或总鼻道积留，这可以作为鼻渊的诊断依据之一。

2）鼻黏膜肿胀：鼻渊患者，多可见到鼻黏膜肿胀，尤其是中鼻甲肿胀，甚至呈息肉样变，下鼻甲有时也可肿胀。

（2）影像学检查：行鼻部 X 线、CT 或 MRI 检查，可见到鼻窦有多少不等的软组织影，提示鼻窦有分泌物积留。

（二）鉴别诊断

鼻渊应与伤风鼻塞、鼻窒、鼻鼽相鉴别。

1. 伤风鼻塞 伤风鼻塞与鼻渊均可出现鼻塞、流涕。伤风鼻塞一般病程较短，开始先有打喷嚏、流清涕、持续鼻塞，1~2 天后逐渐转为流浊涕，但量不多，1 周左右诸症消失；鼻渊突出表现为浊涕量多，可伴有间歇性或持续性鼻塞，病程一般较长。鼻渊可由伤风鼻塞迁延不愈而来，如果伤风鼻塞持续 1 周以上，鼻涕量仍很多，应考虑已转变为鼻渊了。二者的鉴别见表 10 - 4。

表 10 - 4 伤风鼻塞与鼻渊的鉴别要点

鉴别要点	伤风鼻塞	鼻渊
相同点	均有鼻塞、流浊涕	
鼻涕	开始为清涕伴喷嚏，渐转为浊涕，量不多	始终为浊涕，量多
鼻塞	持续性鼻塞比较突出	鼻塞为间歇性，少数为持续性
病程	较短	较长

2. 鼻窒　鼻窒与鼻渊均可出现鼻塞、流涕。但鼻窒的突出表现是经常性鼻塞，病程长，流涕不多；鼻渊的突出表现是浊涕量多，鼻塞可有可无，病程可长可短。二者的鉴别见表10-5。

表10-5　鼻窒与鼻渊的鉴别要点

鉴别要点	鼻窒	鼻渊
相同点	均有鼻塞、流浊涕	
鼻涕	涕量不多	浊涕量多为必备症状
鼻塞	经常性鼻塞为必备的突出症状	鼻塞可有可无
病程	较长	可长可短

3. 鼻鼽　鼻鼽与鼻渊均以鼻涕量多为主要症状，且常伴有鼻塞，但鼻鼽系鼻流清涕，常伴鼻痒、频繁打喷嚏；鼻渊系鼻流浊涕，一般无鼻痒、喷嚏。二者鉴别见表10-6。

表10-6　鼻鼽与鼻渊的鉴别要点

鉴别要点	鼻鼽	鼻渊
相同点	流涕量多，可伴鼻塞	
鼻涕	清水样涕	浊涕
鼻痒喷嚏	有	无
病程	较长	可长可短

鼻渊、鼻窒、鼻鼽、伤风鼻塞四种疾病的鉴别见表10-7。

表10-7　鼻渊、鼻鼽、鼻窒、伤风鼻塞的鉴别

鉴别要点	鼻渊	鼻鼽	鼻窒	伤风鼻塞
特征症状	浊涕量多	鼻痒、喷嚏、清涕	鼻塞	鼻塞
鼻塞	可有可无	可有可无	必有，多为间歇性或交替性	必有，多为持续性
流涕	浊涕多	清涕多	涕少	由清涕转浊涕，量不多
喷嚏	无	必有	无	初期有，中后期无
病程	可长可短	长	长	短
鼻腔所见	鼻道黏稠分泌物多，中鼻甲肿胀	鼻道清稀分泌物多，鼻黏膜苍白，下鼻甲肿胀	下鼻甲肿胀或肥大	下鼻甲肿胀色红

【病因病机】

本病的发生外因感受风寒、风热之邪，内因脏腑功能失调，主要与肺、胆、胃、脾等脏腑邪实或虚损有关。

1. 肺经风热　肺主一身之表，开窍于鼻。若外感风热邪毒，侵犯鼻窍；或风寒袭表犯肺，郁而化热，内犯于肺，肺失宣降，邪热循经上壅鼻窍而为病。如《医碥·伤风寒》所说："盖鼻渊属风热入脑，热气涌涕伤鼻。"又如《类证治裁·鼻口症论治》言："有脑漏或鼻渊，由风寒入脑，郁久化热。"

2. 胆腑郁热　胆为刚脏，内寄相火，其气通脑。若情志不遂，胆失疏泄，气郁化火，胆火循经上犯，移热于脑，伤及鼻窍，灼腐肌膜，煎炼津液，遂致鼻渊。如《素问·气厥论》："胆移热于脑，则辛颏鼻渊。"

3. 脾胃湿热　鼻属阳明胃经。若饮食不节，过食肥甘煎炒、醇酒厚味，湿热内生，郁困脾胃，运化失常，湿热邪毒循经上蒸鼻窍，灼腐肌膜，发为本病。如《张氏医通·卷八》："鼻出浊涕，即今之脑漏是也……要皆阳明伏火所致。"

4. 肺气虚寒　素体气虚，或病后失养，致肺脏虚损，肺卫不固，易为邪犯，正虚清肃不力，邪毒易于滞留鼻窍，久而不去，而成本症。如《景岳全书·卷二十七》："凡鼻渊脑漏虽为热证，然流渗既久者，即火邪已去，流亦不止，以液道不能扃固也。"

5. 脾虚湿困　饮食不节，劳倦思虑太过损伤脾胃，致脾气虚弱，运化失健，清阳不升，湿浊上泛，浸淫鼻窍而为病，常使病情缠绵难愈。

【辨治思路】

（一）辨证思路

鼻渊的辨证，首在明其虚实。而虚实之中，又须分寒热，化归脏腑。对于鼻渊的患者，辨证的重点在于辨虚实、辨寒热、辨脏腑三个方面。

1. 辨虚实　疾病的发生多起于内在的失和，而后者总可分为虚、实两端。虚、实之辨虽看似简单，但实际上常模糊难定，而需抓住各细微关键，仔细审明。

（1）实证鼻渊：实证患者较为多见，其起病多较急，病程一般较短，形体相对壮实，涕稠厚或色黄而不稀，鼻黏膜红肿，舌红苔腻，脉滑数或浮滑。询问患者近期是否有感冒病史，是否情志不调，抑或长期饮酒、恣嗜肥甘，可有助于实证的判别。

（2）虚证鼻渊：单纯虚证患者较少，常见于年老体弱，鼻渊长期反复发作患者，临床多表现为涕质稀而量多、鼻黏膜色淡肿胀、精神困顿、少气懒言、脉沉细等。病延日久，气少神疲是其辨别要点，通过对患者整体状态的仔细问询，有助于对虚证的判断。

（3）虚实夹杂证：虚实夹杂证一般是各科疾病最为多见的类型，导致了虚、实两端辨别之难。但即使虚实之证并见，亦应有主次之分。体质素弱，近来新感，涕稠气少者，则以虚为本、邪实为标，祛其实应注意固护其本；体质较强，鼻渊反复发作，而见腹泻腹胀、神疲少食者，则以实为主，泻下邪实、辅助正气为法。

2. 辨寒热 虚、实之辨若明，尚须分清寒、热，其有实热、虚寒、上热下寒之别。

（1）实热：体质素壮，起病势急，病程较短，临床多见面红目赤，声高息粗，鼻黏膜红肿，舌红，脉滑或数等。若新近感冒，咽喉肿痛，脉浮滑者，当辨为风热之证；若近来情志过激，口苦咽干，胸闷不舒，或惊悸多梦，舌红苔黄者，则多属胆腑郁热。

（2）虚寒：鼻渊患者寒性偏向者，实证少见，多属内虚。询问患者平素精神、食饮、二便、畏寒等，查其四末肤温，舌脉淡、缓，有助于虚寒证的辨别。

（3）上热下寒：上热下寒者，虚实夹杂证的常见类型。表现为鼻涕色黄质稠，量多不止，烦躁，口苦，局部闷热，然又见腹胀少食，手脚偏凉，食凉易泻等。其或由实致虚，或素虚而新感于实，抑或因虚而致假实，俱当察其分毫以别。

3. 辨脏腑 脏腑辨证是对纲领性辨证的进一步划分。明其虚实、寒热之别，细究脏腑所属，则辨证精细，方药可循。

（1）肝胆失调：肝之经脉，循于颠额，胆之经脉，散布面额。肝胆之经不疏，头面气血不利，津液失运，而鼻窍因之不通。其辨别主要以烦躁易怒、口苦目赤、惊悸多梦，或担忧敏感、苔黄或腻、脉滑数为主；亦有病延日久，而见烦躁不舒、面赤目痒、涕黄稠而少、腹胀易泄、舌红苔少、脉细数，当考虑肝阴不足，风火逆上的可能；而若见患者涕质稀薄、黏膜色淡、神疲气短、四末厥冷、爪甲失荣、脉沉弱者，亦应考虑肝血虚寒的可能。

（2）肺脏失调：肺开窍于鼻，肾主一身之温煦。肺气失调，或偏盛，或偏衰，或虚或寒，则一身气机不利，津液运行逆乱，而鼻窍不用，涕液不止。因此，肺脏失调亦是鼻渊发生的重要原因。在鼻塞，涕多等鼻渊主症基础上，见恶寒发热、咳嗽、脉浮或少气懒言、自汗畏风、咳嗽痰多，即可辨为肺脏失调。

（3）脾胃失调：脾胃者，痰、湿之源，而经脉循及口、咽、鼻等诸窍。其运化失常，痰湿循经，则可壅滞于清窍，而致鼻渊的发生。脾胃失调者，其脉证在鼻渊主症基础上，主要见食少纳呆、腹胀便溏、肢困乏力、面色萎黄、舌淡脉细弱等。

（二）治疗思路

协调内在平衡，恢复阴阳平和，以助清阳升达，浊阴顺降，通利鼻窍气机，是治疗鼻渊的根本原则。而实则泻其邪滞，虚则益其不足，则为调和内在平衡的两个重要方面，如《灵枢·九针十二原》："虚则实之，满则泄之，菀陈则除之，邪盛则虚之。"

1. 泻实 鼻渊者，实证较为常见，其中有风热、火郁、湿热、湿滞等不同，而又与肺、肝、胆诸脏密切相关。故总谓以泄实、祛壅，但须据邪实之不一而有具体治法的变化。风热壅上者，疏其风热，宣通肺气，则气机疏利，津液复常，而肺窍复和，疏即是泄；胆郁于内者，清利痰火，疏解郁结，则刚阳外展，气机复利，枢机复和，而诸窍皆明，清即是泻；湿热壅中，循经上犯者，利其湿热，运化脾胃，则土运而湿祛，鼻窍自和，利、运即是泄。故"泻实"者，非单纯之攻、泄，凡助邪气去者，皆是"泻法"。同时，泻实之品多苦、寒、通利，用久而易于伤中，故中病即应调整方略，辅以清补之品以防邪去而正衰，促进患者的病后康复。此外，药物内服泻实之时，又可结合外用滴鼻、熏鼻等方法，疏解局部津、气壅滞。

2. 补虚 鼻渊患者亦常见虚象，然多为实中夹虚或虚中夹实之证者，单纯虚证者较为少见。故补虚之时，尚须辨明虚、实两者的相互状态。若病以邪实为主要矛盾，虚象稍有显现者，治当祛邪为先，后以扶正或祛邪佐以扶正；若病以正虚为主，邪源于内虚者，治应扶正为法，兼以祛邪；而若正虚邪陷，邪气留恋者，则当适时摒弃"扶正闭门留寇之说"，扶正以达邪，而取"逆流挽舟"之意。总之，补虚的目的不外乎未衰先防、补益内虚、扶正祛邪三点。其应与泻实有机协同，忌于盲目、慎于拘囿，胆大心细、灵活进退是其应用不变之则。

【辨证论治】

1. 肺经风热

主证：鼻塞，鼻涕量多且白黏或黄稠，嗅觉减退，头痛，鼻黏膜红肿，尤以中鼻甲为甚，中鼻道或嗅沟可见黏性或脓性分泌物。可兼有发热恶寒、咳嗽。舌质红，舌苔薄黄，脉浮。

治法及方药：疏风清热，宣肺通窍。可选用银翘散加减，常用药物如金银花、连翘、荆芥、薄荷、牛蒡子、淡豆豉、桔梗、甘草等。

加减法：鼻涕量多者可加蒲公英、鱼腥草、瓜蒌等；鼻塞甚者可加苍耳子、辛夷等；头痛者可加柴胡、藁本、菊花等；表证不明显而以肺热为主者，可用泻白散加减。

2. 胆腑郁热

主证：脓涕量多，色黄或黄绿，或有腥臭味，鼻塞，嗅觉减退，头痛剧烈，鼻黏膜红肿，中鼻道、嗅沟或鼻底可见有黏性或脓性分泌物潴留，头额、眉棱骨或面颊部可有叩痛或压痛。可兼有烦躁易怒，口苦，咽干，目赤，寐少梦多，小便黄赤等全身症状。舌质红，苔黄或腻，脉弦数。

治法及方药：清泄胆热，利湿通窍。可选用龙胆泻肝汤加减，常用药物如柴胡、龙胆草、黄芩、栀子、泽泻、车前子、木通、生地、当归、甘草等。

加减法：鼻塞甚者可加苍耳子、辛夷、薄荷等；头痛甚者可加菊花、蔓荆子等；大便秘结者可加大黄等。

3. 脾胃湿热

主证：鼻涕黄浊而量多，鼻塞重而持续，嗅觉减退，鼻黏膜肿胀，中鼻道、嗅沟或鼻底可见有黏性或脓性分泌物潴留，头昏闷或重胀。倦怠乏力，胸脘痞闷，纳呆食少，小便黄赤。舌质红，苔黄腻，脉滑数。

治法及方药：清热利湿，化浊通窍。可选用甘露消毒丹加减，常用药物如藿香、石菖蒲、白豆蔻、薄荷、滑石、茵陈、黄芩、连翘、木通、浙贝母、射干等。

加减法：鼻塞甚者可加苍耳子、辛夷等；头痛甚者可加白芷、川芎、菊花等；食欲不振者，可加半夏、砂仁等。

4. 肺气虚寒

主证：鼻涕黏白量多，稍遇风冷则鼻塞，嗅觉减退，鼻黏膜淡红肿胀，中鼻甲肥大或息肉样变，中鼻道可兼有黏性分泌物。头昏头胀，气短乏力，语声低微，面色苍白，自汗畏风，咳嗽痰多。舌质淡，苔薄白，脉缓弱。

治法及方药：温补肺脏，益气通窍。可选用温肺止流丹加减。常用药物如人参、荆芥、细辛、诃子、甘草、辛夷、苍耳子、白芷等。

加减：头额冷痛者可加羌活、白芷、川芎等；畏寒肢冷，遇寒加重者可加防风、桂枝等；鼻涕多者可加半夏、陈皮、薏苡仁等；自汗畏风者可加黄芪、白术、防风等。

5. 脾虚湿困

主证：鼻涕白黏而量多，嗅觉减退，鼻塞较重，鼻黏膜淡红，中鼻甲肥大或息肉样变，中鼻道、嗅沟或鼻底见有黏性或脓性分泌物潴留。食少纳呆，腹胀便溏，脘腹胀满，肢困乏力，面色萎黄，头昏重，或头闷胀。舌淡胖，苔薄白，脉细弱。

治法及方药：健脾利湿，益气通窍。可选用参苓白术散加减。常用药物如党参、白术、茯苓、甘草、山药、扁豆、薏苡仁、砂仁、桔梗等。

加减：鼻涕浓稠量多者可加陈皮、半夏、枳壳、瓜蒌等；鼻塞甚者可加苍耳子、白芷等；纳呆、腹胀者，可加厚朴、半夏等。

【外治法】

1. 滴鼻法 可用芳香通窍的中药滴鼻剂滴鼻，以疏通鼻窍。

2. 熏鼻法 用芳香通窍、行气活血的药物，如苍耳子散、川芎茶调散等，放砂锅中，加水 2000mL，煎至 1000mL，倒入合适的容器中，先令患者用鼻吸入蒸汽，从口中吐出，反复多次，待药液温度降至不烫手时，用纱布浸药热敷印堂、阳白等穴位。

3. 鼻窦穿刺冲洗法 多用于上颌窦，穿刺冲洗后，可选用适宜药液注入。具体方法参见第七章第五节。

4. 负压置换法　用负压吸引法将鼻窦内的脓液吸引出来，再将适宜的药物置换进入鼻窦，以达到治疗目的。具体方法参见第七章第五节。

【针灸按摩】

1. 针刺

主穴：迎香、攒竹、上星、禾髎、印堂、阳白等。

配穴：合谷、列缺、足三里、丰隆、三阴交等。

每次选主穴和配穴各 1～2 穴，每日针刺 1 次。

2. 艾灸

主穴：百会、前顶、迎香、四白、上星等。

配穴：足三里、三阴交、肺俞、脾俞等。

悬灸至局部有炕热感、皮肤潮红为度。此法一般用于虚寒证。

3. 穴位按摩　选取迎香、合谷，自我按摩，每次 5～15 分钟，每日 1～2 次，或用两手大鱼际，沿两侧迎香穴上下按摩至发热，每日数次。

【其他疗法】

1. 激光理疗　用半导体激光理疗仪，将激光探头照射内迎香、阳白等穴，每次 10～15 分钟。若配合针刺，效果更佳。

2. 微波理疗　用超短波理疗仪，弯成各种形状的微波头，调节其输出功率为 30～50W，处理时间为 3～5 秒，微波具有穿透性及热效应，作用于人体局部可改善局部血液微循环，加快炎症消退。

【预防调护】

1. 平时注意鼻腔卫生。

2. 注意擤涕方法。鼻塞多涕者，宜按塞一侧鼻孔，稍稍用力外擤。之后交替而擤。

3. 游泳时姿势要正确，尽量做到头部露出水面。

4. 有牙病者，要彻底治疗。

5. 急性发作时，多加休息。卧室应温暖明亮，保持室内空气流通，但要避免直接吹风及阳光直射。

6. 遵医嘱及时进药与外用滴鼻。滴药时，头宜昂起。

7. 慢性鼻窦炎者，治疗要有信心与恒心，注意加强锻炼以增强体质。

8. 避免烟、酒，忌肥甘厚腻与生冷食品。

9. 保持性情开朗，精神上避免刺激，同时注意不要过劳。

10. 平时可常做鼻部按摩。

【名医经验】

（一）名家经验

1. 干祖望治鼻渊经验

国医大师干祖望将该病分为急、慢性鼻渊论治。

对于急性鼻渊患者，干老认为若属风寒者，法取辛温解表，常用代表方有荆防败毒散合苍耳子散。因合方较大，可据患者情况去党参、茯苓、枳壳、羌活、甘草、生姜等药。风热证，法取辛凉解表，常用代表方为桑菊饮，苍耳子散也可参用。干老取辛凉解表之法时，更偏向于清凉解毒，代表方如清营汤去犀角、丹参、竹叶、玄参，加苍耳子散等。若患者热象显著，舌黄或黄腻或焦黄，脉弦、数、洪者，可用龙胆泻肝汤，去当归、栀子，加辛夷花、苍耳子。清阳不升证，当取升清降浊一法，可用加减藿香正气散加苍耳子散。

对于慢性鼻渊患者，干老提出肝胆郁热型宜从清肝泻火入手，常用代表方如丹栀逍遥散、龙胆泻肝汤。清阳不升证，法取补中益气升清，常用方如补中益气汤。脾虚内湿生痰者，治以运脾消痰；湿困脾胃者，法宜醒脾化湿；脾气虚弱者，当以健脾益气，方如二陈汤、五苓散、王氏二陈汤、参苓白术散。肾及髓海空虚证，最合适的代表方首推右归饮。方内附子一味，酌情可删，再加陈皮、苏子、天竺黄等。

——选自：《干祖望经验集》

2. 耿鉴庭治鼻渊经验

耿鉴庭教授认为鼻病的发生，或因感受外邪，或因脏腑失和，以致阴阳失调。治疗鼻病，一方面要重视局部症状的辨证，如辨涕，清涕多为初感风邪；黏黄涕多为感受风热；黄脓涕乃热毒蕴聚之象；血性涕多为燥火上干；臭涕乃热毒蕴藏已久，浊气弥漫；而黏涕久久不断则为脾肺俱虚，气不摄津所致。另一方面，要重视全身辨证，判定其所属脏腑、经络，辨析其病性之寒热、虚实。临床以肺热、胆热、湿浊、痰垢等多见。然后将局部辨证与全身辨证结合起来分析，在辨病的前提下辨证，在辨证的基础上治病，才能够准确抓住病变的本质，从而提高临床疗效。

耿老治疗鼻渊临床常用方如清散畅鼻汤（薄荷、葛根、豆豉、苍耳子、蔓荆子、甘草、柳芽）、辛温奥鼻汤（辛夷花、细辛、檀香、藁本、白芷、川芎、鲜松针）、排脓清窦汤（桔梗、黄芩、天花粉、浙贝母、七叶一枝花、金银花叶、苍耳子、甘草）、迎香散（梅片、黄芩、甘草）或栀子散（梅片、栀子）以及都梁丸、肃鼻丸、利鼻丸、滴鼻丸、肃窦散、栀子散等。

——选自：上海中医药杂志，1982，10：21－23.

3. 蔡福养治鼻渊经验

蔡福养教授提出鼻渊症见鼻甲色暗肥大，持续鼻塞，前额眉间或眶下颧部胀痛，窦壁增厚等，当属气滞血瘀，治宜疏风清热、活血化瘀。方用川芎茶调散合苍耳子散，加桃仁、红花等。对其他类型的鼻渊，辨证用药时酌加活血之品，亦有佳效。对本病治疗，凡属肺经伏火，鼻窍不利者，蔡老常根据病情，用泻白散合苍耳子散加减运用。若浊涕腥臭者，属热腐肌膜，加金银花、蒲公英、苦参以清热解毒、燥湿排脓；若壮热或两颧部胀痛甚者，属阳明热盛，加生石膏、知母以清泄胃热；若头痛甚者，属风热郁于太阳，加白芷、蔓荆子、川芎以清利头目、通络止痛；若鼻涕夹带血丝者，属热伤血络，加白茅根、侧柏叶、生地以宁血安络。若鼻下甲肿大者，属热郁血络，加当归、赤芍、怀牛膝以活血祛瘀。总之，要圆机法活，药随证转，以辨证为首务。

——选自：《蔡福养临床经验辑要》

4. 朱祥成治鼻渊经验

朱祥成教授认为本病有虚、实之分，临床上以虚性鼻渊多见。

虚性鼻渊主要症状为鼻流浊涕、量多不止，鼻塞，头痛，甚至嗅觉减退等。其多系反复发作，正气虚弱，邪留鼻窍所致，属虚实夹杂之证，病位在肺、脾、肾三脏，可分为邪毒留滞、肺脾气虚、脾肾阳虚、肺肾不足四型。

邪毒留滞型：常见持续性鼻塞加重，脓涕量多色黄或黄绿，或有腥臭味，嗅觉明显减退、头痛甚，鼻甲黏膜肿胀色红，中鼻道有脓涕积留，舌暗淡，苔黄腻或白腻，脉缓弱或细数。

肺脾气虚型：常见鼻塞、流白黏涕或黄黏涕、嗅觉减退、头昏胀痛，或遇风寒鼻塞加重，喷嚏时作；或神疲乏力，食少纳呆，鼻黏膜肿胀色淡，中鼻甲肿胀或息肉样变，舌质淡胖、苔薄白，脉缓弱或细弱。

脾肾阳虚型：临床较为少见，症见鼻涕黏白清稀，量多不止，鼻塞及嗅觉减退，或鼻痒喷嚏时作，遇风冷症状加重，常见形寒肢冷，精神萎靡，夜尿频多，神疲肢倦，下鼻甲肿胀，中鼻甲亦肿大色淡，中鼻道亦有白色黏涕积留，舌质淡胖、苔薄白，脉沉细无力。

肺肾不足型：见鼻干燥或少量黏浊涕、疼痛不适，鼻出血、嗅觉减退或消失，鼻内发臭，或腰膝酸软，失眠多梦；鼻甲肌膜干燥，或呈萎缩性改变，或已明显萎缩，鼻腔宽大，中鼻道可见脓痂或脓血痂积留，舌红少津，脉细数。

以上四型中，肺脾气虚、邪毒留滞者最为多见，可以温肺止流丹、参苓白术散加减治疗。若久病不愈，迁延及肾者，可采用肺肾或脾肾同治之法，选用缩泉丸、右归丸等，并加减以忍冬藤、黄芪、桔梗、皂角刺托毒排脓，鱼腥草、生薏苡仁渗湿解毒，藿香、白芷、石菖蒲通窍等。对于鼻渊的整体治疗，朱老提出健脾益肺、扶正祛毒、宣通鼻窍的治疗总则，临床上多以自拟黄芪内托解毒汤（生黄芪、连翘、忍冬藤、茯苓、辛夷、白芷、桔梗、生甘草、桑白皮、茜草、黄芩、广藿香、丝瓜络、石菖蒲、鱼腥草、生薏苡仁）配合其他方药辨治。

——选自：2014 年浙江中医药大学硕士论文

《朱祥成名中医耳鼻喉科学术思想和临床经验探析》

5. 谭敬书治鼻渊经验

谭敬书教授善治鼻渊之急性发作者，曾于湖北中医杂志（1986 年第 6 期）公开发表《升麻解毒汤治疗急性鼻窦炎 48 例》一文，其认为急性鼻窦炎之成，虽有肺热上逆，胆热上移，脾胃湿热上蒸之分，然至鼻之经络"专属阳明"（《景岳全书·卷二十七》），此三经之热必循阳明经脉上达，结聚熏灼鼻窦肌膜，化腐酿脓而为涕为渊。治此之法，当以清解阳明经脉怫郁之热毒，排脓畅窦为最要，常选用升麻解毒汤治之（升麻 10g，葛根 15g，赤芍药、黄芩、鱼腥草各 12g，蒲公英 20g，桔梗、白芷、苍耳子各 10g，甘草 6g），鼻塞不解加辛夷花、当归尾、杏仁；涕中带血加茜草根、丹皮、白茅根、小蓟；涕黄量多加金银花、虎杖；涕白量多加薏苡仁、茯苓、泽泻；头痛甚者加白蒺藜、白芍、制草乌；体虚加生黄芪、当归。

——选自：湖北中医杂志，1986，06：31 - 32.

6. 熊大经治鼻渊经验

熊大经教授在几十年的行医生涯中根据中医理论和历代各家学说，结合自己多年的临床实践于 20 世纪 70 年代在国内率先提出了鼻内结构的局部微观辨证的理论：下鼻甲及下鼻道属于肺，中鼻甲及中鼻道属于肝、胆，鼻前庭属于脾、胃，利特尔区属于心等。在窥鼻器检查下鼻渊的主要局部临床表现：中鼻道鼻腔黏膜充血肿胀，中鼻道可见黏性或脓性分泌物潴留，基于鼻内结构的局部微观辨证的理论，熊老认为该病虽然临床证型复杂，可见到肝胆病变、肺脏病变、脾胃病变等，但多以肝胆湿热为主。胆之经脉起于目内眦，曲折布于脑后，其气上通于脑，脑下通颃，颃之下为鼻。其为中精之府，而性刚烈，若肝气郁结，则胆失疏泄，气郁化火，上犯鼻窍；或素喜肥甘，好于酒醴，则湿热内蕴扰于肝胆，气机紊乱，而邪浊循经上犯；抑或肺热壅盛，内传肝胆，循经上犯，蒸灼鼻窍。故肝胆与鼻渊发病密切关联，胆气和平则脑、颃、鼻俱得安康。同时，据于对临床鼻渊患者的反复总结，熊老提出"鼻渊多以肝胆湿热为主，其诊治当尤重肝胆"的理念。熊老将重肝胆的学术思维融会贯通于该病的治疗中，确立了治疗鼻渊的首要治则：清胆泄热、芳香通窍。在临床上运用基本方（黄芩、柴胡、川芎、白芷、枳壳、瓜蒌、藿香）加减治疗。该方用药清灵，味少功专，对鼻渊的治疗疗效较好。

——选自：中医耳鼻喉科学研究，2009，04：2 - 3.

（二）名家医案

1. 干祖望医案

（1）以暴治暴案：刘某，男，22 岁，1992 年 3 月 24 日初诊。鼻病 4 年多，所苦者头疼、头昏、涕多而黄，通气以两次手术而改善。检查：鼻道稍有分泌物潴积。舌薄苔，脉弦。医案：泄胆热、除脾湿、养肺阴三部曲可循序以进。处方：龙胆草3g，黄芩3g，山栀10g，夏枯草10g，柴胡3g，辛夷6g，白芷6g，鸭跖草10g，菊花10g，苍耳子10g，7剂煎服。

二诊：1992年5月5日诊。药进7剂，头痛大减而黄涕敛迹。但终以一度感冒而动荡，淡黄涕再度重来。幸已不若曩者之多，通气已佳。检查：鼻黏膜偏红，有些分泌物潴留。舌薄黄，脉平。案解：取峻药猛攻手法，四年顽疾竟然一锤定音。惜乎感冒一扰，又有死烬复燃之势，再取清肺泻胆：桑白皮10g，马兜铃10g，黄芩3g，薄荷6g，夏枯草10g，鱼腥草10g，白芷6g，辛夷6g，苍耳子10g，藿香10g，7剂煎服。

——选自：《干祖望耳鼻喉科医案选粹》

按：对于鼻渊之胆腑郁热证，在治疗上干老常用的一套手法便是以暴治暴，泰山压顶，用苦寒之品直折上炎火势，药力峻猛，杀气腾腾，常用龙胆泻肝汤化裁。本案干老善于抓主证、提要领，初诊时清胆腑郁热，用药猛而准，四年顽疾竟然一锤定音。二诊其实是个变数，由感冒而引发的反复，由于患者恢复较快，并未继续就诊，干老初诊医案中所写的"泄胆热、除脾湿、养肺阴三部曲可循序以进"确是干老常用的治疗手法。

（2）鼻塞治心案：孙某，男，59岁。1992年5月24日诊。鼻病四十春秋，初期穿刺（+）。刻下仅上颌窦区有胀感而已。咽头长期干燥粗糙，干时求饮，不择温凉，清嗓频频。现在涕多黄浊，鼻塞交替而作，擤尽潴涕即缓解。检查：中隔右侧有小嵴突，两侧稍有脓涕积潴，舌少苔，质有红意，脉细弦。案解：离火偏旺，坎水暗亏。治宗《中脏经》之泻离益坎手法：生地10g，竹叶10g，灯心草3扎，麦冬10g，沙参10g，辛夷6g，芦根30g，桑叶6g，石斛10g，天竺黄6g，7剂煎服。

——选自：《百岁名医干祖望耳鼻喉科临证精粹》

按语：本例为鼻窦炎与慢性咽炎俱病。鼻为肺窍，鼻塞不通，首从宣肺通窍，此乃常规之法。但干老认为该患属瘀属血，心主血主脉，所谓鼻塞治心，清心火而通鼻窍；咽喉属肾，肾阴亏虚，则咽喉干燥。故用清心泻火、滋肾养阴，即泻离益坎手法。

（3）儿童鼻渊案：陈某，女，13岁。初诊：2005年6月12日。3年前因感冒后，出现鼻塞，流黄稠涕、量多，冬重夏轻，运动后可缓解。前额胀痛，双耳闷胀，口干喜冷饮。检查：鼻黏膜充血，鼻腔少许潴涕。闻诊：轻度阻塞性鼻音。问诊：鼻塞3年，有大量黄稠脓涕，冬重夏轻，运动后可暂缓，伴有前额钝胀痛。舌体淡红，薄白苔，平脉。案解：肝胆郁热，胆火循经上犯，移热于脑，燔灼气血，热炼津液而为脓涕。处方：夏枯草10g，辛夷6g，白芷6g，薄荷6g，苍耳子10g，红花6g，桃仁10g，泽兰6g，归尾10g，路路通10g。嘱其避风寒，忌辛辣刺激，加强运动锻炼。

二诊：2005年7月3日。药进21剂，鼻塞减轻，涕量明显减少，头痛缓解。舌体淡红，苔薄微腻，数脉。案解：诸恙告去，集中兵力通肺窍以求通畅。方用苍耳子散加通窍活血汤：辛夷6g，苍耳子10g，桃仁10g，红花6g，归尾10g，桂枝3g，白芍6g，泽兰10g，路路通10g，菖蒲3g，甘草3g，7剂煎服。

——选自：《百岁名医干祖望耳鼻喉科临证精粹》

按语：本案例患者年仅13岁，治疗中干老用了3张方剂，以龙胆泻肝汤、苍耳子散、桃红四物汤化裁而成。处方中乍看貌似无一味药是龙胆泻肝汤之味，其实以夏枯草为主药代替了龙胆泻肝汤。因干老临证非常重视顾护脾胃，脾胃为后天之本，五脏六腑之精气皆有赖脾之运化、胃之腐熟，脾胃和则诸病自愈。他认为严重肝胆热甚者可选用龙胆草，龙胆草虽善清肝胆实火，然其性寒大苦，有苦寒败胃之弊；次之者用夏枯草，作用稍和，儿童用药尤为重要，以减少伤胃。苍耳子散是鼻病、鼻窦病的常用方剂，桃红四物汤是依"鼻塞治心"之理，以活血通窍。"鼻塞治心"主要针对不通气的鼻部病变，采用活血化瘀方法。方中桃红四物汤化裁而得的红花6g，桃仁10g，泽兰10g，归尾10g，路路通10g，即是这一理论的体现。

2. 朱祥成医案

（1）益气托脓案：陈某，女，7岁。患儿既往有全副鼻窦炎2年余，平素鼻塞流黄脓涕，近2月来伴咳嗽咯黄脓痰，感冒后尤甚。予详细局部检查见双中下甲肿大、色红，中道见黄脓涕。双侧扁桃体Ⅱ°肿大，咽部黏膜略红，咽喉壁少许脓痰附着。舌红苔薄白，脉细数。患者体质偏瘦，面色微黄，易感冒，纳差，家长诉平素挑食。四诊合参诊断为虚证鼻渊，属肺脾气虚，邪毒滞留之证。患儿体虚易感，久病致肺脾气虚，气化无力，湿独停滞鼻窍。治以健脾益肺、祛邪通窍。拟方：生黄芪、连翘、忍冬藤各15g，辛夷、白芷、荆芥、桔梗、广藿香、炒黄芩、茜草、生甘草各6g，茯苓、桑白皮、炒丹皮各10g，防风、丝瓜络、石菖蒲各5g，鱼腥草20g，炮山甲3g，生薏苡仁30g，共7剂。以上详释于家长，并嘱患儿勿用力擤鼻，忌腥膻发物，避风寒，防感冒，加强体育锻炼。

二诊：患儿鼻塞咳嗽减轻，仍有黄脓涕，检查见双中下甲肿大、色红，中道见少量黄脓涕。双侧扁桃体肿大，咽后壁尚清洁。舌红苔薄白，脉细数。上方减炒黄芪，加太子参6g，共7剂。

三诊：鼻塞明显减轻，晨起时咯黄脓痰，黄脓涕减少。检查见双中下甲肿大一般、色红，中道见少许黄脓涕。双侧扁桃体Ⅱ°肿大，咽后壁尚清洁。舌红苔薄白，脉细数。上方减炮山甲，共7剂。

四诊：少许黄脓涕，检查见双中下甲肿大一般、色红，鼻通气可，中道尚清洁。双侧扁桃体Ⅱ°肿大，咽后壁清洁。舌红苔薄白，脉细数。上方加炒山药调理月余后诸症悉除。

——选自：2014年浙江中医药大学硕士论文
《朱祥成名中医耳鼻喉科学术思想和临床经验探析》

按：如上述，朱老认为鼻渊临床上以虚实夹杂者为主，且多为肺脾气虚，邪毒滞留之证。本案患者病延日久，鼻塞、流脓涕等实象基础上，又见体质瘦弱、面色微黄、易感冒、纳差等肺脾不足之机，正为常见虚实夹杂之候。故朱老治以益气健脾、托脓通窍，益气以扶正，扶正以达邪。扶正之时，辅以连翘、忍冬藤、穿山甲等通络、散结、排脓之品，治标与治本协同，辨病与辨证结合，整体与局部互参，而药效速现。

（2）清肺排脓案：张某，男，6岁。患儿有鼻窦炎史1年余，近月来咳嗽，咯黄脓痰，自诉有涕倒流至咽喉。摄鼻窦CT示：双侧上颌窦少许炎症。予详细局部检查见双中下甲肿大、色红，中道见大量黄脓涕。咽部黏膜略红，咽喉壁少许淋巴滤泡增生，脓痰附着。舌红苔薄白，脉细数。纳食夜寐可，二便调，平素夜间盗汗。四诊合参诊断为虚证鼻渊，属邪毒滞留之证。治以清肺通窍、解毒排脓。拟方：鱼腥草30g，白芷、荆芥、桔梗、炒黄芩、茜草、炒丹皮、蝉衣、浙贝、杏仁、前胡、生甘草各6g，忍冬藤、连翘、桑白皮、炙枇杷叶、稽豆衣、茯苓、远志各10g，陈皮3g，共7剂。以上详释于家长，并嘱患儿勿用力擤鼻，忌腥膻发物，避风寒，防感冒。

二诊：晨起后少许干咳，白昼仍有咳嗽、咯脓痰、夜间盗汗。检查见双中下甲肿大、色红，中道黄脓涕附着，量多。咽部黏膜略红，咽喉壁少许淋巴滤泡增生，脓痰附着。舌红苔薄白，脉细数。上方加佛耳草10g，减炒黄芩，共7剂。

三诊：有黄脓涕从前鼻孔流出，量多，咳嗽咯痰减轻，夜间盗汗。检查见双中下甲肿大一般、色红，中道黄脓涕附着，量一般。咽部黏膜略红，咽喉壁少许淋巴滤泡增生，少许脓痰附着。舌红苔薄白，脉细数。上方减佛耳草、前胡、杏仁，加绿萼梅6g，共7剂。

四诊：黄脓涕明显减少，偶有少许鼻出血，咳嗽咯痰减轻，夜间盗汗减轻。检查见双中下甲肿大一般，中道少许黄脓涕附着，鼻腔黏膜未见明显出血点。咽后壁尚清洁，少许淋巴滤泡。舌红苔薄白，脉细数。上方加白茅根、炒黄芩，经调理月余后，诸症皆消。

——选自：2014年浙江中医药大学硕士论文
《朱祥成名中医耳鼻喉科学术思想和临床经验探析》

按：此案鼻渊急性发作于新感之后，患者鼻塞、流黄涕之时，并见咳嗽、咯黄脓痰之状，肺热痰郁之机可知。同时，患者食纳虽可，然夜间盗汗，脉象细数，提示肺热伤阴之疑。故朱老以大剂量鱼腥草清肺化浊，白芷、桔梗、炒黄芩等品排脓泄热之时，辅以稽豆衣生津益阴之品。继诊之时，朱老据患者变证，加减以解表、理气、生津、清肺之品，而肺热渐消，痰浊渐清，津伤渐复。整个诊治过程中，尤见朱老对病情的精细把握，及灵活进退之遣方用药之法。

3. 谭敬书医案

患者许某，男，44岁，鼻塞、流涕、前额及面颊疼痛7天。曾用抗生素等治疗无效，因畏惧穿刺冲洗而求诊中医，鼻塞终日，流黄浊鼻涕，气味腥臭，口苦，纳差，察其双鼻中道有黄浊脓涕，左侧为多，鼻黏膜红肿，左眶下稍红肿，双上颌窦前壁压痛，舌红苔黄腻，脉弦缓。诊为急性化脓性鼻窦炎，药用升麻解毒汤加辛夷花10g，藿香10g。5剂。

二诊：头痛愈，鼻涕白黏量少，左鼻时塞，视其双鼻中道（－），鼻黏膜淡红，上颌窦压痛消失，舌淡红，苔白腻，脉弦缓。原方去蒲公英、葛根、黄芩等，加茯苓10g，党参10g，法半夏10g，续服5剂而愈。次年来看牙病，谓鼻病一直未复作。

——选自：湖北中医杂志，1986（6）：31－32.

按：谭老认为，方中升麻、葛根二味最为鼻渊要药，不仅可解毒散热、载药上行，尚有升提畅脓之用。急性鼻窦炎以上颌窦为多见，其解剖学待征为上颌窦开口位于上部，形似茶壶，脓汁排出殊为困难，脓汁潴而不泻，故施治每难获效，非升提不能令脓液畅出，升麻、葛根二味升提之力效宏，可促使脓汁溢泻，以助桔梗排脓之功，临证多获效验。

4. 王士贞医案

张某，女，23岁。2018年4月12日初诊。

鼻塞、流脓涕10天，右侧颧部肿痛5天。患者于10天前患感冒后，鼻塞、流脓涕，经治疗（西医治疗）有好转，但5天后又发生颧面部红肿疼痛，曾到当地医院静脉点滴2次。来诊时症见：患者表情痛苦，精神疲惫，鼻微塞，少许脓涕，右侧头疼，右侧颧部、右面颊部及牙齿疼痛，痰黄稠，口微干苦，胃纳差，大便稍干。脉弦细滑，舌质淡红偏暗，苔微黄略厚。检查：双下鼻甲微红微肿，双中鼻道未见分泌物引流。右侧颧部及面颊部微红、肿胀，按之疼痛明显，咽黏膜充血。

中医诊断：鼻渊。

证型：肝胆郁热。

治法：清肝散邪，利湿通窍。

处方：柴胡10g，栀子15g，黄芩15g，生地15g，薏苡仁30g，辛夷花10g，白芷10g，杭菊花10g，蔓荆子10g，浙贝母10g，桑白皮15g，赤芍15g，甘草6g，五指毛桃15g，陈皮6g。5剂，水煎服。

外治法：①辛夷滴鼻液2支，滴鼻，每日3次（教会患者正确滴鼻方法）；②煎煮中药时做鼻熏蒸疗法，每日2次；③粗盐炒热布包熨右侧颧颊部，每日2次。

2018年4月19日二诊：药后，精神已明显较前佳，无鼻塞流涕，右侧颧部及面颊部红肿疼痛明显好转，右上列牙齿稍有酸痛感，口微干，胃纳一般，二便调。脉弦滑，舌质淡红，舌苔白。检查：双下鼻甲稍红、微肿，双中鼻道未见分泌物引流。右侧颧部及面颊部已无红肿及压痛。处方：五指毛桃20g，茯苓15g，白术10g，防风10g，辛夷花10g，白芷10g，蔓荆子10g，法半夏10g，陈皮6g，柴胡10g，甘草6g，桔梗10g，麦冬15g，浮小麦30g，5剂，水煎服。外治法同4月12日。

叮嘱患者药后若有不适，定要再来复诊，患者说，如无大碍，就不再诊。

按：患者来诊时患鼻渊已有 10 天，虽经西医治疗症状有所减轻。但患者因体质较虚弱，正不胜邪，热毒困郁于内而不得外泄，故致颞部及面颊部红肿疼痛。口微干口苦，痰涕黄稠，舌苔微黄厚等，为肝胆郁热，湿热困于里之征。故治疗予清泄肝胆之剂，方中以柴胡、栀子、黄芩清肝泄热；菊花、蔓荆子、辛夷花、白芷疏风散邪，上行清利头目止头疼；赤芍、生地凉血活血兼养阴液；桑白皮、浙贝母清肺化痰；薏苡仁甘淡利湿而不伤阴。分析其脉舌，脉弦滑中带细，舌质淡红，精神又疲惫，说明患者体质较虚弱，故用五指毛桃、陈皮补气醒脾，以助托毒外出。配合滴鼻、蒸汽熏鼻及熨法等特色外治法，内外治疗相结合。因而取得满意疗效。

——王士贞提供

5. 熊大经医案

张某，男，51 岁。

患者感冒后出现左侧鼻塞、流浊涕半个月，伴身疲乏力、头昏头痛、口苦咽干、夜间多梦、大便困难、小便黄，舌红苔腻微黄，脉弦滑。曾抗感染治疗一周（具体用药不详），疗效不佳。查见：双中鼻道鼻内黏膜红肿，双下鼻甲 I°肿大，左中鼻道见较多黄稠分泌物。鼻窦 X 片示左侧上颌窦炎。

诊断：鼻渊。

证型：肝胆湿热。

处方：柴胡、黄芩、川芎、枳壳、法半夏、白芷、瓜蒌各 15g，藿香、白蔻各 10g。3 剂，水煎服，以清利肝胆、宣通鼻窍。

二诊：患者诉头昏、鼻塞明显好转，脓涕减少，自觉夜间鼻塞严重，苔黄，脉弦。上方去法半夏、白蔻、藿香，加丹参10g，钩藤15g，牛膝30g，桔梗15g，2 剂以通窍活血排脓。两周后诸症消失，复查鼻窦 X 线片示双侧上颌窦未见异常。

按：肝胆之经与鼻病发生发展关系密切。本案患者鼻塞、流浊涕基础上，见口苦咽干、夜间多梦、脉弦滑等症，提示肝胆不和，热郁于内之机，故熊老以柴胡、黄芩、钩藤等清利肝胆，半夏、枳壳等祛其痰浊，复肝胆气机，藿香、白蔻、川芎、丹参化其湿邪、活其气血。诸药合用，以奏清肝利胆、复调气机之功。肝胆气机疏利，郁火得消，湿浊得去，邪不上扰，而鼻窍自和。

——选自：中医耳鼻喉科学研究，2009，8（4）：2 - 3.

6. 陈国丰医案

患者张某，男，40 岁，因"右鼻反复流脓涕 2 年余"于 2014 年 8 月 10 日就诊。患者自诉近 1 周来感冒后脓涕又作，伴头胀痛、嗅觉减退。刻下患者持续鼻塞 1 周，流脓涕，伴头胀痛、倦怠、纳呆，舌淡红、苔薄白，脉滑而濡。鼻窦 CT 示右侧上颌窦炎症。证属脾肺失调，邪热夹痰浊上干清窍。治拟托脓化浊开窍。方用生黄芪15g，莘苈子10g，白芷 10g，辛夷 10g，藿香 10g，芦根 10g，大贝 10g，苏子 6g，蚤休 6g，川芎10g，桑白皮 6g，桔梗 6g，甘草 3g，7 剂，水煎服，日 1 剂。

二诊：脓涕减少，头痛减轻，精神转好，效不更方，原方再进 7 剂，嘱其防止受凉感冒。上方继服 1 周后来诊，诸症若失，后予玉屏风散调理善后。

——选自：中医耳鼻喉科学研究，2016，15（02）：50 + 3.

按：本例患者病程长，久病多虚多瘀，不宜多用苦寒之品，患者以脓涕多、头晕头痛为主诉就诊，其主要症状由窦腔内分泌物潴留造成，故以排脓为第一要义。而排脓者，非一味攻伐、通泄之法，本案患者倦怠、纳呆、舌淡红，已现较为明显虚象，正为正气虚惫，邪气留恋深入之机，故君以黄芪，益气托脓、扶正达邪。正气来复，气血力足，则邪去而病安。虽中医素有"邪犯忌补"之说，然正气虚惫，无以达邪者，必不能因之掣肘，此时补益即是攻邪，扶正即为通泄。

7. 陈小宁医案

纪某，女，27 岁。有"过敏性鼻炎"病史，天气寒冷时易发。近日疲劳后鼻流浊涕、质黏，鼻通气不畅，晨起头痛，鼻腔无异味，畏寒，食欲不佳，大便偏稀。检查：鼻黏膜淡红，双下甲及右中甲肥大，鼻道较多黏性分泌物。舌淡红，苔薄白，边有齿印，脉细弦。患者年轻女性，素体偏虚，近日劳累，再加有"过敏性鼻炎"病史，正虚邪犯，脾气虚弱，清阳不升，邪毒久困鼻窍，肌膜败坏，而成浊涕。治以益气升清，佐以芳香化湿。药用：黄芪 10g，防风 10g，白术 10g，白芍 10g，桂枝 10g，辛夷 10g，白芷 6g，藿香 6g，川芎 10g，鱼腥草 10g，柴胡 6g，焦山楂 10g，焦神曲 10g，甘草 3g。服药 7 剂后，复诊：涕量减少，鼻通气改善，头痛发作减轻，大便仍有偏稀，检查：鼻黏膜淡红，右下甲稍大，右侧鼻道仍有黏性分泌物。原方有效，考虑患者脾虚不运所致，原方加山药、陈皮健脾化痰，继服 14 剂，诸症明显减轻，随访 1 个月未复发。

按：陈小宁教授承干老经验，将鼻渊分为急性和慢性两类，并认为该病主要有湿热、气虚两个致病因素。其中湿热者，主要责之肺经、胆腑、脾胃，表现为鼻塞鼻流浊涕，黄稠或质黏，量多，头痛头重，鼻腔有异味，嗅觉差或消失等，治宜化湿祛浊、芳香通窍。气虚型鼻渊主要责之肺气和脾气虚弱，主要表现为鼻塞涕白黏，量较多，无明显臭味，嗅觉欠佳，治以益气升清。本案患者见畏寒、食欲不佳、大便偏稀等明显脾虚之象，故当属脾气虚弱，清阳不升之候，故投以益气升清、芳香化湿之法。药后脾胃气和，清阳复升，湿浊趋下，而鼻窍复通。

——选自：四川中医，2012，30（08）：10 - 11.

（马华安 刘蓬）

第四节 鼻 槁

鼻槁是以鼻内干燥，甚或黏膜萎缩、鼻腔宽大为主要特征的疾病。若鼻气腥臭者，又称臭鼻症。本病发展缓慢，病程较长，其症状一般在秋冬季节比在春夏季节为重。发病有一定的地域特点，多见于气候干燥的地区，以成年人为多见。

西医学的干燥性鼻炎、萎缩性鼻炎、空鼻综合征等疾病可参考本病进行辨证治疗。

【历史源流】

古代文献中有关鼻干、鼻燥的论述中可以找到类似本病的记载。

鼻槁一词，首见于《黄帝内经》。《灵枢·寒热病》言："皮寒热者，不可附席，毛发焦，鼻槁腊，不得汗。取三阳之络以补手太阴。"其中"槁腊"属同义复用，槁，指干枯，腊，指干肉，槁腊即鼻中干燥。《难经·五十八难》沿袭《黄帝内经》之说而有同样的论述。

汉代，《金匮要略》及后世医著亦有鼻藁、咽鼻干焦、鼻塞干燥、鼻干无涕等记载，但多系指病变中的症状而言。《金匮要略·黄疸病脉证并治》提到的"鼻燥"，属过饮醇酒所致酒疸病之症状。

宋代，《太平圣惠方·卷第三十七》言："鼻干无涕者，由脏腑壅滞，内有积热，攻于上焦之所致也。凡肺气通于鼻，主于涕，若其脏夹于风热，则津液不通，皮毛枯燥，两颊时赤，头痛鼻干，故令无涕也。"认为鼻干的病因病机为肺脏积热、风热上攻，其病理机转为肺脏积热挟风热上攻，内外邪热蒸灼，致使津液不通，肌膜干燥，鼻干无涕。在治疗方面提出了用桑根白皮散、木通散、犀角散等内服方药，这些方药多为清肺热、养肺阴的药物组成。此外，还提出了吹鼻散方吹鼻治疗。

元代，《世医得效方·卷第十》载："治久患鼻脓极臭者，以百草霜末冷水调服"。并提出灸囟会、通天两穴以去除臭脓。说明此时已有对鼻槁重症的认识与治疗方法。

明代，《万氏秘传片玉心书·鼻病门》言："鼻干者，心脾有热，上蒸于肺，故津液枯竭而结，当清热生津。导赤散吞服抱龙丸治之。"《医学入门·卷四》有"四时鼻塞干燥，不闻香臭"的记载，指出了春夏秋冬都可以患鼻塞干燥、不闻香臭的病，对本病有了新的认识。

清代，对咽鼻干焦一证的病因病机及治疗多归于燥证中论述，如《杂病源流犀烛·卷十七》中说："燥之为病，阳实阴虚，血液衰耗所致。"若病在上，则表现为"咽鼻干焦"之证，治疗方面，提出"咽干鼻燥，必清上部也。宜清凉饮"。又如《证治汇补·卷之一》中提出："治燥须先清热，清热须先养血，养血须先滋阴。宜甘寒之品，滋润荣卫，甘能生血，寒能胜热，阴得滋而火杀，液得润而燥除。"并指出："切忌香燥动火，及发汗利湿通导之药，损伤津液。至于苦寒辛凉，亦逐末而忘本，世多此弊，其燥愈增。"其所提出的治疗大法及用药宜忌，至今仍为临床中所遵循。此外，《广温热论·卷三》中指出了"温证鼻孔干有四"，即"风热""阳明经热""胃腑热证""亡津液"，并指出了这四个方面的症状及施治药物。

1975 年由广东中医学院主编的中医学院第三版规划教材《五官科学》中首次提出西医的萎缩性鼻炎属中医"鼻藁"的范畴。1980 年由广州中医学院主编的全国高等中医药院校第四版规划教材《中医耳鼻喉科学》首设"鼻藁"病名。1985 年由王德鉴主编的全国高等中医药院校第五版规划教材《中医耳鼻喉科学》将其改为"鼻槁"。至此，以中医病名为主要编写体例的教科书或专科著作中，均以"鼻槁"为病名。2003 年普通高等教育国家级规划教材《中医耳鼻咽喉科学》对鼻槁的内涵与外延进一步做了规范。

【临床诊断】

（一）诊断要点

1. 临床特征　鼻内干燥不适感为鼻槁的临床特征。患者经常感到一侧或双侧鼻内干燥，用鼻子吸气时尤为明显，在气候寒冷或干燥的情况下，吸气时鼻内可有刺痛感，因此，患者常喜欢戴口罩，或自行用棉球等物将鼻孔堵塞起来，以暂时减轻吸气时的干燥不适感。

一般来说，本病的病程较长。

2. 主要伴随症状　除自觉鼻内干燥外，本病主要的伴随症状有鼻出血、鼻塞、嗅觉减退、头昏头痛、鼻内腥臭等。

（1）鼻出血：本病由于鼻黏膜干燥，容易发生鼻出血。一般出血量不多，点滴而出，或擤鼻涕带血丝。

（2）鼻塞：本病因鼻黏膜干燥或萎缩，感觉迟钝，患者可有鼻塞的错觉。也可因干痂堵塞而有鼻堵塞感，自觉通气不畅。

（3）嗅觉减退：因鼻黏膜干燥，感觉迟钝，可导致嗅觉减退，甚则嗅觉失灵。

（4）头昏头痛：鼻腔过度通气，遇冷气刺激则可出现头昏、头痛。

（5）鼻内腥臭：部分患者因鼻黏膜长期干燥而萎缩，黏膜表面脓痂覆盖，可导致经鼻呼出的气体有腥臭味。因患者此时往往嗅觉明显减退，故鼻内腥臭气味不能自知，只有旁人可以闻及。

3. 检查　本病行前鼻镜或鼻内镜检查，可见到以下几种情况。

（1）鼻腔正常：部分患者可见到鼻黏膜及各鼻甲大小均正常，无明显异常表现。

（2）鼻黏膜干燥：部分患者可见到鼻黏膜干燥变薄，容易出血，但鼻甲大小正常。

（3）鼻黏膜萎缩：部分患者可见到鼻黏膜萎缩，鼻甲缩小，尤以下鼻甲为甚。由于鼻甲萎缩使得鼻腔变得宽大，有时可直接从前鼻孔望及鼻咽部，或见鼻黏膜表面大量黄绿色脓痂覆盖，清除痂皮后见黏膜糜烂出血。严重者因鼻腔覆满痂皮，取出时可呈筒状痂。

（二）鉴别诊断

本病可伴有鼻塞、流脓涕的症状，应排除以下两种疾病。

1. 鼻窒　鼻槁虽有时鼻腔宽大，但仍可有鼻塞的症状，亦有以鼻塞为主诉就诊者，故应与鼻窒相鉴别。

鼻槁的鼻塞是一种假性鼻塞，即鼻腔实际上是通气的，但病人自觉鼻塞，原因是鼻黏膜干燥、萎缩或痂皮覆盖，致鼻黏膜表面感觉迟钝，感觉不到空气的进入而产生"鼻塞"的错觉，必定还有鼻内干燥的症状。

鼻窒的鼻塞是真正的鼻塞，是由于下鼻甲肿大使鼻腔的空间减小，以致空气进入鼻腔减少而产生鼻塞的症状，鼻窒的鼻塞有交替性、间歇性，甚至持续性的特点，一般无鼻内干燥感。

2. 鼻渊　鼻槁严重时出现鼻有脓涕的症状，应与鼻渊相鉴别。

鼻槁早期一般无流涕现象，仅在发展到后期严重时才会有脓涕，且有特殊的腥臭味，这种腥臭味只是别人可以闻到，病人自己由于嗅觉明显减退不能闻及，且同时还有鼻内干燥的症状，检查鼻腔内有较多黄绿色痂皮覆盖。

鼻渊最主要的症状是流大量浊涕，一般无特殊的腥臭味，亦无鼻内干燥感，常伴有鼻塞，检查鼻腔多见中鼻甲肿大或息肉样变，中鼻道或嗅裂有分泌物引流或息肉，一般无痂皮覆盖。

【病因病机】

本病的发病主要与燥邪、阴虚、气虚等有关，其内因多以肺、脾、肾虚损为主，外因多为燥热邪毒侵袭，以致伤津耗液，加之邪灼黏膜。其病机主要是津伤而致鼻失滋养，鼻黏膜干枯萎缩而为病。

1. 燥邪犯肺　肺为娇脏，喜润恶燥，气候干燥，或多尘、高温的工作环境，燥热之邪伤肺，循经上灼，熏蒸鼻窍，耗伤津液，蚀及肌膜，鼻窍黏膜干燥。若过食辛辣炙煿助阳生热之物，或吐利亡津，病后失养，致使气津亏损，无以上输，鼻失濡养，易肌膜枯槁，发为鼻槁。

2. 肺肾阴虚　久病伤阴，肺阴不足，津液不能上输于肺，鼻失滋养。肺肾阴液相互资生，肾阴为一身阴液之根本。久病肺虚及肾，肺肾阴虚，虚火上炎，灼伤鼻窍黏膜，则鼻干、黏膜枯萎而为病。

3. 脾气虚弱　脾为肺金之母，为气血生化之源，主运化水谷精微，若饮食失节，或劳倦内伤、久病体弱等，致脾胃虚弱，气血精微生化不足，无以上输充肺而濡养鼻窍，兼以脾不化湿，湿蕴生热，湿热上蒸，熏灼鼻窍黏膜，则为鼻干、黏膜枯萎，或鼻腔见脓涕、脓痂。若湿浊停聚、湿热壅盛，则鼻内大量脓痂覆盖，且有腥臭味。

4. 肺胃郁热　过食辛辣炙煿，嗜食烟酒，致使肺胃郁热，久蕴不去，循经上蒸于鼻，阴津暗耗，鼻窍肌膜失养，日久枯萎，则鼻黏膜干燥枯萎。

【辨治思路】

（一）辨证思路

本病的辨证应围绕鼻内干燥感这个核心症状进行。鼻内干燥说明体内阴津不足，不能濡润鼻腔，其病因病机在于燥热伤阴，虚火或郁热灼伤，或气血亏虚不能濡养。因此本病以虚证为多。《素问·阴阳应象大论》言"燥盛则干"，辨证须抓住一个"燥"字，明确阴津不足之具体病机特点及其病变脏腑。具体可从辨肌膜、辨脏腑这两方面辨证。

1. 辨肌膜 初起鼻黏膜干燥，多属燥邪为患；黏膜干燥色红，多属阴虚较重，虚火或郁热灼伤肌膜；鼻内见大量脓痂覆盖，且有腥臭味者，多伴湿浊停聚或湿热较盛；干燥较重，黏膜萎缩，多夹有血瘀痹阻。

2. 辨脏腑 与本病有关的脏腑主要有肺、脾、肾三脏。

（1）肺：肺开窍于鼻，燥邪伤人，最易伤损肺津，影响肺的宣发肃降，致肺输布津液功能失调。早期鼻内干燥感，伴咽干口干口渴，少涕，或见皮肤干涩，或久居干燥、高温之境地，检查鼻腔黏膜干燥无明显萎缩者，多属于燥邪伤肺，肺燥阴伤，鼻失滋养。

（2）肾：病久鼻内干燥感明显加重，检查见鼻黏膜红干，黏膜萎缩，鼻甲萎缩，或有脓涕痂皮积留，则由于肺阴虚而伤及肾阴，即母病及子，且阴虚生内热，虚火上炎之故。

（3）脾：病久鼻腔有干痂或鼻内大量脓痂覆盖，且有腥臭味，病在脾，为脾胃虚弱，清阳不升，鼻窍失养，兼脾不化湿，湿壅化热，熏蒸肌膜。

（二）治疗思路

润泽鼻腔是鼻槁的基本治疗原则和思路。在治疗用药时应时刻注意保护阴津，忌用辛温、香燥、发汗、通利等伤津之品。围绕这个思路，治疗可从调理脏腑功能、祛除致病病邪这两方面论治。

1. 从脏腑论治 燥邪最易伤肺，而肺、脾、肾三脏又存在着五行相生关系，故清燥润肺、补肾填精、培土生金是治疗鼻槁不容忽视的重要治法。补益时不宜过于温燥伤阴。本病出现鼻黏膜明显萎缩、鼻腔宽大时，常有痂皮覆盖鼻黏膜，且痂皮下常有脓涕，应健脾祛湿。涕浊或腥臭，多为湿壅化热，宜清热化浊。

2. 从病邪特点论治

（1）润燥：滋养润燥，或培土生金，使鼻窍得以滋润濡养，这是治疗鼻槁常用的治则。滴鼻药的应用亦以滋润生津为原则，滴鼻也利于缓解鼻腔干燥的症状，亦能软化痂皮，使之易于擤出。禁用收缩、温燥之剂滴鼻。

（2）祛浊：鼻中有痂皮或痂皮下有脓涕，从健脾化湿祛浊论治。同时配合外治，定期清除痂皮及痂皮下的脓涕，防止脓痂长期稽留鼻腔。

（3）清热：阴虚则虚火上炎，湿浊滞留则壅而化热，火热炎上又加重鼻腔阴液的损伤，因此病程中鼻黏膜干燥而红，或涕黄，脓痂、黄痂多，治疗宜清热治疗。

本病属于慢性疾病，病程较长，内服中药并配合滴鼻等外治法，对于早期鼻黏膜萎缩不明显者，有较好的治疗效果。即使到了后期鼻黏膜明显萎缩者，只要坚持服用中药治疗，并定期配合洗鼻、滴鼻、蒸汽吸入等外治法，依然可以改善症状，提高生活质量。

【辨证论治】

1. 燥邪犯肺

主证：鼻内干燥，灼热疼痛，涕痂带血，鼻黏膜干燥，或有痂块，咽干咽痒干咳，特别在气候干燥季节，症状更加明显。舌尖红，苔薄黄少津，脉细数。

治法及方药：清燥润肺，宣肺散邪。可选用清燥救肺汤加减。常用药物如桑叶、石膏、人参、麦冬、阿胶、火麻仁、杏仁、枇杷叶、甘草等。

加减法：鼻内干燥，鼻气燉热者，可加地骨皮、黄芩、桑白皮等以清泄肺热；咽干、干咳者，可加玄参、生地、川贝母等清热利咽、润肺止咳。鼻衄者，可加白茅根、茜草根、生地等凉血止血。鼻塞、嗅觉不灵者，可选加辛夷花、苍耳子、鹅不食草、白芷、薄荷等以宣发肺气、芳香通窍。

2. 肺肾阴虚

主证：鼻干较甚，鼻衄，嗅觉减退，鼻黏膜色红干燥，鼻甲萎缩，或有脓涕痂皮积留，鼻气恶臭。咽干，干咳少痰，或痰带血丝，腰膝酸软，手足心热。舌红少苔，脉细数。

治法及方药：滋养肺肾，生津润燥。可选用百合固金汤加减。常用药物有生地、熟地、百合、麦冬、玄参、白芍、当归、贝母、桔梗、甘草等。

加减法：鼻燥，肌膜萎缩重者，可加沙参、天冬、制首乌等以滋阴润燥、养血生肌；鼻衄者，可加白茅根、旱莲草、藕节等凉血止血；腰膝酸软者，可加牛膝、杜仲补肾强腰。纳呆者，可酌加少量陈皮、半夏、砂仁等行气和胃。虚火上炎之象明显者，可选用知柏地黄汤加减。

3. 脾气虚弱

主证：鼻内干燥，鼻涕如浆如酪，头痛头昏，嗅觉减退，鼻黏膜色淡，干萎较甚，鼻腔宽大，涕痂积留。常伴纳差腹胀，倦怠乏力，面色萎黄。舌淡红，苔白，脉缓弱。

治法及方药：健脾益气，祛湿化浊。可选用参苓白术散加减，常用药物如人参、茯苓、炙甘草、炒扁豆、怀山药、莲子肉、薏苡仁、砂仁、桔梗等。

加减法：纳差、腹胀者，可加砂仁、麦芽等助脾运化。鼻腔干燥兼大便不畅者，可酌加火麻仁、瓜蒌仁之类润肠通便。鼻涕黄绿腥臭者，可加黄芩、鱼腥草等。鼻内干燥、鼻塞、头眩、倦怠乏力者，可加黄芪、人参、白术、柴胡、升麻、葛根等健脾升清、濡养鼻窍。

4. 肺胃郁热

主证：鼻内干燥灼热，嗅觉不灵，鼻肌膜干红萎缩，鼻腔宽大，鼻腔可有干痂、黄绿秽涕，常伴口干、便秘、小便黄，舌质红，苔黄，脉有力而略数。

治法及方药：清宣郁热，生津润燥。可选用加味升麻葛根汤治疗。常用药如升麻、葛根、芍药、甘草、黄芩、桑白皮、地骨皮、麦冬、生地等。

加减法：大便秘结者，可加火麻仁、桃仁、杏仁等润肠通便；口苦咽干、烦躁易怒、脉弦者，可加龙胆草清泻肝火；鼻气臭秽者，可选加薄荷、藿香、佩兰等芳香辟秽；伴脓涕黄浊量多者，可加金银花、藿香、白芷清热解毒、化浊除涕。鼻涕黄绿腥臭、痂皮多者，可加薏苡仁、土茯苓、鱼腥草、败酱草、冬瓜仁、蒲公英等以清热祛湿、化浊排脓。

本病属慢性疾患，若久病不愈，久病入络夹瘀，根据"瘀血不去，新血不生"的理论，可在辨证用药时，酌加活血化瘀之品，如丹参、归尾、鸡血藤、桃仁、红花、路路通、赤芍、水蛭、穿山甲、土鳖虫之类，以助活血通络、化瘀生肌。

【外治法】

1. 鼻腔冲洗　鼻腔有脓痂者，可用温热生理盐水、温开水或中药鱼腥草、黄芩、蒲公英、野菊花等煎水冲洗鼻腔，以清除鼻内痂皮，减少鼻腔臭气，每日 1～2 次。可选用冲洗器或自行用掌心盛生理盐水或药液，低头由鼻吸入，经口吐出。

2. 滴鼻　用具滋养润燥作用的药物滴鼻。如选用芳香通窍作用的中药配以麻油、液状石蜡油、冰片制成滴鼻剂滴鼻，或选用复方薄荷油滴鼻液等滋润性滴鼻液。滴鼻法一般每侧鼻腔滴鼻 1～2 滴，每日 2～3 次。注意：鼻槁病人忌用血管收缩剂滴鼻。

3. 蒸汽吸入及超声雾化吸入　可用内服中药再煎煮，或用清热解毒排脓中药水煎，蒸汽吸入鼻腔；或以生理盐水、鱼腥草注射液、丹参注射液超声雾化经鼻吸入。

鼻腔内痂皮较多者，宜先清除痂皮，再选用以上的外治法。清除的方法，不宜强行剥离，以免损伤黏膜导致出血，可先滴入适当的油类润滑剂使之湿润后再顺利清除。

【针灸按摩】

1. 体针　取迎香、禾髎、足三里、血海、三阴交、肺俞、脾俞、肾俞等穴，直刺或斜刺，进针 0.3～0.5 寸，中弱刺激，留针 10～15 分钟，用补法，每日 1 次。10 次为一疗程。

2. 耳针或耳穴贴压　取内鼻、肺、脾、肾、内分泌等耳穴，用王不留行籽或磁珠贴压。

3. 艾灸　取百会、囟门、上星、足三里、迎香、绝谷、肺俞等穴，每次2穴，悬灸10～15分钟，至局部发热，呈现红晕为止，每日或隔日一次。

【其他疗法】

1. 按摩疗法　每晚睡前自行按摩迎香、合谷、印堂、鱼际、关元、足三里等穴。

2. 穴位埋线　通过羊肠线对穴位的持续刺激作用疏通经络、畅达气血，治疗疾病。方法：外鼻及周围常规消毒，铺洞巾暴露外鼻，在迎香穴注射1%普鲁卡因，每侧1～2mL，用羊肠线穿三角缝合针刺入迎香穴并穿过穴位，埋线长约0.5cm，剪去露出皮肤外面的线头。如有出血，用纱布或消毒棉球稍加压止血，不必包扎。

【预防调护】

1. 积极防治各种鼻病及全身性慢性疾病。

2. 加强自我保护，尽量避免到粉尘过大的环境中去。

3. 注意劳动保护，改善生活与工作环境，减少粉尘吸入，在高温、粉尘多的环境，要采取降温、除尘通风、空气湿润等措施。

4. 保持鼻腔清洁湿润，及时清除积留涕痂。

5. 禁用血管收缩剂滴鼻。

6. 病后饮食调养十分重要，应戒饮酒，禁食辛辣、燥热食物，以防进一步伤阴。

【名医经验】

（一）干祖望医案

1. 滋阴润燥治鼻槁案

孙某，男，24岁。1991年8月24日初诊。

鼻塞4年，四季皆然，运动后或劳动可以缓解一些，少涕液，嗅力迟钝，两鬓作胀，头脑昏沉，咽干喜饮，发音失泽。检查：鼻腔正常，呼吸通畅（但本人谓不通）。黏膜干燥无液。舌薄苔，脉平。

医案：病苦于堵塞，检查正常，显然病灶所在"用"而不在"体"。考虑恶燥，燥气一凌，鼻为之干，干则关机无润，以无液而幻感易生，如堵、如异物附丽等。燥则欲治以润，大补阴丸合增液汤。川黄柏3g，知母10g，生地10g，熟地10g，沙参10g，麦冬10g，芦根30g，玉竹10g，百合10g，柿霜10g，天花粉10g。7剂煎服。

1991年9月3日二诊：时逾1个月，药进14剂，通气已通畅一些，嗅觉也似乎提高。头昏鬓胀也明显减轻，咽干已经式微，而饮亦减少。检查：鼻黏膜仍偏于干燥。舌薄白苔，脉平。

医案：病由燥致，燥去则病亦去，绝无深奥之意。再予养津润燥，以扫残邪。生地 10g，知母 10g，川黄柏 3g，熟地 10g，麦冬 10g，玉竹 10g，芦根 30g，沙参 10g，天花粉 10g，生石膏 30g。7 剂煎服。

——选自：《干祖望耳鼻喉科医案选粹》

按：本例以鼻塞为主诉就诊，症状主要表现为鼻腔失"用"，检查见鼻腔黏膜干燥无液，故以滋阴降火、润燥生津为主，方中黄柏苦寒泻相火以坚真阴，知母苦寒，上以清润肺热，下以滋润肾阴，配合养阴生津之品，故燥去病亦去。本例也提示我们临床遇"鼻塞"者，应注意检查鼻腔情况，辨病辨证治疗。

2. 从脾论治鼻槁案

吴某，男，60 岁。1993 年 7 月 23 日初诊。

客岁初夏开始，鼻腔、口腔作干，之后鼻衄，舌尖作痛，而且舌背渗血。大便稀薄已 1 年。检查：鼻左下甲瘦削，中隔肥厚；右侧有大嵴突一个，其下有一出血点。咽后壁污红、干枯。舌背未见异常，舌苔厚腻而糙，上覆灰苔，质红少津，脉平偏细。

医案：脾失健运，大便长期稀薄；脾弱于生化精微之权，当然口鼻常干而燥。燥甚则痛而灼矣。脾失统血，血失摄纳而任意外溢矣。治宗李东垣手法。党参 10g，白术 6g，茯苓 10g，白扁豆 10g，山药 10g，乌梅 10g，焦苡仁 10g，酸枣仁 10g，大枣 7 枚，甘草 3g。7 剂煎服。

1993 年 7 月 30 日二诊：药进 7 剂，干燥明显改善，残存无几。鼻衄已除。舌痛舌衄，亦所存不多。大便接近正常。新的变化为舌的表面有热感。余身乏力。检查：鼻腔同上诊，出血点消失。咽后壁污红干枯改善。舌苔已化，呈薄苔，脉平。

医案：时处盛夏大暑，舌苔厚腻且糙，取用峻补重敛之剂得能苔化迅速，诸恙悉减者，可以证实中医之辨证论治之独到之处。求痊之扉叩开，循径再进。党参 10g，白术 6g，茯苓 10g，酸枣仁 10g，山药 10g，乌梅 10g，仙茅 6g，淫羊藿 10g，大枣 7 枚，甘草 3g。7 剂煎服。

1993 年 8 月 6 日三诊：干燥已不明显，但舌头仍然疼痛烧灼，又有出血。大便再度稀薄。检查：左重右轻，两颊黏膜呈地图型浅在性糜烂，周围充血而红（似乎糜烂型扁平苔藓）。舌薄苔，脉平。

医案：干燥得润而口疮糜烂，同时大便失调，宗脾开窍于口，舌为心之苗论治。竹叶 10g，灯心草 3g，白茅根 10g，白术 6g，茯苓 10g，山楂 10g，六曲 10g，白扁豆 10g，六一散 12g。7 剂煎服。养阴生肌散，外用吹口腔患处，一日数次。

——选自：《干祖望耳鼻喉科医案选粹》

按：本例患者鼻干、口干，伴大便稀薄，且舌苔厚腻，故从脾论治，脾健则能生化精微，鼻窍得养。治疗期间，时处盛夏，症状缓解，厚腻之苔已化，也验证了该例从脾论治的正确性，故循经再进，诸症缓解。

（二）蔡福养医案

1. 从肺论治鼻槁案

彭某，男，25岁，内蒙古边防战士。1981年9月20日初诊。

主诉：鼻腔干燥，嗅觉失灵。

现病史：患者有慢性鼻疾已数年。曾因鼻塞持续不减而诊断为"肥厚性鼻炎"，并在当地行下鼻甲部分切除术，术后鼻塞虽有改善，但渐觉鼻腔干燥，通气过甚，涕呈黄浊，有痂皮积于鼻内。从夏日开始，除鼻部症状外，又觉咽干咽痒时咳，有时可从咽部咯出薄痂皮，呼吸从鼻发出哨音，头疼不适，自觉分泌物由鼻或咽排出时有热腥气味。为此患者心情抑郁不舒，后在杂志上见到余发表的治疗此症文章，便专程来河南求治。

检查：鼻内肌膜干燥，鼻甲中度萎缩，鼻腔宽大呈桶状，可直视鼻咽部，鼻中隔正中有一圆形穿孔如黄豆大，鼻内肌膜上附有痂皮，除掉后呈浅层糜烂，咽腔黏膜干燥缺津，色深红，肌膜萎缩光亮。

诊断：鼻槁。

辨证：肺脏虚损，鼻窍失养。

治则：养阴润燥，宣肺散邪，养血生肌。

方药：清燥救肺汤加味。炙党参10g，桑叶9g，杏仁6g，生石膏15g，阿胶（烊化）9g，当归12g，麻仁10g，寸冬15g，生地12g，甘草3g，辛夷12g，丝瓜络12g。6剂，水煎服，每日服1剂。

外用涂药：生蜂蜜30mL，冰片1g，共调匀装瓶备用。使用前，先用淡盐水洗净鼻内痂皮，拭干后再用棉签蘸药涂鼻内，1日2次。

10月初复诊：1月来坚持内服外涂，自觉鼻干燥，通气等症状皆较来郑前有明显改善，痂皮减少，易于排出，头疼减轻，咽部觉舒，药中病所，守方不变。

三诊：用药12剂，鼻部觉舒，涕改为白黏，痂皮已无，查鼻内肌膜潮红，润泽，鼻甲似有再生之机，呈淡红色，鼻中隔肌膜不燥但穿孔尚未愈合，咽腔黏膜已较润泽。因急于归队，求给予长期服方，根据情况，停内服药，继续外涂，以观后效。半年后来信，诸症无发展。

——选自：《蔡福养临床经验辑要》

按：本例鼻槁发生于下鼻甲部分切除术后，究其原因，实由术后气阴两伤，脏腑虚损，尤肺脏阴虚为甚，阴虚生内热，热邪耗津，加之患者长期生活在内蒙古风沙干燥地区，燥邪伤阴，内外燥热相合，耗津伤阴，发为本病。故以清润燥热、养血濡鼻为法，并配合外治，坚持治疗，故取得了很好的疗效。

2. 从脾论治鼻槁案

朱某，女，40岁，教师。1983年10月25日初诊。

病史：近 2 年鼻塞不通，香臭不辨，涕量增多，且大多为黄脓样，有腥臭气味。形体消瘦，食少腹胀，少气无力，肢体易困倦，头部昏蒙不适，舌质淡，舌体胖有齿痕，苔白，脉沉细。

检查：鼻内肌膜潮红，鼻甲重度萎缩，有灰褐色痂皮附着在鼻道内，钳出呈桶状，鼻前窍干燥不荣，鼻根部凹陷呈鞍鼻状。

诊断：鼻槁。

辨证：脾虚血弱，鼻肌失养，湿热熏蒸，清窍不利。

治则：补脾益气，养血濡鼻，清利湿热。

方药：八珍汤合泻白散加味。生桑皮 12g，地骨皮 12g，党参 12g，茯苓 12g，白术 12g，当归 10g，熟地 15g，川芎 9g，白芍 12g，茵陈 20g，蒲公英 30g，泽泻 10g，甘草 3g，路路通 20g。外用鼻炎灵（由苍耳子、白芷、辛夷、冰片、薄荷霜、香油制成）滴鼻，每日 2 次。

二诊：12 剂后来信相告，黄脓涕减少，全身状况改善，复信继续用药 1 个月后到当地医院检查。

三诊：气血既补，身体强健，亲自赴郑复查。望其精神愉快，面色红润，查鼻肌潮红，但鼻内分泌物减少，无痂皮潴留，嗅觉未复。治当以宣肺散邪透窍为主，处方如下：苍耳子 6g，白芷 6g，辛夷 6g，丝瓜络 15g，路路通 15g，生桑白皮 15g，生山楂 30g，薄荷 6g，甘草 3。葱白 3 寸引，水煎，2 日 1 剂，连服 1 个月。继续滴用鼻炎灵。

1 个月后来信告知，鼻已能嗅到葱味，停药观察，近期无复发。

——选自：《蔡福养临床经验辑要》

按：本例以鼻塞、嗅觉减退、脓涕为主症，鼻甲重度萎缩，有痂皮附着，伴消瘦、乏力等，舌体胖有齿痕，故治以补脾清湿热，佐以养血活血。浊涕得清，鼻窍得养，诸症自愈。

（三）熊大经医案

1. 从肺肝论治鼻槁案

寇某，女，43 岁。2005 年 6 月 1 日初诊。

主诉：鼻腔干燥伴咽干、唇干 2 年，加重 2 月余。

天气炎热，久居空调室内明显加重，月经量少，畏寒。舌体小，舌质红，苔微黄，脉细涩。

处方：柴胡 10g，法半夏 10g，泡参 30g，麦冬 20g，丹参 20g，枳壳 10g，全蝎 5g，黄芪 30g，五味子 10g，地龙 20g。6 剂，日 1 剂，水煎服。

6 月 8 日二诊：患者述服药后鼻腔干燥稍好转，余未见特殊。在原方基础上去法半夏、枳壳、全蝎、地龙，加红花 10g，枸杞子 20g，云苓 20g，6 剂。

6月15日三诊：患者述鼻部干燥好转，饮水量减少，月经量少，检查见患者双侧鼻腔色暗红，萎缩明显好转，余未见特殊。在上方基础上去云苓、枸杞加白芍30g，全蝎5g，地龙20g。服药8剂后，诸症消失而愈。

——选自：四川中医杂志，2007，25（3）：7-8.

按：该例为中年女性患者，月经不调，且与环境因素有密切关系，治以疏肝理气、养阴润燥，并予大量补气药以培土生金，以全蝎、地龙等通络化瘀。临床辨证准确，用药全面，故取得了很好的疗效。本例也提示应避免久居空调房间防止病情加重。

2. 从心肾论治鼻槁

刘某，女，58岁。2013年1月25日初诊。

主诉：嗅觉消失半年余。

病史：患者于半年前因不慎从10米高处跌落，头部受伤，经过缝合，头颅CT示：颅内未见明显异常，住院治疗后，身体恢复健康。后来发现嗅觉消失，多处医院诊治，未见明显好转，医生告知嗅神经已破坏。伴有鼻腔、咽部干燥，饮食可，眠差，二便调，全身无其他不适。为求进一步诊治，遂来我院就诊。

局部检查：双侧鼻腔少（稍）宽大，双下鼻甲萎缩，鼻黏膜干燥，双侧中鼻道可见少许黄痂，无臭气。咽部干燥少津，淋巴滤泡增生。

患者发病以来渐感精神欠佳，少气懒言，饮食可，睡眠、二便正常。舌体胖大，色淡红，左侧寸脉较弱，双侧尺脉沉弱。总体脉沉缓。

中医诊断：失嗅，鼻槁。

治以补肾养心、升清润燥、通利鼻窍。方选十补心肾丸加减合生脉散，具体方药如下：黄芪30g，熟地黄20g，山茱萸20g，丹参20g，葛根30g，酸枣仁20g，柏子仁20g，党参20g，麦冬10g，五味子10g，石菖蒲15g，珍珠10g，当归10g。

——选自：中医眼耳鼻喉杂志，2013，3（1）：6-7.

按：患者以失嗅为主诉，查下鼻甲萎缩，鼻黏膜干燥，故诊断为失嗅、鼻槁。其病因外伤而致，常规会从活血论治，该例熊老根据"鼻腔五度辨证"理论，嗅区与血度和髓度的关系密切，即与心、肾关系密切，故治疗以养心定惊、补益肺肾为主，取得了很好的疗效。

（四）田道法医案

从肺脾、脾肾论治鼻槁案

习某，女，59岁，家庭妇女，某化工厂退休员工。2009年3月6日初诊。

主诉：常觉鼻内干燥不适伴有疼痛感10余年。

现病史：患者于10余年前开始，常感觉鼻内干燥不适，偶有痛感，常有黏稠分泌物溢出，鼻呼吸欠通畅，夹有黄绿色干痂，间有涕中带血现象，伴头胀，咽部不适及干燥感，语音低微。间断求医治疗，但疗效均不能持久。近年来症状逐渐加剧，鼻燥且鼻呼吸不畅，涕中带血现象较为频繁，血色较深，鼻分泌物有异味，但自觉嗅觉减退，口中气味较明显但不自知，以至于不愿与人过于接近。伴有体倦乏力，头昏头重且胀，咽干而喜温饮，睡眠不佳，心烦易怒，小便清长，夜尿多，大便不爽。舌质红，苔白，脉弦细而迟。

检查：鼻黏膜干红发亮，鼻腔宽阔，下甲瘦小，表面附有黄绿色痂皮，尤以中道处更多，中甲水肿，中隔前下方黏膜显粗糙糜烂，附有血痂；咽部黏膜黯红，较干而发亮，双扁桃体萎缩，鼻咽黏膜黯红粗糙，下咽黏膜黯红，舌根淋巴组织黯红肿胀，喉腔黏膜黯红，声带稍红而肿。

诊断：鼻槁（萎缩性鼻炎）。

辨证：肺脾气弱，湿热蕴鼻。

治法：健脾益气，清肺化湿，润燥通窍。益气温阳活血方合辛夷清肺饮加减。处方：黄芪30g，太子参15g，茯苓12g，辛夷12g，黄芩10g，栀子10g，升麻5g，麦冬12g，百合12g，石菖蒲10g，牡丹皮12g，地龙10g，川芎10g，墨旱莲15g，炙甘草5g。10剂。

2009年3月17日二诊：诉用药后症状有所缓解，鼻内干燥感减轻，涕血减少，鼻内异味及口气改善，余症同前。舌淡红，苔白，脉弦细而迟。查鼻腔黏膜黯红，较干而粗糙，下甲瘦小，中甲水肿，鼻腔黏膜表面黄绿色痂皮减少。中隔黏膜糜烂情况有所好转。原方去墨旱莲、茯苓、石菖蒲，加补骨脂12g，锁阳10g，莪术10g。10剂。

2009年3月31日三诊：诉用药后症状继续趋于缓解，鼻干、疼痛感减轻，涕血减少，鼻内异味已不明显，口气较前明显好转，咽干舌燥现象已不显著，体力增强，睡眠改善，二便好转。舌质淡，苔白，脉弦细而迟，检查同前。予前方20剂继服。

2009年4月24日四诊：诉用药后症状大部缓解，鼻干、疼痛感甚轻，已无涕血现象，鼻内异味及口气基本消失，咽干舌燥现象已不明显，体力基本恢复正常，睡眠安稳，二便调。舌淡红，苔薄白，脉弦细。查鼻黏膜黯红，表面洁净，稍显粗糙但润滑，下甲偏小，中甲黏膜淡红，水肿消退，中隔黏膜糜烂面愈合。嘱坚持服用补中益气丸、杞菊地黄丸及复方丹参片半年，再继续间断服用半年。

年余后患者反馈病情，基本维持前述状况，偶有鼻干不适感，但能够用药缓解。

——选自：《田道法医案精华》

按：该例以补益肺脾治本、清热化湿治标，兼以通窍缓其急。在治疗中由补益肺脾之气逐渐过渡到温补脾肾阳气，同时配合活血化瘀之品，后以健脾益气、补肾养阴、活血行瘀善其后，坚持年余，故取得了很好的疗效。

（五）古代医案

王执中母氏久病鼻干，有冷气，问诸医者，医者亦不晓，但云疾病去自愈。既而去亦不愈也。后因灸绝骨而渐愈。执中也常患此，偶绝骨微疼而著艾，鼻干亦失去，初不知是灸绝骨之力，后阅《千金方》有此症，始知鼻干之去，因灸绝骨也。

——选自：《续名医类案·卷十七》

按：这里描述了两则医案，一为执中母，因他病而致鼻干伴鼻中冷气，一为执中本人，鼻干伴绝谷微疼，两人均灸绝谷而愈。绝谷，小腿外侧部，为足外踝尖上 3 寸，腓骨前缘凹陷中。绝骨穴为髓会要穴，据报道该穴有生精补血、通筋活络之效，选用温灸之法，加强了生津补血之力，故可治疗鼻干。

（六）名家外用滴鼻经验方

1. 谭敬书方"丹芍滴鼻油"滴鼻

主治：萎缩性鼻炎、干燥性鼻炎等。

功能：凉血活血，解毒滋窍。

组成：生大黄、牡丹皮、赤芍药、白芷各 10g，冰片 1g。（一方有生地黄、麦冬，无白芷）

制法与用法：将上药加适量生麻油过药面浸泡一夜，文火煎至赤芍药焦黄为度，去渣，待凉后加入冰片，以油滴鼻。

——选自：《中国现代百名中医临床家·谭敬书》

2. 耿鉴庭方"滋润护鼻蜜"滴鼻

主治：干燥性鼻炎、萎缩性鼻炎。

处方：鲜白菊花、蜜清适量，亦可少加枸杞。

制法与用法：隔水同蒸，制成装入滴瓶滴入。初滴有不适感，二三次后，即可习惯。

——选自：《中国百年百名中医临床家丛书·耿鉴庭》

（花君霞）

第五节　鼻　衄

鼻衄是以鼻出血为主要特征的疾病。古人根据病因和症状的不同尚有不同的命名，如伤寒鼻衄、时气鼻衄、温病鼻衄、虚劳鼻衄、经行鼻衄、鼻洪、鼻大衄等。鼻衄是临床上常见的鼻科急症之一，好发于各年龄阶段，男女发病率无明显差别，无地域性，秋冬季节发病率较高。

鼻衄可由鼻部损伤引起，亦可因脏腑功能失调所致，本节重点讨论后者所引起的鼻衄（前者可参考"鼻损伤"一节）。

西医的鼻出血，某些鼻腔鼻窦疾病（如干燥性鼻炎、萎缩性鼻炎等）及某些全身性疾病（如高血压等）以鼻出血为主要症状时均可参考本病进行辨证治疗。

【历史源流】

鼻衄一证，最早见于《黄帝内经》，始称"衄血"，如《灵枢·百病始生》"阳络伤则血外溢，血外溢则衄血"，提出鼻衄是因阳络受伤所致，并介绍了针灸治疗鼻衄的穴位；《素问·金匮真言论》"春善病鼽衄"，多认为鼻衄与四时气候有较密切的关系。

汉代，《伤寒杂病论》对鼻衄提出了新的见解。如《伤寒论·辨太阳病脉证并治》提出伤寒鼻衄"衄乃解""血衄者愈"，认为血汗同源，不得汗解，必得衄解，外邪可泄，郁阳可伸，故伤寒鼻衄为病解之兆。在太阳病篇中还提到"衄家，不可发汗"，并记载了误汗后血液大伤的变证。此外，在《伤寒论·辨太阳病脉证并治》中提出了阳明病鼻衄的预后。《金匮要略·惊悸吐衄下血胸满瘀血病脉证治》提出了衄血的脉证与预后，并有中气虚寒、心气不足而致鼻衄的证治。

隋代，《诸病源候论·卷二十九》中对鼻衄的病因病机进行了较为详细的论述。如"凡血与气，内荣脏腑，外循经络，相随而行于身，周而复始。血性得寒则凝涩，热则流散；而气，肺之所生也，肺开窍于鼻，热乘于血，则气亦热也。血气俱热，血随气发出于鼻，为鼻衄"。其根据不同疾病而致鼻衄，分为虚劳鼻衄、伤寒鼻衄、时气鼻衄、热病鼻衄及温病鼻衄等。认为虚劳鼻衄是血虚气逆而致，而伤寒鼻衄、时气鼻衄、热病鼻衄及温病鼻衄，均以火热为主，是热迫血妄行而致鼻衄。而且，按鼻衄的病情轻重，又分为鼻衄不止、鼻大衄、鼻久衄等。

宋代，《太平圣惠方》在第十卷、第十六卷、第十八卷、第三十七卷中均有鼻衄的记载，其根据《诸病源候论》对鼻衄的分类，充实了辩证治疗的方药。《三因极一病证方论·卷之九》着重讨论了鼻衄的病因病机及其证治，把鼻衄的病因分为内因、外因、不内外因，对后人颇有启发。《济生方·鼻门》则认为血热气逆而致鼻衄，并介绍了用扎指法治疗鼻衄不止。

金元时代，李东垣《兰室秘藏·卷中》载有人参饮子治疗脾胃虚所致鼻衄；黄芪芍药汤为辛温补血益血之剂，可治疗鼻衄血多。刘完素《素问玄机原病式·六气为病》认为鼻衄的病因以火热为主。朱丹溪《局方发挥》讨论了阴虚鼻衄的病机，认为"夫口鼻出血，皆是阳盛阴衰，有升无降，血随气上越出上窍"。但朱氏所论阴虚，在当时主要是从血虚认识，多用四物汤加减治疗。

明代，《本草纲目》总结了逐瘀散滞止血药87味、滋阴抑阳止血药88味、理气导血药21味、调中补虚药23味，且介绍了"从治"和"外迎"的治法。《景岳全书·血证》曰："衄血之由内热者，多在阳明，治当清降为主。微热者，宜生地黄、芍药、天冬、麦冬、玄参、丹参或局方犀角地黄汤、生地黄饮子、麦门冬散之类主之。热者宜芩连栀柏或茜根散、抽薪饮、加减一阴煎。若兼头痛口渴者，以玉女煎、白虎汤之类。或阳明热极，下不通而火壅于上者，宜拔萃犀角地黄汤之类通下而上自愈。"

《景岳全书·卷之三十·杂证谟》中又有"衄血之由外感者，多在足太阳经"之说。他对于阴虚衄血的认识尤为深刻，认为"衄血虽多由内热而致，而唯于阴虚者为尤多。正以劳损伤阴，则水不制火，最能动冲任阴分之血"。在诊断上，认为当察脉之滑实、洪大、弦芤、细数，以判断火之虚实。在治疗上，认为阴虚鼻衄"当以甘平之剂，温养真阴，务令阴气完固，乃可拔本塞源，永无后患"。

清代，《血证论·卷二》详细地从辨证论治的角度分析了肺火壅盛、阳明热盛、肾经虚火所致的鼻衄，总结出止血、消瘀、宁血、补虚的血证治疗法则。对鼻衄量多者，称为脑衄，若出现阴脱阳亡危急之候，提出用独参汤加附子等治法。

【临床诊断】

（一）诊断要点

1. 临床特征　鼻出血为本病的临床特征。临床上应注意鼻出血的方式、量、频度等主要信息。

（1）鼻出血的方式：鼻出血的方式主要有两种：一是从前鼻孔流出，二是从后鼻孔流向咽部。

1）前鼻孔出血：前鼻孔出血是鼻衄最常见的方式。患者突然自觉鼻孔内发热而从前鼻孔流出新鲜血液，以单侧为多见，亦可双侧鼻孔同时流血。由于突然鼻孔流血，常易造成患者紧张，因此不少患者选择看急诊。

2）鼻后部流血：患者自觉有液体向后流向咽部，经口吐出红色的血液，可被患者发现；若患者咽下至胃中，可能不易发现出血现象，此时患者排出的大便常为黑色。这种方式的鼻出血在平卧或头后仰时容易发生，临床上易与胃出血导致的吐血或下呼吸道出血导致的咯血混淆，应注意鉴别。

（2）鼻出血的量：鼻衄的出血量多少不一。少则点滴而出，片刻自止，或按压鼻孔即止，或仅鼻涕带血；多则血如泉涌，口鼻俱出，一次出血达数百毫升。

（3）鼻出血的频度：鼻衄的出血，有时一次止后不再复出；多数情况下易反复出血，间隔时间多少不等。

儿童反复出血者，常与鼻痒、打喷嚏并见，一般每次出血量不多，故《黄帝内经》将这种情况称为"鼽衄"，多为鼻痒时用手揉鼻造成鼻黏膜损伤而反复出血。

2. 主要伴随症状　鼻衄常见的伴随症状有鼻内干燥灼热感、鼻痒喷嚏、黑便、头昏心慌、紧张焦虑等。

（1）鼻内干燥灼热感：鼻内干燥灼热感是鼻衄最常见的伴随症状，可出现在鼻出血的前后，尤其是反复鼻出血者，鼻内干燥灼热感可能较长时间持续存在。

（2）鼻痒喷嚏：一部分反复鼻衄者常伴有鼻痒、喷嚏多，因鼻痒而使患者反复揉鼻，在揉鼻后易发生鼻衄。这种情况以儿童为多见。

（3）黑便：鼻出血向后流向咽部者，可造成患者不由自主地咽下，导致大便呈黑色，类似于上消化道出血的柏油样大便。

（4）头昏心慌：鼻出血量大，或患者过分紧张者，可伴有头昏、心慌等症状。反复出血，失血量多者，亦可较长时间出现头昏、心慌、易疲劳等症状。

（5）紧张焦虑：鼻出血显而易见，故对于一部分患者来说，见到自己鼻孔出血容易紧张，甚至焦虑不安，这种紧张、焦虑可导致血压升高，进一步加重出血，造成恶性循环。

3. 检查　对于鼻衄患者的检查，首先应尽可能通过鼻腔检查探明出血的具体部位；其次应根据全身检查评估失血量；再配合必要的辅助检查，排除其他肿瘤性疾病。

（1）鼻腔检查：鼻腔检查可通过前鼻镜检查及后鼻镜检查进行，若有条件进行鼻内镜检查，对于寻找出血部位更为有利。

1）前鼻镜检查：对出血不剧烈者，可用鼻黏膜减充血剂（如麻黄素等）收缩后，从首先出血的一侧寻找出血点，注意有无黏膜糜烂，有无小血管瘤，鼻中隔前下的利特尔区是最常见的出血部位，需重点检查，同时注意有无鼻中隔偏曲。

2）后鼻镜检查：怀疑鼻腔后段出血者应行后鼻镜或者鼻咽镜检查，或者尝试用鼻黏膜减充剂棉片收缩下鼻道后段，观察出血是否减少或止住。同理，当怀疑嗅裂或中鼻道区域出血但不能看清出血部位时，可分别予以鼻黏膜减充剂棉片置于中鼻道及嗅裂中，片刻后取出，观察哪块棉片染血明显，可辅助推知出血大致区域。

3）鼻内镜检查：有条件者可直接行鼻内镜检查。对一些出血部位隐匿、鼻腔内分泌物或血凝块较多者，不宜行电子鼻咽镜检查，若需要检查则配合负压吸引器；反复出血、出血量较大者，在鼻内镜检查的同时，可同步进行止血治疗。

（2）评估失血量：对于出血量大者，宜先进行出血量的评估，以便根据失血量采取适当的措施处理。

首先应注意患者的生命体征，如神志、精神状态、脉搏、血压、呼吸等；其次，注意患者体温情况、有无贫血貌、有无黑便，以及全身有无出血情况等。

对失血量的评估，要根据每次的出血情况及发作次数、患者血压、脉搏和一般症状来综合判断，如失血量达到500mL左右时，可出现头昏、口渴、乏力、面色苍白等症状；失血量达500~1000mL时，可出现出汗、血压下降、脉速而无力；若收缩压低于80mmHg时，则提示全身血容量很有可能已经损失约1/4。

应当注意的是：①休克时，由于血压下降，鼻出血常常自行止住，不可误以为病已痊愈；②高血压引起的鼻出血，出血量较多或患者极度恐慌时，血压下降后，此时不可掉以轻心，不可误以为血压回落至"正常"，恰恰相反，应当评估患者此时有无休克或休克前期症状，如脉快而细弱、焦躁不安、面色苍白、口渴、出冷汗及胸闷等；③重视患者及其家属主诉的出血量，不要片面依赖实验室检查，因急性大出血后，其血红蛋白值在 24 小时内仍可显示正常。

（3）辅助检查：出血暂时停止后，可配合一些必要的辅助检查，如影像学检查、血液检查等，以进一步了解可能的病因。

1）影像学检查：对一些怀疑鼻窦出血来源的患者可行鼻窦 X 线或 CT、MRI 检查，怀疑肿瘤的患者可考虑增强 CT 扫描或血管造影检查。

2）血液检查：对反复鼻出血者，可进行血常规、凝血功能、肝酶、EB 病毒等检查。

（二）鉴别诊断

1. 呕血及咯血 鼻衄须与肺、支气管出血的咯血及胃 - 食道等部位出血的呕血进行鉴别，鉴别要点见表 10 - 8。

表 10 - 8　鼻衄与呕血、咯血的鉴别要点

鉴别点	鼻衄	呕血	咯血
出血前常见症状	鼻腔内热胀感，或鼻腔异物感。	上腹部疼痛，恶心呕吐	咳嗽、胸痛、胸闷等胸部不适
出血形式	常从前鼻孔，或自咽部吐出，剧烈时口鼻流出。	呕出，也可呈喷射状，伴随胃内容物，凶猛时可从口鼻中涌出	咳出，凶猛时从口鼻涌出
出血性状	鲜红色，一般无混杂物，有时可伴随鼻涕或痰液。	胃 - 十二指肠性呕血多为咖啡样或棕褐色，无泡沫，但常混有食物残渣或者胃液，伴随腐败臭味或酸臭味；食道呕血为鲜红色或暗红色，时有胃内容物一道呕出	暗红色或者鲜红色，常混有气泡或痰液
出血后续症状	一般出血数日后可有鼻腔内凝血块、血痂，或者涕中带血。	常有血便，较少痰中带血	痰中带血，持续数日。若血液咽下则可能伴随黑便
检查所见	鼻腔检查一般可找到出血部位。	上消化道检查可找到出血部位	肺部及支气管检查可找到出血部位

2. 倒经 倒经，又称逆经、经行鼻衄。其发生与月经周期密切相关，多于经前期或经期出现。多数患者伴有经闭或经量减少。

3. 红汗 中医认为血、汗同源。部分患者发热期间，出现高热无汗，此时若少量鼻出血，随之发热消退，诸症缓解。这种鼻出血是身体自行调节的一种表现，无须特殊处理，类似于出汗退热，故可称为"红汗"。

【病因病机】

鼻衄与肺、胃、肝、心、脾、肾关系密切，和全身的气血偏盛偏衰有关。一般可分为实证和虚证两大类。实证者，多因火热气逆，迫血妄行而致；虚证者，多因阴虚火旺或气不摄血而成。

1. 肺经风热　风热外犯或燥热犯肺，肺热内蕴，致肺失肃降，邪热循经上犯鼻窍，伤及阳络，血溢脉外而为衄。

2. 胃热炽盛　胃经素有积热，或因饮酒过度，嗜食辛燥，致胃热炽盛，火热内燔，循经上炎，损伤阳络，迫血妄行而为鼻衄。

3. 肝火上逆　情志不遂，肝郁化火，循经上炎，或暴怒伤肝，肝火上逆，迫血妄行，血溢脉外而为衄。

4. 心火亢盛　若劳神太过，欲念过多，引动心火，心火亢盛，耗血动血，迫血妄行而发为鼻衄。

5. 虚火上炎　素体阴虚，久病伤阴或劳损过度，或温热病后，津液亏耗，而致肺、肝、肾阴虚，虚火上炎，损伤鼻窍阳络，血溢脉外而致鼻衄。

6. 气不摄血　饮食不节，忧思劳倦，久病不愈，脾胃受损，致脾气虚弱，统摄失权，气不摄血，血不循经，渗溢于鼻窍而致衄。

上述病机常发生实证向虚证转化。如火热偏盛致鼻窍出血，若反复发作，阴分必伤，虚火内生；出血既多，气亦不足，气虚则难以摄血而转化为气不摄血证。若一旦发生鼻大衄，出血量大势猛，则气随血脱，又有失血过多导致的亡阳证。

【辨治思路】

（一）辨证思路

鼻衄主要有两大类原因：一是火热迫血妄行，二是气不摄血。两类鼻衄的治疗原则大不相同，故鼻衄的辨证，重在辨火热与气虚。

1. 血热妄行　血热妄行导致的鼻衄具有以下特点：出血较急，血色鲜红。血热妄行又分两类：一为实火，二为虚火。

实火上炎导致的鼻衄，主要见于肺热、胃火、肝火、心火等，其特点是出血量多不易止，血如泉涌，口鼻俱出，血色鲜红，常伴有鼻内灼热感、面红目赤、口苦咽干、大便干结、舌红苔黄、脉数等实热证。

虚火上炎导致的鼻衄，主要见于阴虚火旺，其特点是出血量较少，但易反复发作，血色略暗红，常伴有鼻内干燥、咽干舌燥、五心烦热、盗汗、舌嫩红少苔、脉细数等虚热证。

2. 气不摄血　气不摄血导致的鼻衄具有以下特点：血色较淡，渗渗而出，量可多可少，易反复出血。常伴有纳呆、腹胀、便溏、鼻痒、易打喷嚏、易疲劳、舌淡红、苔白、脉细弱等气虚证。

辨证主要以辨虚实为主。一般而言，实证鼻衄，发病较急，出血量较多，颜色鲜红或深红；虚证鼻衄，多表现为鼻衄反复发作，时作时止，血色淡红，量多少不一，出血难止且病程较长。其次为辨脏腑，鼻衄与肺、胃、肝、心、脾、肾关系密切，实证鼻衄多与肺、胃、肝、心有关，虚证鼻衄多涉及脾、肾二脏。

（二）治疗思路

鼻衄的治疗应遵循急则治标、缓则治本的原则。

1. 急则治标 来诊时若正在出血，应首先采用各种外治法迅速控制出血以治其标，避免失血过多。外治止血的方法包括冷敷、压迫、导引、吹鼻、滴鼻、烧灼、鼻腔填塞、冷冻、微波、针刺等。

2. 缓则治本 若出血量不大，或处于出血的间歇期，应根据辨证结果进行全身调理，以减少出血次数，并防止再次出血。如属血热妄行者，应根据实火或虚火，分别选择清泻实火或滋阴降火的方法进行调理；如属气不摄血者，应采取益气摄血的方法进行调理。

药物治疗的同时，应注意生活调养，如早睡早起、依辨证选择正确的饮食等，同时，鼻衄者大多情绪比较紧张，应注意情志疏导，以免心火妄动而增加出血。

【辨证论治】

1. 肺经风热

主证：鼻衄，点滴而下，色鲜红，鼻内干燥、灼热感；鼻黏膜色红；多伴有鼻塞涕黄，咳嗽痰少，口干身热，尿黄便结；舌质红，苔薄白而干，脉数或浮数。

治法及方药：疏风散邪，清热止血。可选用桑菊饮加减，常用药物如桑叶、菊花、桔梗、连翘、杏仁、薄荷、芦根、甘草等。

加减法：本方有疏风清热作用，可加牡丹皮、白茅根、栀子炭、侧柏叶等清热止血。若肺经燥热而致鼻衄者，以清燥救肺汤加减，以清宣肺经燥热而止衄。

2. 胃热炽盛

主证：鼻衄，量多，色鲜红，鼻黏膜色深红而干；可伴口渴引饮，口臭，或齿龈红肿、糜烂出血，大便秘结，小便短赤；舌红，苔黄厚而干，脉洪数或滑数。

治法及方药：清胃泻火，凉血止血。可选用凉膈散加减，常用药物如芒硝、大黄、栀子、黄芩、连翘、薄荷、甘草等。

加减法：若大便通利，可去芒硝。津伤口渴者，可加麦冬、玄参、白茅根。亦可用玉女煎加减。

3. 肝火上逆

主证：鼻衄突发，量多，血色深红；鼻黏膜色深红；常伴有头痛头晕，耳鸣，口苦咽干，胸胁苦满，面红目赤，烦躁易怒；舌红，苔黄，脉弦数。

治法及方药：清肝泻火，凉血止血。可选用龙胆泻肝汤加减，常用药物如龙胆、栀子、黄芩、泽泻、木通、车前子、当归、柴胡、生地黄、甘草、牡丹皮、茜草根等。

加减法：若便秘者，可加生大黄或芦荟等；口干甚者，酌加麦冬、玄参、白茅根等。若暴怒伤肝，或肝火灼阴，致肝阳上亢而见头晕目眩、面红目赤、鼻衄、舌质干红少苔者，可用羚龙汤加减。

4. 心火亢盛

主证：鼻衄，血色鲜红；鼻黏膜红赤；伴有面赤，心烦失眠，身热口渴，口舌生疮，大便秘结，小便黄赤；舌尖红，苔黄，脉数。甚则神昏谵语。

治法及方药：清心泻火，凉血止血。可选用泻心汤加减，常用药物如大黄、黄芩、黄连、牡丹皮、玄参、茜草根等。

加减法：心烦不寐、口舌生疮者，加生地黄、木通、莲子心。若鼻衄伴见高热、神昏谵语、舌质红绛、少苔、脉数，系毒入血分，宜用清瘟败毒饮。亦可服用安宫牛黄丸或紫雪丹、至宝丹等。

5. 虚火上炎

主证：鼻衄色红，量不多，时作时止；鼻黏膜色淡红而干；伴口干少津，眩晕耳鸣，五心烦热，健忘失眠，腰膝酸软，或干咳少痰，潮热盗汗；舌红少苔，脉细数。

治法及方药：滋阴补肾，清降虚火。可选用知柏地黄汤加减，常用药物如山萸肉、怀山药、泽泻、牡丹皮、茯苓、熟地黄、知母、黄柏、藕节、仙鹤草、白及等。

加减法：若肝肾阴虚为主者，可加旱莲草、阿胶、钩藤、生牡蛎等；若肺肾阴虚为主者，亦可选用百合固金汤加减。

6. 气不摄血

主证：鼻衄反复发作，渗渗而出，色淡红；鼻黏膜色淡；全身可见面色无华，少气懒言，神疲倦怠，食少便溏；舌淡，苔白，脉缓弱。

治法及方药：健脾益气，摄血止血。可选用归脾汤加减，常用药物如人参、炒白术、黄芪、茯神、龙眼肉、当归、远志、炒酸枣仁、木香、炙甘草、生姜、大枣等。

加减法：纳呆者，可加神曲、焦山楂等。若出血量大，以致气随血脱而有亡阳之虞者，症见汗多肢凉、面色苍白、四肢厥逆，或神昏、脉微欲绝等，当以益气固脱、回阳救逆为主，选用独参汤或参附汤。

【外治法】

对于正在鼻出血的病人，要遵照"急则治其标"的原则，立即止血。常用止血方法如下：

1. 冷敷法 取坐位，以冷水浸湿的毛巾或冰袋敷于患者的前额、鼻旁或上颈部，以达到冷敷止血的目的。

2. 压迫法 用手指紧捏双侧鼻翼 10～15 分钟，或用手指掐压患者入前发际正中线 1～2 寸处，或者指压百劳穴，揉 2～5 分钟以达到止血目的。

3. 导引法 令病人双足浸于温水中，或以大蒜捣烂，或用吴茱萸粉调成糊状敷于同侧足底涌泉穴上，以引火下行而止血。

4. 滴鼻法 用血管收缩剂滴鼻或以浸有该药物的棉片置入鼻腔止血，以便寻找出血部位（有高血压病史者慎用）。

5. 吹鼻法 主要用清热收敛、涩血止血的药末，吹入鼻腔止血。多用于少量出血。药物如云南白药、蒲黄、血余炭、马勃粉、三七粉等。鼻内清拭后，先以干棉片压迫止血，待鼻衄缓解后看清出血点，吹入药物粉剂，再以干棉片压住出血部位。注意粉剂吹入不可过多，以免造成局部刺激或阻塞鼻腔。

6. 烧灼法 烧灼法适用于反复小量出血且能找到固定出血点者。用 30%～50% 硝酸银或 30% 三氯醋酸烧灼出血点，应避免烧灼过深，烧灼部涂以软膏。此外，还可用电灼法、低温等离子或 YAG 激光烧灼出血点。

7. 鼻腔填塞法 鼻腔填塞法是最常用和最有效的止血方法，适用于出血量多，渗血面积较大，出血部位不明且上述方法未能止血者。通过填塞物持续加压，达到压迫止血目的。

（1）前鼻孔填塞术：当急性鼻出血出血较剧烈或出血部位不明显时，可采用凡士林纱条或各种新型材料（如膨胀海绵、酯化透明质酸、藻酸钙纤维、瑞纳凝胶等）的鼻腔填塞物填塞止血，填塞完毕后，务必检查是否有新鲜血液从后鼻孔流入咽部，经观察，仍然有血流入咽喉部，需取出纱条或者调整填塞物做后孔填塞。若出血止住，鼻腔填塞物一般在 24～72 小时内一次性或者分次取出，以免继发性鼻窦、中耳通气引流障碍发生感染，对出血剧烈或血液病鼻出血患者，酌情考虑使用抗生素。

（2）后鼻孔填塞术：前鼻孔填塞后出血不止，且向后流入咽部或者对侧鼻孔涌出，可怀疑后鼻腔后段出血，可行后鼻孔填塞术。这里介绍一种简单快捷实用的方法：

用一根导尿管插入鼻腔，止血钳从口中拉出另外一头，将制成锥形或球形的纱条用尼龙线绑缚，尼龙线另一头连接固定在导尿管出口这一端，回抽导尿管，牵拉纱布球送入口内，向上越过软腭，尼龙线一头出鼻腔后继续牵拉，使绑缚的纱布球进入后鼻孔，固定在外的尼龙线。制作纱布球时，其底部也可保留一根尼龙线头，使之游离于咽部，以便取出后鼻孔填塞物时牵拉此线头。

（3）鼻咽填塞术：用于鼻咽部或后鼻孔处剧烈出血者，方法与后鼻孔填塞术类似，但是需要准备两根导尿管分别从两侧鼻腔将纱布球拉近鼻咽腔，再使用食指伸入咽喉壁向上压紧，鼻外线头固定，纱布球底尼龙线游离口内。

8. 冷冻或微波止血法　在局部麻醉下行冷冻止血法或微波凝固治疗。

9. 结扎或栓塞止血　对上述方法治疗无效的顽固性鼻出血，可酌情施行手术结扎颈外动脉、上颌动脉或进行血管栓塞。若鼻中隔严重偏曲导致出血，可行鼻中隔矫正术。

【针灸按摩】

1. 体针　肺经热盛者，取少商、迎香、尺泽、合谷、天府等穴；胃热炽盛者，取内庭、天枢、大椎等穴；心火亢盛者，取阴郄、少冲、少泽、迎香等穴；肝火上逆者，取巨髎、太冲、风池、阳陵泉、阴郄等穴；肝肾阴虚者，取太溪、太冲、三阴交、素髎、通天等穴；脾不统血者，取脾俞、肺俞、足三里、迎香等穴。实证用泻法，并可点刺少冲、少泽、少商等穴出血；虚证用补法。

2. 耳针或耳穴贴压　取内鼻、肺、胃、肾上腺、额、肝、肾等穴针刺，或用王不留行籽贴压。

【预防调护】

1. 平时加强生活调养，增强体质，积极防治鼻腔及全身相关基础性疾病。

2. 气候干燥季节，宜保持鼻内黏膜湿润。戒除挖鼻、用力擤鼻等不良习惯。

3. 鼻衄时，患者多较烦躁、紧张，因此，先要安定患者情绪，使之镇静，必要时可给予镇静剂。对于出血量多者，注意观察患者的面色、神志、脉象和血压。

4. 鼻衄患者，应采用坐位或半卧位，有休克者，应取平卧低头位。嘱病人尽量勿将血液咽下，以免刺激胃部引起呕吐。

5. 鼻衄发生期间，宜少活动，多休息，饮食宜清淡，忌食辛辣燥热之品，保持大便通畅。

【名医经验】

（一）田道法医案

1. 鼻衄治胃案

孙某，男，10岁。2011年7月20日初诊。

主诉：反复鼻出血5年余。

现病史：5岁以来开始鼻出血。鼻出血量多难止，夏季尤为严重，每次发作均需至医院止血。多次检查原因不明，多方医治效果不佳。此次已止血1次，拔出鼻腔填塞物1周后再次出血。就诊时患者未见活动性出血，口渴，喜凉饮，饮多不止渴，大便秘结，小便短赤，舌质红，苔黄厚而干，脉滑数。无其他特殊病史。

检查：鼻黏膜色深红而干，双侧利特尔区糜烂、粗糙，鼻中隔右侧偏曲。辅助检查：血、尿常规无明显异常；肝、肾功能正常。胸部 X 线片未见异常。

诊断：鼻衄（鼻出血）。

辨证：胃热炽盛证。

辨证分析：胃热炽盛，火热内燔，迫血外溢，故出血量多，血色鲜红或深红；热盛伤津，故鼻黏膜干燥、口渴引饮；大便秘结，小便短赤，舌质红，苔黄厚而干，脉滑数，均为胃热炽盛之象。

治法：清泻胃火，凉血止血。

处方：凉膈散加减。黄芩 12g，栀子 10g，薄荷 10g，连翘 12g，竹叶 10g，大黄 9g，芒硝 9g，麦冬 12g，玄参 12g，白茅根 10g，甘草 6g。5 剂。水煎温服，日 1 剂。

二诊（2011 年 7 月 27 日）：患者诉未再出血。查见鼻黏膜色深红而干，双侧利特尔区明显改善，鼻中隔右侧偏曲。口渴症状有所改善，大便通利，小便稍黄，舌质红，苔黄，脉滑数。上方去大黄、芒硝。续服 7 剂。

三诊（2011 年 8 月 25 日）：患者 1 个月后复诊，诉双鼻未再出血，一般情况良好。查见双侧利特尔区仅为黏膜粗糙，充血基本消失。舌淡苔薄，脉平。嘱上方间断服用半月。

按：热迫血行是鼻出血最常见的原因，治疗原则应清热泻火。夏季为火令，7 月、8 月正是伏暑之季，赤日炎炎，引动血热，热迫血行，故鼻衄不止。《外科理例》认为溃疡首重脾胃，故而衄多责肺，利特尔区久溃者责脾，脾为胃之里，当然胃之咎亦责无旁贷。《诸病源候论》云："凡血与气，内荣腑脏，外循经络，相随而行于身，周而复始。血性得寒则凝涩，热则流散；而气，肺之所主也，肺开窍于鼻，热乘于肺，则气亦热也。血气俱热，血随气发出于鼻，为鼻衄。"《景岳全书》云："衄血之由，内热者多在阳明经，治当以清降为主。微热者，宜生地、芍药、天冬、麦冬、玄参、丹参，或《局方》犀角地黄汤、生地黄饮子、麦门冬散之类主之。热甚者，宜芩、连、栀、柏，或茜根散、抽薪饮、加减一阴煎；若兼头痛、口渴者，宜玉女煎、白虎汤之类主之。或阳明热极，下不通而火壅于上者，宜《拔萃》犀角地黄汤之类，通其下而上自愈。"《景岳全书》又云："《原病式》曰：阳热怫郁于足阳明而上热，则血妄行为鼻衄，此阳明之衄也。若以愚见言之，则凡鼻衄之血，必自山根以上，精明之次而来，而精明一穴，乃手足太阳、足阳明、阴阳跷五脉之会，此诸经皆能为衄也。然行于脊背者，无如足太阳为最。行于胸腹者，无如足阳明为最。而尤有其最者，则又唯冲脉为十二经之血海，冲之上俞出足太阳之大杼，冲之下俞会足阳明之气街，故太阳、阳明之至，而冲脉无不至矣，冲脉之至，则十二经无不至矣。所以衄之微者，不过一经之近。而衄之甚者，则甚至数升或至斗许，并通身形色尽脱，又岂特手太阴一经而病至如是耶？临证者不可不察。"

——选自：《田道法医案精华》

2. 鼻衄治脾案

钟某，女，30岁。2010年8月12日初诊。

主诉：经常鼻出血。

现病史：眩晕多年，头痛面白。鼻出血常发，渗渗而出，色淡红，量不多。面色无华，少气懒言，神疲倦怠，食少便溏。舌淡苔白，脉缓弱。

检查：鼻黏膜色淡，双侧利特尔区糜烂，鼻中隔未见明显偏曲。辅助检查：血、尿常规无明显异常；肝、肾功能正常。胸部X线片未见异常。

诊断：鼻衄（鼻出血）。

辨证：脾不统血证。

辨证分析：脾气虚弱，气不摄血，故鼻衄渗渗而出；脾虚气血生化乏源，则血色淡红，缠绵难愈；脾虚血少，则鼻黏膜色淡；面色无华，少气懒言，神疲倦怠，食少便溏，舌淡苔白，脉缓弱，均属脾气虚弱之象。

治法：健脾益气，摄血止血。

处方：归脾汤加减。太子参10g，炒白术10g，黄芪15g，山药10g，熟地12g，当归12g，白芍10g，茯神10g，砂仁1.5g，炙甘草5g，茯苓10g。7剂。水煎温服，日1剂。

二诊（2010年8月19日）：服药7剂，患者鼻衄仍时有发作，但患者诉精神感觉较之前稍有好转。查鼻黏膜色淡，双侧利特尔区糜烂，左侧有少许血痂。面色少华，少气懒言，神疲倦怠，食少便溏。舌淡苔白，脉缓弱。原方加阿胶10g，再服7剂。

如此反复近1年，患者脾虚症状有所改善。

按：脾胃为水谷之海、中土之脏。《证治汇补》云："脾为后天之本，三阴之首也，脾气健则元气旺而阴自固。肾为先天之本，三阴之蒂也，肾水足则龙火潜而阴亦宁。故血症有脾虚者，当补脾以统其血；有肾虚者，当壮水以制其阳；有肾中阳虚者，当益火以引其归。能于三法而寻绎之，其调摄血门一道，思过半矣。"脾主运化，气之清者上奉而为精华，气之浊者下输而化糟粕。脾胃为气血生化之源。临床常可见到一类患者，鼻衄不止，且发作频繁，兼见面色少华、少气懒言、神疲倦怠、食少便溏等脾虚症状，专科检查见鼻黏膜并不充血反而苍白，即属于脾不统血之鼻衄，治当健脾摄血。

《证治汇补》又云："气血者，同出而异名也。故血随气行，气行则行，气止则止，气温则滑，气寒则凝。凡凉血必先清气，气凉则血自归经。（入门）活血必先顺气，气降而血自下行；温血必先温气，气暖而血自运动；养血必先养气，气旺而血自滋生。（汇补）……阳生则阴长，血脱则益气。（仲景）凡上下血溢，大出不止者，宜甘补之品，急补元气。（三锡）盖血病每以胃药收功，胃气一复，其血自止。（入门）昧者不知调理脾胃之法，概用滋阴，致食少泻多，皆地黄纯阴泥膈之故也。（三锡）"故本案方用归脾汤气血双补，兼养心脾，令脾得健旺，生化有源，统血摄血之权自复。

——选自：《田道法医案精华》

（二）干祖望医案

1. 肝火鼻衄案

李某，男，43 岁，船员。1985 年 10 月 28 日初诊。

病史：患者高血压病史已近 20 年，自发性左鼻出血 2 日，曾予冷敷额部，仍间断少量出血。昨晨大便时鼻出血量增多，在外院予以止血药及注射青霉素，并口服降压药，出血未止，量多色深红，又行左前后鼻孔填塞，仍有渗血现象，右鼻腔内亦充满血液。面红目赤，口苦咽干，头痛目眩，左耳闷塞感，急躁易怒，心烦不安。舌质红、苔黄燥，脉弦数。血压 120/88mmHg，体温 37.5℃。

辨证：证属肝阳夹肝火上逆，扰于鼻窍，迫血外溢。治宜清肝泻火、凉血止血。

处方：龙胆草 3g，焦山栀 6g，黄芩 9g，菊花 10g，生地 12g，当归 10g，柴胡 4g，泽泻 10g，珍珠母（先煎）24g，藕节炭、血余炭（包）、仙鹤草各 10g。2 剂。

服药后未见鼻衄，面红目赤、口苦咽干、头晕目眩等症亦除，唯感后枕部疼痛，夜寐欠安，小便较黄。舌质偏红、苔微黄，脉弦数。血压 116/84mmHg，体温 37.1℃。原方去柴胡，加青蒿 10g，煅牡蛎（先煎）24g，再予 3 剂以巩固之。

按：《济生方》中说："肺主于气，血藏于肝……随气上逆，故为鼻衄。"《疡医大全》总结谓："积怒伤肝，积忧伤肺，烦思伤脾，失态伤肾，暴喜伤心者，皆能动血。此例长期患有高血压，禀性刚烈，急躁易怒，肝阳夹肝火上逆致衄，故选用龙胆泻肝汤为主方，加用珍珠母、煅牡蛎，取其咸寒潜降以平肝阳之功；加菊花、青蒿以助清肝经热邪之用；伍仙鹤草、藕节炭、血余炭、侧柏炭以凉血止血。诸药合用，可使肝阳潜降，肝气得疏，肝火平熄而鼻衄亦止。

——选自：江苏中医药，1987（4）：145 – 147.

2. 气虚鼻衄案

徐某，男，38 岁，汽车司机。1985 年 5 月 9 日初诊。

病史：患者反复发作鼻衄半月余，曾在当地医院行前后鼻孔填塞术共 3 次，并予输液、输血及注射止血敏、青霉素等药物治疗。目前诊见面色萎黄虚浮，头昏心慌，失眠，神倦懒言。舌质淡、边有齿痕、苔腻微黄燥，脉数而无力。血液检查：血色素 6g，红细胞 2.0×10^{12}/L。

辨证：证属心脾两虚，统血无权。拟养心健脾、益气摄血，佐以凉血止血。

处方：党参、焦白术、当归、茯苓神、酸枣仁、藕节炭、侧柏叶、血余炭（包）各 10g，黄芩 9g，甘草 3g。服药 3 剂。

服用后未见鼻衄发生，心慌头昏减轻，睡眠尚好，精神较前为佳。舌淡红、苔微腻略黄，脉弦微数。血液检查：血红蛋白 7.1g/L，红细胞 2.38×10^{12}/L。原方去藕节炭、血余炭，加生黄芪 10g，陈皮 6g，续服 3 剂而病愈。

按：夏鼎《幼科铁镜》："脾热传肺，血从鼻出。"此案乃脾虚鼻衄，如赵镰《医门补要》中云："肺主气，脾统血，肺虚气不外护，脾虚血失中守，若阴络一伤，逼血上溢清道而出。"所以宜用补气摄血、养心健脾一法，止衄归脾汤为首选方剂（黄芪、党参、白术、熟地、当归、山药、陈棕炭、血余炭、甘草、大枣）。干老认为，此型鼻衄多病程较长，血液检验均有贫血之象，初治宜用该方，收效后可改用归脾丸固本。

——选自：江苏中医药，1987（4）：145-147.

（三）熊大经医案

心火亢盛鼻衄案

赵某，男，23 岁。初诊时间：2014 年 5 月 18 日。

主诉：反复鼻出血 3 年余，量多，夏季加重，伴有鼻塞、鼻干、鼻痒、打喷嚏。患病以来一直进行西医治疗，效果不佳。4 天前无明显诱因突发鼻出血，出血量多，就诊于耳鼻咽喉科，予以等离子手术止血，方才止住，为求进一步治疗，遂来就诊。

初诊表现：患者面色暗淡，形体消瘦，语言较少，检查见双侧鼻黏膜充血，利特尔区黏膜糜烂，舌红，苔黄腻，脉滑数。

诊断：鼻衄（鼻出血）。

辨证：心火亢盛，迫血妄行。

治法：清心泻火，凉血止血。

方药：黄芩 10g，黄连 5g，大黄 5g，赤芍 15g，川牛膝 15g，血余炭 30g，仙鹤草 30g，白茅根 20g，牡丹皮 10g。生地黄 10g。6 剂，水煎温服，日 1 剂。

二诊：药尽 6 剂，本周来鼻出血次数明显减少，出血量明显减少，鼻塞及鼻痒症状亦有缓解。舌红，苔黄腻，脉滑。

处理：上方去大黄。加天花粉养阴生津，地龙通窍，处方如下：黄芩 10g，黄连 5g，天花粉 20g，生地黄 10g，川牛膝 20g，血余炭 30g，仙鹤草 30g，赤芍 15g，白茅根 20g，地龙 10g，鸡内金 10g。7 剂，水煎温服，日 1 剂。

患者服药 7 日后未发大量鼻出血，鼻塞、鼻痒症状基本消失。

按：患者长期以来，鼻出血、鼻塞、鼻痒，夏季炎热时发作较为频繁，鼻出血较严重，量较多，心火旺盛上蒸于鼻，故鼻黏膜充血；心火亢盛，迫血妄行，舌红、苔黄腻，脉滑数，亦为心火亢盛之常见脉象，故治疗上予以清心泻火、凉血止血。后期再加入养阴生津之药物，使清热凉血而又不伤阴。全方合用，共奏清心泻火、凉血止血之功。

——选自：云南中医中药杂志，2014，35（11）：1-2.

（四）毛得宏医案

胃热炽盛，肺燥阴虚案

梁某，男性，46 岁，干部。2015 年 11 月 10 日初诊。

病史：因反复鼻腔出血3周就诊。患者自诉入秋感冒，鼻塞流涕，伴头痛畏寒发热。私人诊所予对症处理后症状好转，但仍有干咳。3周前运动后出现鼻腔出血，按压鼻腔后血止，但此后常于睡眠后自觉低热，继而鼻出血，时多时少，或干咳痰中带血，当地诊所予以抗生素、云南白药后症状缓解，后仍反复鼻出血。

检查：双侧鼻腔黏膜干燥，利特尔区黏膜糜烂，有少量活动性出血，色鲜红，鼻底有血凝块凝结，鼻甲不大，鼻中隔不偏也无嵴突，去除血凝块鼻腔通气量好，各鼻窦口无脓性分泌物，鼻咽部有血迹无新生物。

追问病史，患者自诉干咳，少量黏痰，痰中带血，口干口燥，口臭，食欲可，平素喜食辛辣，不抽烟，不饮酒，睡眠易醒多梦，大便秘结。舌质红，苔微黄，脉滑数。

诊断：鼻衄（鼻出血）。

辨证：胃热炽盛，肺燥阴虚。

治法：清心凉血止血，滋阴润燥。

方药：白茅根30g，白及10g，茜草炭10g，生地黄10g，麦冬10g，牡丹皮10g，赤芍10g，枇杷叶10g，辛夷10g，甘草3g，石膏30g，知母10g，黄芩10g，蒲公英30g。7剂，水煎温服，日1剂。

患者服药3剂后出血明显减少，服5剂后血止，口臭减轻，大便通畅。7剂服完后干咳明显减轻，痰中无血。复诊时按上方去石膏、黄芩、蒲公英，加北沙参再服用15g，服药5剂后病愈，随访数月未见复发。

——选自：中国中医急症，2017，26（7）：1186–1187.

（五）古代医案

1. 汪石山医案

汪石山治陈锐，面黑形瘦，年三十余，患鼻衄，发热恶寒，消谷善饥，疲倦，或自汗呕血。汪诊之，脉细且数，约有六至，曰：丹溪论瘦黑者，鼻衄者，脉数者，参、芪皆所当禁，固也，然不可执为定论。《脉经》云：数脉所主，其邪为热，其症为虚。宜人参三钱，生甘草、陈皮、黄柏、白术、归身、生地、山栀、生白芍，递为佐使，服之果安。

——选自：《续名医类案·卷十二·衄血》

2. 张路玉医案

张路玉治朱圣卿，鼻衄如崩，三日不止，较往时所发最剧。服犀角地黄汤，柏叶、石膏、丹、栀之属转盛。第四日邀诊，脉迫急如循刀刃，此阴火上乘，载血于上，得寒凉之药，伤其胃中清阳之气，所以脉变弦紧。与生料六味加五味子作汤，另加肉桂三钱，飞罗面糊，分三丸，用煎药调下。甫入咽，其血顿止。少顷，口鼻去血块数枚，全愈。自此数年之后，永不再发。

——选自：《续名医类案·卷十二·衄血》

按：这里描述的鼻衄，皆属虚火上炎，灼损鼻络之虚证鼻衄，首辨虚实，次辨脏腑，急宜治标，缓则治本，或标本同治，故先清虚火以止衄，缓则调治脏腑，收疗效巩固之功。

（王贤文）

第六节　伤风鼻塞

伤风鼻塞是指因外感风邪所致的以鼻塞、流涕、喷嚏为主要症状的疾病。俗称"伤风"或"感冒"。本病在临床上是常见病、多发病，常双侧发病。本病四季均可发生，但以冬春两季多发，无明显性别和年龄差异，但因气温骤变，以及所感病邪强弱、体质强弱等不同，发病的情况也有轻重之别。中医药治疗本病疗效肯定，具有自身的优势。

西医学的急性鼻炎等疾病可参考本病进行辨证治疗。

【历史源流】

古代医家对伤风鼻塞的论述多散载于"伤风""鼻塞""嚏""流涕"等病症中。

《黄帝内经》已记载了风邪致病，如《素问·骨空论》记载"风从外入"可出现汗出头痛、身重恶寒等症状，并提出了虚实补泻的治疗原则："治在风府，调其阴阳，不足则补，有余则泻。"

隋代，《诸病源候论·卷二十九》提出肺为风冷所伤，而致鼻塞不通："肺主气，其经手太阴之脉也，其气通于鼻，若肺脏调和则鼻气通利而知香臭，若风冷伤于脏腑，而邪气乘于太阴之经，其气蕴积于鼻者，则津液壅塞，鼻气不宣调，故不知香臭矣。"

唐代，医家们拟定了不少治疗伤风鼻塞的内服和外用方药，如《备急千金要方·卷六上》设有辛温解表通鼻窍的"治鼻塞脑冷清涕出方"，《外台秘要·卷二十二》的"疗人鼻塞不通，皂荚散方"是祛风散寒、宣通鼻窍的外用吹鼻方。

宋代，《圣济总录·卷第一百一十六》提出："鼻塞气息不通者，肺感风寒，其气搏结，不得宣快。"《太平圣惠方·卷第三十七》认为外伤风冷，致鼻塞气息不通，并拟定了芎劳散方。

金元时代，《世医得效方》首次提出"伤风鼻塞"的病名，《世医得效方·卷十》有"茶调散治伤风鼻塞声重，兼治肺热涕浊"的记载。《丹溪心法·卷一》认为"伤风属肺者多，宜辛温或辛凉之剂散之"，提出了辛温解表与辛凉解表两法，成为后世医家在临床上常用的治疗大法。

明代，《景岳全书》在卷十一、卷二十七中对伤风鼻塞的病因病机的论述较详，认为外感风邪，即为伤风，其在外则表现为鼻塞声重。风寒鼻塞，宜用辛散解表之法，并提出了感风兼湿、兼火等方面的治疗方药。《医林绳墨·卷七》认为"触冒风邪，寒则伤于皮毛，而成伤风鼻塞之候，或为浊涕，或流清水。治宜先解寒邪，后理肺气，使心肺之阳交通，而鼻息之气顺利，则香臭可闻者也，如桂枝汤、参苏饮之类，量其时令而与之"。

清代，《杂病源流犀烛·卷十二》中提出伤风一病虽属肺，但亦与脾有关，认为肺脾气虚，腠理疏松，风邪由皮毛、口鼻而入，则致伤风感冒。在卷二十三中又强调感受风寒或风热均可致鼻塞声重："鼻为肺窍，外象又属土，故寒伤皮毛，则鼻塞不利。新者偶感风寒，必兼喷嚏、清涕、声重，宜参苏饮、羌活冲和汤……若风热壅盛，郁于肺中，亦致鼻塞声重，宜疏散之，宜抑金散、川芎茶调散。"

1980 年由广州中医学院主编的全国高等中医药院校第四版规划教材《中医耳鼻喉科学》正式将"伤风鼻塞"作为独立疾病进行论述。此后，各类中医论文和专著均沿用这一病名。

【临床诊断】

（一）诊断要点

1. 临床特征　鼻塞、流涕、喷嚏为伤风鼻塞的临床特征。

患者发病前多有疲劳、淋雨涉水、吹风受凉等情况。一般起病较急，开始出现鼻痒、打喷嚏、流清涕，随即出现鼻塞，其特点是双侧持续性鼻塞。1~2 天后打喷嚏渐停止，鼻涕亦由清稀转为黏稠，3~5 天后鼻涕由白色转为黄色、浓稠，而持续性鼻塞自始至终存在。一般来说，1 周左右后，鼻塞渐渐缓解，流涕亦会停止。体质较差者，鼻塞、流涕可持续至 10 天以上，甚至并发鼻渊、耳胀等疾病。

2. 主要伴随症状　伤风鼻塞主要的伴随症状有鼻音重、嗅觉减退、头昏头痛、发热等。

（1）鼻音重：由于鼻塞，患者讲话时有明显的闭塞性鼻音。鼻塞缓解后，鼻音则随之消失。

（2）嗅觉减退：嗅觉减退亦是由于鼻塞而导致的，随着鼻塞的缓解可恢复。

（3）头昏头痛：持续性鼻塞，可导致患者头昏不适，甚至头痛，以前额痛为主。

（4）发热：部分伤风鼻塞患者可出现发热，以小儿为多见。发热之前可出现恶风寒，由发热可以出现食欲减退、腹胀等症状。

3. 检查　伤风鼻塞，根据病史和症状，基本可以确立诊断，无须依赖检查。

在耳鼻喉科，对于伤风鼻塞者一般可进行鼻腔检查，通过前鼻镜检查可见到鼻黏膜充血、肿胀，双侧下鼻甲明显肿胀，有弹性，总鼻道可见少量分泌物。

（二）鉴别诊断

以鼻塞、流涕、打喷嚏为主要症状的疾病除了伤风鼻塞外，还有鼻窒、鼻鼽、鼻渊等，临床上很容易混淆，应注意鉴别。鉴别要点参见"鼻渊"一节的鉴别诊断。

【病因病机】

风为百病之长，常夹寒携热侵袭人体。本病多因气候变化，寒热不调，或生活起居不慎，过度疲劳，使正气虚弱，风邪乘虚侵袭而为病。初起属风寒居多，继则寒郁化热而呈风热之候，亦可直接感受风热之邪为病。《素问·骨空论》："风者，百病之始也……风从外入，令人振寒汗出，头痛身重恶寒。"《景岳全书·卷十一·伤风》："伤风之病，本由外感，但邪甚而深者，遍传经络即为伤寒。邪轻而浅者，止犯皮毛，即为伤风。皮毛为肺之合而上通于鼻，故其在外则鼻塞声重，甚者并连少阳阳明之经，而成为头痛，或为憎寒发热。"说明风邪袭肺是伤风鼻塞的主要病因。而风邪侵袭又可分为风寒、风热两个方面。

1. 风寒外袭 肺为娇脏，开窍于鼻，外合皮毛。若腠理疏松，卫表不固，风寒之邪乘虚外袭皮毛，卫阳被郁遏，内犯于肺，则肺失宣肃，寒邪遏于鼻窍而为病。《诸病源候论·卷二十九》曰："肺气通于鼻，其脏为风冷所伤，故鼻气不宣利，壅塞成齆。"《景岳全书·卷二十七》曰："鼻塞证有二：凡由风寒而鼻塞者，以寒闭腠理，则经络壅塞而多鼽嚏，此证多在太阳经。"说明风寒袭肺，肺失宣肃则可致鼻塞。

2. 风热袭肺 鼻属肺系，乃呼吸之门户，风热邪毒从口鼻而入，直犯鼻窍，或风寒之邪，郁久化热犯肺，致肺失清肃，以致肺失宣肃，风热邪毒壅遏清窍而为病。《诸病源候论·卷二》曰："风热病者，风热之气先从皮毛入于肺也。肺为五脏上盖，候身之皮毛，若肤腠虚，则风热之气先伤皮毛，乃入肺也。其状使人恶风寒战，目欲脱，涕唾出，候之三日内及五日内，目不精明者是也，七八日，微有青黄脓涕如弹丸大，从口鼻内出为善也。"《杂病源流犀烛·卷十二》曰："至有风热兼伤者，或先感风，又受热，或先受热，又感风。"说明风热袭肺，肺失宣肃，邪壅鼻窍亦可导致伤风鼻塞。

【辨治思路】

（一）辨证思路

本病主要症状是鼻塞、流涕、喷嚏。造成本病的原因是风邪外袭，风邪可夹寒或热外袭，故辨证首先应区分风寒还是风热，其次宜辨虚实。

1. 辨风寒与风热 风寒与风热是伤风鼻塞的两大证候，一般可从鼻塞、鼻涕、喷嚏、舌脉、鼻腔所见等情况进行辨别。临床上以风寒证为多见。

（1）风寒证：风寒束表，正气抗争，驱邪外出，故多见喷嚏频作；肺失宣散，邪壅鼻窍，故鼻塞声重，鼻黏膜淡红、肿胀；肺失肃降，水道不利，故流涕清稀；风寒束表，卫阳被郁，营卫失调，故见恶寒发热、头痛；此外，尚可见舌质淡红、苔薄白、脉浮紧等外感风寒之象。《医学入门·卷四》论鼻塞中有曰："新者偶感风寒，鼻塞声重流涕喷嚏，宜以风寒治之，九味羌活汤。"

（2）风热证：风热外袭，肺失宣降，风热上扰鼻窍，故见鼻塞较重、鼻黏膜色红肿胀、鼻流黏黄涕，一般较少打喷嚏；风热犯肺，肺失肃降，故咳嗽痰黄；此外，尚可见发热、恶风、头痛、口渴、咽痛、舌质红、舌苔薄黄、脉浮数等风热犯肺之象。《类证治裁·卷之一》亦曰："如初起风兼寒，宜辛温解表，郁久成热，又宜辛凉疏解，忌初用寒凉，致外邪不得疏散。郁热不得发越，重伤肺气也。"

2. 辨虚实　伤风鼻塞以实证为多，但亦可见虚实夹杂之证。虚实辨证主要根据体质的强弱、正气盛衰的情况及感邪的情况进行辨证。有别于风寒证和风热证的实证，有一类正气虚，而又复感外邪，称为体虚外感证，属于虚实夹杂。《证治汇补·卷之一》曰："虚人伤风，屡感屡发，形气病气俱虚，又当补中，而佐以和解，倘专泥发散，恐脾气益虚，腠理益疏，邪乘虚入，病反增剧也。"《寿世保元·二卷·伤寒》亦曰："论恶风寒，鼻塞流清涕，塞禁喷嚏，此脾肺虚不能实腠理。"《医宗金鉴·杂病心法要诀·伤风总括》曰："参苏饮治虚伤风。"体质虚弱者患伤风鼻塞，以气虚兼外感为多见，一般病程稍长，易疲劳。干祖望教授在风寒、风热两证型的基础上也提出了卫虚证，主张用补中益气汤或桂枝汤与玉屏风散同用进行治疗。

（二）治疗思路

伤风鼻塞的治疗原则，以辛散、通窍为治疗大法。但须注意辛散不宜太过，以免耗散正气；补益不宜太早，以防留有余寇。治疗总以辛散为主。其中属于风寒者，当以辛温散寒，属于风热者当以辛凉散热。如《丹溪心法·卷一》曰："伤风属肺者多，宜辛温或辛凉之剂散之。"《证治汇补·卷之一》则认为："有汗当实表，无汗当疏邪，内热当清火，实表不可大补，疏邪不可太峻，清火不可太凉，若肺虚伤风者，与祛邪，遂即养正，先后缓急，不可偏废。"此书提出了伤风的治疗原则："伤风症，腠理风须察虚实，审轻重，辨寒热，不宜表散太过，亦不可补益太早。"所以治疗本病时应注意祛邪与扶正的关系。

1. 祛邪　对于正气未损，邪实为主者，治疗以祛邪为主，以辛散通窍为法。根据本病的病因病机，将本病分为外感风寒和外感风热两类证型，对外感风寒证，施以辛温散寒、疏风解表、宣肺通窍等治法，使用辛夷散、通窍汤、六味汤、荆防败毒散、葱豉汤之类方药治疗。对外感风热证，施以疏风清热、辛凉解表、宣肺通窍等法治疗，选用桑菊饮、银翘散之类方剂，并与苍耳子散合用以加强宣肺通窍之功。但须注意辛散不宜太过，以免耗散正气。

2. 扶正　伤风鼻塞时应掌握好扶正与祛邪的关系，宜补虚祛邪。根据体质的强弱、正气盛衰的情况及感邪的情况进行治疗，或先补后攻，或先攻后补，或攻补兼施。但要注意补益不宜太早，以防留有余寇。

【辨证论治】

1. 风寒外袭

主证：鼻塞声重，喷嚏频作，流涕清稀。可有头痛，恶寒发热。舌质淡，舌苔薄白，脉浮紧。

治法及方药：辛温解表，散寒通窍。可选用通窍汤加减，常用药物如麻黄、防风、羌活、藁本、川芎、白芷、细辛、升麻、葛根、苍术、甘草等。

加减法：鼻塞重者可加苍耳子、辛夷花、白芷等；咳嗽痰多者，可加法半夏、白前等，以止咳化痰；呕吐、腹泻、纳差者，可加藿香、神曲、砂仁、麦芽之类。

2. 风热袭肺

主证：鼻塞较重，鼻流黏稠黄涕，鼻痒气热，喷嚏时作。可有发热，头痛，恶风，口渴，咽痛，咳嗽痰黄。舌质红，舌苔薄黄，脉浮数。

治法及方药：疏风清热，宣肺通窍。可选用银翘散加减，常用药物如金银花、连翘、薄荷、淡豆豉、荆芥穗、牛蒡子、桔梗、甘草、竹叶、芦根等。

加减法：若头痛较甚者，可加蔓荆子、菊花以清利头目；咽部红肿疼痛者，可加板蓝根、赤芍等以清热解毒利咽；鼻涕黄黏量多者，加黄芩、桑白皮、芦根等以助清热解毒之力而除涕。

若体质虚弱，肺虚卫弱，感受风寒或风热，而病伤风鼻塞者，治宜益气解表、宣肺通窍。可选用参苏饮加减；若表虚自汗易感风邪者，可用玉屏风散，以固表扶正、益气祛风，以防伤风鼻塞再发。

【外治法】

1. 滴鼻 用芳香通窍类的中药滴鼻剂滴鼻，改善鼻腔通气引流。

2. 蒸汽或雾化吸入 可用内服中药或薄荷、辛夷煎煮蒸汽熏鼻，亦可根据辨证选用辛温通窍或辛凉通窍的药物煎煮过滤后行超声雾化吸入。或用柴胡注射液、鱼腥草注射液、板蓝根注射液等药物经超声雾化吸入或蒸汽雾化吸入鼻腔，每日1次。

3. 吹药或塞药法 据古医籍记载有吹药或塞药法。如用苍耳散，或辛夷花、薄荷适量，研末，每用少许吹入鼻内，或塞鼻内。

【针灸按摩】

1. 体针 以循经取穴与局部取穴相结合为主，用毫针浅刺。外感风寒者应以祛风寒、散表邪为主，用泻法；并可用灸法。外感风热者应以疏风散热、清肃肺气为主，用泻法。针刺取穴主要有迎香、风池、印堂、百会、合谷、鼻通、攒竹、上星等。鼻塞者，取迎香、印堂穴；头痛、发热者，取太阳、风池、合谷、曲池穴。针刺每次选取 3 ~ 5 个穴，强刺激，留针 10 ~ 15 分钟，每日或隔日 1 次。

2. 耳针　常用穴有内鼻、肺、神门、肾上腺、内分泌、皮质下等。每次选取 3 ~ 5 个穴，行耳穴针刺，或压穴法。

3. 艾灸　灸法多用于外感风寒证。灸法以温热灸为宜，以温经散寒、解表通窍。常用灸穴为督脉的大椎、印堂、百会及双侧的迎香、风池、合谷、风池、肺俞等，清涕多者，取迎香、上星等。每次选取 1 ~ 2 穴，用艾卷温灸。每日 1 ~ 2 次，每次 10 ~ 20 分钟。

4. 穴位按摩　风寒外袭证取风门、风池、迎香、合谷。风热外犯证取大椎、曲池、合谷、鱼际、迎香。头痛者加太阳。每日 1 次。

5. 导引法　先擦手心至热，按摩风府百余次，后定心以两手交叉紧抱风府，向前拜揖百余，俟汗自出，勿见风，定息气海，清坐一香，饭食迟进，则效矣。（此法载于《保生秘要》）

【其他疗法】

1. 激光理疗　用半导体激光理疗仪，将激光探头放入双侧鼻腔进行非接触性照射，每次 5 ~ 8 分钟。5 次为一疗程。有助于改善鼻塞。

2. 微波理疗　用多功能微波治疗仪，将圆板状辐射器放入双侧鼻腔，调节超短波的功率大小以患者觉得局部温热且能耐受为度，每次理疗时间 15 ~ 20 分钟，每天 2 次。有助于改善鼻塞。

【预防调护】

1. 病中应注意多休息，饮食宜清淡，须戒生冷，节制烟酒。

2. 鼻塞时勿强力擤鼻，学会正确的擤鼻方法，以防邪毒窜入耳窍，引发耳疾。正确的擤鼻方法是按住一侧鼻孔擤对侧鼻腔，然后交换。

3. 平素应注意起居有常，调适寒暖，衣着适宜，尤其要注意项背足部的保暖，避免受凉。

4. 流感期间避免出入公共场所，人多时戴口罩，防止相互传染，注意居室通风。

【名医经验】

（一）干祖望医案

王某，男，29 岁。1992 年 2 月 1 日初诊。

伤风第 3 天，昨天起有发热、头痛、恶寒、鼻塞不通、清涕淋下、稍有咯痰。

检查：鼻黏膜充血，两下甲肥大，鼻腔内有不少浆液性分泌物。咽峡轻度充血。体温 37.8℃，舌薄白苔，脉浮数。

急性鼻炎，乃伤风感冒之亚流，治主疏风辛解，常规处理。

荆芥 10g，防风 6g，薄荷 6g，桑叶 6g，白芷 6g，杏仁 10g，象贝 10g，玄参 10g，桔梗 6g。3 剂煎服。呋麻液 1 支滴鼻，每天 3~4 次。休息 3 天。

二诊：1992 年 2 月 5 日诊。

恶寒消失，头痛接近消失，鼻子通气改善，涕量减少，由清白而转为稠厚带黄。

检查：鼻腔接近正常，咽峡（－）。舌薄苔，脉平。

外邪一撤，诸病去安，再扫残余，去疾务尽之意也。

桑叶 6g，菊花 10g，银花 10g，连翘 6g，杏仁 10g，陈皮 6g，玄参 10g，辛夷 6g，白芷 6g，甘草 3g，3 剂煎服。

——选自：《医案中的辨证思维——百岁名医干祖望医案品析》

（二）任继学医案

王某，女，20 岁。患者鼻痒、喷嚏 2 个月。

初诊：遇冷则鼻痒喷嚏，鼻塞流清涕，咽干痛，口鼻气热，项痛，手足心热。舌质红，舌苔白欠润，脉沉弦而数。

诊其为营卫不和之鼻伤风。

治法：调和营卫，宣肺通窍。

经验方。方药如下：桂枝 15g，白芍 15g，炙甘草 3g，辛夷（包煎）15g，蝉蜕 15g，银柴胡 15g，杏仁 15g，苍耳子 7g，葛根 10g，土牛膝 15g，酒川芎 5g，乌梅 1 个。4 剂。日 1 剂，水煎服。

按：此乃营卫不和，肺气不宣，鼻窍不通所致。方中桂枝、白芍调和营卫，余药宣肺通窍，故能痊愈。

——选自：《当代名老中医典型医案集——五官科分册》

（三）古代医案

常仲明常于暑时风快处，披露肌肤以求爽，为风所贼。三日鼻窒，虽坐于暖处少通，终不大解。戴人使服通圣散，入生姜、葱根、豆豉同煎，三两服大发汗，鼻立通矣。

——选自：《儒门事亲》

按：这里描述本患者有夏天贪凉病史，外感风寒之邪，三天后出现鼻塞症状，得暖后稍缓解，但发生在暑天，即使外有风寒，内多有积热，说明本病的病机为外感风寒，肺失宣降，内有积热。治疗以疏风散寒、泄热通便。而古人用通圣散乃表里双解方，具有解表攻里、发汗达表、疏风退热之功效。方中薄荷、防风、荆芥、麻黄疏风散表，使表邪从汗而解；大黄、芒硝泄热通便、荡涤积滞，使实热从下而去。加入生姜、葱根、豆豉加强其解表发汗的作用，而生姜又有和胃之功效，所以三两日后汗出鼻通。

（史军）

第七节 鼻 疔

鼻疔是以外鼻部局限性红肿疼痛为主要特征的疾病。本病为临床常见病，任何年龄均可发病，发病多与挖鼻有关，无季节、地域差异。若因邪毒壅盛，正气虚弱，以致邪毒内陷，可转为疮头紫暗、顶陷无脓、鼻肿如瓶、目胞合缝、头痛如劈、高热神昏的重症，称为"疔疮走黄"，可危及生命。

西医学的鼻疖等疾病可参考本病进行辨证治疗。

【历史源流】

古代医籍中关于鼻疔的别名较多，如"白疔""白刃疔""鼻尖疔""鼻环疔""火珠疔"等。

《素问·生气通天论》曰："膏粱之变，足生大疔。"这是关于"疔"的最早记载，认为过食肥甘厚腻，致使脾胃积热，容易发生疔疖之病。

汉代，华佗的《中藏经·卷中·论五丁状候》记载了"白丁"的症状："白丁者，起于鼻下，初起如粟状，根赤头白，或顽麻，或痒痛，使人憎寒头重，状如伤寒，不欲食，胸膈满闷。喘促昏冒者死，未者可治。此疾不过五日，祸必至矣，宜急治之。"根据其对发病部位、症状特点及预后的描述，与"鼻疔"的特点颇为类似，书中还提出了以泻肺解毒立法的内治方"治白疔憎寒喘急昏冒方"及外敷用白疔方，基本确立了以清热解毒为主治疗鼻疔的方法。后世医家在此基础上，对鼻疔的认识不断深入。

隋代，《诸病源候论·卷二十九》称为"鼻生疮"，认为是肺经有热上冲于鼻而致，并介绍了防治鼻疮的养生导引法。

宋代，《太平圣惠方·卷三十七》提出脏腑不调，阴阳痞塞，气血壅滞，上焦生热，伏留不散，上攻于鼻而致鼻生疮，设有前胡散方、栀子仁煎、肿痛方等治疗方剂。

明代，"鼻疔"一名开始在医籍中出现，如《证治准绳·疡医·卷之二·疔疮》："疔疮者，以其疮形如丁盖之状而得名。皆生头面、四肢，发黄，疱中或紫黑，必先痒后痛，先寒后热，凡人一二日间恶寒发热，四肢沉重，心悸眼花，头疼体痛，稍异如常之证，须宜遍身寻认，如有小疮，与尝患之疮稍异，即是疔也。鼻疔生于鼻内，痛引脑门，不能运气，鼻如大瓶，黑色者不治。"又如《外科正宗·卷之四》说："鼻疔生于鼻内，痛引脑门，不能运气，胀塞鼻窍，甚者唇腮俱肿。"《证治准绳·疡医·卷之三》还指出本病多因拔鼻毛、外感风邪而发，若治疗不当，可致口噤如痉、角弓反张等重症。此时期，"白疔"等病名继续在医籍中使用，如《疮疡经验全书·卷二·白疔》对"白疔"进行了这样的描述："起于右鼻，初起如粟米大，根赤头白，或麻木，或疼痛，使人憎寒头重，鼻口干，咽喉燥，不欲饮食。"

清代，"鼻疔"一名已得到广泛使用，在清代的一些医著中，大多列有"鼻疔"一病，并且对其疾病的认识、症状表现、治疗原则、所引起鼻疔走黄的并发症等大多有详细的描述。如《外科大成·卷三》《增订治疗大全·卷上》《医宗金鉴·卷六十五》《外科证治全书·卷二》《疡医大全·卷十二》等医籍对鼻疔均有较详细的论述，重视鼻疔的辨证治疗，强调"须急治之""宜急治之"，否则易生逆证。如《疡医大全·卷十二·颧脸部·鼻疔门主论》曰："鼻疔乃忧郁太过，劳伤太重，脏腑毒气传于经脉而成。二三日神思困倦，筋骨酸痛；四五日寒热交作，毒气攻心，头面肿大；八九日呕逆昏迷，痰升气促，十难救一，医者不可不察。初起治法，从疔疮门施治。陈实功曰：鼻疔生于鼻内，痛引脑户，不能运气，胀塞鼻窍。甚者唇腮俱肿，先宜针刺，次照疔疮治法。澄曰：鼻疔生于鼻窍之中，乃忧郁伤肺，或房欲传肾，火乘金位，燔灼而成。治当悉按疔疮治法，毋庸另立主方。"《青囊全集秘旨·下卷·疔证总论》说："疔症怕软不怕硬，刺之如铁者顺，如绵者逆。忌服温补之剂；忌房劳，遗损毒气以至攻心；忌椒、酒、鱼、虾、鸡、海味、鹅肉、猪首、辛辣、生冷、气怒诸香、轻妇、孝服、大疫等，犯之多生反覆，慎之。敷药忌寒凉之药逼毒攻里也；黑膏药不宜太早，将溃可贴，以避风寒，呼脓长肉可也；初起发汗，五味化疔，饮酒煎被盖汗之；诸疔生各处，按部位经络形色亦有缓急，头项胸背最急，手足之间稍缓；疔走黄，速用芒针直竖，红绿即是疔苗，刺出恶血，俱按疔治之。腕骨穴治鼻疔，穴在手外侧腕前，起骨下陷中。"

民国陈守真《儿科萃精·卷三·身体诸病门》："小儿鼻疔，其毒速宜散化，急用荔枝肉一两，雄黄一分半，吸铁石五厘，共捣为丸，塞鼻中，自能脱落。再饮生菊花叶汁一小杯，更佳。"

现代文献中，1980年由广州中医学院主编的全国高等医药院校第4版规划教材《中医耳鼻喉科学》首次以"鼻疔"作为病名进行了论述，将"鼻疔"定义为"指发生在鼻尖、鼻翼及鼻前庭部位的疔疮疖肿"。此后，"鼻疔"作为规范的病名出现在历版中医耳鼻喉科教材与专著中。

【临床诊断】

（一）诊断要点

1. 临床特征 鼻疔的临床特征是外鼻部局限性红肿疼痛。发病部位以鼻前庭为多见，少数亦可发生在鼻尖或鼻翼等外鼻部。

患者多在挖鼻后不久起病，出现外鼻部疼痛（以鼻前孔为主），逐渐加重，在一侧鼻前庭外、下或顶壁局部出现丘状隆起，周围红肿发硬，数日后成脓，则顶部有黄白色脓点，若脓点溃破或被挑破，则脓出而愈。

2. 主要伴随症状 鼻疔除外鼻部局限性红肿疼痛外，一般情况下其他伴随症状较少。

病情重者，可伴有同侧上唇、面部等处肿痛，此时还可伴有轻度发热、头痛等症状。

本病若拖延不治，或处理不当，或妄加挤压，可能出现严重的并发症，称为"疔疮走黄"。其主要表现是高热，头痛如劈，恶心呕吐，外鼻部疮头紫暗，顶陷无脓，根脚散漫，鼻肿如瓶，目胞合缝等。

（二）鉴别诊断

鼻疔应与鼻疳相鉴别。

鼻疔与鼻疳均为外鼻部的病变，均可出现外鼻部疼痛及红肿，临床上须注意鉴别。其鉴别要点参看"鼻疳"一节。

【病因病机】

本病多因挖鼻、拔鼻毛等损伤肌肤，邪毒乘损外袭，火毒上攻鼻窍，熏蒸肌肤而致。《干氏耳鼻咽喉口腔科学》说："总之，本病是由于肺经向有伏火，又有外感热毒（或暑气、厚味所伤），循经上犯而致。此外，其中的皮肤破损、拔毛等也是导致本病的诱因。"这一观点是现代中医耳鼻喉科学著作中对于鼻疔一般证候发病学说的共同认识。所以鼻疔主要为实热证，疔疮走黄时主要为正虚邪陷。

1. 外感风热　因挖鼻、拔鼻毛等损伤肌肤或毛根，风热邪毒乘损而入，壅塞鼻窍，或内犯于肺，郁而化火，火热循经灼鼻而致病。

2. 肺胃积热　恣食膏粱厚味、辛辣炙煿，胃腑积热，母病及子，肺亦蕴热，肺胃积热，热毒循经上犯鼻窍而为病。

3. 火毒内陷　火毒入侵或热郁化火，正气虚弱，火毒势猛，邪毒内陷，入犯营血及心包，而成疔疮走黄之危候。

【辨治思路】

（一）辨证思路

鼻疔的主要症状是外鼻或鼻前孔局限性红肿疼痛，造成局限性红肿疼痛的原因是热邪或火毒壅滞局部，而局部的壅滞是脏腑有热的反应。火为热之极，因此，辨证的关键抓住"火"或"热"及其所涉及的脏腑就对了。

1. 辨鼻痛　鼻疔所致之鼻痛，主要根据疼痛的程度来辨别鼻疔的程度和性质。鼻痛轻微，或痒或麻，触之痛轻，为鼻疔轻证，多为风热邪毒侵袭；鼻痛较重，痛连面唇，持续疼痛，或呈跳痛，触之更甚，多为热毒壅盛之证。鼻痛连及脑腮，或头痛如劈，则应注意邪毒走散，内陷心营。总之，鼻痛由轻至重为逆，鼻痛由重至轻为顺。

2. 辨疗肿 疗肿的鉴别，主要根据疗肿的大小、肿胀的范围及有脓无脓来辨别其程度和性质。疗肿成丘疹状隆起，范围局限，疮顶有黄白色脓点者，多为外感风热，病情较轻；疗肿较大，红肿高突，表面有黄白色脓点，伴见同侧上唇、面部、下眼睑等处肿胀发红，多为肺胃积热之重证。若见疗肿疮头紫暗、顶陷无脓、根脚散漫、鼻肿如瓶，目肿合缝，头痛如劈，喷射状呕吐则为鼻疗走黄，火毒内陷心营之危证。

3. 辨脏腑

（1）肺脏失调：肺主皮毛而开窍于鼻，外邪侵袭必由皮毛或口鼻而入，若肺脏功能正常，则皮毛与鼻的藩篱作用发挥正常，外邪不易入侵。反之，外邪入侵导致鼻疗，说明肺的功能必然处于失调状态。循此思路进行辨证，注意询问患者是否伴有鼻塞、流涕、喷嚏等肺气失宣的症状，自能找到肺脏失调的证据。舌尖红赤、脉浮数为肺经蕴热的重要表现。

（2）肺胃失调：此类患者注意询问饮食偏好和近期的饮食特点，多有嗜食辛辣刺激之物的特点，导致胃腑积热，胃失和降，一般都有大便不通畅的症状。大便不通，浊阴不降，清阳不升；热性炎上，加之胃之不降，影响肺之肃降的生理功能，热邪循肺胃之经络上犯鼻窍而发病。舌质红，苔黄厚，脉洪数或滑数为可辨之舌脉。

（3）心包失调：典型的症状如高热、神昏等，加上舌红绛、脉细数为热入心包提供了依据。注意心包失调可能夹杂胃腑有热。

4. 辨虚实 鼻疗以实证为多见，但火毒内陷营血及心包时，会灼伤阴精。《素问·阴阳应象大论》曰："壮火之气衰，少火之气壮；壮火食气，气食少火；壮火散气，少火生气。"说明了火毒会导致气虚。

5. 辨伴随症 鼻疗与其他疗肿相比，其危害在于并发症，故辨别鼻疗的伴随症是辨别鼻疗病情的程度和性质的重要依据。鼻疗无伴随症，其证轻浅，可于数日后痊愈；鼻疗伴随头痛、恶寒发热、口干便结，为肺胃积热之证；若头痛如劈、憎寒壮热、烦躁、呕吐、神昏谵语、脊背强直，为火毒内陷之危证。

（二）治疗思路

及时有效地清除体内的火热邪毒，消除患者的不适症状，是治疗鼻疗的主要目的和基本思路。围绕这个目的，治疗时须考虑治本与治标两个方面。

1. 治本 由于火热邪毒是产生鼻疗的根本原因，针对火热邪毒的来源，在辨证的基础上，指导患者调整不良生活方式，戒除烟酒，避免辛辣刺激之物的刺激，并运用中药或针灸调动相关脏腑的功能进行整体调节，有助于火热邪毒的清除，达到治愈的目的，这是中医治疗的优势所在。

2. 治标　采用各种外治法，如药物局部涂抹或外敷，配合内治法，可迅速消除症状。也可采用局部物理疗法，如激光理疗等，达到帮助局部病灶消散的目的。

【辨证论治】

1. 外感风热

主证：外鼻部或鼻前孔局限性潮红、隆起，状如粟粒，根脚坚硬，焮热疼痛，或伴发热、头痛、全身不适等。舌尖红，苔薄白或黄，脉浮数。

治法及方药：疏风清热、消肿止痛。可选用五味消毒饮加减，常用药物如金银花、野菊花、紫背天葵、蒲公英、紫花地丁、黄芩、桑白皮等。

加减法：恶寒发热者，可加连翘、荆芥、防风以疏风解表；疼痛较甚者，可加归尾、赤芍、丹皮以活血止痛；脓成不溃者，可加皂角刺、白芷以助消肿溃脓。

2. 肺胃积热

主证：外鼻部或鼻前孔局限性红肿隆起，疮顶质软色黄白，有时轻轻按压即有少量黄白色脓液溢出，舌质红，苔黄厚，脉洪数或滑数。

治法及方药：泄热解毒，消肿止痛。可选用黄连解毒汤加减，常用药物如黄连、黄芩、黄柏、栀子等。

加减法：舌苔厚腻者，可加砂仁、法半夏、白术以健脾化湿；大便秘结者，可加生大黄、生石膏、厚朴；失眠者，可加石菖蒲、远志以化湿通窍安神；疼痛较甚者可加归尾、赤芍、丹皮以活血止痛；脓成不溃者可加皂角刺、白芷以助消肿溃脓；若表证未除，发热恶寒者，宜酌加荆芥、薄荷、连翘等以清热解毒、疏风解表，表里同治。

3. 火毒内陷

主证：鼻部红肿灼痛，疮头紫暗，顶陷无脓，根脚散漫，鼻肿如瓶，目胞合缝，头痛如劈。可伴有高热、烦躁、呕恶、神昏谵语、痉厥、口渴、便秘等。舌质红绛，苔黄厚，脉细数。

治法及方药：泻火解毒，清营凉血。可选用犀角地黄加减，常用药物如犀角（水牛角代替）、生地黄、赤芍、牡丹皮等。也可酌情用黄连解毒汤合清营汤加减。

加减法：出现神昏谵语者，可加服安宫牛黄丸、至宝丹或紫雪丹；舌苔厚腻者，可加砂仁、法半夏、白术以健脾化湿；大便秘结者，可加大黄、厚朴。有脊强背直、抽搐等症者，可加钩藤、羚羊角、石决明、地龙之类，以镇肝息风止痉。

【外治法】

1. 局部涂药　疗顶色红、触之质硬者，局部涂抹药物，如金黄膏、鱼石脂软膏，告知患者忌挤压。

2. 外敷　取内服中药渣再煎，取药液热敷患处，借药力与热力的作用，使气血流畅，以消肿散瘀。亦可选用野菊花、芙蓉花叶、鱼腥草、仙人掌、芦荟等具有清热解毒消肿功能的鲜药捣烂外敷。用时将鲜药洗净，捣烂敷患处，一日换 1～2 次。适用于鼻疔初起或已成脓未溃者。

3. 排脓 脓成顶软者，局部消毒后，用尖刀片挑破脓头，用小镊子钳出脓头或用吸引器头吸出。切开时不可切及周围浸润质硬部分，切口不可过大过深，且忌挤压，以免脓毒走散。

【针灸按摩】

1. 针刺法 主穴取身柱、灵台、合谷，配穴取委中、商阳、曲池等，用泻法。

2. 放血法

（1）耳尖、耳背、耳垂放血：捏揉耳廓使皮肤充血，局部消毒后，用三棱针或一次性血糖采血针，快速点刺耳尖或耳垂，使微出血。耳背可选耳背静脉针刺出血。

（2）少商、少冲、商阳放血：少商为手太阴肺经井穴，位于拇指桡侧指甲根角旁 0.1 寸；少冲为手少阴心经井穴，位于小指桡侧指甲根脚旁 0.1 寸；商阳为手阳明大肠经井穴，位于食指末节桡侧，指甲根脚旁 0.1 寸。

医者先用手捋患者一侧手臂，从肩部沿上臂往下直捋至手指，往返十数下，使手指局部充盈血液，左手握紧指根部，右手持 75% 酒精棉签消毒穴位后，以三棱针或一次性注射针头，用点刺法快速刺入手指三穴，斜刺约 1mm，疾入疾出，使出血少许。

【其他疗法】

1. 氦－氖激光理疗 用氦－氖激光理疗仪，将激光光斑对准"鼻通"穴，照射距离为 10～20mm，每次每穴照射 5 分钟，每日 1 次。一般照射 1～2 次即可。

2. 超短波理疗 用超短波治疗仪，以微热量照射鼻部上迎香及素髎穴 15 分钟，每日 1 次，3～5 次为一疗程。

3. 冷光紫外线理疗 用冷光体腔紫外线治疗机照射病变局部，首次照射选用 4～5 个生物剂量，隔日或每日 1 次。3～7 次为一疗程。视病情轻重增加生物剂量。

【预防调护】

1. 禁忌早期切开引流及一切挤压、挑刺、灸法，以免脓毒扩散，入侵营血，内犯心包，引起疔疮走黄之危证。

2. 注意休息，忌食辛辣炙煿、肥甘厚腻之品，戒除烟酒刺激，保持大便通畅。

3. 戒除挖鼻及拔鼻毛之恶习，积极治疗各种鼻病，保持鼻部清洁，以防鼻部疾患。

4. 积极治疗全身消耗性疾病，如消渴、贫血等。

5. 密切观察病情，防止疔疮走黄的发生。

【名医经验】

（一）熊大经医案

李某，男，21 岁。2006 年 7 月 15 日初诊。

左鼻肿痛发热 4 天就诊。患者于 4 天前突感鼻内有一粟粒状小隆起，用手挖鼻后觉周围发硬、微痛。第二天鼻部胀痛不适，渐红肿疼痛加剧，触痛明显，发热头痛，心烦，全身不适，大便 3 日未解。曾自行口服消炎片，症状未见改善。患者自觉疼痛难忍，为求进一步诊治，遂来就诊。

初诊：见鼻尖部及鼻翼皮肤红肿发亮，中心高突，左侧鼻前庭皮肤见一局限性隆起，触之坚硬，疼痛明显，无脓点。颌下淋巴结肿大、压痛。患者发病以来发热头痛，心烦，全身不适，大便 3 日未解，小便黄。舌红苔黄，脉数。

诊断：鼻疔。

辨证：邪毒外袭，火毒上攻。

中药处方：金银花 25g，野菊花 25g，紫花地丁 15g，蒲公英 30g，紫背天葵子 10g，当归尾 15g，赤芍 10g，连翘 10g，防风 10g，黄连 10g，黄柏 10g，生甘草 5g。水煎服，每日 1 剂。

二诊：药尽 3 剂后，患者复诊，自述未再发热、心烦，鼻部红肿热痛减轻，大便正常，小便稍黄。检查见鼻尖部及鼻翼皮肤红肿明显减轻，左侧鼻前庭局限性隆起渐下，触软，疼痛不明显。

中药处方：金银花 25g，野菊花 25g，紫花地丁 15g，蒲公英 20g，紫背天葵子 10g，当归尾 15g，赤芍 10g，黄连 10g，茯苓 15g，白术 20g，生甘草 5g。上方继进 2 剂后，鼻部红肿热痛症状基本消失。

——选自：《中医耳鼻咽喉科案例评析》

按：邪毒外袭，火毒上攻鼻窍，熏蒸肌肤，气血凝滞，聚集不散而成疔疮，故见局部红肿疼痛；气血壅聚于局部则触之坚硬；热毒壅盛故见发热；邪毒上扰则头痛；邪热扰心则心烦；邪热煎熬津液故便秘溲赤；舌红苔黄，脉数也为邪热壅盛之征。二诊时，服药后表证已不明显，故去连翘、防风。红肿减轻，故减少当归尾、赤芍药等活血消肿止痛药物用量。下焦热已去大半，故去黄柏。疾病后期气血损伤，当辅以健脾益气、固护正气之药。

（二）谢强经验

1. 针刺治疗鼻疔经验方

（1）鼻疔解毒针方

取穴：少商、商阳、迎香、灵台。局部红肿痛甚，加内关；出现疔疮走黄，加少府；口渴便秘，加天枢。

操作：先针刺少商、商阳、内关、少府，强刺激，泻法；再针刺迎香、灵台、天枢，弱刺激，平补平泻。留针 20 分钟，留针期间对少商、商阳、内关、少府行针 3 次，每次 10 秒，并且嘱患者做缓慢咀嚼运动。

（2）鼻疖止痛针方

取穴：足窍阴、关冲、灵台、迎香。

操作：先针刺足窍阴、关冲，强刺激，泻法；再针刺迎香、灵台，弱刺激，平补平泻。留针期间，在足窍阴、关冲行针 3 次，每次 10 秒，并且嘱患者做缓慢咀嚼运动。

2. 谢强医案

刘某，男，21 岁，学生。2013 年 4 月 12 日初诊。

病史：右侧鼻翼部肿胀疼痛 3 天。患者自诉 2 天前摩擦鼻部后，右鼻翼部红肿疼痛，自行使用皮炎平软膏外涂，效果不佳，肿胀疼痛症状逐渐加重，伴头痛、发热。

检查：右侧鼻翼部见一红肿凸起，顶端可见黄色脓点，周围红肿，有触痛；体温：38.2℃；舌质红、苔黄，脉数。

诊断：鼻疔（鼻疖）。

辨证：邪毒外袭，火毒上攻。

治法：清热解毒，消肿止痛。

治疗：①针刀排脓：于疖肿顶端用针刀挑破脓头，钳出脓头。②刺营放血：用三棱针在左侧（健侧）少商、少冲、商阳穴刺营放血，接着在患侧耳尖、耳垂刺营放血。③针刺疗法：采取谢氏五官运动针刺法，用鼻疖止痛针方治疗。先针刺足窍阴、关冲，强刺激，泻法；再针刺迎香、灵台，弱刺激，平补平泻，中途不行针；留针期间，在足窍阴、关冲行针 3 次，每次 10 秒；留针 20 分钟。留针期间，嘱患者做缓慢咀嚼运动；针毕，鼻痛、头痛立即缓解。每日 1 次。

医嘱：清淡饮食，勿食辛辣刺激之物。

治疗 3 天后，鼻翼部红肿疼痛大减，无发热。继续治疗 3 天，症状消失，临床痊愈。

——选自：《旴医谢强五官针灸传珍》

按：关冲属手少阳三焦经井穴，足窍阴属足少阳胆经井穴，二穴合用，泄热、解毒；迎香，为局部取穴以散邪利窍；灵台，为治疗疔疮之验穴以解毒消肿，位于督脉循行的后正中线上，第 6 胸椎棘突下凹陷中。诸穴配伍，增强泄热、解毒消肿之效。采取针刺配合咀嚼运动，可缓解肿痛。

（三）古代医案

陈莘田医案

范右。暑邪郁踞肺胃，结为鼻疔，肿痛，身热形寒，舌白脉数。症势方张，慎防转重。

羚羊角　白杏仁　淡芩　江枳壳　地丁草　甘中黄　牛蒡子　黑山栀　连翘　苦桔梗　土贝母　白茅根

复诊　原方去黑栀、杏仁，加花粉、桑皮、知母、地骨。

——选自：《陈莘田外科方案·卷五·鼻疔》

按：本方配伍羚羊角清肝凉血，白杏仁泻肺止咳，土贝母清热润肺、化痰止咳，苦桔梗宣肺利咽，牛蒡子利咽止痛，可知该患者尚伴有咳嗽咽痛之症；白茅根凉血止血，可知有鼻腔出血之征。

（彭凌艳）

第八节　鼻　疳

鼻疳是以鼻前孔及其附近皮肤反复发作红肿痛痒、糜烂渗液或粗糙皲裂为主要特征的疾病。本病为临床常见病，多见于小儿。常反复发作，经久难愈，中医治疗本病具有一定的优势。

西医学的鼻前庭炎、鼻前庭湿疹等疾病可参考本病进行辨证治疗。

【历史源流】

（一）关于鼻疳的病名

在古代医籍中，与"鼻疳"类似的病名很多，如"疳鼻""鼻疮""赤鼻""䘌鼻""鼻䘌疮""鼻下赤烂""鼻𪖥""疳虫蚀鼻""肺疳""气疳""月食疮""淫沥疮"等。这些病名基本上是以病变部位或症状特点来进行命名的。

1. 鼻疳　在中医古籍中，"疳"的原意为疳病或疳积，是指小儿脾胃虚弱的疾病。"疳"也包括其他疾病，有的以五脏分类及病因病理命名，如心疳、肺疳等；有的以症状命名，如疳热、疳泻等；也有以病变部位命名的。"鼻疳"是以病变部位命名。《颅囟经》提出本病属"疳"，指出"孩子鼻流清涕或鼻下赤痒，此是脑中鼻中疳极"。宋代《太平圣惠方》首先使用"鼻疳"一名。

2. 鼻䘌疮、鼻䘌、䘌鼻　䘌，《广雅·释虫》解释说："䘌，虱也。"即小虫之意。隋代《诸病源候论·卷四十八·䘌鼻候》说："䘌鼻之状，鼻下两边赤，发时微有疮而痒是也。"古代医家认为本病是"疳虫食鼻"，因其发病与疳虫有关，故很多医家称本病为鼻䘌、䘌鼻、鼻䘌疮等。

3. 月食疮　隋代《诸病源候论·小儿杂病诸候》说："小儿耳鼻口间生疮，世谓之月食疮，随月生死，因以为名也。"因本病有反复发生，缠绵难愈，时轻时重，状如月之盈亏的特点，故称其为"月食疮"。此是以其证候与发病特点进行命名的。

4. 气疳　宋代《小儿药证直决》曰："鼻疳，一名气疳。"

5. 淫沥疮 明代《古今医统大全·卷九十·幼幼汇集》曰："其疮有不痛者，疮汁流处却又成疮，名淫沥疮。"因鼻疳有糜烂渗液、疮汁泛滥的特点，故又称"淫沥疮"。

6. 鼻疮 历代医家均有将鼻疳称为"鼻疮"者，如明代《寿世保元·卷八》曰："小儿鼻疮，热壅伤肺，肺气通于鼻，风湿之气，乘虚客于皮毛，入于血脉，故鼻下两旁疮湿痒烂，是名鼻䘌，其疮不痛，汁所流处又成疮。"

（二）关于鼻疳的症状、病机与治疗

隋代，《诸病源候论·小儿杂病诸候》最早论述本病的症状及病因病机，对于本病发病的反复性及缠绵难愈的特点亦有所认识，而且将此病安排在"小儿杂病诸候"进行论述，说明已认识到本病多见于小儿。

唐代，孙思邈首先将本病从"疳"认识，并认为病因为"疳虫"。如《备急千金要方·卷六上》有"治疳虫蚀鼻生疮方"。此后，历代医家亦多有将鼻疳、鼻疮混称者。

宋代，对本病的病因病机有新的认识，对其临床特征亦有详细的描述。如《太平圣惠方·卷八十七》首称本病为"鼻疳"："其候：鼻中赤痒，壮热多嚏，皮毛干焦，肌肤消瘦，咳嗽上气，下痢无恒，鼻下连唇生疮赤烂，故名鼻疳也。"钱乙《小儿药证直决》将本病称为"肺疳"，指出："肺疳、气喘、口鼻生疮，当补脾肺，益黄散主之。"又如《仁斋直指方·小儿附遗方论》描述本病的病状时指出："鼻下两旁赤痒疮湿，是为鼻疳，其疮不痛，汁所流处，随即成疮，亦名疳䘌。"从这些记载来看，已认识到鼻疳的主要证候特点是"生疮赤烂，不痛，浸淫流水"。

明代，许多医籍中均列有"鼻疳"或"鼻䘌疮"之病，并对其证候表现均有明确的记载。如《万病回春·小儿杂病》认为："鼻下两旁疮湿痒烂，是名鼻䘌。其疮不痛，但所流处即又成疮。"明代方书《普济方·卷三百七十九·婴孩诸疳门》总论说："鼻乃肺气所通，其气不和，则风湿乘虚客于皮毛，入于血脉。故鼻下两傍赤痒疮湿，是为鼻疳。疮湿不通，汁所流处，随即成疮，亦名疳鼻。"

清代，《医宗金鉴·外科心法要诀》明确指出："鼻䘌疮多小儿生，鼻下两旁斑烂形，总由风热客于肺，脓汁浸淫痒不疼。"《洞天奥旨·卷十二·鼻疳》对于鼻疳发痒明显的特点有详细的描述，其曰："鼻内生疮，痒时难忍，欲嚏而不能，欲忍而不得，言语糊涂，声音闭塞，此鼻疳也。夫鼻之窍乃肺之窍也。肺病而气难宣，则鼻乃生疮矣。故鼻疳虽是鼻之病，其实肺之病也。夫肺病宜肺内生痈，乃不生于肺中，而生于鼻之内者，以热而兼湿也。热乃火也，湿乃水也，水能制火，故火在肺而不致生痈。火炎于鼻，而水不能上升，鼻之窍细小，然不能散火也，故成疳而不成痈矣。虽不成痈，而疳之毒亦不易化。去其湿热，则水下行而火上散，然后以外药吹之，则气通而毒消矣。"

值得注意的是，在古代文献中亦有将梅毒所致鼻部损害称为"鼻疳"或"鼻䘌

疮"者。如清代《外科真诠》曰："鼻疳初起，鼻梁低陷，久则鼻烂穿溃，水从鼻孔出，乃杨梅结毒所致。"民国时期的《医学举隅·卷七》亦说："鼻䘌疮，䘌字从虫，又非朝夕之疾，必有瘙痒浸淫之势。若红肿如豆、如豉，不痒，或微破微痛者，霉邪也。凡鼻内生疮，多属梅气触于清窍。"这些论述虽然亦以鼻疳为名，但与本病则名同而实异，不应混淆。

（三）现代文献中鼻疳病名的确立

现代文献中，1980 年由广州中医学院主编的全国高等医药院校第 4 版规划教材《中医耳鼻喉科学》首次以"鼻疳"作为病名进行了论述，将"鼻疳"定义为"指鼻前孔附近皮肤红肿、糜烂、结痂、灼痒，有经久不愈、反复发作的特点"，认为本病"相当于现代医学的鼻前庭炎"。此后，"鼻疳"作为规范的病名出现在历版中医耳鼻喉科教材与专著中。2003 年王士贞主编的普通高等教育"十五"国家级规划教材《中医耳鼻咽喉科学》将"鼻疳"的定义修改为"鼻疳是指以鼻前庭及其附近皮肤红肿、糜烂、渗液、结痂、灼痒，或皲裂为主要特征的鼻病"，认为"西医学的鼻前庭炎及鼻前庭湿疹等疾病可参考本病进行辨证施治"。2016 年刘蓬主编的全国中医药院校高等教育"十三五"规划教材《中医耳鼻喉科学》进一步将"鼻疳"的定义简化为"以鼻前孔及其附近皮肤红肿痛痒、糜烂渗液或粗糙皲裂为主要特征的疾病"。

【临床诊断】

（一）诊断要点

1. 临床特征　鼻疳的发病部位在鼻前孔及其附近皮肤，具有反复发作的特点，其临床特征有三种类型：红肿疼痛型，糜烂瘙痒型，粗糙皲裂型。

（1）红肿疼痛型：患者多在挖鼻后不久起病，一侧或两侧鼻前孔弥漫性潮红，轻微肿胀，自觉疼痛。此型一般病程不长，成人与小儿均可患病。

（2）糜烂瘙痒型：此型以小儿为多见，多两侧前鼻孔同时患病，并延及上唇皮肤，糜烂、渗液、结痂，自觉瘙痒，因而经常搔抓，病程多较长，易反复发作，缠绵不愈。

（3）粗糙皲裂型：此型也以小儿为多见，病程较长，鼻前孔及附近皮肤因反复搔抓而变得粗糙、皲裂，有时有轻微疼痛或瘙痒，缠绵不愈。

2. 主要伴随症状　本病常因鼻渊或鼻鼽的经常流涕刺激所致，故常伴有反复流涕的症状，鼻涕或清稀，或浑浊。

（二）鉴别诊断

鼻疳的红肿疼痛型与鼻疔的发病部位均以鼻前孔为主，均有挖鼻史，且均有外鼻部红肿疼痛，应注意鉴别。

二者的鉴别要点见表 10 - 9。

表 10 – 9　鼻疗与鼻疳的鉴别要点

鉴别要点	鼻疗	鼻疳
相同点	均有挖鼻史，均以鼻前孔疼痛为主要症状	
鼻痛特点	鼻痛较重，单侧为主	鼻痛较轻，或灼痒，可单侧或双侧
皮损特点	鼻前庭皮肤局限性丘状隆起，红肿发硬，数日后可化脓	鼻前庭皮肤弥漫性红肿，不化脓；或表现为鼻前庭及附近皮肤糜烂渗液；或皮肤粗糙皲裂
并发症	可并发疗疮走黄而危及生命	无严重并发症
病程	较短	一般较长
反复发作	较少见	多见

【病因病机】

《外科通论·洞天奥旨·卷十二·鼻疳》说："夫鼻之窍乃肺之窍也。肺病而气难宣，则鼻乃生疮矣。故鼻疳虽是鼻之病，其实肺之病也。夫肺病宜肺内生痈，乃不生于肺中，而生于鼻之内者，以热而兼。"说明了鼻疳的病机以肺热为主。除此以外，尚可由脾胃湿热，或阴虚血燥而起。

1. 肺经蕴热　肺经素有蕴热，又因起居不慎，复感风热邪毒，或挖鼻损伤肌肤，邪毒乘虚侵袭，外邪引动肺热，上灼鼻窍，熏蒸鼻前孔肌肤而为病。

2. 脾胃湿热　饮食不节，脾失运化，以致湿浊内停，湿郁化热；或因小儿脾胃虚弱，积食化热，疳热上攻，致使湿热之邪循经上犯，熏蒸鼻窍肌肤而为病。

3. 阴虚血燥　患病日久，邪热留恋不去，内耗阴血，阴虚血燥，血虚生风，虚热上攻，久蒸鼻窍，而致鼻疳久治不愈。

【辨治思路】

（一）辨证思路

1. 辨皮损表现　鼻疳的主要体征是鼻前孔及其附近皮肤不同的皮损，皮损表现的不同实际上对应了不同的证型。这也体现了局部辨证与八纲脏腑辨证的统一性。

（1）局部肌肤漫肿潮红，一般为肺经蕴热的表现，肺经蕴热上灼鼻窍，熏蒸肌肤而为局部肌肤漫肿潮红的单纯热象。

（2）局部肌肤糜烂、渗液、结痂，一般为脾胃湿热的表现，脾胃湿热，湿热之邪循经上犯，熏蒸鼻窍肌肤而表现为糜烂、渗液、结痂的湿热征象。

（3）局部皮肤的皲裂、粗糙，一般为阴虚血燥的表现，阴虚血燥，肌肤失其润泽，则表现为干燥，久之则为皲裂。

2. 辨瘙痒 痒来自风。《诸病源候论·卷之三十七·妇人杂病诸候·风瘙痒候》说："风瘙痒者，是体虚受风，风入腠理，与血气相搏，而俱往来，在于皮肤之间。邪气微，不能冲击为痛，故但痒也。"本病鼻部瘙痒，伴见鼻部潮红灼热，为风热上犯；瘙痒伴见水泡簇集、糜烂、渗液，为湿热夹风，浸淫肌肤；瘙痒伴见皮肤粗糙、皲裂脱屑，为血虚生风化燥。

3. 辨病程长短 一般局部肌肤漫肿潮红者发病时间最短；糜烂、渗液、结痂者次之；粗糙、皲裂者时间最长。

（二）治疗思路

本病的三个证型从症状和局部的体征上都好区分，所以一旦辨证准确后以相应的方法去治疗，就会疗效确切。但是要注意，从上述所述的发病时间长短来看有一定的规律可循，而治疗的难易程度也与病程的长短成正比，即病程短者易治，病程长者难治，这其实也是符合一般疾病的治疗规律的。本病的治疗思路分两个方面。

1. 内治法 主要是针对热和湿热的来源来进行治疗。肺热一般来源于外感所致，所以要注意避风邪，禁挖鼻或拔鼻毛，饮食清淡，少食辛辣刺激之物，因为胃热会导致肺热的出现，尤其有外感邪气的时候，往往会加速肺热的出现。对于湿热之邪，由于脾主运化水谷精微，脾气不健，运化不及，水谷精微就会变为水湿。脾气不健与我们的饮食有着密切的关系。所以对不良的饮食习惯进行指导调整，对于该病的治疗具有重要的意义。

2. 外治法 合理使用不同的外治法，与内治法相配合，可达到尽快消除症状的目的。如视不同的局部皮损表现而运用不同类型的药物局部涂抹，可较快地缓解症状。例如，局部漫肿潮红者可用清凉的霜膏剂进行涂抹；局部糜烂、渗液、结痂者，可以用清热燥湿的水剂进行涂拭；局部皮肤干燥、皲裂者可以用滋润的油膏剂进行涂抹。总的原则是"湿对湿，干对干"的皮损外用药物原则。

【辨证论治】

1. 肺经蕴热

主证：鼻前孔及周围肌肤红肿，灼热干燉，疼痛。舌质红，苔黄，脉数。

治法及方药：疏风散邪，清热泻肺。可选用黄芩汤加减，常用药物如黄芩、栀子、桑白皮、连翘、薄荷、荆芥、赤芍、麦冬、桔梗、甘草等。

加减法：大便秘结者，可加瓜蒌仁、大黄；热毒壅盛，燉热痛甚者，可加黄连、丹皮以清热解毒、凉血止痛；红肿甚者，可加大青叶、板蓝根以加强清热解毒之力。

2. 脾胃湿热

主证：鼻前孔及周围肌肤糜烂、渗液、结痂、瘙痒，甚者可侵及鼻翼及口唇。伴纳呆，大便黏滞不爽或溏薄，小便黄浊，小儿可见啼哭烦躁、搔抓鼻部。舌质红，苔黄腻，脉滑数。

治法及方药：清热燥湿，解毒和中。可选用萆薢渗湿汤加减，常用药物如黄柏、萆薢、滑石、泽泻、通草、茯苓、薏苡仁、丹皮等。

加减法：湿热盛者，加黄连、苦参、土茯苓以助清热燥湿之力；痒甚者，加荆芥、防风、白鲜皮、地肤子、白蒺藜以祛风止痒；病情缠绵，反复发作者，加黄芪、白术、砂仁、金银花以扶正解毒。小儿脾弱，腹胀便溏者，可用参苓白术散以健脾除湿。小儿鼻中赤痒，连唇生疮，壮热多啼，皮毛干焦，肌肤消瘦，咳嗽上气，下痢不已者可用使君子、鸡内金消疳积，槟榔、南瓜子杀虫，山楂、神曲、麦芽、谷芽消食健胃化积。

3. 阴虚血燥

主证：鼻前孔及周围肌肤干燥、瘙痒或疼痛，皮肤粗糙、增厚、皲裂，鼻毛脱落。伴口干咽燥，面色萎黄，大便干结。舌质红，少苔，脉细数。

治法及方药：滋阴润燥，养血息风。可选用四物消风饮加减，常用药物如生地黄、当归、赤芍、川芎、黄芩、荆芥、薄荷、柴胡、甘草等。

加减法：鼻部肌肤干燥、皲裂甚者，可加玄参、麦冬、首乌之类以助滋阴养血；痒甚者，可加蝉蜕、防风、白蒺藜等以祛风止痒；肌肤色红、干燥、疼痛者，可加金银花、野菊花等以解毒祛邪。

【外治法】

1. 外洗　可选用以下方药煎水局部外洗。

（1）内服中药渣再煎：内服中药的患者首推该外洗法。

（2）燥湿止痒：可选用苦参、苍术、白鲜皮各15g。

（3）消肿止痛：可选用菊花、蒲公英各15g。

（4）消肿燥湿止痒：可选用马齿苋、地肤子、黄柏、枯矾各30g。

2. 外敷　可根据具体条件选择合适方便的药物进行局部外敷。

（1）青金散外用：松香60g，蛤粉15g，青黛7.5g，研为末，油调搽用，或干掺之，加轻粉、枯矾各9g，尤效。

（2）用米泔洗，黄连末敷，日3～4次。

（3）苦参、黄柏各15g，研末，以生地黄汁调敷患处。

（4）干燥、皲裂、脱屑者，可用紫连膏、黄连膏、玉露膏外涂。

（5）灼热疼痛者，用辰砂定痛散以麻油调涂患处；或用三黄洗剂外搽，或用鱼石脂软膏外敷。

3. 撒药　湿盛脂水多，可用明矾10g，生甘草25g，煎水500mL，清洗患处，然后再以川贝母或黄连为末干撒患处，或用青黛散干撒患处。

【针灸按摩】

1. 体针

（1）可取合谷、曲池、外关、少商等穴，提插捻转用泻法；丰隆、足三里、三阴交用补法。

（2）《中医鼻病大全》载：取二间、曲池、内庭、禾髎等穴。每穴用强刺激泻法，留针15分钟，每日或隔日1次，15次为一疗程，主治鼻疳。临床时，急性鼻疳，可取用曲池、合谷、风府等穴，中强刺激，每日1次，有清热止痒之效。慢性鼻疳，鼻部干燥痒甚，经久不愈者，可取足三里、血海、三阴交等穴，弱刺激，留针15分钟，每日1次，7～10次为一疗程。

2. 耳针 取鼻、肺、胃、肾上腺、风溪、神门等耳穴，埋针，或用王不留行籽贴压以上耳穴，每次贴1耳，隔日1次，交替取双侧耳穴贴压。经常用手指轻按贴穴，以维持刺激。

【其他疗法】

1. 激光理疗 用半导体激光理疗仪，将激光探头放入鼻前孔进行照射，每次10～15分钟。

2. 红外线照射 用红外线行皮损局部照射，距离5cm，功率200w，每次5分钟，每日1次。

3. 离子透入疗法 用清热燥湿收敛药物，煎水过滤后，将作用电极与离子透入衬垫浸湿药液，置于患部，无作用极置于枕部，以适度电流强度治疗15～20分钟，每日1次，7～10次为一疗程。

【预防调护】

1. 积极治疗鼻腔、鼻窦疾病，避免涕液浸渍鼻窍肌肤，预防外感。
2. 保持鼻部清洁，忌用热水烫洗和肥皂水洗涤，以避免局部刺激。
3. 戒除挖鼻、拔鼻毛等不良习惯。
4. 忌食肥甘厚腻之品及鱼、虾、蟹等发物，有烟酒嗜好者应戒除以避免刺激。
5. 小儿患者应注意饮食调养，并应防治各种寄生虫病，以防疳热上攻。

【名医经验】

（一）熊大经医案

肺脾同治案

潘某，男，34岁。2005年4月13日初诊。

主诉：两鼻孔处发痒、疼痛、流黄水反复发作两年。

病史：患者两年前无明显诱因反复出现两鼻孔处发痒、疼痛、流黄水，症状时轻时重，经多次西药内治、外敷（具体药物不详），症状缓解不明显。近日感冒后上述症状再次加重，疼痛较甚，不能触碰。请中医诊治。目前表现：两鼻前庭表面糜烂渗出，有大量黄色痂皮，鼻孔周围及鼻翼、鼻尖部位皮肤充血。偶有头痛，二便正常，舌质红，苔白而腻，脉滑数。

诊断：鼻疖。

辨证：肺脾湿热，复感外邪。

治疗：清肺化湿，祛风解毒，黄芩汤加减。

方药：鱼腥草30g，桑白皮10g，黄芩10g，蒲公英15g，杏仁10g，枇杷叶10g，忍冬藤15g，连翘15g，蝉蜕10g，防风10g，白芷5g，茜草10g，赤芍10g，牡丹皮10g，茯苓10g，生薏苡仁30g。每日1剂，水煎服，连服7日。

外治：鱼石脂软膏。每日用生理盐水清除鼻前庭分泌物及痂壳后涂以软膏，一日3次。

二诊：诸症大为减轻，鼻前庭糜烂处结痂愈合，偶感发痒。

方药：前方去杏仁、枇杷叶，加薄荷15g，野菊花15g，疏风清热，7剂。外治同上。7日后症状消失。

——选自：《中医耳鼻咽喉科案例评析》

按：鼻疖肺脾同治，反映了临证的复杂性。患者不可能总是按照书本上的固定模式一成不变地生病，即便是辨证相同，但是患者的体质状况、所处的地域环境、发病的节气特点这些因素都会影响到处方用药的加减及药量的大小。然而这是不是说明我们的书本、我们前辈的医案就没有用了呢？当然不是！我们要从中学到哪些是不变的，哪些是会变的，这样才能在复杂的临证中灵活使用，以一抵万。

鼻者，肺之窍也。鼻准属土，鼻翼、鼻前孔周围亦为足阳明胃经循行所过之处。所以局部的热必定是脏腑热循经络迁延所致。通过舌脉，我们能很好地判断病变脏腑，相应的脏腑有相应的药物，所以治疗就不难了。这里的鱼石脂软膏清热软坚排脓效果好，适用于实证。

（二）谢强经验

1. 谢强针刺治疗鼻疖经验

（1）谢氏转移兴奋灶针法

散热消疖针方：商阳、合谷、通天、迎香。肺经热甚，加列缺、尺泽；湿热甚，加商丘、足三里；阴虚燥甚，加血海、三阴交。

操作：先针刺商阳、合谷、列缺、尺泽、商丘、足三里，强刺激，泻法；再针刺迎香、通天、血海、三阴交，弱刺激，补法或平补平泻。留针期间，对商阳、合谷、列缺、尺泽、商丘、足三里行针 3 次，每次 10 秒，留针 20 分钟。每日或隔日 1 次。

（2）谢氏五官运动针法

清热消疖针方：足窍阴、关冲、风池、迎香。操作：先针刺足窍阴、关冲，强刺激，泻法；再针刺迎香、风池，弱刺激，平补平泻。留针期间，在足窍阴、关冲行针 3 次，每次 10 秒，留针 20 分钟。留针期间，嘱患者做缓慢咀嚼运动。每日或隔日 1 次。

2. 谢强医案

张某，男，62 岁，退休。2014 年 9 月 4 日初诊。

病史：鼻部红肿疼痛伴糜烂 2 天。患者 4 天前无明显诱因出现鼻部皮肤红肿糜烂，伴瘙痒疼痛，昨日症状加重，遂来就诊。

检查：鼻前庭皮肤多处糜烂潮红，有脂水溢出，伴腹胀、大便溏薄，舌红、苔黄腻，脉滑数。

诊断：鼻疳（鼻部湿疹）。

辨证：脾胃失调，湿热郁蒸。

治法：清热解毒，燥湿和中。

治疗：①针刺疗法：采取谢氏转移兴奋灶针法，用散热消疖针方治疗。先针刺商阳、合谷，强刺激，泻法，中途行针 3 次，每次 10 秒；再针刺迎香、通天，弱刺激，平补平泻，中途不行针，留针 20 分钟，每日 1 次。②耳穴疗法：用生王不留行籽贴压神门、鼻、肺、胃、内分泌、风溪，双侧耳穴交替使用，每次每穴轻揉约 1 分钟，每天 3 次，隔日 1 次。③患部涂敷青蛤散适量，每日 2 次。

医嘱：清淡饮食，禁辛辣发物，忌挖鼻，加强锻炼。

治疗 5 日后症状基本消失，7 天后鼻前庭及周围皮肤无红肿糜烂流水，临床痊愈。

——选自：《盱医谢强五官针灸传珍》

按：针刺、耳穴结合中药外用治疗鼻疳，纯中医的外治法起到了很好的疗效，无疑给我们中医耳鼻喉科的从业者以鼓励和信心。中医从业人员一般都学了针灸，但是会用的是少数。用好了针灸，不仅可以提高疗效，有时还能代替中药内服等，尤其适用于基层或缺医少药时。所以，学好用好针灸很重要。清代吴师机《理瀹骈文》中提出："外治之理即内治之理，外治之药亦即内治之药。所异者，法。"既然我们了解了外治法与内治法在医理上都是相通的，那么大的治疗方向我们就确定了。但是针灸难就难在它有自己独特的经络系统等理论知识，还有操作实践。既然我们有幸有宝贵的前辈的经验可以学习借鉴，为什么不用呢？只有实践才能出真知！只有亲手实践才能将他人的经验转变成自己的认识与经验！只有实践才能体会到中医学的神奇与伟大，才能获得意外的惊喜与收获。谢氏转移兴奋灶针法，是通过针刺刺激五官病灶下部远端的腧穴，在远离病灶处产生一个新的高强度兴奋灶，其兴奋强度远远强于上部病灶的兴奋度，以之减弱病灶的兴奋强度，使病灶的炎性充血、水肿及神经性疼痛得以缓解，从而达到改善和治愈疾病的目的。此法尤其适用于治疗五官的炎症、痛症等急症，疗效显著。我们有句俗语"有了新伤忘了旧痛"，也是不无道理的，自有其生理基础。针刺和耳穴疗法，通过刺激穴位而疏通经络，调节脏腑功能，邪去身安，且好得干净彻底。

（彭凌艳）

第九节　酒渣鼻

酒渣鼻是以外鼻部红赤为主要特征的疾病。本病又名酒皶鼻、酒齇鼻、酒糟鼻、酒齄鼻等，多与饮酒过多有关，故名。本病多见于中壮年，男性稍多于女性，一般病程较长。

【历史源流】

古代文献中关于本病的名称很多，如酒齄鼻、酒皶鼻、酒渣鼻、酒糟鼻、酒齄鼻、酒瘙鼻、酒皶赤鼻、酒风鼻、糟鼻子、鼻齄、鼻皶、酒皶、赤鼻、鼻赤黑等。由于大多与饮酒过多有关，病变部位在鼻部，故病名中大多有"酒""糟""鼻"等关键字。

酒渣鼻的有关描述，在《黄帝内经》已有记载，如《素问·刺热》说："脾热病者，鼻先赤。"首先指出了其病因病机是"脾热"，症状特点是"鼻赤"。

晋代，《肘后备急方·卷六》首先提出"酒皶"之名，"疗面及鼻酒皶方"，方用珍珠、胡粉、水银，等分，猪脂和涂。这是本病外治方的较早记载。

隋代，《诸病源候论·卷二十七》载："酒皶候，此由饮酒，热势冲面，而遇风冷之气相搏所生，故令鼻面生皶，赤疱帀帀然也。"首先提出了本病与饮酒关系密切。

唐代，《备急千金要方·卷六下》载有治疗酒瘙鼻疱方两首，内服方栀子丸，外敷方薄鼻疱方，运用内外治法治疗本病。

宋代，《三因极一病证方论·卷之十六》有："粉黄膏，治肺热，鼻发赤瘰，俗谓酒皶。"认为酒齄鼻与肺热有关。《太平圣惠方·卷第四十》列有治疗"酒皶"方12首，其内服方多根据症状、病程之不同而运用不同的方剂，外治多用有凉血、活血、祛风止痒功效的药物制成膏剂外敷。

金元时代，《丹溪心法·卷四》在鼻病七十六中载"酒瘙鼻是血热入肺，治法用四物汤加陈皮、红花、酒炒黄芩煎，入好酒数滴，就调炒五灵脂末同服"，外治"用桐油入黄连末，以天吊藤烧灰，热傅之"，其在《格致余论》《金匮钩玄》等著作中也有类似论述，《世医得效方·卷第十》介绍了治疗"酒瘙鼻"方9首。

明代，《景岳全书·卷二十七》称为"酒皶赤鼻"，其病因病机"多以好酒之人，湿热乘肺熏蒸面鼻，血热而成，或以肺经素多风热"。《证治准绳·杂病·第八册》谈到"鼻赤，一名酒齄鼻，乃血热入肺也……邪热熏蒸肺叶伏留不散"而致。《本草纲目·主治第四卷·百病主治药·鼻》提出"鼻齄，是阳明热及血热，或脏中有虫"，列有内、外治方多以活血祛瘀、清热解毒、杀虫为主。《外科正宗·卷之四》提出"齄鼻属脾，总皆血热郁滞不散"，设内服枇杷叶丸、黄芩清肺饮。

清代，《外科大成·卷三》认为"酒皶鼻，先由肺经血热内蒸，次遇风寒外束，血瘀凝结而成"，治疗"须宣肺气，化滞血，使荣卫流通以滋新血"，设有麻黄宣肺散、调荣化滞汤、黑参丸。《医宗金鉴·卷六十五》认为"酒皶鼻"治疗难迅速取效，设有内服的麻黄宣肺酒、凉血四物汤，外用颠倒散。《医林改错·上卷》提出"糟鼻子……红色是瘀血"，治予活血祛瘀之法，方用通窍活血汤。

总结历代医家对酒齄鼻的认识，主要观点：①饮酒致肺热、脾胃积热；②酒热与风冷之气相搏；③血热，脏中有虫。

1994年王德鉴主编的《中医耳鼻咽喉口腔科学》将"酒皶鼻"正式作为现代病名加以应用，并为现代中医耳鼻喉科医家所赞同，而后出版的专著大都沿用这一病名。2001年王永钦主编的《中医耳鼻咽喉口腔科学》及2016年王士贞、刘蓬主编的《中华医学百科全书·中医耳鼻咽喉口腔科学》采用"酒渣鼻"作为病名。

【临床诊断】

（一）诊断要点

1. 临床特征　外鼻部红赤是酒渣鼻的临床特征。红赤的范围以鼻准为主，可延及两侧鼻翼。早期、中期与后期的红赤表现有所不同。

（1）早期：鼻准及鼻翼出现红色或暗红色皮疹，表面脂腻油光，在饮酒、进餐、冷热刺激或情绪紧张时更为明显。非饮酒时及情绪稳定时鼻赤现象可减轻甚至消失。

（2）中期：鼻准及鼻翼皮肤潮红不退，血络扩张如红丝缠绕、皮肤增粗，可出现针头大或黄豆大丘疹脓疱，压之可有脂液溢出。在饮酒后或情绪激动时加重。

（3）后期：鼻部皮肤增厚，表面凹凸不平，呈橘皮样或结节样如榴状，色暗红或紫红。

2. 主要伴随症状　本病除外观所见鼻部红赤外，主要伴随症状有鼻部灼热感、瘙痒或疼痛感、便秘等。

（二）鉴别诊断

酒渣鼻应与粉刺、鼻红粒、酒渣鼻样结核疹等疾病相鉴别。

1. 粉刺　酒渣鼻与粉刺都可见颜面中部或面颊部皮肤红赤，起小丘疹及脓疱，宜加以鉴别。酒渣鼻多发生于壮年或中年男性，主要发病部位在鼻准及鼻翼两旁，以鼻准、鼻翼红斑，有血丝缠绕为特征。粉刺多发生于男女青年青春期，发生部位以颜面为多，亦见于胸背部及肩胛部，并有典型的黑头粉刺，用手挤压有米粒样白色粉汁，有时顶部发生小脓疱，有的可形成脂瘤或疖肿，无持久性红斑及毛细血管扩张。

2. 鼻红粒 鼻红粒与酒渣鼻均可见鼻部红赤,宜加以鉴别。鼻红粒多见于儿童,损害为局限性红斑,上有圆形尖顶丘疹,局部多汗。酒渣鼻多见于中年男性,血络扩张如红丝缠绕、皮肤增粗,饮酒后加重。

3. 酒渣鼻样结核疹 酒渣鼻样结核疹的皮损为浅在丘疹、丘疱疹,主要分布在两颊,鼻部多数正常,病理检查可证实。

【病因病机】

对于本病与酒的关系,古代文献有不同的论述。《外科证治全书·鼻渣》认为"好酒者,多得此病",《秘传证治要诀·拾遗门》认为"有不饮酒而自生者,非尽饮酒,酒渣乃俗称耳"。《东垣十书》曰:"酒皶,一名酒皶鼻……多酒之人,酒气蒸蒸,面鼻得酒,血为极热,热血得冷为阴气所搏,汗浊凝结,滞而不行,宜其先为紫而后为黑色也。"

本病的发生与机体素质、饮食习惯(嗜酒、喜食辛辣刺激之品)、生活方式等诸多因素有关。病因病机主要与风寒、积热及血瘀有关。

1. 肺经风热 肺外合皮毛,开窍于鼻,风热外侵,或感受风寒,热难外泄,邪热搏结于鼻部腠理,故皮肤红赤,发为酒渣鼻。

2. 肺胃积热 肺主鼻,阳明胃脉起于鼻侧,若过食辛辣炙煿、肥甘厚味,脾胃素有积热,复因风热袭表,邪热传里,致肺胃热盛,循经熏蒸鼻部。或喜好饮酒,酒气熏蒸,或鼻部螨虫寄生,复感风寒、风热之邪,引动肺胃积热上蒸于鼻,瘀滞气血。

3. 瘀血凝聚 肺胃积热,日久不散,滞留鼻脉,或久病不愈,正虚邪盛,邪滞不去,气血运行受阻,气滞血瘀,凝滞肌肤,瘀滞不消,致鼻头增厚如赘。

【辨治思路】

(一)辨证思路

本病的演变过程初为鼻部皮肤红斑,继而出现丘疹、脓疱,病久形成鼻赘。其发病与肺、脾、胃关系密切。故辨其皮损特点及其病变脏腑是辨证的重点。

1. 辨皮损特点

(1) 红斑:红斑为风邪外袭,肺经阳气偏盛,郁而化热,或肺胃热盛,热在气分或病久入于血分之征象。

(2) 脓疱:脓疱为素有脾胃积热,复因嗜食辛辣之品,生热化火,热毒瘀滞,腐肉为脓所致。

(3) 结节、鼻赘:病久或风寒客于皮肤,血瘀凝结,皮肤粗糙,则形成结节或鼻赘。

2. 辨脏腑

本病涉及的脏腑主要有肺与脾胃。

（1）肺：病初起，鼻部渐红，多为肺经阳气偏盛。肺居上焦，为娇脏，不耐寒热，外感风热或外感风寒入里化热，邪热犯肺，致鼻部腠理郁闭，邪气不能外达，郁而化热，热与血相搏，故出现鼻部红斑。

（2）脾胃：鼻部红斑明显，见丘疹、脓疱，多为脾胃素有积热，复因嗜食辛辣之品，生热化火，火热循经熏蒸，毒热腐肉为脓，则出现脓疱。

（二）治疗思路

本病的病邪特点为"热、毒、瘀"，病变脏腑主要在肺、脾胃。故治疗思路重在清热凉血、解毒化瘀为主。具体治疗原则包括以下几点。

1. 清热 初期鼻部潮红以清肺热为主，疏散外邪，兼以清热凉血。兼鼻部丘疹、脓疱，则以清脾胃积热、清热解毒凉血为主，便秘者，尤其注意通下泄热，使邪有出路。

2. 凉血 血分郁热是本病的病理基础，病初为肺风血热，需兼以疏散，病久血分壅热，或为风冷所遏，或气血瘀滞，常以凉血活血为主治疗。

3. 化瘀 病久皮肤增厚，皮色紫暗，为气血瘀滞之象，故以活血化瘀为主，治疗时可加入软坚散结之剂。

【辨证论治】

1. 肺经风热

主证：自觉鼻部灼热感，外观鼻部皮肤弥漫性红斑，毛细血管扩张呈树枝状，或散在或密集分布淡红色小丘疹，或可见小脓头，可伴口干、咽干、微咳，每当饮酒、食辣、冷热刺激或情绪紧张时更加明显，舌红，苔薄黄，脉浮数。

治法及方药：疏散风热，清热凉血。可选用枇杷清肺饮（《医宗金鉴》）加减，常用药物如炙枇杷叶、桑白皮、黄连、黄柏、金银花、连翘、桑叶、甘草等。

加减法：病初起，可加入荆芥、防风等疏散外邪；鼻腔干燥者，可加黄芩、生石膏、栀子等清肺经风热；便秘者，可加草决明、生大黄等通腑泄热；皮肤潮红明显者，可加生地、丹皮、赤芍等清热凉血。

2. 肺胃积热

主证：鼻尖或两翼红斑，散在红色丘疹，或见脓头，形成小脓疱，鼻部皮脂分泌增多，表面油腻光亮，口干，大便秘结，或饮食不节，或嗜酒，舌质红，苔黄，脉数。

治法及方药：清泄肺胃，宣散郁热。可选用枇杷清肺饮合凉血四物汤（《医宗金鉴》）加减，常用药物如炙枇杷叶、桑白皮、黄连、黄柏、黄芩、生地、当归、赤芍、川芎、红花、陈皮、栀子、甘草等。

加减法：便秘，加枳实、炒槟榔行气消食导滞，加生大黄泄热通便。口渴，加生石膏甘寒养阴；红斑明显，配合凉血五花汤（《赵炳南临床经验集》。红花、鸡冠花、凌霄花、玫瑰花、野菊花）凉血活血、清热解毒。脓疱较明显，加蒲公英、紫花地丁清热解毒。嗜酒者，加葛根花清解酒毒。

3. 瘀血凝聚

主证：患病日久，缠绵不愈，鼻部皮肤暗红或紫暗，增厚明显，粗糙不平，或呈结节状增生，鼻头增大如瘤，形如疣赘，局部刺痒微痛。舌质暗红或有瘀点，脉细涩。

治法及方药：活血化瘀，通络散结。可选用通窍活血汤（《医林改错》）加减，常用药物如桃仁、红花、赤芍、川芎、老葱、黄酒、红枣、麝香等。

加减法：皮肤增厚者，加牡蛎、昆布软坚散结，酌加三棱、莪术等破瘀散结；或加使君子、苦参、百部等以杀虫；便秘者，选加火麻仁、郁李仁、桃仁、大黄、玄明粉等通腑泄热。

【外治法】

1. 清洁法 用温盐水或肥皂水、淡醋水清洗鼻部，亦可用大风子、甘草各等分煎水，清洗鼻部。

2. 外涂法 每晚睡前用颠倒散（大黄、硫黄等量研细末，见《医宗金鉴》）清水调敷，涂于皮损处，30分钟后清水洗净，每晚1次。鼻部见脓疱者，可用四黄膏（黄连、大黄、黄柏、黄芩，见《朱仁康临床经验集》）外涂，每天2~3次。

3. 中药湿敷 马齿苋、紫花地丁、黄柏等水煎取汁，开放性冷湿敷，每日2次，每次20分钟，用于红斑、丘疹、脓疱，起到清热凉血解毒的作用。

【针灸按摩】

1. 体针 局部取穴与循经取穴相结合。常用穴位：印堂、素髎、迎香、地仓、承浆。配穴：禾髎、巨髎、大迎、合谷、曲池、足三里等。

2. 耳穴贴压法 取穴：鼻、肺、内分泌、肾上腺等穴。方法：局部贴压王不留行籽，每日按压数次，以微痛或麻胀感为度。

3. 梅花针点刺 在鼻尖、鼻翼部位用梅花针或七星针轻刺，隔日1次。

4. 火针 取穴：肺俞、膈俞、脾俞及局部阿是穴。方法：常规皮肤消毒后，取火针在酒精灯上将针尖烧红，迅速直刺双侧肺俞、膈俞、脾俞穴，每穴点刺3下，深度控制在5mm内，再点刺局部阿是穴。红斑期伴有明显毛细血管扩张，则以细火针在毛细血管上点刺2~3针，丘疹期则以粗火针在丘疹、脓疱部位根据皮损大小点刺1~3针。每周1次。

【其他疗法】

1. 刺络拔罐放血法 取穴：大椎、脊柱两侧反应点。方法：局部常规消毒，用三棱针在皮肤上点刺放血，然后用闪火法拔罐，10～15分钟起罐，局部再次消毒，不需包扎，隔日或每周2次。也可在第1～12胸椎两侧旁开0.5～1.5寸处寻找反应点，用三棱针挑刺后，挤出血1～2滴，隔日1次，5次为一疗程。

2. 激光疗法 针对不同临床分期，选择合适的激光设备及参数。丘疹、脓疱为主者，可用激光局部照射；红斑、毛细血管扩张为主者，可选用强激光；鼻赘期，可用 CO_2 激光治疗。

【预防调护】

1. 饮食宜清淡，忌辛辣、酒等刺激性食物和肥甘厚腻之品。
2. 生活应有规律，注意劳逸结合，避免长时间的日光照射。
3. 保持心情舒畅，避免精神刺激。
4. 注意保持大便通畅，以防积热内生而上蒸。
5. 已有酒渣鼻者，禁止在鼻子病变区抓、搔、剥及挤压。平时洗脸水温适宜，涂搽药物前应用温水洗净擦干患处。

【名医经验】

（一）朱仁康医案

从肺论治酒渣鼻案

患者郭某，女，44岁。1965年4月25日初诊。

主诉：鼻部发红2年多。

现病史：患者2年前不明原因，鼻部开始出现粟粒样皮疹，潮红，有皮脂溢出现象，继而出现脓疱，在精神紧张、情绪激动和进餐时潮红更加明显。曾内服中药、外用搽药未见效果。月经不调，色紫量多。

检查：鼻准、鼻翼及两颊皮肤潮红，皮脂溢出，毛孔扩大，毛细血管扩张，并有脓疱性痤疮损害。舌质红，苔微黄，脉细滑带数。

诊断：酒渣鼻。

辨证：肺经风热。

方药：生地30g，当归9g，赤芍9g，丹参9g，陈皮9g，黄芩9g，红花9g，生甘草6g。7剂，水煎服。外用祛斑膏，每日搽1次。

1965年5月13日二诊：药后症状明显减轻，嘱继服前方及外用药。

1972年2月来称：5年前曾来门诊治疗酒渣鼻，共服药30余剂，并外用搽药，痤愈后至今未见复发。

——选自：《朱仁康临床经验集》

按：该案以《医宗金鉴》凉血四物汤加减，以丹参易川芎凉血活血而无燥热之虞，并重用生地凉血养阴。组方药专对证，故获良效。

（二）赵炳南医案

从肺胃论治酒渣鼻案

患者赵某，女，40 岁。1968 年 2 月 22 日初诊。

主诉：鼻部红斑已三四年。

现病史：患者三四年前鼻尖及鼻两侧出现潮红，逐渐发展扩大延至两颊、前额，起红色米粒大之丘疹，鼻尖部有红丝，自觉微痒，平时大便经常干燥。久治不效，来我院门诊治疗。

检查：鼻部潮红，并有明显的毛细血管扩张及毛囊孔扩大，鼻周围面部散在高粱米粒大的红色丘疹和稍大之坚硬结节。苔薄白，脉沉弦。

诊断：酒渣鼻。

辨证：肺胃积热，血瘀蕴结。

治法：凉血清热，活血化瘀。

处方：生栀子 12g，干生地 9g，紫丹参 12g，赤芍 9g，黄芩 9g，枇杷叶 15g，生白术 15g，地丁 6g，天花粉 12g，紫草根 9g，茜草根 9g，红花 4.5g。

服上方 10 剂后，鼻部红斑颜色转淡，原硬结变软，红斑上脓疱见吸收，痒感减轻。继服上方，配合栀子金花丸、大黄䗪虫丸等交替服用。同时并用颠倒散水调外用。2 周后，鼻部红斑已明显好转，颜色渐趋于正常，鼻尖部毛细血管扩张已全部消失。再投以养阴清肺膏、栀子金花丸，外用普榆膏，继续治疗 1 个月，基本痊愈。

——选自：《赵炳南临床经验集》

按：该例重用枇杷叶合栀子、黄芩、地丁清泻肺胃之火，丹参、赤芍、紫草根、茜草根、红花凉血活血散瘀，生地、天花粉凉血滋阴，生白术健脾益气。综观全方，既清肺胃，又凉血散瘀，同时兼顾滋阴、健脾，并配合颠倒散外用除赘排脓，故取得了很好的疗效。

（三）谭敬书医案

从脾胃论治酒渣鼻案

黄某，女，42 岁，教师。1986 年 4 月 10 日初诊。

诉鼻外发红、干、热、痒感 2 年，口臭，失眠，月经量少。检查：鼻尖及两翼处微血管扩张，皮肤增厚。舌红，苔黄，脉弦滑。证属脾胃积热上攻，外鼻气滞血瘀。治疗：拟清脾泄热，化瘀散结。处方：生石膏、鸡血藤各 20g，生大黄（泡服）2g，黄芩、知母、当归尾、川芎各 10g，赤芍药、生地黄、昆布各 15g，红花 3g。外涂颠倒散。

5 月 8 日二诊：服上方 16 剂，鼻尖红赤基本消失，局部皮肤干燥、脱屑，鼻翼处红赤、增厚亦减，脉弦缓略滑。郁热有减，瘀滞未除，兼见阴虚燥热之象。依原法出入。处方：黄芩、知母、桃仁各 10g，生石膏 20g，当归尾、赤芍药各 15g，川芎 6g，红花 3g，甘草 6g，生地黄、牡蛎各 30g。外用药同前。

12 月 11 日三诊：继续服上方 36 剂，并坚持外治，诸症大为好转，鼻部皮肤光洁，仅鼻翼处少许血管扩张，隐约可见。现有时腹痛，食纳略减，舌苔薄白，脉缓。郁热已清，脾胃虚寒，拟益气健脾、行气活血。处方：党参、白术、柴胡、枳壳、桃仁、当归尾、川芎、赤芍药、生地黄各 10g，薏苡仁 20g，红花 5g。外治同前，继服 15 剂。至 1987 年 2 月 9 日约诊，赤鼻告愈。

——选自：《中国现代百名中医临床家丛书·谭敬书》

按：该病案以清脾胃积热、化瘀散结为主，治疗中兼清燥热养阴血，后期注重益气健脾、行气活血，体现了辨证施治和治病求本的原则。

（四）余土根医案

凉血化瘀治疗酒渣鼻案

患者男性，35 岁，于 2014 年 4 月初因"鼻部红斑丘疹 8 年余"前来我科就诊。

症见鼻部及两翼见片状红斑，上覆针尖大小丘疹，红斑不消退，毛细血管扩张明显，偶感轻度瘙痒，大便偏干，舌质红苔薄，脉弦。

诊断为酒渣鼻，证型为气滞血瘀型，治宜清热凉血、活血化瘀散结，选用枇杷消疤汤为主方加减。方药：枇杷叶 15g，桑白皮 15g，王不留行 12g，皂角刺 12g，赤芍 12g，当归尾 12g，丹参 30g，丹皮 12g，蒲公英 30g，连翘 12g，白花蛇舌草 30g，紫花地丁 12g，白术 12g，生山楂 30g，甘草 6g。14 剂，水煎服，每天 1 剂，早晚分服。配合美满霉素、维生素 B_6 治疗。美满霉素 1 天 2 次，1 次 50mg，嘱病人饭后服用；维生素 B6 片 1 天 3 次，1 次 20mg。

患者 14 天后复诊，鼻部症状有所好转，红斑颜色部分消退，丘疹缩小变少，二便尚可，舌质红，苔白，脉沉，遂在原方的基础上去紫花地丁，加夏枯草 30g，白花蛇舌草 30g，14 剂，水煎服，每天 1 剂。

14 日后病人又来复诊，患者鼻部症状已明显改善，红斑基本消退，二便可，舌质红，苔白，脉沉，遂在上方基础上去夏枯草、当归尾、生山楂，加六神曲 30g，炒山楂 30g，当归 12g，夜交藤 30g，14 剂，水煎服，每日 1 剂。

后未见病人复诊，1 个月后电话随访，患者诉自行再次服用前方 14 剂，鼻部红斑基本消退，迄今未复发。

——选自：浙江中医药大学学报，2016，40（4）：286 - 287.

按：本案既凉血活血，又清肺运脾、解毒散结，体现了治疗的全面及重视肺胃的思路，故临床取得了很好的疗效。

（五）黄振鸣医案

从肺胃论治酒渣鼻案

郭某，男，50岁。初诊：1981年5月14日。

患者四五年前鼻尖和鼻翼部出现潮红，逐渐扩大蔓延至两颊和前额，渐起红色米粒大之血疹。鼻尖部有红丝，自觉微痒。平时有饮酒史，大便经常秘结。检查见舌红，脉滑数。鼻部潮红，鼻周围、面部有散在米粒样大的红色血疹和稍大之坚硬小结节，间有针头样脓疹，鼻尖部有明显的毛细血管扩张及毛囊孔扩大。

辨证：肺胃积热，血毒蕴结。

治法：清热凉血，化瘀解毒。

处方：水牛角（先煎）30g，生地30g，赤芍18g，丹参18g，野菊花30g，金银花18g，紫花地丁30g，黄连6g，水煎服，7剂。外治：用201消炎水（青黛、土银花、地丁、甘草各1000g，九里明2000g，荆芥、防风各500g，加水24L，煎至6L，装瓶备用）洗患处，每日2~3次。

1981年5月22日复诊：自觉症状稍减，但仍口苦咽干，大便秘结，4天未解。此为热结大肠，毒热内生，拟以釜底抽薪，使邪有出路。处方：大黄（后下）18g、枳实15g，水牛角（先煎）30g，生地30g，黄连6g，赤芍18g，丹参18g，金银花18g，紫花地丁30g。水煎服，7剂。便通去大黄。外治法同前。

1981年6月2日三诊：大便通畅，鼻部红斑颜色转淡，原坚硬结节变软，红斑上脓疱见吸收，痒感减轻。继服上方，外用药同前。

1981年6月10日四诊：鼻部红斑已明显好转，颜色渐趋于正常，鼻尖部毛细血管扩张已全部消失，基本痊愈。嘱其继服上方10剂巩固。

——选自：《奇难杂症》

按：该例初诊以清热凉血解毒之剂治疗，用药后大便仍秘结。肺与大肠相表里，复诊时选用大剂量的大黄通腑泄热，釜底抽薪，用药后症状缓解。期间注意用药尺度，便通则去之。内服治疗同时，配合外治，故取得了很好的疗效。

（花君霞）

第十节　鼻息肉

鼻息肉是以鼻内出现光滑柔软的赘生物为主要特征的疾病。又称"鼻痔"。鼻息肉可发于单侧或双侧鼻腔，好发年龄为30~60岁，成人鼻息肉发生率为1%~4%，儿童则较低。本病男性多发，男女比例波动于2∶1和4∶1之间。鼻息肉多并发于鼻渊或鼻衄。

西医学的鼻息肉、鼻窦炎等疾病可参考本病进行辨证治疗。

【历史源流】

"鼻息肉"一名,首见于《灵枢·邪气脏腑病形》"若鼻息肉不通"。《说文系传》言:"息者,身外生之也。"即"息"指人身赘余之物,故经文之意当指鼻道因赘余之肉阻碍而气息不畅。

承经文之旨,后世对鼻息肉的病因病机、治法方药进行了较大的发挥,认为息肉为风寒之邪犯于肺脏,鼻道津液拥塞,气血停结所致,如隋代《诸病源候论·卷二十九》说:"肺脏为风冷所乘,则鼻气不和,津液壅塞……冷搏于血气,停结鼻内,故变生息肉。"宋代《圣济总录·鼻病门》说:"风寒客于肺经,则鼻气不利,使津液壅遏,血气搏结,附着鼻间,生若赘疣……故名息肉。"其病日久,渐伤正气,故治当施以温灸、补养气血,以散其寒,消其滞结,如《圣济总录·鼻中生息肉》记载了羊肺散方,以羊肺、干姜、肉苁蓉等温肺祛寒,木通、川芎之品散结通滞。亦有部分医家提出外用攻、蚀、消、化之法,如唐代《备急千金要方·鼻病》说:"治鼻中息肉不通利,通草散方:通草三两,矾石一两,珍珠一两。上三味,各等分,末之,以绵裹如豆大许,塞鼻中。"

"鼻息肉""鼻中息肉"在古代较长时间内一直为较通用的病名。至明清时期,一些医家习用"鼻痔"来称呼"鼻中息肉",对其病因病机的论述也进一步丰富,提出了肺经热郁等病机及相应的清热宣肺之治法,如明代《医宗入门·鼻》曰:"鼻痔,肺气热极,日久凝浊,结成息肉。"《医宗金鉴·鼻痔》说:"此证生于鼻内,形如石榴子……由肺经风湿热郁,凝滞而成。"同时用药物外敷以消除鼻息肉的方法得到了广泛推广,并总结了治疗过程中食饮、房事等注意事项,如明代《外科正宗·鼻痔》载:"外以硇砂散逐日点之,渐化为水乃愈。兼节饮食、断厚味、戒急躁、省房欲,愈后庶不再发。"除此以外,《外科正宗·卷之四》还首次记载了鼻息肉摘除方法:"取鼻痔秘法:先用茴香草散连吹二次,次用细铜箸二根,箸头钻一小孔,用丝线穿孔内,二箸相离五分许,以二箸头直入鼻痔根上,将箸线绞紧,向下一拔,其痔自然拔落,置水中观其大小。预用胎发烧灰同象牙末等分吹鼻内,其血自止。戒口不发。"这一方法与现代采用的鼻息肉圈套摘除的手术方法十分相似,时间却提早了三百多年。

近现代以来,"鼻痔"之名又渐向"鼻息肉"回归,而西方医学引入中国过程中,亦参考中国传统医学,将该病命名为"鼻息肉"。1980年广州中医学院主编的全国高等医药院校首部《中医耳鼻喉科学》教材(即第4版规划教材)中即以"鼻息肉"为正式病名进行论述,此后的历版中医耳鼻喉科教材及专著中均以"鼻息肉"作为规范病名。

【临床诊断】

（一）诊断要点

1. 临床特征　鼻息肉的临床特征是鼻腔内出现了光滑柔软的赘生物，这种赘生物称为"息肉"，可发生于单侧或双侧鼻腔内，一般在前鼻镜下即可观察到，其外观似葡萄或剥了皮的荔枝，色灰白或淡黄，半透明，也可呈粉红色，表面十分光滑，大多有蒂，其蒂部多位于中鼻道或嗅裂，故多有一定的活动度。有时蒂部很长，息肉可坠入后鼻孔形成后鼻孔息肉。也有些息肉来自中鼻甲息肉样变，此时多为广基，与中鼻甲不可分离，且略硬，色稍红。

2. 主要伴随症状　鼻息肉的主要伴随症状有鼻塞、流涕、嗅觉减退、头痛、耳堵塞感等。

（1）鼻塞：鼻塞是鼻息肉最常见的症状，由于鼻内的息肉堵塞而致，表现为一侧或两侧鼻塞，多呈持续性，并逐渐加重。

（2）流涕：鼻息肉本身不会产生流涕的症状，但由于息肉多在鼻渊或鼻鼽的基础上发生，而流涕多是鼻渊或鼻鼽的主要症状之一。鼻涕可黏稠，也可清稀。

（3）嗅觉减退：鼻息肉多伴有嗅觉减退，其原因主要是因鼻息肉堵塞鼻道致气流不能到达嗅区，也可能是嗅区黏膜本身的病变导致嗅觉减退甚至失嗅。

（4）头痛：鼻息肉长期堵塞鼻腔，可导致头痛。

（5）耳堵塞感：如息肉坠入后鼻孔，堵塞咽鼓管咽口，或鼻涕后流造成咽鼓管口黏膜肿胀，导致咽鼓管功能障碍，可出现耳堵塞感，甚或出现听力下降、耳鸣等症状。

3. 检查　经前鼻镜检查或鼻内镜检查发现鼻息肉便可以确立诊断。有条件时，可进一步选择进行鼻窦 CT 或 MR 等影像学检查，以了解合并的鼻窦病变情况。

（二）鉴别诊断

鼻息肉应与鼻瘤、鼻菌、鼻咽血瘤、鼻异物等疾病相鉴别。

1. 鼻瘤　鼻瘤与鼻息肉均为鼻腔内的新生物，应注意鉴别。

大部分鼻瘤与鼻息肉的外观形态明显不同，在肉眼下可以鉴别。但有些类型的鼻瘤（如鼻内翻性乳头状瘤等）外形如多发性鼻息肉，表面粗糙不平，色灰白或淡红，与鼻息肉非常相似，肉眼甚至难以鉴别。多发生于一侧鼻腔，手术切除后易复发，并可恶变。鉴别有困时可借助于病理检查。

2. 鼻菌　鼻菌与鼻息肉均可在鼻腔内见到新生物，宜加以鉴别。

鼻菌者，以单侧发病为多见，鼻腔内肿物边界不清，表面粗糙不平，多伴有脓血涕，且有腥臭味，一般通过前鼻镜或鼻内镜的观察即可与鼻息肉做出鉴别，必要时可通过病理检查来鉴别。

3. 鼻咽血瘤 鼻咽血瘤应与后鼻孔息肉进行鉴别。

鼻咽血瘤发生于鼻咽顶后壁，基底广，表面光滑，色红，可突入后鼻孔，触之易出血，患者多见于青年男性，常有反复大量鼻出血史。后鼻孔息肉可发生于任何年龄，外观多为灰白色或略粉红，有蒂，活动度较大，无反复鼻出血史，多有鼻渊或鼻衄史。据此，不难做出鉴别。

4. 鼻异物 鼻内圆形的异物有时易与鼻息肉混淆，应加以鉴别。

鼻异物多见于小儿，常单侧发生，有异物入鼻史，在前鼻镜或鼻内镜下可看到异物四周与鼻腔黏膜之间有间隙，故可取出异物。鼻息肉可发生于任何年龄，多有较长时间的鼻塞、流涕史，在前鼻镜或鼻内镜下可见息肉组织有蒂与鼻腔黏膜相连，故不能随意取出。

【病因病机】

1. 寒湿凝聚 肺气虚弱，卫表不固，腠理疏松，易受风寒侵袭，且肺失肃降，则水道通调不利，水液停聚为湿，寒湿凝聚鼻窍，日久则形成息肉。

2. 湿热蕴积 肺经蕴热，肃降失职，水液停聚为湿，湿热浊气壅结于鼻窍，日久形成息肉。

【辨治思路】

鼻息肉的主要症状是鼻道有形"结肿"生长，结肿的形成主要由邪气壅滞，气血搏结，停于局部所致，而邪气壅遏则与内在脏腑失衡密切相关。因此，鼻息肉的辨治，重在辨明邪气及相应脏腑，继审正气虚实之象，则主次分明，法有着落。

（一）辨证思路

1. 辨邪气 局部有形之"结肿"多与痰、湿、瘀有关，而鼻息肉痰、瘀的停聚，则起于寒湿、湿热之邪壅滞经络。

（1）寒湿：长期触风冒寒、久居湿冷之地者多见，患者鼻黏膜色淡，息肉色白透明，或呈白色黏冻样，甚至肿胀光亮，畏风寒，苔白腻，脉沉缓。询问患者有无长期感寒史，起病前是否触冒风寒，有助于寒湿证的判断。

（2）湿热：久嗜肥甘、好于忧郁者多见，患者一般体质较为壮实，面泛油光，鼻黏膜色红，息肉淡红或暗红，涕液黄稠，舌红苔黄腻，脉滑数等。询问患者平素食饮、生活习惯、性情等，有助于湿热证的判断。

（3）瘀血：瘀血多由疾病迁移，寒湿、湿热之邪滞于经脉日久所致，故常合并其他邪气并存。患者鼻黏膜色暗，鼻息肉暗红，舌紫苔白或黄腻，脉弦滑。患者病延日久，息肉色暗，舌青紫者，一般可辨为瘀血之证。

2. 辨脏腑　邪气中人者，多由内在脏腑偏颇不和相关。鼻息肉发病以寒湿、湿热之邪为主，而两者与肺、脾关系密切，故脏腑不和主要分为肺脏、脾胃的失调。

（1）肺脏失调：鼻者，肺之窍也。肺脏气血有所不和，则邪气易犯，宣降失常，气血、津液输布紊乱，搏结于肺窍，而"结肿"渐成。故肺脏失调，是邪气鼻息肉形成的重要原因。据此思路，询问患者有无短气、咳嗽、胸闷、胸背觉寒、易感冒等症状，则肺脏失调与否自能探寻到一些线索。

（2）脾胃失调：脾胃者，后天运化之本，其功能失调，则痰、湿内生，而若恣嗜酒醴，好食肥甘，则湿热内蕴。肺之经脉循于胃口，脾胃之脉散布口鼻，湿热、痰浊之邪循经上犯，滞于局部，则结肿变生。因此，鼻息肉的形成主要与邪犯肺腑相关，但邪气可源于外感，亦能因于内生，而脾胃内生之邪又可直接逆犯清窍，导致结肿的生成。询问患者食饮习惯，有无食纳欠佳，腹胀腹泻，口淡无味或口中甜腻，便溏不爽，舌苔厚腻等症状，有助于脾胃失调的辨别。

3. 辨虚实　鼻息肉新起，患者以实证偏多，但邪气留恋日久，气血、津液易伤，而会出现虚、实兼并之候。故对于具体患者，究竟属于实证，抑或虚实夹杂之证，尚须详加辨别。

（1）实证：一般病程较短，体质较实，鼻黏膜色红，鼻息肉色淡红，流涕稠厚，舌红，脉象有力。凡声高、精神无倦怠、形体壮实者，多为实证。

（2）虚实夹杂证：鼻息肉单纯虚证少见，多为虚实夹杂之证。虚或由寒湿等邪久滞经脉，耗伤正气所致，或与体质本身偏弱有关。在鼻中息肉生长，鼻息不畅基础上，见患者身体困重、易感冒、鼻黏膜色淡、舌淡脉弱者，一般均可判为虚证。

（二）治疗思路

邪气壅聚，脏腑失调是鼻息肉发生发展的关键因素，故其治疗主要分为祛邪、和正两个方面。邪去则瘀结自消，正和则邪不复犯。

1. 祛邪气　邪气壅聚化形是鼻息肉发生的局部决定性因素，其有分寒湿、湿热及继发性病理因素瘀血等不同。寒邪壅聚，气血寒凝，津停为湿者，散寒消滞为法，可予温阳散寒、通经利湿之品，温壮阳气，以消阴翳。湿热郁滞，气机不行，津血停聚者，清利散郁为法，可予清热宣郁、利湿通窍之品。瘀血内结者，在针对寒湿或湿热用药基础上，辅以化瘀散结之品，以助邪之所出、结之所消。

2. 调脏腑　脏腑失调是邪气产生的内在因素，亦即鼻息肉发病的整体性因素。整体与局部是矛盾性概念，又是需要统一而观的两个方面。在注重祛除邪气之时，需关注邪气产生之本的脏腑病变。肺脏虚寒者，温肺益脾，助其宣降，以复津液、气血运行之法；脾胃湿热者，健运脾胃、清利湿热，以复其运化、津液之升降；肺经湿热者，开宣肺郁，清化湿热，以散其内热，利其湿浊。总之，泄脏腑之偏盛，补脏腑之不足，恢复其生理之能，则脏腑阴阳和达，邪不内生，亦不复犯。

值得注意的是，鼻息肉的治疗在辨证内服汤药基础上，亦可外用消、蚀结肿之品，或采取外科手术方法进行摘除。

【辨证论治】

1. 寒湿凝聚

主证：渐进性或持续性鼻塞，鼻黏膜色淡或苍白，鼻息肉色白透明，嗅觉减退或丧失，流涕清稀或白黏，喷嚏多，易感冒，畏风寒。舌质淡，苔白腻，脉缓弱。

治法及方药：温化寒湿，散结通窍。可选用温肺止流丹加减，常用药物如诃子、甘草、桔梗、细辛、荆芥、人参、鱼脑石、黄芪、白术、五味子等。

加减法：鼻塞甚者，可加辛夷花、白芷芳香通窍；常感冒者，可合玉屏风散。

2. 湿热蕴积

主证：持续性鼻塞，鼻黏膜色红，息肉灰白、淡红或暗红，嗅觉减退，涕液黄稠。头痛头胀，口干。舌质红，苔黄腻，脉滑数。

治法及方药：清热利湿，散结通窍。可选用辛夷清肺饮加减，常用药物如辛夷、黄芩、栀子、桑白皮、麦冬、百合、石膏、知母、升麻、甘草、枇杷叶等。

加减法：头痛明显者，可加蔓荆子、菊花以清利头目；息肉暗红者，可加桃仁、红花、川芎等以活血散结；脓涕多者可加鱼腥草、败酱草等以清热解毒除涕。

【外治法】

1. 滴鼻 用芳香通窍的中药滴鼻剂滴鼻以疏通鼻窍。

2. 涂敷法 将有腐蚀收敛作用的中草药研成细末，用水或香油调和，放于棉片上，敷于息肉根部或表面，或于息肉摘除后一星期敷药，可减少复发。

3. 蒸汽吸入 使用温经通络、散寒通窍的药物进行蒸汽吸入。主要用于手术后，或鼻息肉较小，未影响鼻腔通气者。常用方以白芷、苍术、乌梅、五味子、五倍子等，水煎熏鼻窍。每次熏 5 分钟左右，每天 1~2 次，20 天为一疗程。此法对小的鼻息肉有消除作用，术后熏用可减少复发。

4. 吹药法 使用逐痰消息、散结通窍的药物合研极细末，吹于息肉处，常用方为苦丁香、细辛、苍耳子、辛夷、僵蚕、冰片，对顽固性息肉可加硇砂适量。每次使用少许，每日 2 次。有研究表明，此法与内治法合用可明显降低术后鼻息肉复发率。

5. 鼻息肉摘除 保守治疗无效者，可通过手术摘除息肉。

【针灸按摩】

1. 体针 取穴太渊、列缺、合谷、迎香，行轻泻法，留针 30 分钟，起针后用鼻尽力呼吸 3~5 分钟，隔日 1 次。本疗法与以上其他疗法合用，可增强治疗效果，减少复发，缩短疗程。

2. 鼻部按摩　可疏通脉络、宣通肺气，对鼻息肉有预防和治疗的功效。鼻部按摩的具体方法落实在"点、揉、擦"三字上。所谓点即点按迎香穴，将双手中指指尖点于迎香穴（鼻孔两旁），待有酸胀感后，再顺逆各按 6～12 次，以迎香穴发酸、发胀、发热为度；然后用同样的方法按揉鼻梁两翼旁。所谓揉即揉捏鼻梁，用拇指、食指和中指指腹自上睛明穴循鼻梁向下揉捏至迎香穴处，双手交替各做 6～18 次。所谓擦即上下擦鼻：中指指腹贴于鼻梁，其他手指贴于面部，中指着力，上下揉擦双侧鼻梁部，上至印堂穴（两眉头中心），下至地仓穴（嘴角旁开四分处），揉擦次数多少以局部发热为度。

【其他疗法】

1. 激光理疗　用半导体激光对准鼻息肉及息肉样变黏膜气化凝固，是一种姑息性治疗方法，治疗后可恢复鼻腔通气，出血少，如鼻窦 CT 示鼻窦有息肉组织者，则激光治疗后再复发可能性较高。

2. 微波理疗　用微波理疗仪，根据鼻息肉的厚度、大小选择不同功率和输出时间，将探针插入鼻息肉中部，使鼻息肉组织凝固，迅速缩小、发白。治疗后可恢复鼻腔通气，出血少，如发现遗留鼻息肉残体者可再行微波治疗。

【预防调护】

1. 积极防治各种慢性鼻病，如鼻鼽、鼻渊等，预防并发鼻息肉。
2. 保持健康的起居习惯，增强机体抗病能力，预防伤风感冒，以免加重症状。
3. 注意饮食有节，忌肥甘厚腻食物，戒烟酒，以预防术后息肉再发。

【名医经验】

（一）干祖望医案

1. 醒脾制湿案

陶某，男，20 岁。1991 年 12 月 6 日初诊。

鼻病 6 年，诊断为慢性鼻窦炎。1991 年做过两次鼻息肉摘除术。现在症状：稠涕奇多，色黄难擤，偶然出血。通气在手术后短期内尚可，嗅觉迟钝，头胀昏沉，记忆力日差。检查：左中道又有小息肉 1 个，鼻腔分泌物潴积。舌薄苔，脉实。

医案：鼻痔、鼻渊连襟而作，已淹缠六度春秋。良以中州湿浊充斥弥漫，上凌空清之窍而然。欲清突曲之浊，必去灶下之薪，取醒脾制湿一法。鼻痔已两度手术，再生又作，暂可外治。处方：升麻 3g，葛根 6g，陈皮 6g，苍耳子 10g，半夏 6g，茯苓 10g，藿香 10g，鱼腥草 10g，佩兰 10g，辛夷 6g，白芷 6g，7 剂煎服。外用：苍术

10g，白芷 10g，明矾 10g。3 剂，水煎熏鼻窍。

1992 年 1 月 3 日二诊：上方内服 14 剂，外用药也用了 14 天，通气改善，涕虽减少无多，但已能擤出，头脑昏沉改善，嗅觉依然迟钝。检查：左侧息肉已有敛意，潴留分泌物很少。舌薄苔，脉平。

医案：药后得能改善，以顽症而言，已感庆幸，再宗原旨踵进。盖治法虽多，恨无选择，所有厚望独寄于中药。处方：升麻 3g，葛根 6g，白术 6g，太子参 10g，茯苓 10g，陈皮 6g，半夏 6g，辛夷 6g，藿香 10g，佩兰 10g，7 剂煎服。外用：苍术 10g，白芷 10g，明矾 10g。3 剂，水煎熏鼻窍。

1992 年 1 月 14 日三诊：上方进 7 剂，获效不及初诊明显。通气左侧依然堵塞，涕量不能进一步减少，嗅觉依然木然不闻。头脑昏沉基本消失。检查：右鼻腔（-），左中道息肉存在，中、下甲收缩迟钝。舌薄白腻苔，脉平偏细。

医案：多型化鼻病，今也主在息肉，摘而去之，则嫌太小而有杀鸡用牛刀之感，药而敛之，殊费时日，不过亦舍之，而更无他径。辛夷 6g，藿香 10g，白芷 6g，苍耳子 10g，薄荷 6g，桑叶 10g，芦根 30g，党参 10g，白术 6g，茯苓 10g。7 剂煎服。

1992 年 10 月 16 日四诊：左鼻堵塞，稍稍缓解，涕量仍然而色呈黄绿，只能逆吸而出。头脑昏沉，已难得有，嗅觉稍稍提高一些。外用药已停了一个时期。检查：两侧中鼻道俱有息肉存在，黏膜偏干。舌薄苔，脉平偏细。

医案：病非重症，情属嚅苏，再取升清化浊以内治，收敛赘息以外求。处方：柴胡 3g，升麻 3g，太子参 10g，白芷 6g，薄荷 6g，辛夷 6g，苍耳子 10g，菖蒲 3g，鱼腥草 10g，鱼脑石 10g，7 剂煎服。外用：白术 10g，苍术 10g，角针 5g，石榴皮 10g。5 剂，水煎熏鼻窍。

——选自：《干祖望耳鼻喉科医案选粹》

按：鼻息肉虽是西医手术摘除短期疗效最佳，但是手术摘除后的复发率很高，中医中药在减少或控制其复发方面，有一定的效果。干老认为本案的核心病机在于"中州湿浊"，当以醒脾制湿为宗，法取内外兼治、标本同顾。

2. 见症投药案

朱某，女，52 岁。1991 年 10 月 30 日初诊。

鼻病 10 多年，入冬加重。主为鼻塞，交替发作，如出汗及太阳下可以缓解，涕多如涌，以黄色为多，头痛，有时嚏多，甚则狂嚏。近以咳嗽痰多，无全身其他症状。检查：右中鼻甲息变，嗅裂消失。舌薄白苔，脉平。

医案：肺怯本虚，祸延鼻转。刻下选方，先取苍耳子散，之后随证裁方：苍耳子 10g，白芷 6g，薄荷 6g，辛夷 6g，鱼腥草 10g，桔梗 6g，菖蒲 3g，路路通 10g，桑叶 10g。7 剂，煎服。

1991 年 11 月 15 日二诊：鼻塞较前有所减轻，清涕减少，鼻中新增痒感。烧灼感已轻，涕中有血。咳嗽反而加重、善汗。检查：左中鼻甲典型息变如上诊。又发现后端空旷。舌白腻较厚苔，脉细。

医案：鼻后端空旷如磬，好在年过更年，可以视而不睹。刻下：淫汗难敛，咳难制遏。鼻塞多涕，均已好转。裁方可以退居次位。处方：料豆衣10g，浮小麦12g，杏仁10g，陈皮6g，干瘪桃10g，天竺黄6g，半夏6g，白芷6g，鱼腥草10g，辛夷6g。7剂，煎服。

——选自：《干祖望耳鼻喉科医案选粹》

按：鼻中息肉，素难治愈。若较小者，可无症状，本例以鼻塞为主要症状，可知息肉已渐增大，但息肉已成者难退，减轻鼻塞尚可一试，故以苍耳子散加减通利鼻窍，二诊鼻塞有所减轻，转以咳嗽、善汗为主要矛盾，故以敛汗止嗽为治，鼻病暂可视而不睹。

3. 明辨痰湿案

李某，男，54岁。鼻塞失嗅年余，涕多色白或灰浊，大便时溏，曾诊为鼻息肉，但不愿手术。查见两侧中鼻道均见新生物阻塞，呈灰白色。苔微腻，脉濡细。证属湿浊凝结。治宜化湿通窍。藿香、佩兰、六一散、大腹皮、山楂各10g。水煎服，每日1剂。外用白芷、法夏、陈皮、苍术、石榴皮各10g，水煎后熏鼻。连治30日而愈，查见鼻道通畅。

——选自：湖北中医杂志，1985（01）：12-14.

李某，男，27岁。鼻塞2年，逐渐加重，嗅觉消失，鼻涕黏稠量多。查见两中鼻道有新生物堵塞，色灰半透明，苔薄腻，脉濡滑。证属痰浊凝滞，治宜燥湿化痰。茯苓、莱菔子、车前子各10g，半夏、陈皮、枳壳、白芷、辛夷各6g，石菖蒲3g。水煎服，每日1剂。外用苍术、白芷、石榴皮各10g，煎水熏鼻。按上方治疗半个月，诸症显减，鼻息肉明显减小。

——选自：辽宁中医杂志，1984（11）：4-5.

按：干老治病，每多出神入化。对前后两例均属鼻腔息肉，看似很相似，但对其辨证与治法、用药均有不同。前者或为涕多清稀，且大便时溏，故从湿浊认识；后者则涕黏稠，水湿之征不著，故从痰浊认识。湿浊当宣散、利导、温化，从芳香化浊为治；痰浊当破当散，以理气、活血、散结为治。

（二）蔡福养医案

鼻息肉术后复发案

张氏，女，60岁，农民，于1983年9月20日来诊。

患者之女早在半年前即曾告余，其母有常年鼻塞不通、流浊涕、嗅觉失灵之苦，请余示方。吾告之让其在当地医院检查鼻部为要，后查得两侧鼻内均有蛹大之息肉，色暗红，质软不疼，表面光滑，并行息肉摘除术。术后鼻塞虽有减轻，但因年高易外感而总觉鼻部不利，形体消瘦，少气无力，面色不荣，嗅觉不灵，故特来郑州就诊。

检查：鼻内肌膜淡白肿胀，下甲肿大，右侧鼻道上方有一黄豆大新生物，左侧如大米，色白半透明，表面光滑，根部较高，鼻道内有清稀涕积留，舌质淡苔白，脉缓弱。

诊断：鼻息肉术后复发。

辨证：肺脾气虚，邪滞鼻窍，水湿结聚。

治则：补益肺脾，化湿消息。

方药：补中益气汤加味。黄芪15g，党参12g，茯苓12g，白术12g，柴胡6g，陈皮6g，升麻6g，当归12g，细辛3g，泽泻12g，生甘草3g。6剂，水煎，每日服1剂。

外用消息散：细辛6g，白芷6g，辛夷6g，苦丁香6g，僵蚕10g，冰片1g。上药共为细面，装瓶密封备用。使用方法：①每次用药面少许，以棉球裹之塞鼻内，压填在息肉根部或息肉体表最佳。②香油或蜂蜜调药面为糊状，每以棉签蘸之涂在息肉表面。本例因息肉较小，故采用②法。

二诊：1个月后，其女欣喜来告，回去后内服外用1周，全身症状明显改善，尤鼻内清涕骤然增多，揩之复出，后清涕减少，鼻塞顿失，嗅觉恢复，觉鼻内似有空豁之感，鼻内肌膜淡红肿胀，息肉消失。愈后随访再无复发。

——选自：《蔡福养临床经验辑要》

按：鼻息肉一证，为鼻科常见病，而术后复发亦不鲜见。本例年逾六十，气血俱虚，复行手术则气血更伤。故肺脾气虚为本，鼻内息肉复发为标，治当标本兼顾。补中益气汤加味以治其本，肺脾得补，气血充盛，肌体自强。外用消息散亦为经验方，有化湿散结、消散息肉之效。

（马华安）

第十一节　鼻损伤

鼻损伤是以鼻部遭受外力作用而发生损伤为主要特征的疾病。由于外力作用大小及受力方式不同，损伤的程度也不同，常见的有鼻伤瘀肿、皮肉破损、鼻骨骨折、鼻伤衄血等。本病可发生于各种年龄，多因跌仆、车祸、运动、斗殴、爆炸等导致鼻部受伤。若损伤严重，处理不当，可影响面容及呼吸功能，甚至危及生命。

西医学的鼻外伤等疾病可参考本病进行辨证治疗。

【历史源流】

古代文献中无"鼻损伤"这一病名记载，相关内容早期散见于跌仆损伤、金创伤的论述中，明代以后始有鼻部损伤的专门论述，如《证治准绳·疡医·卷六》："凡两鼻孔伤凹者，可治，血出无妨，鼻梁打仆跌磕凹陷者，用补肉膏敷贴，若两鼻孔跌磕伤开孔窍，或刀斧伤开孔窍，用封口药掭伤处，外以散血膏贴之退肿。"论述了外鼻损伤、鼻梁骨折的症状及外治方法。清代，《医宗金鉴》及《伤科补要》《救伤秘旨》

《伤科汇纂》等伤科医著都较详细地论述了鼻损伤，如《伤科补要·卷二》提出了外鼻损伤、皮肉破损、鼻梁骨折、鼻伤衄血的症状及内外治法、方药。

现代文献中，1980 年广州中医学院主编的全国高等医药院校首部《中医耳鼻喉科学》教材（即第 4 版规划教材）中开始用"鼻损伤"作为病名进行论述，此后的历版中医耳鼻喉科教材及专著中均以"鼻损伤"作为规范病名。

【临床诊断】

（一）诊断要点

1. 临床特征　鼻损伤的临床特征是鼻部遭受外力的作用而受到了不同程度的损伤。必有外伤史，鼻损伤主要有鼻伤瘀肿、皮肉破损、鼻骨骨折、鼻伤衄血等四种类型。

（1）鼻伤瘀肿：鼻伤瘀肿是程度较轻的鼻损伤，多见于钝挫伤，表现为外鼻部肿胀、疼痛，可有瘀斑。

（2）皮肉破损：皮肉破损见于锐器所伤，表现为外鼻部皮开肉绽，鲜血直流。

（3）鼻骨骨折：鼻骨骨折是鼻损伤较重的一个类型，表现为鼻梁塌陷或歪斜，局部触诊有骨擦音。严重时可合并鼻中隔骨折。若鼻骨骨折无移位，则不一定存在鼻梁塌陷或歪斜的情况；又或受伤数小时后才就诊，可因局部肿胀而掩盖鼻梁塌陷或歪斜的情况，此时可通过 X 线、CT 等影像学检查来确定是否存在鼻骨骨折情况。

（4）鼻伤衄血：鼻黏膜血管丰富，鼻部受伤后极易导致黏膜破损而发生鼻衄。任何类型的鼻损伤，鼻衄几乎是必然存在的现象，根据受伤程度不同，出血量多少不等。严重的外伤出血可导致休克。

2. 主要伴随症状　鼻损伤的主要伴随症状除鼻衄外，最常见的是鼻部疼痛，严重时可出现头痛、鼻流清水样血性分泌物（脑脊液鼻漏）。

3. 检查　根据明确的外伤史及鼻部症状，即可确立鼻损伤的诊断。

怀疑鼻骨骨折者，应进行影像学检查，一般通过鼻骨 X 线正、侧位片，可确定有无鼻骨骨折及其移位情况，必要时可行鼻部 CT 扫描及三维重建，可以更准确地了解鼻骨、鼻中隔及其附近颅骨是否存在骨折及移位。

（二）鉴别诊断

鼻损伤应注意鉴别是否合并颅脑损伤。若外伤后有过意识丧失，或出现鼻流清水样分泌物（可伴有红色血液），或见眼眶紫暗（熊猫眼），应考虑合并颅脑损伤的可能，颅脑 CT 或 MR 检查有助于鉴别。

【病因病机】

鼻突出于面部中央，易遭受外力的直接损伤，包括钝器伤和锐器伤。因外力性质、大小、作用方向的不同，损伤的病理变化和轻重程度各异。

1. 鼻伤瘀肿 单纯钝力挫伤，受力面积广而分散，皮肉未破，表现为外鼻软组织肿胀和皮下瘀血。

2. 皮肉破损 多为锐器损伤，致皮肉破裂，甚至部分缺失。

3. 鼻骨骨折 拳击殴打、跌仆冲撞等较强外力的作用，致鼻骨骨折，多伴有外鼻畸形、软组织肿胀和皮下瘀血。

4. 鼻伤衄血 鼻部受外力的作用，脉络损伤，血溢脉外。

此外，枪弹或爆炸弹片等损伤鼻部，常为穿透性伤，而致异物存留，甚至伤及颅脑。

【辨治思路】

（一）辨证思路

对于鼻损伤，辨证的重点在于分清轻重缓急。首先注意生命体征，如有无意识丧失及血压、脉搏、心率等。其次，应注意出血情况，是否正在出血以及根据问诊估计失血量，判断有无休克的可能。在判断无生命危险的情况下，再仔细检查鼻部损伤情况，如是单纯的瘀肿还是合并有鼻骨骨折，有无伤口等。

（二）治疗思路

根据急则治其标、缓则治其本的原则，若有生命危险者，应先做抢救性处理，在没有生命危险的前提下再来处理鼻部的损伤。如有伤口，应尽早施行清创缝合；如有鼻骨骨折移位致鼻梁塌陷或歪斜者，应尽早予以复位；若有鼻部瘀肿者，24 小时内宜冷敷，24 小时后宜热敷，以助消肿。进行以上外治处理后，再考虑辨证内服中药以促进损伤的恢复。

【辨证论治】

1. 鼻伤瘀肿

主证：鼻部疼痛，触痛，鼻塞，鼻部肿胀，皮下青紫，可波及眼睑，或见鼻中隔膨隆。

治法及方药：活血行气，消肿止痛。可选用桃红四物汤加减，常用药物如桃仁、红花、当归、生地、白芍、川芎、田七、牡丹皮、延胡索、香附等。

加减法：若有鼻衄者，可加藕节、茜草、茅根等；若有头痛者，可加柴胡、蔓荆子、藁本等；若有鼻塞者，可加白芷、辛夷等。

2. 皮肉破损

主证：轻者表皮擦伤，重者皮肉破损，脱落缺失，局部出血疼痛。

治法及方药：活血化瘀，消肿止痛。可选用桃红四物汤加减，常用药物如桃仁、红花、当归、生地、白芍、川芎等。

加减法：出血多者，加仙鹤草、白及、田七、栀子炭等；因染毒而见伤口边缘红肿者，加蒲公英、野菊花、金银花等。

3. 鼻骨骨折

主证：骨折无移位者，鼻部鼻伤瘀肿，触痛明显；骨折移位者，鼻梁歪斜，或鼻梁塌陷如马鞍状，鼻中隔偏向一侧鼻腔，鼻道变窄，触诊有摩擦音，如有皮下气肿，触之有捻发音。

治法及方药：

（1）初期宜活血化瘀、行气止痛。可用活血止痛汤、桃红四物汤或七厘散加减，常用药物如乳香、没药、苏木、红花、三七、地鳖虫、当归、川芎、赤芍、落得打、紫金藤、陈皮等。有出血者，可加仙鹤草、白及、栀子炭等。

（2）中期宜行气活血、和营散瘀。可用正骨紫金丹或续断紫金丹加减，常用药物如红花、当归、丹皮、大黄、血竭、儿茶、木香、丁香、茯苓、莲子、甘草、白芍等。

（3）后期宜补气养血、强骨散瘀。可用人参紫金丹加减，常用药物如人参、茯苓、甘草、当归、五加皮、血竭、没药、丁香、骨碎补、五味子等。

4. 鼻伤衄血

主证：鼻衄，其量或多或少，出血量多者，持续难止，甚至面色苍白，脉微欲绝；亦可见伤后数日仍反复出血者。

治法及方药：收敛止血，和血养血。可选用十灰散加减，常用药物如大蓟、小蓟、荷叶、侧柏叶、白茅根、茜根草、栀子、大黄、牡丹皮、棕榈皮等。

加减法：出血量多者，可酌加白及、蒲黄、仙鹤草、栀子炭、侧柏叶等；面色苍白，脉微欲绝者，须益气回阳固脱，可用独参汤或生脉散。

【外治法】

1. 鼻伤瘀肿　24 小时内，冷敷止血，减少瘀血形成；24 小时后，热敷散瘀，消肿止痛。有鼻中隔血肿者须抽吸或切开引流，外涂活血行气、祛瘀止痛药物；可用内服药再煎汤热敷，亦可用如意金黄散调敷。

2. 皮肉破损　彻底清创，取净异物，对位缝合，皮肤缺损严重者考虑植皮，还应注意注射破伤风抗毒素。

3. 鼻骨骨折

（1）骨折无移位者，可参考鼻伤瘀肿的方法处理。

（2）有骨折移位者，宜及早复位。一般在 3 小时以内，此时软组织尚未出现肿胀，是复位的最佳时机。瘀肿严重者，待肿胀消退后整复，一般不宜超过 14 天，否则骨痂形成太多，畸形愈合，不易整复。

（3）复位治疗具体操作：常规局麻或全麻后，用鼻骨复位钳复位。先将鼻骨复位钳于鼻外将鼻骨骨折处进行标记，然后将鼻骨复位钳插入鼻腔内，深度达鼻骨骨折断裂处稍后方，用力向前上方将骨折断端抬起，同时用另一个手的拇、食二指于鼻外夹持鼻骨处，将对侧移位突起的鼻骨向内后方推压，两手相互配合复位，此时常可听到骨折复位时的咔嚓声。操作中，应注意复位器伸入鼻腔的深度不宜超过两内眦连线，以免损伤筛板。复位后，鼻腔内填塞凡士林纱条，以固定并止血。固定纱条一般于术后第 3 天取出。复位后 2 周内不可用力压迫鼻梁，勿用力擤鼻。

（4）鼻中隔骨折或脱位时，宜用鼻骨复位钳整复，然后鼻腔填压凡士林纱条 2 ~ 3 天。如有鼻中隔黏膜撕裂并骨折断端外露时，需剪去外露的断端骨质，缝合黏膜裂口。有鼻中隔血肿者，应切开血肿，清除凝血块，放入引流条，再用凡士林纱条填压，以防血肿复发。

4. 鼻伤衄血 鼻损伤后鼻出血不止者，可参考"鼻衄"一节进行止血处理。

【预防调护】

1. 加强安全教育，防止意外发生。
2. 鼻伤瘀肿者忌触碰揉擦，防止损伤加重。
3. 皮肉破损者宜保持清洁，防止染毒。
4. 鼻骨骨折者忌触碰按压，防止畸形难愈。

（王贤文）

第十二节　鼻异物

鼻异物是以外来物体误入并停滞鼻窍为主要特征的疾病，又称"异物入鼻""鼻腔异物"等。鼻异物大多停滞于鼻腔内，少数特殊情况下（如外伤）可停滞于鼻窦内。异物的种类较多，进入鼻腔的原因也不同，多发生于小儿，因玩耍将异物塞入鼻腔。异物长久滞留于鼻腔、鼻窦，可引起鼻塞、流黏脓涕、鼻出血、鼻气腥臭等症。

西医学的鼻腔及鼻窦异物等疾病可参考本病进行辨证治疗。

【历史源流】

古代文献中没有"鼻异物"这一病名，但有一些相关内容的记载，如隋代的《诸病源候论·卷二十九》曰："颃颡之间，通于鼻道。气入有食物未及下喉，或因言语，或因嚏咳而气则逆，故食物因气逆者，误落鼻内。"记载了进食时食物可经颃颡误入鼻道的情况。又如唐代《备急千金要方·卷六上》载有："治卒食物从鼻中缩入脑中，介介痛不出方：牛脂若羊脂如指头大小内鼻中，以鼻吸取脂，须臾脂消，则物逐脂俱出矣。"可理解为异物是从前鼻孔抽吸而进入鼻腔深部，其治法是用脂类塞入鼻中，使异物从鼻内滑出。明代《普济方·卷六十四》说："误食物落放鼻中，及入眼不出，用皂角末吹，取嚏即出。"又《医学举隅·卷十一》载："鼻内误窒豆物不出，以通关散取嚏，即出。"从这些记载里可以看出，古代医家已观察到鼻异物可经颅额（鼻咽部）的途径入鼻，特别是食物因气逆呛入鼻内，亦有从前鼻孔抽吸而进入或从前鼻孔塞入。

现代文献中，1980 年由广州中医学院主编的全国高等医药院校第 4 版规划教材《中医耳鼻喉科学》首次写入本病，用"鼻腔异物"作为病名。1985 年《中国医学百科全书·中医耳鼻咽喉口腔科学》称为"异物入鼻"。2003 年王士贞主编的普通高等教育"十五"国家级规划教材《中医耳鼻咽喉科学》始用"鼻异物"作为病名，并将其定义为"鼻异物是指异物误入滞留鼻窍"。此后，中医耳鼻喉科教材及专著大多以"鼻异物"作为病名。

【临床诊断】

（一）诊断要点

1. 临床特征　鼻异物的临床特征是鼻内有异物停留。

通过仔细的病史询问，多可以问到有异物入鼻史，大多见于小儿。

异物多停留于鼻腔内，位于总鼻道，在前鼻镜即可观察到。若异物靠后，在鼻内镜下易于发现。若遇头面部外伤，异物进入鼻窦者，则需通过影像学检查（如 X 线、CT 等）才能发现异物。

2. 主要伴随症状　异物滞留鼻窍，最常见的症状是单侧鼻塞、流涕。鼻涕多为黏脓涕或脓血涕，有异味。由于儿童贪玩，将异物塞入鼻腔后一般也不会主动告诉大人，故对于单侧鼻塞、流脓涕且有异味者，应警惕鼻异物的可能，除注意诱导性询问小儿是否将异物塞入鼻内外，还应仔细检查鼻腔有无异物存留。

若昆虫类异物进入鼻腔，常有骚动爬行感。若异物进入的位置较深，损伤部位较广时，可有出血、头痛、视力障碍等症状。

3. 检查　绝大多数鼻异物通过前鼻镜检查可以发现。若异物史明显而前鼻镜检查未见到异物者，可行鼻内镜检查。若怀疑有金属异物者，可行鼻部 X 线检查。

（二）鉴别诊断

鼻异物应与鼻窒、鼻渊、鼻息肉、鼻瘤、鼻菌等疾病相鉴别。

1. 鼻窒、鼻渊　鼻窒、鼻渊与鼻异物均有鼻塞、流涕的症状，应注意鉴别。

鼻窒为双侧患病，成人与小儿均可患病，其鼻塞的特点以双侧交替性鼻塞为多，鼻涕较少，检查多见下鼻甲肿胀，无异物发现。

鼻渊既可单侧，也可双侧患病，成人与小儿均多见，其特点是浊涕较多，若单侧患病，与鼻异物容易混淆，仔细检查鼻腔，鼻渊多见中鼻道或嗅裂有脓性分泌物积留，无异物存留。

鼻异物多为单侧，极少双侧鼻异物，以小儿为多见，鼻涕多有异味，仔细检查鼻腔可发现异物滞留。

2. 鼻息肉、鼻瘤、鼻菌　鼻息肉、鼻瘤、鼻菌均为鼻腔内的新生物，与鼻异物外观有些相似，均可出现单侧鼻塞，宜加以鉴别。

鼻息肉可单侧，也可双侧患病，以鼻塞、流涕为主要症状，鼻塞多为持续性，并呈进行性加重，检查鼻腔可见到光滑柔软的赘生物，大多有蒂，可活动。

鼻瘤为鼻部的良性肿物，以单侧患病为多见，发病缓慢，小的肿物可无明显症状，比较大的肿物可引起鼻塞，较少出现流涕，前鼻镜或鼻内镜下可发现鼻瘤的形态与异物完全不同，且是从鼻腔的某个壁上长出来的，不能简单分离。

鼻菌为鼻部的恶性肿物，也以单侧患病为多见，以单侧鼻塞、流脓血涕并有臭味为主要症状，与鼻异物有些类似，但鼻菌多见于中老年，病情发展较快，在鼻腔或鼻窦内可见到菜花样或结节样肿物，与鼻腔组织连接紧密，边界不清，不能分离。

鼻异物多见于小儿，异物四周与鼻腔组织之间有间隙，故可以活动，也容易与鼻腔组织分离而取出。

根据以上特征，不难做出鉴别。

【病因病机】

本病的发生，多是人为所致，亦有外界因素。

1. 鼻异物的种类　常见的鼻异物有三大类。

（1）植物类：如花生、黄豆、瓜子等。

（2）动物类：如小昆虫、水蛭、蚂蚁等。

（3）非生物类：如纽扣、纸团、橡皮等。

2. 异物入鼻的途径　异物进入鼻窍有以下几种途径。

（1）自行塞入：多见于儿童，因无知、好奇将细小的玩具、纸团等塞入鼻腔。这是最常见的一类原因。也有少数系精神病患者自行将异物塞入鼻腔。

（2）医源性异物：因医疗人员的疏忽，将鼻腔填塞物遗留于鼻腔。

（3）昆虫误入：多见于野外露营时，昆虫误入鼻腔。

（4）进食呛入：进食过程中，因喷嚏、咳嗽或说话等，食物未及咽下，而经颅颞误入鼻腔。

（5）经伤口而入：面部创伤时，异物经伤口进入鼻腔或鼻窦。

【辨治思路】

鼻异物的诊断一旦确立，治疗方法是尽快取出异物，避免异物在鼻窍内继续停留而致病，故使用外治法取出异物为优先考虑的治法。异物取出后，若无不适，局部亦无损伤，则治疗即告完成；若局部有损伤，甚至染毒，则可进一步进行辨证论治。

【外治法】

根据异物的性质、形态、大小及存留的位置，可采取以下不同的外治方法取出异物。小儿不合作者，可考虑在全麻下取出。

1. 钩取法　对于圆形、光滑的异物，如珠子、豆子等，可用异物钩或刮匙绕至异物后方，由后向前拨出，不可用镊、钳夹取，以免将异物推向深处。

2. 夹取法　对于形状不规则的异物，如纸团、纱条等，可用镊子夹取。异物较大者，可分次取出。

3. 经口取出　对于较大的异物，经前鼻孔难以取出者，可令患者取仰卧头低位，将异物推向鼻咽部，经口取出。使用此法须避免异物掉入喉腔造成窒息，故须严格采取仰卧低头位，头顶必须低于床面。

4. 取嚏法　对于细小的异物，可使用通关散吹入鼻内，借喷嚏将异物喷出。幼儿不适用此法，以免异物进入咽喉。

此外，异物取出后，若局部黏膜糜烂者，可用芳香通窍的中药滴鼻剂滴鼻，以防鼻腔粘连；如已粘连者，可在分离后填塞油纱条，防止再次粘连。

【辨证论治】

主证：鼻异物取出后仍有单侧鼻塞，流涕或脓血涕，鼻痛，头痛，或伴有低热。舌红，苔黄，脉数。

治法及方药：清热解毒，宣肺通窍。可选用五味消毒饮加减，常用药物如金银花、野菊花、蒲公英、紫花地丁、紫背天葵、白芷、石菖蒲、辛夷、鱼腥草、鹅不食草等。

加减法：若头痛者，可加川芎、细辛、防风等；若发热恶寒者，可加柴胡、黄芩、荆芥、防风等；若咳嗽者，可加桔梗、紫菀等。

【预防调护】

1. 教育儿童不要将异物塞入鼻腔。

2. 在野外露营时，注意个人防护。

3. 提醒家长对儿童鼻异物的警惕性，发现鼻塞、流脓涕、鼻气腥臭等症状，应及时就诊，以免贻误病情。

4. 发现异物，劝告患者及家属切勿惊慌，防止儿童因哭闹妨碍治疗，甚至误吸入气管，引起窒息。

5. 取出异物时，切忌动作粗暴，尤其对于异物存留时间长，已发生粘连者，更应谨慎取出。

6. 鼻部手术后，在取出鼻腔填塞物后，应仔细检查鼻腔是否还有所遗留。

（王贤文）

第十三节　鼻痰包

鼻痰包是以鼻部出现囊肿为主要特征的疾病。囊肿的特点是局部结肿如包，包内有清稀的囊液。中医认为囊液多由痰湿形成，故称为"痰包"。鼻痰包多发生在鼻前庭，亦可发生于鼻窦内。多为单侧发病，以成年人为多见，无季节与地域性。

西医学的鼻前庭囊肿、鼻窦囊肿等疾病可参考本病进行辨证治疗。

【历史源流】

古代医籍中无"鼻痰包"的记载，只有"痰包"的论述，指的是发于舌下的一种疾病。如明·陈实功《外科正宗·痰包》说："痰包，乃痰饮乘火流行，凝注舌下，结而匏肿，绵软不硬，有害言语，作痛不安，用利剪刀当包剪破，流出黄痰，若蛋清稠黏难断，捺尽，以冰硼散搽之，内服二陈汤加黄芩、黄连、薄荷数服，忌煎炒、火酒等件。"认为痰包是痰湿为患，痰热互结而致，其特点是结肿如包，绵软不硬，内有蛋清样液体的一种疾患。

现代医家根据古人对痰包的论述，将发生于其他部位类似于痰包的病变亦称为痰包。王永钦主编的《中医耳鼻咽喉科临床手册》、中医药高级丛书《中医耳鼻咽喉口腔科学》称为"鼻部痰包"。2003 年王士贞主编的普通高等教育"十五"国家级规划教材《中医耳鼻咽喉科学》开始用"鼻痰包"作为病名进行论述，并将"鼻痰包"定义为"发生于鼻部的囊肿"。此后，"鼻痰包"作为病名广泛出现于中医耳鼻喉科专著中。

【临床诊断】

（一）诊断要点

1. 临床特征　鼻痰包的临床特征是鼻部出现囊肿。囊肿可发生在鼻前庭或鼻窦，以前者为多见。

（1）**鼻前庭痰包**：鼻痰包发生于鼻前庭者，可见一侧鼻翼部局限性、半圆形隆起，以致鼻翼变形、鼻唇沟变浅，多由患者无意中照镜子时发现，或由家人发现，一般无明显不适，痰包较大时或有局部轻微胀满感。按压时可有乒乓球感，若行穿刺可抽出淡黄色透明或半透明液体。

（2）**鼻窦痰包**：鼻痰包发生在鼻窦者，唯有通过影像学检查才能发现。多在影像检查时偶然发现鼻窦内有囊性改变。

2. 主要伴随症状　鼻痰包发生在鼻前庭者，一般无明显伴随症状，痰包较大者，可出现患侧鼻塞、局部胀满感等症状。

鼻痰包发生在鼻窦者，初起可无临床症状，痰包发生破裂时可出现间歇性鼻流淡黄色液体；痰包增大，压迫周围组织时可出现鼻面部胀闷感、头痛、眼球突出、视力障碍、面颊部变形等症状。

3. 检查　怀疑有鼻痰包者，应行影像学检查以确诊，如 X 线照片、CT 扫描或 MRI 等，均可显示痰包的大小及边界。

（二）鉴别诊断

鼻痰包应与牙源性囊肿、鼻瘤、鼻菌等疾病相鉴别。

1. 牙源性囊肿　牙源性囊肿与鼻痰包均可出现一侧上唇部局限性隆起，应加以鉴别。

牙源性囊肿多伴有牙齿缺损、龋齿，囊液呈姜黄色、酱色、黄褐色，X 线片显示上颌骨牙槽骨突骨质破坏或囊内含牙。鼻痰包一般无牙齿病变，局部隆起以鼻前庭底部为中心，影像学检查可显示囊肿范围。

2. 鼻瘤　发生于鼻前庭的鼻痰包与鼻瘤均可见外鼻部局限性隆起，应加以鉴别。

鼻痰包发生在鼻前庭、鼻窦者，可能在鼻翼根部或鼻腔外侧壁见膨隆，但肿物触诊有乒乓球感，肿物穿刺可抽出半透明黏液性液体或黄色液体。鼻瘤为实质性肿物，穿刺无液体可以抽出。一般根据鼻窦 CT 扫描可做出鉴别。

3. 鼻菌　鼻菌与鼻痰包均可见鼻部隆起，应注意鉴别。

鼻菌多见于中老年人，发展较快，肿物边界不清，影像学检查多显示有骨质破坏。

鼻痰包多见于青年人，发展缓慢，较大时可见鼻旁皮下隆起，呈半球形，表面光滑，触之有弹性，与周围组织界限清楚，多见于鼻前庭、筛窦和上颌窦。如巨大痰包，可出现与鼻菌相似的临床表现，如面颊局部隆起、眼球外凸移位等，CT 或 MRI 检查可见骨壁压迫性吸收变薄，边缘光滑，而无浸润性破坏。

【病因病机】

鼻痰包多由痰浊凝聚，困结鼻窍所致，多属实证。常因饮食劳倦损伤脾胃，运化功能失常，津液停聚，痰浊内生，郁而化热，痰热互结，循经流注于鼻窍，逐渐积聚成包块。

【辨治思路】

（一）辨证思路

鼻痰包为痰浊凝滞于鼻前庭或鼻窦，逐渐积聚而成包块。包块增大使鼻前庭底部隆起或鼻翼变形，甚至出现鼻塞、鼻部胀满感；若痰包破裂，则流黄水；痰浊阻滞，蒙蔽清窍，头面部清窍以通为用，清窍不通故有头痛、视力障碍等症。由于痰湿停聚，常可见舌淡胖，苔微腻，脉滑。

（二）治疗思路

治疗鼻痰包的主要目的和基本思路除了要消除鼻前庭或鼻窦痰包引起的鼻部隆起变形等症状外，还要防止鼻痰包复发。围绕这个目的，治疗时须考虑内治与外治相结合。

本病初起时无症状，可予以中药内服调理。痰包逐渐增大出现明显症状时，可考虑手术切除痰包，再配合中药调理脏腑功能，防止复发。

【辨证论治】

主证：患侧前鼻孔隆起变形，肤色不变，按压有膨胀感，穿刺有淡黄色液体；或鼻塞，患侧有间歇性黄色透明或半透明液体流出，无异味，或见眼球外凸，面颊局部隆起，触按有膨胀感。舌淡胖，苔微腻，脉滑。

治法及方药：除湿化痰，散结消肿。可用二陈汤加减，常用药物如陈皮、法半夏、茯苓、鸡内金、郁金、枳实、石菖蒲、竹茹等。

加减法：局部焮热微胀者，可加黄芩、黄连、蒲公英、桔梗等；胃纳差者，可加神曲、麦芽、谷芽等；局部红肿疼痛、舌红苔黄者，可合五味消毒饮。痰包久不消者，可加丝瓜络、络石藤、通草等，或用海藻玉壶汤、桂枝茯苓丸加减；肺脾气虚者，可合用参苓白术散加减。

【外治法】

1. 湿敷法　鼻痰包发生于鼻前庭者，可用芒硝30g，溶水100mL，用纱布浸湿敷于患处。

2. 物理疗法　发生于鼻前庭的鼻痰包，可用微波治疗仪局部照射，每日1次。

【预防调护】

1. 注意饮食，忌肥甘厚腻之品，戒烟忌酒。
2. 注意鼻腔及口腔清洁，以防感染。

【名医经验】

丁甘仁医案

阳明痰气，循经上升，结于上腭，发为痰瘤，肿大而坚，鼻旁高突，迄今年余，势须破溃。宜化痰清热。

法半夏二钱，广橘红八分，大贝母三钱，炙僵蚕三钱，京玄参二钱，京赤芍二钱，苦桔梗一钱，连翘壳三钱，海蛤粉四钱，淡昆布钱半，淡海藻钱半，竹二青二钱。海蜇皮一两，漂洗，荸荠二十枚，洗、打，二味煎汤代水。

——选自：《孟河丁甘仁医案》

（徐慧贤）

第十四节　鼻　瘤

鼻瘤是以鼻部出现良性肿物为主要特征的一种疾病。良性肿物称为"瘤"，指正常组织以外的新生物留而不散之意，一般呈局限性生长、边界清楚、发展缓慢、不危及生命。《诸病源候论·卷三十一》首次记载了"瘤"的特点："瘤者，皮肉中忽肿起，初梅李大，渐长大，不痛不痒，又不结强，言瘤结不散，谓之为瘤。不治，乃至增大，则不复消，不能杀人。"可发生在外鼻、鼻腔和鼻窦，其中以鼻腔、鼻窦为多见，多发于单侧。本病好发于成年人，以中青年病人多见，男女均可发病。无明显地域性和季节性。

西医学的鼻腔血管瘤、鼻乳头状瘤、骨瘤、骨纤维异常增殖症、鼻部纤维瘤等疾病可参考本病进行辨证治疗。

【历史源流】

古代医学文献中无"鼻瘤"之名，但在有关血瘤、骨瘤、肉瘤等病证的描述中，可以找到与鼻瘤有关的记载。如明·陈实功《外科正宗·卷二》记载："血瘤者，微紫微红，软硬间杂，皮肤隐隐，缠若红丝，擦破血流，禁之不住。"《外科正宗·瘿瘤论》曰："夫人生瘿瘤之症，非阴阳正气结肿，乃五脏瘀血、浊气、痰滞而成……瘤者，阴也，色白而漫肿，亦无痒痛……心主血，暴急太甚，火旺逼血沸腾，复被外邪所搏而肿曰血瘤；脾主肌肉，郁结伤脾，肌肉消薄，土气不行，逆于肉里而为肿曰肉瘤……肾主骨，恣欲伤骨，肾火郁遏，骨无荣养而为肿，曰骨瘤。"1985年《中国医学百科全书·中医耳鼻咽喉口腔科学》始有"鼻及鼻咽血瘤"之名。

"鼻瘤"之名最早见于1996年《中医耳鼻咽喉科临床手册》，该书在论述鼻腔及鼻窦良性肿瘤时说："本病中医分别称为鼻瘤、鼻血瘤、鼻骨瘤。"2001年王永钦主编的《中医耳鼻咽喉口腔科学》正式将鼻瘤定义为"鼻瘤是指鼻部发生的良性肿瘤"，并首次将鼻瘤作为一个单独的疾病进行了论述。2012年熊大经、刘蓬主编的全国中医药行业高等教育"十二五"规划教材《中医耳鼻咽喉科学》将本病称为"鼻瘤"，并将其定义为"发生在鼻部的瘤症。"

【临床诊断】

（一）诊断要点

1. 临床特征　鼻瘤的临床特征是鼻部出现良性肿物。肿物以发生于鼻腔或鼻窦为多见，亦可发生于鼻前庭或外鼻。肿物一般表面光滑、生长速度较为缓慢。

2. 主要伴随症状　根据肿物发生的具体部位不同，可能有不同的伴随症状，比如发生在外鼻者，除了外鼻见到瘤体外，可能有外鼻受肿物压迫变形的表现；发生在鼻腔、鼻窦者，可能出现进行性鼻塞、反复鼻出血、鼻流涕、头痛、眼球移位、颜面变形等症状。

3. 检查　发生在外鼻、鼻腔者，多在外观，或通过前鼻镜或鼻内镜的检查可发现肿物，对于发生在鼻窦者，可结合临床表现和影像学的检查进行确诊。对于发生在鼻腔、鼻窦的性质不明的肿物进行影像学检查是必要的，常规应进行鼻部 CT 和 MRI 的增强检查。必要时可通过活检明确肿物性质。

（二）鉴别诊断

鼻瘤应与鼻痰包、鼻息肉、鼻菌等疾病相鉴别。

1. 鼻痰包　发生于鼻前庭的鼻痰包与鼻瘤均可见外鼻部局限性隆起，应加以鉴别。

鼻痰包发生在鼻前庭、鼻窦者，可能在鼻翼根部或鼻腔外侧壁见膨隆，但肿物触诊有乒乓球感，肿物穿刺可抽出半透明黏液性液体或黄色液体。鼻瘤为实质性肿物，穿刺无液体可以抽出。

2. 鼻息肉　鼻息肉与鼻瘤均可在鼻腔内见到肿物，应注意鉴别。

鼻息肉者多继发于鼻鼽、鼻渊，除了有鼻塞、流涕症状外，可在中鼻道、嗅裂处见白色或灰白色肿物，质地软，半透明状，部分肿物有蒂，触之不易出血。

3. 鼻菌　鼻菌是发于鼻部的恶性肿瘤，以中老年患者居多。肿物多不规则，生长速度较快，易溃烂，易出血，常伴有身体消瘦、疲倦乏力等全身症状。可根据影像学检查和病理组织活检进行鉴别诊断。

【病因病机】

本病的发生因脏腑功能失调，蕴热、痰浊、瘀血停聚在鼻窍，形成有形肿物所致。

1. 肺经蕴热　因肺经素有蕴热，火热上熏鼻窍，又因反复感染外邪，邪留不去，内外蕴热搏结于鼻窍，气血运行不畅，血脉瘀阻而成肿块。

2. 痰浊结聚　脾为后天之本，主运化。若饮食不节，损伤脾胃，或久病伤脾，脾失健运，可导致湿浊不化，结聚于鼻窍而为瘤。

3. 气滞血瘀 由于情志不舒，肝气郁结，肝失疏泄，气机阻滞不畅，久则气滞血瘀，瘀阻脉络，日久结成肿块。

【辨治思路】

（一）辨证思路

鼻瘤的主要症状是鼻部有肿块，其原因是脏腑功能失调，蕴热、痰浊、瘀血等浊气停聚在鼻窍，鼻部经络不通畅而成病。因此，鼻瘤的症状虽表现在鼻部，其病根实在脏腑。对于鼻瘤的患者，辨证的重点在于辨浊气、辨虚实两个方面，这两个方面落实好了，治疗便有了方向。

1. 辨浊气 鼻部见肿物有浊气在鼻部，常见的浊气有三大类，即蕴热、痰浊、瘀血。

（1）肺经蕴热：肺经郁热，上蒸鼻部，郁遏气血，结而成形，故见鼻部瘤体色红或淡红；郁热初结，则质软，郁热久结，则质硬；肺郁火热上蒸，迫血妄行，故常发鼻衄或涕中带血；肺经有热，肺失宣降，故见咽痒咳嗽痰多；肺经热盛，肺阴不足，则鼻窍干燥，干咳少痰。舌尖红，苔薄黄，脉实有力亦属肺经蕴热之证。

（2）痰浊结聚：痰浊为阴浊之邪，若上泛结滞鼻部，凝结成形，则见瘤体色白或灰白。质软或硬，表面粗糙；痰浊结滞成形，阻塞鼻窍，故见鼻塞嗅减，流涕白黏，痰浊上泛，蒙蔽清窍，则头闷头重；痰阻气机，则胸闷；痰邪阻肺，则咯痰黏稠；舌苔腻白，脉滑亦属痰浊凝结之证。

（3）气滞血瘀：气血郁结，阻滞鼻脉，结而成形，故见鼻部肿瘤色暗或紫，质硬，表面凹凸不平；瘤体阻滞鼻窍，气息出入不利，故见鼻塞嗅减；气血瘀滞，脉络不畅，故见头痛而胀。或有耳闷、面瘫；舌暗红或有瘀点，脉涩亦属气滞血瘀之证。

2. 辨虚实 鼻部见良性肿物者，由相关脏腑功能失调，浊气停聚鼻窍所致，所以虚实夹杂为多见。对于具体患者，究竟偏于实证，还是偏于虚实夹杂证，必须详加辨别。

（1）实证：实证一般病程较短，多见于肺经蕴热，患者鼻塞感较重且持续不减，身体壮实，脉象有力。

（2）虚实夹杂：鼻瘤极少有单纯的虚证，往往是虚实夹杂较为多见，如痰浊结聚、气滞血瘀者大多病程较长，瘤体坚实，身体可见虚弱，脉象或滑，或弦，或细。

（二）治疗思路

对于瘤体较大、相关症状明显的鼻瘤，应采用内治法和外治法相结合的治疗方式，尽快消除鼻部瘤体，并防止复发；对于瘤体较小、发展缓慢、相关症状不明显，或病人的身体状态比较虚弱的病人应以辨证使用中药治疗为主，必要时配合适当的外治法。

【辨证论治】

1. 肺经蕴热

主证：鼻部见肿物，肿物表面干燥，鼻塞涕多，全身或见咽痒咳嗽，鼻腔干燥，鼻气燎热，干咳少痰，舌尖红，苔微黄，脉数。

治法及方药：清肺泄热，散结通窍。可选用黄芩汤合会厌逐瘀汤加减，常用药物如黄芩、栀子、桑白皮、连翘、赤芍、丹皮、薄荷、甘草等。

加减法：瘤体质硬者，可加桃仁、红花、枳壳、鸡内金、僵蚕、穿山甲等以助散结消瘤之力；易出血或常发出血者，可加白茅根、侧柏叶、大小蓟、茜草等以凉血止血。

2. 痰浊结聚

主证：鼻部见肿物，肿物色白或灰白，鼻塞，嗅觉减退，头重如裹，胸脘胀闷，流涕白黏，咯白痰，舌淡苔白腻，脉滑。

治法和方药：健脾化痰，散结通窍。可选用涤痰汤加减，常用药物如制南星、枳实、制半夏、陈皮、茯苓、白术、石菖蒲等。

加减法：若瘤体大而质硬者，可加生牡蛎、海蛤壳、昆布、海藻、鸡内金等以助化痰散结之力；痰蕴化热，舌苔黄腻者，可加黄芩、竹茹、车前子等以清热化痰；纳呆、头晕、便溏者，可加党参、黄芪等以健脾益气。

3. 气滞血瘀

主证：血瘤体色暗或紫，质硬，表面凹凸不平，表面血管怒张，触易出血，鼻塞，嗅觉减退，全身见口苦咽干，头昏目眩，胸闷不舒，胁痛耳鸣，舌质暗红或有瘀斑，苔黄，脉弦。

治法和方药：疏肝理气，散结通窍。可选用丹栀逍遥散加减。常用药物如当归、生地、桃仁、红花、柴胡、川芎、枳壳、牛膝、桔梗等。

加减法：瘤体大而质硬，或久而不消者，可加三棱、莪术、土鳖虫、穿山甲以助活血散结通窍之力；纳呆、腹胀、倦怠乏力者，可加党参、黄芪、白术等以健脾益气。

【外治法】

可用麝香散或碧云散，涂或吹于肿物表面，以促进肿物消散。

【预防调护】

1. 避免反复碰撞、摩擦刺激瘤体。

2. 少食肥甘厚腻的食物，戒烟戒酒。

3. 密切观察瘤体生长情况，防止恶变。

4. 积极治疗鼻部慢性疾患，避免发生肿瘤。

【名医经验】

田道法医案

1. 鼻内翻性乳头状瘤

谭某，男，65 岁。2008 年 6 月 5 日初诊。

病史：右鼻渐进性鼻塞伴嗅觉减退半年，多脓涕，偶有血丝，伴同侧头晕胀不适，时感胸闷刺痛，夜间睡眠差，纳差，二便可。舌淡胖，舌边缘有齿印，苔白，脉弦涩。全身查体一般情况可，专科检查见右侧鼻腔多发黯红色葡萄样新生物，表面较粗糙，附有较多黏脓性分泌物，触之质地软、易出血，鼻腔正常结构不清晰。鼻窦CT 示右侧鼻腔占位性病变，鼻腔外侧壁骨质受压移位，建议活检确诊。外院鼻腔新生物活检报告为右鼻腔内翻性乳头状瘤。

辨证分析：邪毒久滞鼻窍，气滞不行，血瘀窍络，加之久病伤脾，脾运失健，痰浊内生，血瘀痰凝鼻窍，日久变生瘤肿，窒塞鼻道，鼻窍功能失司，故鼻塞、嗅觉减退，气机不利，髓海失养，故头晕胀、失眠、胸闷刺痛。舌淡胖，舌边缘有齿痕，苔白，脉弦涩，为血瘀痰凝之象。

诊断：鼻瘤（右鼻腔内翻性乳头状瘤）。

辨证：血瘀痰凝证。

治法：行气活血，化痰散结。

处方：桃仁 10g，红花 10g，当归 10g，生地 10g，玄参 10g，枳壳 10g，赤芍 10g，法半夏 10g，川贝 10g，瓜蒌仁 8g，川芎 10g，辛夷 10g，白芷 10g，苍耳子 6g，甘草6g。10 剂，水煎服，每日 1 剂。

局部配合鱼腥草液鼻腔冲洗。

2008 年 6 月 16 日二诊：病如前述，鼻塞改善，脓涕明显减少，头晕胀及胸闷痛减轻。查双刺鼻腔充血肿胀减轻，少量脓性分泌物，右侧瘤体有所缩小，舌淡苔白腻，脉弦涩。患者经治疗后充血消退，瘤体及鼻腔炎性病变明显改善，已为手术创造有利条件，建议患者可尽早住院手术，术后配合中药汤药及局部灌洗治疗，患者遵医嘱住院手术。

2008 年 6 月 30 日三诊：患者已于 6 月 24 日全麻下经鼻内镜行右侧鼻腔内翻性乳头状瘤切除术，术后病理检查结论同术前。现患者已抽除术侧鼻腔填塞纱条，查右侧鼻腔宽敞，鼻腔术区未见肿瘤组织残留，创面凝血块覆盖，无活动性出血，鼻腔结构清晰；患者稍感头晕，鼻通气好，精神欠佳，食纳差，二便尚可，舌稍红，苔黄白，脉弦涩。患者刚经历了手术创伤且有失血，故而不仅有气血亏虚病象存在，且兼有气血瘀滞，瘤毒未清，宜益气养血、行气活血、解毒散结兼用，以益气解毒汤为基础加减治之。

处方：黄芪20g，党参12g，茯苓10g，白术10g，怀山药10g，川芎10g，白芷15g，皂角刺10g，菟丝子15g，杜仲10g，川黄连5g，甘草6g。10剂，水煎服，每日1剂。

局部配合生理盐水盥洗，鱼腥草液、薄荷油滴鼻液滴鼻。

2008年7月20日四诊：患者鼻中已无血性物，鼻呼吸通畅，嗅觉部分恢复，但觉鼻内较干燥，头晕改善，食欲、睡眠好转；舌淡苔白，脉弦涩。查右侧鼻腔宽敞，创面修复好，无脓性分泌物，鼻黏膜干燥，未见肿瘤复发。舌淡，苔白，脉弦细。患者已处于术后康复期，气阴尚未完全复原，更宜扶正祛邪以防病变复发，故取益气养阴、温阳活血法，以前方为基础加减治之。

处方：熟地黄10g，杜仲20g，丹皮10g，地龙10g，女贞子10g，黄连5g，黄芪30g，茯苓12g，菟丝子15g，怀山药30g，桔梗10g，甘草6g。7剂，水煎服，每日1剂。

后随访患者，自觉鼻腔干燥感改善，无其余特殊不适症状，现已2年，未查见病变复发。

——选自：《田道法医案精华》

按：内翻性乳头状瘤是良性肿瘤，但因恶变几率高，故又认为是良恶性交界肿瘤，首选手术切除，但患者术前鼻腔充血肿胀，炎症明显，宜控制改善鼻腔局部炎症后手术，可减少术中出血及促进术后创面修复，故以会厌逐瘀汤加减治之，以行气活血、散瘀化痰，配合局部灌洗，清除鼻腔局部脓毒。术后气血耗损，正气亏虚，宜益气滋阴解毒以扶正而清除余邪，方选田道法经验方益气解毒汤加减治之，以巩固疗效，防止复发。

2. 鼻血瘤

王某，男，26岁。2012年6月25日初诊。

病史：反复发作右侧鼻出血两年余。患者2年来反复出现右侧鼻出血，每次经前鼻孔流出，量多，难自止。近一个月来出血频繁，今晨出血量多，家属甚感恐惧送医，现感头晕乏力，出虚汗，眼前发黑，四肢冰凉；此时鼻出血已止。见患者面色苍白，表情淡漠，神情倦怠，气少而不欲言语，舌淡苔白，脉微弱难测。平素食少便溏。既往无刷牙出血、伤口难止血或不明原因瘀紫斑块病史，无鼻塞、头痛、视物昏蒙、嗅觉减退病史，但喜抠鼻。查体：消瘦贫血貌，神志尚清，但反应稍迟钝。专科检查：右鼻腔前段见新鲜凝血块，鼻黏膜色淡红，鼻中隔偏左，右利特尔区见一粟粒大小暗红色新生物，暂无活动性出血，鼻腔其余各部未见明显异常。血常规：白细胞计数3.8×10^9/L，红细胞计数1.8×10^{12}/L，血红蛋白60g/L，血小板计数18×10^9/L；小便正常，大便隐血试验阳性。

诊断：鼻血瘤（鼻中隔毛细血管瘤）。

辨证：气血两亏向亡阳证转化阶段。

治法：益气固脱，回阳救逆。

处方：参附汤。人参15g，附子30g，2剂，水煎服，日1剂。

嘱患者平卧，多饮水，糜粥自养，局部瘤肿予丁卡因棉片麻醉满意后硝酸银烧灼使之脱落，创面涂以红霉素软膏保护，予薄荷油滴鼻液滴鼻，于留观室留观2晚，无出血后出院。

2012年6月27日二诊：自诉鼻部已无出血，仍觉头晕乏力，易出虚汗，宜健脾益气、补血养阴。方用补中益气汤加减。

处方：黄芪30g，当归15g，人参20g，白术10g，龟甲10g，鳖甲10g，附子10g，远志6g，酸枣仁10g，阿胶10g，炙甘草6g。10剂，水煎服，每日1剂。局部继续配合薄荷油滴鼻液、鱼腥草滴鼻液滴鼻。

2012年7月15日三诊：未再发鼻出血，服前药后诸症悉减。唯时觉头晕，间有右鼻鼻塞，稍有痛感，精神不振，食纳差；舌淡苔白，脉缓。证属中气未服，气血亏虚，仿归脾汤意加减，间断服药治之。

处方：黄芪20g，当归10g，党参10g，白术10g，辛夷10g，苍耳子6g，川芎8g，远志6g，酸枣仁10g，阿胶10g，炙甘草6g。10剂，水煎服，每日1剂。

随访1年，未再复发鼻出血。

——选自：《田道法医案精华》

按：此案鼻中隔毛细血管瘤，多因损伤鼻窍血络所致，加之素有脾气虚弱，出血后加重，气随血脱而随时有亡阳之虞。急则治其标，缓则治其本，故初诊以参附汤益气固脱、回阳救逆，并配合局部外治消除瘤体以止血，软膏外涂保护创面，病情稳定后予归脾汤加减以健脾益气、摄血止血，继续予薄荷油局部润滑鼻黏膜，三诊则因局部鼻甲肿胀、压痛而加用辛香通窍之品以通鼻，配合鱼腥草滴鼻液滴鼻以减轻鼻腔局部炎症反应。

(徐慧贤)

第十五节 鼻 菌

鼻菌是以鼻部出现恶性肿物为主要特征的疾病。恶性肿物一般称为"癌"或"菌"，指呈浸润性生长、对周围结构产生破坏且易转移、发展较快、对生命构成严重威胁的一类肿物。鼻菌可发生于外鼻、鼻腔或鼻窦，其中以鼻窦（尤其是上颌窦）较为多见，发病以中老年为多，男性发病多于女性；无地域性，无季节性。

西医学的鼻部恶性肿瘤等疾病可参考本病进行辨证治疗。

【历史源流】

历代医著对鼻菌无专门论述，有关内容散在于对"鼻渊""脑漏""控脑砂"等描述中，文献中提及的鼻塞、流浊涕、脓血涕等症状，有些可能与鼻菌症状相似。如《素问·气厥论》说："胆移热于脑，则辛頍鼻渊，鼻渊者，浊涕下不止也，传为衄蔑、瞑目。"清代《医宗金鉴·卷六十五》说："鼻中淋沥腥秽血水，头眩虚晕而痛者，必系虫蚀脑也，即名控脑砂。"这些症状的描述，其中也可能包括了鼻菌鼻流腥浊涕、血水的症状。

1985 年王德鉴主编的《中国医学百科全书·中医耳鼻咽喉口腔科学》始用"鼻菌"这一病名进行论述，并将"鼻菌"定义为"鼻及鼻窦的恶性肿瘤"。1994 年王德鉴主编的《中医耳鼻咽喉口腔科学》对"鼻菌"进行了较全面的论述。此后，"鼻菌"这一病名在中医耳鼻喉科著作中得到了广泛的运用。

【临床诊断】

（一）诊断要点

1. 临床特征 鼻菌的临床特征是鼻部出现恶性肿物。肿物以发生于鼻窦或鼻腔的较为多见，亦可发生于外鼻。恶性肿物一般呈菌状、菜花状或息肉样，色红，触之易出血，或有溃烂、坏死，短期内增大较快，边界不清，鼻部或面部可因肿物增大膨隆而变形。

2. 主要伴随症状 鼻菌根据肿物发生的部位不同而出现不同的症状。发生于鼻窦或鼻腔者，常出现鼻塞、鼻流污秽浊涕、鼻衄、头痛等症状。

鼻菌的鼻塞常为进行性，多发于一侧，严重时可出现双侧鼻塞。鼻涕一般比较污秽，而且带脓血，鼻气腥臭。鼻衄往往反复发作，初期常涕中带血，或少量出血，晚期反复鼻衄而量多。头痛多表现为鼻内疼痛，头痛头胀，甚至可能出现流泪、复视、张口困难、眼球突出、牙痛、面部麻木感等症状。

鼻菌发生于外鼻者，可出现局部发胀、麻木或疼痛等症状。

3. 检查 鼻部发现疑似恶性肿物者，应行鼻部影像学检查，如 CT 或 MRI 检查，以明确肿物的大小和浸润范围以及对周围组织的破坏情况。取活体组织进行病理检查可明确诊断。

（二）鉴别诊断

鼻菌应与鼻渊、鼻息肉、鼻痰包等疾病相鉴别。

1. 鼻渊 鼻菌早期与鼻渊均有鼻塞、流浊涕、鼻涕腥臭及同侧上列牙痛等症状，易相混淆，须注意鉴别。

鼻渊可发生于单侧或两侧，鼻涕黄浊而量多不止，一般无鼻衄反复发作，鼻窦CT或MRI检查显示鼻窦无骨质破坏。

鼻菌以单侧发病为多见，鼻流浊涕而腥臭，且多带血，鼻窦CT或MRI检查显示有鼻窦骨质破坏。

2. 鼻息肉　鼻息肉与鼻菌均可见鼻腔有新生物，应注意鉴别。

鼻息肉常与鼻渊并发，检查见鼻窍内有单个或多个圆形或椭圆形、半透明、表面光滑、质软有弹性的新生物，鼻窍有清稀或脓性涕。鼻菌者，可见鼻腔肿物表面较粗糙，边界不清，易出血。二者鉴别有困难时，可取肿物组织行病理检查。

3. 鼻痰包　鼻痰包与鼻菌均可见鼻部隆起，应注意鉴别。

鼻痰包多见于青年人，发展缓慢，较大时可见鼻旁皮下隆起，呈半球形，表面光滑，触之有弹性，与周围组织界限清楚，多见于鼻前庭、筛窦和上颌窦。如巨大痰包，可出现与鼻菌相似的临床表现，如面颊局部隆起、眼球外凸移位等，CT或MRI检查可见骨壁压迫性吸收变薄，边缘光滑，而无浸润性破坏。

鼻菌多见于中老年人，发展较快，肿物边界不清，影像学检查多显示有骨质破坏。

【病因病机】

鼻菌多因脏腑功能失调，复受邪毒侵袭，搏结于鼻窍而致，与肺、脾、肾关系较为密切。

1. 痰浊凝聚　肺开窍于鼻，若肺经素有痰热，复加邪热壅肺，肺热久郁，炼液为痰，痰热交阻，结聚鼻窍；或脾胃素虚，又饮食不节，或劳倦损伤，运化失健，湿浊内蕴，结聚成痰，上渍于肺，滞留鼻窍。由于污秽湿浊长期浸渍鼻窍，湿热交结，日久痰瘀阻滞，凝聚而为肿块。

2. 肝胆火毒　胆为刚脏，内寄相火，其气通于脑，若情志不畅，恼怒忧思，胆失疏泄，气郁化火，肝胆火热循经上犯，移热于脑，伤及鼻窍，燔灼气血，煎炼津液，腐蚀肌膜，痰浊瘀热互结鼻窍而为肿块。

3. 气阴两虚　鼻菌后期，由于癌肿耗伤正气，或因放化疗，损伤气阴，致气血或气阴两虚。

【辨治思路】

（一）辨证思路

鼻菌多为痰浊停聚及肝胆火盛，应详细观察肿块及痰涕的颜色，并结合全身症状及舌脉，进行辨证。一般而言，癌肿色白或灰白，肿而少痛，涕液色白少血者，多属痰浊凝结；出血鲜红，或局部红肿疼痛明显者，多属火毒结聚；癌肿溃烂，久而不敛，体弱乏力，或口鼻干燥者，多属气阴两虚等。

1. 痰浊结聚 痰浊上泛，清气不能上升，痰浊久蕴鼻窍，脉络瘀阻，结聚而为肿块。肿块堵塞鼻窍，故鼻塞不通，嗅觉减退。湿浊渍于鼻部，久郁化火，火毒灼伤肌膜，故鼻流脓血涕而味臭。痰浊阻滞，蒙蔽清窍，则头重头痛。肿块结聚鼻部，鼻面部脉络受压不通，故出现面部麻木疼痛感。湿浊毒气向深处扩展，故开口困难。痰浊停聚，阻遏阳气，气机不利，故胸闷不舒，痰多恶心。湿浊内困，则体倦身重纳呆，苔白腻，脉弦滑亦是痰浊结聚的表现。

2. 肝胆火盛 肝胆热盛，火毒内攻，留滞不去，与气血搏结鼻窍而生成肿块，堵塞鼻窍，故鼻塞不通，肿物色红或暗红、触之易出血；火热灼腐肌肉及脉络，故肿物溃烂、脓血秽臭难闻；胆火炽盛上攻头目，清窍不利，故耳鸣耳聋、头痛剧烈；肿块压迫脉络，又受火毒蒸灼，则面颊及眼部疼痛剧烈；邪毒向深处扩散则张口困难；胆火上炎，故口苦口干；胆热内郁，扰乱神明，故心烦失眠；舌质红、苔黄或黄燥、脉弦滑或弦数均为肝胆热盛之象。

3. 气阴两虚 癌肿后期，气血阴阳俱损，或化疗、放疗、手术耗伤气血津液，致使气阴两亏，故见癌肿溃烂、久不敛口，少气乏力，鼻部、咽部干燥；气血耗伤，上气不足，故见头晕目眩；癌毒或放疗、化疗、手术损伤脾胃，气血精微化生不足，体失所养，故见纳差、体瘦；舌嫩红少苔、脉细弱亦属气阴不足之象。

（二）治疗思路

鼻菌为鼻部的恶性肿瘤，发病除了有鼻塞、流脓血等局部症状以外，往往会伴有头痛、疲倦、体重减轻等全身症状，对于这类危害健康甚至危及生命的疾病应积极地消除瘤体，同时配合中药治疗以增强病人体质，预防肿瘤复发。

【辨证论治】

1. 痰浊结聚

主证：鼻塞，流脓血涕，有臭味，嗅觉减退，头重头痛，或面部麻木感、隆起，张口受限。检查见鼻部肿块，肿块如菜花状，色淡，质软或硬，表面凹凸不平，污秽并有多量浊涕，颈项恶核质硬。影像检查可见骨质破坏。或有胸闷纳呆，体倦身重，大便溏薄，舌体胖大，或有齿印，苔白腻，脉弦滑。

治法及方药：祛痰化浊，软坚散结。用清气化痰丸加减，常用药物如法半夏、瓜蒌仁、胆南星、杏仁、陈皮、茯苓、黄芩、枳实等。

加减法：若脾虚痰湿重者，可加桂枝、白术、党参、鸡内金等；若咳嗽痰黄、涕血腥臭、口渴咽痛，可加生薏苡仁、冬瓜仁、桑白皮、芦根、苇茎、枇杷叶等。

2. 肝胆火盛

主证：鼻塞，鼻流污浊血涕，鼻内恶臭，时有鼻衄，头痛，或见面颊肿胀，突眼或视力减退，张口困难，口干口苦，渴而喜饮，心烦易怒，便秘尿赤，舌质红，苔黄或黄燥，脉弦滑或滑数。检查见鼻腔肿块色红或暗红，溃烂，触之易出血，颈部或有恶核。

治法及方药：清泻肝胆，解毒散结。用龙胆泻肝汤加减，常用药物如龙胆草、车前草、木通、黄芩、山栀子、当归、泽泻、生地、柴胡、甘草、三棱、莪术、昆布、海藻、生牡蛎等。

加减法：热胜者，可加山豆根、黄连、夏枯草等以清热解毒；大便秘结、胃腑热结者，加大黄、玄明粉等泄热通便。癌肿溃烂，腐物多者，可加半枝莲、白花蛇舌草、龙葵以清热消肿。

3. 气阴两虚

主证：癌肿溃烂，日久不敛，或经放疗、化疗、手术后，少气乏力，鼻部、咽部干燥，头晕目眩，纳差体瘦，舌嫩红少苔，脉细弱。

治法及方药：益气养阴，清泄余邪。方药用生脉饮加味，常用药物如人参、麦冬、五味子、沙参、石斛、天花粉、鳖甲、半枝莲、白花蛇舌草、半夏、山慈菇等。

加减法：少气乏力明显者，可加黄芪、冬虫夏草、灵芝、山药等以助益气扶正之力；纳呆、便溏者，可加砂仁、白术等健脾和胃之品。

除上述三型辨证治疗外，还应根据出现的不同症状，加减用药。若痰多，颈部恶核较大者，宜加天南星、生半夏以攻坚逐瘀、祛痰散结，或可加山慈菇、海浮石、瓜蒌仁、皂角刺、白芥子、马勃等以消痰散结。头痛、面颧部疼痛剧烈者，可选加露蜂房、田七、五灵脂、蜈蚣、全蝎等以活血通络，并可配合内服云南白药。涕中带血或鼻衄者，可选加旱莲草、仙鹤草、藕节、马勃、白茅根等。

【外治法】

1. 滴鼻 涕多者，可用清热解毒的滴鼻剂滴鼻，以排脓解毒，清洁鼻腔。

2. 敷药法 适用于鼻菌发生于外鼻者。局部不红不痛者，可用阳和膏、生肌玉红膏等外敷；红肿者，可用如意金黄散、黄连膏等外敷。

3. 吹药法 鼻菌发生于鼻腔，或发生于外鼻，肿物溃烂者，可用消瘤散、锡类散、麝黄散、消肿化腐散等吹、涂于肿块上，以消肿散结、化腐生肌。

【针灸疗法】

鼻菌头痛者，可使用针刺或穴位注射以暂时减轻头痛等症状。

主穴取风池、下关、上星、大迎。配穴取臂臑、手三里、合谷。每次选主穴、配穴各1~2穴进行针刺，用泻法。也可选用以上穴位进行穴位注射，药物可选当归注射液、柴胡注射液、川芎注射液等，每穴0.5mL，每次1~2穴。

【预防与调护】

1. 定期体检，以便早期发现鼻菌，早期治疗。
2. 注意鼻腔卫生，及早根治慢性鼻部疾患。
3. 改善工作环境，减少含致癌物粉尘、气体的吸入；戒烟。
4. 注意饮食卫生，避免过食肥甘厚腻之品，忌食发霉、有毒食品。

【名医经验】

（一）张赞臣治鼻菌验方

鼻菌散

功能：蚀疮散结。

适应证：鼻菌或鼻息肉。

方药组成：甘遂末 3g，甜瓜蒂 3g，硼砂 1.5g，飞辰砂 1.5g，冰片 0.6g，共研细末，过筛。

方解：本方用甘遂末、辰砂（即朱砂）功能解毒消肿，硼砂蚀疮散结，佐瓜蒂以助消散，冰片辛香透达为引，故有消散鼻菌之功。

说明：①本品有毒，不可误作内服。②用时如有鼻中流粉红涕液，是为药物溶化轻微的反应，可用手帕拭去，如反应有痛感，应间隔使用。

——选自：《张赞臣临床经验选编》

（二）张赞臣医案

案例一

尹某，女，45 岁，医务人员。1976 年 2 月 12 日初诊。

患者曾有鼻腔内翻性乳头状瘤病史。1968 年 5 月始感头晕、耳鸣，继而发现鼻息肉。经病理切片证实为鼻腔乳头状瘤。施行手术切除，其后，因旧病复发，所以每隔半年手术 1 次，共 5 次；并用博来霉素、噻替哌等治疗，病情时起时伏，作辍不已。于 1972 年 7 月请张老诊治，用山慈菇、芙蓉花、黄药子、夏枯草、海藻、昆布、丹皮、桔梗、甘草等中药治疗 1 年余，症状渐趋好转，至 1974 年 3 月停服中药。现旧病又复发，近几天来，自觉头痛，头胀，内眦感胀痛，鼻塞，脓涕多，无鼻出血。纳呆，胸闷，右胁隐痛。月经超前来潮，日期延长，伴有腹痛、腰酸。大便干溏不一。睡眠欠佳。脉象细弱，苔淡苔薄。检查：中下鼻甲肿大，左鼻顶部近鼻中隔面有两粒黄豆大小之乳头状肿物，呈粉红色，表面欠光滑，左中鼻道少许黏脓性分泌物，鼻咽部未见新生物。诊断为鼻腔乳头状瘤。此由肝脾不和，正气虚弱所致。故拟方治以平肝理气、合营扶正，以期改善体征。

生白芍 9g，白蒺藜 9g，潼沙苑 9g，制香附 4.5g，焦白术 9g，炒荆芥 4.5g，黄芪

12g，白茯苓9g，太子参12g，夏枯草9g，炒丹皮9g，紫丹参6g。7剂。

2月19日二诊：药后右胁隐痛已减，唯感冒后鼻塞加重，口苦，晨时鼻流黄涕，平时流白色黏液，头晕胀痛，胃呆纳少，睡眠不宁。脉细弱，苔淡薄。再予前方加减治疗。

生白芍9g，白蒺藜9g，潼沙苑9g，制香附4.5g，焦白术9g，炒荆芥4.5g，炙黄芪9g，白茯苓9g，明党参9g，白桔梗4.5g，生甘草2.5g，焦建曲（包）9g。10剂。

3月2日三诊：最近月经来潮未见腹痛，经量亦较少。胃纳渐增，鼻窍呼吸较畅，黄涕减少，唯尚感头晕胀痛，视物模糊，晚间大便稀溏。脉细弱，苔薄，舌尖红。检查：左鼻腔顶部近鼻中隔面仍有两粒黄豆大小之乳头状物，呈粉红色。此乃肝脾不和，正气未复之故。再予上方去炒荆芥，加甘杞子9g，服10剂。

3月11日四诊：头晕作胀已减，胃纳转佳，余症同前。脉细弱，苔薄净，治宜调理肝脾，佐以扶正。

生白芍9g，白蒺藜9g，潼沙苑9g，白桔梗4.5g，生甘草2.5g，炒荆芥4.5g，明党参9g，焦白术9g，白茯苓9g，炙黄芪9g，炒当归9g，制香附4.5g，焦建曲（包）9g。

5月3日五诊：上方连服10剂后，病情日见好转，唯胃肠功能尚未恢复，大便有时稀溏，疲劳后小便次数较多。检查：左侧鼻腔微有充血，脉细滑，苔薄净。再予原意调治。

炒白芍9g，白蒺藜9g，潼沙苑9g，制香附4.5g，焦白术9g，炙黄芪9g，白茯苓12g，炒党参9g，白桔梗4.5g，生甘草2.5g，炒当归9g，薄荷炭3g，炒怀山药12g，10剂。

1977年3月8日门诊随访：服上方后，病情稳定，精神振作。鼻腔乳头状瘤全部消失。

1977年11月15日门诊随访：中下鼻甲略大，用1%麻黄素液收缩鼻腔后，鼻腔乳头状瘤未见复发。

按：鼻菌之症，多由肺经风湿热郁凝滞为患，或因肝脾失调气血不和凝结而成。初起如粟，渐则形成翻花瘤子之状。本例患者初起症见头晕耳鸣，后则经常头痛头胀，鼻塞流脓涕，继而出现息肉，经检查诊断为鼻腔乳头状瘤，曾经多次手术切除，并用抗癌药物治疗而未获效，后用清热散结软坚为主的中药治疗，病情明显好转。但停药1年后，旧病又复发，经病理切片证实为鼻腔内翻性乳头状瘤。其病虽发于鼻窍，但从其临床证候来看，却与体质虚弱，正气不足有关。故治当扶助正气为主，以提高机体的抗病能力。始终坚持这一治疗，服药47剂，竟能收到满意疗效。体现了中医学整体观念、治病求本的优越特色。

——选自：中医杂志，1991（8）：18－19

案例二

曹某，男，26岁。患者因受凉感冒后右侧鼻塞、头胀2个月，诊为"右后鼻孔息肉"，于 1989 年 12 月 6 日住院手术，摘除之肿物病理证实为"乳头状瘤"。术后 2 个月，鼻塞症状又现，肿瘤复发，CT 示右蝶窦前、底壁有实质性肿块阴影，血供较丰富。于 1990 年 6 月 4 日复住院，在表麻下经鼻腔做蝶窦开放，分别切除鼻腔及窦内肿物，创面涂以铬酸液。病理报告两处均为内翻性乳头状瘤。患者体质尚可，脉弦滑，苔薄黄。

病属"鼻蕈"，为肺经蕴热，清肃失司，痰浊凝聚而成。治以清热宣肺、祛痰散结，佐以养阴扶正。药用天花粉 12g，山慈菇 6g，炙僵蚕 5g，浙贝母 9g，蚤休 9g，粉丹皮 9g，夏枯草 12g，木馒头 12g，玄参 9g，白桔梗 4.5g，生甘草 3g。术后服药 2 周出院，继续原方加减：有血涕加仙鹤草、黄芩；鼻塞头胀加白芷、薏苡仁；涕多加苍耳子、皂角刺等。连续服药半年余。1991 年 2 月 24 日行鼻内窥镜检查，鼻腔及蝶窦内未见新生物，窦腔黏膜光滑。全身情况良好，停药观察。

按：因风寒之邪久郁化热犯肺，致肺失清肃，痰浊凝聚鼻窍成病。主用清热宣肺、祛痰散结之药，加用木馒头、玄参，亦免克伐太过而伤正。总之，病情虽然千变万化，同中有异，异中有同，只要不离辨证施治之原则，则得其肯綮也。乳头状瘤非一朝一夕所成，手术割治后，病根并未随之而去，往往复发，术后的中医治疗不可急于求功，需缓缓调治，以提高机体本身之抗病能力，渐渐消去致病因素，才能战而胜之。对长期服药者，须时时顾护其脾胃，用药以轻淡平和为宜。如有肝旺者，慎用重镇，以疏肝平肝兼有解郁散结功能之刺蒺藜、大白芍、夏枯草等药较为适宜。对证见肺胃阴虚者，养阴忌滋腻，常用沙参、百合、天花粉之类。若用健脾理气药时，则避温燥性烈者，而以太子参、炒白术、怀山药、制黄精之类悦脾和胃。同时注意用药剂量不宜过重，以"取去为度"。山慈菇配僵蚕、贝母、天花粉、夏枯草化痰散结功效极佳，中医外科多用以治瘰疬结核，《本草正义》谓其"能消坚散结，化痰解毒，其力颇峻"，故长于消瘤。最后谈二味不同常法的用药：荆芥一般常用于疏风解表，实质也是一味散瘀血、破结气的良药，《本经》言其能"主……瘰疬生疮，破结气，下瘀血"。炒用则减弱其发表力量。仙鹤草一般归于止血药，但亦能治痈肿瘰疬（《伪药条辨》），更有调补气血的功效，民间谓之"脱力草"，农家常在冬天将其与红枣同煮食，治脱力劳伤，或用以强壮身体，一举两得。故荆芥与仙鹤草用于本病治疗，为独特用药。

——选自：中医杂志，1991（8）：18 – 19

（徐慧贤）

参考文献

1. 广州中医学院. 全国高等医药院校试用教材·中医耳鼻喉科学. 上海：上海科学技术出版社，1980.

2. 刘蓬. 全国中医药行业高等教育"十三五"规划教材·中医耳鼻咽喉科学. 北京：中国中医药出版社，2016.

3. 王德鉴. 中医耳鼻咽喉口腔科学. 北京: 人民卫生出版社, 1994.

4. 王永钦. 中医药高级丛书·中医耳鼻咽喉口腔科学. 北京: 人民卫生出版社, 2001.

5. 干千. 干氏耳鼻咽喉口腔科学. 南京: 江苏科学技术出版社, 1999.

6. 王士贞, 刘蓬. 中华医学百科全书·中医耳鼻咽喉口腔科学. 北京: 中国协和医科大学出版社, 2016.

7. 孔维佳, 周梁. 耳鼻咽喉头颈外科学. 北京: 人民卫生出版社, 2015.

8. 王士贞. 全国高等中医药院校研究生规划教材·中医耳鼻咽喉科临床研究. 北京: 人民卫生出版社, 2009.

9. 王贤文. 湖湘当代名医医案精华第三辑·田道法医案精华. 北京: 人民卫生出版社, 2016.

10. 陈国丰, 徐轩, 干千. 干祖望耳鼻喉科医案选粹. 北京: 人民卫生出版社, 2000.

11. 耿引循. 中国百年百名中医临床家丛书·耿鉴庭. 北京: 中国中医药出版社, 2001.

12. 熊大经, 李凡成. 今日中医耳鼻喉科. 北京: 人民卫生出版社, 2011.

13. 贺兴东, 翁维良, 姚乃礼. 当代名老中医典型医案集——五官科分册. 北京: 人民卫生出版社, 2009.

14. 石学敏. 针灸学. 北京: 中国中医药出版社, 2002.

15. 熊大经. 中医耳鼻咽喉科案例评析. 北京: 人民卫生出版社, 2011.

16. 石学敏. 全国中医药行业高等教育"十一五"规划教材·针灸学. 北京: 中国中医药出版社, 2007.

17. 杨柳, 徐武清. 普通高等教育"十三五"规划教材·中医外科学. 北京: 科学出版社, 2017.

18. 李凡成, 徐绍琴. 中国现代百名中医临床家丛书·谭敬书. 北京: 中国中医药出版社, 2007.

19. 干千. 干氏耳鼻咽喉口腔科学. 江苏: 江苏科学技术出版社, 1999: 158-159.

20. 段行武. 大国医经典医案诠解 (病症篇). 皮肤病. 北京: 中国医药科技出版社, 2016.

21. 刘勇, 赵鸿君. 《礼记》病症名词"鼽""咳"考释. 中国中医基础医学杂志, 2014, 20 (03): 281+298.

22. 严道南. 古代文献关于鼻鼽病名、病机及辨证治疗源流的探讨. 中医耳鼻喉科学研究, 2010 (1): 53-55.

23. 谢慧, 曹刘. 变应性鼻炎的中医外治法. 临床耳鼻咽喉头颈外科杂志, 2017, 31 (01): 13-17.

24. 谢强, 杨淑荣, 邓琤琤, 等. 升阳祛霾针灸法治疗风寒感冒的临床研究. 江西中医学院学报, 2009, 21 (01): 23-25.

25. 李铁男. 中西医结合治疗酒渣鼻专家共识. 中华皮肤科杂志, 2016, 49 (6): 380-383.

26. 张兵兵. 余土根教授治疗酒渣鼻临床经验. 浙江中医药大学学报, 2016, 40 (4): 286-287.

27. 王永钦. 中医药治疗鼻息肉36例疗效观察. 中国医药学报, 1988, 3 (1): 41-42.

28. 严道南, 陈小宁, 钱丽. 干祖望在中医耳鼻咽喉科的创新. 湖北中医杂志, 1985 (1): 12-14.

29. 严道南. 干祖望老中医五官科治痰九法. 辽宁中医杂志, 1984 (11): 4-5.

30. 张赞臣. 鼻喉部乳头状瘤手术后的中医治疗. 中医杂志, 1991 (8): 18-19.

第十一章　咽喉常见疾病

第一节　喉　痹

喉痹是以咽喉红肿疼痛或异物梗阻不适感为主要特征的疾病。这里的"喉"是广义，泛指咽喉；"痹"者，闭塞不通之意。咽喉闭塞不通，可以有两种类型的表现：一是红肿疼痛，一是异物梗阻感。本病为临床常见多发病，可发生于各种年龄、任何季节，病程可长可短，亦可反复发作。历代医家对喉痹的认识不尽一致，与本节所论喉痹的含义不尽相同却又有联系。

西医学的急、慢性咽炎及某些全身性疾病在咽部的表现等可参考本病进行辨证治疗。

【历史源流】

喉痹是一个古老的病名，早在长沙马王堆出土的帛书《阴阳十一脉灸经》中就有喉痹这个病名。有关喉痹的文献记载较多，喉痹一词的内涵在历代医籍中较为模糊。

《黄帝内经》中多次论述了喉痹，出现喉痹一名共16次。如《素问·阴阳别论》说："一阴一阳结，谓之喉痹。"这是喉痹最早的定义与病因病机的论述。这里的"一阴"指厥阴，"一阳"指少阳，"结"是困结之意，"喉痹"指咽喉闭塞。这句话的意思是足厥阴肝经与足少阳胆经气机运行不畅，会导致全身气机不利，从而导致咽喉闭塞不通的病证。何以如此？缘咽喉为天地之气出入人体的通道，以通畅为要。肝胆为木，互为表里，同主疏泄，肝主气升，胆主气降，肝胆木气的升降协调对于全身气机畅通具有十分重要的意义，自然对于保持咽喉要道的畅通也非常重要。且足厥阴肝经循喉咙，入颃颡；足少阳胆经循咽喉至缺盆，肝胆为咽喉之使，如《素问·奇病论》说："夫肝者，中之将也，取决于胆，咽为之使。"说明肝胆的疏泄、调达有利于气机顺畅，也有利于咽喉的畅通。若肝胆失调，疏泄失常，易发生气机阻滞，咽喉失于通畅，产生吞咽梗噎不利，甚则咽喉肿痛等"喉痹"的症状，这就是"喉痹"最原始的含义。

《素问·至真要大论》说："太阴之胜，火气内郁，疮疡于中，流散于外，病在肤胁，甚至心痛热格，头痛，喉痹，项强。"《素问·至真要大论》又说："岁太阴在泉，草乃早荣，湿淫所胜……民病饮积，心痛，耳聋，浑浑焞焞，嗌肿喉痹。"这里的"太阴"对应的脏腑主要指足太阴脾，说明喉痹除了与肝胆气机不利关系密切外，还与脾的关系很密切。

咽喉闭塞是一个很模糊的概念，由于《黄帝内经》中并无喉痹病状的描述，故自汉代始，历代医家对"喉痹"有多种不同的认识，并由此形成了不同的喉痹概念，其包括范围甚广，界限混淆不清，不易辨识。归纳起来主要有以下三个方面的含义。

（一）喉痹指咽喉疼痛的病症

汉代张仲景最早从咽痛来认识喉痹。如《伤寒论》第 334 条："伤寒先厥后发热，下利必自止，而反汗出，咽中痛者，其喉为痹。发热无汗，而利必自止，若不止，必便脓血，便脓血者，其喉不痹。"《伤寒论》中关于少阴咽痛诸证，所论猪肤汤、桔梗汤、苦酒汤、半夏散及汤、通脉四逆汤、大承气汤等方，以及《金匮要略》中"火逆上气，咽喉不利，止逆下气，麦门冬汤主之"等论述，对后世关于喉痹的病因病机与辨证论治的认识，产生了深刻的影响。但这种以咽痛释喉痹的观点，直至明代才引起医家们的共鸣。如明·徐用诚《玉机微义·喉痹门》中"论喉痹为伤寒所致""为风寒所因"，所述病状即是以咽痛为主。尔后，王肯堂《证治准绳·杂病》又说："活人半夏桂枝甘草汤治暴寒中人咽痛，此外感风寒作喉痹之治法也。"（活人，即朱肱《类证活人书》）。余二田《喉症指南》："凡喉间肿痛，统名之曰喉痹。"清·程国彭《医学心悟·卷四》则断然以痛释喉痹，指出："喉痹，痹者，痛也。"由此可见，喉痹就是指咽痛。

（二）喉痹泛指咽喉急症

隋代巢元方首先从咽喉危重症认识，如《诸病源候论·卷三十》说："喉痹者，喉里肿塞痹痛，水浆不得入也……风毒客于喉间，气结蕴积而生热，致喉肿塞而痹痛……七八日不治则死。"对这种认识，唐、宋医家基本上未提出异议。金·张子和《儒门事亲·卷三十》说："十二经中，言嗌干嗌痛，咽肿颔肿，舌本强，皆君火为之也。唯喉痹急速，相火之所为也……喉痹暴发暴死者，名为走马喉痹。"明·薛己《口齿类要》又说："喉痹谓喉中呼吸不通，语言不出，而天气闭塞也。"龚延贤《寿世保元·卷六》亦指出："气热则内结，结甚则肿胀，肿胀甚则痹，痹甚则不通而死矣。"类似的论述在明、清医著中屡见不鲜。由此可见，"喉痹"是指发病急、进展快、病情险恶，出现咽梗塞（水浆不得入）或喉阻塞（呼吸不通）的危重证，包括了现代中医所说的急喉风以及急喉瘖、喉痈、乳蛾、白喉等病的危重症。

（三）喉痹是咽喉牙舌诸病的总称

《儒门事亲·卷三》说："《内经》之言喉痹，则咽与舌在其间耳。以其病同是火，故不分也。后之医者，各详其状，强立八名，曰单乳蛾、双乳蛾、单闭喉、子舌胀、木舌胀、缠喉风、走马喉闭。"这是将"喉痹"泛指咽喉牙舌病症的肇端，对后世影响很大。如明·张介宾《景岳全书》卷二十八说："喉痹一证，在古方书虽有十八证之辨，而古人悉指为相火。然此证虽多由火，而复有非火证者，不可不详察也。"清·尤存隐《尤氏喉科秘书》也说："喉痹者，总名也。"书中所列咽喉口齿 26 症，不复有喉痹一症；又如林珮琴《类证治裁·卷六》说："经云：一阴一阳结，谓之喉痹……其症喉痹为总名，有缠喉风、乳蛾、喉癣、喉痈、喉菌、喉闭、插舌、喉杵等症。"由此可见，咽喉牙舌病症，即可谓喉痹。

综上所述，对喉痹之义，汉代张仲景首先从咽痛认识；隋代巢元方首先从咽喉危重症来认识；金代张子和以后，又被作为咽喉牙舌诸病症的总称。明清时代，关于上述"喉痹"的三个概念同时存在，有时则接近混乱。可以认为，"喉痹"之称在古代医籍中，既可限指某一种或某一类咽喉病症，也可泛指咽喉甚至牙舌病的任何一种病症。因此，直接与"喉痹"一词有关的名称很多，没有统一的分类标准，同名异症、同症异名的情况很多，不便于掌握。

1960 年全国中医院校第一版教材《中医喉科学讲义》将喉痹概念定为"咽喉肿痛和功能不正常的症状（吞咽微觉不顺或困难，声音低哑，讲话费力等）"，并与乳蛾、喉痈、喉风、疫喉等病区别，且以古代文献为依据，将喉痹进一步分为风热、寒伏、虚火、酒毒、帘珠喉痹五种。至全国中医院校第四版教材《中医耳鼻喉科学》将喉痹定义为"专指咽部红肿痛，或微红咽痒不适等为主的咽部急性实证或慢性虚证的咽病，与咽炎相类似"，并按病因病机分为风热喉痹与虚火喉痹两类。1988 年谭敬书主编的全国高等中医院校函授教材《中医耳鼻喉科学》将喉痹分为急喉痹、慢喉痹两种，分别相当于急、慢性咽炎。2003 年王士贞主编的普通高等教育"十五"国家级规划教材（即第七版教材）《中医耳鼻咽喉科学》将喉痹定义为"以咽痛或异物感不适，咽部红肿，或喉底有颗粒突起为主要特征的咽部疾病"，西医学的咽炎及某些全身性疾病在咽部的表现可参考喉痹进行辨证论治。2016 年刘蓬主编的全国中医药行业"十三五"规划教材（即第十版教材）《中医耳鼻咽喉科学》将喉痹定义为"以咽部红肿疼痛或异物梗阻不适感、喉底或有颗粒状突起为主要特征的疾病"，西医学的急、慢性咽炎及某些全身性疾病在咽部的表现等可参考喉痹进行辨证治疗。至此，喉痹的现代概念逐渐规范起来。

【临床诊断】

（一）诊断要点

1. 临床特征　喉痹的临床特征有二：一是以咽喉疼痛或异物梗阻感为主的症状特征；二是以咽部红肿为主的体征。

（1）症状特征：喉痹的特征性症状有二：一是咽喉疼痛，二是咽喉异物梗阻感。

1）咽喉疼痛：不通则痛，故喉痹最典型的症状就是咽喉疼痛，吞咽时尤甚。常起病较急，多因受凉而起病，开始觉得咽干燥、焮热、异物感，继而咽喉疼痛，进食吞咽时加重。病程可长可短，短则一日至数日，长则多年反复发作。

2）咽喉异物梗阻感：咽喉痹阻不通的另一种表现形式是咽喉异物感、梗噎不利，与咽喉疼痛不同的是，咽喉异物感多在空咽时明显，进食吞咽时反而不明显。一般病程较长。

（2）体征：用压舌板压下舌前三分之二，暴露口咽部，见到以下几种体征之一者，可作为喉痹的诊断依据。

1）咽部黏膜红肿：急性起病者，可见咽部黏膜色红肿胀，或见腭弓、悬雍垂红肿，咽侧索红肿，喉底颗粒红肿，甚则喉底颗粒表面有黄白色点状渗出物。腭扁桃体（喉核）无明显异常。

2）咽部黏膜增生：咽部黏膜暗红，以腭弓及软腭边缘明显，喉底（即咽后壁）可见颗粒增生，呈帘珠状，甚则融合成片，色暗红，可附有少许黏性分泌物；咽侧索增粗而红；悬雍垂增粗且变长。

3）咽部黏膜萎缩：咽部黏膜干燥、萎缩变薄，以咽后壁为明显，表面色苍白发亮如蜡纸，亦有红而干燥者，可有黏稠分泌物或脓痂附着，悬雍垂缩短。

2. 主要伴随症状 急性起病且以咽喉疼痛为主者，常伴有发热、头痛、咳嗽、全身不适等症状；缓慢起病、反复发作者，常伴有咽干、咽痒不适，时轻时重，或咽部痰黏着感，常"吭喀"清嗓，或咳出少许黏痰，容易恶心作哕，甚至莫可名状的咽喉不适。

（二）鉴别诊断

以咽痛或异物梗阻不适感为主诉者，在诊断喉痹之前，应仔细检查咽喉部，排除以下两种疾病。

1. 乳蛾 喉痹与乳蛾均有咽喉红肿疼痛，但喉痹主要病变在咽部，喉核红肿不明显，而乳蛾病变主要在喉核。

2. 梅核气 以咽部异物阻塞感为主要特征，其状如梅核或炙脔梗阻，咯之不出，咽之不下，但不碍饮食及呼吸，多于情志不舒、心情郁闷时症状加重，检查咽喉及食道无明显异常，可资鉴别。

【病因病机】

喉痹一病，病在咽喉。咽喉是十二经脉循行交汇之要冲，宜空宜通。《黄帝内经》各篇中散在论述喉痹的发生与厥阴、少阴、太阴、少阳、阳明、太阳各经均有关系。在《伤寒论·辨少阴病脉证并治》也有对喉痹的论治。诸脉失和，咽喉痹阻，其症不一，究其病由，或外邪侵袭，或火毒上攻，或痰瘀交阻，或阴阳气虚，然总而括之，为阴阳升降之机失常所致。

《素问·太阴阳明论》说："喉主天气，咽主地气。"咽者，嚥也，主地气；喉者，候也，主天气。从《素问·太阴阳明论》整篇的论述中可以理解：六腑为阳，传化物而不藏，咽居上位，为六腑之通衢，食纳之物经六腑下行，泻而不藏；五脏为阴，藏精气而不泻，喉居上位，为五脏之总门，五脏精气由此而吐纳，藏而不泻。而胃为戊土，中气之右旋者，为一身气机降之枢也，故咽通六腑而胃为之主。正如《重楼玉钥》所言："咽者，嚥也。主通利水谷，为胃之系，乃胃气之通道也。"同理，脾为己土，中气之左旋者，为一身气机升之枢也，故喉通五脏而脾为之主。阳中有阴，阴中有阳，故六腑为阳，阳中有阴则气降，浊阴由咽而下达；五脏为阴，阴中有阳则气升，清阳自喉而上腾。清阳上腾即为天气，故喉主天气，实乃太阴脾土之气升；浊阴下降即为地气，故咽主地气，实乃阳明胃土之气降。故《素问·太阴阳明论》曰："阳者，天气也，主外；阴者，地气也，主内。故阳道实，阴道虚。"即五脏之精气由脾而上升，经喉而吐纳，为天气，为阳，故曰"阳道实"；六腑之浊阴经咽而入于内，由胃而降泻，为地气，为阴，故曰"阴道虚"。总而言之，咽喉者，阴阳升降之路也，为一身气机之要道。清阳升，浊阴降则咽喉通利而不痹，若清阳不升，浊阴不降则咽喉壅塞不通，而为痹病。故曰"一阴一阳结，谓之喉痹"。

咽通六腑而胃主之，喉通五脏而脾主之。又《素问·太阴阳明论》曰："故犯贼风虚邪者，阳受之；食饮不节，起居不时者，阴受之。阳受之则入六腑，阴受之则入五脏。"故外感六淫之邪，六腑先受之。因同气相求，六淫中以风、热之邪为六腑最易感。《素问·太阴阳明论》曰："伤于风者，上先受之。"故外感风热之邪壅塞于咽部，气通而食塞，为咽痹；若因饮食起居失常而为病者，五脏受之，喉痹而不通，气塞而食通，为喉痹。然而阴阳是相互联系的，阳伤可及阴，阴伤可及阳，咽痹可及喉，喉痹可及咽，咽喉总而为阴阳升降之要道，所以在历代的中医著作中，咽喉之症并没有严格区分，总而言之为喉痹。

1. 外邪侵袭 气候骤变，起居不慎，卫表不固，风邪夹热邪或夹寒邪外袭，壅遏肺系，肺气闭郁，失其宣畅之机，邪热不得宣泄，上壅咽喉；或风寒之邪阻遏卫阳，不得宣泄，壅结咽喉，发为喉痹。《太平圣惠方·卷三十五》谓："若风邪热气，搏于脾肺，则经络痞塞不通利，邪热攻冲，响觉壅滞，故今咽喉疼痛也。"风寒之邪外袭，外束肌表，卫阳被遏，不得宣泄，壅结咽喉，亦可发为喉痹。

2. 肺胃热盛 外邪未解，热盛传里；或过食辛热煎炒、醇酒厚味，肺胃热盛，邪热搏结，上攻咽喉发为喉痹。《诸病源候论·卷三十》："喉痹者，喉里肿塞痹痛，水浆不得入也……风毒客于喉间，气结蕴积而生热，致喉肿塞而痹痛。"

3. 脾气虚弱 禀赋不足，素体虚弱，或年老体衰，或病后初愈，或饮食不节，思虑过度，劳倦内伤，或久病伤脾，或过用寒凉，或吐泻太过，致脾胃虚弱，水谷精微生化不足，咽喉失于温养，发为喉痹。如《医学心悟·卷六》说："喉间肿痛，名曰喉痹，古人同用甘桔汤主之。然有虚火实火之分，紧喉慢喉之别，不可不审。虚火者色淡，微肿，溺清，便利，脉虚细，饮食减少。此因神思过度，脾气不能中护，虚火易至上炎，乃内伤之火。"

4. 脾肾阳虚 禀赋不足，或因苦寒攻伐太过，或房劳过度，或操劳过甚，或久泻久痢失治，致脾肾阳虚，阳虚则阴寒内生而凝滞，咽喉失于温煦，发为喉痹。或肾阳虚，虚阳浮越于咽喉而为病。

5. 肺肾阴虚 温热病后，或房劳不节，久病伤阴，或过用温燥劫阴之品，致肺肾阴虚，阴液不能上承濡养咽喉，阴虚水不制火，虚火上炎，熏灼咽喉，发为喉痹。《景岳全书·卷二十八》谓："阴虚喉痹，但察其过于酒色，或素禀阴气不足，多倦少力者是，皆肾阴亏损，水不制火而然。"

6. 痰凝血瘀 情志不遂，气机郁滞不畅，气滞痰凝，或脾虚生痰，加之喉痹病久未愈，久病生瘀，反复发作，余邪滞留，久则经脉瘀滞，痰凝血瘀，互结于咽喉发为喉痹。如《杂病源流犀烛·卷二十四》说："七情气郁，结成痰涎，随气积聚。"

【辨治思路】

（一）辨证思路

咽喉是人体之要冲，宜空宜通。喉痹的特点是咽喉痹阻，失去畅通。其症状虽表现在咽喉，其病根实在脏腑。对于喉痹的患者，辨证的重点在于辨内外因、辨虚火实火、辨脏腑枢机、辨痰瘀兼夹四个方面，这四个方面落实好了，治疗便有了方向。

1. 辨内因外因 喉痹的病机特点是咽喉痹阻不通，而见疼痛、干痒、异物梗阻不适诸症。喉痹的发生有内外之因，首当辨之。内因多由于脏腑经络本气自虚，或脏腑经络经气不平，阴阳失调；外因多由于六淫外邪入侵，阻滞咽喉脉络而发病。外感六淫又以风邪为首，风为阳邪，为百病之长，风邪每易夹热、挟痰上壅清窍，风火均为阳邪，同气相求，相得而为喉痹。临证中有"咽喉痒、咳"症状的喉痹，"风"更是不可或缺的病机。其一是风邪外袭，单独为患；其二是风夹六淫之邪共同为患，以风夹热、夹火最多，夹寒次之，其次是夹燥、夹痰、夹湿。

2. 辨实火虚火 火性炎上，咽喉居人体上部。喉痹之证，火证最多，故有"咽喉诸病皆属于火"之说，明·李梴曰："种种咽喉总是火。"《薛氏医案选》云："大抵咽喉之证，皆因火为患。"清·景日胗曰："喉症皆属火。"喉痹有实火虚火之分，实火因脏腑经络脏气不平，阴阳失调，或壅塞不通，郁而化火；或因六淫火邪、暑邪、燥邪、毒邪等阳热之邪袭击，直接变为火患；或因寒邪、湿邪等阴邪阻滞脏腑经络，转化为火。或因内火与外火相互结合，共同为患。虚火多因外邪伤损肺阴，虚火内生，邪热滞留不去，每当邪正相感，内伏邪热上炎于咽而反复发作；或因脏腑虚损，耗伤阴液，虚火上炎于咽喉而致。

心主血脉，宗气积于胸中，出于喉咙，以贯心脉而行呼吸焉。又心脉别属三焦，出循喉咙，手少阳三焦之气，与手心主少阴之气相合，而行于喉咙。故金·张子和曰："王太仆注云：一阴者，手少阴君火，心主之脉气也。手少阳相火，三焦之脉气也。二火皆主脉，并络于喉，盖君相二火独胜，则热结正络，故痛且速也。十二经中主嗌干嗌痛，咽肿颔肿，舌本强，皆君火为之也。唯喉痹急速相火之所为也。"是故心脉挟咽，肾脉循喉，真水下亏，或忧思忿怒，君相之火，上犯于咽，痰涎借以上升，而凝结成痹。《咽喉经验秘传》更是总结了少阴、少阳经在十二经致喉痹的地位，云："所论十二经脉，皆上循咽喉，尽能致病。统其所属，乃在君相二火。"少阴阴虚，每每水不制火，易生龙雷之火，相火为患，伐木之势速，为急为重，而心肾不交，则易生君火，君、相二火均易上冲，则为痛，为肿，为咽喉不利，为咽喉诸疮恶疾，甚则为塞，为闭。

咽喉位于颈项部，乃水谷之通道，呼吸之门户，发音之所在，又为诸经交会之处，火性炎上，五脏火热均可灼烁于咽喉，故历代均有"咽喉病皆属于火"之说。因火邪有虚实之分，虚实夹杂，热痰瘀互结等不同，故病邪胶结，导致喉痹病情迁延难愈而为顽疾，临床喉痹火证，当辨清虚实，审因论治。

如病延日久，脾肾亏损，阴损阳衰，虚火浮越于上，客于咽喉，发为喉痹。《医学心悟·火字解》曰："肾气虚寒，逼其无根失守之火，浮游于上，当以辛热与健脾化痰药中，再加以引火之物，导之下行，所谓导龙入海，引火归元。"

3. 辨脏腑枢机　喉痹的发生与五脏六腑、十二经脉皆有关系，肺为娇脏，易受外邪侵犯，故《素问·气交变大论》言："岁火太过，炎暑流行，金肺受邪，民病……嗌燥耳聋中热。"暑为阳邪，其性炎热，易伤津耗气。炎暑伤肺，煎灼肺之阴液，使咽喉失于滋养，加之暑热之邪搏结，上炎蒸灼咽喉，而发为喉痹。肝气郁结，气机阻滞，肝气上逆，阻结于咽喉发为喉痹。临床上也发现，喉痹患者在一定程度上伴有情绪障碍。脾主运化水谷津液以营养全身，若脾胃失常则不能输布津液滋养咽喉，咽喉失养，而病喉痹。温热病后，或劳伤过度，耗伤肾阴，使咽喉失于濡养，加之肾阴亏虚则虚火亢盛，上炎而灼于咽喉，发为喉痹。

五脏六腑中，脾胃为人身中气之所在，为升降之枢，脾气左旋，清阳上升，经喉而出；胃土右降，浊阴经咽而入，下通六腑，升清降浊功能正常则咽喉通利。《素问·太阴阳明论》曰："阳者，天气也，主外；阴者，地气也，主内。故阳道实，阴道虚。"即五脏之精气由脾而上升，经喉而吐纳，为天气，为阳，故曰"阳道实"；六腑之浊阴经咽而入于内，由胃而降泄，为地气，为阴，故曰"阴道虚"。总而言之，咽喉者，阴阳升降之路也，为一身气机之要道。阴阳升降之枢在脾胃，而阴阳升降之要道在咽喉。《诸病源候论》云："喉咽者，脾胃之候，气所上下。脾胃有热，热气上冲，则喉咽肿痛。"清阳升、浊阴降则咽喉通利而不痹，若清阳不升、浊阴不降则咽喉壅塞不通，而为痹病，故脾胃的枢机功能尤为重要。

4. 痰凝血瘀 痰浊上壅咽喉清窍，痹阻咽喉脉络气机而致咽喉肿痛闭塞而为喉痹。明·方隅曰："痰者，人身之痰饮也。人之气道，贵乎清顺，其痰不生。设若窒塞其间，痰必壅盛，留于脾者为痞，为满，为关格喉闭。此皆痰之所致也。"清·林珮琴曰："喉痹，肿痛闭塞，为风痰郁火热毒上攻之症。"清楚地解释了痰邪是如何导致喉痹的。总地来说，痰涎为患喉痹的病因、病机主要有有五种：情志抑郁生痰、外邪阻滞经脉生痰、脏腑经络本气自虚生痰、外邪引动内痰而上壅咽喉清窍致痹、失治误治而生痰。咽喉为诸经交汇所聚之处，经脉痹阻，病久多瘀，瘀血是喉痹常见的病理因素，而且常和"痰"并存。

（二）治疗思路

疏解喉痹闭塞不通，尽快消除咽痛、咽干、异物感及其相关的伴随症状，并防止复发，是治疗喉痹的主要目的和基本思路。围绕这个目的，治疗时须考虑祛邪与扶正两个方面。

1. 祛邪 六淫之邪皆可为患，然风为百病之长，风为阳邪，好攻于上，喉为清窍，易为风袭。风邪更易与火相互为患，火得风愈炽，风得火愈烈。风火更易挟痰上壅清窍，为喉痹，且易夹湿夹燥夹毒。临床以风热最多见，多见于喉痹的早期。治宜表散，上越之，用药宜轻清升散，以辛凉、辛温为主，多用上焦药，慎用苦寒、酸苦等阴药，总以拦定风热，使不下攻为务，宗"火郁发之"之义，必先升散，以拦定风热为主，次则察其轻重投药。风热以辛凉解表为主，忌大苦大寒之剂；上焦积热以清咽利隔、发散郁火为主；寒包火以散外邪为主，可用凉膈、荆防败毒散加减；三焦火盛以清泄三焦之火为主；虚火以补中益气、滋阴降火为法。

喉痹虽然火证较多，但寒邪为患仍占十之一二，临证时应四诊合参，不得概以实热治之。寒者温之，用药以辛热、辛甘为主，忌酸苦。盖寒为阴邪，辛甘发散为阳，风寒者当以疏风散寒；兼加湿邪者，或芳香化湿，或淡渗利湿，或升阳化湿、燥湿健脾，以内外上下分消，使湿邪有所出路；兼夹燥邪者，当以清热润燥，可配滋阴养血之品。

喉痹，痰证颇多，但每与风火兼夹为患，所以治疗中多兼顾祛痰，古人在治疗喉痹中此类经验也颇多，豁痰、化痰、吐痰乃常用之法也。咽喉是诸经所聚之处，经脉痹阻，病久多瘀，瘀血是喉痹常见的病理因素，而且常和"痰"并存。《医学正传》云："治之之法必先大涌其痰，或以铍针刺其肿处，急则治标之法也。"对喉痹之瘀证，除了常用的活血祛瘀生新的中药，也常采用刺络放血的疗法。痰和瘀常相兼为患，故治疗消痰与祛瘀并用。《证治准绳》云："血壅而为痹，宜取红蓝花酒，浓煎绞汁亦可，或用茜草一两煎服，或用杜牛膝捣自然汁和醋服，或用马鞭草捣自然汁服，或用射干切一片，含，咽汁，皆破血之剂也。针法治喉痹，刺少商出血，立愈。由是咽之，喉痹以恶血不散故也。凡治此疾，暴者必先发散，发散不愈，次取痰，取痰不愈，次取污血也。"

2. 扶正 喉痹发生的内因多为脏气本虚，虚则咽喉脉络失于充盈，失于濡养，气血为之不通而为痛，为痒，为疮，甚则为痹等不仁之状而为喉痹；虚而生火，若虚邪所生之火、毒、痰、湿、风、燥循经上蒙清窍而为痹，则为虚实夹杂之证。

脾胃虚弱，水谷精微生化不足，气血乏源，咽喉失于温养；或脾肾阳虚，阳虚则阴寒内生而凝滞，咽喉失于温煦，或肾阳虚，虚阳浮越于咽喉发为喉痹。然而正虚中尤以气虚、阳虚为主，阴虚、血虚次之。因此，临床辨治虚性喉痹多以益气扶阳为主，兼以养阴补血。

喉痹的辨治特点，不论虚实夹杂还是痰瘀互结，只要抓住"喉为诸经交会之所"，辨清虚实痰瘀之因，灵活运用治火之法，则获良效。即实火宜泻，可用苦寒清热；虚火宜补宜清，阴虚火旺则宜滋阴降火；"相火"浮游于上当引火归元；虚实夹杂者，应扶正祛邪；痰、火、瘀邪胶结，则应针对病因化痰、降火、散结兼用。

【辨证论治】

1. 风热外侵

主证：咽部红肿疼痛，干燥灼热感，可伴有发热，微恶寒，头痛，咳嗽痰黄；舌质正常或稍红，苔薄白或薄黄，脉浮数。

治法及方药：疏风清热，解毒利咽。可选用疏风清热汤加减，常用药如荆芥、防风、牛蒡子、甘草、金银花、连翘、黄芩、桑白皮、赤芍、桔梗、浙贝母、天花粉、玄参等。

加减法：头痛者，可加蔓荆子、藁本等；咽痒作咳者，去玄参，可加蝉衣、橘红等；若咽痛较重，可加射干、山豆根等。

2. 风寒袭肺

主证：咽部微痛或痒，黏膜淡红不肿，吞咽不顺，伴恶寒微热，无汗，鼻流清涕，咳嗽痰清稀；舌质淡红，苔薄白而润，脉浮紧。

治法及方药：辛温解表，疏风散寒。可选用六味汤（《喉科秘旨》）加减，常用药如荆芥、防风、桔梗、甘草、薄荷、僵蚕、苏叶、生姜等。

加减法：鼻塞、流清涕者，可加苍耳子、辛夷等；咳嗽者，可加紫菀、杏仁等；咽痒者，可加蝉衣、橘红等。

3. 肺胃热盛

主证：咽部红肿疼痛较剧，软腭及悬雍垂亦红肿，吞咽困难，痰多而黄，不易咯出，颌下有臖核，压痛，发热，口干，头痛，大便干结，小便黄；舌红，苔黄腻，脉洪数。

治法及方药：泄热解毒，利咽消肿。可选用清咽利膈汤（《喉症全科紫珍集》）

加减。常用药如连翘、金银花、大黄、黄芩、栀子、薄荷、牛蒡子、荆芥、防风、玄明粉（冲）、玄参等。

加减法：口渴者，可加天花粉；痰多者，可加瓜蒌仁、浙贝母等；高热者，可加生石膏、知母等；咽部肿甚，可加牡丹皮、赤芍等。

4. 脾气虚弱

主证：咽喉哽哽不利或痰黏着感，咽燥微痛。咽黏膜淡红或微肿，喉底颗粒较多，或有分泌物附着。口干而不欲饮或喜热饮，易恶心，时有呃逆反酸，若受凉、疲倦、多言，则症状加重。平素体倦乏力，少气懒言，胃纳欠佳，腹胀，大便溏薄。舌质淡红，边有齿印，苔白。

治法及方药：益气健脾，升清降浊。可选用补中益气汤加减，常用药如党参、黄芪、白术、炙甘草、当归、升麻、柴胡、法半夏等。

加减法：咽部痰多者，可加厚朴、紫苏等；咽痒、咳嗽者，可加紫菀、款冬花等；食欲不佳者，可加砂仁、神曲等。

5. 脾肾阳虚

主证：咽部异物感，微干微痛，哽哽不利，咽部黏膜淡红，痰涎稀白，面色苍白，形寒肢冷。腰膝冷痛，夜尿频而清长，腹胀纳呆，下利清谷。舌淡胖，苔白，脉沉细弱。

治法及方药：补益脾肾，温阳利咽。可选用附子理中丸加减，常用药如人参、白术、干姜、附子、炙甘草等。

加减法：腰膝酸软冷痛者，酌加补骨脂、杜仲、怀牛膝等；若咽部不适、痰涎清稀量多者，可加半夏、陈皮、茯苓等；若腹胀、纳呆者，可加砂仁、木香等。

6. 肺肾阴虚

主证：咽部干燥、灼热疼痛不适，午后较重；或咽部哽哽不利，黏膜暗红而干燥。干咳，痰少而稠，或痰中带血，手足心热，或见潮热盗汗，颧红，失眠多梦，舌红少苔，脉细数。

治法及方药：滋养阴液，降火利咽。肺阴虚为主者，宜养阴清肺，可选用养阴清肺汤加减，常用药如生地黄、玄参、麦冬、白芍、浙贝母、牡丹皮、薄荷、甘草等。肾阴虚为主者，宜滋阴降火，可选用知柏地黄汤加减，常用药如熟地黄、山萸肉、怀山药、泽泻、牡丹皮、茯苓、知母、黄柏等。

加减法：大便干结者，可加杏仁、厚朴等；失眠多梦者，可加酸枣仁、合欢皮等；咳嗽者，可加桔梗、紫菀、前胡等。

7. 痰凝血瘀

主证：咽部异物感，痰黏着感，焮热感，或咽微痛，咽干不欲饮，咽黏膜暗红，喉底颗粒增多。或融合成片。咽侧索肥厚，易恶心呕吐，胸闷不适，舌质暗红，或有瘀斑、瘀点，舌苔白或微黄，脉弦滑。

治法及方药：祛痰化瘀，散结利咽。可选用贝母瓜蒌散加减，常用药如贝母、瓜蒌、橘红、桔梗、天花粉、茯苓、赤芍、丹皮、桃仁等。

加减法：若咽部不适，咳嗽痰黏者，酌加杏仁、紫菀、款冬花、半夏等；若咽部刺痛、异物感、胸胁胀闷者，可酌加香附、枳壳、郁金、合欢皮等；大便干结者，可加厚朴、枳实等。

【外治法】

1. 吹喉法 将药物研成极细粉末，直接吹于咽部患处，以清热利咽、消肿止痛，常用药物如双料喉风散、喉康散、复方西瓜霜、冰硼散、锡类散等。

2. 含漱法 将具有清热解毒等作用的中药煎成汤剂或提取有效成分制备水剂进行频频含漱，可起到消肿止痛的作用，如银连漱口液、漱口方。

3. 含服法 将中药制成丸或片剂含服，直接作用于咽部，使药物能在咽部停留较长时间而发挥局部治疗作用，常用药如咽喉片、草珊瑚含片、银黄含化片、薄荷喉片等。

4. 蒸汽吸入或超声雾化法 将具有清热解毒、消肿止痛作用的中药煎汤。反复过滤，取滤液行蒸汽吸入或超声雾化，使药物直接作用于咽部而发挥治疗作用，常用药如金银花、大青叶、黄芩、荆芥、牛蒡子、甘草。

5. 局部刺血法 常用镰状刀或三棱针在咽喉病变部位，如肥厚肿胀的咽侧索、喉底肿胀的颗粒等，采用挑刺、丛刺法速进速出，每次以吐 2 ~ 3 口血（约 5mL）为度，以开壅刺血、疏通经络、泄热止痛。刺血疗法流传很久，运用广泛。施术精当则疗效明显。

6. 烙治法 喉底颗粒较多，可配合烙治法，具体方法参见第七章第二节。

【针灸按摩】

1. 体针 可采用局部取穴与远端取穴相结合的方法。局部选取天突、天容、人迎、印堂等；远端可取合谷、内庭、曲池、足三里、肺俞、太溪、照海，配穴选尺泽、内关、复溜、列缺，根据病情可用补法或泻法，每日 1 次。

2. 耳针 取咽喉、神门、肺、心、肾上腺等穴位埋针；也可用王不留行籽或磁珠贴压以上耳穴，经常用手指轻按贴穴，以维持刺激，两耳交替。

3. 灸法 主要用于体质虚寒者，可选合谷、足三里、肺俞等穴，悬灸或隔姜灸，每次 2 ~ 3 穴，每穴 20 分钟。

4. 穴位注射 可选人迎、扶突、水突等穴，每次一穴（双侧），药物可用丹参注射液、川芎注射液，或维生素 B_1 注射液等，每穴 0.5 ~ 1mL 药液。

5. 点刺放血 用三棱针或 5 号注射针头在双侧耳尖（耳轮上缘中点）及少商穴

点刺，挤出恶血数滴，每日 1 次，有显著的利咽止痛作用。

6. 按摩导引

（1）按摩：于喉结旁开 1～2 寸，亦可沿颈部第 1～7 颈椎棘突旁开 1～3 寸，用食指、中指、无名指沿纵向平行线上下反复轻轻揉按，或可用一指禅推法，每次 10～20 分钟。

（2）导引：可用叩齿咽津法，具体方法参见第七章第四节。

【其他疗法】

1. 穴位敷贴法　取蝎尾两只（末节有毒针部分），分别置两块胶布中心（约1cm×1cm 大小），贴压在双侧扶突穴上，1～2 天后取下。

2. 爆灯火法　在双侧肩胛骨内侧缘、脊柱两旁寻找皮肤上的斑丘疹、结节或压痛点，或选用大椎、曲池、合谷、少商、角孙。取灯心草一段，蘸植物油后控干浮油，以不滴下为度，用食指和中指捏住灯心草前三分之一在蜡烛或酒精上迅速点燃，对准皮肤一点或穴位，迅速爆灸，当灼及皮肤时便发出"啪"的清脆声，无爆响者重灸，每次选 1～3 个穴位，间隔 2～3 天一次，以 6 次左右为宜。

【预防调护】

1. 饮食有节，忌过食肥甘厚腻及生冷寒凉，戒除烟酒，咽部红肿疼痛者，忌辛辣食物。

2. 起居有常，避免熬夜，早睡早起，增强体质。注意保暖防寒，改善环境，减少空气污染。

3. 动静适宜，劳逸结合，避免过度疲劳。

4. 保持心情舒畅，减轻压力。

【名医经验】

（一）李淑良医案

患者，女，52 岁。

咽痒、干咳 2 月余。曾用诸多中西药物治疗，效果不佳。症见干咳无痰，鼻、咽干燥，饮不解渴，舌质暗红，苔薄黄，脉沉细。检查见咽部黏膜慢性充血，咽后壁淋巴滤泡增生，双侧扁桃体无肿大及充血。诊为慢喉痹，证属风邪留恋、阴虚火炎，为外感之后邪气未清，风邪留恋，耗气伤阴，肺阴不足，余邪虚火上炎，蒸灼咽喉肌膜而致。处方：苏叶 10g，防风 10g，金莲花 30g，荷叶 10g，桔梗 10g，玄参 10g，僵蚕 6g，百合 30g，玉竹 20g，白茅根 30g，甘草 6g。共 7 剂，水煎服。其中苏叶、防风祛散风邪，金莲花、荷叶、桔梗、玄参、僵蚕清利咽喉，百合、玉竹、白茅根滋阴润肺、生津止咳，甘草和药利咽。

服药后症状明显减轻。二诊时上方加阿胶珠 10g 以加强滋阴润燥、补血除烦之效。又服 7 剂后症状消失。

——选自：北京中医药，2011，30（4）：274.

按：李淑良认为风邪在本病的病机中占有重要地位。风为阳邪，其性轻扬，易犯上、外，易袭头面，咽喉居于人体上部，属阳位，且咽喉为机体与外界交通的第一要道，因此极易受以风邪为首的外邪侵袭，邪气留恋、化热、伤阴、炼痰，从而使患者出现痒、干、咳、异物感等症状，且往往具有症状发作突然，发作过后则症状不明显，符合风邪致病的症状特点。"风邪为患，扰乱清窍"是喉痹必有的病机，所以治疗时应"先散风"，给邪以出路，使邪从上而解。治疗时在辨证的基础上，加散风祛邪之品，一般用苏叶、防风、蝉衣、僵蚕等散风之品，尤其是防风，作为主要引经药，同时有升散伏火之功。

（二）王士贞医案

苏某，男，36 岁。2005 年 11 月 11 日初诊。

咽干痒，微痛，咽喉哽哽不利反复发作 1 年余，加重约 1 个月。诊见：咽喉痰黏感，常"呚喀"，口干但不甚欲饮，平时常感腹微胀痛，大便溏，日 3~4 次，因工作繁忙，很少到医院系统诊治，胃纳一般。检查：形体偏瘦，面色微黄，咽黏膜轻度充血，咽后壁少许散在淋巴滤泡，鼻咽光滑，舌质淡红偏暗，苔白略厚，脉弦细滑。

中医诊断：喉痹。

辨证：肝脾不和，咽喉失养。

治法：调和肝脾。

方药：痛泻要方加减。

处方：陈皮 5g，白芍 15g，白术 10g，防风 10g，柴胡 10g，麦冬 15g，法夏 10g，郁金 10g，薏苡仁 30g，蝉蜕 5g，龙脷叶 10g，茯苓 15g，甘草 5g。7 剂，每天 1 剂，水煎服。

2005 年 11 月 18 日二诊：服上方 7 剂后，咽仍微干痒、微痛，痰黏不适，腹微胀，大便溏，日 2 次，舌质淡暗，苔白略厚，脉弦细滑。处方：上方去蝉蜕、薏苡仁、茯苓，加砂仁（后下）6g。7 剂。

2005 年 11 月 25 日三诊：药后自觉咽症明显减轻，夜间有黏痰，咽微干，胃纳一般，大便日两次，但不溏，舌质淡红偏暗，苔白略厚，脉弦细滑。处方：11 月 18 日方加党参 15g。4 剂。

2005 年 11 月 30 日四诊：仍有少许黏痰，咽微痒，无咽痛，大便不溏，日 1~2 次，舌质淡暗，苔白，脉弦细滑。处方：仍守 11 月 25 日方。7 剂。

按：患者因工作繁忙，压力大，思虑过度，劳伤脾胃，土虚木乘，肝脾不和，脾虚肝郁而致喉痹，其特点是咽干咽痒、咽微痛，口干但不引饮，咽喉哽哽不利，平素常有腹痛腹胀、大便溏，舌质淡红，苔薄白，脉弦细或弦缓。《医方考》云："泻责之脾，痛责之肝，肝责之实，脾责之虚，故令痛泻。"治法宜调和肝脾为主，方用痛泻要方加味。痛泻要方出自《丹溪心法》，本方由白术、白芍、陈皮、防风四味药组成，方中白术苦甘而温，补脾燥湿而治土虚；白芍柔肝缓急而止痛，与白术相配于土中泻木；陈皮理气燥湿、醒脾和胃；防风为风中之润药，具有升散之行。四药合用，柔肝理气止痛。临证时，加法夏、麦冬，养脾胃、行津液以润肺，滋润而不腻；龙脷叶、蝉蜕清肺利咽；郁金辛苦寒，归肝、胆、心经，入血分之气药，凉血活血、行气止痛、解郁清心，本例患者舌质偏暗，为久病入络夹瘀，故用之；柴胡疏肝，引药上行；茯苓、薏苡仁健脾利湿。二诊咽痛减，去蝉蜕、薏苡仁、茯苓，加砂仁以加强醒脾行气之功。三诊加党参以加强健脾补气之力。本病案紧抓病机，理、法、方、药环环相扣，辨证得当而取效。

——王士贞提供

（三）李凡成医案

晏某，女，32 岁，国防科大教师。2005 年 7 月 12 日初诊。

诉咽喉部轻微疼痛，咽部痰黏着感 5～6 年，时轻时重，时有时无。经中西医门诊多方治疗效果不满意，近 3～4 天症状又较明显。纳可，二便调，月经正常。

检查：咽部潮红充血，咽后壁滤泡增生。舌质淡，脉沉。

诊为喉痹，乃慢性咽炎急性发作，治以温阳散寒、利咽止痛法。处方：附片 6g，白术 12g，白芍 12g，茯苓 12g，玄参 12g，陈皮 6g，荆芥 10g，僵蚕 10g，炙甘草 6g，生姜 3 片。服 7 剂后症状基本消失，未再服药，随访 2 年内未复发。

——选自：湖南中医药大学学报，2008，28（6）：59－61.

按：温阳以治喉痹之法，主要适合于慢性咽喉炎症以阳虚为见证者，且疗效独佳。所用药物，以真武汤加减为治，方中必用附片，每为一些同道见畏（古人云，"喉痹皆属于火"；现代专科教材有"虚火喉痹"之称）。有时尚配伍半夏，亦为药房质疑（乌头反半夏），要求医生签字否则不敢发药，但其疗效确实颇佳。患者病程 5～6 年，但症状时轻时重，时有时无，就诊时虽症状不很重，但属慢性咽炎急性发作。全身证候不明显，从舌脉辨证，当属阳虚，痰浊凝滞咽喉；以其新近几天症状明显，当兼风邪。故以真武汤温阳，加荆芥、僵蚕以祛风化痰利咽；加陈皮理气，既健胃，亦化痰。

（四）范中林医案

李某，男，36 岁。

1971 年 5 月起，咽部有异物感，吞咽不利，并伴有项强、胸满、肩酸、背痛等症。某医院诊为"慢性咽炎",服用炎得平、六神丸、四环素类,外用冰硼散治疗,病势不减。后服清咽利膈、泄热解毒中药半年,咽喉疾患益重,并现恶寒身痛、胸憋气短、胃腹胀痛、完谷不化等症,自疑"癌"变,思想负担沉重。于1972年2月来求范中林先生诊治。

初诊:咽痛,吞咽如有阻塞,胸满,纳呆,便溏,头痛,咯痰,四肢清冷。舌质偏淡,苔微黄滑,脉弱无力。

此病乃过服凉药,以致阳气虚微,复因旅途劳累,受风寒侵袭。本少阴喉痹,又兼太阳外邪。以麻黄附子甘草汤加细辛、生姜,扶阳解表,通达内外。处方:麻黄10g,制附片(久煎)60g,甘草20g,细辛3g,生姜30g。

4剂后,头痛、胸满、咯痰俱减,余症无明显变化。原方再服4剂,身疼减,饮食增,便溏止,咽痛痹阻稍有好转。因肾阳虚衰,阴气上腾,痰湿上干清道,日久凝聚较深,致喉痹难愈。以大剂四逆汤壮阳驱阴,加上肉桂温营血、助气化、益火消阴、散寒止痛。处方:制附片(久煎)120g,干姜60g,炙甘草30g,上肉桂(冲服)12g。3剂。

四诊:咽痛痹阻之证基本消失,精神大振。久病气血皆亏,应培补脾肾,以理中丸加阴阳平补之品,嘱其缓服。处方:党参30g,白术30g,干姜3g,制附片60g,上肉桂15g,紫河车30g,冬虫夏草30g,菟丝子30g,炙甘草20g,3剂。共研细末,水打丸。日服3次,每次10g。月余病愈上班。

——选自:《范中林六经辨证医案选》

按:喉痹之症,须分阴阳。本例喉痹,曾服大量清凉退热之品,病势不减反增。参之舌、脉诸症,显然与风热、燥热等邪实上犯之喉痛有原则区别。由于少阴经脉循于咽喉,故咽喉疼痛属痹阻少阴者屡见不鲜。范中林曾经说"口中少实火",确实是阅历有得之谈。比如此例,客寒咽痛,喉痹日久,邪聚益甚,且少阴寒化之证突出;初诊时,太阳伤寒之表证比较明显,故首以太阳少阴两经同治,寓解表于温阳。再峻投四逆汤加味,以补命门、散寒滞,最后培补脾肾以收全功,处处顾护阳气,实属火神派风格。

(五)古代医案

薛己医案
案一

薛立斋治甫田史侍卫,患喉痹,以防风通圣投之,肿不能咽。此症须针乃可,奈牙关已闭,遂刺少商穴出血,口即开。更以胆矾吹患处,吐痰一二碗许,仍投前药而愈。常见患此病者,畏针不刺多毙。

——选自:《薛氏医案》

按:薛氏认为此证乃风热壅盛,表里俱实,邪热上攻咽喉所致,故先处以防风通圣散，取其疏风解表，通便以泄热。因"温邪上受，首先犯肺"，肺主皮毛，外邪入侵首先犯肺，咽喉系肺之门户，亦当先受之，且侍卫多强壮之体，实热居多，聚于咽喉则为肿为痛，肿大壅塞则不能咽，邪确存在，却奈无法接近，薛氏临证应变，运用针砭少商以放血泄热祛风。辨证准确，针到病除，故口开。口虽开，咽部肿痛却未解，尚不可服汤药，故顺势利导，通过张开之口，吹胆矾入内，胆矾味辛以宣肺，寒以清热，酸以涌吐，用其吹喉，直击患处，虽药少简单但驱邪之力不逊，用之即吐痰一二碗许。此时余邪气犹存，又投以先前所开之药以乘胜追击，使邪无所干，病者痊愈。

案二

薛立斋治于县尹喉痹，肿痛寒热。此手少阴心火、足少阴相火，二经为病，其症最恶，唯刺患处，出血为上。因彼畏针，先以凉膈散服之，药从鼻出，急乃愿刺，则牙关已紧，不可刺，遂刺少商二穴，以手勒去黑血，口即开。乃刺喉间，治以前药，及金锁匙（金锁匙：雄黄末半钱，巴豆一粒法油），上作一服，生姜自然汁调，灌下，或吐或下皆愈。一方细研，每遇急患不可针药者，用酒瓶装灰，坐瓶嘴下，装火一灶焚之，候咽起，将瓶嘴入一边鼻中，用纸覆瓶口熏之。主治咽喉肿塞。吹之，顿退。又以人参败毒散加芩、连、元参、牛蒡，四剂而平。

——选自：《薛氏医案》

按：此喉痹患者当为忧思太过导致手足少阴两经之火上炎，壅于咽喉而致。心为君主之官，五脏之大主，主藏神；肾为先天之本，五脏阴阳之本，若此二经为病，其证最恶，强敌之势，非直捣其巢穴不能速歼其敌，故薛氏认为唯刺患处，才能攻其邪气，然患者畏针不可强刺，投以凉膈散，用其寒凉以清上焦之心热，通泄胸膈之郁热，药服却从鼻出，盖咽肿不能咽也，患者遂即愿刺，因其牙关紧闭，所以刺少商，见黑血，后又刺患处，服前药，虽未言明，大都是防风通圣散之类，因累及心神，并非寻常，故加金锁匙以增强驱邪之力。为散余邪，又予人参败毒散加减以益气清热解表，遂愈。

（王玉明）

第二节　乳　蛾

乳蛾是以咽痛或咽部不适感，喉核红肿、表面有黄白脓点为主要特征的疾病。因喉核肿胀突出于咽部两侧，形似乳头，状如蚕蛾，故名乳蛾。本病是临床常见病、多发病之一，以儿童及青年多见。急性发病者多为实热证，好发于春秋两季。病程迁延、反复发作者，多为虚证或虚实夹杂证。

西医学的急、慢性扁桃体炎等疾病可参考本病进行辨证治疗。

【历史源流】

宋代以前的文献未见"乳蛾"的记载。

宋代，《太平惠民和剂局方·卷之七》首先提到单蛾、双蛾。《仁斋直指方论·卷二十一》明确记载乳蛾一名："吹喉散，治咽喉肿痛、急慢喉痹、悬痈、乳蛾，咽物不下。"

金元时代，《儒门事亲·卷三》曰："《内经》之言喉痹，则咽与舌在其间耳，以其病同是火，故不分也。后之医者，各详其状，强立八名，曰单乳蛾、双乳蛾、单闭喉、双闭喉、子舌胀、木舌胀、缠喉风、走马喉闭。热气上行，结薄于喉之两旁，近外肿作，以其形似，是谓乳蛾。"这里明确将乳蛾从古人的喉痹中分类出来，并描述了乳蛾的病状是喉之两侧肿痛。

明代，乳蛾普遍见于各种医籍中，并对其症状有具体的描述，如《医学正传·卷之五》说："其会厌之两旁肿者，俗谓之双乳蛾，易治；会厌之一边肿者，俗谓之单乳蛾，难治。古方通谓之喉痹，皆相火之所冲逆耳。"这里将乳蛾的病变部位定在会厌之两旁，较以前医家描述的"喉之两旁"更加清晰。《外科正宗·卷之二》提出乳蛾等咽喉疾病有虚实之分，并应用针烙法治疗。

清代，喉科有较大的发展，出现了不少喉科专著，对乳蛾的症状、病因病机、治疗的认识更加全面，并出现了很多别名。《喉科指掌·卷之三》将乳蛾单独列为一门进行论述，并将乳蛾分为双乳蛾、单乳蛾、烂乳蛾、风寒蛾、白色喉蛾、石蛾、伏寒乳蛾等，对各种乳蛾的治疗均以六味汤为主方进行加减治疗。《重楼玉钥续篇·诸证补遗》将乳蛾重症称为"连珠乳蛾"："单双蛾人多知之，又有连珠乳蛾，人所不知，其状如白星上下相连故名，皆由酒色过度郁结而成，最重之候。"《咽喉脉证通论·乳蛾》对乳蛾这一病名的由来做了解释，并提出"烂头乳蛾"的概念："其状或左或右，或红或白，形如乳头，故名乳蛾。一边肿曰单蛾；两边肿曰双蛾；或前后皆肿，白腐作烂，曰烂头乳蛾。"此外，对乳蛾的并发症亦有一定的认识，如论及根脚喉风时说："有一种名根脚喉风……或一年一发，或半年一发，或一二月数发，根留于中，不能尽去，一时难愈。或云，先从脚跟发起，至于喉间，亦名脚跟喉风，发时在左，则左足酸软阴痛，有似筋触。"说明当时已认识到乳蛾可并发痹证。

古代医籍中有关乳蛾的记载名目繁多，"乳蛾"是使用最广的名称，因喉核肿胀突出于咽部两侧，形似乳头，状如蚕蛾，故名乳蛾，亦称喉蛾；因蛾与鹅同音，故古书又有写作"乳鹅"者。发病急骤者，称"急蛾""鹅风""飞鹅"。从发病部位来分，单侧发病者称"单蛾"，双侧发病者称"双蛾"。从形态来分，喉核溃腐作烂者，称"烂乳蛾"或"烂头乳蛾"；喉核肥大，阻于喉关，不红不痛，日久妨碍饮食、呼吸者，称"死乳蛾""乳蛾核"或"石蛾"。从病因来分，又有"风热乳蛾""虚火乳蛾"或"阴虚乳蛾"之称。从其阴阳属性来分，又有"阳蛾""阴蛾"之称。如喉核肿痛定时发作，并见脚跟酸痛者，称"脚跟喉风"或"根脚喉风"。古籍中关于乳蛾的含义亦不甚清晰，不少医籍中一直将乳蛾与喉痹、喉风等病症混淆。

1960 年出版的中医院校第一版规划教材《中医喉科学讲义》对乳蛾的概念首次进行了如下定义："乳蛾又名喉蛾，其发病部位在咽喉部两侧的喉核处，症见红肿疼痛，表面或有黄白色脓样分泌物，因其形状如乳头，或如蚕蛾，故名乳蛾。"1980 出版的中医院校第四版规划教材将其分为"风热乳蛾"与"虚火乳蛾"两种疾病。2003 年王士贞主编的普通高等教育"十五"国家级规划教材（第七版教材）《中医耳鼻咽喉科学》将乳蛾定义为"以咽痛或咽部感不适，喉核红肿、表面可有黄白脓点为主要特征的咽部疾病"。至此，乳蛾的概念得以规范。

【临床诊断】

（一）诊断要点

1. 临床特征　乳蛾的临床特征有二：一是咽部疼痛或干痒不适。二是喉核有脓点。

（1）咽部疼痛或干痒不适：咽部疼痛是乳蛾的典型症状，患者多为急性起病，咽部剧烈疼痛，吞咽时加剧，以致吞咽困难，甚则痛连耳窍。咽部疼痛一般持续数天，但可反复发作。

咽部干痒不适多见于久病乳蛾者，患者自觉咽部干燋，或咽痒，或咽部异物感，哽哽不利。这些咽部不适可在较长时间内持续存在。

（2）喉核有脓点：用压舌板压下舌前三分之二，暴露双侧喉核，可见喉核红肿，喉核上可有黄白色脓点，甚者喉核表面脓点融合成片如伪膜，不超出喉核，且易拭去，颌下可有瘰核。若迁延日久者，可见喉核肥大或干瘪，表面凹凸不平，色暗红，上有白星点，挤压喉核，有白色腐物自喉核溢出。

喉核红肿并有分泌物溢出，是乳蛾必备的诊断依据。

2. 主要伴随症状　乳蛾除咽部疼痛外，主要的伴随症状是发热。发热常与咽痛并存，与发热相关的症状还有恶寒、头痛等。咽痛与发热可反复发作。

（二）鉴别诊断

乳蛾须与喉痹、白喉相鉴别。

1. 喉痹　乳蛾和喉痹的症状非常相似，均有咽痛或咽部异物不适感，但乳蛾的病位在喉核，故见喉核红肿，表面有脓点；喉痹的病位在咽部，可见喉底有颗粒状突起，喉核一般无明显红肿及脓点。据此不难进行鉴别。《喉科心法·单蛾双蛾》一语道出了乳蛾和喉痹的鉴别要点："凡红肿无形为痹，有形是蛾。"乳蛾与喉痹的鉴别要点见表 11－1。

表 11 -1　乳蛾与喉痹的鉴别要点

鉴别要点	乳蛾	喉痹
共同症状	咽痛或咽部异物不适感	
症状特点	咽痛较剧烈，常伴高热，易反复发作	咽痛较轻，发热不高
体征	喉核红肿，表面有脓性分泌物	喉核正常，仅咽部黏膜红肿

2. 白喉　乳蛾与白喉的体征有相似之处，均可在喉核上见到白点，故需要鉴别。白喉为急性呼吸道传染病，其局部表现特点是喉核表面腐脓成片，为灰白色假膜，可超过腭弓，覆盖软腭、悬雍垂或咽后壁，假膜与组织紧密粘连，不易剥离拭去，如强行剥离则易出血；乳蛾的白色分泌物一般不超过喉核范围，且易于拭去。以此不难鉴别。

【病因病机】

乳蛾的发病既有外因之外邪侵袭，也有内因之脏腑功能失调，尤以肺胃脾肾为主。发病急骤者，多与风热之邪乘虚外袭，火热邪毒搏结喉核而致。若病久体弱，脏腑失调，邪毒久滞喉核，易致病程迁延，反复发作。

1. 风热外袭　风热侵袭，壅遏肺气，肺气不宣，风热循经上犯，咽喉首当其冲，邪毒结聚喉核，喉核红赤肿胀，发为本病。

2. 肺胃热盛　外邪未解，邪热传里，加之素体蕴热，蕴积肺胃，肺胃热盛，上灼喉核；或过食辛辣、煎炒、醇酒厚味，致脾胃热毒炽盛，上攻喉核，发为本病。

3. 肺肾阴虚　素体阴虚，或病久未愈，邪毒滞留，热盛伤津；阴液暗耗，损及肺肾，阴虚喉核失养，加之阴虚，虚火上炎，熏灼喉核，发为本病。

4. 脾胃虚弱　先天禀赋不足，素体虚弱，或饮食失调，脾胃虚弱，气血生化不足，喉核失养，邪毒客于喉核，托毒无力，加之脾失运化，湿浊内生，结聚于喉核。小儿乃稚阴稚阳之躯，易虚易实，治不及时或治不彻底，则易反复发作。

5. 痰瘀互结　饮食不节，脾胃损伤，痰湿内生；情志不遂，气滞血瘀，痰瘀互结于喉核；乳蛾反复发作，或日久不愈，病久则瘀阻脉络，痰浊凝聚，发为本病。

【辨治思路】

（一）辨证思路

乳蛾的主要表现是咽痛或咽部不适，喉核红肿、表面有黄白色分泌物，或喉核肥大或干瘪，挤压时有白色腐物自喉核溢出，其发病的原因既有外因之外邪侵袭，也有内因之脏腑功能失调，尤以肺胃脾肾为主。因此，乳蛾的症状虽表现在咽部喉核，其病根实在脏腑。辨证的重点在于辨邪气、辨脏腑、辨虚实三个方面。

1. 辨邪气　急性起病者多与外邪侵袭有关。风为百病之长，外邪入侵多由风邪所致，而且风邪常兼夹为患，临床上以风热多见，也有风寒入侵，继而化热，而风邪入侵，必有外感症状，如发热恶寒、周身酸楚不适、头痛等，且病程较短。询问患者在发生咽痛之前是否有过感冒病史，有助于辨别是否为外邪入侵。

2. 辨脏腑　乳蛾的发生、发展内因在于脏腑功能失调。因此，要消除喉核红肿、化脓的原因，必须进一步辨别失调的脏腑。主要有肺胃、脾肾和肺肾的功能失调。

（1）肺胃失调：喉为肺之系，咽为胃之系。《疮疡经验全书·卷一》说："喉应天气，乃肺之系也。"肺主皮毛而开窍于鼻，外邪侵袭必由皮毛或口鼻而入，外邪袭肺，肺失宣降，肺经风热循经上犯咽喉，导致乳蛾，说明肺的功能必然处于失调状态。《严氏济生方·咽喉门》说："咽者，言可以咽物，又谓之嗌，气之疏通厄要之处，胃所系。"咽和胃的关系最为密切。咽主吞咽水谷，胃主受纳，腐熟水谷，故胃实为咽之根本。胃家实，肺胃蕴热，易上灼喉核而为乳蛾。循此思路进行辨证，注意询问患者是否伴有发热恶寒、鼻塞、流涕等肺气失宣的症状，自能找到肺脏失调的证据。询问患者是否有过食辛辣、煎炒、醇酒厚味之习惯，找寻胃家实的情况。

（2）脾胃失调：脾主升清，胃主降浊，脾胃升降协调，则气血化生充足，而湿浊不易产生。反之，脾胃功能减弱，气虚生化不足，喉核容易失养；脾胃升降功能失调，则易导致湿浊内生，结聚喉核。因此，乳蛾的发生，脾胃失调是最常见的原因之一。脾胃失调的证候，主要有食欲不振、大便稀溏或黏滞不爽、脘腹胀满，纳呆，神疲乏力等。

（3）肺肾失调：肾为先天之本，内寄元阴元阳，乃人之一身阴精之根本，肾阴不足，则容易导致肺阴亏虚，津液不能上承，咽喉失于濡养，或阴虚、虚火上炎，喉核失养或虚火灼腐喉核。肺肾阴虚的证据主要有咽喉干燥、哽哽不利，午后颧红，手足心热、失眠多梦，或腰膝酸软、干咳痰少等表现。

3. 辨虚实　乳蛾的发病既有外因之外邪侵袭，也有内因之脏腑功能失调，发病急骤者，多由风热之邪外袭，以表证、实证为多见，随着外邪入里，火热邪毒搏结，则多为实热证。若病久体弱，脏腑失调，邪毒久滞喉核，易致病程迁延，反复发作，则虚中有实，虚实夹杂。对于具体患者，究竟偏于实证，还是偏于虚中夹实，必须详加辨别。

（1）实证：一般急性起病，病程较短，多见于外邪侵袭，为表实证，随着邪热传里，肺胃热盛，多见胃家实的实热证，表现为身体壮实、高热、口渴引饮、口臭、便秘，舌红，苔黄，脉象有力。

（2）虚中夹实：乳蛾很少有单纯的虚证，往往是虚中夹实较为多见，如脾虚、湿浊内生即是较典型的虚中夹实证，肺肾阴虚多有虚火上炎，病程较长的患者多属此类。痰瘀互结证大多病程较长，也以虚实夹杂为多见。

（二）治疗思路

尽快消除咽部疼痛，喉核红肿、化脓及其相关的伴随症状，并防止复发，是治疗乳蛾的主要目的和基本思路。围绕这个目的，治疗时须考虑治本与治标两个方面。

1. 治本 由于在脏腑功能失调的基础上，加之风热循经上犯、热毒蒸灼喉核是产生乳蛾的根本原因，在辨证的基础上，指导患者调整不良生活方式，并运用中药调动相关脏腑的功能进行整体调节，使得脏腑功能正常，正气存内，才能达到治愈的目的，这是中医治疗的优势所在。

2. 治标 如何快速消除咽部疼痛，喉核红肿、化脓，是治疗时需要考虑的。在辨证治疗的同时，快速缓解症状一般可选用各种外治法，如吹药法、开壅刺血法、刺营放血法等；针对反复发作的特点和喉核大小程度，可选用不同的外治法来达到治疗目的，如啄治法、烙治法等。

（1）急性发作者，可采用局部喉核放血，加少商、商阳放血，耳尖放血，以快速开壅排脓、泄热止痛，缓解症状。

（2）反复发作者，患者病程较长，或小儿脏腑娇嫩，正气虚弱，邪毒易反复侵袭，乳蛾反复发作，可采用啄治法等外治法彻底清除病灶，以缓解症状。

（3）喉核较大、质硬，乳蛾反复发作，喉核肥大质韧，表面凹凸不平，或小儿喉核肥大明显，可采用烙治法、啄治法等外治法来达到消除病灶、缓解症状的目的。

【辨证论治】

1. 风热外袭

主证：咽部疼痛，吞咽时加剧，喉核红肿，表面有少量黄白色腐物。可兼见发热，头痛，微恶风，咳嗽，舌质红，苔薄黄，脉浮数。

治法及方药：疏风清热，利咽消肿。可选用疏风清热汤加减，常用药物如荆芥、防风、金银花、连翘、黄芩、赤芍、玄参、浙贝母、天花粉、桑白皮、牛蒡子、桔梗、甘草等。

加减法：若鼻塞、流涕者，可加白芷、辛夷花、苍耳子等；咳嗽痰多者，可加杏仁、前胡、苏叶、桑白皮等；咽痛甚者，可加山豆根、金灯笼等。

2. 肺胃热盛

主证：咽痛剧烈，痛连耳窍、耳根，吞咽困难，喉核红肿，表面黄白色脓点，甚者喉核表面腐物融合成片，颌下有臖核，呼吸不利，面赤气粗，口气热臭喷人。高热神烦，口渴引饮，咳嗽痰黄稠，腹胀，大便燥结，小便短赤。舌质红，苔黄厚，脉洪大而数。

治法及方药：泄热解毒，利咽消肿。可选用清咽利膈汤加减，常用药物如荆芥、防风、薄荷、金银花、连翘、栀子、黄芩、黄连、大黄、玄明粉、桔梗、牛蒡子、玄参、甘草等。

加减法：若咳嗽痰黄稠，颌下有臖核，可加射干、瓜蒌、贝母等以清化热痰而散结；若持续高热，加石膏、天竺黄等以清热泻火、除痰利咽；若喉核腐脓成片，可加马勃、蒲公英等以祛腐解毒；肿痛甚者，可含服六神丸以清热解毒、消肿止痛。

3. 肺肾阴虚

主证：咽部干燉灼热，微痒微痛，异物感，哽哽不利，午后症状加重。喉核肿大或干瘪，表面不平，色潮红，或有细白星点，喉核被挤压时，有黄白色腐物溢出。或可兼见唇赤颧红，潮热盗汗，手足心热，失眠多梦，耳鸣眼花，腰膝酸软。舌质干红少苔，脉细数。

治法及方药：滋养肺肾，清利咽喉。可选用百合固金汤加减，常用药物如百合、生地、熟地、麦冬、玄参、当归、芍药、贝母、桔梗、甘草等。

加减法：咽痛明显者，可加牛蒡子、蝉蜕、金灯笼等；失眠者，可加酸枣仁、夜交藤等；腰痛者，可加杜仲、狗脊等。

4. 脾胃虚弱

主证：咽部不适，咽痒，异物梗阻感，咽干不欲饮，口淡，纳呆，咳嗽痰白。喉核淡红或淡暗肥大，溢脓白黏。可兼见脘腹痞闷，恶心吐呕，少气懒言，四肢倦怠，形体消瘦，大便溏清，舌质淡，苔白腻，脉缓弱。小儿可伴见鼾眠、吞咽不利、纳呆、反复发作头昏痛、发育迟缓等。

治法及方药：健脾和胃，祛湿利咽。可选用六君子汤加减，常用药物如人参、白术、茯苓、甘草、陈皮、半夏等。

加减法：少气纳呆、舌质淡、脉细缓者，可加黄芪、炙甘草等；若痰湿重者，可加苍术、厚朴、石菖蒲等以宣畅气机、祛湿利咽；若喉核肿大不消者，可加浙贝母、牡蛎等。

5. 痰瘀互结

主证：咽部干涩不利，或刺痛胀痛，痰黏难咯，迁延不愈，喉关暗红，喉核肥大质韧，表面凹凸不平，咳嗽痰白，胸脘满闷。舌质暗红，或有瘀斑、瘀点，舌苔白腻，脉细涩。

治法及方药：活血化瘀，祛痰利咽。可选用会厌逐瘀汤合二陈汤加减，常用药物如桃仁、红花、当归、赤芍、生地、柴胡、枳壳、玄参、半夏、陈皮、茯苓、贝母、瓜蒌、橘红、桔梗、甘草等。

加减法：若喉核暗红，质硬不消，可加昆布、莪术等；复感热邪，溢脓黄稠，可加黄芩、蒲公英、车前子等；咳嗽痰黏者，酌加杏仁、紫菀、款冬花等；若胸胁胀闷者，可酌加香附、郁金、合欢皮等。

【外治法】

1. 吹药法 将药物研成极细粉末，直接吹于咽部喉核处，以清热解毒、利咽消肿，常用的药物如双料喉风散、复方西瓜霜、冰硼散、锡类散等。

2. 含漱法 将具有清热解毒等作用的中药煎成汤剂或提取有效成分制备水剂进行频频含漱，可起到消肿止痛的作用，如可用金银花、甘草、桔梗适量，或荆芥、菊花适量煎水含漱，每日数次。

3. 含服法 将清热解毒利咽的中药制成丸或片剂含服，直接作用于咽部，发挥局部治疗作用，常用药如六神丸、草珊瑚含片、银黄含化片等。

4. 蒸汽吸入或超声雾化法 将具有清热解毒、消肿止痛作用的中药煎汤，反复过滤，取滤液行蒸汽吸入或超声雾化，使药物直接作用于咽部而发挥治疗作用，常用药如金银花、大青叶、黄芩、荆芥、牛蒡子、甘草等。

5. 开壅刺血法 患者取坐位，以压舌板压住舌体，充分暴露喉核，用镰状手术弯刀或三棱针在喉核上采用雀啄、挑刺、丛刺法速进速出，每次以吐 2~3 口血（共 3~10mL）为度，先做一侧再做对侧，以开壅刺血、切开排脓、刺络放血，疏通经络、泄热止痛。急性起病者，2~3 次为一疗程，慢性者 5~10 次为一疗程。

开壅刺血疗法流传很久，运用广泛，若施术精当可迅速缓解咽痛。

6. 啄治法 适用于乳蛾、喉核肥大者，患者取坐位，以压舌板压住舌体，充分暴露喉核，以专用啄治刀或扁桃体手术镰状弯刀在喉核表面及隐窝口处行雀啄样动作，每侧喉核 3~5 下，先做一侧再做另一侧，每次吐血 3~10mL，每周 1~2 次，急性起病者，2~3 次为一疗程，慢性者 5~10 次为一疗程。经多次啄治后可使喉核逐渐缩小，并消除咽喉不适的症状，根治病灶，从而免于手术。

7. 烙治法 适用于久病乳蛾、喉核肥大者，以特制小烙铁（酒精灯加热）或温度控制的电烙铁达到温度后蘸香油后迅速在喉核表面烙治，根据不同的病情确定施烙的次数，一般隔天烙治一次，经多次烙治后可使喉核逐渐缩小，并消除咽喉不适的症状，从而免于手术。

【针灸按摩】

1. 体针 可采用局部取穴与远端取穴相结合的方法。

实热证局部选取天突、少泽等；远端可取合谷、内庭、曲池、鱼际，用泻法。

虚证，选太溪、鱼际、三阴交、足三里平补平泻，留针 20~30 分钟，每日 1 次。

2. 耳针 实热证：取扁桃体、咽喉、胃、肺、肾上腺等，强刺激，留针 10~20 分钟；或取扁桃体穴埋针，每日按压数次以加强刺激。

虚证：取咽喉、肾上腺、皮质下、脾、肾等穴，用王不留行籽贴压，每日中强度按压 2~3 次，以加强刺激。

3. 穴位注射 可选脾俞、肩井、曲池、天突、孔最等，每次一侧 1~3 穴，药物可用柴胡注射液、鱼腥草注射液，每穴 0.5~1mL 药液。

4. 点刺放血 用三棱针或 5 号注射针头在双侧耳尖（耳轮上缘中点）及少商、商阳穴点刺，挤出暗红血数滴，每日 1 次，有显著的利咽消肿止痛作用。

5. 推拿按摩 推拿、按摩疗法治疗咽喉疾病自古有之，古代医籍如《喉科种福》中就有用推针法治咽喉疾病的记载："推针法，其法令患者端坐，两手下垂，医以两手从患者身后及喉嗓之侧，正对喉内患处……推至鱼尾穴，极力推至大指尖。"《一指定禅》中记载："乳蛾，下喉，上关轻、下关重，其形如蛾来风，难治。缠见喉部颈间，上胸背各穴治之。"

推拿法控制小儿乳蛾反复发作：取小儿"角孙、风池、扁桃体穴、足三里"穴位进行按、揉手法，每穴位 400 次，掐少商、商阳穴各 100 次，提捏肩井穴 5 次，清水漱口。第 1 周每天治疗 1 次，后 3 周每周治疗 2 次，1 个月为一疗程。

【其他疗法】

1. 穴位发泡法 用 10% 斑蝥浸出液，将圆形滤纸浸泡其中。取单侧阳溪穴，左或右均可，在对穴位进行常规消毒之后，取浸足药液的圆形滤纸贴敷其上，1.5~2.0 小时后取下，贴敷处就会渐现一滤纸大小水泡，3~5 天内尽量保持水泡不破，待其自然吸收。适用于治疗小儿乳蛾。

2. 穴位敷贴法 釜底抽薪散：吴茱萸、胡黄连、胆南星、生大黄研成细末，用醋调后贴敷患儿涌泉穴，睡前贴敷，次晨起取下，每天 1 次，10 天为一疗程。适用于治疗小儿乳蛾。

【预防调护】

1. 乳蛾急发者应彻底治愈，以免迁延日久，缠绵难愈。

2. 饮食有节，忌过食肥甘厚腻及生冷寒凉，患病期间饮食宜清淡，戒除烟酒，咽部红肿疼痛者，忌辛辣食物。

3. 起居有常，避免熬夜，早睡早起，增强体质。避免感冒诱发乳蛾。动静适宜，劳逸结合，避免过度疲劳。

【名医经验】

（一）张赞臣医案

案一 风热型乳蛾

戒某，女，22 岁。1961 年 3 月 12 日初诊。

素有咽痛、胃病史。近两日来恶寒发热（体温 38.4℃），双喉核红肿，右侧尤甚，且有白点，吞咽不利，头痛，骨楚。脉来细数。此系风热之邪夹痰为患。治以疏解泄热、化痰利咽。

荆芥穗 4.5g，薄荷叶（后入）3g，牛蒡子 9g，蝉衣 3g，苦桔梗 3g，生甘草 1.5g，金银花 12g，连翘 9g，射干 3g，挂金灯 9g，山豆根 4.5g，马勃 2.4g。

外用：

①喉科牛黄散（牛黄、川黄连、黄柏、薄荷、雄黄、西瓜霜、硼砂）漱咽部，日 4～5 次。

②银硼漱口液（金银花、生甘草、土牛膝根、薄荷、硼砂）漱咽部，日 4～5 次。上方服 2 剂后，症情大减，再服 2 剂而愈。

案二 热毒型乳蛾

梅某，男，42 岁。1961 年 9 月 2 日初诊。

平素有眩晕之症。五天来咽痛牵引及耳，右侧喉核红肿，颔下亦有结块，发热而不恶寒，头痛头晕，神疲乏力。脉滑，苔薄。治以清泄肝火、解毒利咽为法。

挂金灯 9g，山豆根 9g，白桔梗 3g，生甘草 2.5g，牛蒡子 9g，龙胆草 2.5g，杭菊花 9g，黄芩 9g，黑山栀 9g，玄参 9g，赤芍、白芍各 6g，炙僵蚕 9g，知母 9g。

外用：

①珠黄青吹口散（薄荷、石膏、飞中白、西瓜霜、月石、天竺黄、川黄连、生甘草、飞青黛、珍珠粉、犀黄、梅片）吹喉，日 3 次。

②银硼漱口液，漱口，日 3～4 次。

服药 2 剂，症状减轻。继上法治愈。

——选自：《张赞臣临床经验选编》

按：乳蛾，又称喉蛾，因喉核（即扁桃体）红肿，形如乳头或蚕蛾而名。张老认为主要由肺胃之火上升所致，故临床以"金灯山根汤"为主方，加减施治而获卓效。案一诊为外感风热所致，而配以荆芥、薄荷、金银花、连翘以疏肝散风热、透表清热；案二见有头晕、两目红丝攀睛等症，故诊为兼有肝火亢盛，而佐以龙胆、菊花、黄芩、山栀之属以清肝泻火。其病虽同，其症各异，故药随症转，而皆能桴应也。此外，张老还认为乳蛾发于喉关前者易治，如延及喉关后者则较难治。本病务必及早治疗，否则迁延日久，非但喉核肿胀不能退尽，且每遇外感或劳累之后，易于复发。至于乳蛾转为化脓者，在诊断上务必仔细，而采用相应得治疗措施。如未化脓前，宜着重清解，促其消退；化脓已溃者，则排脓务尽；脓泄已清，应再度清热利咽，以杜后患。

（二）刘雪堂医案

案一

李某，女，29 岁。患喉蛾 5 年，近 3 年反复频繁发作，用抗生素治疗，始则 2～3

天可控制，继则十天半月方可控制，头痛身痛，发热恶寒，咳嗽鼻塞，口苦口渴，喉痛咽干，吞咽困难，双侧扁桃体红肿，圆突如乳头，舌苔薄白，舌尖赤，脉浮数，体温 38.8℃。此系寒邪怫郁，营卫痹阻，痰瘀互结所致。治以柴桂消蛾汤加炙穿山甲：柴胡 10g，桂枝、法夏、射干、紫苏叶、前胡各 12g，川芎 6g，桔梗 6g，葛根 12g，甘草 5g，穿山甲 6g。上方服 3 剂而愈，未再发。

案二

贺某，男，24 岁，患喉蛾 6 年，每年发病 4～5 次，服用抗生素治疗半月左右才缓解。本次已病 5 日，高热持续不退。刻下：头晕痛，面色正赤，体温 39.2℃，不恶寒，无汗，不渴，口多涎痰，鼻塞，多脓涕，双侧扁桃体充血Ⅲ度肿大，有脓点，舌苔粉白，舌暗红郁滞，脉滑有力。此属寒邪深郁，蕴毒成脓，本火郁发之义，处以柴桂消蛾汤（药量同上例）加金银花、穿山甲、皂角刺，3 剂而症平，去金银花、皂角刺再服 3 剂以防复发。未再发。

——选自：山东中医杂志，1986，5：17－18.

按：此两例患者均属于乳蛾反复发作，医者从寒邪怫郁，痰瘀互结咽喉认识，方中桂枝、法夏、甘草为《伤寒论》半夏汤，加紫苏叶、川芎辛温发表以逐少阴、太阴寒邪之内郁，柴胡、葛根以疏少阳、阳明之邪而散热；穿山甲活血化瘀，以利化瘀散结；前胡化痰，射干、桔梗利咽止痛。后例患者有扁桃体化脓之征，尚加金银花清热解毒，皂角刺活血排脓。全方合用，共奏发表散邪、活血化瘀、除痰散结、清利咽喉之功。值得讨论的是，对乳蛾反复发作，患者有发热、口渴、舌红，喉核红肿较重或已化脓，脉浮数或滑而有力者，临床上往往容易从风热壅盛或里热炽盛，或表邪未清而里热壅盛认识，但刘老师对第一例患者，以其症见头痛身痛、发热恶寒、咳嗽鼻塞、苔薄白，而从寒邪怫郁，营卫痹阻，痰瘀互结认识；对第二例患者在一派里热见证中，反有无汗、舌苔粉白，而从寒邪深郁，蕴毒成脓认识。两例患者均以桂枝、法夏、紫苏叶、川芎之辛温发表为主，配以柴胡、葛根以疏少阳、阳明之邪而散热，加穿山甲、皂角刺以化瘀散结、排脓，加前胡、桔梗、射干以化痰利咽，用药不到一周，而病不再发，实乃别开思路，大有独到之处，值得临床借鉴。

（三）王士贞医案

桂某，男，34 岁。2015 年 11 月 6 日初诊。

时有咽异物堵塞感、咽痛干痒、咳嗽等症反复发作 2 年余，2～3 个月发作 1 次，近日又咽痛不适，前来就诊。来诊时症见：咽喉微痛不适已 3～4 天，干痒微咳，痰黏少，胃纳一般，二便尚调。患者体质壮实，面色红润，不嗜烟酒。脉弦滑，舌质稍红，舌苔薄黄。检查：咽黏膜潮红，双扁桃体Ⅱ～Ⅲ度肿大，充血。

中医诊断：乳蛾。

辨证：肺经伏热。

治法：清肺利咽。

处方：桑白皮 15g，地骨皮 15g，黄芩 15g，桔梗 10g，甘草 6g，浙贝母 10g，毛冬青 15g，连翘 15g，岗梅根 15g，龙脷叶 10g，枇杷叶 10g，薄荷（后下）6g，木蝴蝶 10g。7 剂，水煎服。

外治法：①双扁桃体啄治法 1 次；②清金开音片 2 瓶，含服，每次 4 片，每天 3 ~ 4 次；③嘱其用淡茶水漱口，每于食后必漱口。

2015 年 11 月 18 日二诊：仍有咽痛，前 2 天曾有发热，口干，胃纳一般，二便尚调。脉弦细滑，舌质稍红。检查：咽黏膜稍红，双扁桃体 Ⅱ ~ Ⅲ度肿大，充血。处方：桑白皮 15g，地骨皮 15g，黄芩 15g，桔梗 10g，甘草 6g，浙贝母 10g，毛冬青 15g，连翘 15g，岗梅根 15g，龙脷叶 10g，牛蒡子 10g，赤芍 15g，猫爪草 15g，甘草 6g。7 剂，水煎服。外治法：同 11 月 6 日。

2015 年 11 月 25 日三诊：已无咽痛咽痒咽干等症状，偶稍有咽异物感，少许黏痰，口不干，胃纳二便调。检查：咽黏膜无明显充血，双扁桃体 Ⅱ度肿大，稍红。处方：五指毛桃 15g，茯苓 15g，白芍 15g，法半夏 10g，陈皮 6g，桔梗 10g，甘草 6g，龙脷叶 10g，浙贝母 10g，毛冬青 15g，岗梅根 15g，枇杷叶 10g，苏叶 10g，北杏 10g。7 剂，水煎服。外治法：扁桃体啄治法 1 次。

2016 年 6 月 15 日随诊：患者带其儿子前来诊治鼻病，告知咽喉病没有再发。

按：患者虽咽喉症状反复约两年，且症状并非红肿剧痛，但患者体质壮实，从脉舌及局部检查分析，脉弦滑，舌红，舌苔薄黄，咽黏膜充血，扁桃体充血肿大，可知有热邪困结于体内，故用泻白散加减，清泄肺中之伏热。并配合扁桃体啄治法，使邪热外泄，疏通脉络，利咽止痛。

——王士贞提供

（四）王玉明医案

案一　内外合治小儿乳蛾

患儿，女，10 岁。2017 年 1 月 16 日初诊。

家长述患儿扁桃体发炎伴夜间打鼾 2 年余，每隔 3 月左右出现扁桃体发炎一次，扁桃体发炎时于当地医院行静脉点滴治疗，未服用药物。建议行手术切除扁桃体，家长不愿意接受手术治疗。目前情况：咽部干涩不利，刺痛胀痛，咳嗽痰白。检查见：喉关暗红，双侧扁桃体 Ⅲ度肿大，色暗红，表面凹凸不平，隐窝内有黄白点，舌质暗红，苔黄白腻，脉细滑。

诊断：乳蛾，小儿鼾症。

辨证：痰瘀互结，火热上炎。

外治：啄治法。

内治：活血化瘀祛痰，清热解毒利咽。处方：金银花 21g，蒲公英 15g，玄参

12g，浙贝母 15g，僵蚕 15g，桔梗 12g，桃仁 9g，红花 9g，赤芍 12g，柴胡 9g，枳壳 12g，玄参 12g，半夏 9g，陈皮 9g，茯苓 12g，瓜蒌 12g，甘草 3g。水煎服，每日 1 剂。

医嘱：避风寒，饮食宜清淡，忌牛羊肉、肥甘厚腻及鱼腥。

2017 年 1 月 22 日复诊：咽部干涩减轻，偶有刺痛胀痛，患儿打鼾症状减轻，检查见双侧扁桃体Ⅱ度肿大，色暗红，表面不平。舌暗红，苔白，脉滑。继续啄治法治疗，中药上方去金银花、蒲公英，继服 7 剂。医嘱同前。

2017 年 1 月 29 日三诊：咽部偶有异物感，未出现刺痛，有时发胀，打鼾症状继续减轻，检查见双侧扁桃体Ⅱ度肿大，色暗红，表面不平。舌红，苔白，脉细。继续啄治法治疗，因患儿服药困难，中药停用，医嘱同前。

给予扁桃体啄治 4 次后，患儿咽部无明显不适，侧卧时已不打鼾，检查见双侧扁桃体Ⅱ度肿大，色淡红，表面不平。再行扁桃体啄治 4 次后，症状完全消失，不再打鼾，双侧扁桃体Ⅰ度肿大，临床治愈。随访 6 个月症状无复发。

按：喉核肿大达Ⅲ度，色暗红，喉核肥大质韧，表面凹凸不平，此时药物治疗多不能见效，西医多采取扁桃体手术摘除方法，但却以造成患儿免疫缺失为代价，尤其在儿童免疫激发期，扁桃体的免疫功能对患儿非常重要。啄治法通过在喉核表面及隐窝口处行多次雀啄样动作，使隐窝口彻底开放引流，喉核逐渐缩小，并消除咽喉不适的症状，根治病灶，从而免于手术。

案二　隐匿型乳蛾

患儿，男，5 岁。2016 年 8 月 24 日初诊。

母亲代述反复扁桃体发炎伴异物感 2 年余，每月发作 1～2 次，期间多发高烧，每次都是发热迅速，且是瞬间高热达 39～40℃，发热前扁桃体不大，多在Ⅰ度，于当地医院行抗生素点滴后高烧退下，但容易复发，西医院建议行手术切除扁桃体。目前患儿为发热消退之后第 4 天。检查见：双侧扁桃体Ⅰ度肿大，色暗红，咽隐窝内有黄白点。舌质红，苔少中间略黄，脉细滑数。

诊断：乳蛾。

辨证：肺肾阴虚，火热上炎。

外治：啄治法。

内治：清热解毒利咽，兼滋肺肾清虚热。处方：金银花 21g，蒲公英 15g，石膏（先煎）15g，知母 12g，百合 12g，麦冬 12g，玄参 12g，青蒿 15g，茵陈 15g，浙贝母 15g，僵蚕 15g，桔梗 12g，甘草 3g。水煎服，每日 1 剂。

医嘱：避风寒，饮食宜清淡，忌牛羊肉、肥甘厚腻及鱼腥。

2016 年 8 月 26 日复诊：咽部异物感，出现发热，体温达 39.4℃，检查见双侧扁桃体Ⅱ度肿大，色红，咽隐窝有较多分泌物。舌红，苔黄，脉滑数。暂停啄治法治疗，中药上方石膏改为 20g，加连翘 15g，白花蛇舌草 18g，继服 4 剂。医嘱同前。

2016 年 8 月 31 日三诊：咽部异物感，未出现发热，检查见双侧扁桃体Ⅰ度肿大，色红，咽隐窝未见分泌物。舌淡红，苔白，脉细数。继续啄治法治疗，中药上方去石膏、连翘、白花蛇舌草，继服7剂，医嘱同前。

2016年9月7日四诊：咽部异物感减轻，未出现发热，检查见双侧扁桃体Ⅰ度肿大，色淡红，表面不甚平，咽隐窝未有分泌物。舌淡红，苔白。继续采用啄治疗法，停止服用中药。

2016年9月14日五诊：咽部无不适，未出现发热，检查见双侧扁桃体Ⅰ度肿大，色淡红，表面因啄治后显得不甚平，咽隐窝未有分泌物。舌淡红，苔白。继续啄治，停止服用中药。

予扁桃体啄治4次后，患儿偶有发热症状，咽部异物感消失。继续再行扁桃体啄治4次（每周1次）后，症状完全消失，临床治愈。随访6个月症状无复发。

按：乳蛾的发病虽有外因之外邪侵袭，然内因之脏腑功能失调是主要原因。其特点就是容易反复发作。其中有一类患者，平时喉核不大，多在Ⅰ度肿大甚至不容易看到，但最易反复发作，而且起病迅速，瞬间高烧，多是脏腑功能失调，邪毒久滞喉核，导致病程迁延，反复发作。称之为"隐匿性扁桃体炎"，常常反复静点抗生素、激素却不能根治，通过啄治法配合中药辨证治疗可以根治。本例患者即是此类情况。啄治法治疗初期，仍有发热情况的出现，随着啄治法治疗次数的增加，患者病情得以控制，直至彻底治愈。

——王玉明提供

（五）古代医案

曹颖甫治乳蛾医案

王某，乳蛾双发，红肿疼痛，妨于咽饮，身热，微微恶风，二便尚自可，脉微弱，舌微绛，宜辛凉甘润法。薄荷一钱后下，杏仁三钱，连翘二钱，象贝三钱，桑叶二钱，生草钱半，赤芍二钱，蝉衣一钱，僵蚕三钱（炙），桔梗一钱，马勃八分，牛蒡二钱，活芦根一尺去节，另用玉钥匙吹喉中。按上方随意加减，可以一剂知，二剂已。蛾退之后，悉如常态。至若乳蛾渐由红肿而化为白腐，或生白点，可加玄参一味以治之，其效如神。若更由白腐而化脓，乃可用刺法，使脓出亦愈。然若早用辛凉甘润，必不至如此地步，此辛凉甘润法之所以可贵也。

其门人姜佐景按：此方脱胎于麻杏甘石汤，麻黄与二倍之石膏相配，取石膏之性及麻黄之用，不失为辛凉之剂，"温热学家用此方是师经方之法，用时方之药"。一语道破天机。可见，经典为"源"，后世的理论都是从经典发展而来的，知其源方能入其流。

当九、十月燥气当令之时，喉病常多，其轻者但觉喉中哽哽然，妨于咽饮，其略重者则咽喉两关发为乳蛾，红肿如桃，西医称此为扁桃腺肿，但须照上列方随意加减，可以一剂知，二剂已。蛾退之后，悉如常态。至若乳蛾渐由红肿化为白腐，或生白点，可加玄参一味以治之，其效如神。若更有白腐而化脓，乃可用刺法，使脓出亦愈，然使早用辛凉甘润，必不致如此地步，此辛凉甘润法之所以可贵也。

有一派喉科医生治喉，喜用苦寒之药，如板蓝根、川连、地丁、人中黄之属。服后，虽可暂折邪气，每致郁而不宣，牵延时日，甚或转变重症，至堪危虑。凡患乳蛾因服苦寒药不解，续进辛凉甘润药者，则见效必较缓，甚或初剂二剂竟毫不见效，余试之屡矣。

又有一派医生治喉，喜用重腻育阴之药，如生地、麦冬、石斛、沙参之属，竟重用至八钱一两者。以此治乳蛾，亦不能速愈。友人谢君维岐籍隶吴县，患喉痛小恙。名医与以育阴重剂，多费而少效。余卒用辛凉轻剂，一服见功，二服全愈，此辛凉甘润法之所以可贵也。辛凉甘润乃仲圣大法，温热家不过伸言之耳。

叶氏《幼科医案》曰：春月暴暖忽冷，先受温邪，继为冷束，咳嗽痰喘最多。夫轻为咳，重为喘，喘急则鼻掀胸挺。此实麻杏甘石汤之的证，使及时投以麻杏甘石汤重剂，则药到病除，何致有逆传心包之危？依佐景临床所得，本汤证以小儿患者居多，且多发在冬春之间，与夫白虎加桂枝汤证之多发于夏天及大人者，悉相反，与叶氏所言颇和，是叶氏乃明知麻杏甘石汤者也。吴氏鞠通亦知之，故虽在《条辨》上焦中焦二篇隐而不言，及在下焦篇第四十八条，即不复藏匿。曰：喘，咳，息促，吐稀涎，脉洪数，右大于左，喉哑，是为热饮，麻杏甘石汤主之。然则温热诸家果能识宜施辛凉甘润法之麻杏甘石汤证，并即以为基础，更从而变化之，扩充之，欲自成为广义之温病学说，实无疑义。惜乎不肯道破根源耳。故余敢作公平之论，曰：温热家立说并非不可，时方轻方并非全不可用，但当明其与伤寒经方间之师承贯通处，然后师经方之法，不妨用时方之药，且用之必更神验，此为亲历之事实，所可忠告于同仁者也。

——选自：《经方实验录》

（王玉明）

第三节　梅核气

梅核气是以咽部异物阻塞感为主要特征的疾病。本病为临床常见病，以成年人为多见，尤多发于中年女性，近年来男性患者发病率有增加的趋势，病程可长可短。西医对本病缺乏有效的治疗方法，而传统中医治疗本病疗效确切，具有明显的优势。

西医学的咽神经官能症、癔球症、部分咽喉反流性疾病等均可参考本病进行辨证治疗。

【历史源流】

早在《黄帝内经》中已有类似梅核气症状的记载，如《素问·咳论》说："心咳之状，咳则心痛，喉中介介如梗状。"这里描述的"心咳"系列症状中，有咽喉梗阻感的症状。在《灵枢·邪气脏腑病形》中又说："胆病者，善太息……心下澹澹，恐人将捕之，嗌中吤吤然，数唾。"此系"胆病"所致的咽喉梗阻感。《黄帝内经》所描述的"喉中介介如梗状""嗌中吤吤然"类似于后世所称的"梅核气"。

汉代，《金匮要略·妇人杂病脉证并治》有"妇人咽中如有炙脔"的记载，生动地描述了梅核气的症状特点，而且还提出用"半夏厚朴汤"进行治疗，该方剂后来成为治疗梅核气的经典方剂，一直沿用至今。

北宋时期，朱肱撰写的《南阳活人书》首次出现"梅核气"这个病名，并描述了梅核气的症状特点："梅核气……塞咽喉，如梅核絮样，咯不出，咽不下。"同一时期，《太平惠民和剂局方·卷四》则收录了由半夏厚朴汤演化而来的治疗梅核气的另一首著名方剂四七汤："四七汤，治喜怒忧思悲恐惊之气结……或如梅核，在咽喉之间。"南宋时期杨仁斋的《仁斋直指方》指出了"男女或有咽喉间有梅核之恙者，触事勿怒，饮食勿冷"的调护方法。

明代医家对与梅核气相类似的疾病有各种描述，包括"咽喉中如有物妨""咽中如梗"等。孙一奎《赤水玄珠》对梅核气的症状和病机做了描述："梅核气者，喉中介介如梗状……痰结块于喉间，吐之不出，咽之不下者是也。"自《外科正宗》之后，各医家在著作中普遍使用了"梅核气"的病名。

对于梅核气的病因，各家认知相对比较统一。明代龚廷贤之《万病回春·卷五》所说的"梅核为病，大抵因七情之气郁结而成。或因饮食之时，触犯恼怒，遂成此症。唯妇人女子患此最多"，即是梅核气的主要病因。《古今医鉴·梅核气》指出"梅核气者……始因喜怒太过，积热蕴酿，乃成痰涎郁结，致斯疾耳"。

对于梅核气的病机，也基本延续了隋代《诸病源候论·卷三十九·妇人杂病诸候》"咽中如有炙肉者，此是胸膈痰结，与气相搏，逆上咽喉之间结聚，状如炙肉之脔也"，一般认为"梅核气乃痰气结于喉中"，并认为"此病不因肠胃，故不碍饮食；不因表邪，故无骨疼寒热"（《喉科集腋·卷下·咽喉杂症》）。但也有少数医家有不同认识，如《圣济总录·卷一百二十四》说："咽喉中妨闷，如有物者，乃肺胃壅滞，风热客搏，结于咽喉使然，故圣惠谓忧愁思虑，气逆痰结，皆生是疾。"《医宗金鉴》认为："盖因内伤七情，外伤寒冷所致。"清·张璐在《张氏医通》中说："凡膈咽之间，交通之气不得降者，皆冲脉上行逆气所作也。"冲脉气逆也是病因病机之一。唐宗海在《血证论》中说："冲脉亦挟咽中。若是冲气上逆，壅于咽中而为梅核。"则进一步明确了冲气上逆的病机。

1975年由广州中医学院主编的第三版中医院校教材《五官科学》正式将"梅核气"作为一个独立的疾病纳入教材中，并一直沿用至今。

【临床诊断】

（一）诊断要点

1. 临床特征　咽部异物阻塞感是梅核气的临床特征。患者自觉咽部如有异物阻塞，或如梅核，或如炙脔，咯之不出，咽之不下，但不妨碍饮食。在空咽或吞咽唾液时阻塞感较明显，吞咽食物反而不明显，尤其是吞咽固体食物无明显障碍。这种异物阻塞感可发生于空腹、饭后、晨起等各个时段，或呈持续性。异物感的症状时轻时重，情志不遂、饮食不当等情况下易造成症状加重。

本病病程长短不一，患者多有情志、饮食不节等病史，部分患者可以追溯到明确的情志不遂、暴饮暴食、饮食不当的病史。

2. 主要伴随症状　梅核气的主要伴随症状有两类：一类是情志相关症状，如抑郁多疑、心烦易怒、胸胁胀闷不舒、口苦咽干等；另一类是与脾胃密切相关的症状，如咯吐白黏痰、腹胀、纳呆、恶心、呃逆、反酸、便溏等。

部分女性患者在月经前后症状可能明显加重。

3. 检查　对于以咽部异物阻塞感为主诉的患者，进行咽喉部的检查是必须的，包括间接喉镜、纤维喉镜、电子喉镜等检查。支持梅核气的诊断依据是鼻咽部、口咽部和喉咽部均未见明显异常。

必要时可行颈部 CT、B 超、食道钡餐、食道镜、气管镜、胃镜等检查，以排除颈部、食道、胃等部位可能存在的器质性病变。

（二）鉴别诊断

梅核气需与喉痹、乳蛾、咽喉或食道肿瘤等疾病相鉴别。

1. 喉痹　喉痹与梅核气均可出现咽部异物感，不妨碍进食。其鉴别要点：咽部检查时，喉痹可见咽部慢性充血、暗红，悬雍垂及咽侧索增粗，喉底颗粒增生等病变；而梅核气咽部所见基本正常。

2. 乳蛾　乳蛾与梅核气均可出现咽部异物感，不妨碍进食。其鉴别要点：咽部检查时，乳蛾可见喉核肿大或干瘪，表面凹凸不平，并常有黄白色分泌物自喉核溢出；而梅核气喉核所见基本正常。

3. 咽喉或食道肿瘤　咽喉或食道的良性或恶性肿瘤亦可出现咽喉异物阻塞感，须与梅核气进行鉴别。可从症状与检查两个方面来鉴别。

从症状上看，咽喉或食道肿瘤者，咽喉异物阻塞感可妨碍进食吞咽，即在进食吞咽时咽部异物阻塞感加重；而梅核气者，进食吞咽时异物感反而减轻或者消失。这是非常重要的区别。

从检查上看，咽喉或食道肿瘤者，行咽喉或食道检查时，可见到大小不等的新生物；而梅核气者，咽喉与食道检查无明显异常。

梅核气与喉痹、乳蛾、咽喉或食道肿瘤的鉴别要点见表 11 - 2。

表 11 - 2 　梅核气与喉痹、乳蛾、咽喉或食道肿瘤的鉴别

鉴别要点	梅核气	喉痹	乳蛾	咽喉或食道肿瘤
共同点	咽喉异物阻塞感			
症状特点	异物感进食时减轻，空咽时加重			进食时加重
检查	咽喉及食道正常	咽部慢性充血、暗红、悬雍垂及咽侧索增粗，喉底颗粒增生等	喉核肿大或干瘪，表面凹凸不平，并常有黄白色分泌物自喉核溢出	咽喉或食道可见到大小不等的新生物

【病因病机】

正如《太平圣惠方·卷三十五·治咽喉中如有物妨闷诸方》云："亦有愁忧思虑，五脏气逆，胸膈痰结，则喉中如梗。"梅核气的病机一直贯穿着"痰、气"，因痰、气郁结，咽喉气机不利，导致异物梗塞感，但不妨碍饮食。其中，痰与脾胃密切相关，气与肝密切相关，梅核气的病机中主要病变脏腑为肝、脾。主要病因与情志不畅、饮食不节等密切相关。

1. 肝郁气滞 　因七情郁结，或情志过激，导致肝失调达，肝失疏泄则肝气郁结，气机阻滞，咽喉气机不利，发为梅核气。此病机以情志致病为特点。

2. 痰气互结 　由于饮食不节、思虑过度等原因损伤脾胃，或因肝气郁结横逆克脾导致脾虚，脾虚失运，水湿停聚成痰，痰气互结，阻碍咽喉，导致咽喉气机不利，形成梅核气。本型病机以脾胃病变为特点。

另外，梅核气患者病程一般较长，中医认为久病入络，因此对于久病梅核气的患者，可能有不同程度的气滞血瘀的病机，临床需仔细辨证，务求辨证准确，方能指导准确用药。

【辨治思路】

（一）辨证思路

梅核气的主要症状是咽喉部异物阻塞感，造成异物阻塞感的终极病机是咽喉部气机不利、升降失常，致使痰、气结聚于局部。因此，了解痰、气产生的原因就可以帮助认识梅核气的根本病机，其病机主要是肝、脾脏腑功能失调导致。因此，梅核气的辨证要点在于分清脏腑，脏腑既明，则进一步的治疗就有了恰当的方剂。

辨证应主要抓住肝郁与脾虚两个关键。

1. 肝郁 肝主疏泄，为气机之枢纽，性喜条达。当情志不畅，抑郁、多怒等导致肝气郁结，则可导致咽喉气机不利而病发梅核气。此型患者多有情志刺激因素，或有长期精神抑郁史，同时患者会兼有情志抑郁的表现，如善太息、胸闷、胁胀、脉弦等。

2. 脾虚 "咽主地气属脾土"，因为饮食、思虑等原因均可以导致脾虚，脾虚则生痰，痰浊阻碍咽喉，气机不利而病发梅核气。此型患者多有饮食不当、过度思虑等病史，同时患者会兼有腹胀、纳呆、便溏、苔腻、脉滑等。

需要注意的是，临床往往单独从肝郁或脾虚论治梅核气疗效不佳，是因为临床少见单独病机，而多相兼为病，如肝郁的同时有脾虚，气郁气滞的同时兼有痰浊、痰湿、痰瘀等，但其占比不同，临床需详加鉴别。

（二）治疗思路

尽快减轻或消除患者咽喉病异物阻塞感，并防止复发是临床治疗梅核气的主要目的和思路。鉴于本病的特点，治疗时除按照标本兼治的原则之外，在防止复发方面亦应做出指导。

1. 标本兼治 梅核气的病机本在肝、脾不调，应以疏肝、健脾为主，标在气郁气滞、痰浊，应以理气、化痰为主。同时要注意嘱患者调畅情志、合理健康饮食。只有药食合用，才能达到有效治疗梅核气的目的。对于久病患者，可适当加用活血化瘀药物，如红花、泽兰、郁金等。

2. 瘥后防复 梅核气是极易复发的疾病。其复发的原因主要与情志不畅、饮食不节（过食生冷肥甘厚腻等）有关。因此需要患者调畅情志，做到"恬淡虚无，精神内守"；饮食上以清淡为主，同时要避免过食生冷寒凉及肥甘厚腻之品。

【辨证论治】

本病多因肝脾不和，痰气郁结所致，故又有痰郁之称，属于六郁之一。《医方论》中说："凡郁病必先气病，气得疏通，郁病何有？"然解郁不离疏肝，化痰不离健脾，此乃治本之法。另外，患者多不同程度地合并焦虑、恐癌等倾向，因此需要对患者进行精神上的安慰，耐心做好解释工作，从疾病的认知到饮食精神方面的调养等均需详尽讲解，务求解除患者的精神负担。

1. 肝郁气滞

主证：咽喉异物感，如梅核梗阻，咯吐不出，咽之不下，但不妨碍饮食；咽部检查未见明显异常。全身伴见烦躁易怒，善太息，口干、口苦，胸胁胀闷等症。舌淡，舌苔薄白，脉弦。

治法及方药：疏肝理气，散结解郁。可选逍遥散加减，常用药物如柴胡、薄荷、当归、白芍、茯苓、生姜、大枣、甘草等。

加减法：气郁气滞明显者，可加香附、苏梗、陈皮、青皮等；烦躁易怒、口干口苦者，可加丹皮、栀子等；失眠多梦者，可加合欢花、远志、酸枣仁等；亦可加用越鞠丸，或加用香附、苍术、神曲、川芎、栀子等。

2. 痰气互结

主证：咽喉异物感，咯之不出，吞之不下，或有痰附感，咯吐不爽，时轻时重，或时有咳嗽痰白；咽部检查未见明显异常。全身伴见呕恶纳呆，腹胀便溏，时有嗳气，或有反酸，舌淡胖，舌苔白腻，脉弦滑。

治法及方药：行气导滞，散结除痰。可选用半夏厚朴汤（《金匮要略》）加减，常用药物如半夏、厚朴、茯苓、紫苏叶、生姜等。

加减法：精神抑郁、多疑善虑者，可合用甘麦大枣汤；胸膈满闷痰多者，可加瓜蒌、薤白等；纳呆、苔腻者，可加砂仁、陈皮、焦三仙、莱菔子等；胸胁不舒者，可加用柴胡、苏梗、枳壳等；失眠明显者，可加远志、枣仁、合欢花等；脾虚明显者，可加四君子汤；合并中阳不足之象如手足不温者，亦可用附子理中丸加减；日久兼有瘀血之象者，可以会厌逐瘀汤加减。

【外治法】

在本病的治疗中，配合适量的外治法，可以有效缓解患者咽喉部阻塞感等不适，减轻其焦虑等不良情绪，有助于提高疗效。需要注意的是，本疗法仅作为辅助治疗。

1. 吹药 将药物研磨成细末，吹布于咽喉患处，以达到清利咽喉的目的。常用的药物有冰片、硼砂等。每日吹药数次。或用青吹口散、冰硼散等市售成药，需注意，吹药时用力要轻，要求药粉均匀撒布于患处周围，吹药时注意避免患者吸气，以免将药粉吸入气管内而发生呛咳。

2. 含漱 选用适宜药物煎水作为漱口液，有清洁患处、清利咽喉的作用。常用的药物有薄荷、金银花、藿香、连翘等。每日多次。

3. 含化 将药物制成丸剂或含片，含于口内，慢慢含咽，使药物较长时间作用于咽喉处，以清利咽喉。常用药物有西瓜霜润喉片、银黄含片、牛黄益金片、草珊瑚含片、华素片等，每日多次。

4. 雾化吸入 选用有清热解毒、消肿止痛、滋润咽喉作用的药物制成溶液，通过超声雾化器或雾化吸入器将药物吸入咽喉口腔内。常用药物有荆芥、薄荷、香薷、白芷等。每日 1~2 次，或以金喉健、开喉剑等稀释后雾化吸入。

5. 贴敷法 将药物敷贴于患部或循经所取部位，常取天突穴、廉泉穴等，达到治疗目的。每日 2~3 次，每次 4~6 小时。

6. 代茶饮 可选用具有清利咽喉、疏肝解郁、滋阴润喉等作用的药物，用开水冲泡后代茶饮，不拘时饮用。常用药物有合欢花、厚朴花、白梅花、白菊花、百合等。

7. 咽部注射 先用黏膜表面麻醉剂少许喷于咽后壁，将丹参注射液、维生素 B_{12} 等，分 4~5 点注射于咽后壁黏膜下。

【针灸按摩】

1. 体针 可采用局部取穴与远端取穴相结合的方法。局部取穴为廉泉，毫针刺廉泉穴，针尖向上刺至舌根部，并令患者做吞咽动作，至异物感消失为止，常规针刺天突穴。远端取穴为合谷、内关，留针 15~30 分钟，每日 1 次。

加减：肝郁气滞为主者，可加行间、太冲；脾虚痰浊者，可加丰隆、足三里；胸胁胀痛、嗳气吞酸者，可加章门、膻中、气海；少寐心烦者，可加劳宫、神门等；纳呆脘痞者，可加足三里、中脘。

2. 灸法 适用于脾虚痰浊者，取足三里、丰隆、膻中、中脘、脾俞等穴，灸 3~5 壮，每日 1 次。

3. 耳穴贴压 可选肝、脾、内分泌、神门、咽喉等耳穴，用王不留行籽或磁珠进行贴压，每日刺激 3~5 次，每次 1~2 分钟。

4. 穴位注射 选用维生素 B_1 注射液、维生素 B_{12} 注射液、当归注射液、柴胡注射液等，取廉泉、人迎、肝俞、阳陵泉、内关等，每次选取 1~2 个穴位，每次每穴注入 0.5~1mL，2~3 日 1 次。

5. 穴位埋线

可选天突、廉泉、气海等穴位，做羊肠线埋入。

【其他疗法】

1. 心理疗法 对患者态度和蔼，耐心听取病史，了解发病原因、治疗经过及目前顾虑。留给患者"可以信赖"的印象，奠定心理治疗的基础；进行必要的体检、化验和仪器检查，既能排除器质性病变，又让患者感到医生重视自己的病，便于今后主动配合治疗；充分调动患者的主观能动性，使之正确认识和对待自己的病，消除顾虑，保持积极愉快的情绪，同时指导患者练习"静功"，结合头颈部和涌泉穴的按摩疗法，以达引导意念、调和气血、宁心安神之目的；采用恰当的暗示疗法和必要的局部治疗，以改善症状。

2. 咽喉部导引法

（1）不拘行立坐卧，随时闭目静心，待神调气定后，即行叩齿 36 次，再以舌上下左右搅动，待津液满口时进行鼓漱，然后如咽硬物状，将咽津吞下。

（2）静坐，以舌托上腭，凝神该处有一股凉水流下，待将满口时，吞下。

（3）舌头用力往后卷，有唾液即吞下。坚持数日，有一定疗效。

3. 饮食疗法

（1）玫瑰花茶：将玫瑰花瓣 3～5g，放入杯中，冲入沸水，加盖焖片刻，代茶饮。不拘时，每日 1～2 剂。能疏肝理气、养血活血。

（2）葱煮柚皮：鲜柚皮 1 个，在炭火上将外层黄棕色烧焦，刮去表层，然后放入清水中泡浸 1 日，使其苦味析出。再切块加水煮，将熟时以葱两棵切碎加入，用油、盐调味，佐膳。可以理气化痰、温中健脾。

【预防调护】

1. 给患者详细讲解梅核气的相关知识，细心开导，解除患者思想顾虑，增强治疗信心。

2. 鼓励并引导患者保持乐观向上，培养开朗、宽阔的胸怀。

3. 饮食清淡，少食肥甘厚腻与生冷寒凉食物，多吃主食。

4. 适当的体育锻炼有助于改善身体的不适，有助于缓解精神压力，进而缓解咽喉部不适的症状。

【名医经验】

（一）干祖望医案

干祖望先生认为本病发生与情志密切相关，多为肝失调达，气机郁结，或肝郁困脾，脾失运化，痰浊内生，痰气交阻，搏结咽喉所致。干老将"梅核气"分为以下类型：心怯肝郁、痰气交阻、肝失条达、肝胃失和、肝郁乘脾等证型。

1. 从肝郁治疗梅核气案

陈某，女，42 岁。1997 年 5 月 27 日初诊。

咽部异物感反复发作，干燥不适，时有烧灼感，饮水不解。腋窝及乳腺增生，再临经之前严重不适。检查：鼻，咽（－），苔薄白，脉弦细。

按：结合患者舌脉症状，考虑质禀肝急脏躁，证来肝气失柔，震火一旺，坎水难充，治当以疏肝缓急为主，拟方：柴胡 3g，白芍 10g，川楝子 10g，橘核 10g，延胡索 10g，甘草 3g，大枣 7 枚，小麦 15g，南沙参 10g，佛手 6g，7 剂。

1997 年 6 月 10 日二诊：患者服前方 7 剂，诉舌根及咽左侧不适感已缓解，干燥亦残留不甚，左肩、左腋、左上肢近段不适感仍间断发作，乳房小叶增生无变化，胃脘部胀满感，饥饱皆然。检查：鼻、咽（－），苔薄白，舌质可见浅在裂纹（进食酸碱无刺激），脉弦细。按：病因出于三宗（喉、内科、外科），证则独归肝系，木失条达，肝急脏躁，始终缠绕难驱，拟前方，并倾重于"养"肝。拟方：前方去南沙参、佛手，加白芍 10g，当归 10g，鸡血藤 10g。

1997 年 9 月 3 日三诊：患者间断服前方 4 月余，诉：咽干减轻，烧灼感消失，痰不多。刻下：舌根左侧不适，舌体活动正常，颈部仍有牵掣感，左肩、两乳小叶增生胀感，左上肢活动受牵掣。查：咽后壁暗红色，软腭小血管扩张，鼻咽部（－），苔薄白，脉细。按：水亏木旺，在咽则干，在乳则癖，肝旺津亏之下，舌根、肩颈部亦有牵掣感，治以条达肝木、扶持肾水为主。予前方去柴胡、甘草、大枣、小麦、鸡血藤、枸杞子，加熟地 10g，女贞子 10g，菟丝子 10g，白扁豆 10g，玄参 10g，7 剂。

1997 年 9 月 17 日四诊：患者服前方 14 剂，干燥稍润，左侧舌根失舒、左侧肩部牵掣感减轻。乳房小叶增生、胀感减轻，查：咽弓小血管扩张，苔薄白，脉弦细。按：病因横跨喉、外两科，实则肝气作祟，事出一宗，诊治从疏肝益肾裁方，仍有取用价值。拟：前方去菟丝子、白扁豆、玄参，加柴胡 3g，墨旱莲 10g，佛手 6g。

——选自：《百岁名医干祖望耳鼻喉科临证精萃》

按：本案患者除以咽异感症为主症之外，以乳腺增生为主要兼症，证属肝郁气滞，血行不畅。故以疏肝解郁为主，选方逍遥散加减，配合甘麦大枣汤。疏肝理气，干老喜用柴胡、川楝子、橘核、延胡索等；肝藏血，血虚则脏躁，所以在理气之时，加用养血润燥之当归、熟地、鸡血藤、二至丸等，理气而不伤阴。

2. 从六郁治疗梅核气案

熊某，男，32 岁。1992 年 9 月 4 日初诊。

喉头有堵塞感已 3 个多月。言语一多即有异物向上升起的感觉，无疼痛，纳食顺利，但大口吞咽则有些阻隔感。胸闷时作时休，钡透未见异常。平时无痰，每做重活、受凉、情绪不稳定时加重。肩、胛、胸等处有游走性疼痛。检查：咽峡弥漫性轻度充血，喉咽（－），颈（－）。舌薄苔，脉有弦意。

医案：六郁之证，杂以木失条达，同时更需考虑颈椎。暂取越鞠丸加逍遥散：柴胡 3g，白芍 6g，乌药 6g，香附 6g，川芎 3g，山楂 10g，六曲 10g，山栀 10g，枳壳 6g，佛手 5g。7 剂煎服。

1992 年 9 月 28 日二诊：药进 12 剂，堵塞感明显改善，异物上冲之感也轻了。即使大口吞咽也无阻隔之感。肩胛胸等处游走性疼痛完全消失，代之以疲劳感，形如干重活之后。检查：咽峡充血淡化而近乎正常。舌黄腻苔，脉弦。

医案：肝疏郁解，尚称一锤定音。唯痰火之郁尚感迟迟难去耳。取原方，重痰火。香附 6g，苍术 6g，山栀 10g，六曲 10g，川芎 3g，山楂 10g，枳壳 6g，柴胡 3g，苏梗 10g，香橼 5g，竹叶 10g。7 剂煎服。

——选自：《干祖望耳鼻喉科医案选粹》

按：干祖望先生认为梅核气属于郁证范畴，本例患者有六郁之象，气、血、痰、火、湿、食郁，同时杂有肝郁之象，因此治疗以越鞠丸为主，合逍遥之意。临床上气郁易解，但痰、火、湿等相对较难，故二诊加重消散痰火。病非一因所致，治宜随机而变。

（二）蔡福养医案

丁某，女，39 岁，服务员。因家务争吵，恼怒成疾，服宽胸理气药不愈。咽喉梗阻不顺，胁肋胀痛，嗳气阵作，脉弦。肝居胁下，经脉布两胁，络行喉咙之后，上入颃颡。因怒气伤肝，肝气上逆，发为本病。以疏肝理气为法，拟柴胡疏肝散。柴胡、白芍、陈皮、香附、川芎、枳壳各 9g，甘草 6g。服药 3 剂，以获肝气和降、疏泄升发之效。

——选自：《喉痹病证琐记》

按：本案梅核气的发病因恼怒而起，病因清楚，咽喉梗阻、胸胁胀痛、嗳气、脉弦等，皆一派肝郁气滞之象，故用柴胡疏肝散疏肝理气，很快获效。

（三）李淑良医案

李淑良主任认为内伤七情是梅核气的主因，但有时外感风邪往往是诱因。这在《医宗金鉴·卷四十九》中也有记载："梅核气盖因内伤七情，外伤寒冷所致。"咽异感症病机多样，梅核气以脏腑失调为本，气滞（或气逆）与痰凝为标，瘀血、阴虚、夹寒、夹热等为兼证、变证。在用药方面，应特别注意到行气解郁之品的应用。李淑良主任认为作为咽异感症之治，治气宜与治痰、湿、瘀兼顾，在治疗之初应注意祛除邪气，同时，并强调心理治疗，这样才能取得较好的疗效。

1. 清热化痰、行气利咽法治疗咽异感症

闫某，女性，55 岁。因"反复咽部异物感、吞咽不利 1 年半"就诊。

患者 1 年前因生气后出现咽部异物感，咽之不下，咯之不出，伴咽部干燥、刺激性咳嗽，但很少有咽痛。饮食时异物感减轻或消失。清晨常吐出黄色黏稠痰块，易引起恶心。曾做纤维喉镜四次均未见明显异常，经多方治疗无效。发病期间患者精神较差，焦虑情绪明显，总是怀疑自己患肿瘤，平素胸闷心烦、口干不欲饮。饮食可，大、小便正常，睡眠较差。查体：一般情况正常，甲状腺及浅表淋巴结未触及肿大，咽后壁慢性充血，咽后壁黏膜较干燥并有黄色黏稠分泌物附着，淋巴滤泡增生。舌质淡红，苔黄腻，脉弦滑。

病机分析：本患者因生气发病，病机从气郁生痰化热，痰热梗阻咽喉认识。

辨证：痰热互结。

治则：清热化痰，行气利咽。温胆汤加减。

处方：法半夏 10g，陈皮 10g，茯苓 30g，枳实 10g，竹茹 10g，苏梗 10g，炒薏苡仁 30g，杏仁 10g，荷叶 10g，黄芩 10g，生甘草 6g。

二诊时，患者服药 7 剂后诉咽喉异物感、咯痰明显减少，痰色变白，胸闷不舒、睡眠明显改善，结合舌脉，考虑其湿热减轻，故去黄芩、荷叶等清湿热之品。续服 14 剂。

——选自：《李淑良耳鼻喉科临证经验集》

按:《仁斋直指方》中有"梅核气"论述,其谓:"梅核气者,窒塞于咽喉之间,咯之不出,咽之不下,如梅核之状者是也……始因恚怒太过,积热蕴隆,乃成疠痰郁结,致有斯疾耳。"因此,治宜导痰开郁、清热顺气。方中法半夏、陈皮、茯苓、枳实行气除痰;竹茹、黄芩清胆和胃;杏仁肃肺化痰、降气以利咽喉;荷叶、薏苡仁利湿清热;苏梗行气宽胸;甘草利咽,调和诸药。

2. 燥湿化痰法治疗咽异感症

代某,女,53岁。因"反复咽异物感10年余"就诊。

患者10年前无明显诱因出现咽异物感,时有咽痛、咽干,伴咳嗽,有痰,痰量少较黏稠,不易咯出,无憋气,无发热,无鼻塞头痛,无鼻痒及阵发喷嚏,无反酸及呃逆,时有腹胀。曾在外院诊断为慢性咽炎,服用西药及中成药疗效欠佳。平素时有倦乏感,纳食可,大便干燥,夜眠欠安。查体:咽后壁充血,有散在淋巴滤泡增生,双侧扁桃体未见异常,双侧下鼻甲无肿大,双侧中鼻道无异常分泌物。舌质略暗,苔白腻,脉细滑。

分析:本患者咽痛有痰,舌质暗苔白腻,属痰湿中阻,治予燥湿化痰为法,予二陈汤合半夏厚朴汤,结合患者腹胀、咳嗽,加用左金丸以辛开苦降,蝉衣、丹皮气血双清止咳。

拟方:法半夏10g,陈皮10g,茯苓30g,苏梗10g,厚朴10g,吴茱萸9g,黄连3g,橘核10g,荔枝核10g,丹皮10g,蝉衣10g,甘草6g,14剂。

二诊:患者症状明显好转,咽异物感减轻,腹胀好转,仍时有乏力,舌质淡暗、轻度齿痕,苔白,脉细。治续以燥湿化痰。上方加炒扁豆15g,莲子肉15g。14剂,水煎服,日1剂。复诊时症状基本消失。

——选自:《李淑良耳鼻喉科临证经验集》

按:本方为二陈汤合左金丸加减。隋·巢元方《诸病源候论》指出:"咽中如有炙肉者,此是胸膈痰结,与气相搏,逆上咽喉之间结聚,状如炙肉之脔也。"方中半夏、厚朴、陈皮、紫苏梗理气化痰。黄连、吴茱萸配伍应用,二者伍用,出自《丹溪心法》左金丸,黄连清热燥湿、泻火解毒、清心除烦;吴茱萸温中散寒、下气止痛、降逆止呕。黄连苦寒泻火,直折上炎之火势;吴茱萸辛散温通,开郁散结。二药伍用,有辛开苦降,反佐之妙用。以黄连之苦寒,泻肝经横逆之火,以和胃降逆;佐以吴茱萸之辛热,从类相求,引热下行,以防邪火格拒之反应。共奏清肝和胃制酸之效,以治寒热错杂诸症。橘核与荔枝核为伍,有理气散结、散寒止痛之功。

(四) 刘静医案

刘静主任医师认为,梅核气尽管理论上讲不应该见到明显的咽喉部病变体征,但这是因为以前受设备等的限制,难以对喉部进行便捷清晰的检查,因而对胃食管反流造成咽喉部病变的认识较少,而反流性咽喉病的最常见最主要症状恰恰就是咽喉部的异物感，因此，咽喉反流是梅核气的重要原因之一。而反流是胃气上逆所致，所以本病的重要病机就是胃气上逆，同时，也与肝郁气滞、脾气虚弱等有关。因此治疗应以降胃气为顺。半夏厚朴汤证实际是咽喉反流性疾病，半夏厚朴汤是治疗梅核气、咽喉反流性疾病的有效方剂，其服药方法也是治疗的重要一环。

验案举例

张某，男，65 岁。主因"咽喉异物感 2~3 月"于 2015 年 4 月 29 日就诊。

患者 2 月余前无明显诱因开始出现咽喉异物感，不妨碍饮食，否认呃逆、反酸等症状。检查见咽部大致正常，杓区黏膜肥厚。舌红苔腻，脉沉。

中医诊断：梅核气。西医诊断：反流性咽喉炎。

辨证：脾胃虚弱，胃气上逆。

处方：清半夏 15g，厚朴 10g，紫苏梗 10g，茯苓 15g，生姜 10g，太子参 15g，炒白术 10g，炒神曲 10g，佩兰 10g，紫苏子 10g，陈皮 10g，橘核 10g，荔枝核 10g，柴胡 10g，白芍 10g，生甘草 6g。水煎服，日 1 剂，每次 100mL，温分四服，日三夜一服。

2015 年 5 月 7 日二诊：服前方 7 剂，患者诉异物感症状消失，舌略淡暗，苔薄，脉沉弱。处方：上方去佩兰、紫苏子、橘核、荔枝核；加羌活 6g，当归 10g，葛根 10g，丹参 15g，生黄芪 30g，升麻 6g，黄柏 3g，黄精 20g，7 剂，水煎服，日 1 剂，每次 100mL，温分四服，日三夜一服。

按：仲景云："妇人咽中如有炙脔，半夏厚朴汤主之。"其实，不独妇人，男性也可出现本症。其原因多与饮食、情志等有关。梅核气多因胃气上逆所致，但会兼有其他病机，如肝郁、脾虚、痰浊等；本患者治疗以降胃气为主，但同时应用疏肝、健脾等治法；七剂药后诸症消失，用药以扶正、巩固，可收全效。需要注意，对于由咽喉反流导致的咽喉病异物感，在服药方法方面，建议跟张仲景半夏厚朴汤的服药方法一致，即日三夜一服，可以有效地减轻反流，快速恢复胃气以降为顺的本质。

——刘静提供

（五）古代医案

一妇人耳鸣胸痞，内热口干，喉中若有一核，吞吐不利，月经不调，兼之带下，余以为肝脾郁结。用归脾汤加半夏、山栀、升麻、柴胡，间以四七汤下白丸子而愈。

——选自：《女科撮要》

按：妇人尤其绝经期多抑郁，肝气乘脾，肝脾不和，脾气虚弱，气机阻滞而觉若有一核，吞吐不利，气血不和则月经不调。归脾汤为治本之药，半夏降胃气，柴胡、升麻、山栀调肝气。如此则肝脾同调，气血同理。

（刘静）

第四节 喉 瘖

喉瘖是以声音嘶哑为主要特征的疾病。发病急骤、猝然声音嘶哑者，又称"暴瘖"或"急喉瘖"；缓慢起病、病程较久者，又称"久瘖"或"慢喉瘖"。喉瘖是临床常见多发病，可发生于任何年龄，教师、歌唱演员等职业用声者尤为多见。

西医学的急性喉炎、慢性喉炎、创伤性喉炎、声带黏膜下出血、声带小结、声带息肉、喉关节炎、喉肌弱症、声带麻痹等疾病可参考本病进行辨证治疗。

【历史源流】

瘖，是对声音病变的总称，古代医籍中描述声音病变的名称很多，如瘖、喑、喝、喉瘖、喑哑、声嘶、声喝、失音、卒喑、暴喑、暴哑、猝哑、久喑、哑劳、音有疾、卒失音、声哑喉、虚哑喉、暴言难、卒然无音、金伤声哑、金伤声碎、久咳声嘶等。

早在殷商时代，殷墟甲骨卜辞中已有"音有疾""疾言"的记载，这可以说是对喉瘖的最早认识。

《黄帝内经》开始用"瘖"作为病名，其中有 17 篇共 20 余处论及瘖，归纳起来有以下几点：一是对瘖病因病机的认识，实证主要与气候变化、外感及脏腑气盛有关，虚证主要是脏腑的虚衰；二是强调经络与瘖的关系，认为手少阴心经、足少阴肾经、足阳明胃经、手阳明大肠经、足太阳膀胱经、足厥阴肝经的病变可致瘖；三是关于瘖的治疗，以针刺治疗为主，针刺天突、扶突、通里、丰隆等穴位，并强调刺营放血，如刺扶突、舌本出血等，开针刺治瘖的先河。

汉代，《伤寒论·辨少阴病脉证并治》中指出咽部损伤，局部肿胀溃烂，导致不能言语、声不出者，是痰浊阻闭咽喉所致，治以苦酒汤少少含咽之，首次记载了治瘖含服方药。《金匮要略》记载："语声喑喑然不彻者，心膈间病。"

晋代，《针灸甲乙经·卷之十二》载有针刺治疗暴瘖，按适应证取穴，如"暴瘖气哽，刺扶突与舌本出血。瘖不能言，刺脑户。暴瘖不能言，喉嗌痛，刺风府。舌缓，瘖不能言，刺喑门。喉痛瘖不能言，天突主之。暴瘖气哽，喉痹咽肿，不得息，食饮不下，天鼎主之。"

隋代，《诸病源候论》中有"风失音不语候""风冷失声候""中冷声嘶候""伤寒失声候""卒失音不能语候"等篇章论述音声病变。认为"风寒客于会厌之间，故卒然无音""醉卧当风使人发瘖"，以及风冷之邪犯肺可致失音等。

唐代，《备急千金要方·卷十七》记载了用灸法治疗因肺虚"短气不得语"，取穴天井、肺俞、肝俞、尺泽、小指第四指间交脉及手十指头等穴位。《外台秘要·卷九》记载了治疗咳嗽失声方剂，如温肺敛肺开音的桂心散方、通声膏方，宣肺开音的杏仁煎方等。

宋代，《圣济总录》中除在"咳嗽门"中记载很多治瘖、声嘶的方药外，还在"卷一百二十二至一百二十四"中立有"咽喉门"论治瘖病的方药出现了较明确的"喉病声瘖"的认识，如"腑寒咽门破而声嘶""咽喉肿痛语声不出""喉痹肿盛语不出"等，并在"小儿咽喉项肿，啼声不出"中提出"小儿纯阳，尤多是疾"的观点，对认识儿童喉痹声瘖易发展为"喉风"有重要意义。宋代对瘖的治疗重视辨证选方，如《仁斋直指方·卷八》指出："心为声音之主，肺为声音之门，肾为声音之根。"若"邪气有干于心肺者，病在上脘，随证解之"，设有星姜饮、荆苏汤、木通汤、诃子汤等；若"肾气尚虚，投以地黄丸益肾"，并设有治肾虚声不出的人参平肺汤。此外，还有噙化服的玉粉丸、响圣破笛丸、百药煎。《三因极一病证方论·卷十六》指出："五脏久咳则声嘶，嘶者喉破也，非咽门病。"特别提出声嘶是喉部疾病，应与咽部疾病区别。

金元时代，一些医家着重于从火热致暴瘖论述，提到"暴瘖""声破""语声不出""声不出"等，如《素问玄机原病式·六气为病》提出"暴瘖……属于火"，并认为是由"火旺水衰，热乘金肺"所致。《儒门事亲·卷三》认为暴瘖多因"热气所致"，《兰室秘藏·卷十一》用桔梗汤治疗风热声破。

明代，《医学纲目·卷二十七》首次提出"喉瘖"病名，并将喉瘖与舌瘖分开，指出："瘖者，邪入阴部也……然有二症：一曰舌瘖，但舌本不能转运言语，而喉咽音声则如故也；一曰喉瘖，但喉中声嘶，而舌本则能转运言语也。"《景岳全书·卷十九》提出"金实则不鸣，金破亦不鸣"的理论，在卷二十八中又提出"五脏皆能为瘖"，并指出对瘖哑之病当知虚实，辨证论治甚详。《名医类案》以"声瘖"为名，全面系统地论述了病因病机、证候特点和辨证论治，并提出了著名的"五脏为瘖"及"瘖哑虚实"的辨证观点。《红炉点雪》曰："夫失音之证非一……唯痰火声嘶，则与诸证大异，何也？以水涸火炎，熏灼肺窍，金为火炼而损，由是而声夏声嘶见焉……若夫水亏火炎，金伤声碎，则犹钟磬击损，欲其如故，须复铸之。"

清代，各医家对喉瘖的论述多循前人"金实不鸣""金破不鸣"之说，如《类证治裁》曰："失音一症，亦如金实则喑，金碎则哑。"对喉瘖着重于寒热虚实辨证治疗，如对急骤而发的暴瘖，主要从风寒、风热、火热、寒包热、痰热等方面论治，对久瘖则多从肺阴虚、肾阴虚及气虚等方面论治。除内服治疗外，还有一些颇具特色的外治法，如《理瀹骈文·瘄疹》介绍用葱、姜清油炒热，遍身抹之及灯火灸法治疗瘄后失音的方法。

古代文献在论述"喉瘖"时，往往"瘖""喑"不分。在现代文献中"喉瘖""喉喑"也经常混用。1980 年全国高等医药院校第 4 版规划教材《中医耳鼻喉科学》首次以"急喉喑""慢喉喑"为病名进行介绍。1985 年全国高等医药院校第 5 版规划教材《中医耳鼻喉科学》改用"急喉瘖""慢喉瘖"作为病名。2003 年及 2007 年全国高等医药院校第 7、8 版规划教材《中医耳鼻咽喉科学》用"喉喑"作为病名，不再分急喉喑与慢喉喑。2012 年及 2016 年全国中医药行业"十二五"及"十三五"规划教材（即第 9～10 版教材）《中医耳鼻咽喉科学》确定用"喉瘖"作为正式病名。

【临床诊断】

（一）诊断要点

1. 临床特征 声音嘶哑（简称声嘶）为喉瘖必备的临床特征。声嘶的表现、起病方式及嘶哑程度的评估如下。

（1）声嘶的表现：根据声嘶的程度不同，有不同的表现形式。轻者，讲话易疲劳、不能持久，或唱歌时不能唱高音；稍重，则声音发毛、变粗，音色变为低沉；更严重一些，则声音明显嘶哑，讲话费力，甚至完全失音。

（2）声嘶的起病方式：声嘶的起病方式有猝然起病与缓慢起病两种。猝然起病者，可称为"暴瘖"或"急喉瘖"，患者突然出现明显的声音嘶哑，甚至失音，多发生在感冒后或情志抑郁或激动后，可发生于任何人；缓慢起病者，可称为"久瘖"或"慢喉瘖"，患者从声音不扬、发毛、发沙、低沉、不能持久，逐渐发展到声音嘶哑，讲话费力，直至失音，多见于职业用声者。

（3）声嘶程度的评估：声嘶程度可根据 GRBAS 嗓音评价表进行量化评分（表 11-3），分值越高表示声嘶程度越严重。

表 11-3 GRBAS 嗓音评价表

评分指标/评分标准	0 正常	1 轻度异常	2 中度异常	3 重度异常
G 总嘶哑度				
R 粗糙度				
B 气息度				
A 无力度				
S 紧张度				

2. 主要伴随症状 喉瘖除声音嘶哑外，常见的伴随症状有咽喉不适、咳嗽等。

（1）咽喉不适：在暴瘖的患者中，常易伴随咽喉疼痛，轻者感觉喉部干燥微痛，重者可出现明显的咽喉疼痛，吞咽时加重。久瘖者，常易伴随咽喉干、痒、异物感等不适，也可出现时轻时重的咽喉疼痛。

（2）咳嗽：暴瘖与久瘖均可出现咳嗽，或干咳无痰，或咳嗽多痰。咳嗽重时，可出现痰中带血丝，咳重时喉痛，嘶哑亦重。

值得注意的是，小儿患暴瘖时，往往伴有特殊的犬吠样咳嗽，喉间痰鸣，或有喝奶（水）时呛咳，重者可出现呼吸困难而导致喉风。同时可伴有发热、恶寒等症状。

3. 检查 对于以声音嘶哑为主诉的患者，咽喉部的检查是必须的，如间接喉镜、纤维喉镜或电子喉镜检查等。在有条件的情况下，还可进行动态喉镜、喉肌电图等检查。以下检查结果有助于喉瘖的诊断：

（1）喉部黏膜无明显异常，仅在发声时声门闭合不全。

（2）喉黏膜急性充血，声带肿胀。

（3）喉黏膜慢性充血，室带、声带肥厚；或喉黏膜变薄、干燥。

（4）一侧或双侧声带上有增生物，如双声带上有对称性的结节突起（声带小结），或一侧、双侧声带上有息肉、囊肿、白斑等。

（5）一侧或双侧声带运动障碍。

（二）鉴别诊断

声嘶除见于喉瘖外，还见于多种喉部疾病，如白喉、喉癣、喉瘤、喉菌等，应加以鉴别。

（1）白喉：喉瘖与白喉均有声嘶，须注意鉴别。白喉多见于小儿，有传染性，除声嘶外，全身中毒症状明显，神情萎靡，脸色苍白，易发生喉梗阻，咽喉部检查可见有不易剥落的白膜，白膜处分泌物涂片或培养可查出白喉杆菌。喉瘖以声嘶为突出症状，全身症状较轻，咽喉部无白膜。

（2）喉癣：喉癣与喉瘖均有声嘶，但喉癣除声嘶外，常伴有咽喉干燥疼痛如芒刺，检查可见喉部溃疡，多有痨瘵病史。喉瘖喉部检查多无溃疡。

（3）喉瘤、喉菌：喉瘤、喉菌亦有声嘶，应与喉瘖相鉴别。喉瘤、喉菌者，检查喉腔可见形状不一的新生物，或触之易出血；喉瘖除可见到声带小结、息肉、囊肿等小的增生组织外，很少见到其他形状或较大的新生物。有疑问时取病变组织行病理检查有助于鉴别。

【病因病机】

《景岳全书·卷十九》提出的"金实则不鸣，金破亦不鸣"高度概括了声音嘶哑的病机，对后世医家有较大影响，以致医家普遍用"金实不鸣，金破不鸣"来概括喉瘖病机。这里用"叩金则鸣"来形容正常的发声，"实"指实证，"破"指虚证。"金实不鸣"的含义是，喉瘖实证多由外邪犯肺，或肺热壅盛，或血瘀痰凝，致声门开合不利而致；"金破不鸣"的含义是，喉瘖虚证多因脏腑虚损，咽喉失养，声门开阖不利而致。

1. 风寒外袭 喉为肺窍，乃呼吸吐纳之通道，主发声音之关要。肺主气，肺和则气充，气充则窍有所养，肺气宣畅则声出洪亮。而肺居上焦，乃娇嫩之脏，易受外邪所伤。若外感风寒，邪束肺卫，则肺气失于宣发，风寒邪气郁滞喉门；或暴吸风寒，寒邪郁阻会厌声户，均使肺气失宣，或肺气壅遏，致声户不畅，开合不利，而发为嘶哑，甚则失音。

2. 风热犯肺 外感风热，或风寒郁久化热，侵犯肺经，则肺失宣降，气机失调；或风热邪气直犯喉门，热壅结聚声户，气机不调，气血失和，致脉络壅阻而病喉痹、嘶哑。

3. 肺热壅盛 嗜食辛辣厚味，肺胃素有积热，或肺经积热；或嗜食烟酒，胸膈宿痰，复感风邪或风热，引动脏热，内外热结，热壅喉门，灼烁肌膜；或肺气壅塞，肌膜腐坏而病急喉痹。小儿脏腑娇嫩，喉器嫩弱狭小，感受外邪后，肌膜红肿易发生堵塞痰闭，而转发为喉风之症。

4. 肺脾气虚 肺主气，气乃发声之源，脾化生气血，为气之源。喉为气道，乃发声之器，气司声户之开合。若久病伤气，或久嗽耗气，或用声过度，耗伤肺气，或饥馁劳倦，致败中气，或忧思太过，致伤脾气。肺脾气虚，喉失充养，发声乏源，气虚鼓动声户无力，致声带收展乏力，声户开合失司，肌膜失泽，语出无力而语音低微，发为喉痹。

5. 肺肾阴虚 喉属肺系，肺肾同源，肺肾阴精，濡养喉器。若久病失养，或素体阴虚，或燥尘久染，或久嗽不愈，或急喉痹久用苦寒，均可耗伤阴精，使津虚不能上奉，喉失濡养，邪滞不去；阴虚生内热，虚火上炎，灼伤喉门肌膜，则肌膜红肿，久润失泽，声户开合不利，而声音不扬，语声不润，发为喉痹。

6. 血瘀痰凝 气血相关，气行则血行，气虚则血滞，气滞则血瘀，血虚则运行缓慢。若久病伤气，久咳伤络，或忧郁伤肝，气机失畅，或久病伤血，或久病伤脾，运化失司，聚生痰湿，或邪毒、余邪滞留喉门，脉络不畅，血瘀喉门，或痰阻声户，肌膜肿厚，声户开合不利，则声音嘶哑，发为喉痹。

7. 风痰袭喉 素有风痰内蕴，外邪侵袭，犯于皮毛，传于窍道；或直犯喉门，邪气来势凶猛，突聚喉门，或壅聚肺胃，引动风痰，则气不宣畅，气道不利，呼吸受阻，言语难出，发为喉痹，甚则突发为喉风之危证。

【辨治思路】

（一）辨证思路

本病主要表现为声音嘶哑，辨证首当辨其虚实。暴痹多为实邪客袭喉窍而致，久痹多因脏腑虚损，喉窍失养而致。因此，暴痹多实证，久痹多虚证。对于喉痹的患者，辨证的重点在于辨虚实，实证为金实不鸣，虚证为金破不鸣。

1. 金实不鸣 喉痹实证，多见于暴痹。由外邪侵袭，或痰热瘀阻，客于喉窍，肺气不宣，影响声门开合，而导致声音嘶哑。或为风寒，或为风热，或为痰热，或为寒包热，或为瘀血，应根据病因、病史、症状、体征详加辨别。有外感病史或过度用嗓（如大声嘶吼）者，易损伤脉络，导致外邪或瘀血滞留喉窍，引起声音嘶哑。此即所谓"金实不鸣""窍闭而瘖"。

2. 金破不鸣 喉瘖虚证，多见于久瘖。由脏腑虚损，喉窍失养而致，且多与肺、脾、肾三脏关系密切，临床常见声嘶日久不愈，并伴有脏腑虚损的相关证候。另外，中医有"久病入络""久病多瘀"之说，寒凝、热结、气滞、气虚等均可导致血瘀发生，瘀血滞留喉窍，因此，久瘖亦可见虚实夹杂之证。

（二）治疗思路

根据喉瘖的病机主要分"金实不鸣"与"金破不鸣"两大类，相应的治疗亦分为祛实邪与补虚损两大类。

1. 祛实邪 导致壅闭喉窍的实邪主要有外邪、痰热、瘀血等，故祛实邪的方法主要有疏散外邪、清热化痰、活血祛瘀等。疏散外邪应注意宣肺气，化痰应注意健脾胃，活血应注意疏肝气。除内服中药外，可结合外治及针灸、按摩等方法，则收效更为快捷。

2. 补虚损 导致喉窍失养的虚损主要为肺、脾、肾三脏，因此补虚损主要应考虑三脏的虚损孰轻孰重，而给予相应的治疗。临床所见，两脏皆虚的情况较多见，如肺脾气虚、肺肾阴虚等，故健脾补肺、滋养肺肾之法较常用。

3. 治养结合 喉瘖的治疗，除应注意内治与外治相结合外，还应注意治养结合，在辨证的基础上，指导患者调整不良生活方式，才能达到彻底治愈的目的，这是中医治疗的优势所在。

【辨证论治】

1. 风寒外袭

主证：猝然声音不扬，甚则嘶哑，喉黏膜淡红肿胀，声门闭合不全。鼻塞，流清涕，咳嗽，口不渴，或恶寒发热，头身痛。舌淡红，苔薄白，脉浮紧。

治法及方药：疏风散寒，宣肺开音。可选用三拗汤合六味汤加减，其中以三拗汤疏风散寒、宣肺开闭而解表；以六味汤宣肺利喉、开音疗哑。诸药合用，可以疏散风寒，宣通肺气，化痰止咳，开喉宏声。常用药物如麻黄、杏仁、甘草、荆芥、防风、桔梗、僵蚕、薄荷等。

加减法：声嘶甚者，可加木蝴蝶、石菖蒲等；鼻塞者，可加白芷、辛夷花等；咳嗽声浊较重者，可加紫菀、枇杷叶等；若恶寒发热明显者，宜重用麻黄，助以桂枝、荆芥以调和营卫、宣通阳气而发散风寒。或用荆防败毒散加减。

2. 风热犯肺

主证：声音不扬，甚则嘶哑，喉黏膜及声带红肿，声门闭合不全。咽喉疼痛，干痒而咳，或发热微恶寒，头痛。舌质红，苔薄黄，脉浮数。

治法及方药：疏风清热，利喉开音。可选用疏风清热汤加减，常用药物如连翘、金银花、桔梗、薄荷、竹叶、生甘草、荆芥穗、淡豆豉、牛蒡子等。

加减法：声嘶甚者，可加蝉蜕、木蝴蝶、胖大海等；痰黏难出者，可加瓜蒌皮、杏仁以化痰；咳嗽者，可加浙贝母、前胡等。

3. 肺热壅盛

主证：声音嘶哑，甚则失音，喉黏膜及室带、声带深红肿胀，声带上有黄白色分泌物附着，闭合不全。咽喉疼痛，咳嗽痰黄，口渴，大便秘结。舌质红，苔黄厚，脉滑数。

治法及方药：清热泻肺，利喉开音。可选用泻白散加减，常用药物如金银花、连翘、黄连、黄芩、射干、板蓝根、山豆根、玄参、赤芍、甘草等。

加减法：咳嗽痰多者，可加瓜蒌仁、浙贝母、天竺黄、竹茹等；声嘶甚者，可加蝉蜕、木蝴蝶、胖大海等；大便秘结者，可加大黄、枳实等。

4. 肺脾气虚

主证：声嘶日久，语音低沉，高音费力，不能持久，劳则加重，喉黏膜色淡，声门闭合不全。少气懒言，倦怠乏力，纳呆便溏，面色萎黄。舌淡胖，边有齿痕，苔白，脉细弱。

治法及方药：补益肺脾，益气开音。可选用补中益气汤加减。常用药物如黄芪、人参、当归、橘皮、升麻、柴胡、白术、甘草等。

加减法：声嘶甚者，可加诃子、石菖蒲等；咳嗽痰多者，可加半夏、茯苓、紫菀、款冬花等；纳呆、便溏者，可加砂仁、半夏、扁豆等。

5. 肺肾阴虚

主证：声音嘶哑日久，喉黏膜及室带、声带微红肿，声带边缘肥厚，或喉黏膜及声带干燥、变薄，声门闭合不全。咽喉干涩微痛，干咳，痰少而黏，时时清嗓，或兼颧红唇赤、头晕、虚烦少寐、腰膝酸软、手足心热等症状。舌红少津，脉细数。

治法及方药：滋阴降火，润喉开音。可选用百合固金汤加减，常用药物如熟地、生地、当归身、白芍、桔梗、玄参、贝母、麦冬、百合、甘草等。

加减法：虚火旺者，可加黄柏、知母等以降火坚阴；若盗汗多，夜梦甚，可加五味子、生龙骨等以敛阴止汗、宁心消梦；若喉干痒咳明显者，可加蝉蜕、杏仁等以宣肺止咳而清音；若声带边缘增厚者，可加丹参，配玄参以活血散结；若以声嘶、咽喉干痒、咳嗽、灼热感为主的阴虚肺燥之证，宜用甘露饮以生津润燥。

6. 血瘀痰凝

主证：声嘶日久，讲活费力，喉黏膜及室带、声带暗红肥厚，或声带边缘有小结、息肉。喉内异物感或有痰黏着感，常需清嗓，胸闷不舒。舌质暗红或有瘀点，苔腻，脉细涩。

治法及方药：行气活血，化痰开音。可选用会厌逐瘀汤加减。常用药物如当归、赤芍、红花、桃仁、生地、枳壳、柴胡、桔梗、甘草、玄参等。

加减法：若气滞重者，加香附、郁金、丹参、陈皮等以理气行气、活血化瘀；若痰多者，可加贝母、瓜蒌仁、海浮石等；若气虚明显者，加党参、黄芪以益气补气；若兼肺肾阴虚者，可配合百合固金汤加减；若兼肺脾气虚者，可配合补中益气汤加减。若声带、室带肥厚明显者，可加昆布、夏枯草、桃仁等以散结破瘀。

7. 风痰袭喉

主证：猝然声音嘶哑，甚则失声，咳嗽气急，或咳声如犬吠，夜半症重，喉痛剧烈，吞咽痛甚，饮水呛喉。检查见喉间肌膜苍白水肿，会厌苍白透红丝。舌质红，苔黄，脉滑数。

治法及方药：疏风解毒，涤痰开窍。可选用清气化痰丸合麻杏石甘汤加减。常用药物如黄芩、瓜蒌、半夏、石膏、胆南星、杏仁、陈皮、枳实、茯苓等。

加减法：若壮热、吞咽剧痛者，为里热炽盛，症状较重，可加黄连解毒汤以加强泻火解毒之力。

【外治法】

1. 含噙法 选用具有清利咽喉的中药制剂含服，有助于消肿止痛开音。

2. 蒸汽吸入 根据不同证型选用不同的中药，水煎，取过滤药液进行蒸汽吸入。如风寒袭肺者，可用紫苏叶、香薷、蝉蜕等；风热犯肺或肺热壅盛者，可用柴胡、葛根、黄芩、生甘草、桔梗、薄荷等；肺肾阴虚者，可用乌梅、绿茶、甘草、薄荷等。

3. 离子导入法 用红花、橘络、乌梅、绿茶、甘草、薄荷水煎取汁，进行喉局部直流电离子导入治疗，有利喉消肿开音的作用。

4. 吹药法 将药物制成极细粉末，装入特制喷撒瓶中，喷撒咽喉进行治疗，有局部药物浓度高、疗效显著、副作用小的特点，常用药物如西瓜霜、双料喉风散、雄黄巴豆散、雪梅散及飞仙散等。

5. 贴敷法 取麝香跌打风湿膏或关节镇痛膏，或伤湿止痛膏，贴于颈正中喉部，有利于舒筋活络、调和气血。

【针灸按摩】

1. 体针 可采用局部与远端取穴相结合的方法。

局部取穴：人迎、水突、廉泉、天鼎、扶突。

远端取穴：病初起者，可取合谷、少商、商阳、尺泽，用泻法；病久者，若肺脾气虚可取足三里，若肺肾阴虚可取三阴交。

用平补平泻法；或实证用泻法，虚证用补法。

2. 刺血法 用三棱针刺两手少商、商阳、三商（奇穴，别名大指甲根）、耳轮

1~6 等穴，每穴放血 1~2 滴，每日 1 次，有泄热开窍、利喉开音的作用，适用于喉痹实热证。

3. 耳针或耳穴贴压　取咽喉、声带、肺、大肠、神门、内分泌、皮质下、平喘等穴。脾虚者，加取脾、胃；肾虚者，加取肾。每次 3~4 穴，针刺 20 分钟。病初起，每日 1 次，久病，隔日 1 次，也可用王不留行籽或磁珠贴压，每次选 3~4 穴。

4. 穴位注射　取喉周穴位如人迎、水突、廉泉，每次选 2~3 穴行穴位注射，药物可选用复方丹参注射液、当归注射液、维生素 B_{12} 等，每次注射 0.5~1mL 药液。

5. 按摩疗法

（1）失音按摩法：取穴以人迎、水突、局部敏感的压痛点及咽喉部的三条侧线为重点。

第一条侧线：喉结旁开 1 分处直下；第三条侧线：喉结旁开 1.5 寸旁开直下；第二条侧线：第一条侧线与第三条侧线中间直下。

操作时患者取坐位或仰卧位，术者在患者咽喉部三条侧线用一指推法或拿法，往返数次，也可配合揉法。然后在人迎、水突、局部敏感的压痛点采用揉法，手法要求轻快柔和，不可粗暴用力。

（2）喉痹咽喉疼痛按摩法：手法为一指推、拿及揉法。取风池、风府、天突、曲池、合谷、肩井等穴。

操作时患者取坐位者，用按揉法在风池、风府、天突、曲池、合谷、肩井等穴施治；取仰卧位者，先在喉结两旁及天突处用推拿或一指推、揉手法，上下往返数次。

6. 艾灸疗法　取人迎穴，艾炷悬灸，每日 1 次，5 次为一疗程。

【其他疗法】

1. 嗓音训练　对喉痹患者，可采用嗓音训练的方法，改善发声技巧，达到治疗目的。具体方法参见第七章第四节。

2. 磁疗　取喉周穴位，如人迎、水突、廉泉，每次选 2~3 穴，贴放磁片，或加用电流，每次 20 分钟。

3. 激光照射疗法　取喉周穴位，如人迎、水突、廉泉等，每次选 2~3 穴，用氦-氖激光局部直接照射。

【预防调护】

1. 患病期间宜少讲话，注意声带休息。

2. 职业用声者应注意发声方法，改善发声技巧，进行发声训练：运用正确呼吸"控制呼气慢出"；加强腹肌力量，运用"丹田气"发声；改善共鸣腔，提倡"颈后用劲"，将"声音送出"而不是"喊出"。

3. 加强体质锻炼，吸收新鲜空气，以提高上呼吸道的适应能力，减少感冒，预防喉病的发生。

4. 在噪声大的工作环境下要少说话，可用手势代替，避免粉尘及有害化学气体的刺激。

5. 注意早睡早起，饮食有节，节制肥甘厚腻及生冷寒凉之品，戒烟酒。

6. 举重物或解大便时，勿屏气太猛及过久，以免声带过于紧张用力。

7. 积极治疗邻近器官病变，对于鼻、鼻窦和咽部的疾病，应及时治疗；改善全身状况，治疗系统慢性病，顾护正气。

【名医经验】

（一）干祖望医案

1. 小儿喉瘖案

邓某，女，4 岁。1985 年 7 月 5 日。

起病 3 天，声音嘶哑。于当地儿童医院直接喉镜检查：声门水肿，充血。舌淡苔薄，脉未诊。

处方：蝉衣 3g，射干 3g，甘草 3g，薄荷（后下）3g，桔梗 6g。5 剂煎服。

二诊：7 月 11 日。药进 5 剂，发音已基本正常，音由哑转清。处方：蝉衣 3g，桔梗 6g，玉蝴蝶 2g，甘草 3g，莱菔子 10g，5 剂煎服。

——选自：《干祖望医案》

按：本案系风邪外袭所致喉瘖，用疏风散邪、宣肺开音之法，取得了较好的疗效。

2. 活血化瘀治疗声带息肉案

周某，男，57 岁。1983 年 6 月 2 日初诊。

声音嘶哑，已历数月，自知多言所致。喉间胀滞不舒，频频清嗓，但无痰咯。曾在某医院就诊为"右侧声带息肉"，但手术摘除两次均未成功。

诊查：咽黏膜轻度充血，会厌较肥厚，声带暗红，右侧声带边缘前、中三分之一交界处有一息肉，半粒米大，色微红，基底广泛，声门闭合不严，舌苔如常，脉有涩意。

处方：酒制地鳖 10g，醋炒鳖甲 10g，炮山甲 10g，僵蚕 10g，柴胡 6g，桃仁 10g，三棱 5g，莪术 5g，落得打 10g，蝉蜕 3g。10 剂煎服。

二诊：上方药服 10 剂，患者声渐亮朗，复查声带息肉明显缩小。原方加毛慈菇 10g，继进 10 剂。复查声带已如常人，咽喉诸症逐一告退，发音清亮。

——选自：《干祖望医案》

按：干老从"肝生筋"理论出发，提出"声带为筋，当肝所主"的论点，为理气化瘀治疗声带疾患的方法正名。干老用三甲，专取其直入肝经，散血祛瘀之能，并加以清热活血开音之药将有形之息肉化为乌有。

（二）王德鉴医案

中药治疗喉部曲菌感染案

王某，女，31 岁。1983 年 9 月 9 日初诊。

患者于 2 个月前因工作时不慎吸入较多生铁粉尘，当时即感鼻痒、喷嚏、喉痒，3 天后出现声嘶失音，伴咳嗽。2 个月来经多方求治，曾用磺胺增效剂、红霉素、泼尼松口服，庆大霉素喷雾剂喷喉及中药养阴清热剂等治疗，未见明显好转。同年 9 月 2 日在某医学院附院行声门区组织病理活检，确诊为喉部慢性炎症合并曲菌感染。

诊见：声嘶明显，声音不扬，呈耳语状，说话费力，咳嗽痰黏难咯，头顶部重坠感，恶心欲吐，胸闷，舌淡红，苔黄白，脉濡。既往有慢性胃肠炎病史，每于饮食不节而复发。全身检查无异常，呼吸吞咽正常，X 线胸透无异常。

专科检查：双侧声带肿胀、色灰白无光泽，尤以左侧声带为甚，有白色膜状物覆盖，声门闭合不全。

西医诊断：慢性喉炎合并喉部曲菌感染。

中医诊断：喉瘖。

辨证：脾虚湿困，痰浊困喉。

治法：健脾利湿，化痰消肿开音。

处方：拟白术泽泻汤合平胃散加味。白术、泽泻、怀牛膝、法半夏各 15g，厚朴、苍术各 12g，茯苓 20g，陈皮、木贼、蝉蜕各 10g。3 剂，每天 1 剂，水煎服。另予以中药超声雾化剂喷喉，处方：荆芥、藿香各 10g，薄荷、甘草各 6g。每天 1 剂，水煎取液 60mL，每天分 2 次超声雾化喷喉。

9 月 15 日二诊：咳嗽减，声嘶如前，行纤维喉镜检查示：双侧声带肿胀、肥厚，覆有少许白色分泌物，闭合欠佳。拟陈夏六君子汤加桔梗、玄参、蝉蜕、木贼等。

9 月 24 日三诊：近 2 天咳嗽较剧，影响睡眠，痰黏少，胸闷，胃纳一般，舌淡红、苔白微腻，脉弦滑。肺部听诊正常。治以止咳化痰，方用止嗽散加减。处方：紫菀、法半夏、茯苓、麦冬各 15g，百部、前胡、葶苈子、瓜蒌仁各 12g，苦杏仁、木贼、橘红各 10g。易中药喷喉处方：百部、蛇床子、乌梅、川楝子各 15g。

10 月 8 日四诊：仍少许咳嗽，出现皮肤瘙痒。中药喷喉方：蛇床子、五倍子各 30g。

10 月 13 日五诊：咳嗽愈，仍声嘶，口微干，痰黏少，舌淡红、苔白，脉细。检查：双侧声带肿胀、淡红，上覆少许黏稠白色分泌物。治宜荡涤顽痰，兼养血生津。处方：生南星（先煎）、生半夏（先煎）、茯苓、麦冬各 15g，紫苏梗 10g，厚朴、葶苈子各 12g，黄精 20g，葛根 30g，大枣 8 枚，生姜 3g。喷喉剂用 10 月 8 日方，每天 2 次。

11月1日六诊：服药2周，声嘶减轻，痰黏，无咳嗽，夜寐佳，胃纳、二便便均调。效不更方，仍守原方，随症加减，继续中药超声喷雾，并予廉泉穴埋线1次。

11月12日七诊：声嘶改善，近2天行经不畅、夹血块多，大便稍溏，舌淡红、苔薄黄，脉细。治宜理气活血、祛风通络。处方：香附12g，白芍、熟地黄、白鲜皮、生半夏、生南星、百部各15g，白附子、柴胡、当归、川芎各10g，生姜3g。6剂。喷喉方如前。

11月19日八诊：患者月经已干净，声嘶轻微，间有少许咳嗽。停服中药，用葛根60g，煎汤代茶饮，蛇胆川贝末，每次1支，每日3次，口服。继续中药喷喉。

11月29日九诊：发声正常，无咳嗽，胃纳、二便均正常。间接喉镜检查：双侧声带淡红，边缘光滑，稍增厚，白膜消失，声门闭合佳。继续服用葛根茶。

12月2日再次予以廉泉穴埋线1次。处方：生南星（先煎）、生半夏（先煎）、白鲜皮、木贼各15g，葶苈子、牡丹皮各12g，蝉蜕20g，桔梗、牛蒡子各10g，甘草6g。4剂。

1个月后随访，发音正常，未见复发。

按：喉部曲菌感染属真菌性疾病，临床较少见，西医多以抗真菌药物治疗，但副作用较大。本例患者经80余天纯中医药治疗而愈，体现了王德鉴教授丰富的临床经验和用药特色，治疗过程可分为2阶段：第一阶段，临床症状较重，如声嘶失音，声带肿胀，上覆盖白色膜样物，咳嗽痰黏，讲话费力，头顶重坠感，恶心欲吐，胸闷，舌淡红、苔白，脉细。表现为一派脾虚湿困，痰浊蕴结证。治疗以健脾利湿、化痰开音法。王教授先后选用了白术泽泻汤、平胃散、陈夏六君子汤等方。第二阶段：经治疗后患者声嘶渐减，咳嗽少，胃纳、二便均调，双侧声带仍肿胀、肥厚，但有光泽，表面覆有稠痰，声门闭合仍欠佳，舌淡红、苔白略厚，脉弦细。说明经过第一阶段的治疗调理，脾虚证渐复，但痰浊壅肺证候较明显，故治以宣肺涤痰、利喉开音。方药选用如生南星、生半夏、茯苓、厚朴、紫苏梗、生姜、葶苈子、大枣等，并加减用药：咽痒痰多加石菖蒲、白鲜皮；口干加玄参、麦冬、五味子、葛根等。在治疗过程中，王教授辨证应用中药为主，并运用了综合治疗，内治外治结合，针对局部病变，辨证应用中药雾化喷喉、穴位注射、穴位埋线等方法，取得显著疗效。突出了中医治病特色和专科特点，体现了辨证论治的灵活性。

——选自：新中医，2008，40（8）：113.

（三）王士贞医案

1. 风寒袭肺喉瘖案

张某，女，28岁。2002年7月7日初诊。

主诉：声嘶失音1天。

现病史：1天前因不慎受凉后突然声音嘶哑，咽喉微痛哽哽不利，咳嗽，微恶风寒，口干，胃纳一般，大便稍干结。

检查：咽黏膜轻度充血，双侧声带肿胀充血，闭合欠佳，舌质淡红，苔薄白，脉浮紧。

中医诊断：喉瘖。

辨证：风寒袭肺。

治法：疏风散寒，宣肺开音。

处方：荆芥 10g，防风 10g，蝉蜕 10g，僵蚕 10g，桔梗 10g，牛蒡子 10g，赤芍 10g，千层纸 10g，玄参 15g，龙脷叶 10g，甘草 5g。3 剂。每天 1 剂，水煎服。

外治法：①鱼腥草注射液 20mL，超声喷喉，每日 1 次。②清金开音片 1 瓶，含服，每次 2 片，每日 3 次。

2003 年 7 月 9 日二诊：仍声嘶，但已明显减轻，讲话声音嘶哑低沉。咳嗽，口微干，无恶寒，胃纳一般，二便正常。检查见双侧声带肿胀，充血较前减轻，闭合欠佳，舌质稍红，苔薄微黄，脉弦滑。风寒表证已除，肺中有热，治宜清宣肺中邪热、利喉开音。处方：桑白皮 15g，地骨皮 15g，蝉蜕 10g，僵蚕 10g，防风 10g，桔梗 10g，甘草 5g，千层纸 10g，杏仁 10g，枇杷叶 10g，浙贝母 10g，岗梅根 15g。3 剂。清金开音片 1 瓶，含服，每次 2 片，每日 3 次。

2003 年 7 月 11 日三诊：已无声嘶，少许咳嗽，口不干，胃纳二便调。双侧声带仍有轻度充血，呈淡红色，已无肿胀，闭合佳。舌质淡红，苔薄白，脉细滑。予清金开音片两瓶，含服。以巩固疗效，嘱注意声带休息。

按：患者感受风寒之邪，壅遏肺气，肺气不宣，风寒壅闭于喉，致声带开合不利，故猝然声音不扬，声嘶失音；寒主凝闭，气血凝滞于喉，致喉黏膜、声带肿胀较甚，声门闭合欠佳；患者微恶寒，舌质淡红，苔薄白，脉浮紧等，均为风寒在表之证。治法宜疏风散寒、宣肺开音，方用六味汤加减。防风、荆芥疏风散寒；桔梗、甘草宣肺利咽喉；僵蚕、蝉蜕、千层纸祛风痰、利咽喉、开声音；牛蒡子、玄参、赤芍、龙脷叶祛邪利咽消肿。二诊风寒表证已解，但声嘶、声带红肿、舌苔微黄，可知肺中有热，故予清肺中邪热、利咽喉，方用泻白散加减。桑白皮、地骨皮、桔梗、甘草、岗梅根清肺利咽；蝉蜕、僵蚕、千层纸、祛风化痰、利喉开音；防风、杏仁宣肺，祛除余邪；枇杷叶、浙贝母加强化痰利咽之功。

六味汤出自清代喉科专著《喉科秘旨》，由桔梗、甘草、薄荷、荆芥、防风、僵蚕六味药组成，本方药少而精，药效专一，在《喉科秘旨》中，以六味汤加减，用于治疗乳蛾、喉痹、声哑、喉风、喉痛等各种咽喉疾病。

2. 痰浊凝聚喉瘖案

黄某，男，48 岁。2018 年 3 月 20 日查房。

主管医生报告：患者因声音嘶哑 1 月余，于 2018 年 3 月 16 日入院。患者于 1 个月前感冒后出现声音嘶哑，讲话费力，咽堵塞不适感，到我科门诊诊治，3 月 16 日电子鼻咽喉镜检查报告示：双侧声带水肿，右侧声带表面欠光滑，左侧声带前中1/3见新生物，双室带未见充血，未见新生物，声门闭合欠佳。诊为左侧声带新生物性质待查，由门诊医生收入院治疗。

查房时症见：声嘶失音，讲话费力，咽喉堵塞感，咳嗽胸闷气喘，痰稠黄，口干，胃纳一般，二便尚调。患者体质壮实偏胖，面色红润，平时喜食肥甘厚腻之品。脉弦滑，舌质暗红，舌苔白厚。辨证为痰浊困聚，治疗宜化痰散结、利喉开音。

处方：法半夏10g，茯苓15g，陈皮6g，浙贝母10g，蝉蜕5g，千层纸10g，铁包金15g，猫爪草15g，枇杷叶10g，苏叶10g，龙脷叶10g，鸡内金15g，甘草6g，五指毛桃20g。6剂。

中医特色治疗：①穴位注射，取穴：廉泉、天突、双大迎；②咽喉部位穴位敷贴；③清金开音片，含服，2片，4次/日；④中药雾化喷喉。

2018年3月27日查房：声音嘶哑、咽喉堵塞感明显减轻，已无咳嗽胸闷气喘，口微干，痰微稠黄，胃纳、二便调。脉弦细滑，舌质暗红，舌苔白。处方：守3月20日方去苏叶，加毛冬青15g。3剂。建议复查电子鼻咽喉镜。

2018年4月3日查房时询问主管医师，告知：患者声音嘶哑已明显减轻，已无咽喉堵塞感，无咳嗽气喘，精神佳。于3月28日复查电子鼻咽喉镜检查报示：右侧声带前中1/3稍隆起，左侧声带前端见半透明样隆起。不必行手术，已于3月30日出院。

按：患者因感冒后，未注意调护身体，湿浊之余邪仍留滞于体内。一为肺失宣降，津液不布，聚湿生痰；二为恣食肥甘厚腻，湿浊内生。导致痰浊困结于咽喉，而致声门肿胀隆起，咽喉堵塞哽哽不利；肺脾气机不利，则胸闷咳嗽气短。故治疗以化痰浊、散结聚为主，方用燥湿化痰、理气和中之二陈汤加味，如加浙贝母、猫爪草、铁包金、枇杷叶化痰散结、理气止咳；蝉蜕、千层纸、苏叶、龙脷叶等利喉开音；鸡内金有消食化积、化坚之功。本例以内外治疗相结合而取效。（注：猫爪草、铁包金为岭南常用中草药）

3. 声带白斑术后调理案

张某，男，49岁。2015年10月21日初诊。

患者因声带白斑于2015年9月20日在我科行手术治疗，术后1月余仍声嘶失音而来诊。诊见：声嘶失音，发音困难，气短，咽喉有异物感，痰少，口淡不干，焦虑不安，胃纳一般，二便调。脉弦细滑，舌质淡胖，苔白。既往有胃手术及胆囊手术史。

检查：咽黏膜无明显充血。电子鼻咽喉镜检查报告示：双声带肿物切除术后改变，双声带充血，微肿，右声带前中1/3稍隆，声带运动正常，闭合稍差。

中医诊断：喉瘖。

辨证：肺脾气虚，气滞于喉。

治法：补益肺脾，顺气散滞，利喉开音。

处方：五指毛桃 30g，党参 20g，茯苓 15g，白芍 15g，蝉蜕 5g，木蝴蝶 10g，地龙干 10g，浙贝母 10g，法半夏 10g，陈皮 6g，砂仁（后下）6g，柿蒂 15g，枇杷叶 10g，毛冬青 15g，甘草 6g。7 剂。每天 1 剂，水煎服。

外治法：①清金开音片 2 瓶，含服，每次 2 片，每天 3 ~ 4 次；②维生素 B$_{12}$ 0.5mg + 利多卡因 5mL，穴位注射 1 次，取穴：双人迎穴、天突穴。③嘱患者自行做颈三线按摩。

2015 年 10 月 28 日二诊：仍声嘶失音，稍可开音，咽有异物感，口不干，仍有焦虑恐惧感，胃纳、二便调。脉细滑，舌质淡红，苔白。检查：咽部无明显充血。处方：五指毛桃 20g，党参 20g，茯苓 15g，白芍 15g，蝉蜕 5g，木蝴蝶 10g，法半夏 10g，陈皮 6g，砂仁（后下）6g，柿蒂 15g，枇杷叶 10g，香附 10g，远志 15g，甘草 6g。7 剂。外治法同上。

2015 年 11 月 6 日三诊：已可开音说话，但讲话仍较费力，声音稍低沉，口不干，心情已开阔，胃纳、二便调，脉细滑，舌质淡红，苔白。处方：五指毛桃 20g，党参 20g，茯苓 15g，白芍 15g，蝉蜕 5g，木蝴蝶 10g，法半夏 10g，陈皮 6g，浙贝母 10g，砂仁（后下）6g，柿蒂 15g，龙脷叶 10g，枇杷叶 10g，麦冬 15g，甘草 6g。7 剂。外治法同上。

按：患者素体虚弱，加上手术创伤，故术后恢复缓慢。其症见声嘶失音、气短无力、口淡不干、舌质淡胖、脉细等，均为肺脾气虚的表现。声带充血、肿胀，为湿浊困聚声门。患者咽喉有异物感，并感焦虑不安，为气滞气郁，气机不利之征。故证属肺脾气虚，气滞于喉。治疗重在补益肺脾，行气散滞，利喉开音。方中五指毛桃、党参补益肺脾。茯苓健脾渗湿消肿，地龙干亦为利水消肿之品，声带肿消而开音；陈皮、砂仁、柿蒂、枇杷叶、木蝴蝶等药均为理气之品，以疏理气机。其中，半夏得陈皮之助则气顺痰消；砂仁化湿醒脾、行气温中；柿蒂专入胃经，善降胃气；枇杷叶降肺胃之气；木蝴蝶入肝、胃二经，疏肝气、和胃气，又归肺经，配蝉蜕、枇杷叶清肺之余热而利喉开音。白芍敛肝和营、柔肝缓急；毛冬青为岭南常用中草药，有清肺热、通血脉、祛痰利咽喉的作用。全方补益肺脾、疏利气机、顺气下气，从而达到利喉开音的目的。本例针对术后患者的辨证治疗，也提示应注意术后调理，促进患者术后的恢复。

4. 声带白斑案

王某，男，31 岁。2017 年 8 月 31 日初诊。

主诉：咽喉微痛，咽喉哽哽不利，声音低沉，讲话费力约 3 个月。

平时痰多色白，口干欲饮，时有胃脘不适，或有饱胀打呃，胃纳欠佳，二便尚调。脉细滑，舌质淡红，苔白略厚，唇黯。检查：咽黏膜稍红。电子鼻咽喉镜检查示：双侧声带、室带表面充血，双声带肥厚增生，右侧甚，其前中 1/3 见白斑状新生物。

西医诊断：声带白斑。

中医诊断：喉瘤。

辨证：脾胃虚弱，痰湿困喉。

治法：健脾和胃，化痰开音。

处方：柴胡10g，茯苓15g，白芍15g，法半夏10g，陈皮6g，太子参15g，蝉蜕5g，木蝴蝶10g，猫爪草15g，砂仁（后下）6g，柿蒂15g，枇杷叶10g，苏叶10g，龙脷叶10g，甘草6g。14剂，水煎服。

外治法：清金开音片2瓶（本院制剂），含服，每次3片，每天3~4次。

调护：嘱忌食生冷、肥甘厚腻及过甜之食物，忌烟酒。

2017年9月20日二诊：感觉咽喉疼痛及咽喉哽哽不利症状明显减轻，讲话稍费力，痰少，口微干，胃纳一般，胃中有酸气，大便黏稀。脉细滑，舌质淡红，苔白，唇色黯。检查：咽黏膜稍红。处方：柴胡10g，茯苓15g，白芍15g，法半夏10g，陈皮6g，太子参15g，蝉蜕5g，木蝴蝶10g，猫爪草15g，砂仁（后下）6g，柿蒂15g，枇杷叶10g，龙脷叶10g，五指毛桃15g，甘草6g。14剂，水煎服。外治法：清金开音片3瓶，含服，每次3片，日3~4次。

2017年10月9日三诊：复查电子鼻咽喉镜示双声带、室带稍充血，右侧声带稍肥厚，其前中1/3见少许白斑，与2017年8月31日对比白斑减少，声带活动正常，声门闭合尚好。守上方服7剂。

2017年11月24日四诊：咽喉无明显不适，口微干，少许黏白痰，偶饭后打呃，胃纳二便常，脉细，舌质淡红，舌苔白，唇黯。复查电子鼻咽喉镜：双侧声带淡红，未见明显新生物，双侧室带未见明显充血及新生物，声带活动正常，声门闭合好。予清金开音片2瓶含服。

2017年12月13日随诊：咽喉无不适。

按：本例声带白斑患者，主要是脾气虚弱，胃气上逆，痰湿困郁声门。由于脾气虚弱，导致胃失和降而上逆，则出现胃脘不适，饱胀打呃，咽喉哽哽不利等症状；脾失健运，不能升清化浊，湿浊内生，则见胃纳差、痰多色白、舌淡苔白厚等症状。故治疗应予健脾和胃、化痰浊、散结聚、利喉开音之剂。

5. 小儿声带白斑案

罗某，女，6岁。2014年12月12日初诊。

主诉：咽喉微痛，声音嘶哑约3个月。

现病史：近3个月来咽喉微痛不适，声音嘶哑，时有"吭、喀"，口不干，胃纳一般，大便日2~3次。其父诉说患儿平时较易感冒，3岁时曾患上呼吸道感染及出血性紫癜住院治疗2次。

检查：发育中等，双鼻腔通畅，双扁桃体Ⅱ度肿大，稍潮红。电子鼻咽喉镜检查报告：双侧声带前中 1/3 见白斑样新生物，声带运动正常，声门闭合欠佳。舌质淡红，苔白，脉细。

西医诊断：声带白斑。

中医诊断：喉瘖。

辨证：脾虚肺弱，痰浊困喉。

治法：健脾益气，祛痰散结，利喉开音。

处方：五指毛桃 10g，茯苓 10g，白芍 10g，沙参 10g，百合 10g，蝉蜕 5g，木蝴蝶 10g，浙贝母 10g，灯心草 1g，扁豆花 10g，龙脷叶 10g，桔梗 10g，甘草 3g，谷芽 15g，岗梅根 10g。7 剂，每天 1 剂水煎服。并予清金开音片含服，每次 1 片，每天 3 ～ 4 次。中药雾化喷喉。

2014 年 12 月 19 日二诊：晨起仍咽微痛不适，声音嘶哑，口干，胃纳一般，二便调，脉细，舌尖稍红，苔白。处方：守上方去扁豆花、灯心草、岗梅根，加猫爪草、白鲜皮。7 剂，每天 1 剂，水煎服。配合外治法同上。

2014 年 12 月 26 日三诊：仍声嘶，咽喉微痛，口不甚干，胃纳二便调，脉细，舌质淡红，苔白。处方：五指毛桃 10g，太子参 10g，茯苓 10g，白芍 10g，沙参 10g，蝉蜕 5g，木蝴蝶 10g，浙贝母 10g，猫爪草 10g，龙脷叶 10g，炒扁豆 10g，灯心草 1g，诃子 10g，桔梗 10g，甘草 3g。14 剂水煎服，每天 1 剂，外治继续用清金开音片含服及中药雾化喷喉。

2015 年 1 月 8 日四诊：其母诉说，声嘶减轻，仍有少许咽痛，口不干，胃纳一般，大便次数较多，每天 2 ～ 3 次。舌质淡红，苔白，脉细。复查电子鼻咽喉镜检查示：双侧声带前中 1/3 见少许白色斑片状新生物附着，较前缩小。处方：五指毛桃 10g，太子参 10g，茯苓 10g，白芍 10g，蝉蜕 5g，木蝴蝶 10g，僵蚕 10g，浙贝母 10g，猫爪草 10g，龙脷叶 10g，诃子 10g，桔梗 10g，甘草 3g，竹茹 10g，陈皮 3g。14 剂，每天 1 剂，水煎服。外治法同上。

2015 年 1 月 23 日五诊：声嘶较前减轻，微咳，口干，胃纳二便调。脉细，舌质淡，舌苔白。处方：五指毛桃 10g，太子参 10g，茯苓 10g，白芍 10g，蝉蜕 5g，木蝴蝶 10g，浙贝母 10g，猫爪草 10g，毛冬青 10g，僵蚕 10g，龙脷叶 10g，桔梗 10g，甘草 3g，鸡内金 10g，灯心草 1g。7 剂，每天 1 剂，水煎服。外治法同上。

2015 年 2 月 13 日六诊：感冒数天，鼻塞，涕中带血，仍声嘶，口干，胃纳一般，二便调，脉细滑，舌质稍红，苔白。检查：双下鼻甲稍红肿，无引流，咽黏膜稍红。处方：五指毛桃 10g，太子参 10，茯苓 10g，白芍 10g，蝉蜕 5g，木蝴蝶 10g，浙贝母 10g，猫爪草 10g，毛冬青 10g，仙鹤草 10g，鸡内金 10g，桔梗 10g，甘草 3g，连翘 10g，辛夷花 10g。7 剂，每天 1 剂，水煎服。

2015 年 2 月 25 日七诊：声嘶渐有减轻，口不甚干，微咳，少许白痰，胃纳一般，二便调，舌质稍红，舌苔白。检查：咽黏膜充血轻，双扁桃体无脓点。复查电子鼻咽喉镜检查示：双侧声带稍充血，双侧声带前中 1/3 游离缘见些许白色斑片状附着，较 2015 年 1 月 8 日略有缩小，声带运动正常，声门闭合欠佳。处方：五指毛桃 10g，太子参 10g，茯苓 10g，白芍 10g，法半夏 8g，陈皮 3g，蝉蜕 5g，木蝴蝶 10g，猫爪草 10g，鸡内金 10g，浙贝母 10g，连翘 10g，毛冬青 10g，桔梗 10g，甘草 3g。7 剂，水煎服。

2015 年 3 月 4 日八诊：声嘶减轻，有痰微黄，口微干，胃纳一般，二便调，脉细，舌质淡红，苔白。处方：五指毛桃 10g，太子参 10g，茯苓 10g，白芍 10g，法半夏 8g，陈皮 3g，蝉蜕 5g，木蝴蝶 10g，鸡内金 10g，浙贝母 10g，猫爪草 10g，桔梗 10g，甘草 3g，岗梅根 10g，独脚金 5g。7 剂，水煎服。

2015 年 3 月 11 日九诊：声嘶又有减轻，口不甚干，胃纳二便调，脉细滑，舌尖稍红，苔白。检查：咽黏膜稍充血。处方：五指毛桃 10g，太子参 10g，茯苓 10g，白芍 10g，法半夏 8g，陈皮 3g，蝉蜕 5g，木蝴蝶 10g，猫爪草 10g，浙贝母 10g，毛冬青 10g，鸡内金 10g，土茯苓 10g，甘草 3g。7 剂，水煎服。

2015 年 3 月 18 日十诊：声嘶微，近日咳嗽，有痰色微黄，胃纳欠佳，大便稍溏。脉细，舌质淡红，苔白。处方：五指毛桃 10g，太子参 10g，茯苓 10g，白术 10g，法半夏 8g，陈皮 3g，蝉蜕 5g，木蝴蝶 10g，猫爪草 10g，浙贝母 10g，谷芽 10g，炒扁豆 10g，鸡内金 10g，甘草 3g，岗梅根 10g。7 剂，水煎服。

2015 年 3 月 25 日十一诊：微声嘶，晨起咽微痛，口干，痰多，咳嗽，胃纳欠佳，二便调。脉细，舌质稍红，苔白。检查：咽黏膜稍潮红。处方：五指毛桃 10g，太子参 10g，茯苓 10g，白芍 10g，蝉蜕 5g，木蝴蝶 10g，浙贝母 10g，猫爪草 10g，枇杷叶 10g，谷芽 10g，毛冬青 10g，鸡内金 10g，炒扁豆 10g，桔梗 10g，甘草 3g。7 剂，水煎服。

2015 年 4 月 1 日十二诊：声嘶微，晨起口干，有痰，胃纳二便调。脉细，舌尖稍红，苔白。检查：咽黏膜无明显充血。处方：五指毛桃 10g，太子参 10g，茯苓 10g，白芍 10，蝉蜕 5g，木蝴蝶 10g，浙贝母 10g，猫爪草 10g，枇杷叶 10g，苏叶 8g，杏仁 10g，毛冬青 10g，扁豆花 8g，灯心草 1g，甘草 3g。10 剂水煎服。

2015 年 4 月 15 日十三诊：感冒数天，鼻微塞，咳嗽，痰黄，声嘶微，口微干，胃纳一般，二便调。脉细，舌尖稍红，苔白。检查：咽黏膜稍红。处方：太子参 10g，茯苓 10g，白芍 10g，蝉蜕 5g，木蝴蝶 10g，浙贝母 10g，猫爪草 10g，辛夷花 8g，毛冬青 10g，枇杷叶 10g，杏仁 10g，龙脷叶 10g，扁豆花 8g，白茅根 10g，甘草 3g。7 剂，水煎服。外治：清金开音片 2 瓶，含服，1 片，每日 3～4 次。

2015 年 4 月 22 日十四诊：无咽痛，无明显声嘶，胃纳一般，二便调。脉细，舌质淡红，苔白。检查：咽黏膜无充血。电子鼻咽喉镜检查示：双声带轻度充血，未见新生物，活动正常，声门闭合正常。处方：五指毛桃 10g，太子参 10g，茯苓 10g，白芍 10g，蝉蜕 5g，木蝴蝶 10g，毛冬青 10g，龙脷叶 10g，枇杷叶 10g，苏叶 10g，扁豆花 10g，甘草 3g，谷芽 20g。7 服，水煎服。

2015 年 8 月 15 日随访：患儿无声嘶等症状出现，饮食、二便调。

按：患儿经 4 个多月的治疗，取得了较好的疗效。

声带白斑病，主要表现为声带表面有白斑，多见于声带的前、中 1/3 交界处，突出于声带表面，白色，扁平状。主要症状是咽喉不适，异物感，声音嘶哑。

病因病机分析：患儿平素易感冒，于 2～3 岁时曾患上呼吸道感染及出血性紫癜 2 次住院治疗，说明患儿体质较虚弱，脾虚肺弱是主要病因病机。肺气虚弱，卫外功能较弱，最易为外邪侵袭；脾气虚弱，脾气不充，运化失健，湿浊内困，导致外感之邪毒与体内之湿浊交结，困聚于声门而为病。为正虚邪实，虚实夹杂之证。

本案的治疗，重在健脾益气、祛痰散结、利喉开音。基本方：五指毛桃 10g，太子参 10g，茯苓 10g，白芍 10g，蝉蜕 5g，木蝴蝶 10g，猫爪草 10g，浙贝母 10g，鸡内金 10g，龙脷叶 10g，桔梗 10g，甘草 3g。方中五指毛桃，太子参健脾益气养阴，五指毛桃又有南芪、土黄芪之称，为岭南常用中草药，其性平，味甘微温，有健脾补肺、行气利湿、舒筋活络的作用；茯苓健脾渗湿、利水消肿；白芍敛阴和营；猫爪草、浙贝母、鸡内金为祛痰浊、散结聚之品，猫爪草味辛以散，化痰浊、消痰火之郁结之力尤胜，鸡内金还有消积滞、化坚消结之功；蝉蜕、木蝴蝶、桔梗、甘草利喉开音。

临证加减用药：如健脾补气药，除用五指毛桃、太子参外，还可以选用党参、炒扁豆之类。渗湿利湿药还可选用土茯苓、薏苡仁、灯心草、扁豆花等，扁豆花有清暑化湿的作用。祛痰散结药除用猫爪草、浙贝母、鸡内金外，也可适当选用僵蚕、法半夏、陈皮。利喉开音药蝉蜕、木蝴蝶、桔梗、甘草、诃子、枇杷叶、毛冬青、龙脷叶、岗梅根等均可选用，毛冬青、龙脷叶均为岭南常用中草药，毛冬青味辛，苦，性寒，有祛痰止咳、活血祛瘀的作用。龙脷叶味甘淡，性和平，有清热润肺、化痰止咳的作用。小儿饮食欠佳，还可选加健脾消积滞的药，如谷芽、麦芽、山楂、独脚金等。小儿用药须审慎，原则上不宜使用大苦、大寒、大辛、大热之品，以免耗伤正气。

治疗过程中，配合外治法也是重要的一环，如喉熏蒸疗法、含服法等。

——王士贞提供

（四）谢强医案

益气养阴治疗声带息肉案

邓某，女，24 岁。2003 年 12 月 14 日初诊。

患者因生气、大声讲话后出现声音嘶哑，当时未就诊，1 个月后仍声嘶，声高时费力，咽痛，咽干，口干欲饮冷水，神疲乏力，心烦少寐。检查：双侧声带中段肥厚增生，右侧明显，闭合欠佳。

诊断：喉瘖。

辨证：气阴两虚，痰热结聚。

中药处方：南沙参、肿节风、山楂各 15g，百合 12g，黄柏、乌梅、蝉蜕、薄荷（后下）、生甘草各 6g，五味子 10g。每天 1 剂，水煎取药液，分 2 次口服，服前先熏喉 15 分钟。

外治：针刺廉泉、开音 1 号穴、合谷穴，用平补平泻法，每次留针 20 分钟，隔天 1 次，10 次为一疗程。

10 天后二诊：声嘶改善，声音高时仍费力，无咽干，精神好转，舌质红，苔薄白，脉细。守原方去黄柏，加木蝴蝶 10g，仍配合针灸治疗。

2004 年 2 月 20 日复查：声带双侧边缘整齐，发育正常。随访 3 个月未复发。

——选自：新中医，2004，36（11）：64.

按：谢强老师认为本病多由脏腑虚损引起，以气阴两虚为主，气损则滞，气滞则生痰，气滞则血瘀，阴伤则虚火上炎，炼津成痰，痰瘀互结于声带所致，故本病具有本虚标实的特点，故治疗上重在益气养阴，兼清热化痰、活血散瘀。谢强老师以自制消肿散结利喉饮治疗该病，体现标本同治，且配合针刺，以疏通经气、消肿散结、利喉开音，针药合用，相得益彰，在临床上取得了显著疗效。

（五）谢慧医案

患者，女，37 岁。2013 年 9 月 3 日初诊。

声音嘶哑 4 个月。4 个月前，患者因连续 3 天大声叫卖后（售货员），声音嘶哑，患者未及时就诊，自服"润喉糖""西瓜霜"等药物治疗后稍好转，但仍然声嘶。9 月 3 号，患者顾及已声嘶 4 个月，遂来就诊。表现为声音嘶哑，久言或大声说话后加重，休息后稍好转，时有咽痒，无明显咽喉疼痛，纳眠可，小便可，大便干，舌淡红，苔白腻，脉细稍涩。间接喉镜窥及声带上有小结样突起，喉纤支镜提示舌根部少许淋巴滤泡增生，双侧声带鱼腹样增生，右侧明显，发音时活动度可，闭合欠佳。

处方：浙贝母 10g，瓜蒌皮 5g，瓜蒌子 5g，桔梗 20g，皂角刺 10g，生黄芪 30g，僵蚕 10g，薄荷 10g，全蝎 5g，天花粉 20g，五味子 5g。6 剂，水煎服，日 1 剂，日 3 次，饭后 30 分钟温服。另外甲珠粉 1g，鳖甲粉 1g，三七粉 1g，龟甲粉 1g，随药水冲服。并嘱患者尽量减少用嗓，低声说话。

2013 年 9 月 10 日二诊：声音嘶哑好转，较之前乏力感明显，稍口渴，纳眠可，大便干结减轻，舌淡红，苔白微腻，脉弱。间接喉镜仍见声带有小结样突起。

处方：竹叶柴胡 10g，生黄芪 30g，太子参 20g，牡丹皮 10g，升麻 10g，陈皮 10g，浙贝母 10g，瓜蒌仁 5g，瓜蒌皮 5g，桔梗 20g，玉竹 20g，天花粉 20g，僵蚕 10g，皂角刺 10g，三棱 5g。6 剂。继服甲珠粉 1g，鳖甲粉 1g，三七粉 1g，龟甲粉 1g，服法同前。

2013 年 9 月 17 日三诊：患者声嘶明显好转，休息后仅声音稍粗，乏力感减轻，近日胃纳稍差，偶有胃胀，眠可，二便可。舌淡红，苔白腻，脉弱稍涩。

处方：浙贝母 10g，瓜蒌皮 5g，瓜蒌子 5g，桔梗 20g，天花粉 20g，生黄芪 30g，生晒参 20g，升麻 10g，皂角刺 10g，法半夏 10g，牡丹皮 10g，薄荷 10g，木香 10g，砂仁 10g，隔山撬 20g，厚朴 10g。4 剂。继予鳖甲粉、三七粉、龟甲粉，服法同前。

2013 年 9 月 24 日四诊：声音微嘶，患者自诉上诊服药 3 天后声嘶已不明显，后因劳累，又稍反复，稍咽干，纳眠可，胃胀消失，二便调，舌淡红，苔薄白，脉弱。

处方：前方去木香、砂仁、隔山撬，生晒参增为 30g，加白芷 10g，佛手 20g，生地黄 20g。6 剂。予三七粉、龟甲粉，服法同前。

该药服完后患者诉声嘶已完全缓解。

——选自：世界中西医结合杂志，2014，9（10）：1040 - 1042.

按：声带小结、息肉之病机主在痰、瘀、虚，多为虚实夹杂之证，临床上大体分为初期、中期、后期三阶段而论治。初期多以化痰祛瘀为主，兼以扶正；中期则散邪补虚并重，补正气以促痰消瘀；后期则以扶正为主，兼以散瘀化痰。随虚实之消长调方，泻实补虚，多法并用，并强调调护，终获良效。

（谢慧　刘蓬）

第五节　喉　咳

喉咳是以阵发性咽喉奇痒、干咳连连为主要特征的疾病。本病临床上较为常见，可发生于各种年龄，病程可长可短。中医治疗此病疗效肯定，具有一定的优势。

西医学的变应性咽喉炎及以干咳为主要症状的咽喉疾病等均可参考本病进行辨证治疗。

【历史源流】

古代医籍中没有"喉咳"的病名，但中医古籍中的"干咳""呛咳""燥咳""风咳""郁咳"等与"喉咳"有相似之处。

很多医家将咽痒咳嗽责之于肺燥。如明·张介宾《景岳全书·卷十九》认为："肺属燥金，为水之母，阴损于下，则阳孤于上，水涸金枯，肺苦于燥，肺燥则痒，痒则咳不能已。"认为是阴虚肺燥而致。清代《医碥·卷二》描述咳嗽的特点："燥痒不能忍因咳，咳因痒，痒因火燥。"认为是"木火刑金而肺叶干皱则痒，痒则咳，此不必有痰，故名干咳"。在《丁甘仁医案·卷四》列有"咳呛两月，音声不扬，咽喉燥痒"医案，认为是"初起因风燥袭肺，继则燥热伤阴，肺金不能输化，津液被火炼为稠痰"而致，治以养肺疏风、清燥化痰，方用补肺阿胶汤加减。《证治汇补·八卷》中指出："外感风寒，概应温散，不知久则传里，变为郁咳。"这里所说的"郁咳"与本病相似。

也有很多医家强调喉咳与脾土的关系。如《素问·阴阳类论》云："喉咽干燥，病在土脾。"《医学心悟》谓："久咳不已，补土以生金。"《重楼玉钥·诸风秘论》又谓："咽主地气，属脾土。"故有"咽喉者，脾胃之候"之说。脾为气血生化之源，脾土失健，导致气虚、血少、津亏；脾不升清则难以上养于咽喉；津血同源，血虚则生风，而致咽痒如蚁行、干燥而引起咳嗽。

现代著名医家干祖望于 1989 年在光明中医函授大学教材《中医喉科学讲义》中首次提出"喉源性咳嗽"的概念，1999 年在《干氏耳鼻咽喉口腔科学》中分析"喉源性咳嗽"的病因主要是"很多医家不论什么感冒、咳嗽，不知解表，只懂止咳……终致浮邪不泄，兽困肺经，从此即干咳难止"。并指出："感冒、风寒咳嗽、风热咳嗽等有浮邪的急性病，总以宣散为宜，切忌收敛遏邪。"

喉咳作为病名，首见于 1997 年国家技术监督局发布的《中医临床诊疗术语·疾病部分》。2008 年熊大经主编的全国普通高等教育中医药类精编教材《中医耳鼻咽喉科学》中首次将喉咳写入教材，并将喉咳定义为"以突然和反复发作的咽喉干痒、咳嗽痰少为主要临床表现之咽喉疾病"。2016 年刘蓬主编的全国中医药行业高等教育"十三五"规划教材《中医耳鼻咽喉科学》将喉咳定义为"以阵发性咽喉奇痒、干咳连连为主要特征的疾病"。

【临床诊断】

（一）诊断要点

1. 临床特征　阵发性咽喉奇痒、干咳连连为喉咳的临床特征。

（1）咽痒、干咳：本病咽痒、干咳是相互联系的两个症状。患者突然自觉咽喉部发痒，忍不住要咳嗽，但一连咳了多声也没有什么痰咳出（无效咳嗽），干咳严重时面色红赤，咳嗽过后如常人。刚咳完，很快又因咽痒而出现难以控制的干咳。这一特点可用"咽喉奇痒、干咳连连"来形容。部分患者少量饮温水可能使症状暂时缓解，遇到风寒或刺激性气体、粉尘等可使症状加剧。

（2）阵发性：本病的另一个特点是阵发性发作。咽痒、干咳的症状来无影、去无踪，与鼻鼽的鼻痒、喷嚏发作特点有类似之处。病程可长可短，常易反复发作，迁延不愈。

2. 主要伴随症状　本病除咽痒、干咳外，常见的伴随症状有咽干不适，或有咽喉异物感，或出现频繁清嗓动作。

3. 检查　喉咳的诊断主要依据症状，检查目的在于排除其他疾病。

对于咽痒、咳嗽的患者，应常规检查咽喉部，如口咽部检查、间接喉镜检查，甚至电子喉镜（或纤维喉镜）检查，必要时可进行肺部影像学（如 X 线、CT、MRI 等）检查。

对于喉咳而言，咽喉部检查及肺部检查均无明显异常，这是与其他疾病进行鉴别的主要依据。

（二）鉴别诊断

喉咳以咽痒、干咳为主要症状，应与咽部疾病、感冒咳嗽及肺病咳嗽等三类疾病进行鉴别。

1. 咽部疾病

（1）喉痹、乳蛾：喉痹、乳蛾与喉咳均可出现咽部干痒及咳嗽，应注意鉴别。

从症状上来看，喉痹、乳蛾以咽部疼痛为主要症状，有时可出现咽干、咽痒，但极少出现刺激性咳嗽；而喉咳则主要表现为刺激性咳嗽，一般无咽部疼痛。

从检查上来看，喉痹者，可见咽部黏膜红肿、喉底颗粒增生、咽侧索增生等病变；乳蛾者，可见喉核红肿或干瘪、表面有脓性分泌物溢出；喉咳者，咽喉所见无明显异常。

喉咳与喉痹、乳蛾的鉴别要点见表 11-4。

表 11-4　喉咳与喉痹、乳蛾的鉴别要点

鉴别要点	喉咳	喉痹	乳蛾
共同点	可出现咽干、咽痒等不适		
症状特点	以刺激性咳嗽为主，无咽部疼痛	以咽部疼痛为主，极少出现刺激性咳嗽	
咽部检查	无明显异常	咽部黏膜红肿、喉底颗粒增生、咽侧索增生等	喉核红肿或干瘪、表面有脓性分泌物溢出

（2）梅核气：梅核气与喉咳均可出现咽喉异物感及咽干、咽痒，且咽喉部检查均无异常发现，应注意鉴别。其主要区别在于：梅核气以咽喉异物堵塞感为突出症状，即使伴有咽干、咽痒，也很轻微；喉咳以咽痒及刺激性咳嗽为突出症状，且具有阵发性发作的特点，咽喉异物感很轻微。

喉咳与梅核气的鉴别要点见表 11-5。

表 11-5　喉咳与梅核气的鉴别要点

鉴别要点	喉咳	梅核气
共同点	均可出现咽喉异物感、咽干、咽痒，咽喉检查正常	
不同点	突出表现为咽痒、干咳，呈阵发性发作	突出表现为咽喉异物感

2. 感冒咳嗽 喉咳以咳嗽为主要症状，应与感冒咳嗽进行鉴别。感冒咳嗽一般先有疲劳及受凉史，先出现鼻痒、打喷嚏、流清涕、鼻塞等症状，随后出现咳嗽，咳嗽多有痰，有时可伴有发热恶寒、咽痛等，病程较短，大多在 1~2 周；喉咳一般病程较长，可达数月或数年，以阵发性咽痒，刺激性干咳为主要症状，多无疲劳及受凉史，也无明显鼻部症状，部分患者发病前可有感冒病史。

喉咳与感冒咳嗽的鉴别要点见表 11-6。

表 11-6 喉咳与感冒咳嗽的鉴别要点

鉴别要点	喉咳	感冒咳嗽
共同点	咳嗽	
病史	多无疲劳及受凉史	多有疲劳及受凉史
症状特点	阵发性咽痒，刺激性咳嗽，干咳无痰，多无鼻塞、流涕及发热恶寒等症状	先有喷嚏、鼻塞、流涕等症状，再出现咳嗽，有痰，常伴咽痛、发热恶寒等症状
病程	较长	较短

3. 肺病咳嗽 很多肺部疾病以咳嗽为主要症状，应与喉咳相鉴别。

肺部疾病引起的咳嗽，一般咯出的痰较多，咯出痰以后会暂时轻松一些，除咳嗽以外，往往还伴有其他全身症状，如胸闷、气紧、气喘等，肺部听诊有异常体征，肺部影像学检查可有异常发现；喉咳一般为咽痒导致的刺激性咳嗽，干咳无痰，阵发性发作，肺部听诊及影像学检查均正常。

喉咳与肺病咳嗽的鉴别要点见表 11-7。

表 11-7 喉咳与肺病咳嗽的鉴别要点

鉴别要点	喉咳	肺病咳嗽
共同点	咳嗽	
咳嗽特点	刺激性咳嗽，干咳无痰	咳嗽痰多，咯出痰后暂时轻松
全身症状	不明显	较明显
肺部听诊	正常	呼吸音粗糙，或有干湿啰音
肺部影像学检查	正常	异常

【病因病机】

咽喉既是人体的局部组织器官，也是脏腑之外窍，由于咽喉与人体多个脏腑及多条经脉相关，故喉咳病位主要在咽喉，但与肺脾胃肝肾等脏腑关系密切。咽喉为气息出入之门、肺胃系之首。肺主皮毛，咽喉黏膜可视为肌肤的延伸。咽喉得脏腑经气之温煦，得脏腑阴液之濡润，则咽喉功能健旺，而得以保持其正常生理功能。若感受风邪，宣发不彻，或饮食失节，或病初频服凉性药、收敛药或滥用抗生素、滋补药及过食辛辣肥甘，醇酒厚味等使邪滞肺经，闭门留寇而致本病。也可因外邪入久，失治误治，久郁伤阴，阴虚火旺上灼于喉，或素体阴虚或有内热，复因外感时邪失于疏散，浮邪不得外达，导致火郁内结，旋于肺门而致本病；也可因禀质过敏，异气刺激咽喉，引起肺气上逆所致本病。《素问·太阴阳明论》曰："伤于风者，上先受之。""痒则为风"，咽痒作咳，为风邪客于咽喉所致。肺为华盖之脏，而咽喉又在肺之上端，故外邪最易侵犯。若风邪外袭，肺失宣肃，可致邪壅咽喉发病。道出了喉咳的总病机。

喉咳一症的发生，主要是感受风邪，疏解不彻，肺失宣肃，邪壅咽喉而发病。风有内外之分。外风致咳者，多为外感六淫之后，余邪夹风客于咽喉引发；内风致咳者，多为肝郁化火动风，风淫上扰咽喉所致（肝风之咳，每见咽喉作痒、气逆作咳、咳时面赤、胸胁胀痛、口干苦等症）。亦有因脏腑功能失调或素体禀赋不足，精微不能上承，咽喉失于濡养而致喉咳，其病位虽在咽喉，但涉及肺、脾胃、肝、肾等脏腑。

1. 风邪侵袭　风为六淫之首，"百病之长"。喉咳以风为先导。《素问·太阴阳明论》曰："伤于风者，上先受之。"肺为华盖之脏，而咽喉又在肺之上端，故外邪最易侵犯咽喉。若风邪外袭，肺失宣肃，可致邪壅咽喉发病。

2. 肺卫不固　咽喉与皮毛同为人体之藩篱，素体肺气虚弱，卫表不固，易遭风邪、异气侵袭，正邪相争，正不胜邪，邪滞咽喉，而发为喉咳。

3. 脾气虚弱　脾主运化，为气血生化之源，脾土失健，导致气虚、血少、津亏；脾不升清则难以上养于咽喉；津血同源，血虚则生风，而致咽痒如蚁行，干燥而引起咳嗽；咽喉失养，也易遭风邪侵袭，发为喉咳。

4. 阴虚火旺　外邪入久，失治误治，久郁伤阴、阴虚火旺上灼于喉，或素体阴虚，或有内热，复因外感时邪失于疏散，浮邪不得外达，导致火郁内结，旋于肺门；《景岳全书》云："肺苦于燥，肺燥则痒，痒则咳不能已也。"或咽干咳嗽日久，郁而化热，肾阴亏耗，无以上养咽喉，而致本病发生。

5. 瘀血阻滞　由于该病久治不愈，使机体气机运行不畅，气滞则血瘀，气血瘀阻咽喉，津不上承，则咽喉失养而病，故此类患者多伴有气血瘀阻咽喉的情况，即所谓"久病成瘀"。"瘀能致燥"，燥能生风，风可致痒，痒作即咳，而发为病。

此外饮食、情志、异气（异味、粉尘、烟味）等因素也可诱发本病。

咽喉为气息出入之门，脏腑之外窍，又在肺之上端，《素问·太阴阳明论》云："喉主天气，咽主地气。"咽喉上通天气、下通地气，为肺胃之门户，外感风邪从口鼻而入，常侵袭咽喉，致门户闭郁、肺气失宣而咳嗽。表明了咽喉与肺胃的关系。只有保持肺气正常地宣降，才得以保持咽喉功能健旺，使咽喉清利。若浊气上逆，阻塞清窍，则易致喉咳。

【辨治思路】

（一）辨证思路

喉咳是从属于呼吸系统疾病"咳嗽"的同一疾病，但呼吸系统分上呼吸道和下呼吸道，我们所说的喉咳是指上呼吸道的病变，喉咳以咽喉疾病所致的咳嗽为主，症状与下呼吸道疾病引起的咳嗽又不尽相同。虽然一般认为，喉咳的发生多因外邪犯肺，或因脏腑内伤及肺，肺气不宣，气道郁闭，腠理失司所致。临床所见喉咳多因感风邪之后，或失治误治，而使风邪疏解不彻，邪壅咽喉，肺失宣肃而致病。咽喉为肺胃所系，为肺胃之门户，外邪易袭扰咽喉部，或外邪疏解不彻，邪壅咽喉而致咳嗽。喉咳患者，以干咳、咽痒为主，据其病机的不同，若单从肺部入手而不兼顾咽喉多难收功。临床上还需根据舌脉症，尤其是主症咳嗽的特点进行综合分析，在此基础上结合对咽喉的局部辨证，才能够有的放矢，提高临床疗效。

喉咳的主要症状是阵发性咽喉奇痒、干咳连连。造成奇痒、干咳的原因是外邪、痰浊、瘀血等浊气在上，使咽喉经络不通畅，而浊气是由于脏腑功能失调所产生。因此，喉咳的症状虽表现在咽喉部，其病根实在脏腑。对于喉咳的患者，辨证的重点在于辨外邪、辨脏腑、辨虚实三个方面，这三个方面落实好了，治疗便有了方向。

1. 辨浊气 咽痒、干咳者，必然有浊气在上，常见的浊气有三大类，即外邪、痰浊、瘀血。

（1）外邪：外邪入侵多由风邪所致，而风邪入侵，必有外感症状，且病程较短。询问患者在发生咽痒、干咳之前是否有过感冒病史，有助于辨别是否为外邪入侵。《内经》云"风胜则痒"，因此咽痒多和风邪有关。风亦有内外之别，外风始受于肺，风邪循经上窜于咽喉而作痒咳嗽，此还兼有恶寒怕风、流涕、脉浮等症状，且脉浮，则基本上可以确定有外邪侵袭。

（2）痰浊：痰浊排泄不畅、停聚咽喉是导致喉咳常见的原因之一。辨别有无痰浊，主要参考两个方面：一是根据全身症状和舌象、脉象，如面色晦滞、纳呆便溏、舌淡胖有齿印、苔白厚腻，脉滑等，提示体内有痰浊之气。二是参考局部检查所见，如咽喉部检查，咽部黏膜无异常或淡白。从中医角度分析大多提示有痰浊。

（3）瘀血：《血证论》中阐发了因瘀致咳，其谓："盖人身气道不可有塞滞，内有瘀血则阻碍气道不得升降，是以雍而为咳，气雍即水雍，气即水故也。水雍即为痰饮，痰饮为瘀血所阻，则益冲犯肺经。"《仁斋直指方·血滞》："人之一身不离乎气血，凡病经多日治疗不愈，须为之调血。"这是从"瘀"方面论述的气血瘀阻咽喉，津不上承，咽喉失养，即所谓"久病成瘀"。"瘀能致燥"，燥能生风，风可致痒，痒作即咳。辨别有无瘀血，主要参考两个方面：一是根据全身症状和舌象、脉象，如咽部干涩、刺痛、异物感等症状，且舌质较暗，或有瘀点瘀斑，脉弦涩；咽喉部检查见咽部黏膜暗红、咽后壁滤泡色暗，大多提示有瘀血阻滞。

2. 辨脏腑 浊气产生于脏腑功能失调，因此，要消除产生浊气的原因，必须进一步辨别失调的脏腑。与外邪、痰浊、瘀血相关的脏腑主要有肺、脾、肝胆、肾等。

（1）肺脏失调：《素问·太阴阳明论》曰："伤于风者，上先受之。"肺为诸脏之华盖，而咽喉又在肺之上端，故外邪最易侵犯，同时本病以咽痒为主症，"无风不作痒"，痒自风来，风去痒止，肺为金脏，为诸脏之首，为娇嫩之脏，外邪侵犯，首先犯肺，故在咽喉疾病中，肺脏受累较多。肺脏病变常见有虚实两类。实证多为风邪侵袭，肺失宣降而为病；虚证多为肺脏虚损，喉窍失于滋养而为病。

1）外邪犯肺：咽喉为气息出入之门，为肺胃之外窍，乃气息出入之通道。起居不慎，冷暖失调，或过度疲劳，风热或风寒侵犯人体肺腑要冲，风邪犯肺，先及咽喉。风寒上受，肺窍不利，则咽痒；风热犯肺，肺失清肃而致咽痒、咳嗽。

2）肺脏虚损：久病失治、误治、治不得法，或过用苦寒，或滥用抗生素、激素，或病后失养，致肺脏虚损。肺虚，咽喉失于濡养，肺虚，卫表不固，外邪易犯，正虚则无力托邪外出。而使邪滞咽喉，则咽痒、咳嗽久治不愈，反复发病。循此思路进行辨证，注意询问患者是否伴有鼻塞、流涕等肺气失宣的症状，自能找到肺脏失调的证据。

（2）脾胃失调：脾胃为后天之本，主运化升清，其有对饮食水谷进行消化、吸收、布散转化等作用。《素问·经脉别论》云："食气入胃，散精于肝……饮入于胃，游溢精气，上输于脾，脾气散精，上归于肺。"水谷精微全靠脾气的输布才能到达全身。脾主升清，《临证指南医案》说："脾宜升则健。"如脾胃气虚，中气不足，气不上达，咽喉不得脏腑经气之温煦，则发为本病。

因此，脾胃失调也是最常见的原因之一。脾胃失调的证候，主要有劳则加重、神疲乏力、少气懒言、面色晦滞、纳呆便溏、胸闷脘痞等症状。

（3）肝脏病变：《素问·奇病论》说："夫肝者，中之将也，取决于胆，咽为之使。"肝脉顺喉咙之后，可见咽与肝的关系密切。

（4）肾脏失调：外邪入久，失治误治，久郁伤阴，阴虚火旺上灼于喉，或素体阴虚或有内热，复因外感时邪，失于疏散，浮邪不得外达，导致火郁内结，旋于肺门；《景岳全书》云："肺苦于燥，肺燥则痒，痒则咳不能已也。"或咽干咳嗽日久，郁而化热，肾阴亏耗，无以上养咽喉，而致本病发生。常兼有神疲消瘦、面部潮红、五心烦热、腰酸腿软等表现。

3. 辨寒热虚实 喉咳多由浊气上逆所致，但浊气之来，实由相关脏腑功能减弱所致，因此实中有虚。对于具体患者，究竟偏于实证，还是偏于虚中夹实，必须详加辨别。

（1）实证：初起多为实证，一般病程较短，多见于外邪侵袭，多为风热、风寒之邪；或慢喉痹近期多有外感病史。风邪外袭，而咽喉为气息出入之门、肺胃之外窍，风邪犯肺，多见咽痒，咽中有异物感，喉头痒甚，痒即作咳，咽痒如蚁索行，咽痒则咳剧，多呈阵发性，无痰或少痰或有少许白沫痰，咳甚则声嘶。可兼有发热恶寒，口干思饮，尿黄便干或恶寒怕风，鼻塞，流涕，咯痰稀量少，重者音哑。舌质淡红或红，舌苔薄黄或薄白润或苔白，脉浮数或浮紧。

（2）虚证：虚证者，多以肺、脾、肾虚为多。肺虚者多伴有气短乏力、舌质淡、苔薄白、脉缓弱等；脾虚者，多伴有神疲乏力、少气懒言、面色晦滞、纳呆便溏、胸闷脘痞等症状。舌淡胖有齿印、苔白或腻，脉细弱或滑细。阴虚者多伴有咽干微痛，夜间尤甚，偏肺阴虚者咽干，饮水则舒，多言则咳，咳而无痰，偏肾阴虚者咳嗽日久频作，咳声短促，尤以夜间为甚，咽干微痛，有灼热感，伴神疲消瘦、面部潮红、五心烦热、腰酸腿软。舌红或微红、苔薄少津或苔少，脉细或细弱或细数。

（3）虚中夹实：喉咳很少有单纯的虚证或实证，往往是虚中夹实较为多见。如脾虚痰浊者，因外感失治误治，或内伤饮食，使脾气虚弱，运化失司，湿聚生痰，痰阻气道，而见咽痒作咳，咳声短促，咳痰黏稠，频频"清嗓"，多伴有神疲乏力、纳呆便溏、胸闷脘痞等症状。舌淡、苔白腻，脉滑弱。气滞血瘀者多因久病使机体气机运行不畅，气滞血瘀，即所谓"久病成瘀"而见咽喉部有刺痛、烧灼感、瘙痒感等症状。病程较长的患者多属此类。

临床上应详查病症，从症求因，治疗上分清邪正虚实。抓住以上要点，辨明疾病的寒、热、虚、实，病位归于何脏何腑，便可正确处方、用药。此外还可兼顾局部症状，咽喉的检查可以作为辨病的依据。详细观察咽喉的形态、色泽以及分泌物的性状尚可提供部分辨证的参考依据，使辨证依据更加充分。

（二）治疗思路

尽快消除咽痒、干咳及其相关的伴随症状，并防止复发，是治疗喉咳的主要目的和基本思路。围绕这个目的，治疗时须考虑治本与治标两个方面。

1. 治本 由于浊气上逆是产生喉咳的根本原因，针对外邪、痰浊、瘀血等不同浊气的来源，在辨证的基础上，指导患者积极、及时地治疗上呼吸道感染。患病期间应注意戒烟酒、肥甘厚味及海腥发物，避免接触刺激性、敏感性气体，忌滥用甜味的糖浆制剂。

干祖望教授的观点是，喉源性咳嗽虽然独发于喉部，但与脏腑功能的失调是有密切关系的。中医药治疗需根据辨证而论治取效，并运用中药调动相关脏腑的功能进行整体调节，消除浊气，并防止产生新的浊气，才能达到治愈的目的。这是中医治疗喉咳的一大特色，也是中医治疗的优势所在。故《内经》云"治病必求于本""知标本者，万举万当"，此之谓也。

2. 治标 如何快速缓解症状是治疗时需要考虑的，尽快缓解咽痒、干咳的症状不仅能尽快解除痛苦，也能增强患者对治疗的信心。快速缓解症状一般可选用各种外治法。浊气分有形与无形两类，针对两类浊气可选用不同的外治法来达到治标的目的。

（1）有形的浊气：咽痒、干咳是本病的主要症状，几乎所有的喉咳患者均有咽痒、干咳。由于有因外邪侵袭而咽痒、干咳者，有因卫表不固而咽痒、干咳者，有因脏腑虚损，或脏腑功能失调而咽痒、干咳者，有因气候、饮食、情志等因素可诱发咽痒、干咳者。总之引起咽痒的原因众多，但主要是感受风邪，疏解不彻，或病初恣服糖浆及凉性药、收敛药或滥用抗生素、滋补药等，使邪滞肺经，即闭门留寇，不能外泄而困于肺经所致。或卫表不固，或脏腑虚损，邪壅咽喉，使咽喉失于濡养而致，可采用中医的开壅刺血法、灼烙法等外治法治疗咽痒、干咳，以缓解症状。

（2）无形的浊气：咽喉平时没有咽痒、干咳，只是在受异气刺激时咽喉即作痒、干咳，这是无形的浊气阻塞，使气机不畅所致，这种情况下可考虑运用含漱法、穴位贴敷等外治法来达到暂时缓解症状的目的。

【辨证论治】

1. 风邪外袭

主证：咽痒，干咳少痰，不易咯出。遇风则咽痒甚，痒即作咳，多呈阵发性，咳甚则声嘶。或有鼻流清涕，或口干思饮，舌质淡红，舌苔薄白，脉浮紧。

治法及方药：疏风散邪，利咽止咳。可选用止嗽散（《医学心悟》）加减。常用药物如荆芥、桔梗、白前、紫菀、百部、陈皮、甘草等。

加减法：兼鼻塞、流涕者，可加白芷、辛夷、防风等；声嘶者，可加胖大海、蝉蜕等；咽干不适者，可加蝉蜕、牛蒡子等。

临证参考：咽痒、干咳是喉咳的常见症状，止嗽散是治疗咳嗽的著名方剂，可用于感受风邪，肺失宣肃，邪壅咽喉的咽痒、咳嗽。但在临证时，需针对具体病因病机适当地遣方用药。故治疗风邪外袭的喉咳时，一是重在疏风祛邪，二是注意利咽止咳。风邪在表自当以疏风祛邪为主，病变部位主要在咽喉则以利咽止咳为辅。

2. 肺卫不固

主证：咽痒，干咳无痰，咳嗽遇风、冷即发，或受异气刺激咽喉即作痒干咳，阵发不止，甚则呛咳而作呕、遗溺，伴见畏风怕冷，气短懒言等症状。舌淡，苔薄白，脉弱。

治法及方药：益气固表，祛风止咳。可选用玉屏风散（《丹溪心法》）合桂枝汤（《伤寒论》）加减，常用药物如黄芪、白术、防风、桂枝、芍药、生姜、大枣、炙甘草等。

加减法：咳甚者可加用紫菀、款冬花、前胡等；短气、疲劳即作咳者，可加党参、怀山药等；咳甚则遗溺者，可加用益智仁、桑螵蛸、补骨脂等；食欲不振、便溏者，可加砂仁、石菖蒲等。

临证参考：喉咳患者因禀赋不足，而易感受风邪，如嗜食香燥之品，或因气候燥热、空气粉尘、异味气体的刺激，邪气久羁郁闭于咽喉，故见咽痒、干咳，病程可迁延数年。病邪乃禀质特异、卫表不固，自当益气固表为主，病变部位主要在咽喉则以祛风止咳为辅。

3. 脾气虚弱

主证：喉痒，痒即作咳，干咳少痰，劳则加重。可伴有神疲乏力、少气懒言、纳呆便溏、胸闷脘痞等症状。舌淡胖，有齿印，苔白或腻，脉沉细弱。

治法及方药：健脾益气，利咽止咳。可选用六君子汤（《妇人大全良方》）加减，常用药物如党参、白术、茯苓、甘草、半夏、陈皮等。

加减法：咽痒甚者，可加防风、荆芥等；纳呆、便溏者，可加砂仁、石菖蒲等；舌苔腻者，可加厚朴、苍术等。

临证参考：临床上，喉咳病位在咽喉，但与肺胃关系密切，"咽喉总络系肺胃"，因由外感失治误治，或内伤饮食，致脏腑亏损，脏腑功能失调，咽喉失于濡养而致，病情易于反复发作，缠绵难愈。病邪在脾，在脾自当健脾化痰为主，病变部位主要在咽喉则以利咽止咳为辅。

4. 阴虚火旺

主证：咽干痒不适，干咳无痰，或少痰难咯，"吭喀"清嗓不止，或灼热感，以夜间尤甚。偏肺阴虚者咽干，饮水则舒，多言则咳，偏肾阴虚者咽痒咳嗽日久频作，咳声短促，尤以夜间为甚，五心烦热，腰酸腿软。舌红或微红，苔薄少津或苔少，脉细数。

治法及方药：滋阴降火，润喉止咳。可选用百合固金汤（《医方集解》）合贝母瓜蒌散（《医学心悟》）加减，常用药物如百合、生熟地黄、麦冬、玄参、当归、芍药、贝母、桔梗、甘草、瓜蒌、天花粉等。

加减法：腰膝酸痛者可加枸杞子、黄精、杜仲、续断等；若咳而遗溺，可加入益智仁、桑螵蛸等；咽痒者可加防风、荆芥等；咳甚者可加五味子、乌梅、诃子肉等。

临证参考：因外邪入久，或失治误治，或久郁伤阴或素体阴虚或有内热，复因外感时邪失于疏散，浮邪不得外达，导致火郁内结，旋于肺门，阴虚火旺，咽喉失于滋养而致咽痒、干咳。病邪乃肺肾阴虚，自当滋阴降火为主，病变部位主要在咽喉则以润喉止咳为辅。

5. 瘀血阻滞

主证：咽痒，干咳无痰，呈阵发性、痉挛性咳嗽，或持续性咳嗽，喉部有刺痛、烧灼感，渴喜温饮。舌质较暗，或有瘀点、瘀斑，脉弦涩或细涩。

治法及方药：活血化瘀，润燥止咳。可选用桃红四物汤（《医宗金鉴·妇科心法要诀》）加减，常用药物如桃仁、红花、当归、熟地、川芎、白芍等。

加减法：咽痒甚者，可加蝉衣、干地龙等；咳甚者，可加紫菀、款冬花、前胡等；大便干结者，可加杏仁、火麻仁、厚朴等。

临证参考：久病使机体气机运行不畅，气滞则血瘀，故见气血瘀阻咽喉，瘀血阻滞，津不上承，咽喉失养，干燥而咳，即所谓"久病成瘀"。"瘀能致燥"，燥能生风，风可致痒，痒作即咳。故该病往往久治难愈。病邪乃气滞则血瘀，自当活血化瘀为主，病变部位主要在咽喉，则以润燥止咳为辅。

【外治法】

1. 含漱法 选用具有疏风解表、行气化痰、利咽止咳之功的中药煎水含漱。

2. 含噙法 选用利咽止咳的中药含片进行含噙。

3. 灼烙法 用1%丁卡因注射液做咽部2~3次黏膜表面麻醉，采用扁桃体灼烙器，小烙铁在酒精灯上加热至90℃左右，即刻蘸烙油使其涂满烙铁头，所涂烙油以不下滴为度，医师左手用压舌板将患者舌体压平，充分暴露出咽后壁，右手握住灼烙器的柄，将加热后的灼烙器迅速伸入口腔，灼烙器头部轻触患者咽后壁淋巴滤泡表面黏膜，触及的时间常规为0.5秒，随即将灼烙器退出口腔，反复2~3次，可见灼烙处咽后壁淋巴滤泡黏膜变白，隔3~5天烙1次，5~7次为一疗程。应注意灼烙不宜太深，以防损伤咽壁纤维层和肌层造成感染。

4. 开壅刺血法 患者取坐位，张口，用压舌板压住舌体，暴露腭扁桃体、咽后壁淋巴滤泡及咽侧索，必要时用1%丁卡因喷雾喷咽后壁、咽侧索及扁桃体表面，持扁桃体手术刀，在扁桃体上做雀啄样动作，每刀深度2~3mm，每侧4~5次，有淋巴滤泡增生者，逐一挑刺，将滤泡刺破，咽侧索肥厚肿胀者，在咽侧索表面行簇状点刺，伴少量出血，以吐2~3口血为适度。3~4天一次，共治疗4次。

【针灸按摩】

1. 体针 可选用合谷、列缺、照海、肺俞、太渊、太溪、经渠为主穴，足三里、大椎、曲池、外关、脾俞、风门、天突、定喘等为配穴。使用主穴、配穴各2~3对。虚证用补法，实证用泻法。

2. 艾灸 取大椎、合谷、足三里、三阴交、气海、关元、肺俞、肾俞等穴，悬灸或隔姜灸。主要用于体质虚寒或正气较虚者。

3. 耳针或耳穴贴压 可选咽喉、肺、肝、气管、神门等耳穴，针刺。亦可用王不留行籽贴压以上耳穴。

4. 穴位贴敷 可用白芥子、延胡索、甘遂、细辛、艾叶等中药研末，调敷于天突、大椎、肺俞、风门、天突等穴位。

5. 穴位按摩 可选大椎、风门、肺俞、天突、膻中等穴位进行按摩。

【其他疗法】

1. 导引法（吞金津玉液法） 每日晨起，或夜卧时盘腿静坐，全身放松，排除杂念，双目微闭，舌抵上腭数分钟，然后叩齿 36 下，搅海（舌在口中搅动）36 下，口中即生津液，再鼓腮含漱 9 次，用意念送至脐下丹田。

2. 物理疗法 局部热敷法，或微波、红外线照射，超短波理疗等。以患者觉得局部发热且能耐受为度，每次理疗 10 ~ 15 分钟。

【预防调护】

1. 患病期间应注意戒烟酒，不食肥甘、海腥与生冷食物。
2. 避免接触刺激性、敏感性气体。
3. 忌滥用甜味的糖浆制剂。

【名医经验】

（一）干祖望医案

案一：何某，女，52 岁。1992 年 2 月 28 日初诊。

2 个月前以感冒初轫，继之干咳，每咳必由喉头干涩作痒而来，痰甚少。曾在感冒期服过较多止咳糖浆，但无效。

检查：咽峡稍感潮红，小血管扩张。舌苔薄白，脉细。

医案：浮邪外感不宣而遏，加之补敛之剂乱投，致伏邪重重困束手太阴肺经，只有网开一面，疏而散之。

麻黄 3g，杏仁 10g，甘草 3g，桔梗、天竺黄各 6g，象贝母、苏叶子各 10g，薄荷 5g。7 剂煎服。

1992 年 3 月 6 日二诊：药后咳嗽明显好转，接近消失。对异味、异气的刺激也已能接受。一度咽头作痛，刻已缓解。检查：咽峡接近正常。舌薄苔映黄，脉平。

医案：久回之邪已作元数之解围，后期处理，可用常规。

生地 10g，玄参 10g，麦冬 10g，天竺黄 6g，天花粉 10g，杏仁 10g，苏子 10g，象贝母 10g，桔梗 6g，沙参 10g，甘草 3g。7 剂煎服。

案二：成某，男，63 岁。

咽喉作痒干咳 2 年，一痒即咳，痰少色白能咯。近半年晨起第一口痰必夹血丝，每值喉痒之际，喝开水或冷饮可以控制，疲劳后其喉痒作咳增剧。检查：咽峡充血，后壁暗红。舌苔薄白、舌尖红，脉细弦。

医案：顽咳 2 年，俱由喉头奇痒之作而致。《内经》指出"诸痛痒疮，皆属心火"，当以清心泻火治之。

处方：生地、竹叶、茅根、玄参、金银花、杏仁各 10g，天竺黄 6g，甘中黄 3g，灯心草 3 扎。5 剂。

案三：杨某，女，50 岁。1991 年 6 月 25 日初诊。

多年以来，咽喉干涩，思饮求润，不择温凉。因痒即咳，同时有黏痰附着、难咯，频频清嗓不歇。不耐多言，多则嘎哑。胸有闷感，下午手心灼热。

检查：咽后壁淋巴滤泡散在性严重增生，小血管纵横网布，伴以充血艳红。舌薄苔，脉细而有劲。

医案：病因多年，未能全属于虚。良以五志之火内燃，上熏咽隘。此症取刘河间手法最为适宜。

生地 10g，竹叶 10g，玄参 10g，白毛根 10g，金银花 10g，芦根 30g，桔梗 6g，青蒿 10g。5 剂煎服。

1992 年 2 月 11 日二诊：客岁之方服后，咽痒即咳者而愈。多年来喉头有球状物卡住，吞之不下，吐之不出。近半个月特别严重，作干不思饮，泛恶，多黏痰。去年 3 月份喉检有小结。胸闷叹息可安片刻。

检查：咽（-）双侧声带小结仅存残余痕迹。舌薄苔，脉细弦。

医案：痰气相凝，痰因气滞而生，气以痰生而更滞。治当利气化痰。

乌药 6g，木香 3g，枳壳 6g，广郁金 10g，苏梗 10g，青皮 6g，竹茹 10g，陈香橼 10g，六曲 10g，焦麦芽 10g。7 剂煎服。

1992 年 2 月 25 日三诊：药进 14 剂，喉头球状物消失，但异物感依然存在。泛恶及作干已改善，但黏痰仍然很多，鼻中干燥。在进第 5 剂后，舌头麻木，以后即消。

检查：声带小结尚有些残迹，咽（-）。舌薄苔，脉细弦。

医案：投以理气化痰之剂，反应良好，至于第 5 剂后出现舌麻，此乃《尚书》所谓"若药不眩瞑，厥疾不瘳"之"眩瞑"，情出正常。以有胃病，在原方中调整一二。

乌药 6g，广郁金 6g，木香 3g，苏梗 10g，山楂 10g，天竺黄 6g，佛手 5g，天花粉 10g，陈皮 6g，海蛤壳 20g。7 剂煎服。

选自：《干祖望耳鼻喉科医案选粹》

按：干祖望教授认为喉咳是由于感冒后外邪不解，求之甜味药品（止咳糖浆），以致浮邪不泄，作困于肺经，或相火偏旺，浮扬上凌所至。在治疗上一是宣肺泄肺为主，方用射干麻黄汤或葶苈大枣泻肺汤化裁。其要点是了解患者是否在感冒咳嗽时服用过止咳糖浆类药。干老认为糖能敛邪，使邪困肺经不能外泄，此时虽无表证，仍宜宣泄使困邪可导解，方能获愈。二是健脾化痰利咽，方用香砂六君子汤、二陈汤、参苓白术散、桔甘汤化裁。其特点是病者咽部不舒，如黏液附着咽壁，常想清除而出现吭、喀、咔清嗓样咳嗽者。三是疏风脱敏利咽，常用桑叶、荆芥炭、防风、蝉衣、干地龙、徐长卿、紫草、桔梗、旱莲草、甘草等。其特点主要是有季节性，多发于花粉旺盛期，或遇香烟味、油烟、异味、粉尘等即咳者，多与过敏性体质有关。四是养阴潜阳，为数极少，俱为龙雷上越所致咳嗽，常用方为知柏八味丸，其特点为咽干而痒，痒则咳或清嗓者。

（二）陈小宁医案

案一：许某，男，77岁。2011年4月14日初诊。

咽部不适，咽痒咳嗽，咽干欲饮，无痰，夜间尤甚，常咳不能自止，饮水后稍能缓解，平素情绪易激动，大便偏干。有"慢性咽炎"及"高血压"病史数年，目前服用降压药控制血压。检查：咽部充血，黏膜菲薄，小血管扩张，咽喉壁淋巴滤泡增生。舌质红，苔黄，脉弦。

诊断：喉源性咳嗽。

辨证：肝肾不足。

处方：夏枯草10g，菊花10g，生地10g，丹皮10g，桑白皮10g，麦冬10g，天花粉10g，当归10g，熟地10g，杜仲10g，枸杞子10g，桔梗6g，甘草3g。7剂水煎服，每日1剂。

二诊：咳嗽明显好转，夜间偶有咳嗽，白天不咳，咽干咽痒较前明显好转，查咽部稍充血，少许小血管扩张，淋巴滤泡增生，舌红，苔黄，脉弦。原方有效，继续服用14剂，诸症尽去，随访1月未再复发。

按：患者年事已高，肝肾不足，有慢性咽炎病史数年，咽喉及肺失于濡养，再加之有"高血压"病史，肝火亢盛，稍有情志不遂，则肝风内动，肝火上炎，灼伤肺叶，津布失常，故见咽痒、咳嗽、少痰、咽部不适等症状。治疗上给予清肝润肺止咳，酌加补益肝肾之品，取得满意疗效。

案二：李某，女，57岁，2011年5月9日初诊。

咽部不适，咽痒咳嗽，咽干，有异物感，思饮择凉，自觉五心烦热，手足心汗多，平素烦躁、易怒，夜寐欠。有慢性咽炎及高血压病史数年，目前自服降压药控制血压。二便调。检查：咽部慢性充血，淋巴滤泡增生，舌质红，苔薄黄，脉细弦。

诊断：喉源性咳嗽。

辨证：肝气郁结。

处方：夏枯草10g，菊花10g，生地10g，丹皮10g，桑白皮10g，麦冬10g，天花粉10g，当归10g，地骨皮10g，夜交藤10g，桔梗6g，甘草3g。7剂。水煎服，每日1剂。

二诊：服用7剂后，患者咳嗽减轻，时有咽干咽痒，五心烦热基本消失，手足心汗减少，大便偏溏。查咽部稍充血，淋巴滤泡少许，舌质红，苔薄白，脉细弦。原方去天花粉，服用14剂后，诸症消失，随访1月未再复发。

按：患者为中老年女性，平素好生气，肝气郁结，郁久化火，其素体肝阳偏亢，更易化火动风，木火刑金，灼伤阴液，而致阴虚，故见五心烦热、手足心汗多。治疗上以清肝润肺为大法，兼以滋阴安神。达到了治愈，疗效满意。

——选自：四川中医，2011，29（2）.

（三）张重华医案

李某，女，8岁。2014年1月12日初诊。

以反复咽痒、阵发性咳嗽3年为主诉前来就诊。患儿在3年前的一次感冒后即反复发生咳嗽，每咳必由喉头干涩作痒而来，有少量白色泡沫状痰。此外，伴有鼻痒、多嚏间歇发作2年余，易鼻塞。曾在多处诊治，服用抗生素、止咳药物效果不佳。该患儿素来怕冷，咳嗽剧烈时影响睡眠。检查见：咽腔略红，咽后壁滤泡增生，双鼻膜淡红，鼻道洁。舌红少苔，舌下脉轻张，脉沉细。

诊断：喉源性咳嗽，鼻鼽。

辨证：禀赋特异。

处方：黄芪30g，山药15g，防风6g，山萸肉10g，淫羊藿12g，百合12g，仙鹤草20g，蝉蜕9g，当归6g，红花6g，炙甘草3g。7剂。

二诊：服药后痒咳明显减轻，鼻痒、喷嚏发作减少，已能正常睡眠。诉口干，原方加北沙参9g，14剂。

三诊：喉痒咳嗽、鼻痒、多涕已基本消失，怕冷明显好转，舌下脉已退。上方继服7剂。

按：此病例突出表现为反复喉痒咳嗽，久治不愈，此外兼有鼻鼽表现。张老认为其病之根在于患儿禀赋特异，在外感浮邪后余邪未尽，肺气失宣而痒咳不已；又肺通窍于鼻，肺气不利故见鼻痒、多嚏等症。患儿体虚怕冷，故加山萸肉、淫羊藿温肾助阳；气血不畅，舌下脉张，采用当归、红花以理气活血。治疗上给予扶正脱敏、敛肺止咳。切中喉源性咳嗽病机，故收效显著。

——选自：中国中西医结合耳鼻咽喉科杂志，2014，22（5）.

（四）张勉医案

陆某，男，31岁。2010年6月13日初诊。

主诉：频繁干咳、咽痒2年。

2年来干咳、咽痒，频繁清嗓，遇到刺激性气体、粉尘及说话过多可使症状加剧。每日含润喉片10盒左右，少量饮水润喉能使症状暂时缓解。曾在多处诊治，吃了很多中、西药，抗生素、止咳药等效果均不佳。不愿再口服药物治疗，而来寻求其他治疗方法。

检查：咽部黏膜微红，咽后壁淋巴滤泡增生，间接鼻咽镜、间接喉镜检查正常。血常规正常。胸部拍片检查：气管、肺部正常。舌质淡，苔白腻，脉沉滑。

诊断：喉源性咳嗽。

治疗：中医灼烙法，用灼烙器加热后涂满灼烙油，以不下滴为度，迅速伸入口腔，灼烙器头部轻触患者咽后壁淋巴滤泡表面黏膜，触及的时间为0.5秒，随即将灼烙器退出口腔，反复2~3次，可见灼烙处咽后壁淋巴滤泡黏膜变白。隔3天灼烙一次，并嘱病人灼烙后禁烟酒及辛辣食物。一周2次。灼烙3次后，咽痒及干咳症状明显好转，每日含润喉片2~3盒，继续灼烙至第7次，咽痒及干咳痊愈。每日已不含润喉片。随访3年无复发。

按：采用中医灼烙法，通过灼烧咽后壁淋巴滤泡，高温使陈旧的咽后壁淋巴滤泡黏膜坏死，新的黏膜生长来治疗喉源性咳嗽，在临床上取得了满意的疗效。

——张勉提供

（张勉）

第六节　鼾　眠

鼾眠是以睡眠中鼾声过响甚或出现呼吸暂停为主要特征的疾病。本病在临床上较为常见，各个年龄段均可发病，主要见于少年儿童和中年以上的肥胖人群，近年来学龄前儿童的发病率明显增高。不同年龄段的鼾眠患者病因病机不同。中医治疗本病有一定的优势。

西医学的单纯性鼾症、阻塞性睡眠呼吸暂停低通气综合征、儿童腺样体肥大、扁桃体肥大等疾病均可参考本病进行辨证治疗。

【历史源流】

睡眠打鼾是一个常见的症状，在中医历代文献中均有所记载。

《素问·逆调论》说："不得卧而息有音者，是阳明之逆也，足三阳者下行，今逆而上行，故息有音也。"这可能是关于睡眠打鼾最早的记载，指出了阳明气上逆迫肺，卧则呼吸不利而息有声音。

汉代，《伤寒论·辨太阳病脉证并治上》曰："风温为病，脉阴阳俱浮，自汗出，身重，多眠睡，鼻息必鼾，语言难出。"这里记载了太阳温病，邪热壅肺，呼吸不利而出现鼾声，明确提到了"鼾"字。

隋代，巢元方的《诸病源候论·卷之三十一·瘿瘤等病诸候·鼾眠候》最早使用"鼾眠"这一名称，并做出了明确的定义："鼾眠者，眠里喉咽间有声也。人喉咙，气上下也。气血若调，虽寤寐不妨宣畅；气有不和，则冲击喉咽而作声也。其有肥人眠作声者，但肥人气血沉厚，追隘喉间，涩而不利亦作声。"这里不仅描述了打鼾的症状，将之称为"鼾眠"，而且认识到其病因病机与肥人气血不调有关。

宋代以后，在论及打鼾时往往将其与危重病候时的昏睡状态相关联，如《妇人大全良方·卷之三》认为打鼾是死证之一："如眼闭口开，声如鼾睡，遗尿者死。"《仁斋直指方论·卷之三》也说："至若口开手散，泻血遗尿，眼合不开，汗出不流，吐沫气粗，声如鼾睡，面绯面黑，发直头摇，手足口鼻清冷，口噤而脉急数，皆为不治之证。"《世医得效方·卷第十三》则明确提出鼻鼾是肺气闭绝的表现："鼻鼾者，肺气闭绝。"明清许多医家引用此观点。需要注意的是，这种打鼾与本节所阐述的鼾眠完全不同。

成人鼾眠患者中的另一常见症状是嗜睡或头昏，这是与打鼾相关的症状。《诸病源候论·嗜眠候》云："嗜眠者，由人有肠胃大、皮肤涩者，则令分肉不开解，其气行则于阴而迟留，其阳气不精，神明爽昏塞，故令嗜眠。"卷二十一提出嗜眠的另一原因是脾胃虚弱。宋代《太平圣惠方·卷第三》提出嗜睡的原因是胆热。清代《医碥·卷四》将嗜睡归结为两类：一是热病将愈，二是脾胃虚弱。嗜睡原因众多，鼾眠只是其中之一，但鼾眠、嗜睡的病机都与脾胃功能失调等密切相关。

腺样体肥大是引起儿童鼾眠的主要病因之一，腺样体肥大导致鼻咽腔狭窄，或堵塞后鼻孔导致鼻塞、气道不利，出现打鼾症状。《诸病源候论》卷四十八的"鼻塞候"与卷三十九的"妇人杂病诸候"等条文中多次明确提出肺之阳气不足，外之风冷邪气乘虚袭肺，客于脑，致肺气不和，阳气不得宣发，阴邪滞留于鼻窍是鼻窒的病因病机。在论及小儿鼻窒塞不利时，阐明肺之阳气不能上荣于头面，风冷之气入于脑，滞留于鼻间而发病。《诸病源候论·卷二十九》记载："肺主气，其经手太阴之脉也，其气通鼻。若肺脏调和，则鼻气通利，而知香臭。若风冷伤于脏腑，而邪气乘于太阴之经，其气蕴积于鼻者，则津液壅塞，鼻气不宣调，故不知香臭。"风冷伤肺，痰浊结聚鼻窍是小儿鼾眠的重要病机之一。

尽管历代文献中有诸多关于鼾眠的记载，但直到 2007 年王士贞主编的普通高等教育"十一五"规划教材《中医耳鼻咽喉科学》才首次将鼾眠作为中医疾病进行了系统的阐述。

【临床诊断】

（一）诊断要点

1. 临床特征 睡眠打鼾是鼾眠的临床特征。

患者睡眠时打鼾，鼾声如雷，张口呼吸，严重时可出现长短不一的呼吸暂停，甚至突然憋醒、端坐呼吸。成年患者往往是长时间持续性打鼾，在外感、疲劳时症状加重。儿童患者在有外感、饮食不当等诱因时，可以导致打鼾加重。患者仰卧位睡眠时打鼾往往较明显，体位改变后打鼾减轻或消失。

打鼾的病程长短不一，因于外感诱发或加重者，经过治疗后可以明显减轻，但因于肥胖、腺样体增生而显著者，往往症状持续时间较长。

2. 主要伴随症状 本病常伴随的症状是夜间睡眠不安，白天可出现头昏、注意力不集中、记忆力衰退、倦怠、嗜睡等症状。

成人与儿童鼾眠有不同的伴随症状：成人鼾眠常伴有胸闷、心悸、脾气暴躁、记忆力减退，以及性功能障碍等，严重者可引起高血压、冠心病、糖尿病和脑血管疾病等并发症。儿童鼾眠常伴有睡眠中反复惊醒、耳胀、听力下降等，由于患儿较小，一般不能准确描述耳部症状，常常是在听力下降之后一段时间才被大人发现。因此，对于儿童打鼾，应注意询问是否存在耳部症状，并进行必要的耳部检查。

3. 检查 对鼾眠患者，应进行鼻咽喉的相关检查及睡眠呼吸监测。

（1）鼻咽喉检查：行鼻咽喉内镜检查或影像学检查，有助于判断上气道阻塞的部位。成人常可发现鼻咽、口咽、喉咽等部位有一处或多处软组织肥大或气道肌肉松弛，吸气时软组织塌陷堵塞气道，如腺样体肥大、扁桃体肥大、软腭肥厚下垂或吸气时塌陷、舌根后坠等。小儿主要可见到腺样体肥大或扁桃体肥大。

（2）睡眠呼吸监测：应用多导睡眠监测仪（PSG）进行睡眠呼吸监测，可了解睡眠中呼吸暂停及缺氧的程度，有助于判断病情的严重程度，为选择治疗方法提供依据。

（二）鉴别诊断

鼾眠应与鼻窒、鼻𪖥、鼻渊、伤风鼻塞、鼻息肉及鼻部肿瘤等鼻腔阻塞性疾病进行鉴别。

鼻窒、鼻𪖥、鼻渊、伤风鼻塞、鼻息肉及鼻部肿瘤等鼻腔阻塞性疾病均可出现鼻塞，一般在夜间睡眠时鼻塞加重，容易出现张口呼吸而有鼾声，这些疾病与本节所阐述的鼾眠分属不同的疾病范畴，应注意鉴别。鉴别要点见表11-8。

表11-8 鼾眠与鼻腔阻塞性疾病的鉴别

鉴别要点	鼾眠	鼻腔阻塞性疾病
共同点	睡眠时打鼾	
症状特点	夜间打鼾，白天嗜睡，无鼻塞	经常鼻塞，夜间加重，白天无嗜睡
鼻咽喉检查	咽喉部有阻塞性病变	鼻腔有阻塞性病变
睡眠呼吸检测	有缺氧情况	无明显缺氧情况

【病因病机】

颃颡、咽喉及喉关是呼吸气流出入之通道，亦为肺之门户，若该气道因多种原因出现狭窄，则睡眠时气息出入受阻，冲击作声，如气道完全阻塞，甚则气息出入暂时停止（呼吸暂停）。呼吸气道、官窍以清通为用，当各种原因造成清窍不通时，则会导致打鼾及鼾眠。主要病因包括六淫、痰浊、瘀血等，病机主要为痰瘀互结与肺脾气虚。

1. 痰瘀互结

脾为生痰之源，若过食生冷肥甘厚味或嗜酒无度，损伤脾胃，运化失调，则水湿不化，壅而生痰，痰浊结聚，咽喉气机阻滞，脉络阻塞，气血运行不畅，易致瘀血停聚，痰瘀互结气道，迫于咽喉，致气流出入不畅，冲击作声，导致鼾眠，甚则呼吸暂停。

注意本型多见于肥胖患者。

2. 肺脾气虚

肺主一身之气，脾为气血生化之源，又主肌肉。在饮食、思虑、劳倦、久病等病因作用下，致肺脾气虚，气血生化乏源，咽喉肌肉失养，则痿软无力，弛张不收，导致气道狭窄，气流出入受阻，导致鼾眠，甚则呼吸暂停。

注意本型病机多兼有气虚、阳虚表现。

【辨治思路】

（一）辨证思路

鼾眠的主要症状是睡眠中鼾声过响，甚或出现呼吸暂停，由气流出入不利造成。造成气道不利的原因主要是痰、瘀等，包括以痰瘀结聚为主要病机的腺样体、扁桃体肥大。但气道不利的根本原因在于脏腑功能失调，正气不足，导致外邪侵袭或病邪内生，进而导致鼾眠。因此，其病机之本是脏腑虚损，以肺脾为主，其病机之标为痰浊停聚，表现为气道肿胀狭窄。但是，成人、儿童鼾眠患者的病机有所不同。由于儿童"五脏六腑，成而未全，全而未壮"，脏腑柔弱，极易导致外邪侵袭，气道阻塞，发生鼾眠，相关疾病与鼻窒、鼻渊、腺样体肥大、扁桃体肥大等有关，因此，儿童患者多合并有外感因素。成人鼾眠患者则多与痰瘀相关，病位在肺脾肝等。因此，分清阴阳、厘清脏腑、辨别虚实是进行本病辨证论治的前提。

1. 分清阴阳，明辨寒热　《素问·阴阳应象大论》说："善诊者，察色按脉，先别阴阳。"鼾眠的病机涉及寒、热、痰、瘀、湿、气虚等，需要先分清阴阳，明辨寒热，才能在立法方面不会有大的错误。本病以正虚为本、内外邪为标，且常有寒热错杂的表现，如成年患者往往症见鼾眠、疲劳、吐黄痰或白黏痰、腹胀、纳呆、便溏、肢冷、舌红、苔黄腻、脉滑或沉弱等复杂症状。因此，首先要分清阴阳、寒热，这是保证治疗方向的前提。

2. 厘清脏腑，抓住重点　《医林改错》云："夫业医诊病，当先明脏腑。"本病主要因痰、湿、瘀等阻塞气道，导致呼吸不利而出现鼾眠，涉及脏腑与肺、脾、肝等有关，但是临床难以见到单纯的肺虚、脾虚、肝郁，而多相杂为病，表现为肺脾气虚、肝郁脾虚等，同时合并有痰浊、寒湿、痰瘀等。一般而言，在复杂的病机中厘清最主要的部分是指导治疗的关键。"脾不及则九窍不通"，脾虚在本病的病机中位居重中之重。因脾虚导致气虚、湿停、痰浊，久病入络出现血瘀，再兼以肺虚、肝郁等，形成本病的复合病机。

3. 辨别虚实，分清标本　本病为慢性疾病，多属本虚标实之证。肺脾气虚为本，同时合并肝郁气机不畅、肾元亏损等；痰瘀湿等为标，其中以痰为主。脾虚则易生痰，痰浊阻遏气机不利，气血运行不畅，易致瘀血停留，痰、瘀一旦形成，互结于气道，致气流出不利，冲击作声，甚则呼吸暂停。辨别有无痰湿，一可根据全身症状和舌象、脉象，如大便黏滞不爽、胸脘痞闷、舌苔厚腻、脉滑等，提示体内有湿浊之气；二是参考局部检查所见，如咽喉部黏膜有增生性表现，局部有黏稠分泌物的附着等。对于有经验的医生，脉象是判断痰湿的重要依据，患者多表现为右关脉滑。

"久病入络"，打鼾日久者多有不同程度的血瘀，这在成年人中多见。瘀血内阻的表现以胸闷为主，局部可见黏膜充血暗红色，扁桃体、腺样体增生肥大、触之硬实等，同时舌脉也有所表现，如舌质偏暗，或有瘀点瘀斑，舌底脉络迂曲明显，脉弦涩等。

（二）治疗思路

尽快减轻患者打鼾的临床症状，缓解因打鼾造成的各种伴随症状是临床目的，鉴于本病属于本虚标实证，因此临床应标本兼治，在扶正的同时辅以祛邪。

1. 儿童鼾眠的治疗思路　儿童鼾眠多由腺样体肥大、扁桃体肥大等引起，多以邪滞表现为主，尤以湿、痰为主；同时兼有肺脾气虚表现，尤以脾虚为主。因此，治疗应以疏风散邪、通窍止涕、化痰散结为主，辅以补肺健脾。需要注意的是，儿童本属稚阴稚阳之体，不耐攻伐，用药不可过于寒凉，适当佐以温通之药有助于提高疗效。

2. 成年鼾眠的治疗思路　成年鼾眠患者病机亦属正虚邪滞，但较儿童患者而言，正虚较明显，邪实亦较明显。正虚以肺脾为主，同时兼有肝郁气滞、肾虚等病机；邪实多以痰、瘀、湿为主。因此治疗以化痰散结、祛瘀利湿为主，同时辅以补肺健脾、疏肝理气等。针对患者容易出现头昏、记忆力下降，可适当佐以开窍醒神药，如石菖蒲、郁金等，以有效改善通气和困倦混沌症状，预防病情发展及并发症。

3. 治养结合　痰湿及脾虚的形成，与饮食不当有密切关系，故在治疗的同时，应注意指导患者调整饮食，如尽量减少肥甘厚腻与生冷饮食，有助于保护脾胃，减少痰湿的形成，从而提高疗效。

【辨证论治】

1. 痰瘀互结

主证：睡眠打鼾，张口呼吸，甚或呼吸暂停，形体肥胖，痰多胸闷，恶心纳呆，头重身困，唇暗，舌淡暗或有瘀点，苔腻，脉弦滑或涩。

治法及方药：化痰散结，活血祛瘀。可选导痰汤合桃红四物汤加减，或选用会厌逐瘀汤合二陈汤加减，常用药物如半夏、制南星、陈皮、枳实、茯苓、桃仁、红花、当归、赤芍、川芎、甘草等。

加减法：舌苔黄腻者，可加黄芩、车前草等；局部组织肥厚增生明显者，可加僵蚕、贝母、蛤壳、海浮石、橘核、荔枝核等；瘀血之象明显者，可加三棱、莪术等。

2. 肺脾气虚

主证：睡眠打鼾，甚或呼吸暂停，形体肥胖，肌肉松软，行动迟缓，神疲乏力，记忆力衰退，小儿可见注意力不集中。舌淡胖有齿痕，脉细弱。

治法及方药：健脾和胃，益气升阳。可选补中益气汤加减，常用药物有党参、黄芪、白术、陈皮、当归、升麻、柴胡、甘草等。

加减法：痰湿明显者，可加茯苓，薏苡仁、半夏等；血虚者，可加四物汤，或加白芍、枸杞子、龙眼肉等；头昏、记忆力下降、精力不集中者，可加益智仁、芡实；嗜睡者，可加石菖蒲、郁金。有气虚、阳虚如肢寒、脉弱见症者，可适当加桂枝、肉桂、干姜等温阳之品。若兼外邪侵袭，鼻塞、流涕者，可加荆芥、防风、白芷、辛夷等疏风通窍之品。

【外治法】

外治可作为内治的有效辅助手段，本病加用外治法的目的在于缩窄上气道肥大的组织，开放气道，增加通气量。

1. 烙治法　对于喉核肥大导致的鼾眠，可选用烙治法。烙治法可温阳散结，适用于喉核肥大无明显充血之象者。

2. 啄治法　啄治法能泄热解毒、祛腐化瘀、排脓散结，无论喉核肥大与否，均可施用啄治法。同时可对咽后壁增生的淋巴滤泡等进行啄治，也可以有效地帮助缓解局部症状，进而缓解打鼾。

3. 气道持续正压通气　打鼾严重，伴有头昏、记忆力下降明显的患者，可选用呼吸机治疗。在睡眠时通过呼吸机持续向气道增加一定压力的正压气流，维持肌肉的张力，可防止上气道塌陷引起的呼吸阻塞，增加血氧含量，改善睡眠质量。

4. 口腔矫治　通过专门设计的口腔矫正器进行口腔矫治，以改善睡眠时下咽部的狭窄导致的打鼾，适用于下颌骨发育不良的小颌病人及舌根后坠的病人。

【针灸按摩】

1. 体针　主要采用局部取穴与远端取穴相结合的方法，从痰湿阻滞，经络闭阻立论，治以健脾化痰、疏通经络、调理气机。

主穴：取百会、水沟、足三里、合谷、三阴交。

配穴：取丰隆、列缺、尺泽、肺俞、太渊、廉泉、人迎、天突、颊车。

平补平泻，留针 20 分钟。每日或隔日 1 次。

2. 耳穴贴压 根据辨证结果选穴，多取肺、脾、咽喉、扁桃体、内鼻、风溪、颈椎、内分泌、肝、交感、皮质下等耳穴，用磁珠或王不留行籽贴压。每日按压数次。能提高患者的呼吸控制功能及肌肉紧张性，改善夜间睡眠的低通气、呼吸暂停及呼吸紊乱状态，提高最低血氧饱和度，改善低氧血症，减轻胸闷、憋气、夜尿频、嗜睡、头晕、咽干等临床症状，适用于非重度鼾眠患者。

3. 推拿治疗

（1）拿揉两侧胸锁乳突肌，滚揉、一指禅推两侧骶棘肌及斜方肌。重点按揉天鼎、中府、缺盆、天容、水突等穴，配合拿肩井、风池、少冲、合谷穴。

（2）滚揉、一指禅推腰背部足太阳膀胱经、督脉，点揉肺俞、天柱。以上每日 1 次，每次 25 分钟，20 次为一疗程。

【其他疗法】

减肥疗法：成人鼾眠患者大部分属肥胖或超重，因此需要尽快健康地减少体重，以改善打鼾，缓解伴随症状。减肥方法有调整饮食、运动、针灸等。

【预防调护】

1. 鼾眠患者一般在某些体位可以减轻打鼾，因此需要患者调整睡眠姿势，一般以侧卧位为佳，可减少舌根后坠，改善通气。

2. 本病与肥胖有明显关系，控制饮食、增加运动，科学健康地减轻肥胖，有预防和辅助治疗作用。

3. 减少致病因素，主要为减少痰湿、痰浊的产生。因此要饮食有节、少食肥甘厚腻及生冷、戒除烟酒等。

4. 积极治疗外感，以免加重鼻窍、颃颡及喉关等部位的阻塞症状。尤其对于小儿患者更应及时治疗。

5. 对于伴有心慌、胸闷等症状的患者，应及时使用吸氧、呼吸机等治疗，防止出现心脑血管并发症。

【名医经验】

（一）李淑良医案

1. 健脾化痰散结法治疗鼾眠

宋某，女，38 岁，因"咽干、咽痛 3 年余"就诊。

患者于3年前无诱因出现反复咽部干痛不适,说话多后症状加重。伴夜间打鼾,偶有憋醒现象。患者平素怕冷、乏力、精神不振、食欲可、大便较黏滞、小便正常。查体:咽后壁黏膜略充血,双侧扁桃体Ⅱ度大,慢性充血,扁桃体上极增生。舌淡红,苔淡红,脉沉。

中医诊断:乳蛾,鼾眠。

辨证:肺脾两虚,痰湿互结。

治法:健脾祛湿,化痰散结。

处方:太子参15g,炒白术10g,茯苓30g,法半夏10g,陈皮10g,橘核10g,荔枝核10g,土贝母10g,僵蚕6g,珍珠母10g,百合30g,木蝴蝶3g,生甘草3g。14剂,水煎服,日1剂。

二诊:患者咽痛减轻,打鼾减轻,自觉咽部有血腥味。舌红,边有齿痕,苔黄腻,脉沉。处方:上方去土贝母、僵蚕、珍珠母、百合、木蝴蝶,加车前草30g,野菊花10g,蝉蜕10g,牡丹皮6g,炒扁豆12g,莲子肉12g。

——选自:江西中医药,2011,42(06):17-18.

按:《外科正宗·咽喉论》说:"肿痛微红,脉虚无力,午后痛者属阴虚,宜滋阴降火;肿痛色白,咯吐多涎,上午痛者属阳虚,宜补中健脾。"李老认为,本患者平素怕冷、乏力、精神不振、大便较黏滞,一派肺脾气虚的表现,同时又有痰湿蕴结之征。患者饮食劳倦损伤肺脾,肺脾气虚,咽窍失煦,致邪滞不去,结于咽部而为病。故治疗本患者用六君子汤加减,意在补益肺脾、祛湿化痰。由于本患者的打鼾主要是由于扁桃体肿大、增生,以橘核、荔枝核、土贝母、僵蚕、珍珠母等祛痰散结。僵蚕,味咸、辛,性平。归肝、肺、胃经。辛能发散,咸能散结,且有化痰消肿散结之功。《本草纲目》谓其"散风痰结核,瘰疬,头风,风虫齿痛,皮肤风疮,丹毒痒……一切金疮,疗肿风痔"。

2. 健脾清肺、化痰散结治疗小儿鼾眠

崔某,男,4岁。2014年5月19日初诊。

夜间睡眠打鼾1年。患者1年前无明显诱因出现夜间睡眠呼吸音粗,打鼾,不伴呼吸暂停,平素自汗多,遇冷鼻音重,偶有喷嚏,清涕。喉镜检查显示腺样体肥大,堵塞后鼻孔约70%,鼻黏膜淡红,双下甲肿大。舌淡,苔薄白腻,脉沉。

中医诊断:鼾眠。

辨证:为肺脾两虚,痰浊结聚。

治法:健脾清肺,化痰散结。

处方:黄精10g,百合15g,橘核6g,荔枝核6g,土贝母6g,僵蚕6g,珍珠母6g,炒槐花6g,半枝莲6g,白花蛇舌草6g,海浮石6g,胖大海6g,诃子6g,炒扁豆10g,莲子肉10g,生甘草6g。7剂,水煎服,日1剂。

2014年6月9日二诊:患者夜眠打鼾较前好转。中药上方加藿香6g,佩兰6g。7

剂，水煎服，日1剂。

按：患儿夜间打鼾1年，平素自汗多，四诊合参，其病机为肺脾两虚，痰浊结聚证，病位在肺脾、鼻窍，属于本虚标实证，因此治疗以扶正祛邪为主，扶正以健脾补肺为主，辅以化痰解毒。二诊加用芳香化浊药物，进一步加强脾胃运化。鼾眠病机多与脾虚痰凝，结聚颃颡有关，治疗以化痰散结为主，兼以健脾、渗湿、益气等。

3. 宣肺散邪、健脾化痰治疗小儿鼾眠

陈某，女，7岁。2014年2月27日初诊。

睡眠打鼾4年，加重1月余。患者4年前外感后出现夜间打鼾，不伴睡眠憋醒，夜间睡眠不安，频繁翻身，盗汗，时有鼻塞，1个月前感冒后症状加重。查内镜示：腺样体肥大，堵塞后鼻孔40%，鼻黏膜淡红，双下甲肿大。舌淡，舌尖红，苔薄，脉沉。

中医诊断：鼾眠。

辨证：肺脾两虚，邪滞鼻窍。

治法：宣肺散邪，健脾化痰。

处方：苏叶10g，防风10g，蝉蜕10g，丹皮10g，橘红10g，苦杏仁10g，车前草15g，野菊花10g，桑白皮10g，炒扁豆10g，莲子肉10g，生甘草6g。7剂，水煎服，日1剂。

2014年3月20日二诊：患者服药后打鼾无明显变化。近日打鼾明显，鼻塞重。舌淡，苔薄，脉浮。中药上方减莲子肉、炒扁豆，加白芷10g，辛夷10g。7剂，水煎服，日1剂。

按：患儿7岁，女性，因4年前外感致夜间打鼾反复出现，夜眠翻身，常盗汗，中医属鼾眠范畴，四诊合参，辨为肺脾两虚，邪滞鼻窍证，病位在肺脾、鼻窍，属于邪滞肺窍，因此治疗以疏风散邪、清热解毒为主，辅以补肺健脾以扶正。服药后盗汗减轻，但打鼾无明显变化，二诊去健脾药，加用通窍排脓药物。治疗时需注意，患儿若有邪实未清，当先祛邪，后益气健脾。本例患儿的治疗体现了邪滞与正虚在不同阶段的关系。

（二）王士贞医案

健脾化痰治小儿鼾眠案

李某，女，5岁。2017年1月26日初诊。

夜睡鼾声大月余。到西医院诊治后，医师告知腺样体肥大需要行手术治疗，因惧怕手术，前来中医治疗。来诊时症见：睡眠时鼾声大，夜睡不安，张口呼吸，鼻塞流脓涕，咳嗽有痰声。患儿偏瘦弱，胃纳欠佳，二便尚调。脉细，舌质淡红，舌苔白。检查：双鼻腔见脓涕，双扁桃体Ⅱ度~Ⅲ度大，无明显充血。

诊断：鼾眠。

辨证：肺脾气虚，痰聚清窍。

治法：益气健脾，化痰散结。

处方：五指毛桃 10g，党参 10g，茯苓 10g，白术 8g，防风 8g，辛夷花 8g，白芷 8g，浙贝母 10g，枇杷叶 10g，苏叶 10g，瓜蒌仁 10g，甘草 3g，扁豆花 10g，谷芽 20g。7 剂，水煎服。

外治法：复方辛夷滴鼻液 1 支，滴鼻。

调护：嘱忌食生冷、炙煿及肥甘厚腻之品，注意保暖，预防感冒。

2017 年 2 月 15 日二诊：药后夜睡鼻鼾声减轻，夜睡较前安宁，鼻塞减轻，涕少，已无咳嗽，胃纳一般，二便调。脉细，舌质淡红，舌苔白。检查：双鼻腔少许涕痂，双侧扁桃体Ⅱ度～Ⅲ度大，无充血。处方：五指毛桃 10g，党参 10g，茯苓 10g，白术 8g，防风 8g，辛夷花 8g，白芷 8g，浙贝母 10g，猫爪草 10g，炒扁豆 10g，谷芽 20g，陈皮 3g，甘草 3g。7 剂，水煎服。

2017 年 2 月 22 日三诊：夜睡鼻鼾声明显减轻，已无鼻塞流涕，口微干，胃纳一般，二便调。脉细，舌质淡红，舌苔白。检查：双下鼻甲不大，淡红，双鼻腔无分泌物。双扁桃体Ⅱ度大。守上方 7 剂。

2017 年 3 月 1 日四诊：夜睡少许鼻鼾声，夜睡安宁，无鼻塞流涕，偶夜间遗尿。脉细，舌质淡红，舌苔白。检查：双下鼻甲不大，淡红，双鼻腔干净。双扁桃体Ⅱ度大。处方：五指毛桃 10g，党参 10g，茯苓 10g，白术 8g，防风 8g，白芷 8g，益智仁 10g，芡实 10g，浙贝母 10g，炒扁豆 10g，鸡内金 10g，谷芽 20g，陈皮 3g，炙甘草 3g。7 剂，水煎服。

2017 年 3 月 8 日五诊：夜睡已无鼻鼾声，夜睡安宁。取药调理。再取 3 月 1 日方 7 剂。

2018 年 3 月 23 日随诊：其母带他人来诊，询问其情况，告知：患儿药后已无鼾眠症状。近年来感冒少，生长发育良好。

按：患儿体质较虚弱，平时易患感冒，多为肺脾气虚。一为肺气虚弱，卫表不固；一为脾气不充，脾湿内困。故治疗予益气健脾、化痰散结。方以玉屏风散合四君子汤加减，鼻塞加辛夷花、白芷以通鼻窍；痰涕多、扁桃体肿大，加猫爪草、陈皮、浙贝母、枇杷叶、苏叶以宣肺化痰散结；胃纳欠佳加炒扁豆、谷芽、鸡内金等以健胃醒脾。经过调治，鼾眠已除，避免手术之苦。

——王士贞提供

（三）丛品医案

1. 清肺化痰、散结通窍治疗小儿鼾眠

患儿，男，6 岁。2014 年 9 月 5 日初诊。

夜间打鼾伴有憋气半年余，加重2周。患儿体型适中，平素夜间打鼾声响，近2周，因外感后出现夜间打鼾加重伴有憋气，张口呼吸，兼有鼻塞，流黄涕、量多，精神萎靡，胃纳一般，舌尖红，苔薄黄，脉数。检查见：双下甲肿大，鼻腔欠畅，双侧鼻腔可见脓性分泌物；双侧扁桃体Ⅱ度肿大；腺样体侧位片示：A/N = 0.68，轻度肥大。

本证系肺经素有蕴热，外感风热，壅塞鼻窍颃颡，以邪实为主证。法当清肺化痰、散结通窍。处方：桑叶6g，生山栀9g，白芷、知母、陈皮、赤芍、皂角刺各6g，炙麻黄3g，黄芩、川芎各6g，丝瓜络、甘草各5g。7剂，每天1剂，早晚分服。服药1周，

二诊：患儿鼻塞症状有所好转，脓涕变淡减少，夜间打鼾，憋气症状明显好转，精神稍有好转，胃纳仍欠佳，上方去桑叶、炙麻黄、皂角刺，加太子参6g，炒山楂10g，续服2周，患儿鼻塞、胃纳改善明显，夜间呼吸平稳无鼾声。1个月后随访，患儿情况基本稳定，未有复发。

按：丛老师认为该患儿病有半年余，素有蕴热，扁桃体、腺样体肥大，痰浊结聚，外邪侵袭，壅塞鼻腔颃颡，气道受阻。证属肺经蕴热，痰瘀结聚证。法当清肺化痰、散结通窍，后期仍需顾护胃气，培补后天之本，强健体魄。

——选自：浙江中西医结合杂志，2016，26（2）：173－174.

2. 行气化痰、散结通窍治疗小儿鼾眠

患儿，女，6岁。2014年8月11日初诊。

夜间打鼾伴有憋气2年余，加重1月余。患儿形体偏胖，体质量25kg，平时喜零食，平素活动后易自汗、怕冷，倦怠乏力，舌质淡红，苔白厚微腻，脉濡细。近1月余，鼾声明显加重，遂来就诊。查体见：双侧扁桃体Ⅲ度大，舌体胖大。腺样体侧位片示：A/N = 0.63，轻度肥大。本证系脾胃虚弱，湿滞痰凝，治宜行气化痰、散结通窍。拟方：柴胡6g，炒白术10g，陈皮9g，川朴花6g，生山楂10g，皂角刺、三棱各6g，丝瓜络5g，炒扁豆9g，甘草5g。10剂，1天1剂，早晚分服。

二诊：患儿夜间打鼾、憋气症状明显好转，自汗亦稍有好转，神软喜眠，疲乏少动，胃纳同前。上方去川朴花、三棱，加太子参9g，山药、茯苓各10g以健脾益气，续服2周，患儿打鼾憋气明显好转，偶可听见鼾声。

三诊：诸症均有改善，仍偶感乏力，时有自汗，予玉屏风散加减再服2周，嘱患儿适当运动，控制体质量及注意睡眠姿势。1个月后随访，患儿偶有鼾声，渐趋康复。

——选自：浙江中西医结合杂志，2016，26（2）：173－174.

按：该患儿发病2年有余，平素多食少动以致形体肥胖，痰湿凝聚不化，证属脾胃虚弱，痰湿凝聚证。法当补气健脾、行气化痰散结。患儿形体偏胖，嘱配合增加运动量，调整睡眠姿势，待肺脾之气渐充足，患儿渐趋康复。

（四）刘静医案

疏风散邪、调理肝脾治疗小儿鼾眠

李某，男，5 岁。2017 年 4 月 10 日初诊。

患儿因夜间鼻塞、睡眠打鼾 1 周就诊。患儿平素即时有睡眠打鼾，外院检查为腺样体肥大，但因不是持续性打鼾，故未予以系统治疗。1 周前感冒后出现鼻塞，打鼾加重。鼻涕少，夜间 7、8 点钟后鼻塞明显。痰略多，不咳。纳眠可，二便调。舌略淡红苔薄，脉浮滑，左关滑明显。其母有过敏性鼻炎病史。

中医诊断：鼾眠，鼻窒。

西医诊断：鼻炎，腺样体肥大。

辨证：肺脾两虚，痰浊结聚。

治法：疏风散邪，补肺健脾，调肝清热。

处方：紫苏叶 6g，防风 6g，蝉蜕 6g，牡丹皮 6g，白芷 10g，辛夷 10g，生黄芪 10g，百合 10g，桂枝 6g，当归 6g，白芍 6g，柴胡 6g，羌活 6g，葛根 6g，黄芩 6g，车前草 6g，炙甘草 6g。共 7 剂，内服，日 1 剂，分 2 次服。

2017 年 4 月 10 日二诊：患者鼻塞缓解，打鼾基本消失，仰卧位时少许打鼾。舌淡，苔薄脉略滑。处方：上方去紫苏叶、防风、葛根、黄芩、车前草，加炒扁豆 10g，莲子肉 10g，水煎服，日 1 剂。嘱其勿食寒凉，夜间睡前勿饮奶。

按：本患儿病变涉及肺、脾、肝，素有痰浊结聚，但外感之后邪滞明显，故症状加重，治疗以祛邪扶正并举，肺脾肝同调。小儿用药勿过用寒凉，因此加以桂枝以温通经络。二诊减散邪之品，继续培土生金。另外，患儿的痰浊多与饮食相关，如睡前进食、喝牛奶等极易造成脾胃损伤，酿生痰浊，因此调整饮食也是重要一环，尤其是小儿，可以有效预防瘥后复发。

——刘静提供

（刘静 刘蓬）

第七节 喉 痈

喉痈是以咽喉红肿疼痛、吞咽困难为主要特征的咽喉及其邻近部位的痈肿。本病病情发展迅速，因咽喉肿塞、剧痛而影响进食，甚则阻碍呼吸，危及生命，故历代医家根据喉痈的发病部位、发病原因、痈肿的形色及证候特点等，有较多的称谓，如喉关痈、积热喉痈、大红喉痈、锁喉痈等。现代医家则根据其发病部位进行命名：生于喉关的称喉关痈，生于会厌的称会厌痈，生于喉底的称里喉痈，生于颌下的称颌下痈。临床上以喉关痈、会厌痈为常见，多发于青壮年，里喉痈多见于 3 岁以下的婴幼儿。

西医学的扁桃体周围脓肿、急性会厌炎及会厌脓肿、咽后脓肿、咽旁脓肿等疾病可参考本病进行辨证治疗。

【历史源流】

喉痈的描述首见于《黄帝内经》，称为猛疽，如《灵枢·痈疽》记载："痈发于嗌中，名曰猛疽。猛疽不治，化为脓，脓不泻，塞咽，半日死。"指出了喉痈的病变部位及其严重性，治疗应及时刺破排脓。

隋代，《诸病源候论·卷三十》中专门列有"喉痈候"阐述喉痈的病因病机，认为是"六腑不和，气血不调，风邪客于喉间，为寒所折，气壅而不散，故结而成痈"。

宋代，《太平圣惠方·卷三十五》记载有治咽喉生痈的内、外治方，如内服方有"治疗咽喉中生痈疮，肿痛"服犀角散方，为清热解毒泻火之剂。外治介绍用韭捣熬，乘热熨肿痛处；或用白颈地龙捣研涂喉外；或用赤小豆捣为末以醋调涂。《圣济总录·卷第一百二十三》列有"咽喉生痈"专篇，认为肺胃有热，熏发上焦，攻于咽喉，结聚肿痛，是喉痈发病的关键所在，除列有内服方剂之外，还记载有外治方剂2首，并提出了针刺排脓的方法。

明代，《证治准绳·疡医·卷之三》记载了上颚痈的临床表现，并提出病因病机、治疗方法及预后转归。认为是属于手太阴肺和手厥阴心包的病变，可出现寒热大作、舌不能伸、口不能开合的症状，提出用黄连消毒饮加桔梗、玄参，并须急刺出恶血等治法。《外科正宗·卷之二》强调喉痈成脓后必须放脓："凡喉闭不刺血，喉风不倒痰，喉痈不放脓，喉痹、乳蛾不针烙，此皆非法。"

清代，喉科专著较多，对喉痈的命名繁多，多依据临床症状表现和局部特征而设，如《喉科指掌·卷五》中记载有伏寒喉痈、肿烂喉痈、淡白喉痈、大红喉痈、声哑喉痈、单喉痈、外症喉痈、兜腮喉痈等病名；《尤氏喉科秘书·口牙舌颈面腮门》中记载了托腮痈；《医宗金鉴·卷六十四》中有结喉痈、夹喉痈等。

1964年出版的中医学院试用教材（即第2版规划教材）《中医喉科学讲义》对喉痈病名做了规范："喉痈是指发生于喉间及其附近部位的痈疡的总称。由于发生部位不同，因而名称各异，生于喉关的叫喉关痈，生于喉关里部的叫里喉痈，生于上腭的叫上腭痈，生于颌下的叫颌下痈。"2003年王士贞主编的普通高等教育"十五"国家级规划教材（即第7版规划教材）《中医耳鼻咽喉科学》除继续保留了喉关痈、里喉痈、颌下痈的名称外，又增补了"生于会厌的称会厌痈"。自此，喉痈的含义得以规范。

【临床诊断】

（一）诊断要点

1. 临床特征　喉痈的临床特征是咽喉部形成痈肿（脓肿），由于痈肿的形成而突出表现为咽喉疼痛。

初起时患者感咽喉疼痛，吞咽时更明显，以致影响进食。随之疼痛程度逐渐加重，2～3 天后即可出现吞咽困难，甚则张口困难、语言含糊。痈肿溃破后可吐出脓液，随后咽喉疼痛逐渐减轻直至消失。

2. 主要伴随症状　喉痈除剧烈咽喉疼痛外，常见的伴随症状有发热、痰涎壅盛等。

（1）发热：由于咽喉痈肿的形成，患者常伴有发热，甚至高热，与发热相伴随的还有恶寒、头身疼痛等症状。

（2）痰涎壅盛：由于剧烈的咽喉疼痛，患者不敢吞咽口水，因此口中常有痰涎，甚至溢出口外。

3. 检查　喉痈的诊断有赖于检查，检查目的有二：一是做出部位诊断，如喉关痈、会厌痈、里喉痈、颌下痈等；二是判断成脓与否。

（1）部位诊断：喉痈常见的部位有喉关、会厌、喉底、颌下等，分别称为喉关痈、会厌痈、里喉痈、颌下痈。各部位的痈肿特点如下：

1）喉关痈：喉关痈是最常见的喉痈，多继发于乳蛾。检查可见一侧软腭明显红肿隆起，喉核被推向前下方或后下方，并被肿胀的舌腭弓和软腭所遮盖，悬雍垂红肿被推向对侧。

2）会厌痈：会厌痈的常见度仅次于喉关痈。检查见会厌红肿、增厚，尤以会厌舌面表现显著，甚至肿胀成球形，影响呼吸；如已成脓，则会厌红肿处可见黄白色脓点。喉关多无明显红肿。会厌痈若处理不及时，可发展成喉风而导致呼吸困难，危及生命。

3）里喉痈：里喉痈以小儿为多见。表现为喉底一侧红肿隆起，脓肿较大者，可将患侧腭咽弓及软腭向前推移。患侧颌下有臀核，压痛明显。颈侧位 X 线片可见咽后壁隆起之软组织阴影，有时尚可见液平面。

4）颌下痈：颌下痈主要表现为颈部僵直，一侧颌下肿胀压痛，同侧咽壁及喉核被推向咽腔中央，但喉核无红肿；颈部 B 超或 CT 扫描可显示脓肿大小。

（2）判断成脓与否：做出喉痈的诊断后，还需判断成脓与否，对于及时处理十分重要。

判断成脓与否，可参考以下几点：

1）起病时间：咽喉剧烈疼痛，吞咽困难伴发热 4～5 天后，大多已形成脓肿。

2）波动感：咽喉局部红肿隆起是各种喉痈的特点，未成脓时，局部触之较硬；已成脓后，局部常有波动感。

3）影像学检查：B 超、X 线、CT、MRI 等影像学检查可准确显示脓肿是否形成以及脓腔大小。

4）穿刺抽脓：如果不具备影像学检查条件，局部波动感亦不十分明显，根据起病时间，结合咽喉剧烈疼痛及局部红肿情况，判断可能已形成脓肿者，可进行诊断性穿刺，在红肿最突起处穿刺，若抽出脓液，则说明脓肿已形成。

（二）鉴别诊断

咽喉红肿疼痛除见于喉痈外，还可见于喉痹、乳蛾、喉风等，应加以鉴别。

1. 喉痹 喉痹与喉痈均可出现咽喉红肿疼痛，但喉痹的咽喉疼痛程度较轻，很少达到吞咽困难、口涎外溢的程度，咽部检查仅见咽部肌膜色红肿胀，或见腭弓、悬雍垂红肿，咽侧索红肿，喉底颗粒红肿，甚则喉底颗粒表面有黄白色点状渗出物；喉痈的红肿疼痛程度较重，常出现吞咽困难、口涎外溢，咽部检查可见到局部红肿高凸。

2. 乳蛾 喉关痈常继发于乳蛾，因此早期表现与乳蛾相同，应注意乳蛾是否已发展为喉关痈，鉴别要点是患侧软腭是否红肿隆起，若已隆起，说明已发展为喉关痈了。

3. 喉风 喉风也可出现咽喉剧烈疼痛、吞咽困难、口涎外溢等症状，与喉痈有类似之处，但喉风最为突出的症状是呼吸困难，喉痈无明显呼吸困难，是为鉴别要点。

4. 牙咬痈 喉关痈与牙咬痈均有患侧咽痛、张口困难，但后者无患侧软腭红肿突起，可见患侧牙龈红肿，覆盖部分牙冠，局部触痛明显。

【病因病机】

本病多因脏腑蕴热，复感风热邪毒，或异物、创伤染毒，内外热毒搏结于咽喉，灼腐血肉而为脓，毒聚而成痈肿。喉痈的病程可分为酿脓期、成脓期、溃脓期三个阶段，其病因病机在三个阶段有所不同。

1. 酿脓期 咽喉为肺胃所属，风热邪毒乘虚侵袭，循口鼻入肺系，咽喉首当其冲，邪毒与气血搏结不散，导致气血壅聚咽喉而为病。

2. 成脓期 外邪不解，入里化火，引动脏腑积热上攻，内外火热邪毒搏结于咽喉，热毒流窜困结于一处，灼腐血肉而为脓。

3. 溃脓期 痈肿溃破后，因火热邪毒久灼咽喉，又因咽痛饮食难进，加之清解攻伐，导致气阴两伤，余邪未清。

【辨治思路】

（一）辨证思路

喉痈的主要病机是热毒搏结于咽喉，使肉腐血败而成脓，病程经历酿脓期、成脓期、溃脓期三个阶段，三个阶段的表现特征不同，治疗原则亦不同。一般来说，脓肿溃破容易发现，但酿脓期与成脓期的判别则不太容易。因此，辨证的重点是围绕脓肿是否已形成，可从咽喉疼痛、局部红肿特点及全身情况来进行辨别。

1. 辨咽喉疼痛 喉痈的主要症状特征是咽喉剧烈疼痛。未成脓前，一般咽喉疼痛程度较轻；已成脓后，咽喉疼痛明显加重，甚至出现跳痛，患者吞咽困难，口涎外溢，语言含糊；脓肿溃破或切开排脓后，咽喉疼痛很快减轻乃至消失。

2. 辨局部红肿 仔细观察咽喉局部红肿情况，有助于辨别是否成脓。一般而言，未成脓前，局部呈弥漫性红肿，触之较硬；已成脓后，红肿范围较局限，明显高凸，在最隆起处触之可有波动感；脓肿溃破后，局部红肿迅速消退。

3. 辨全身情况 喉痈常伴有明显的全身症状，如发热恶寒、头身疼痛、大便秘结等。未成脓前，一般发热不高；已成脓后，可出现高热，甚至憎寒壮热、大便秘结；脓肿溃破后，发热即消退。

（二）治疗思路

在喉痈的不同阶段，治疗原则有所不同：酿脓期以消肿为主，成脓期以排脓为主，溃脓期以补虚为主。

1. 酿脓期 在酿脓期，风热邪毒侵袭，邪毒在表，脓尚未成，治疗以消为主，予以疏风清热之药可驱邪而去，并可根据病人二便情况进行用药，如《尤氏喉科秘书》所说："凡喉症初起……须问其大小便通利否……大便秘结者宜大黄、玄明粉通之。"

另外，配合适当的外治法，如吹药法、含噙法、含漱法、蒸汽吸入法、涂敷法等，有助于消肿止痛。

2. 成脓期 《外科正宗·卷之二》说："喉痈不放脓……此皆非法。"强调喉痈成脓后必须放脓，这是非常关键的治疗措施，脓既已成，需使脓液排出，使邪有出路，故及时采取排脓治疗，对缩短病程至关重要。

排脓的方法，主要通过外治，如穿刺抽脓或切开排脓。明·薛己《薛氏医按》说："疮疡用针，当辨生、熟、深、浅……若脓生而即针，则徒泄其气血，而脓反难成；若脓熟而不针，则腐溃益深，疮口难敛；若脓深而针浅，则内脓不得外出，血反泄；若疮浅而针深，则内脓虽出，良肉反伤。"

此期的中药内治，在泄热解毒的基础上，可加用托毒排脓之品，如皂角刺、赤芍、薏苡仁、白芷等，则邪热去之更速。

3. 溃脓期 脓肿溃破后，随着热毒外泄，正气亦虚，常有气阴耗伤，故此期的治疗以益气生津为主，根据余毒残留情况给予必要的清理。如是气虚甚，无力托毒，导致溃口久不愈合，应予以益气托毒之品。

【辨证论治】

1. 酿脓期

主证：喉痛初起，咽痛，吞咽时加重，患处黏膜色红漫肿或颔下肿胀，触之稍硬。发热恶寒，头痛，周身不适，口干，咳嗽痰多，小便黄。舌质红，苔薄黄，脉浮数。

治法及方药：宜疏风清热，解毒消肿。可选用五味消毒饮加减，常用药物如银花、野菊花、蒲公英、紫花地丁、紫背天葵子等。

加减法：发热恶寒者，可加荆芥、防风、连翘等；咳嗽有痰者，可加桔梗、甘草、前胡等；局部肿胀明显者，可加赤芍、丹皮等。

2. 成脓期

主证：咽痛剧烈，胀痛或跳痛，痛引耳窍；吞咽困难，口涎外溢；或张口困难，言语不清，如口中含物；患处红肿高突，或隆起顶部红里泛白，触之有波动感，穿刺可抽出脓液，颔下有臖核。高热，头痛，口臭口干，便结溲黄。舌质红，苔黄厚，脉洪数有力。

治法及方药：泄热解毒，消肿排脓。可选用仙方活命饮加减，常用药物如金银花、归尾、赤芍、乳香、没药、防风、白芷、浙贝母、天花粉、穿山甲、皂角刺、生甘草等。

加减法：红肿痛甚，热毒重者，加蒲公英、连翘、紫花地丁；高热伤津者，去白芷、陈皮，重用天花粉，加玄参；便秘者，可加大黄；痰涎壅盛者，可加僵蚕、胆南星。若热毒侵入营血，扰乱心神，出现高热烦躁、神昏谵语者，应以清营凉血解毒为主，可用犀角地黄汤，并选加安宫牛黄丸、紫雪丹，以开窍安神。若有痰鸣气急，呼吸困难者，按喉风处理，必要时行气管切开术，以保持呼吸道通畅。

3. 溃脓期

主证：咽痛逐渐减轻，患处红肿突起渐平复，黏膜色红欠润，或溃口未愈合。身热已退，咽干口渴，倦怠乏力，懒动少言。舌质红或淡红，苔薄黄而干，脉细数。

治法及方药：益气养阴，清解余毒。可选用沙参麦冬汤加减，常用药物如沙参、麦门冬、玉竹、天花粉、扁豆、甘草等。

加减法：纳呆食少者，可加太子参、黄芪等；大便干结者，可加火麻仁、柏子仁等；咽喉红肿，余毒未清者，可加金银花、蒲公英等。如果是气虚托毒无力，可选用托里消毒散加减，常用药物如黄芪、柴胡、金银花、皂角刺、党参、炒白术、茯苓等。

【外治法】

1. 吹药法 可用清热解毒、消肿止痛的中药散剂吹喉关红肿处，每日数次。

2. 含噙法　可用清热解毒、利咽止痛的中药含片、滴丸含服。

3. 含漱法　可用金银花、桔梗、甘草煎水，或用内服中药渣再煎之药液，冷却后频频含漱。

4. 蒸汽吸入　可用清热解毒、消肿止痛的中药注射剂，蒸汽吸入。

5. 涂敷法　颌下肿痛明显者，可用紫金锭或如意金黄散，以醋调敷，每日1次。亦可用木芙蓉叶60g，红糖6g，捣烂外敷肿痛处。

6. 排脓法　喉痈脓成之后，应及时排脓。先行穿刺抽脓，再切开排脓。里喉痈应采取仰卧垂头位，并在准备好抽吸痰液及气管切开器械的前提下进行，以防脓肿突然破裂，脓液涌入气道，导致窒息。

【针灸按摩】

1. 体针　咽喉肿痛甚者，针刺合谷、内庭、太冲等穴以消肿止痛，用泻法，每日1次。张口困难者，针刺患侧颊车、地仓穴，以使牙关开张。

2. 刺血法　痈肿未成脓时，可酌情用三棱针于局部黏膜浅刺5～6次，或用尖刀轻划使其出血，以泄热消肿止痛。高热者，用三棱针刺少商、商阳或耳尖，每穴放血数滴，以泄热解毒。

3. 擎拿法　适用于咽喉肿塞，疼痛剧烈，汤水难人者。根据病情可采用单侧擎拿或双侧擎拿法，以暂时缓解咽喉疼痛，便于送服汤药。具体操作方法参见第七章第四节。

【预防调护】

1. 严密观察病情变化，防止脓肿自行溃破溢入气管导致窒息。脓已成应及时排脓，保持引流通畅，并适时做好气管切开的准备。

2. 吞咽困难者，宜进半流质或流质饮食，忌食辛辣炙煿、醇酒厚味。

3. 起居有常，增强体质，冷暖适宜，预防外邪侵袭。

4. 积极治疗咽喉部急慢性疾病，保持口腔卫生。

【名医经验】

（一）干祖望医案

韩某，男，28岁。

1980年7月31日初诊：患左侧喉痈已6天，曾用多种抗生素治疗少效，刻诊：仍感咽部剧痛，燉及左耳根部亦痛。张口欠利，吞咽困难，大便秘结，两日未解。查左侧扁桃体周围明显充血红肿，悬雍垂偏右侧亦充血水肿。舌质红苔白罩黄，脉数。此属肺胃热盛，残邪余毒，遏而不宣，壅结咽喉，迁延日久，渐有成脓之象。方取仙方活命饮以清热解毒、散瘀消肿。

处方：金银花 10g，防风 6g，白芷 6g，陈皮 6g，穿山甲 10g，皂角刺 10g，花粉 10g，归尾 10g，赤芍 10g，大黄 10g，玄明粉（冲服）10g。2 剂，外用通用消肿散 3g 吹喉。

二诊：药进 1 剂，咽痛肿胀已基本消失，耳痛亦止，也能张口进食，大便通畅。查左侧扁桃体周围红肿已基本消失，局部微有压痛，舌苔薄黄，脉大。金银花 10g，连翘 6g，蚤休 6g，赤芍 6g，山豆根 10g，金锁匙 10g，马勃 3g，桔梗 3g，甘草 3g。1 剂药尽，病愈。

——选自：《干祖望医案》

（二）张赞臣医案

沈某，女，30 岁。1962 年 9 月 14 日初诊。

左咽关红肿散漫，痛引耳窍，左颔下亦有核肿，伴发热、头痛，痰多黏腻，吞咽不利，已历一周。脉左细数，右滑数；舌苔腻。乃胃火上冲，痰热内阻，发为喉痈之症。急予泄热消肿。

处方：赤芍 9g，丹皮 9g，炙僵蚕 9g，牛蒡子 9g，桔梗 3g，生甘草 2.5g，射干 3g，山豆根 9g，挂金灯 9g，杭菊花 9g，金银花 9g，知母 9g，黄芩 9g。

外用：①珠黄青吹口散，吹喉，日 2~3 次。②银硼漱口液，漱喉，日 3~4 次。

9 月 16 日二诊：上药服 2 剂后，咽痛如故，吞咽不利，左咽关红肿高突，触之未软。上方续服 2 剂，外用药同前。

9 月 18 日三诊：左喉痈酿脓已熟，用消毒银针刺破高突处，流出脓液甚多。原方去牛蒡子，再服 3 剂。

9 月 21 日四诊：咽痛明显好转，咽关肿胀消退，左颔下核肿已无压痛。再予前方去射干、僵蚕，再服 4 剂，以资巩固。

——选自：《张赞臣临床经验选编》

按：此案已至酿脓阶段，因此用消肿解毒治法，冀其毒聚不散，脓成后，刺破而愈。

（三）史瑞卿医案

陈某，男，32 岁。1991 年 8 月 20 日初诊。

病人表述自己有喉痈病史，劳累之后容易发作。数日劳累加上失眠后，体温为 39℃，咽关右侧红肿交突，延及右颈外亦赤热肿胀，痰涎多，咽痛不能吞咽，胸闷，右喉痈红肿交突，干燥作痛，痰多黏腻，形寒发热，肌热较甚，头痛甚于前额，脉象滑数，舌苔根腻，大便 5 日未解，小溲色赤。证属痰热内蕴，挟肝胃之火上升。

处方：赤芍 9g，炙僵蚕 9g，牛蒡子 9g，挂金灯 9g，山豆根 9g，射干 4.5g，白桔梗 3g，生甘草 3g，山栀子 9g，知母 9g，瓜蒌皮 9g，玄明粉（冲）9g。

外用：①牛黄散，吹喉。②芙蓉软膏，贴于颈部。

二诊：服药两剂后，大便通，热退，红肿显见减退。去玄明粉与川连再服两剂。4 日后痊愈。

按：喉痈高热红肿者，治疗大法与一般痈疡同，初期疏风散热，中期以清热为主，后期排脓解毒，但在喉痈的治疗过程中尚须注意以下几点：①使用清热药时，必须顾及脾胃。②治喉症要注意化痰。③喉痈未成脓时，一面服药消散，一面必须用外治配合。④通利二便，必须抓住时机，若应通不通，则火何以泄；不应通而通，则反伤元气。⑤切开排脓亦须适当，过早开刀，徒泄其气血；过迟开刀，则内腐益深，皆不易痊愈。

——选自：甘肃中医，1995，02.

（四）王士贞医案

李某，女，42 岁。

病史：因咽喉疼痛 4 天，加剧 2 天于 2018 年 2 月 9 日来门诊就诊。当时证见：发热头疼，左侧咽喉疼痛剧烈，吞咽困难，语言含糊，张口困难，口涎外溢，痛苦难忍。口干甚，小便黄，大便干结。脉弦滑略数，舌质淡红，舌苔白略厚腻。检查：左侧喉核、喉关明显红肿突出，喉核被推向前下方，按之软有波动感。左下颌触及臖核，压痛。诊为喉关痈，收入院治疗。入院后行左扁周脓肿切开排脓、银连漱口液含漱、清金开音片含服、面颌部封包热敷、放血疗法等；内治用清热解毒、消肿止痛的五味消毒饮加减。经治疗后，咽喉疼痛、吞咽困难等症状明显减轻，左侧喉核、喉关肿胀明显消退。但自 2 月 12 日起，患者左侧面颌部又复红肿疼痛，尤以左侧面颌及左颈部疼痛难忍，痛苦不堪，吞咽不利，张口困难。

2018 年 2 月 13 日查房，症见：口不甚干，胃纳差，大便少，脉细滑，舌质淡红，脉细滑。检查：左侧喉核、喉关仍稍有红肿，左侧颌面部红肿明显，按之肿硬，疼痛甚，左侧颈部红肿。

患者病情有反复，由喉关痈进一步发展为颌下痈。观其症状及脉、舌，出现一派本虚邪实之象。分析其病因病机，多因体虚，正气不胜邪毒，邪毒困郁于里而致。治法宜补益气血、托里排脓。

处方：黄芪 30g，党参 20g，当归尾 10g，法半夏 10g，陈皮 6g，白芷 10g，白术 10g，皂角刺 15g，防风 10g，连翘 15g，金银花 15g，蒲公英 15g，黄芩 15g，丹皮 15g，甘草 6g。3 剂，水煎服。

外治：继续含漱、含服、外敷等法。

于 2 月 14 日行咽旁脓肿切开排脓术，术后颌下红肿疼痛等症状大减，于 2 月 17 日病愈出院。嘱患者出院后注意饮食有节，起居有常，锻炼身体为要。

按：此例喉关痈、颌下痈并发，病情急重。分析病情好转后又转重的原因，为患者体质虚弱，正不胜邪，邪毒蕴结于里，流窜于咽旁间隙而致颌下痈，故治法宜补益气血、托里排脓。外治方面，喉痈脓成之后，应即放脓，以泄毒外出。历代医家非常强调喉痈成脓后必须放脓，如明代·陈实功《外科正宗》提出："喉痈不放脓……此皆非法。"本例喉痈，准确辨证，内、外治相结合而取效。

——王士贞提供

（谢慧 刘蓬）

第八节 喉 风

喉风是以吸气性呼吸困难为主要特征的危急重症。临床上常伴有咽喉肿痛、痰涎壅盛、语言难出、声如拽锯、汤水难下等症状，严重者可发生窒息死亡。本病是临床上最危急的病症，若处理不及时，须臾之间便可危及生命。

喉风在男女间发病率无明显差异，可发生于任何年龄，由于小儿脏腑娇嫩，喉腔狭小，稍有肿胀即可发生阻塞，故发生喉风的机会较多。幼儿发病多与感受风邪、疫疠毒气有关，故以冬春季节发病较多；成人患者发病无季节性。发病无地域性差别。喉风也可因于各种急重咽喉病，或邻近组织病变，或外伤、肿瘤、异物等，致使喉部通道阻塞，继而发生呼吸困难，痰涎潴留，如不速治，可致窒息死亡。

"喉风"在古代医籍中分类繁多，如急喉风、缠喉风、锁喉风、紧喉风、走马喉风、呛喉风、哑瘴喉风、肺绝喉风等，其含义与本节所论"喉风"不尽相同。

西医学的喉阻塞等疾病可参考本病进行辨证治疗。

【历史源流】

宋代以前，多以"喉痹"或"喉闭"泛称各种咽喉病，虽未出现"喉风"这一病名，但医家在论述各种咽喉病证时，有类似喉风症状的描述。如在《内经》中有"嗌痛颔肿""猛疽……塞嗌，半日死""暴瘖气鞕"的记载；《诸病源候论·喉咽肿痛候》中曰："风毒结于喉间，其热盛则肿塞不通，而水浆不入，便能杀人。"《外台秘要》在喉痹条中曰："喉痹，咽喉塞，喘息不通，须臾欲绝。"

自宋代开始出现"喉风"一词，如《太平惠民和剂局方·卷六》将喉风命名为"缠喉风"，根据风善行而数变的特点，来比喻危重咽喉病变化迅速的特点，借以和当时通行的称谓"喉痹"区别。

历代医家命名的"喉风"名目繁多，概括起来主要有广义和狭义两种含义：广义喉风泛指咽喉口齿唇舌多种疾病；狭义喉风专指以呼吸困难、痰涎壅盛、汤水难下为突出表现的咽喉危急重症。

狭义"喉风"尚有多种名称，如"急喉风""走马喉风""马喉痹""紧喉风"

"锁喉风""缠喉风""哑瘴喉风"等，各种不同的名称都是从不同角度形容本病十分危急。

急喉风：形容本病十分危急，如不及时治疗可发生窒息而危及生命。

走马喉风：比喻本病变化之迅速如走马一样，必须飞骑去救治。因为"此阳症中最急最恶者也。突然而起，暴发暴肿，转肿转大，满喉红丝缠绕，疼痛异常，声音不能出，汤水不能下，痰涎壅塞胀闭，势如绳索绞绳，故名缠喉风，又名走马喉风"（《验方新编·卷十七·咽喉》）。

马喉痹：与"走马喉风"的含义相似。如《圣济总录·卷第一百二十二·咽喉门》曰："马喉痹之状，势如奔马，喉间痹痛，肿连颊骨，壮热烦满，数数吐气者是也。"

紧喉风：因患者出现咽喉紧缩压迫感、汤水难下等症，故名"紧喉风"。如清代《急救喉症全集·紧喉风》："因其肿胀，紧锁咽喉，故名紧喉风。"《医宗金鉴·外科心法要诀·喉部》曰："咽喉肿痛，声音难出，汤水不下，痰涎壅塞之声，颇似拽锯。"

锁喉风：因患者出现牙关拘急、口噤如锁、喉部闭塞等情况而称为"锁喉风"。清代《喉风论·锁喉风》曰："锁喉风症，此症初起，咽喉紧急，风痰上壅，黏涎满口，内紧外肿，不能饮食，其危最速，若治之稍缓，则肿上头面，咽喉紧闭，呼吸急促。"清代《喉科金针·锁喉风》亦曰："锁喉风，内塞不通，喉中痰鸣。"

缠喉风：因患者出现颈部肿胀、肿连胸前、如蛇缠绕、颈项强直等症而称为"缠喉风"。如《古今医鉴·卷九》说："热结于咽喉，肿连于外，且麻且痒，肿而大者，名缠喉风。"《医宗金鉴·外科心法要诀·喉部》曰："若兼项外绕肿，即名缠喉风。"

哑瘴喉风：因患者伴有声哑气促、口不能言、牙关不开等症而称为"哑瘴喉风"。清代《喉科心法·哑瘴喉风》言："因其口紧牙紧，不能出声，故名哑瘴。"《医宗金鉴·外科心法要诀·喉部》论其证候曰："此症颇类紧喉，由肺胃蕴热，积之生痰，外复受风邪，与痰热相搏，涌塞咽膈之上，而成斯疾。初起咽喉肿塞疼痛，汤水难咽，语言不出，牙关紧急，此属险候。"等等。

明代《普济方》载有喉风十八症，其中列有缠喉风、聚毒塞喉风，从其中病名及治法分析来看，应指急性危重咽喉病，并以咽喉肿痛、痰涎壅盛、喘息不通为主要特征，可归入急喉风范畴中。

清代几次疫喉的流行，使医家们对咽喉疾病出现急重症状及传变规律、治疗方法有了较丰富的临床经验，期间问世的喉科专著，大多立有喉风专节。认为喉风有广义、狭义之分，广义指各种喉症之总称，如《喉科密旨》载有喉风十二症，《经验喉科紫珍集》载有喉风十八症，《重楼玉钥》中载有喉风三十六症。其中不仅有咽喉危急重症，也包含了一些慢性咽喉疾病和口齿唇舌疾病。狭义则指其中一些危重咽喉病，急喉风属于其中一类。清代《咽喉秘授》曰："急喉风一症，缘手太阴肺经感受热邪，与君火抗争而发也。经曰，风从火，可知热极则生风，风火相煽则顽痰自生，凝结不化，倏然壅塞咽门，呼吸不利。然则，咽为心肺肝肾呼吸之门，饮食、声音、吐纳之道，故急喉风一症，气不得从口而出，内攻脏腑，命将殆矣。"对急喉风治疗提出急宜通关散热、开郁化痰的治疗原则，此原则至今仍有应用价值。

古代医籍中"喉风"的概念有不同含义，范围过于庞杂，不易掌握，故现代中医著作中进行了规范。

20 世纪 60 年代中医学院试用教材《中医喉科学讲义》使用"喉风"一名，并将其定义为"咽喉部急速肿痛，呼吸困难，痰涎壅盛，语言难出，甚至牙关拘急、神志不清等危候的总称"。其中论述到急喉风、紧喉风、锁喉风、烂喉风、缠喉风等病症。

20 世纪 80 年代初期，全国高等医药院校试用教材《中医耳鼻喉科学》使用"急喉风"一名，将其定义为"发病迅速，红肿剧痛，呼吸困难，痰涎壅盛，语言难出，汤水难下为主的急性喉部病症"。

21 世纪初出版的普通高等教育"十五"及"十一五"国家级规划教材《中医耳鼻咽喉科学》使用"急喉风"作为病名，并将其定义为"以吸气性呼吸困难为主要特征的急性咽喉疾病"。

全国中医药行业高等教育"十二五"（2012 年）及"十三五"（2016 年）规划教材《中医耳鼻咽喉科学》恢复了传统的"喉风"这一病名，并将其定义为"以吸气性呼吸困难为主要特征的危急重症"。自此，喉风的概念得以规范。

【临床诊断】

（一）诊断要点

1. 临床特征　喉风必备的临床特征是吸气性呼吸困难。应注意吸气性呼吸困难的表现形式及程度。

（1）吸气性呼吸困难的表现：呼吸困难的表现是正常的呼吸出现了障碍，可分为以吸气困难为主的呼吸困难与以呼气困难为主的呼吸困难及混合性呼吸困难三大类。

喉风的特征是以吸气困难为主的呼吸困难。吸气性呼吸困难可从主观和客观两个方面进行判断：

1）主观感觉：吸气困难指患者感觉吸气时间长而费力，呼出相对较容易。严重时可因吸气困难而出现烦躁不安。

2）客观体征：吸气性呼吸困难较严重时，可出现以下三种体征：喉鸣，三凹征，发绀。

①吸气时喉鸣：患者用力吸气时，喉部可出现鸣响声，古代文献中常用"声如拽锯"来形容，这是气流通过狭窄的喉腔时发出的一种鸣响声，喉鸣声越大，表示呼吸困难的程度越严重。

②三凹征（或四凹征）：由于用力吸气，患者可出现天突、缺盆、肋间隙凹陷，此即三凹征；严重时，剑突下亦出现凹陷，称为四凹征。

③发绀：由于吸气困难导致缺氧，可出现口唇及面色发绀。

（2）吸气性呼吸困难的分度：喉风的危急性在于呼吸困难可迅速危及生命，因此，对呼吸困难程度及时做出准确的判断，对于正确处理、挽救患者生命至关重要。

临床上根据患者的主观感觉和客观体征，将吸气性呼吸困难的程度分为四度：

Ⅰ度：安静时无呼吸困难，活动时（走路、玩耍、哭闹）出现吸气性呼吸困难。

Ⅱ度：安静时亦有轻度吸气性呼吸困难的表现，活动时加重，但不影响睡眠和进食，脉搏正常。

Ⅲ度：安静时有明显的吸气性呼吸困难表现，喉鸣及三（四）凹征显著，并因缺氧而出现烦躁不安、自汗、脉数等表现，影响睡眠和进食。

Ⅳ度：呼吸极度困难，病人端坐呼吸，唇青面紫，额汗如珠，身汗如雨，甚则四肢厥冷，脉沉微欲绝，呼吸浅速，神昏，濒临窒息。

2. 主要伴随症状　喉风除吸气性呼吸困难外，主要伴随症状有两类：一是咽喉肿痛，二是语言难出。

（1）咽喉肿痛：喉风患者很多伴有不同程度的咽喉红肿疼痛，严重时由于咽喉疼痛而出现吞咽困难，因不能吞咽而导致痰涎壅盛、口涎外溢、汤水难下等症状。

（2）语言难出：喉风大多伴有语言难出。"语言难出"有两种含义：一是由于声音嘶哑而致讲话费力；二是由于咽喉肿痛、痰涎壅盛，讲话时咽喉肿痛加剧，因而导致语言含糊、讲话困难。

3. 检查　对以吸气性呼吸困难为主要症状的患者，应进行两类检查：一是血氧浓度监测，了解缺氧程度；二是咽喉检查。

（1）血氧浓度监测：对喉风患者，应使用血氧饱和度监测仪进行监测，以随时了解血氧浓度，有助于判断病情危重程度。

（2）咽喉部检查：口咽部检查应作为常规检查，观察咽部有无红肿。根据不同的病情，可分别选用间接喉镜、纤维喉镜（或电子喉镜）、喉部影像学检查（B超、X线、CT、MRI等），以了解影响喉部通气的阻塞性病变部位。情况紧急时，可先行气管切开缓解呼吸困难，待危及生命的情况缓和一些后再行详细检查。

（二）鉴别诊断

喉风当与呼气性呼吸困难及喉痹等病加以鉴别。

1. 呼气性呼吸困难　喉风的吸气性呼吸困难应与呼气性呼吸困难相鉴别。

吸气性呼吸困难主要表现为吸气费力，呼气相对容易，吸气时可出现三凹征（或四凹征）及喉鸣；呼气性呼吸困难主要表现为呼气费力，呼气时在胸部可听到哮鸣音，常伴有咳喘、张口抬肩等表现，无三凹征（或四凹征）出现，多见于哮病、喘病、肺痈、肺胀等肺部疾病。

吸气性呼吸困难与呼气性呼吸困难的鉴别要点见表 11－9。

表 11－9　吸气性呼吸困难与呼气性呼吸困难的鉴别要点

鉴别要点	吸气性呼吸困难	呼气性呼吸困难
共同点	呼吸困难	
症状特点	吸气费力，呼气相对容易	呼气费力，吸气相对容易
体征	吸气时有喉鸣、三（四）凹征	胸部可有哮鸣音，肺部听诊有干湿啰音
常见疾病	喉风	哮病、喘病、肺痈、肺胀等

此外，尚有一种混合性呼吸困难，即兼有吸气性呼吸困难与呼气性呼吸困难二者的特点，但一般仍有所侧重，或偏重于吸气困难，或偏重于呼气困难，应注意仔细鉴别。

2. 喉痈　喉痈与喉风均可出现咽喉红肿及剧烈疼痛、吞咽困难、痰涎壅盛、口涎外溢、汤水难下、语言含糊等症状，应注意鉴别。

二者的鉴别要点：喉痈无明显呼吸困难，喉风必有吸气性呼吸困难。因此，喉风比喉痈更为危急。

【病因病机】

本病多由外邪侵袭，与痰浊互结于咽喉为病。

1. 风痰凝聚　素体脾虚痰盛，外感风邪引动痰涎上壅，壅闭喉窍，气道阻塞；或肺脾气虚，或禀赋不足，卫表不固，遇尘浊毒气异物，停聚喉间，聚湿生痰，致肿胀阻塞喉窍。

2. 痰火壅结　风热邪毒或时行疫疠，随风侵袭，由表及里，传入肺胃，以致热毒壅结，搏结咽喉；或平时过食膏粱厚味，肺胃积热，复感外邪，邪热交炽，激涌火毒痰涎，熏蒸咽喉，而致咽喉肿胀，痰涎壅盛，喉窍阻塞。

【辨治思路】

本病特点为发病急、变化快，诊治时应密切观察呼吸困难程度，针对病因，及时解除呼吸困难症状，故掌握病变阶段、准确辨证施治是治疗本病的关键。

（一）辨证思路

1. 辨呼吸困难　喉风的成功救治，关键在于能否及时判断呼吸困难的程度，并做出及时的处理，因此，辨呼吸困难是首务。

辨呼吸困难的重点，首先是确定是否为喉风的特征性症状——吸气性呼吸困难；

其次是根据症状与体征，确定呼吸困难的程度及缺氧程度。

2. 辨病因 喉风的病因不外乎风、热、痰三者，可以同时存在，但以一种为主。

（1）风为主：风为主者，起病急，消失亦快，多见于小儿，多在夜间突然起病，每次可历时数秒至一两分钟。全身无先兆症状，也无明显其他急性病应有的症状，脉多弦紧。

（2）热为主：热为主者，发病较缓，有明显的前驱症状，首先出现咽喉疼痛、口干、全身不适等症状，此咽喉疼痛发展较快，终至发音困难，舌苔大多黄腻或糙腻，脉大而数，局部检查可见会厌或其周围组织肿胀及严重充血，甚至有脓点。

（3）痰为主：痰为主者，来势较风证缓，较热证急，多与风、热夹杂，可出现前驱症状，并伴有发热，但无热证的高热及咽痛，舌苔多白腻滑润，脉象前期数，后期细而乱，局部检查可见声门黏膜弥漫性水肿，会厌呈灰白色透明球形，会厌皱襞、声带、室带明显水肿。

3. 辨咽喉腔形态、色泽、开阖 咽喉腔及声带红肿、痰涎多而稠，或有腐物为痰火热毒。咽喉腔及声带肿胀色淡，或声带及喉腔严重水肿呈青灰色，痰涎多而色白，为风痰壅闭。颈、咽喉腔、声带有损伤瘀血，喉腔塌陷，肿块赘生，异物阻塞，声门开合不利，单或双侧固定，为有形之邪停聚。若在此基础上见喉腔声带红肿、痰涎壅盛，为有形之邪与痰火互结，亦为危重之候。

（二）治疗思路

急则治标，缓则治本，这是喉风必须遵循的治疗原则。呼吸困难为标，病因为本。无论何种病因，首先应通过治疗手段及时缓解呼吸困难，以挽救生命，待呼吸困难缓和以后，再针对病因进行针对性的治疗。这就是喉风的总体治疗思路。正如《增删喉科心法·缠喉风》所云："走马喉风，乃实热为患，脏腑积热，热甚生风，风火迅速，鼓激痰涎，堵塞咽喉隘地，呼吸难通，缓治则死。"

1. 急则治标 缓解喉风呼吸困难的传统方法主要是各种外治法及针灸按摩法，如吹药法、探吐法、通关法、刺血法、穴位注射法、擎拿法等；现代对于解除呼吸困难最有效的方法是气管切开。应根据患者病情的危急程度酌情选择各种外治方法，及时解除呼吸困难。

对于Ⅳ度呼吸困难者，无论何种病因，宜当机立断，立即行气管切开，以挽救生命。

2. 缓则治本 针对不同病因进行针对性的治疗，是为治本。对喉风的治疗，应强调内治与外治相结合。

内治的重点，根据辨证不同，而选用不同的方药，如以风为主者，着重祛风；以热为主者，着重清热；以痰为主者，着重祛痰。三者兼有者，则三者并用，需在准确辨证的前提下选方用药。

喉风由于大多有咽喉肿痛、吞咽困难的情况存在，使内服药物发生困难，故外治法占有十分重要的地位，通过蒸汽吸入、离子透入、吹药法、含漱法、含噙法等方法，可使药物在局部发挥作用；通过探吐法、通关法、刺血法、针刺、穴位注射、耳针等方法，可达到泄热祛邪的目的，如《喉症全科紫珍集·缠喉风》："治之，先刺少商出血……再用针去脓血。"

【辨证论治】

1. 风痰凝聚

主证：多见于小儿，突发喉间堵塞，痰声漉漉，呼吸困难，可见三凹征，声音嘶哑，发声费力，甚则无音；检查见喉部肌膜肿胀色淡，声带水肿，甚至呈鱼泡状，喉窍门有多量白色痰涎，全身兼见恶寒发热、头痛、鼻塞流涕、胸痞纳呆、腹胀便溏，舌淡苔白腻或白滑，脉濡缓或滑。

治法及方药：疏风散邪，涤痰开窍。可选用三拗汤合涤痰汤加减，常用药物如麻黄、杏仁、半夏、橘红、茯苓、炙甘草、枳实、竹茹、胆南星、石菖蒲、人参、大枣等。

加减法：风寒甚者，加苏叶、桂枝；痰鸣甚者，加半夏、天南星、白附子。可吞服苏合香丸芳香开窍。

2. 痰火壅结

主证：急性咽喉病病程中出现吸气性呼吸困难，三凹征，喉鸣或痰鸣，咳时哮吼，痰涎壅盛，语言难出，汤水难下；检查可见咽或喉红肿剧烈，或咽底隆凸的咽底痈，或会厌声带红肿明显，痰涎多而稠，或有腐物；全身伴有憎寒壮热，烦躁，口干舌燥，大便秘结，小便短赤，舌红或绛，苔黄或腻，脉数。若呼吸困难Ⅲ～Ⅳ度，则有面青唇紫，烦躁神昏，四肢厥冷，大汗淋漓，脉浅而数，气浅而促。

治法及方药：泄热解毒，祛痰开窍。可选用清瘟败毒饮加减，常用药物如犀角（水牛角代）、玄参、生地、赤芍、丹皮、黄连、黄芩、栀子、石膏、知母、连翘、桔梗、甘草等。

加减法：痰涎壅盛者，加大黄、贝母、瓜蒌、葶苈子、竹茹等泄热化痰散结，并配合六神丸、雄黄解毒丸、紫雪丹、至宝丹以清热解毒、祛痰开窍；大便秘结者，可加大黄、芒硝以通腑泄热。

【外治法】

1. 蒸汽吸入　可用金银花、菊花、薄荷、葱白、藿香、佩兰、紫苏等中药，适量煎煮过滤，取药汁进行蒸汽吸入，以祛风清热、消肿通窍。

2. 中药离子透入　可用黄芩、栀子、连翘、赤芍、丹皮、贝母、天竺黄、大黄等药浓煎后，借助于离子透入仪将药从颈前部皮肤导入至喉部病变部位。

3. 吹药法　一是用清热解毒、利咽消肿的中药粉剂如珠黄散、冰硼散、麝黄散、锡类散等吹入患处，以消肿止痛。二是用祛痰通关的中药粉剂如通关散、速效熊胆散等吹入患处，以祛痰开关。

4. 含漱法　咽部红肿者可用清热解毒、消肿利咽的中药煎水含漱。

5. 探吐法　常用散剂多取祛痰逐水之猛药，以醋或姜汁调和，用翎毛蘸之向喉中搅动，以催吐痰涎。

6. 通关法　常用散剂或烟熏。采用具有辛散挥发、祛痰开窍的药物。对牙关紧闭、痰阻喉窍、口噤不开者，可用通关散或开喉散吹入鼻中取嚏；或以巴豆压油于纸上，捻条烧熏以开关通窍，或以蛇床子烧烟熏口鼻，有祛痰通关的作用。

【针灸按摩】

1. 体针　取合谷、少商、商阳、尺泽、少泽、曲池、扶突等穴，每次 2～3 穴，用泻法，不留针。

2. 刺血法　古称破皮针。用三棱针在穴位处刺入，放出少量血液，促使热毒随血外泄，取少商、商阳、十宣等穴，重者，每 3～4 小时可重复针刺。或患处放血（又称飞针），用三棱针点刺患处，直接宣泄患处邪毒，出血泄热，排脓消肿。

3. 耳针或耳穴贴压　选用神门、咽喉、平喘等穴，针刺，留针 15～30 分钟。或用王不留行籽贴压以上耳穴。

4. 穴位注射　天突穴刺入 4～5 分深，注入 0.1～0.3mL 肾上腺素，一般 5～15 分钟后可缓解呼吸困难。

5. 擎拿法　根据病情可采用单侧擎拿或双侧擎拿法，以暂时缓解咽喉疼痛及呼吸困难。具体操作方法参见第七章第四节。

6. 穴位贴敷　用复方巴豆丸在印堂穴贴敷，用药 6～8 小时后可见效。

【其他治疗】

1. 气管切开　根据病因及呼吸困难的程度，适时地进行气管切开，及时建立气道，解除呼吸困难，是治疗本病的重要原则。

一般来说，Ⅰ度、Ⅱ度呼吸困难，以病因治疗为主，做好气管切开的准备；Ⅲ度呼吸困难，应在严密观察下积极使用药物治疗，随时做好气管切开的准备，若药物治疗未见好转，全身情况较差，或估计短时间内难以消除病因，应及时进行气管切开；Ⅳ度呼吸困难，宜立即行气管切开，必要时可行紧急气管切开或环甲膜切开术，为进一步处理赢得时机。

2. 吸氧　经气道给予氧气吸入。

【预防调护】

1. 增强体质，积极防治外感，可有效减少喉风的发生。

2. 密切观察病情，做好抢救准备，床头备好吸引器，随时吸除痰涎。

3. 减少活动，安静休息，采取半卧位。

4. 戒除烟酒，忌食辛辣肥甘厚腻之物，以免助长火势，滋生痰湿，使病情加重。

5. 气管切开术后护理：半卧或平卧位，去枕使颈部舒展，并应经常变换体位，以减少肺部合并症发生；应保持套管内管通畅，保持室内温度（22℃左右）、湿度（90%以上）；定时气管内滴药以稀释痰液，维持呼吸道通畅；注意防止外管脱出，以免发生窒息；拔管前应先堵管 24～48 小时，呼吸平稳方可拔管；拔管后伤口不必缝合，用蝶形纱布将创缘拉拢，数日即可自愈。

6. 饮服药物应缓缓吞咽，使药物能停留于局部较长时间，而更好地发挥作用。

【名医经验】

（一）张赞臣医案

顾某，男，54 岁。1976 年 2 月 21 日初诊。

咽喉觉痛，吞咽不利，发热炽甚，喉头痰黏如堵，已有三天。脉滑，舌质红，苔腻。检查发现咽喉及会厌舌面色红肿胀，引及左侧软腭亦现红肿。发热急骤，症属痰热逗留肺胃，发为喉风，治以清热化痰利咽。

处方：薄荷叶（后下）3g，荆芥 6g，牛蒡子 9g，炙僵蚕 9g，桔梗 3g，生甘草 2.5g，黄芩 9g，金银花 9g，山豆根 9g，挂金灯 9g，赤芍 9g。

外用：上品冰硼散（硼砂、西瓜霜、飞朱砂、尿浸石膏、海螵蛸、梅片）吹咽，每日 3～4 次。

2 月 24 日二诊：咽喉肿痛发热均退，红退而未尽，喉头堵感亦减，已能吞咽。脉细，苔腻。小便色黄。余热未尽，再予清化泄热利咽。上方去荆芥，加赤茯苓 12g，连翘 9g。

2 月 28 日三诊：药后会厌充血肿胀消失，咽部及软腭尚有小瘰，痰多，喉头黏腻。再予清热化痰调治，以冀清彻。挂金灯 9g，丹皮 9g，天花粉 12g，玄参 9g，白桔梗 4.5g，生甘草 2.5g，黄芩 9g。

3 月 4 日随访：会厌及软腭肿胀充血全部消退而愈。

——选自：《中医世家·张赞臣医案》

按：此例病症，根据中医诊断当为"喉风"。其主要症状为发热急骤，迅即咽喉肿胀，阻塞不利。张老认为此系肺胃积热，复感风邪，风热相煽所致，治应以清热解毒、消肿利咽为主，佐以吹咽之品，使药力直达患处，故能迅速红退而肿痛消，堵塞如移，而吞咽通利矣。但喉风患者，主症虽同，而临床所见兼夹之候，殊非一途，或见呕，或见咽干，或见神疲，则又须根据具体症状配适当之品以治之。

（二）徐克信医案

王某，男，58岁。1992年1月28日初诊。

患者平时嗜好烟酒、辛辣，大便干。近来工作忙，感觉劳累、烦热、口干喜饮。患病当天敞开门窗通风换气，晚餐食油炸食物及饮醇酒，入睡前喉中感觉发涩不舒，略有胸闷，至半夜突然喉痛憋气而醒，即去某医院，诊断为急性会厌炎。住观察室输液治疗2天，症状得到控制，病情减轻，患者要求带药出院。出院后的第3天症状又突然复发，喉痛加重，症见形寒发热、神疲乏力、胸闷、烦躁、喉中痰涎增多不易咯出，呼吸困难，来我院治疗。

检查：见患者手按颈部，不时手抠喉内，呼吸气促，神情紧张，坐立不安，喉部不断咯咯，语声不出，吸气时见天突与缺盆随呼吸凹陷，咽部黏膜充血少许，间接喉镜下见会厌黏膜全部充血，肿胀Ⅲ度、会厌舌面根部充血水肿尤甚，舌质红、苔黄黏腻，脉滑紧。

即用"速效熊胆通关散"频频吹喉，同时给予控涎丹5g，研末，温开水调成糊状，徐徐咽下，经用药后即咯出较多黏稠痰涎，半小时后患者喉部疼痛、憋气均逐渐减轻，喉内黏稠痰涎也觉明显减少。因患者舌脉及全身一派积热征象，为加速去除病灶，再予会厌败毒汤加全瓜蒌15g，水煎，日服一剂半，分3次服用。

次日复诊，形寒发热得解，呼吸转正常，喉痛、憋气、会厌水肿大为减轻，大便已得解2次，便中伴有痰涎状黏液排出。守上方去大黄，加玄参30g，日服1剂，续服2剂而告痊愈。为预防残热复发，再服清热解毒、养阴化痰之剂巩固，随访未再复发。

——选自：中医杂志，1996，37（9）：525－526.

按：古人有"走马看喉风"之说，形容本病病情危急，变化迅速，往往可在瞬息间引起窒息死亡，在治疗上以中药为主，以外用散剂喷敷在患处，使药物通过黏膜直接吸收，达到快速祛痰、消肿、开窍的作用，内服药取釜底抽薪、上病下取的方法，可使壅结在上的痰涎火毒从大便排出，故能看到不等数量的痰涎状黏稠物伴随大便而出。

（三）张素勤医案

宋某，男，74岁。突发咽喉肿痛、发热恶寒，继则汤水不进，痰鸣气促，呼吸极度困难，神志昏聩，人事不省，危在顷刻。西医诊为急性会厌炎，本应行气管切开，因年老体弱病急，不宜施术，故求治于中医。观其脉证，诊断为"急喉风"。

治疗：急则治其标，遂导痰通畅气道，开其窍道，用桐油饯探吐之。用法：用桐油 3~4 匙，加少量热开水搅匀，用硬鸡翎蘸油探咽喉，当即吐出痰涎数碗，立苏而愈。

按语：本病系由外风内火引动痰涎上壅咽喉而形成，发病即咽喉红肿热痛，痰涎壅盛，痰阻气道，造成呼吸困难，神志昏聩，不省人事，危在顷刻，故急以探吐法治之，以抢救危症。

——选自：中医函授通讯，1988（6）：33.

（四）贺季衡医案

汤孩，缠喉风，两旁腐肿，音嘶痰鸣，喘逆汗多，脉小数，左手至数不清，舌苔灰白。风邪痰热，壅遏太阴，肺气仄塞也。拟麻杏石甘汤，挽此沉疴。

中药处方：麻黄（八分）　生石膏（五钱，先煎）　大杏仁（三钱）　生甘草（八分）　白桔梗（一钱五分）　射干（一钱五分）　炒僵蚕（二钱）　瓜蒌皮（四钱）　前胡（二钱）　象贝母（三钱）　金沸草（一钱五分）

二诊：缠喉风，午后进麻杏石甘汤法，开肺化痰，舌苔转见灰黄，咽间腐白已退，肿突如故，痰鸣自汗，呛咳鼻仄。风邪痰热尚毗薄于肺之象，犹在险途。守原方更进为事。

中药处方：麻黄（八分）　射干（一钱五分）　生石膏（五钱，先煎）　生甘草（八分）　白桔梗（一钱五分）　前胡（一钱五分）　竹沥半夏（一钱五分）　瓜蒌皮（四钱）　僵蚕（二钱）　生竹茹（一钱五分）　枇杷叶（三钱，去毛，炙）

三诊：昨日两进麻杏石甘汤，缠喉风白腐渐脱，痰鸣、自汗俱减，唯气仍粗，脉小数，舌苔转黄。风邪渐解，痰热尚留于肺络，仍在畏途。

中药处方：生石膏（五钱，先煎）　象贝母（四钱）　大杏仁（三钱）　白桔梗（一钱五分）　蜜炙麻黄（八分）　瓜蒌皮（四钱）　射干（一钱五分）　前胡（一钱五分）　生甘草（八分）　生竹茹（一钱五分）　枇杷叶（三钱，去毛，炙）

四诊：迭投麻杏石甘汤，缠喉风喘平、汗止，咽喉两旁腐白亦脱，唯舌心尚黄。风邪初解，痰热尚未清，虽已转机，尚宜慎重。

中药处方：瓜蒌皮（四钱）　乌玄参（四钱）　大杏仁（三钱）　白桔梗（一钱五分）　生甘草（八分）　射干（一钱五分）　马兜铃（四钱炙）　象贝母（四钱）　炒僵蚕（二钱）　生竹茹（一钱五分）　枇杷叶（三钱，去毛，炙）

——选自：辽宁中医药大学学报，2017，19（7）：91-92.

按：急喉风在任何年龄均可发病，多见于 4 岁以内的幼儿，其中幼儿多因外感温热邪气或温邪内伏，多发病于冬春季；成人多因恣食肥甘厚味及辛辣之物，在任何季节均可发病。不管何种原因导致该疾病，本病皆以风痰邪热相搏于肺胃为主要病机，法当清肺胃之痰热，故贺季衡在治疗本病时均用麻杏石甘汤合贝母瓜蒌散加减。全方重用麻杏石甘汤透邪热外出，再以贝母瓜蒌散化痰利咽，充分显示了贺季衡经方、时方合用的组方特色。在辨证上，贺季衡对热邪郁闭之证辨证准确，果断投以麻杏石甘汤，使病者生机再现。在药物加减上，去掉利水渗湿的茯苓，加大量清热降气化痰之品，体现了贺氏在本病治疗中护津液、清痰热的治疗原则。在用药剂量上，贺季衡师古而不泥古，能够根据病情需要，大胆更改经方配伍比例，方能力挽沉疴。

（谢慧　刘蓬）

第九节　喉　癣

喉癣是由癣虫侵蚀所致的以咽喉干痒、溃烂疼痛、腐衣叠生、形似苔藓为主要特征的疾病。本病具有传染性，多继发于肺痨病，发病年龄以中年为多。

西医学的咽、喉结核等疾病可参考本病进行辨证治疗。

【历史源流】

在明代以前的医籍中未见有"喉癣"病名，但有类似于本病的记载，多以"尸咽""尸虫""咽喉生疮"等名称出现。如隋·巢元方《诸病源候论·卷三十·尸咽候》说："谓腹内尸虫上食人咽喉，生疮，其状或痒或痛，如甘匿之候。"认识到"虫"蚀咽喉可致生疮痛痒烂证候，这是关于此病的最早记载。宋·许叔微《普济本事方·诸虫飞尸鬼疰》说："肺虫……蚀人肺系，故成痨瘵咯血声嘶。"认为此病与肺虫、痨瘵有关；宋·陈言《三因极一病证方论·卷十·痨瘵诸证》说："咳嗽、喘满、咯痰、吐血、声嘶、音远，其蒸在肺。"说明宋代已知肺痨能引起声嘶。

明代的医籍中开始出现"喉癣"这一病名。明·龚居中《红炉点雪》是最早讨论喉结核的文献，倡导喉癣从痰火论治，提出"痰火者，痨瘵之讳名也"。认为喉结核之咳而声嘶、咽痛等症，是由于水亏火炽伤金所致。其声嘶属于"火病失音"，治以益水清金降火为要；其咽痛属于"火病咽痛"，是土衰水枯，治疗宜滋阴益阳，使水升火降。其后，众医对本病的病因病机、症状及治疗等方面的认识均有较大发展。如明·陈实功在《外科正宗·咽喉论》中论述本病的症状、病机说："咽嗌干燥者，饮食妨碍，咳吐痰涎，呼吸不利，斑生苔藓，垒若虾皮，有如茅草常刺喉中，又如硬物嗌于咽下……声音雌哑，喘急多痰。以上等证皆出于虚火、元气不足中来。"明·张介宾在《景岳全书·卷二十八》对"喉癣"从病因病机及证治等方面做了较为全面的论述："喉癣证，凡阴虚劳损之人多有此病，其证则满喉生疮红痛，久不能愈，此实水亏虚火证也……内服滋补真阴之剂，自可痊愈。"提出内服药物宜用滋阴生津、保肺清金的四阴煎；若满喉生疮破烂而痛者，宜用牛黄益金散吹敷外治。

清代，众医家在总结前人经验的基础上，对喉癣的病因病机及辨证治疗有了进一步的认识，在《杂病源流犀烛》《辨证录》《血证论》《医宗金鉴》等不少医著中都有论及喉癣，对喉癣的临床症状和局部表现观察甚详。如《医宗金鉴·卷六十六》谓：

"此证一名天白蚁，咽嗌干燥，初觉时痒，次生苔藓，色暗木红，燥裂疼痛，时吐臭涎，妨碍饮食……若失治兼调理不慎，致生霉烂，延蔓开大。"又如《咽喉经验秘传·喉症十二字方药》称"阴虚喉癣"："癣症原因损肺余，斑生苔藓若虾皮，时时发热频频嗽，面赤声嘶命可虞。"对喉癣病情的发展及预后也有较深刻的认识。又如清·唐容川《血证论·声音》说："又有痨虫，居于肺间，啮坏肺脏，金蚀不鸣，喉中痒咳喘热难已，此为痨瘵难治之症……又凡痨瘵而咽喉破烂者，均在不治。"明确指出了本病属难治之症，预后不佳。清·高秉均在《疡科心得集》中论述了本病的病因、病状，主张用清燥救肺汤、大补阴丸或知柏地黄丸等治疗。

近代张汝伟编著的《咽喉病·喉癣》明确指出"患者宜清心寡欲，切忌恼怒及同房，犯者不救"，强调了摄生调养的重要性。

古代文献中根据本病症状、病因的不同，尚有尸咽、尸虫、尸虫入肺、天白蚁、肺花疮、咽喉生疮、咽疮风、喉疮、喉疳、火病失音、痰火声哑等不同的名称。值得注意的是，明清时代的文献资料所称的各种"喉癣"并非单指本病。很多冠以"喉癣"的病名，诸如"烂喉癣""热风喉癣""弱证喉癣""烂喉风癣""风火喉癣""霉疮喉癣""杨梅喉癣"等，是指咽喉梅毒或喉痹。如明代《先醒斋医学广笔记》中记载的"霉疮喉癣"，就是指咽喉梅毒。

现代文献中，1964年广州中医学院主编的中医药院校第2版规划教材《中医喉科学讲义》首先用"阴虚喉癣"作为病名进行介绍。1985年王德鉴主编的《中国医学百科全书·中医耳鼻咽喉口腔科学》称为"咽喉癣"。2003年王士贞主编的普通高等教育"十五"国家级规划教材《中医耳鼻咽喉科学》开始恢复古医籍中"喉癣"这一病名。此后的中医药院校历版教材《中医耳鼻喉科学》均称本病为"喉癣"。国家标准《中医临床诊疗术语》将本病定名为"喉癣（痨）"。

【临床诊断】

（一）诊断要点

1. 临床特征　喉癣的临床特征有以下三个方面：

（1）瘵虫侵蚀：确认有瘵虫侵蚀是诊断喉癣必备的临床特征。详细的病史询问可得到重要线索，本病大多有肺痨病史或肺痨病接触史。

（2）咽喉干痒、疼痛、声嘶：本病的主要症状特征是咽喉干燥不适，如有芒刺；亦可表现为咽喉疼痛，吞咽时尤甚，甚则吞咽困难或进食易反呛；声嘶亦为常见症状，呈持续性，渐进性加重。

（3）咽喉溃烂、腐衣叠生、形似苔藓：咽喉黏膜溃烂、腐衣叠生、形似苔藓为本病的重要特征之一。具体表现为咽部或喉部黏膜满布红瘰（粟粒样小结节），或苍白水肿；会厌、杓会厌皱襞、杓状软骨间切迹等处或有充血水肿；咽部或喉部黏膜或见灰白色或红色斑点状浅表溃疡，边缘不齐，如鼠咬状，表面有灰白色或灰黄色腐物，伴继发感染者，则溃腐深陷。病损多位于软腭、咽后壁、咽侧壁、扁桃体、喉部等处。喉癣晚期，溃疡处因继发感染而红肿，病损可波及喉软骨，形成颈部瘘管。

2. 主要伴随症状 除以上特征性症状外，喉癣还常伴有发热、盗汗、消瘦等全身症状。

（1）发热、盗汗：大多以长期低热、盗汗为主，下午及晚上发热加重，少数患者亦可出现高热。

（2）消瘦：由于长期低热、盗汗，加之咽喉疼痛、吞咽困难、食欲减退，患者常出现形体消瘦，易疲倦，体质虚弱。

3. 检查 喉癣的诊断除依据临床特征外，进行以下检查以获得痨虫（结核杆菌）侵蚀的确切证据是必须的。

（1）细菌学检查：痰液涂片检查和细菌培养可见结核分枝杆菌。

（2）结核菌素试验：皮内结核菌素试验呈阳性。

（3）肺部的影像学检查：行肺部 X 线或 CT 等影像学检查，可见粟粒型或浸润型肺结核的特征性影像。

（4）病理学检查：取咽喉部病变组织行病理学检查，是最重要的确诊途径，尤其在以上检查结果均为阴性的情况下，显得尤为重要。

（二）鉴别诊断

本病应与喉痹、喉瘖、喉菌等疾病相鉴别。

1. 喉痹 喉痹和喉癣都有不同程度的咽痛、咽干，喉底（咽后壁）也可见颗粒增生。但是，喉痹没有喉癣那样的特征性的鼠咬状溃疡，也没有肺痨病史，据此不难进行鉴别。

2. 喉瘖 喉癣早期未形成溃疡时，须与喉瘖相鉴别。喉瘖患者的喉肌膜呈弥漫性充血、肿胀或增厚，多两侧对称，而喉癣病变常局限于喉的某一部位，以致两侧不对称，且可出现特征性的鼠咬状溃疡，有肺痨病史，据此不难进行鉴别。

3. 喉菌 喉菌多发生于 40～60 岁，起病缓慢，不发热。声嘶发生的早晚和轻重与肿块生长的位置密切相关，且呈持续性、进行性加重。肿块多发生在喉腔内部的一侧，可发生于声带、喉前庭、声门下、披裂等处，呈局部浸润生长，或乳头状隆起，或菜花状肿块。喉癣患者的咽喉部溃疡相对简单，具有其特征性，边缘不齐，如鼠咬状。但是，某些老年喉癣患者的喉部病变有时不大容易与喉菌区别，尤其是肺部未发现结核病变者更容易混淆，必须做活检始能确诊。

【病因病机】

《医学心悟·卷三·虚劳》说："咽痛音哑喉疮，夫痨症至此；乃真阴枯涸，虚阳上泛。"《重楼玉钥续编》云："喉癣……痨症生此，危在旦夕，为其金水之气皆绝也。"郑枢扶又说：喉癣虚证"有两种，一属气亏为阳虚，一属血亏为阴虚"，然而，"阳虚者……此脾肺气虚，穷及肾水……阴虚者……此肝肾阴亏，不能蓄养龙雷真火。盖阴虚则火旺，火旺则水竭，水竭则肾元枯涸，肾元枯涸则相火奔腾而浮上"。明确告诉我们：喉癣是痨证，是由于痨虫感染、繁衍上行，腐蚀咽喉所致；其病因病机虽有气虚和阴虚之分，但是两种虚损的根本病机则是水竭，是肾元枯涸；病久可致阴阳两虚，而见喉癣（痨）重证。

1. 痨虫蚀喉，气阴亏虚　《古今医统·痨瘵》谓："凡人平素保养元气，爱惜精血，痨不得而传，唯夫纵欲多淫，若不自觉，精血内耗，邪气外乘。"可见，先天不足，或嗜欲无度，或酒色不节，或忧思劳倦，容易耗伤气阴，使体质虚弱，易受痨虫入侵。痨虫入侵则损伤肺金，加重气阴亏虚，使咽喉失养，抗邪无力，以致痨虫繁衍上行，蚀咽损喉而发为本病。

2. 肺肾阴虚，虚火上炎　肺肾素虚，或病后失调、体质虚弱，痨虫乘虚蚀肺，暗耗阴液。日久，金不生水，致使肺肾俱虚，虚火上炎，灼腐咽喉，而致病情缠绵难愈。

【辨治思路】

（一）辨证思路

喉癣是由于体质虚弱，痨虫乘虚侵袭并繁衍上行，腐蚀咽喉所致。其体虚有"气虚"和"阴虚"之分，但其根本病机则是水竭，肾元枯涸。因此，喉癣的症状虽表现在咽喉部，但其病根却在脏腑。对于喉癣患者，辨证的重点在于辨病邪、辨阴阳、辨脏腑三个方面，可以从病因病机、证候、脉象等方面加以鉴别。

1. 辨病邪　咽喉病因于风热侵袭者比较多见，但是喉癣则是由于感染痨虫而引发，多有肺痨病史。郑枢扶在《重楼玉钥·卷上·咽疮风》中说："由于风热者，必发热恶寒，疮色红黄，右脉浮数有力。"《新安医学丛书·王仲奇医案·咽喉》指出了喉癣的局部症状为"咳呛，喉痛，声低咽窒，悬雍下垂不收，咽饮欠利"，全身则表现为"阴虚，无根之火失守"的阴虚火旺证，其脉细数无力，与风热之实证表现大异。所以临诊可以从局部体征、全身症状，以及脉象加以辨别。

2. 辨阴阳　虽然喉癣的临床辨证以肺肾阴虚或阴虚火旺为主，但是这常常是本病久病不愈的病理机制，它可以由阴血亏虚发展而成，亦可由阳气亏虚演变而来。所以，在喉癣的发展过程中，还是有阴证、阳证的不同。临诊可以从全身症状以及脉象加以辨别。若是"阳虚者，两寸浮数，遇劳益甚，而行动则气喘，此脾肺气虚，穷及肾水"；"若阴虚者，两尺洪数，重按无力，内热，咳嗽，吐痰，衄血，或饮食日减……斯喉痹咽疮，痰结烦躁，声哑之症作矣！"（郑枢扶《重楼玉钥·卷上·咽疮风》）

3. 辨虚实　喉癣的病机以虚损为主，且以肺肾阴虚为本，但是可有痰壅、燥火之标。吴谦在《外科心法要诀·喉部·喉癣》中说："咽嗌干燥，初觉时痒，次生苔癣，色暗木红，燥裂疼痛，时吐臭涎，妨碍饮食。由过食炙煿药酒、五辛等物，以致热积于胃，胃火熏肺而成斯疾。"郑枢扶在《重楼玉钥·卷上·咽疮风》中说：喉癣"若虚证，形色白而干燥不润，内热、口渴、饮食微痛，吞咽津液其痛更甚，此由真阴已亏、虚损所致"。《新安医学丛书·王仲奇医案·咽喉》指出：肺痨"失血之后"的常见喉癣证型是"肾亏肺伤，阴少上承，液难荣溉"，此时症见"喉痛，悬雍下垂，声音嘶，咽失扬，脉濡涩而弦"。临诊可以察证候而辨虚实。

（二）治疗思路

咽喉病，邪实者，应辨明邪气之所在，因势利导，去其有余；正虚者，当别清阴阳之所损，上下斟酌，补其不足。针对喉癣"肺肾阴虚，阴虚火旺"及"脾肺气虚，穷及肾水"的发病机理，滋阴降火、养血润燥、益气生津兼以杀虫，是治疗喉癣的基本大法。治疗时须重点考虑补虚，同时亦须酌情祛邪。

1. 补虚

（1）益水源流，安火居所：肾水充盈，泉涌流长，而能蓄养龙雷真火。若肝肾阴亏，生化之源匮乏，源既绝流，则渊注之泉自涸；真阴既竭，则水竭池浅而难制龙雷真火，以致相火日炽，奔腾浮上，火炎灼肺，则自然燥烈，由此一火而致使金水二脏俱伤，母子悉病。对此，应当辨而投以滋阴降火、润肺平肝、益水清金等法，充其水源，以导龙归海，使水火各安其位，得以浚其源而安其流。

（2）润肺补肾，金水相生：肺肾素虚，或病后失调，体质虚弱，瘵虫乘虚蚀肺，暗耗阴液。日久，金不生水，母病及子，致使肾亏肺伤，阴少上承，液难荣溉，虚火上炎，灼腐咽喉，以致病情缠绵难愈。对此，应当投以滋阴润肺、培补肾元之法，以使金水相生、母子相长。切忌用燥烈伤阴动火药物。

（3）益气养阴，培土生金：肾元枯涸是喉癣气虚、阴虚病机最终共同的转归。对于因脾肺气虚，穷及肾水所致的喉癣气虚证，治疗可以采用"虚则补其母"的方法，通过益气养阴、培土生金法、益胃生津、滋阴清热，间接达到培补先天肾元的目的。切忌用苦寒药伤损脾胃，戕伐中土后天之本。

2. 祛邪　喉癣是由于体质虚弱，瘵虫乘虚侵袭并繁衍上行，腐蚀咽喉所致。其病虽起于正气不足，但常可兼有痰壅、燥火诸邪干扰。所以，在滋阴降火、培补肾元的同时，应当兼顾瘵虫、痰壅、燥火等病邪的祛除。杀虫是治疗喉癣必取之法，可用月华丸"杀尸虫"；痰壅多由肺热所致，治当润利，以清化痰火；燥火多与阴虚有关，理应养血润燥。如此攻补兼行，标本兼治，每获事半功倍之效。切忌伐气伤正，以免病情加重。

【辨证论治】

1. 瘵虫蚀喉，气阴亏虚

主证：咽喉疼痛犹如芒刺，吞咽则痛甚，干燥不适，声音嘶哑，咳嗽痰黏，痰中带血，血色淡红，伴潮热盗汗，形瘦乏力，舌红少苔，脉细数。检查见咽喉黏膜苍白或淡红，黏膜上有粟粒状小结节，黏膜水肿及浅表溃疡，边缘不齐。

治法及方药：益气养阴，生津润燥。可选用养金汤合生脉散加减。常用药物如阿胶、生地、玄参、沙参、麦冬、白蜜、杏仁、桑白皮、知母、百部、冬虫夏草、黄柏等。

加减法：痰中带血者，可加白及、藕节，或白茅根、茜草、侧柏叶等以清热凉血止血；疼痛甚者，可加田三七等以活血祛瘀止痛；咽喉腐烂甚者，可加马勃、白及等以祛腐生肌。

2. 肺肾阴虚，虚火上炎

主证：咽喉刺痛，日久不愈，吞咽困难，灼热干燥，声嘶重或失音，咯痰稠黄带血，头晕耳鸣，午后颧红，潮热盗汗，心烦失眠，手足心热，舌红少津，脉细数。检查见咽喉黏膜溃疡深陷，边缘呈鼠咬状，上覆灰黄色伪膜，叠若虾皮。

治法及方药：滋养肺肾，降火润燥。可选用月华丸加减。常用药物如生地、熟地、天冬、麦冬、沙参、百部、獭肝、川贝母、阿胶、三七、茯苓、山药、桔梗、生甘草、百部、知母、冬虫夏草、黄柏等。

加减法：痰中带血者，可加白及、藕节或白茅根、茜草、侧柏叶等以清热凉血止血；疼痛甚者，可加田三七等以活血祛瘀止痛；咽喉腐烂甚者，可加马勃、白及等以祛腐生肌；潮热盗汗、五心烦热者，可选加盐水炒知母、地骨皮、银柴胡、生鳖甲等以滋阴降火，或用知柏地黄汤加减；亦可选用百合固金汤加减。

【外治法】

1. 含漱 选用具有养阴清热、祛腐消肿作用的药物（如麦冬、甘草、薄荷等）煎水含漱，可清利咽喉，以利于喷药或含药。

2. 吹药 选用具有祛腐生肌、解毒止痛作用的中药制剂喷患部，使腐去痛止，咽喉清利。未溃者，可用矾精散；已溃者，可用清凉散，或冰硼散、锡类散吹入喉癣腐溃处，每日数次。

3. 含服 选用具有清热解毒、养阴利咽作用的药物制成丸剂或含片含服，以清利咽喉。可用百部膏，每次1匙，含服，每日2~3次。或用青灵丹不时嚼化，随津唾咽之。

4. 蒸汽吸入 选用具有清热解毒、养阴利咽作用的药物（如乌梅、绿茶、生甘草、薄荷等），水煎，取过滤药汁 20mL 做雾化吸入，每日 2 次。

5. 涂抹　咽部溃疡面积较小者，可于溃面涂 20% 硝酸银，或 30% 三氯醋酸烧灼，以促使愈合；咽喉痛剧影响吞咽者，饭前 10～20 分钟可用氨基苯甲酸乙酯涂抹，或用 0.5% 丁卡因喷雾或含漱等。

【针灸按摩】

1. 体针　可采用局部与远端取穴相结合的方法。

局部可取人迎、水突、廉泉等穴；远端取膏肓、孔最、大椎、足三里、合谷、太溪、三阴交等穴。若喉癣日久，元气大伤者，可加取肺俞、脾俞、肾俞、膈俞等穴；咯血者，可加取膈俞、鱼际；咳嗽者，可加取太渊、列缺；盗汗者，可加取阴郄、复溜；心烦失眠者，可加取神门；食欲不振者，可加取公孙、中脘；便溏者，可加取天枢；低热者，可加取间使、鱼际。每日针 1 次，留针 20 分钟，用平补平泻或补法。

2. 耳针　取咽喉、肺、肾、心、内分泌、神门、大肠等穴，用王不留行籽贴压，每日按压数次，每 3 天贴换 1 次，10 次为一疗程。

3. 穴位注射　取喉局部穴位，如廉泉、人迎、大迎、水突、气舍，每次选 2～3 穴，做穴位注射，药物可选用复方丹参注射液、当归注射液、鱼腥草注射液等，每穴注射 0.5～1mL 药液，隔日 1 次。

4. 穴位磁疗　取喉局部穴位，如廉泉、人迎、大迎、水突、气舍等穴，每次选 2～3 穴，每次 20 分钟，每日 1 次。

【其他疗法】

氦—氖激光穴位照射　取喉局部穴位，如廉泉、人迎、大迎、水突、气舍等穴，每次选 2～3 穴，用氦—氖激光做穴位局部照射，每次每穴照射 5 分钟，每日 1 次。7 次为一疗程。

【预防调护】

1. 积极防治肺痨，是预防本病的关键。

2. 对肺痨病患者应注意隔离治疗，以防传染他人，室内要保持干燥和空气流通，定时进行室内空气消毒。并注意检查患者的咽喉部，以及早发现、治疗喉癣病变。

3. 加强体育锻炼，改善营养，增强体质。饮食宜清润，富于营养，不可过冷过热，宜与体温相当，忌食辛辣、香燥、炙煿等刺激助火食物，并戒烟酒等。

4. 保持口腔卫生；声嘶者应尽量少发声或噤声。

5. 注意身心修养，清心寡欲，慎起居，戒酒色，禁妄想，忌恼怒。

【名医经验】

（一）王仲奇医案

1. 喉癣肺肾阴虚案

沈，三马路，盛泽。

肾脏有亏，阴少上承，液难荣溉，前尝失血，既而喉痛，悬雍下垂，声音嘶哑弗扬，脉濡弦涩。喉癣恶候，未易疗治。

海蛤粉（包），飞青黛（包），百药煎诃子皮，金钗斛，紫荆皮，白药子，玄参，蝉蜕，肚射干，干苇茎。

二诊：失血之后，肾亏肺伤，阴少上承，液难荣溉，喉痛；悬雍下垂，声音嘶哑弗扬，脉濡涩而弦。喉癣恶候，慎旃切切。

海蛤粉（包），金钗斛，百药煎诃子皮，南沙参，玄参，甘草，紫荆皮，瓜蒌根，木蝴蝶，射干，干苇茎。

三诊：喉咙燥痛较愈，声音嘶哑较响，但未清亮，脉濡弦。肾亏液燥，阴少上承，守原意以治，音清为幸。

海蛤粉（包），金钗斛，百药煎诃子皮，紫荆皮，甘草，玄参，射干，南沙参，潼沙苑，苏芡实，瓜蒌根。

——选自：《新安医学丛书·王仲奇医案·咽喉》

按：本案是清末民国时期的中国名医王仲奇用"金水相生"法治疗肾水亏虚，阴液无以上承荣溉肺脏，以致出现失血、悬雍下垂、声音嘶哑弗扬等症的喉癣重证案。王仲奇在《新安医学丛书·王仲奇医案·咽喉》中说：喉癣重证"安危皆视喉关一部也"。所以他常根据咽喉部的症状变化来判断喉癣的疗效，以"音清为幸"。在医案一诊、二诊中，描述了患者喉痛、悬雍下垂、声音嘶哑弗扬等症，告知证属喉癣恶候，不容易治疗，提醒要慎重诊治。经过一段时间的金水相生、养阴清热法治疗后，于三诊时，患者证候转为喉咙燥痛较愈，声音嘶哑较响，但未清亮，提示病情已有转机，有所缓解，但尚未痊愈，守原意以治，以期收获全功。

2. 喉癣脾肾两虚案

陆，宁波。

失血之后，声音窒咽弗扬，喉痒欠爽，腰俞作酸，脉濡弦。喉癣是虑，音清为幸。

海蛤粉（包），金钗斛，百药煎诃子皮，野料豆，冬青子，潼沙苑，续断（炒），紫荆皮，蝉蜕肚，射干，甘草，干苇茎。

二诊：肾脏有亏，失血之后，喉痒不爽，声音窒咽弗扬，腰俞作酸，纳食胀闷难受，食下即泻，亦肾胃相关也，脉软弦。喉癣是虑，音清为幸。

海蛤粉（包），金钗斛，百药煎诃子皮，怀山药，野茯苓，鸡内金（炙），肉果（煨），紫荆皮，射干，蝉蜕衣，罂粟壳。

三诊：肾亏，作强弗强，阴少上承，腰俞作酸，喉痒不爽，声音窒咽弗扬；知味欲食，食则胀闷难受，然食下即泻见止，肾胃原相关也，脉濡弦。守原意以治，音清为幸。

海蛤粉（包），金钗斛，百药煎诃子皮，鸡内金（炙），肉果（煨），橘红衣，罂粟壳，紫荆皮，陈六神曲（炒），陈大麦（炒杵去外层粗皮），射干。

——选自：《新安医学丛书·王仲奇医案》

按：本案是王仲奇用"脾肾同治"的方法治疗脾肾两虚，运化失健，气血不足，无以上输滋养肺脏所致的喉癣难愈案。在医案一诊时，由于患者脾虚征象不明显，所以治疗只是注重养阴清热、杀虫利咽，以致服药后出现纳食胀闷难受，食下即泻等脾胃失健症状。在二诊中觉悟到患者除了肾水亏虚外，尚有脾虚运化失健病机，因为"肾胃相关也"。所以参以健脾醒脾治疗，使患者的脾气渐醒，胃气渐复。在三诊时，患者已是"知味欲食"，虽然食则胀闷难受，但是食下即泻见止，提示患者脾土中枢渐运，病情已有转机，守原意以治，渐获痊愈。

（二）熊大经医案

吴某，男，38 岁。2009 年 1 月 3 日初诊。

主诉：咽喉疼痛伴咳嗽、咯痰两个月，声嘶 1 周。

患者于两个月前出现咽喉疼痛，症状日渐加重，伴咳嗽、咯痰，无明显发热、盗汗。患者 3 个月前刚生产小孩，生产后体虚，形体消瘦，抵抗力差，某医院拟诊为"急性咽喉炎"，经抗炎对症处理无效。1 周前患者突然出现声音嘶哑，遂前来就治。当时局麻纤维支气管镜检查发现会厌舌面、喉面、双侧杓会厌皱襞以及声带、室带均可见淡红色结节样新生物生长，会厌明显增厚改变，以左侧显著，新生物表面被以大量白色脓性分泌物。取左侧会厌及杓会厌皱襞新生物送病检，提示：喉部炎性肉芽肿，发现类上皮样细胞，不排除结核，建议进一步抗酸染色检查。但抗酸染色检查结果阴性。痰及咽喉分泌物查结核菌（＋），结核菌素试验（＋）。X 线胸片示：两肺散在斑片状阴影。诊断：肺结核并发咽喉结核。中医诊断：喉癣。予四联抗结核药，异烟肼、利福平、吡嗪酰胺、链霉素治疗，咳嗽等症状改善，但咽痛、声嘶如故。故在服抗结核药的同时，希望辅以中药治疗。

初诊表现：咽喉疼痛，声音嘶哑，尤以夜间为甚，伴干咳少痰，五心烦热，唇燥口干，腰膝酸软，面色晦暗，舌红干少苔，脉细数。局部检查：会厌舌面、喉面、双侧杓会厌皱襞以及声带、室带均可见淡红色结节样新生物生长。

分析：患者肺肾阴虚，咽喉失于濡养，故干咳少痰；阴虚生内热，虚火上炎，蒸灼咽喉，故咽喉疼痛、声音嘶哑，无发热，唇燥口干，腰膝酸软，面色晦暗，舌红干少苔，脉细数等均为肺肾阴虚之证。

辨证：肺肾阴虚。

治疗：肺肾阴虚，热结咽喉，治以清养肺肾、清咽降火。拟百合固金汤加减。

方药：玄参15g，生地15g，熟地15g，麦冬15g，百合15g，白芍15g，胖大海15g，川贝12g，当归12g，桔梗12g，五味子9g，木蝴蝶9g，甘草10g。

每日1剂，水煎服。

二诊：上方服用3剂后，患者咽喉转润，疼痛减轻，声音稍清。药已对症，守方再服7剂。

方药：玄参15g，生地15g，熟地15g，麦冬15g，百合15g，白芍15g，胖大海15g，川贝12g，当归12g，桔梗12g，五味子9g，木蝴蝶9g，甘草10g。每日1剂，水煎服。

三诊：连服10剂后复诊，患者声音清脆，疼痛消失，但不适感，且患者内热减退，但阴虚症状仍明显。于上方去川贝、桔梗，加沙参、天冬以滋养阴液。

方药：玄参15g，生地15g，熟地15g，麦冬15g，百合15g，白芍15g，胖大海15g，沙参12g，当归12g，天冬12g，五味子9g，木蝴蝶9g，甘草10g。每日1剂，水煎服。

四诊：又服半个月后，诸症基本消失，精神爽朗，复查痰及咽喉分泌物结核菌（－）。X线胸片示：两肺斑片状阴影吸收消失。

方药：玄参15g，生地15g，熟地15g，麦冬15g，百合15g，白芍15g，胖大海15g，沙参12g，当归12g，天冬12g，五味子9g，木蝴蝶9g，甘草10g。每日1剂，水煎服。

五诊：连服6剂后，二便正常，舌淡，苔薄，脉平。检查示：喉咽黏膜完全光滑。继续抗结核治疗，半年痊愈，复查喉镜见咽喉黏膜光滑。随访1年未见复发。

——选自：《中医耳鼻咽喉科案例评析》

按：喉为肺之门户，声音出于肺而根于肾。本例以声嘶、咽痛为主症。究其本因乃痨虫蚀肺，肺阴受伤，日久累及肾水，由于肾阴亏虚，水不济火，虚火上炎，热结咽喉，致使声户开阖不利而声哑，虚火灼伤咽喉，而致咽喉疼痛不适。百合固金汤功能滋养肺肾，使金水相生，阴液不竭。肺肾之阴得以渐复，则虚火自降。方中另加木蝴蝶，可获润肺清音之效；加五味子，可收敛肺纳气之功；加胖大海，可得清热化痰利咽之益。诸药合用，倍奏佳效。

（三）王希知医案

肺肾阴虚，虚火上扰喉癣案

钱某，男，30岁。

喉燥声嘶、干咳咯血2月余，经某医院胸片检查诊为肺结核，给予抗结核药物治疗，针药并进，因声嘶咯血久治不愈，复因连续注射链霉素半个月后有反应而停用抗结核药物治疗，该院嘱其服用中药治疗，乃来我院门诊求治。患者半年来干咳无痰，近2个月来，咯鲜红血，喉燥声嘶，纳呆食少，疲乏无力，形体瘦弱，舌红无苔，脉细数。证属肺肾阴虚，虚火上扰。治宜滋补肺肾、清火开音。方选琼玉膏、百合固金汤加减。

太子参30g，玄参15g，麦冬15g，生地黄12g，茯苓10g，百部10g，藏青果10g，木蝴蝶9g，甜杏仁9g，百合9g，川贝母粉（冲服）9g，煨诃子6g，蜂蜜30g。

服药半个月，干咳、咯血明显减轻，喉燥声嘶亦有好转。守方继服药半个月，咯血止，喉燥声嘶消失。后以麦味地黄丸、参苓白术散加减调理收功。

——选自：《中医耳鼻咽喉科临床妙法绝招解析》

按：本例患者以肺结核病史伴喉燥、声嘶、干咳咯血，可能伴有喉结核，但尚缺乏诊断依据。瘵嗽失音，楼英谓之"喉喑"。杨登父说："肺为声音之门，肾为声音之根。"景岳发登父之说云："声有气而发，肺病则气夺，此气为声音之父也；肾藏精，精化气，阴虚则无气，此肾为声音之根也。"又说："为咳而嗽而喑者，肺之病也……至于酒色过分，欲火燔灼……精竭而移槁于肺，肺燥而嗽，嗽久而喑者，此肾水枯之病也。"是以用上方滋肾水、养肺阴，取金水相生、两顾肺肾之法而获效。后以麦味地黄丸，亦本此法也。益以参苓白术散者，取其培土生金，上下交病治其中之意也。

（四）古代医案

来宅妇，年近三旬，因患虚损，更兼喉癣疼痛，多医罔效，脉数而无力，大便溏泻。所服皆清火退热之剂，而喉愈痛。知其本非实火，多用寒凉，肚腹复不实，亦格阳之类也。以理阴煎及大补元煎之类，出入间用，不半月而喉痛减，不半年而疾全愈。

——选自：《续名医类案》

按：历代医家对于咽喉病有"咽喉诸病皆属于火"之说。使后学者在临证中拘泥于此说而皆从火治，过用寒凉之剂一味克伐，致令阳气被损。张景岳说："格阳喉痹由火不归原，则无根之火客于咽喉而然。其证则上热下寒，全非火证。"可见火证亦有真假虚实之辨。对于真寒假热之证，治疗当用桂附温补肾气，追散失之元阳，以引火归原，导龙下海，而忌用苦寒药。本案患者喉癣疼痛，脉数无力，大便溏泻，一派上热下寒之征象，而多医却皆投清火退热之剂，而使喉咙愈痛。知其本非实火，是由于多用寒凉，一味地克伐，致令无根之火客于咽喉，而使喉咙愈痛，此亦格阳之类也。以理阴煎及大补元煎之类治之，半月而喉痛减，不半年而疾全愈，亦本引火归原、导龙下海之法也。

（忻耀杰）

第十节　白　喉

白喉是由白喉疫毒侵袭所致，以咽喉间起白腐为主要特征的疾病。本病属时行疫症之一，四季均可发生，但以秋冬至冬春季节最为多见，其传播途径主要通过空气中的飞沫直接传播，大人、小孩均可发生，尤以2~6岁的儿童发病率为最高，容易形成地方性的流行。白喉疫毒不仅侵犯咽喉，还可向上侵及鼻腔，向下犯及气管，甚至引起气道阻塞，并可因毒邪内陷心包而危及生命。

西医学亦称本病为"白喉"。

【历史源流】

"白喉"病名，最早见于清代张绍修编著的《时疫白喉捷要》。此前，在清代顾世澄编著的《疡医大全》中记载了盛锡朋关于"天白蚁"的论述："咽喉内生疮，鼻孔俱烂，此名天白蚁疮。此证方书不载，多有不识，常作喉风医，最为误事。此乃肺脾蕴毒而成，宜用穿山甲散治之。"从其原文分析，似乎更加符合咽喉部及鼻部的"梅毒"。对于"白喉"病的具体描述，最早记载于清代郑梅涧编著的《重楼玉钥》中，称之为"白腐""白缠喉"。郑梅涧在《重楼玉钥·卷上》中说："喉间起白如腐一症，其害甚速……患此者甚多，唯小儿尤甚，且多传染。"并创立了"养阴清肺兼辛凉而散"的治疗法则。在郑枢扶撰写的白喉专著《喉白阐微》中则称为"喉白"和"白菌"，并总结出验方"养阴清肺汤"。在郑西园编著的《喉科秘钥》中称之为"白缠喉风"。在当今国家标准《中医临床诊疗术语》和中医药院校教材《中医耳鼻喉科学》中则均称本病为"白喉"。

白喉是一种烈性传染病，从1744年至1902年的100多年间，我国曾先后发生了4次白喉大流行。针对白喉的流行，清代许多医家潜心研究，在白喉防治的实践中积累了丰富的经验，编著了大量的白喉相关专著，现存就有20多种，对白喉的病因病机、治法方药等展开了较为详尽的论述。如《白喉条辨》中辨析病源说："阳明燥令司天之年，或秋冬之交，天久不雨，燥气盛行，邪客于肺，伏而化火。至初春雨水骤至，春寒外加，（夏至后发者更重）少阳相火不能遂其条达之机，逆挟少阴君火，循经络而上，与所伏之燥火互相冲激，猝乘咽喉清窍而出，或发白块，或白点，名曰白喉。"新中国成立后，由于加强了对白喉的防治工作，本病已基本得到控制。

【临床诊断】

（一）诊断要点

1. 临床特征　白喉的临床特征是有白喉接触史，咽喉部有白色假膜。

（1）白喉接触史：白喉是一种传染病，患者一般均有白喉接触史，因此通过详细的病史询问，了解患者是否接触过白喉患者非常重要。

（2）咽喉部有白色假膜：咽喉部有白色假膜是白喉的典型特征，也是"白喉"这一病名的来由。灰白色假膜可局限于喉核上，也可超越腭弓，覆盖软腭、悬雍垂或咽后壁，甚至延伸至喉部、气管、支气管、鼻腔。假膜可以全部或部分与组织紧密粘连，不易剥离，如强行剥离可致出血。

2. 主要伴随症状　白喉的症状无特异性，主要有咽喉症状及全身症状两组。

（1）咽喉症状：咽喉症状主要有咽喉疼痛、声嘶、犬吠样咳嗽、饮水反呛、吞咽困难等。根据患者发病的轻重、缓急，以及累及部位的不同，其症状表现亦有所侧重。

咽白喉者，如果起病较缓，往往其咽痛较轻，微咳，咽部有干燥、吞咽不利的感觉，病情较轻；如果起病较急，大多咽痛剧烈，有吞咽困难，病情较重。

喉白喉者，可出现声嘶、失音、犬吠样咳嗽、吸气期呼吸困难及喉鸣等喉部症状。少数白喉患者，病变向上蔓延至鼻腔，可见鼻塞、流黏脓涕等鼻部症状。

（2）全身症状：白喉患者常伴有明显的全身不适症状。

咽白喉初起，常表现为全身不适，头痛，身痛，乏力，食欲不振，大便秘结，体温稍有增高（体温在37.8~38.5℃），微恶风寒，颈部及颌下淋巴结肿大，伴有压痛等；病情较重者，体温可达39℃以上，脉搏细数或细弱无力，面色苍白，四肢发冷，颈部淋巴结极度肿大，使颈部变得臃肿粗大，状如牛颈，咽痛较剧，伴有特殊气味的口臭。

喉白喉多为咽白喉的继续，除具备咽白喉相同症状外，还可出现声音嘶哑，犬吠样咳嗽和呼吸困难等症状。这些症状在咳嗽咳出一些假膜后，可以得到暂时的缓解，但不久又会因为假膜的再生而重新出现，如若处理不当，可发生窒息死亡。

白喉若出现危候，可见面色苍白、精神委顿、表情淡漠、心悸怔忡、胸闷、头面汗出如珠、四肢不温等症。

白喉恢复期，发热消退。由于气阴耗伤，患者可见咽喉干燥、形体消瘦、倦怠乏力、少气懒言等表现。

3. 检查　对于白喉患者，除了要做咽部检查外，还要检查喉部、鼻腔、气管，以及颈部。通过鼻、喉以及气管的内窥镜检查，可以了解白喉病变的范围，以及白喉假膜与组织的粘连状况。颈部的检查也有助于了解病情的轻重，白喉患者，颈部可扪及臀核，有触痛；严重者，颈部因周围组织水肿而增粗，状若"牛颈"。

咽部分泌物的细菌学检查具有重要的诊断价值：用咽拭子取咽分泌物直接涂片，找到白喉杆菌；或取咽分泌物做细菌培养，见白喉杆菌生长，是诊断白喉的直接证据。

（二）鉴别诊断

本病除了要和有局部白腐的鹅口疮、乳蛾相鉴别外，还应与有声音嘶哑的喉瘖相鉴别。

1. 鹅口疮 白喉和鹅口疮都好发于婴幼儿，都可在口腔黏膜表面形成白色斑膜。但是白喉是由白喉杆菌感染所致的，在口腔分泌物中常可找到白喉杆菌；而鹅口疮是由真菌（白色念珠菌）感染所致，这种真菌有时也可在口腔中找到。

另外，鹅口疮的口腔白色斑膜呈现为乳白色、稍微高起的斑膜，形似奶块，斑膜的周围无炎症反应，无痛，所以又名"雪口病"，擦去斑膜后，可见下方有不出血的红色创面。而白喉的假膜与组织粘连紧密，不易剥离，强行剥离假膜，其下方有出血。

据此不难做出鉴别。

2. 乳蛾 白喉与乳蛾皆有白腐，但是白喉的白腐可超越腭弓，覆盖软腭、悬雍垂或咽后壁，甚至延伸至喉部、气管、支气管、鼻腔。而乳蛾之白腐则局限于喉核上，且容易被拭掉，据此可以做出鉴别。

3. 喉瘖 白喉与喉瘖都有声音嘶哑，喉内镜检查可发现喉白喉患者的喉腔内有假膜，而喉瘖患者的声带可有充血、小结、息肉等病变，据此不难进行鉴别。

【病因病机】

郑梅涧在《重楼玉钥》中说："此症属少阴一经，热邪伏其间，盗其肺金之母气，故喉间起白，缘少阴之脉循喉咙、系舌本。"明确指出了"邪伏少阴，盗其母气"是白喉的病因病机。又说："缘此症发于肺肾，凡本质不足者，或遇燥气流行，或多食辛热之物，感触而发。"说明白喉是因疫疠时邪外侵所致，但是体质因素、气候环境、饮食不当等又是本病发生的重要条件，尤其在秋冬气候干燥季节，素体阴亏、肺胃伏热者，更易罹患本病。白喉一旦发生，疫毒容易内犯脏腑，常由于疫毒弥漫而传变五脏六腑。

1. 疫毒犯表 秋冬季节，燥气流行，若素体虚弱，起居失调，白喉疫疠时邪从口鼻而入，内犯于肺，迅速化热化火，疫毒炽盛，循经上犯咽喉，腐溃咽喉黏膜，则咽喉白腐而发为本病。

2. 火毒炽盛 素体强盛，胃腑积热，感受疫疠之气后，与脏腑积热搏结，更易化热化火，上蒸咽喉而发为本病；若为小儿，则因纯阳之体，感受疫毒，易从阳助热化火，熏灼咽喉而发为本病。

3. 疫毒伤阴 素体阴虚，肺肾不足，遇疫疠之气流行，邪客于肺，伏而化火，伤阴灼津，熏蒸咽喉而发为本病。

4. 疫毒凌心 正气虚弱，抗邪无力，白喉疫毒深重，最易侵凌心脏，内陷心包，加重阴耗气伤，导致血脉不荣，阴虚阳微，故而病情严重。

【辨治思路】

（一）辨证思路

郑梅涧认为，咽喉疾病"须寻所自"，也就是说"须识其标本，辨其虚实"。其中尤应重视"真阴亏竭，金木不能相生，而龙雷之火奔腾，上灼火炎则金伤"之病证。白喉属于外邪乘虚侵袭之病症，其发生总不离"阴虚阳燥"，并可以漫及五脏六腑。所以，对于白喉患者，辨证的重点在于辨外邪性质、辨病变部位、辨邪正虚实三个方面。

1. 辨外邪 咽喉病的急起多与外邪侵袭有关，六淫外邪尤以风邪为胜，外邪入体多随风邪兼夹而入，风夹寒邪而成风寒表证，可见发热无汗、恶寒、头痛身痛、舌淡红、苔白、脉浮紧等症；风夹热邪可成风热表证，表现为发热汗出、怕风、舌淡红、苔薄黄、脉浮数等症。而白喉与风邪侵袭的咽喉急症不同，是因为燥热疫毒侵袭，搏结于咽喉，耗伤阴液所致，故总有燥热伤阴之象。因此，若患者有咽燥少津、干咳无痰、咽喉异物感，伴发热、神疲乏力、大便干结、舌红、苔少干燥、脉细数等表现者，应当仔细检查，以排除本病。

2. 辨病位 白喉疫毒侵犯不同的部位，其临床表现亦有所不同，而且和疾病的轻重缓急有着密切的关系。若疫毒仅侵犯咽部，则形成咽白喉，其病情相对较轻缓。可有发热、头痛身痛、乏力、食欲不振、全身不适等，其假膜多出现在腭弓、悬雍垂、咽后壁，不影响呼吸。若疫毒侵犯喉部，则成喉白喉，病情相对较急重。喉白喉多由咽白喉向下蔓延至喉所致，因喉黏膜肿胀及假膜形成，可有声嘶、失音、咳嗽、吸气期呼吸困难及喉鸣等喉部症状。喉梗阻严重者，可出现三凹征，甚至窒息死亡。正如郑枢扶在《重楼玉钥续编·白缠喉·论治》中所说：白喉"是证轻者，微发于咽旁；重者，其白蔓于喉及喉管；至极重者，其白缠满肺系，以及肺内皆有，非仅现形于喉部也。是以打呛音暗，鼻塞气喘齐作，皆由白腐黏塞于内之故，所谓有诸内必形诸外"。疫毒侵犯到鼻部，则成鼻白喉，鼻白喉若是由原发于鼻腔的白喉杆菌感染所致者，则中毒症状轻，可见鼻塞、流黏脓涕等症状；若是经由咽白喉向上蔓延至鼻腔所致者，则中毒症状相对较重，除鼻部症状外，还伴随咽白喉的症状。若疫毒充斥气分，则燥热明显，可见高热、烦躁。若疫毒耗气伤阴，心失所养，则可见心动悸、脉结代，甚则阴伤及阳，而见气喘、面色苍白、口唇发绀、四肢厥冷。若疫毒走窜经络，阻滞气血运行，或者肺胃阴伤，筋失其养，则可出现软腭、咽喉肌、面肌及局部肢体的麻痹。

3. 辨虚实 急性咽喉病初起，不管属寒属热，通常多表现为实证，日久则可因伤正而逐渐变为虚实夹杂证，或虚证。然而，白喉病的初起不一定有实证的表现，常可以呈现一派虚象。正如《重楼玉钥续编·论白腐证》所说："凡症有寒热虚实之别，唯有白腐一症，虽有寒热，属实者绝少，而属虚者多。"对于其中的玄机，郑枢扶在《喉白阐微》中已做出了明确的解释：白喉"专指伤燥与感疫气者立言，其源由于水虚则金不润而燥"。所以，白喉无论是伤燥而生，还是感疫邪之燥气而发，都是因为机体阴水不足在先之故，属于水虚，是"虚、燥"之患。其燥由虚而发，因为阴水不足，无以润肺，所以产生阴亏伤燥之证。可见咽干舌燥，渴不欲饮，干咳无痰，低热、头昏、神疲、倦怠乏力，舌质红，干燥少津，舌苔少、薄白或薄黄，脉细数无力等症。并且随着阴虚阳热的程度不同而影响着病情的轻重。正如郑枢扶所说："白腐本非喉病，乃肺燥而发于喉也，其燥之轻者，发于喉亦轻，若燥甚者，其白渐蔓于喉，及缠满肺系。"尤其是小儿患者，大多禀赋不足，体质薄弱，其阴虚不是一般的血虚，而是真阴肾水的不足。因为阴水不足，金水不能相生，又值秋冬久晴无雨之季节，燥气流行，燥为肺金之本象，所以更易伤肺而患虚燥白喉。

（二）治疗思路

白喉的本质是"阴虚阳燥"，因此其治疗既要扶正，又要祛邪，总不外乎辛凉养阴清润之法。

1. 扶正　由于引起白喉的根本原因是肺肾阴虚的基础上逢疫邪燥气流行，或是多食辛热之物，感触疫邪之燥气而发。所以分经论治之法不外肺肾，总要养阴清肺为主，"润"以养之，兼以辛凉散之。

2. 祛邪　白喉病可以由于感受燥热疫疠之气而发，也可以是素体肺胃有伏火，再感触燥热，与所伏之燥火互相冲激，猝乘咽喉清窍而出，发为"白腐"。要想有效地缓解症状，一般可以施以内服、外治相结合的方法，"清""消""通"，活法取用。值得注意的是，临诊须详察邪正斗争的形势。正气胜者，可以先辛凉透邪，而后调养之，但要注意固护津液，不可盲目发汗；对于初起即显正气不足者，不宜辛凉透邪，应当养阴扶正，兼以辛凉而散之。总之，种种权变，须存乎其人，非呆法可定。

【辨证论治】

1. 疫毒犯表

主证：咽部微痛，咽干略咳，吞咽不利，声音嘶哑；伴恶寒，发热，头痛，全身不适，食欲不振，乏力，舌质微红，舌苔薄白或微薄黄，脉浮数。检查见咽喉微红肿，喉核表面可见点状或片状灰白色假膜，颌下臖核肿大，有轻微压痛。

治法及方药：辛凉解表，解毒利咽。可选用除瘟化毒汤加减。常用药物如桑叶、葛根、薄荷、金银花、黄芩、生地、浙贝母、枇杷叶、淡竹叶、木通、甘草等。

加减法：可加土牛膝根、马鞭草以解白喉疫毒，加山豆根以解毒祛邪。如服药后已无表证，仍见喉痛溃烂者，宜改服养阴清肺汤。

2. 疫毒炽盛

主证：咽痛较剧，吞咽困难，声嘶，口臭；伴高热，面赤，烦躁，口渴引饮，大便秘结，小便短赤，舌红苔黄，脉洪数或滑数。检查见咽部及喉核红肿明显，白膜满布，甚或蔓延至口腔及鼻、喉。颈部臖核显著肿大、压痛明显。

治法及方药：泻火解毒，祛邪消肿。可选用龙虎二仙汤加减。常用药物如龙胆草、大生地、生石膏、川黄连、水牛角、黑栀仁、板蓝根、鼠粘子、知母、僵蚕、木通、玄参、甘草、黄芩、马勃、大青叶等。

加减法：可加土牛膝根、马鞭草以解白喉疫毒；便秘者，可加大黄；小便短赤者，可加泽泻、车前子；口渴甚者，可加天冬；发热甚者，可加连翘、金银花；痰多者，可加贝母、海浮石。

3. 疫毒伤阴

主证：初起咽喉微痛，吞咽时加重，咽干舌燥而不欲饮，干咳无痰，咽喉异物感；伴有低热、头昏、神疲、倦怠乏力，大便干结，舌质红，舌苔少、薄白或薄黄，干燥少津，脉细数无力。检查见咽喉微红肿，咽部及喉核有白点或白膜融合成片，色灰白污秽，范围超出扁桃体以外，不易拭去。

治法及方药：养阴清肺，解毒利咽。可选用养阴清肺汤加减。常用药物如生地、玄参、麦冬、川贝、白芍、丹皮、甘草、薄荷等。

加减法：可加土牛膝根、马鞭草以解白喉疫毒，且引热下行；大便干结者，可加瓜蒌仁、火麻仁润肠通便；舌苔黄燥者，可加大黄、知母泻火通便；热重口渴者，可加天花粉、生石膏清热生津；阴虚甚者，可加大熟地，或生熟地并用；热甚者，可加连翘，去白芍；燥甚者，可加天冬、茯苓。

4. 疫毒凌心

主证：咽喉疼痛，声嘶或失音，吞咽困难，胸闷，烦躁不安，心悸怔忡，神疲乏力，面色苍白，口唇发绀，四肢厥冷，汗出如珠，舌干红少苔，脉细欲绝或结代。检查见咽喉间白腐污秽满布，延及喉部及气道，阻碍呼吸。颈部臖核肿大、压痛明显，颈部增粗。

治法及方药：养阴复脉，扶正固脱。可选用三甲复脉汤加减。常用药物如炙甘草、人参、大枣、地黄、阿胶、麦冬、桂枝、生姜、龟板、鳖甲、牡蛎等。

加减法：可加土牛膝解毒利咽，并宜重用人参、炙甘草益气养心复脉，或可用炙甘草汤加减。

【外治法】

1. 含漱 可用金银花、土牛膝等量煎水含漱，每日多次，既可清洁口腔，又可清热解毒、消肿止痛。

2. 吹药　吹药直接作用于喉部患处，有解毒、消肿、扫痰、祛腐、生肌等作用，不可偏废。白喉吹药疗法的常用法则：初起，咽部假膜较局限时，先用玉钥匙散，或用金不换（人中白、黄柏末、青黛、玄明粉、硼砂、西瓜硝、冰片）吹喉；中期假膜较多，腐蚀若深潭者，加入龙骨、象皮、赤石脂，研末吹喉；后期白膜脱落，局部组织未能恢复，则以月白珍珠散、珠黄散，或"生肌散"（赤石脂、龙骨、朱砂、象皮、乳香、没药、轻粉、儿茶、硼砂、梅片）吹之。

3. 含服　可用清热解毒、消肿止痛的中药含片或滴丸含服。如六神丸、喉症丸，每次 10 小丸，每日 2~3 次，以消肿止痛、辟邪开窍。

4. 超声雾化　用土牛膝根 30g，马鞭草 30g，煎煮取液做超声雾化吸入，每次 20 分钟，每天 2~4 次。

5. 外敷法　用外治异功散（斑蝥 6g，乳香、去油没药各 3g，玄参 1.5g，全蝎 3g，上血竭 1.5g，麝香 1g，梅片 1.5g，共研极细末，取豆大置膏药上），贴喉外耳下软肉处，6 小时后去之，皮上起泡，用针刺出毒水，喉内即松。用于治疗颈项肿赤，咽喉疼痛，粒米不进者。

6. 气管切开　有呼吸困难者，应密切观察，必要时及早施行气管切开术。

【针灸按摩】

1. 体针　可采用近端取穴与远端取穴相结合的方法。近端取天突、人中穴；远端可取少商、合谷、尺泽、足三里等穴，强刺激，每日 1 次，有清泄热毒的作用，可缓解喉痛及呼吸困难。

2. 刺血法　于舌下紫筋处，以消毒三棱针刺之，令患者舌伸出口外，流出鲜血少许，再于两手少商、中冲、合谷及耳上紫筋各处放血，以宣泄热毒。

3. 穴位敷贴　取生巴豆、朱砂各 0.5g，研匀，置药于胶布上，敷贴于大椎、印堂或天突穴，8 小时后除去，局部出现红紫色小水疱，用针挑破，有解毒退腐作用。

【其他疗法】

可用万年青根 40g，洗净切碎后加醋 100mL，浸泡 7 日后滤去渣，加冷开水 100mL，加糖少许，每次服 10mL，每日服 5~6 次。

【预防调护】

1. 发现白喉病人，应及时严格地进行隔离治疗，直至白膜全部脱落，症状消失后 2 周，或鼻、咽分泌物培养连续 2 次阴性为止。

2. 对于集体生活的儿童及保育人员等接触过白喉病人者，应留查 7 天，或至鼻、咽拭子培养阴性。儿童接触者须行白喉感受性试验，若为阳性，须注射白喉类毒素，

体弱多病者，肌注白喉抗毒素 1000~2000U。亦可集体服用下列煎剂：①用土牛膝根
15~150g，煎水饮服，连服 4~5 天。一般 1 岁以内者用 15g，1~5 岁者用 30g，5 岁
以上者用 45g。②取青果（鲜橄榄）、白莱菔各 60g，煎汤代茶饮，每周服 2~3 剂，
与此同时，用 1%~2% 黄连素溶液或 0.02% 呋喃西林溶液喷咽部。③用"免疫喉证
方"（莱菔子 3g，桔梗 2g，浙贝母 3g，薄荷 4g，青黛 5g，青盐 3g），煎汤代茶。④用
万年青根、马兰头根、车前草各 30g，共煎汤代茶，有预防白喉传染的作用。

　　3. 可用"驱疫散"（大黄 6g，降香、茵陈各 30g，苍术 15g，共研粉）烟熏白喉
患者所处的环境以消毒。

　　4. 6 个月以上的小儿都应按时进行"白百破三联疫苗"预防接种，可使发病率显
著降低。

　　5. 根据具体病情给予流质、半流质或软食饮食。宜食麦粥充饥，并给予绿豆煎水
做饮料，以助药力，禁忌辛辣香燥食品。白喉患儿血糖偏低，应多给予新鲜而又富于
营养的食物。进食反呛者，可予鼻饲饮食。心动悸、脉结代者，宜少食多餐，并可用
西洋参 10g，麦冬 15g，炙甘草 12g，大枣 3 枚煎水代茶饮。

　　6. 病人卧室要彻底清扫，光线宜柔和，空气要流通，衣被宜在直接阳光下曝晒半
天；用具应煮沸 15 分钟以上，或用消毒液浸泡。

　　7. 轻症患者至少要卧床休息 2 周；重症患者需卧床休息 4 周；有心动悸、脉结代
者，宜延长至 8 周，即使病情已明显好转，仍需特别注意休息，以防止心搏骤停，突
然死亡；证候危重者要卧床休息 8 周；筋脉迟缓者需卧床休息 10~12 周，并须注意
清洁口腔及鼻部，保持呼吸道通畅。

【名医经验】

（一）耿鉴庭医案

　　某男，14 岁。白喉 7 日，未经治疗，初以证轻，误认喉蛾而忽之，而医虽为其注
射电银胶，亦未认作白喉也。昨日肿痛转增，身热复炽，食难下咽，始谋诊治。刻
诊，咽中白腐弥漫，口中气秽，幸尚能见底，鼻气仍利，脉数而滑，舌赤无苔。此属
棘手之症，不易图也。处方：金银花三钱，净连翘二钱，赤芍二钱，湖丹皮一钱五
分，润玄参三钱，小生地三钱，大麦冬三钱，磨金果榄一钱，蚤休一钱五分，甘草一
钱。吹药：锡类散。

　　二诊：昨服药后，热退神清，咽中腐烂缩小，应是佳象，然一波甫平，一波又
起，呕恶愈来愈频，食入即吐，诚非佳兆。曾见有痊愈之后，因吐而暴毙者，故未可
轻视。今投舒逆止呕之法，冀其速解，否则猝然生歧。处方：鲜芦根一两（去节），
炒竹茹五钱，橘白二钱，茯苓三钱，钗石斛三钱，麦门冬三钱，黍米三钱，鲜枇杷叶
五片（刷去毛包）。

三诊：昨服药后，逆势稍平，呕虽未止，但随呕随进，竟能食藕粉一碗而未吐出，是尚有生机也。咽腐续退，新皮未生，故肿痛转增。右关之脉独小，是脾胃受戕所致。今再以原法加味投之。原方加杵头糠五钱，另饮西洋参茶，以扶正气。吹药：化腐生肌定痛散。

四诊：白喉腐已退尽，呛呕亦平，若连连吞咽，则间仍一见。脉息较起，舌心微见新苔，是吉象也。虽有转机，尚须安不忘危，况尚未全离逆境乎。原方续进药二剂。又因吞咽困难，自觉食管涩滞而难下，故介绍其用葛仙米作汤，频频饮之，盖此物爽滑，又能清脏热，故用之颇为适宜。

自食疗与药饵并投后，继见好转，乃续用之，又连用药六日而告痊可。

——选自：《中医临床家耿鉴庭》

按：虚燥白喉7日，肺阴耗损，治当养阴润肺，但患者误认喉蛾，未作治疗，渐致燥邪伤阴，败坏胃气，从而出现舌赤无苔、呕恶愈甚、食入即吐等棘手难图之症。"有胃气则生，无胃气则死。"本案以食疗与药饵并投，在养阴清肺的同时，重视固护胃气，辅以五谷养胃，扶助正气，终于转危为安，全离逆境而收佳效。

（二）张赞臣医案

白喉后遗症

吴某，女，49岁，教师。

初诊（1962年11月3日）：过去有高血压病史。今年9月20日夜间突然咽痛，发高热，翌晨发现颈项粗肿，经某医院确诊为牛颈白喉。治疗1个月后，患者自觉舌根强硬，舌边尖发麻，右颈项牵强转掉不利，声音嘶哑，口角流涎，饮食不便。当时诊见形体胖，面色苍白，咽部微红，舌苔根腻，舌下筋脉粗胀呈紫黑色，脉弦滑。证属风痰挟热上行阻络。治宜祛风化痰，佐以通络。

牛蒡子9g，炙僵蚕9g，浙贝母9g，桔梗3g，生甘草2.5g，瓜蒌皮9g，净蝉衣3g，忍冬藤9g，白茯苓9g。

外用药：珠黄青吹口散吹入喉间，每日3次。

二诊（11月7日）：服4剂后，舌麻与颈项板滞略松，上方去茯苓、瓜蒌皮，加丝瓜络9g，续服5剂。

三～五诊（11月8日—11月22日）：此后连续来诊3次，依原方随症加玄参、海蛤粉、地枯萝、天花粉等。

六诊（1963年3月2日）：药后，咽红、舌麻和颈项板滞等症均次第减轻，唯疲劳后声音仍有不畅。现已恢复工作，但尚须注意调摄，以巩固疗效。

玄参4.5g，藏青果3g。煎汤代茶常服。

按：本例为风痰挟热上行阻于络脉，故见舌麻、音哑项强和咽红、舌苔根腻、流涎等症。药用祛风、散热、化痰、通络之剂，其后随症加减继治，收到了临床治愈的效果。方中僵蚕一药能祛风化痰、散结，用治风痰为患之疾，多有疗效。

选自：《张赞臣临床经验选编》

（三）言庚孚医案

1. 外感疫毒，上蒸咽喉案

黄某，男，12岁。

3日前放学回家，诉其全身不适，疲倦欲睡，畏寒，小咳，夜发高热，咽喉作痛。某医院疑为感冒，给服感冒药后，发热暂退，余症未减，次日凌晨急诊入院。诊视脉象浮数，舌质红，苔薄黄，体温37.4℃，喉间红肿，咽部两侧被有块状白膜，表面光滑，境界分明，揩之不去，取白膜少许做培养：白喉棒状杆菌阳性。此乃时行疫毒，居伏膜原，蕴集肺胃，上蒸咽喉，证属时疫白喉。治宜疏风透达、清解疫毒、利咽去膜，拟达原解毒汤内服，隆吉散吹喉，拔毒膏外贴之。

内服方：土牛膝根30g，生地黄15g，寸麦冬12g，京玄参12g，香白芷12g，花槟榔10g，草果仁10g，净连翘10g，浙贝母10g，牛蒡子10g，粉牡丹皮10g，金银花10g，山豆根10g，嫩射干6g，川厚朴6g，生甘草6g。

外用药：隆吉散（经验方），简称为白喉吹药。

拔毒膏（经验方）。本方组成及用法如下：斑蝥一味，不拘多少，纸包放石灰内使之干燥，研成极细末，瓷瓶收储。用小型普通用的油膏药两张烘热分开，再用斑蝥粉水调成糊状，每膏药中心放置少许如绿豆大，略按平，令患者仰首，将准备的膏药贴颌下软骨两旁分开寸许，贴上之后，用手指略按使之安稳。局部起小水疱为度。

服上方2剂及外用药处理后，体温转正常，左侧咽部仅存少量白膜，余症大减，白喉棒状杆菌培养阴性。药进病退，治不更张。又投上方1剂，外用白喉吹药吹喉日数次，咽部两侧白膜脱落；精神振作，食欲转佳，余症尽愈。上方再进1剂，以图巩固，停药观察1周，病愈体健，上症未复发，痊愈出院。

——选自：《中医耳鼻咽喉科临床妙法绝招解析》

按：时疫白喉，因可传染，故曰时疫。因其患处起皮，尽见白色，揩之不去，故曰白喉也。初起喉间无形，状似伤风感寒之表证，若投以麻、桂、羌、防、升、柴、苏、细类，则无可挽回。即知为火证，亦不可轻用升提开散，亦不可妄用硝、黄早伤中气。本例邪居卫气之间，表证未罢，里热炽盛，投以清热解毒、疏风透达、引热下行之达原解毒汤，治之甚验。此方乃神仙活命饮、普济消毒饮、达原饮、养阴清肺汤四方化裁而成。为言老医师治疗白喉之经验方，无论白喉初起，或重或轻，投之甚验。加大剂量土牛膝根，其能引热下行、解毒消肿。隆吉散为白喉吹药，系言老医师家传秘方，外贴拔毒膏以局部灼热起小水疱为度。2日病退，4日病愈，可谓立竿见影。

2. 时疫白喉，夹湿风毒（白喉合并水痘）案

吴某，男，1岁。

发病5日，初起发热，口流涎液，食饮不馨，继则咽部两侧及口内黏膜被盖白膜，周身起疱疹，瘙痒难忍，抓破流黄水，经某医院治疗无效，西医诊断为白喉合并水痘、中耳炎。诊视脉象细数，舌质红，苔黄带腻，体温38℃，哭闹不休，头面、胸背、四肢等处发现呈圆形、略带透明、大小不等之疱疹，部分已破溃或结痂，左耳内见有脓性分泌物流出。软腭及口腔黏膜满布白色薄膜，拭之不去，咽部见有一处出血性溃疡面。实验室检查：白喉棒状杆菌培养阳性。血常规检查：白细胞计数 15.8×10^4/L，中性粒细胞0.82，淋巴细胞0.17，嗜酸性粒细胞0.01。脉证合参，此乃时行疫毒，兼夹湿浊风毒，蕴蒸而成白喉、痘症诸疾。治当清热解毒、消风利湿。

生地黄10g，金银花10g，连翘壳10g，双钩藤10g，浙贝母6g，牛蒡子6g，白僵蚕6g，玄参6g，木通5g，薄荷叶3g。

外用白喉吹药。

投上方2剂，并用吹药后，体温正常，软腭及口腔黏膜被盖白膜明显减少，头面、躯干等部疱疹逐渐隐退，咽部溃疡面缩小；白喉杆菌培养：转阴性；脉舌同前。前已取效，继用白喉吹药，续服原方加生白芍10g，粉牡丹皮6g。药后，精神、食欲转常，周身疱疹全部隐退或结痂，软腭及口腔黏膜残留少量白膜，脉细带数，舌质红，苔薄黄。热病伤阴，余毒未尽，改拟养阴清肺汤治之。

土牛膝根15g，生地黄15g，玄参12g，麦冬12g，生白芍12g，浙贝母10g，金银花10g，牡丹皮6g，甘草3g。

外用白喉吹药。

投上方4剂及继用吹药后，软腭及口腔黏膜被盖白膜已全部脱落，余症尽愈，唯左耳内脓液仍流，脉舌同前。时疫白喉虽愈，湿浊风毒未尽，转以疏风清热、化湿败毒为治。

土牛膝根15g，连翘壳10g，牛蒡子6g，金银花5g，荆芥穗3g，北防风3g，川白芷3g，山豆根3g，蝉蜕3g，粉甘草3g，马勃3g，嫩射干3g。

投上方2剂，左耳脓液明显减少，余无异常，效不更方，嘱继服原方5剂，带药出院，以善其后。

——选自：《中医耳鼻咽喉科临床妙法绝招解析》

按：本例病例较复杂，临床表现热、湿、风、毒四者俱齐，变生时疫白喉、痘疮等症，立法用药，视其先后缓急，明辨细察，当各个击破之。

（四）古代医案

1. 清代郑若溪治白喉案

辛巳秋，七月。徐村沙溪农人之子，甫四岁，喉痛白烂。初往东山某医，服药二剂，不效。继而复往，某见喉烂更甚，即转荐岩镇某医。服药三剂，亦不效。势险矣，急来求予。予曰：音哑喘促，脱在旦夕。辞以不治。伊曰：今早往吕仙求签，命速至南园医治，勿却可也？予曰：误服表散，肺气损伤，非参莫救。伊曰：此言诚是也。即往堨田汪坤载翁家，商得高丽参三钱，携来求定一方。予曰：此参颇好。遂用高丽参八分，熟地六钱，生甘草五分，炒白芍六分，寸冬一钱二分，怀山药一钱，海顿米二钱。嘱服一剂。次早复诊。欣然来曰：真仙丹也，喘定痛减，米粒亦进。予曰：药效不必加减。连服六剂而痊。

南河山根许姓之子，八岁，喉痛白烂。初就柘林某医，服药二剂，病剧，音哑痰鸣喘促，举家抱急。因另往某名医处求治。某怒曰：此证万无生理，速回家，迟则不及待矣。其父含泪赶归，家人大哭。邻闻之曰：曷往南园诊治，其得生乎。急来求余，时已过酉。予曰：来何晏也。伊以实告。予曰：损其肺者益其气。日前沙溪一孩童，患证同此，用参获效，子亦得有此乎？伊曰：郡中毕某与之契好有年，往商之必无吝色，请速举方。予即以人参五分，熟地六钱，炒白芍六钱，寸冬一钱二分，生甘草五分，怀山药一钱，海顿米二钱。嘱服一剂。次早欣欣然而来，曰：昨夜服药，少顷就睡，至亥醒来喘定，食粥一盅。予曰：此生计也。嘱将原方再服。第三日复诊，伊曰：喉白顿减，声音亦开，但无复觅参奈何？予即以道地纹党参馈之。每剂二钱。越三日，伊桥梓登门叩谢曰：再生之德，无以为报。二人感激而去。

——选自：《喉白阐微·附案二则》

按：医案二则，症药雷同。皆因白喉误服表散伤阴，损耗肺气，以致喉烂更甚，音哑痰鸣喘促，病势险重，脱在旦夕。"气能生津""留得一分阴液，便得一分生机"。所以，本案一方面用熟地、炒白芍、寸冬、生甘草养阴清热，一方面用怀山药、海顿米养胃益气，培补后天之本，同时用人参大补元气，以臻益气养阴、扶正祛邪，终获生机。

2. 近代翟竹亭治白喉案

邑南阁老庄石某，年七十余，染白喉十日外。迎余诊治，肾脉虚弱，中取不见，肺脉虚极而数，此乃肺受疫邪，肾水又亏，毒气不能传送，所以缠绵不已。肾为子，肺为母，母受人辱，子想救而不能。试看患者，口干无津，舌生芒刺，肾水不能上潮以救肺，即子不能救母之明验也。余用子母两济汤：

熟地 15g，山药 15g，杭寸冬 15g，山萸肉 15g，丹皮 10g，泽泻 10g，茯苓 12g，玄参 12g，知母 10g，甘草 6g，鲜青果 5 个。

水煎服。两剂而白膜已退四五，又服二剂，白膜尽落，共服六帖，芒刺全无，口生津液，饮食渐进，诸症自瘳。

——选自：《湖岳村叟医案》

按：白喉是一种传染性很强的时行疫毒病，多见于少年及幼儿。是案患者年已七旬，得白喉病较为罕见。翟氏创"子母两济汤"，以六味地黄汤滋补肾水，加清热生津之麦冬、玄参、知母、青果等投治而收功，盖子能令母实之意也。

（忻耀杰）

第十一节 疫喉痧

疫喉痧是因外感疫毒所致的以发热、咽喉肿痛溃烂、肌肤丹痧密布或脱屑为主要特征的疾病。本病因有咽喉溃烂，所以称为"烂喉丹痧""烂喉痧""喉痧""痧喉"；由于肌肤发生的痧疹赤若涂丹，又称为"丹痧"；因其可互相传染引起流行，属于时疫，所以还称为"疫喉痧""疫喉""时喉痧""烂喉疫痧"等。本病在我国北方可发生流行，长江流域以散发为主，华南少见。冬春多发，夏季少见，多见于儿童患者。

西医学的猩红热等疾病可参考本病进行辨证治疗。

【历史源流】

早在东汉，张仲景在《金匮要略·百合狐惑阴阳毒病脉证治》的"阳毒"条中就有"阳毒之为病，面赤斑斑如锦纹，咽喉痛，唾脓血，五日可治，七日不可治"的记载，其描述阳毒的特征与疫喉痧的临床症状相似，但是并未描述其传染性；《诸病源候论》则将"阳毒"归于"时气候"，明确指出其具有传染性，甚至能酿成流行。

对于本病的明确记载始于清代，清·尤怡在《金匮翼》中首次将此病称为"烂喉痧"，云川道人在《绛囊撮要》中记载了丹痧喉烂及烂喉痧的煎方、吹药方。清代中叶以后，曾有数次的疫喉痧流行，在清·金德鉴《烂喉丹痧辑要·叶天士医案》中有明确的记载："雍正癸丑年间，有烂喉痧一症，发于冬春之际，不分老幼，遍相传染，发则壮热烦渴，丹密肌红，宛如锦纹，咽喉痛肿烂，一团火热内炽。"真实地反映了当时疫喉痧的流行情况。在长期的临床实践中，当时的医家积累了丰富的临床经验，并著有不少专著，如《疫痧草》《喉痧正的》《痧喉正义》等。

由于自汉代以下直到清代很少有相关记载，故有部分医者认为此病是清代出现的新病种。如清·唐大烈辑《吴医汇讲·烂喉痧论》说："烂喉痧一证，古书不载，起于近时，而并易传染。"

【临床诊断】

（一）诊断要点

1. 临床特征 多有猩红热流行、接触史。发热、咽喉肿痛溃烂、肌肤丹痧密布或脱屑是本病的临床特征。

疫喉痧是由于温热疫毒经口鼻或皮肤伤口入侵，上冲咽喉，外窜肌肤所致，其发病急骤，初起有畏寒或寒战，继而高烧，咽喉疼痛；检查见咽部严重充血，扁桃体、悬雍垂及软腭肿大，表面有黄白腐物，容易拭去，或软腭部位有红色小出血点。

多数患者在发病后 1~2 天内肌肤出现丹痧，并可在一日之内遍布全身。皮肤丹痧呈弥漫性针尖状小点，略高于皮肤，压之褪色，丹痧之间呈一片红晕。丹痧最早出现于腋下、腹股沟、颈部，并迅速扩展到胸背、腹部和四肢。面部虽潮红，但无皮疹，唯独环唇一匝皮肤呈苍白色（称"口周苍白"）。

发病后 3~4 天为高峰期，咽痛、发热、皮疹最为严重。之后，症状逐步减轻、消失，皮肤开始脱屑。脱屑先从面颊、躯干开始，继而四肢，最后手掌、脚趾有大块脱皮，但无色斑痕迹。病程大约 2 周。

2. 主要伴随症状 本病常伴有头痛、胸闷、口渴、恶心呕吐，婴儿可因高热而有惊厥；颈部有臖核。

3. 检查 对于咽喉肿痛溃烂、肌肤丹痧密布或脱屑的患者，咽部、口腔及全身皮疹的检查是必需的，咽拭子培养及血常规检查亦有助于诊断。以下检查结果对于诊断疫喉痧具有参考价值：

（1）咽部检查：咽部及喉核充血、肿胀，表面有黄白腐物，偶呈片状，易拭去。

（2）口腔检查：病初起，软腭可见轻度红肿，其上有红色小点或小出血点；舌质红，苔白厚，舌根部乳头突起如"草莓舌"。之后，舌苔渐转黄腻。2~4 日后，舌苔由后向前剥落，舌面光滑色红，有小粒突起如生牛肉样，又似成熟杨梅，形成"杨梅舌"。

（3）皮疹检查：病后 1~2 日，在耳后、颈部可发现痧疹，逐渐蔓及胸背、腹部或四肢，痧疹可在一日之内蔓延全身。用手指按压皮疹，红晕色褪而显苍白，松手可以看到皮肤上有清晰的压痕，若用手掌按压广泛性的潮红皮肤，压之褪色的手掌印显现是猩红热皮疹的一大特征。患者面部潮红无皮疹，口唇周围呈现白色，称为"口周苍白"。4~5 日后，痧疹消退，皮肤脱屑而愈。

（4）咽拭子培养：β 溶血性链球菌呈阳性。

（5）血常规检查：外周血白细胞总数及中性粒细胞增高。

（二）鉴别诊断

本病的皮疹应与风疹、麻疹相鉴别，咽部征象应与白喉、乳蛾相鉴别。

1. 风疹 风疹的全身及咽部症状轻，无咽痛和溃疡。常在发热 1~2 日后出疹，皮肤斑疹浅红，呈稀疏淡红色小丘疹，颜色深浅不一，疹后无脱屑及色素沉着。耳后或枕部淋巴结肿大，舌苔不脱落。

2. 麻疹 麻疹虽有发热、咽痛，但无咽部溃疡，颊黏膜处可见柯氏斑。一般于起病 3~4 日后出疹，呈暗红色丘疹，疹后脱屑留有棕色斑痕。

3. 乳蛾 乳蛾急性发作，咽部症状与猩红热相似，但无皮疹，无杨梅舌。

4. 白喉 白喉起病较缓，发热较轻，咽部症状轻，咽喉有灰白假膜不易拭去，强行剥离时则留下出血创面。咽拭子培养及涂片检查可找到白喉杆菌。

【病因病机】

本病外因为冬春季节气候变化反常，疫疠邪毒侵袭；内因为正气亏虚，腠理疏松，寒温失调，疫疠邪毒乘虚从口鼻而入，甚则毒壅气分，燔灼气营。

1. 毒袭肺卫 冬春气候变化反常，应寒而反温，酿成疫疠邪毒。若值人体正气亏虚，腠理疏松，寒温失调，则疫疠邪毒从口鼻而入，驻于咽喉，内犯肺卫。小儿稚阳之体，卫外不固，易染邪成病。

2. 毒壅气分 疫疠邪毒为温热时毒，具有攻窜之性，其性炽烈。若邪在肺卫不解，疫毒可入深而内传肺胃，壅结于阳明气分，若肺胃实热和疫毒交炽上攻，可致咽喉红肿溃烂，若热毒窜扰血络，则可见肌肤丹疹密布。

3. 毒灼营血 若正虚邪盛，疫毒内陷营血，热燔气营，窜扰血络，可致肌肤丹疹成片；邪毒壅结咽喉，致生肿痛溃烂；疫毒逆传心包，可以扰乱神明。

4. 余毒伤阴 疫病后期，余邪未尽，正气已亏虚，阴液亦耗伤，体质未恢复。

【辨治思路】

（一）辨证思路

"疫喉痧"，顾名思义，其临床表现以咽喉部的病变和身体布发丹痧为主。通常咽喉部病变的轻重与丹痧布发于身体的多少有密切的相关性，而丹痧的透发又有一定的时间规律性。如果痧透顺利，则咽喉部的病变和全身症状自然逐渐消退，如若痧透不顺，则容易出现"坏证"。所以，对于疫喉痧患者，辨证的重点在于辨轻重、辨病程、辨坏证三个方面。辨证精当，则施治应手。

1. 辨轻重 《喉痧证治要略》曰："喉现糜点，皮肤发痧疹者，名曰喉痧。"说明此病患者不仅有遍身状如赤色之痧疹，并且有喉咙溃烂。其咽喉部的病变一般随丹痧布发的多少而轻重不同，临诊可以通过观察咽喉部的肿腐情况，以及全身丹痧布发的密度来判断疾病的轻重。《痧喉正义·李纯修论痧喉》说："邪达则痧透，痧透则烂止。"大体上丹痧布发不密者，其咽喉部的肿腐严重，病情较重；丹痧布发较密者，则咽喉部的肿腐较轻，病情亦轻。也有部分患者不仅丹痧满布，而且咽喉的肿腐亦严重者，这是由于感受疫毒严重，属于疫喉痧的重危征象。

2. 辨病程 临床可以根据疫喉痧患者的皮疹、舌象、脉象，来估计疫喉痧的病程，有助于本病的诊断、治疗。

（1）皮疹与病程的关系：疫喉痧初发时，有咽痛憎寒、发热胸闷、口渴泛恶、汗出不解等症。1~2日后，耳后及颈部出现痧疹，逐渐蔓及胸背、腹部或四肢，一日之内（第3天）可蔓延全身。用手指按压皮疹，皮疹红晕色褪而显苍白，可以看到皮肤上有清晰的压痕；对于广泛性的皮肤潮红，用手掌压之，褪色的手掌印是猩红热皮疹的一大特征。若以大红纸卷成纸条，蘸菜油点火照亮皮肤，则可见周身肌腠通红。患者面部潮红无皮疹，口唇周围呈现白色，称为"口周苍白"。4~5日后，痧疹开始依次消退，皮肤逐渐脱屑而愈。

（2）舌象与病程的关系：疫喉痧初发时，舌苔每呈黄厚而糙；2~3天后，舌边尖显露红绛色；之后黄苔渐化，绛色日增；最后满舌绛刺、苔光剥。一般满舌绛刺、光剥苔大多出现在发病第7天。

（3）脉象与病程的关系：疫喉痧初发时，脉象弦大而数；在高峰期，脉象弦大而洪；疫喉痧后期，脉象则多呈弦细而数。

3. 辨坏证　《痧喉正义·李纯修论痧喉》说："故证有可治有不可治者。口中作臭者，谓之回阳，其色或淡黄，或深黄，此可治也。抑或烂至小舌，色白如粉皮，鼻塞，合眼朦胧，由元气久虚，毒气深伏，此不可治也。"疫喉痧患者其皮疹若按出疹顺序完全消退，咽部及全身症状随之缓解，则为顺证。若出现下述情况则多属坏证，必须加以注意，并及时处治，以防微杜渐：①高热，体若燔炭而无汗者；②丹痧布发的同时出现腹泻又腹痛者；③面色潮红无泽，口唇焦干，舌难外伸者；④热毒壅盛，火热燔灼，出现谵语神昏者；⑤咽喉腐烂成块，气味异秽者；⑥丹痧已透齐，而咽喉部腐烂未见好转者；⑦发热持续7天仍不能下降者；⑧身热退后又升，新出现关节疼痛、气短心悸者；⑨丹痧退后，遍体脱屑脱皮，而见脱后肌肤溃烂者。

（二）治疗思路

本病以"清"为主，佐以"解毒"。初期邪在肺卫，治宜清解透表，但不能用辛温发散药，以免伤阴、助火、动风。中期热毒亢炽于里，燔灼营血，宜清热泄下或清营凉血，但不可舍本求末，只重视咽喉热毒的清解，而忽视肌肤痧疹的外透，妄用苦寒，遏邪内伏，而致内陷；亦不可早用泻下药，以防直折下夺，伤正耗阴。后期邪退正气未复，宜清热养阴，不可一味地养阴而不清肃余毒，以免余毒留滞不透。

【辨证论治】

1. 毒袭肺卫

主证：初起憎寒发热，咽喉疼痛；继而壮热口渴，咽部红肿加重，喉核点状溃烂；肌肤丹痧隐现。舌红，苔白厚欠润，或有珠突起如草莓，脉数。

治法及方药：清热解毒，透表泄热。可选用银翘散加减。常用药物如金银花、连翘、竹叶、荆芥穗、牛蒡子、淡豆豉、薄荷、生甘草、桔梗、芦根、垂丝柳、蝉蜕、升麻、葛根、板蓝根等。

加减法：咽喉肿痛腐溃者，可选加挂金灯、射干、马勃、大青叶、土牛膝根等，以增清热解毒利咽之力。

2. 毒壅气分

主证：壮热烦渴，大便秘结，咽喉红肿溃烂成片，并有秽气，肌肤丹疹显露。舌红赤生珠，苔黄燥，脉洪数。

治法及方药：清热解毒，凉膈泄热。可选用清心凉膈散加减。常用药物如生石膏、连翘、黄芩、竹叶、山栀、薄荷、桔梗、甘草等。

加减法：咽痛甚者，可加射干、山豆根、马勃以利咽止痛；大便闭结者，可酌加大黄、芒硝；气分热毒盛极者，可加金银花、大青叶、连翘、水牛角等以清泄热毒。

3. 毒灼营血

主证：咽喉肿痛糜烂成片，甚者堵塞气道，声哑气急。丹疹密布，红晕如斑或紫赤成片，壮热汗多，口渴烦躁，甚者昏蒙欲睡或神昏谵语。舌绛而干或起芒刺，状如杨梅，脉细数。

治法及方药：清气凉血，泄热存阴。可选用凉营清气汤加减。常用药物如栀子、薄荷、连翘、川连、生石膏、水牛角、丹皮、生地、赤芍、玄参、石斛、竹叶、芦根等。

加减法：若邪遏在内，逆传心包，出现神昏谵语者，宜加用紫雪丹、至宝丹、安宫牛黄丸等以清热解毒、清心开窍。

4. 余毒伤阴

主证：壮热已除，咽部疼痛减轻，肿胀腐烂渐减；午后低热，口舌干燥，肌肤斑疹消退，肌肤甲错，干燥脱屑。舌红少苔，脉细数。

治法及方药：滋阴生津，清肃余毒。可选用清咽养荣汤或百合固金汤加减。常用药物如西洋参（或北沙参、太子参）、天冬、麦冬、生地、玄参、白芍、甘草、知母、天花粉、茯苓等。

加减法：若余毒未尽，低热咽痛者，可加银柴胡、青蒿、地骨皮、白薇以透泄余邪；若伤阴动血者，可加女贞子、旱莲草、白茅根以凉血止血；若丹疹已退，皮肤干脱屑者，可用紫草、赤芍、丹皮以凉血润燥。

【外治法】

口腔、咽喉的清洁维护，局部的消肿止痛、祛腐生肌，是"疫喉痧"外治法的主要原则。

1. 吹药

（1）初期，咽喉充血疼痛者，可用冰硼散、玉钥匙以消肿止痛。

（2）热盛期，咽喉红肿糜烂者，可用月白散或通用消肿散，严重者用锡类散以祛腐生肌。

（3）后期，红肿糜烂减轻者，可用西瓜霜或珠黄散。

2. 含漱 可用金银花、甘草、土牛膝根、薄荷、硼砂适量，水煎，俟冷，频频含漱，以清洁口腔咽喉，清热解毒。

【针灸按摩】

1. 体针　早期、中期，可取内关、合谷、尺泽、鱼际、厉兑等穴，用泻法，不留针，清除热毒；后期，取太溪、太冲、三阴交、复溜、照海、申脉、天突等穴，用平补平泻法，每天1次。

2. 针刺放血　早期、中期，热毒壅盛时，可点刺少商、商阳穴出血，高热者可加委中穴；或用三棱针点刺耳垂，挤出鲜血10滴；或用三棱针轻刺舌下青筋，使紫血流出，至鲜红为止。根据病情可重复进行。

3. 水针法　发热，取合谷、曲池或足三里，每穴注射柴胡注射液2mL，或青霉素10万~20万单位（先皮试）。

【其他疗法】

1. 烟熏法　在红疹内隐时，可用茄子、桔梗、红枣三味燃烧，用淡烟熏病人卧室。

2. 外洗法　可用甘草节、忍冬藤煎水，或用3%硼酸水，以棉签蘸之洗口，日十余次，使毒势不致蔓延。

【预防调护】

1. 顺应节气，调适冷暖，加强体质，经常保持室内空气流通。

2. 流行季节，预防为主，少去公共场所。

3. 本病为一种急性传染病，发现病员，应立即进行消毒隔离治疗，防止传染，一般隔离1周左右。密切接触者，应给予板蓝根、大青叶、金银花、蒲公英等药煎服，连服1周，以作预防用药。

4. 本病发作期，饮食宜清淡，多饮水；恢复期，亦以清淡饮食为主，注意多吃养阴之品。并密切观察有无心脏、肾脏等并发症出现。

【名医经验】

（一）蒲辅周医案

吴某，女，30岁。

初诊：患者发热恶寒，周身发出红疹，始于耳后颈部，随而蔓延，一日内遍及全身，痒如针刺状，咽峡疼痛，脚发湿气，两手浮肿，五心烦躁，口苦思凉饮，大便四日未行，小便黄而短，舌苔白腻，脉象两寸浮数，两关弦数，两尺滑，此由风、热、湿合而为病，表里不通，气营并阻，治宜双解。

处方：桑叶二钱，荆芥二钱，僵蚕二钱，蝉衣一钱，牛蒡子一钱五分，苦桔梗一钱五分，连翘二钱，银花二钱，酒军一钱五分，玄参三钱，生甘草一钱，生石膏五钱，浮萍三钱，升麻一钱五分，葱白三寸，二剂。

二诊：服后，红疹出透，两下肢尤多，两耳流黄水微觉疼，两手指肿，骨酸痛，周身皮肤刺痒，咽峡疼，食欲不振，大便二次量少，舌苔减退，脉同上，拟清血解毒。

处方：银花三钱，连翘二钱，黄芩二钱，黄连一钱，栀子二钱，酒军一钱五分，生石膏五钱，绿升麻一钱五分，地骨皮三钱，丹皮二钱，生甘草一钱，僵蚕二钱，淡竹叶二钱，再服二剂。

三诊：面部及两手之红疹渐褪色，并有少许脱皮，胸腹背及两下肢仍有红疹，目痛畏光，耳流黄水，喉痛，夜发热，腹泻数次，红黄而稀溏，小便少，脉左沉细，右沉弦，舌苔薄黄，原方去升麻加银花藤五钱，细生地四钱，荷叶四钱，四剂。

四诊：一般情况好转，胸部红疹亦褪色而脱皮，两下肢仍有残余红疹，咽、口、鼻均干燥，耳流黄水减少，大便通，小便清，已不发热，此属湿热未尽之象，治宜苦辛淡渗。

处方：茯苓皮三钱，杏仁二钱，苡仁四钱，桑皮三钱，豆卷四钱，茵陈三钱，滑石三钱，黄芩二钱，猪苓二钱，银花三钱，通草一钱，荷叶三钱，三剂。

五诊：全身红疹退尽，昨日两手足均开始脱皮，咽间微有痰阻，两脚发湿气，耳流水，全身发软，食、眠、便属正常，舌苔秽腻，脉沉弦，仍宜续清余毒，再利湿热、养阴解毒以善其后。

处方：茵陈三钱，豆卷三钱，土茯苓五钱，银花藤三钱，黄柏一钱五分，苡仁五钱，川郁金二钱，细生地四钱，黄芩一钱五分，连翘三钱，蒲公黄三钱，甘草梢一钱，荷叶三钱，三剂后停药观察，诸症消失，食欲增进，逐渐康复。

——选自：《蒲辅周医案》

按：疫喉痧又名"烂喉丹痧"（西医学叫"猩红热"），属于温毒的范畴。其治疗原则以清热解毒为主，本例初用双解，使邪毒从表里分途外出，旋以清利湿热，兼清营解毒而愈。

（二）丁甘仁医案

王左，年二十岁，本丹阳人，客居沪上。患烂喉丹痧甚重，丹痧密布，壮热不退，烦躁不寐，汤饮难咽，且是新婚之后，阴液早伤，疫火充斥，合家老少，焦灼万分，延余诊治。病已七日，诊脉弦洪而数，舌红绛起刺。余曰：此瘟疫之邪，化火入营，伤阴劫津，内风欲动，势将痰涌气喘，危在旦夕间矣。随用犀角地黄汤合竹叶石膏汤，加陈金汁、竹沥、珠黄散等药，数日而愈。

——选自：《丁甘仁医案》

按：本案是丁甘仁用犀角地黄汤合竹叶石膏汤，治疗"疫喉痧"气营两燔，阴伤风动之危重证。清气生津，清营凉血，化险为夷。

（三）寿石轩医案

恙由冬不藏精，入春复受温邪，蓄深发暴，致遍身痧斑稠密，咽喉破烂，汤饮维艰，神志昏糊，时明时昧，谵语狂躁。此属阴气先伤，阳气独发。舌赤无津，兼有芒刺。脉象洪数不齐。症势危如风烛。勉以增液承气法，以尽人力。

生地黄三钱，大麦冬二钱，玄参三钱，粉甘草五分，生石膏三钱，川知母一钱五分，芒硝五分，锦庄黄一钱五分，竹叶十八片。

——选自：《寿石轩医案》

按：本案是寿石轩用增液承气法急下存阴，治疗阴气先伤，阳气独发所致的"疫喉痧"毒灼气营之危重证。投药一方面用生地黄、大麦冬、玄参、生石膏、川知母、竹叶等以养阴清热；另一方面用芒硝、锦庄黄泻火通便，以留存阴液。总以"扶阴抑阳"为要。

（忻耀杰）

第十二节　骨　鲠

骨鲠是以各种骨类或其他异物鲠于咽喉、食道或气道为主要特征的疾病。根据异物停留的部位不同，可出现不同的症状，最常见的骨鲠部位是咽部，其次为食道，鲠于喉及气管较为少见。发生骨鲠的诸异物中，以鱼骨及其他动物骨类最为常见，故自古以来习称为"骨鲠"。本病男女老幼均可发生，无地域、季节的差异，是喉科常见的急症之一。异物鲠于喉或气管多见于儿童，可并发喉风而危及生命。

西医学的咽、喉部异物，食道异物，气道异物等疾病可参考本病进行辨证治疗。

【历史源流】

对本病之记载，最早见于晋代《肘后备急方》，是书"卷六"载有"治卒诸杂物鲠不下方"及"治卒误吞诸物及患方"。其中包括治疗鱼骨鲠、杂物鲠、误吞钗、误吞钉及箭、误吞金针、吞发绕喉不出等不少单方。

唐代，《备急千金要方·卷十六》载有"治诸鲠方""治鱼骨鲠方""治哽咽方""治吞钱方""治吞金银环及钗方""误吞铜铁而哽者方""误吞打针及箭镞等方""治食中吞发咽不去绕喉方"等很多方法。但书中有不少用事物间的相克关系，用取类比象的牵强附会的治法，如"烧鱼网灰服寸方比"或"取鱼网覆头"用来治鱼骨鲠；"取乱发烧末酒服一钱匕"治"吞发咽不去绕喉"；用"烧铜弩牙令赤内酒中饮之"治疗"误吞铜铁而鲠"等。是书对此种治法有论述曰："凡疗病者，以其类，至如治哽之法。"

宋代，《太平圣惠方·卷第三十五》载有"治诸鱼骨鲠诸方"及"治误吞诸物之方"，其中多数治疗方法来自《备急千金要方》。《圣济总录·卷第一百二十四》增加了一些单方及复方，书中对《备急千金要方》取类比象的治法，又进行了理论发挥："论曰：用药之法，有不取于气味，特以意为用者，若鱼网虎骨之治骨鲠是也，然网能制鱼，乃鱼之所畏；虎能伏兽，乃兽之所畏，其所制伏即不同，则用之亦异矣。"以此理论作指导的治法，如该书所载"治诸兽骨鲠"的"虎骨散方（以虎骨一味捣细研，每服一钱比，水调下。狸骨亦得）"。

元代，《重订瑞竹堂经验方·十二·杂治门》虽只载有"鱼骨鲠在喉中，用软饧一块，令食之即下，极妙"一首方子，但该方法可能有一定效果，因为饧糖之黏附作用，有可能使其与鲠在咽喉的鱼骨黏在一起，而吞入胃中，排出体外。同期问世的《世医得效方·卷第十·大方脉杂医科》载有治骨鲠、竹木刺鲠的单方、复方数首。

明代，《普济方·卷六十四·咽喉门》对前世医家有关治疗异物鲠喉的方法进行了大量的汇集，收载方药达160首之多。

综合历代医家对骨鲠的治疗方法，有拖出法、粘出法、药物软化松脱法、探吐法等。这些方法，目前在临床上已经鲜有使用，但在当时的技术条件下，古代医家为治疗骨鲠做了大量的尝试及总结，着实不易。

现代文献中，1964年由广州中医学院主编的中医学院第2版规划教材《中医喉科学讲义》开始以"骨鲠"为病名，对其病因病机与辨证施治做了较系统论述。此后，历版教材及中医各家著述，大多使用"骨鲠"这一病名。

【临床诊断】

（一）诊断要点

1. 临床特征 骨鲠的临床特征是在咽喉或食道、气道有异物停留。其中口咽部的异物通过肉眼观察即可发现，多停留于扁桃体窝内；喉咽部的异物在间接喉镜或纤维/电子喉镜下可以发现，多停留于舌根部、舌会厌谷、梨状窝等处；食道异物须通过食道镜检查或影像学检查才能发现，多位于食道入口及食道狭窄处；气道异物需通过支气管镜检查或影像学检查才能发现。

诸异物中，以鱼骨或其他动物骨类最为常见，其次是枣核、果仁、硬币等。

2. 主要伴随症状 根据异物停留的部位不同，可出现不同的症状，常见的症状有咽部刺痛、吞咽困难、呛咳、呼吸困难等。

（1）咽部刺痛及吞咽困难：骨鲠的好发部位是咽部及食道，鱼刺、骨头类尖锐的异物刺入并停留于咽部可出现咽部刺痛，吞咽时明显加重；若异物停留于食道，则可出现下咽部或胸骨后疼痛，甚至牵掣后背疼痛，吞咽时明显加重。

若异物停留日久，导致邪毒外袭，可形成喉痈。

（2）呛咳及呼吸困难：异物进入喉腔或气道，可立即出现剧烈呛咳，若异物较大，可导致呼吸困难，甚至窒息。这类异物多发生在进食时讲话或发笑时，或习惯于口内含物的儿童被逗笑时。异物长期停留于呼吸道可导致反复咳嗽及发热，故对于长期反复咳嗽及发热的儿童，应考虑本病的可能，注意仔细追问有无异物吸入史，并做必要的相关检查。

3. 检查 对以误吞异物为主诉的患者，应仔细检查，检查顺序是口咽部检查、喉咽部检查、食道检查，对怀疑为喉与气道异物者，应行呼吸道检查。

（1）口咽部检查：通过压舌板压下舌根部，仔细观察前后腭弓与扁桃体间、扁桃体下极、扁桃体窝内及咽侧索后方有无异物停留。

（2）间接喉镜检查：若口咽部未发现异物，应进行间接喉镜检查，对咽反射敏感、配合欠佳者，可在表面麻醉后进行检查，注意观察舌根、会厌谷、梨状窝等部位有无异物停留。

（3）纤维/电子喉镜检查：若间接喉镜下未发现异物，可进一步行纤维喉镜或电子喉镜检查，以便发现一些细小的异物。

（4）食道检查：若纤维/电子喉镜检查未发现异物，患者疼痛部位偏于下咽部或胸骨后者，应进行食道检查，检查方法可选择电子胃镜、硬管食道镜，或食道 X 线、CT 检查。

（5）呼吸道检查：对有呛咳病史者，应进行呼吸道检查。首先行纤维/电子喉镜检查；若未发现喉部异物，可行纤维/电子支气管镜检查，以观察气管及支气管内有无异物。必要时行胸部 X 线、CT 或 MRI 等影像学检查。

（二）鉴别诊断

骨鲠最常见的症状是咽喉疼痛，应与喉痹、乳蛾、喉痈、喉癣等引起的咽喉疼痛相鉴别。骨鲠多有明确的误吞异物史，故进行详细的病史询问，并配合必要的咽喉或食道检查，不难做出鉴别。

【病因病机】

《肘后备急方·卷六》《太平圣惠方·卷第三十五》《普济方·卷六十四·咽喉门》分别记载"误吞钱方""误吞铜铁而哽""误吞钉针及箭"。可见"误吞诸物"是本病的主要病因。

1. 进食不慎，误吞异物 由于进食仓促，不慎将未嚼碎的食物及混杂其中的骨片、骨刺或枣核等异物咽下，鲠于咽喉。

2. 小儿嬉戏，哭笑误咽 儿童嬉戏玩耍喜欢将某些物品放入口中，如硬币、铁片、证章、图钉、橡皮、缝针、笔套以及各种小玩具等，则易咽下而鲠于咽喉深部或食管深处，或误吸入气管。尤其是口含异物或者在喂食果仁、瓜子、花生时，又遇哭、笑、跌仆、惊吓，更易导致。

3. 老人齿缺，咀嚼不力　老年人由于牙齿脱落，不能充分咀嚼，或戴用牙托，致口腔感觉不灵，则易将骨类异物、枣核等与食物混杂一起下咽，使其鲠于咽喉或食管。

4. 神识不清，误咽异物　如精神病患者、醉酒者、癫痫患者、昏迷患者、麻醉未醒者等，均易发生误咽，使某种异物鲠于咽喉或食管。

以上各种病因所致的病理变化，取决于异物的性质、种类、形态、大小、存留时间长短等诸多因素。一般而言，光滑、无刺激性，又未引起咽喉梗阻的异物，可能存留数月、数年之久，而不引起严重损害及感染邪毒；尖锐、利缘异物易引起疼痛，肌肉损伤，感染邪毒而腐烂、化脓等病变；较大的尖锐异物亦可穿破食管，戳破大血管而危及生命；较大异物还可堵塞咽喉，致吞咽困难，不能进食，或呼吸困难，甚至窒息而立时毙命。

【辨治思路】

（一）辨证思路

本病的主要特征是咽喉疼痛、吞咽异常及异物存留日久染毒而红肿化脓，因此，可从以下三方面加以辨析。

1. 辨疼痛部位及程度　异物鲠于咽喉，即刻出现针刺样疼痛，多为尖锐异物，如鱼刺、木刺、竹签、枣核等；若为钝痛，多属非尖锐异物，如硬币、较厚的骨片、类圆形骨块等；若异物鲠咽日久后，疼痛加重，伴吞咽痛、发热，多属复感邪毒。

2. 辨吞咽异常　异物鲠咽后，无明显吞咽异常者，多属异物较小且表面较光滑、刺激性较小者，或是已下入胃腑，或是咽黏膜划伤。若有明显吞咽疼痛，但食物下咽无堵塞者，多属较小尖锐异物。若吞咽痛及咽下堵塞较重者，多为较大质硬且不光滑的异物。若食物下咽受阻，但不疼痛者，多属软块类异物，如肉块、糯米团等。

3. 辨染毒与否　异物鲠咽后，咽喉肌膜无红肿者，多属未染邪毒；若异物鲠咽后疼痛伴发热，或颈部肿胀压痛，查见咽喉有红肿，甚至化脓腐烂者，为感染邪毒。

（二）治疗思路

本病的治疗以及时取出异物为基本原则。根据异物鲠阻的部位不同，采取不同的外治法。如异物细小不能找到或异物损伤致患部染毒红肿化脓者，应配合内服药物治疗。

【外治法】

外治法是古代治疗异物鲠咽运用广泛的方法之一。晋代的《肘后备急方》创立了外治法，直到明清各代，各有发明。概括而言，外治法大体有取出法、推入法、粘裹法、松脱法、取嚏法、呛咳法、催吐法七种，其中以取出法及松脱法应用最多。局限于当时的照明及器械条件，古人所用方法大都在非直视下取出异物，成功率不高，而且可能造成二次损伤。

目前，根据异物所鲠部位的不同，采用不同的工具及方法进行异物取出。

1. 咽部异物 口咽部及喉咽部异物，如鱼刺、骨头、竹签等，可用镊子、血管钳或异物钳取出；舌根、会厌谷、梨状窝等异物，可在间接喉镜下用异物钳取出。对咽部反射过于敏感、下咽难暴露者，可在表面麻醉下经纤维喉镜取出。

2. 食道异物

（1）经硬质食管镜取异物：经硬质食管镜下取出异物是最常用的方法。根据异物的大小、形状、部位，病人的年龄，选择适当的食管镜及异物钳。估计异物较易取出时，可采用黏膜表面麻醉。估计取出较困难时，最好采用全身麻醉。食管镜插入窥见异物后，要查清异物与食管壁的关系。如异物穿破食管壁必须评估是否损伤重要血管。如遇尖锐异物刺入食管壁时，钳夹住异物，使其退出管壁，再将异物长轴转至与食管纵轴平行后取出。巨大异物如假牙，特别是带钩假牙，如嵌顿不易钳取时，不应强行外拉，以免加重食管损伤和发生致命并发症。必要时，应行颈侧进路或开胸手术取出异物。

（2）经纤维食管镜或电子食管镜取异物：对于某些小的尖锐异物可以采用。

（3）Foley 管法：利用前端带有隐形气囊的体腔引流管，插入未被异物完全阻塞的食道内，隐形气囊越过异物后，向气囊内注入空气，使其充涨，充满食管腔，向上退出时将异物带出。适用于外形规则，表面平滑的异物，如硬币等。

（4）颈侧切开或开胸术取异物：用于以上方法难以取出的巨大异物或嵌顿甚紧的异物。

3. 喉部或气道异物 喉、气道异物有危及生命的可能，取出异物是唯一的治疗方法。应及时诊断，尽早行异物取出术，以防止窒息及其他并发症的发生。如有呼吸困难，应立即手术。

（1）经直接喉镜异物取出术：适用于气管内活动的异物。成人可用黏膜表面麻醉，婴幼儿则无须麻醉。用直接喉镜挑起会厌，暴露声门，将鳄口式喉异物钳钳口闭合，横径与声门裂平行，置于声门上，待吸气声门开放时，伸入声门下区，扭转钳口90°，使钳口上下张开，待呼气或咳嗽时，异物随气流上冲的瞬间，夹住异物取出。对于瓜子等较扁平的异物，出声门时应将夹有异物的钳口转位，使异物的最大横径与声门裂平行，以防止异物通过声门时被声带阻挡而脱落。

（2）经支气管镜异物取出术：直接喉镜下不能取出的气管异物及绝大多数支气管异物需经支气管镜取出。最好在全身麻醉下进行。成人多采用直接插入法，小儿一般于全麻下经直达喉镜插入，同时使用高频喷射通气取气管异物。支气管镜进入气管、支气管，发现异物后，用适当的异物钳夹住后退出。对较大而硬难以通过声门的异物，可行气管切开，自气管切开口处取出。

（3）纤维支气管镜或电子支气管镜异物取出术：位于支气管深部的细小异物，由于硬质支气管镜不能窥见，可在纤维支气管镜或电子支气管镜下钳取。

（4）开胸异物取出术：支气管镜下确实难以取出的较大并嵌顿的支气管异物，必要时需行开胸术取出。

【辨证论治】

1. 未染邪毒

主证：较小的尖锐异物（如小鱼刺）鲠咽后，咽喉疼痛，吞咽时更甚，起病时间不长，检查咽喉未能找见异物，多属异物存留部位隐蔽或已刺入肉内。

治法及方药：粘脱异物，送入胃腑。常用药如威灵仙 30～60g，煎水含咽；或砂仁、草果、威灵仙、乌梅各 10g，水 4 碗，煎至 2 碗，加白糖适量，徐徐含咽，以图黏附异物，一并吞咽入胃。

2. 感染邪毒

主证：异物鲠咽后数日，患处红肿疼痛，甚至腐烂化脓，伴发热或颈部肿胀疼痛。

治法及方药：清热解毒、消肿止痛。可选用五味消毒饮加味，常用药物如赤芍、丹皮、山豆根、金银花、紫花地丁、紫背天葵子、蒲公英、野菊花等。

加减法：若已形成痈肿，宜清热解毒、活血排脓，可选用仙方活命饮加减治疗。

【预防调护】

1. 进食时应细心咀嚼，切莫谈笑，不宜过于匆忙，尤其吃带有骨刺类的食物时，不宜饭菜同口而咽，要仔细咀嚼将骨刺吐出，以防误咽。避免给 3～5 岁以下小儿吃花生、瓜子、豆类食物。

2. 避免给小孩能够进入口中、鼻孔的小玩具。教育儿童不要将玩具、硬币等异物放入口中，以防发生误吞。如已发现，应婉言劝说，使其吐出，不能用手指强行掏取，以免引起哭闹吸入气道。成人要改正口中含物作业的不良习惯。

3. 老年人佩戴假牙和牙托的，进食尤应当心，不宜进黏性强的食物，牙齿有损坏或容易脱落时，应及时修整，睡眠前取下。全麻或昏迷的病人，如有假牙，应及时取下。

4. 骨鲠患者应及时到医院诊治，切忌强行用吞咽饭团、馒头、韭菜等方法企图将异物推下，以免加重损伤，出现并发症，并增加手术难度，应立即就医及时取出。

5. 异物取出后 1～2 天视病情予以禁食或进食流质饮食，可减轻疼痛及防止染毒。

【名医经验】

1.《增删喉科心法·选方·诸骨哽咽》："凡为诸骨所哽，骨大难咽者，以鹅翎入喉探吐之，或用箸重按舌根，即吐；或用白砂糖一大匙和铜绿末半匙，入麻油少许，茶汤服，即吐出。如不吐，牙皂研细末，吹入鼻中取嚏即出。骨小者，用威灵仙三钱煎浓汁，时时噙咽，其骨自软如棉而下。谷皮树叶捣烂，取汁煎，噙咽亦可。"

2.《圣济总录·卷一百二十四·咽喉门》："治鹅鸭及鸡骨鲠在喉中，桂香散方：桂（去粗皮）半两，陈橘皮（汤浸去白，焙）一分，上二味捣罗为散。每用一钱匕，绵裹含咽，十次，其骨软渐消。"

（杨龙）

第十三节　会厌痰包

会厌痰包是以会厌部出现囊肿为主要特征的疾病。本病在临床上并不少见，发病无明显季节性，各种年龄均可发病，以成人为多见，病程可长可短。

西医学的会厌囊肿等疾病可参考本病进行辨证治疗。

【历史源流】

古代医学文献中没有记载"会厌痰包"，只有"痰包"这个病名，如明代陈实功《外科正宗·卷之四》说："痰包乃痰饮乘火流行凝注舌下，结而匏肿，绵软不硬，有妨言语，作痛不安，用利剪当包剪破，流出黄痰，若蛋清稠黏难断。"所论虽是舌下痰包，但与本病颇为相似。《外科正宗·卷之四》："痰包，乃痰饮乘火流行，凝注舌下，结而匏肿，绵软不硬，有妨言语，作痛不安。"《喉科指掌·卷四·喉瘤症》："此症因恼怒伤肝，或迎风高叫，或本原不足，或诵读太急，所以气血相凝，生于关内，不时而发。"从这些描述中，可以找到与会厌痰包有关的记载。

现代文献中，2008年熊大经主编的全国普通高等教育中医药类精编教材《中医耳鼻咽喉科学》中首次使用"会厌痰包"这一病名。2012年熊大经、刘蓬主编的全国中医药行业高等教育"十二五"规划教材《中医耳鼻咽喉科学》将"会厌痰包"定义为"发生在会厌的痰包"，并描述了其症状特征及诊断要点。"痰包"一般指囊肿。2016年刘蓬主编的全国中医药行业高等教育"十三五"规划教材《中医耳鼻咽喉科学》中继续沿用了"会厌痰包"这一病名。

【临床诊断】

（一）诊断要点

1. 临床特征　会厌痰包的临床特征是在会厌部位出现囊肿。囊肿多见于会厌舌面，亦可见于舌会厌谷，可单个出现，亦可出现多个，在间接喉镜或纤维喉镜、电子喉镜下可清晰地观察到囊肿的形态，多为半球形隆起，广基，色淡红或微黄，表面光滑，大小不等，小者如黄豆，大者可充满整个舌会厌谷。如进行穿刺，可抽吸出淡黄色液体。

2. 主要伴随症状　会厌痰包较小者，可无自觉症状。较大者，可有咽部异物感，吞咽时加重，但一般不影响进食。

（二）鉴别诊断

会厌痰包应与梅核气、喉痹、乳蛾、咽瘤、喉瘤、喉核菌、喉菌等疾病相鉴别。

1. 梅核气　梅核气与会厌痰包均以咽喉异物感为主要症状，应注意鉴别。

梅核气的主要特征是咽喉异物梗阻感，空咽时明显，进食时反而不明显，咽喉部检查无异常体征发现。会厌痰包也可出现咽喉异物感，间接喉镜或纤维喉镜、电子喉镜下在会厌部可见到半球形囊肿，可资鉴别。

2. 喉痹、乳蛾　喉痹、乳蛾病程久者，也可出现咽喉异物感，但喉痹可见口咽部黏膜暗红、喉底颗粒增生等表现，乳蛾可见喉核上有黄白色脓点，而会厌部则无明显异常。会厌痰包者，在会厌舌面或舌会厌谷可见到半球形囊肿。

3. 咽瘤、喉瘤　咽瘤或喉瘤可出现咽喉异物感，且在咽喉部可见到新生物，应与会厌痰包相鉴别。

咽瘤者，在悬雍垂、腭弓、软腭缘及腭扁桃体表面等处可见到形状、大小不一的新生物；喉瘤者，多在声门区见到新生物，部分有蒂者可随呼吸气流而上下活动。而会厌痰包者，仅在会厌部可见到半球形肿物，从好发部位与外观形态上一般可做出鉴别。

4. 喉菌、喉核菌　喉菌与喉核菌可出现咽喉异物感，且在咽喉部可见到肿物，应与会厌痰包相鉴别。

喉菌与喉核菌的咽喉异物感一般在进食吞咽时更明显，甚至可妨碍进食，在喉部或喉核部可见到菜花样肿物，表面粗糙不平，边界不清；会厌痰包的咽喉异物感一般不妨碍进食，在会厌部可见到半球形、表面光滑、边界清楚的囊性肿物。据此，不难做出鉴别。

【病因病机】

会厌痰包多因痰浊结聚于会厌部所致。如经常饮食不节，劳倦过度，损伤脾胃，使其运化失常，导致水湿不运，痰浊内生，结聚于会厌部，日久结成囊肿样包块，则为会厌痰包。

【辨治思路】

（一）辨证思路

会厌痰包的主要症状是以咽喉异物感，或吞咽梗阻感为主。造成咽喉异物感，或吞咽梗阻感的主要原因是痰浊结聚，使咽喉部经络不通畅，而浊气是由于脏腑功能失调所产生。因此，会厌痰包的症状虽表现在咽喉部，其病根实在脏腑。对于会厌痰包的患者，辨证的重点在于辨痰湿、辨脏腑、辨虚实这三个方面。

1. 辨痰湿　会厌痰包主要由痰湿结聚而致，会厌痰包的囊液实质上可视为有形的痰湿。除此以外，根据全身症状及舌象、脉象等，亦可辨别痰湿证，如这类患者常可伴有大便黏滞不爽、胸脘痞闷等痰湿阻滞气机的症状，并见到舌苔厚腻、脉滑等痰湿的征象。

2. 辨脏腑　痰浊产生于脏腑功能失调，因此，要消除产生痰浊的原因，必须进一步辨别失调的脏腑。与痰浊的产生相关的脏腑主要有脾胃、肝胆等。

（1）脾胃失调：脾主升清，胃主降浊，脾胃升降协调，则气血化生充足，而湿浊不易产生。反之，脾胃功能减弱，升降失调，则易导致气血精液生化乏源，津液亏乏而聚之生痰，痰气交阻湿浊停聚于咽喉为病。因此，脾胃失调是常见的原因之一。脾胃失调的证候，主要有食欲不振、大便稀溏或黏滞不爽、脘腹胀满等。

（2）肝胆失调：《素问·奇病论》说："夫肝者，中之将也，取决于胆，咽为之使。"肝脉顺喉咙之后，可见咽与肝的关系密切。

肝胆主疏泄，其中肝主升，胆主降，肝胆一升一降，有利于气血运行，也有利于浊气下降。若肝胆失调，则气机不畅，可导致湿浊停聚于会厌而形成痰包。肝胆失调多与情志不遂有关，因此多见于焦虑、抑郁的患者，常兼有胸胁胀闷、心烦失眠、口苦、脉弦等表现。

3. 辨虚实　会厌痰包多由痰浊结聚所致，以实证为多见，但痰浊之来，实由相关脏腑功能减弱所致，因此实中有虚。对于具体患者，究竟偏于实证，还是偏于虚中夹实，必须详加辨别。

（1）实证：实证一般病程较短，患者咽部异物感，或吞咽梗阻感较重且持续不减，身体壮实，脉象有力。

（2）虚中夹实：会厌痰包很少有单纯的虚证，往往是虚中夹实较为多见，病程较长的患者多属此类，有时病程短者也有此证。患者除有会厌痰包的实象外，还可出现疲倦乏力、纳呆、头昏、舌淡胖、脉细等虚象。

（二）治疗思路

尽快消除咽部异物感，或吞咽梗阻感及其相关的伴随症状，并消除产生痰湿的根源，是治疗会厌痰包的主要目的和基本思路。围绕这个目的，治疗时须考虑治本与治标两个方面。治疗会厌痰包可采取外治法与内治法相结合的治疗手段。

1. 治本　由于痰浊是产生会厌痰包的根本原因，针对痰浊的来源，在辨证的基础上，指导患者调整不良生活方式，并运用中药调动相关脏腑的功能进行整体调节，消除痰浊的原因，防止产生新的痰浊，才能达到治愈的目的，这是中医治疗的优势所在。

2. 治标　如何快速消除痰包以消除症状是治疗时需要考虑的，尽快缓解咽喉异物感及吞咽梗阻感的症状不仅能尽快解除痛苦，也能增强患者对治疗的信心。对于较大的会厌痰包，快速缓解症状一般可选用外治法；对于较小的会厌痰包，可考虑运用中药、针灸等方法促其变小或消散。

【辨证论治】

痰湿结聚

主证：咽喉异物梗阻感或吞咽梗阻感，会厌谷、会厌舌面或会厌游离缘面可见广基，色淡红或灰白或微黄，呈半球形，表面光滑，触之有波动，穿刺有淡黄色液体；可伴胸脘痞闷，舌淡胖、苔腻，脉缓有力或滑。

治法及方药：化湿除痰，散结消肿。可选用二陈汤加减，常用药物如法半夏、陈皮、茯苓、浙贝母、瓜蒌、甘草等。

加减法：若舌体淡胖者，酌加党参、白术等；胃纳差者，酌加神曲、麦芽、谷芽等；病程较长者，酌加山慈菇、昆布、海藻等；若舌边有瘀点者，可加赤芍、桃仁等。

【外治法】

对会厌痰包，可在消毒后行局部穿刺，用注射器抽出液体，再用冰硼散或碧云散外搽。

【预防调护】

1. 避免精神刺激，注意饮食调节，节制烟酒，忌食发霉变质食物。
2. 若痰包染毒化脓者应忌食辛辣炙煿之物并戒除烟酒。

（张勉）

第十四节　鼻咽血瘤

鼻咽血瘤是以鼻咽部出现红色良性肿物并反复大量出血为主要特征的疾病。本病多发生于青年男性，起病于青春期之前，25岁后有可能停止生长，个别病例有自然消退现象。

西医学的鼻咽血管纤维瘤等疾病可参考本病进行辨证治疗。

【历史源流】

血瘤一名，首见于唐·孙思邈《备急千金要方·卷二十四·解毒并杂治》，其记载以陷肿散"治二三十年瘤及骨瘤、脂瘤、石瘤、肉瘤、脓瘤、血瘤"。这里的"血瘤"指的是肢体外表的血瘤，并非指深藏鼻咽部的血瘤，但"血瘤"一名的出现为后世医家使用这一病名奠定了基础。宋代《圣济总录·卷第一百二十五·瘿瘤门》记载了"瘤"的病因病机，并列有治血瘤的外用及内服方，同时告诫"瘤慎有可破尔"。金元时期的《素问玄机原病式·六气为病·热类》称为"赤瘤"。明代多种医籍中均提及血瘤不可轻易破之，如明·陈实功的《外科正宗·卷六·瘿瘤论》不仅对血瘤的病因病机进行了详细论述，而且对血瘤的临床特征描述翔实，书中曰："血瘤者，微紫微红，软硬间杂，皮肤隐隐缠若红丝，擦破血流，禁之不住。"书中还对血瘤的治疗原则、内服方药、顺逆辨证以及血瘤的危险性——"破后往往不治"做了较为系统的阐述。

明代赵献可著的《医贯》描述了鼻咽血瘤的临床特征，如《医贯·卷之四·喉咽痛论》云："咽痛用诸药不效者，此非咽痛，乃是鼻中生一条红线如发，悬一黑泡大如樱珠，垂挂到咽门。"该书还载有以牛膝根入米醋滴鼻治疗上述病症的方法。

现代文献中，1980年广州中医学院主编的全国高等医药院校第4版规划教材在"耳鼻咽喉常见良性肿瘤"的章节中，使用西医病名"鼻咽纤维血管瘤"对其临床表现进行了简单的介绍。2001年王永钦主编的《中医耳鼻咽喉口腔科学》以"鼻咽红丝瘤"为病名列专节进行了详细论述。2003年王士贞主编的普通高等教育"十五"国家级规划教材《中医耳鼻咽喉科学》以"鼻咽纤维血管瘤"为病名立专节进行病因病机与辨证论治的论述。2012年熊大经、刘蓬主编的全国中医药行业高等教育"十二五"规划教材《中医耳鼻咽喉科学》开始立"鼻咽血瘤"的病名，并将其定义为"鼻咽血瘤是指以鼻咽部肿块并反复大量出血为主要特征的一种疾病"。

【临床诊断】

（一）诊断要点

1. 临床特征　鼻咽血瘤的临床特征是鼻咽部出现红色良性肿物，并反复大量出血。

（1）鼻咽部良性肿物：鼻咽部较为隐蔽，须借助间接鼻咽镜或纤维/电子鼻咽镜才能观察到，肿物多位于鼻咽顶后壁，类圆形，色粉红，边界清楚，表面光滑，血丝缠绕，触之易出血不止。肿物增大时可突入后鼻孔进入鼻腔后端或向后垂向口咽部。

（2）反复大量出血：患者多为青年男性，反复鼻出血，每次出血量多，口鼻俱出，这是鼻咽血瘤的重要特征之一。

2. 主要伴随症状　随着鼻咽血瘤的增大，除了反复出血的症状外，还可出现鼻塞、耳胀闷、听力下降、耳鸣、头痛、视力减退等症状。

3. 检查　鼻咽部发现粉红色圆形肿物、考虑鼻咽血瘤者，不宜贸然进行活检，以防大出血。可进行鼻咽部影像学检查，如增强 CT 和 MRI 检查可以进一步了解肿瘤累及的范围、肿瘤的基底部位及颅底骨质破坏情况。数字减影血管造影（DSA）可了解肿瘤的血供情况。

（二）鉴别诊断

鼻咽血瘤应与腺样体肥大、后鼻孔息肉、鼻咽癌等疾病相鉴别。

1. 腺样体肥大 腺样体肥大与鼻咽血瘤均长在鼻咽顶后壁，色泽相近，应注意鉴别。

腺样体肥大多见于 14 岁以下的儿童，常出现鼻塞及睡眠打鼾的症状，无反复鼻出血的症状，腺样体外观一般呈不规则形状，表画有纵沟，质软，不易出血。

鼻咽血瘤多见于 15 岁以上的青年人，以反复大量鼻出血为主要症状，鼻塞及睡眠打鼾多不明显，鼻咽肿物呈圆形或类圆形，表面无纵沟，血管丰富，色红，易出血。

2. 后鼻孔息肉 后鼻孔息肉与鼻咽血瘤的外观有类似之处，均为表面光滑的圆形肿物，应注意鉴别。

后鼻孔息肉多为有一长蒂的息肉垂向后鼻孔，质较软，不易出血，触之易活动，其根部多位于中鼻道，多同时患有鼻渊。鼻咽血瘤虽亦可突入后鼻孔，但基底广，无蒂，故不能活动，其根部在鼻咽顶后壁，触之易出血。

3. 鼻咽癌 鼻咽癌与鼻咽血瘤均为生长于鼻咽部的肿物，应注意鉴别。

鼻咽癌为鼻咽部的恶性肿物，肿物增长较快，多见于咽隐窝或顶后壁，可表现为结节型、菜花型、溃疡型、浸润型及黏膜下型等不同类型，边界不清，表面较粗糙，常伴有颈部恶核及回吸涕中带血，早期与中期很少出现反复大量鼻出血。

鼻咽血瘤为鼻咽部的良性肿物，肿物增长较慢，多见于鼻咽顶后壁，外观呈圆形或类圆形，边界清楚，表面光滑，血管丰富，色红，易出血。其主要症状是反复大量鼻出血，颈部无恶核。

根据这些特征，不难做出鉴别。鉴别有困难时，可行鼻咽部增强 CT 或 MRI 检查，鼻咽血瘤血管丰富，边界清楚；而鼻咽癌血管相对较少，边界不清，易破坏周围组织结构。

【病因病机】

1. 肝郁化火 肝气郁结，久而化火，上灼鼻咽，煎炼津液，致鼻咽脉络血流黏滞不畅，瘀阻日久，脉络结团凝块，渐成血瘤。另外，肝火上灼，蒸迫血络，火动络破，则出血难止。

2. 阴虚血热 房劳过度、久病、过汗过泻、素食辛热品等，均可致阴液亏损，阴虚易生内热，虚热上蒸鼻咽，煎炼津液，则脉络涩滞，血行不畅，鼻咽脉络不和，失去条畅，易凝聚成团成块，日积月累，渐成血瘤之症。虚火上升，血液升腾，火涌络破，则易致出血不止。

【辨治思路】

（一）辨证思路

鼻咽血瘤发病，因有虚实。实者多由肝气郁滞，郁而化火；而虚者，则多责之于阴液亏虚。

1. 辨虚实 形体羸弱，鼻衄量少，血色淡红，脉细无力或浮大中空者属虚证；形体强壮，鼻衄量多，血色鲜红或深红，脉大有力者属实证。

2. 辨鼻出血 鼻出血，量多势猛，血色深红，头痛剧烈，舌红苔黄者多属肝郁化火；出血量少，血色淡红或色红，舌红少苔者多属阴虚血热。

【辨证论治】

1. 肝郁化火

主证：鼻窍出血量多，来势急骤，血色深红，瘤体色红，血络密布，伴头痛剧烈，口苦咽干，胸胁苦满，面红目赤，急躁易怒。舌红苔黄，脉弦数。

治法及方药：清肝泻火，凉血止血。可选用龙胆泻肝汤加减。常用药物如龙胆草、赤芍、丹皮、黄芩、栀子、白茅根、泽泻、木通、车前子、当归、柴胡、甘草等。

加减法：若出血势猛，可加入三七、茜草根等以加强凉血止血之作用；头痛剧烈者，可加羚羊角、钩藤以助清肝火，平肝阳止头痛；大便秘结者，可加大黄。

2. 阴虚血热

主证：鼻腔出血色红，时作时止，量不多，瘤体色红，伴有头晕耳鸣，口咽干燥，五心烦热。舌红少苔，脉细数。

治法及方药：滋阴清热，养血凉血。可选用芩连二母丸加减，常用药物如黄连、黄芩、知母、生地、贝母、熟地、白芍、川芎、当归、蒲黄、羚羊角、地骨皮、甘草等。

加减法：若瘤体较大而硬实者，可加鳖甲、瓦楞子、三棱、莪术等；若少寐多梦，五心烦热，可加牡蛎等；若伴咯痰黏稠者，可加海浮石、海蛤壳等。

【外治法】

可选用消瘤散、麝黄散喷撒肿瘤处，每日 2~3 次。出血时，可用清热收敛止血类药粉吹入鼻腔，常用如百草霜、血余炭、马勃粉、白及粉、三七粉、云南白药等，亦可将上述药粉置于棉片上或凡士林纱条上，填塞鼻腔或鼻后孔。

【预防调护】

1. 平素应保持乐观情绪，以防肝郁气滞。
2. 保持鼻咽部卫生，防止有害气体侵入。
3. 少食辛辣炙煿之品，勿过嗜烟酒。
4. 青少年反复鼻衄者，应做鼻咽部检查，早期发现与治疗本病。
5. 注意纠正贫血状态。

（杨龙）

第十五节　喉　瘤

喉瘤是以喉部出现良性肿物为主要特征的疾病。良性肿物称为"瘤"，指正常组织以外的新生物留而不去，一般呈局限性生长，边界清楚，发展缓慢，不危及生命。喉瘤可发生于喉关、声带等部位，可单发或多发，主要表现为咽喉异物感、声音嘶哑，或伴刺激性咳嗽，肿物大者可影响呼吸，出现喘鸣及呼吸困难等症状。

西医学中的喉乳头状瘤、喉纤维瘤等疾病可参考本病进行辨证治疗。

【历史源流】

早在殷墟甲骨文中就有"瘤"这个字。在《黄帝内经》中已有瘤病的记载，如《灵枢·刺节真邪》中有"筋瘤""肠瘤""昔瘤""骨瘤""肉瘤"的描述。《诸病源候论·卷三十一》记载："瘤者，皮肉中忽肿起，初梅李大，渐长大，不痛不痒，又不结强，言瘤结不散，谓之为瘤。不治，乃至增大，则不复消，不能杀人。"阐明了瘤的症状、发展、性质及其危害性。

发生于喉部的"喉瘤"一病，首先记载于《疮疡经验全书》，其第一卷中说："喉瘤生于喉间两旁，或单或双，形如圆眼大，血丝相裹如瘤，故名之。此病肺经受热，多语损气，或怒中高喊，或诵读太急，或多饮烧酎酒，或多啖炙煿物。"对本病的症状与病因病机做了描述。此后，在清代的一些喉科专著中，如《喉科秘旨·杂症门》《喉科易知·张氏咽喉七十二证治图说》《囊秘喉书·卷上》《图注喉科指掌·卷四》《经验喉科紫珍集·卷上》《焦氏喉科枕秘·卷一》等书中，对喉瘤的生长部位、形态、病因病机及治疗等都有大致相同的论述。古代医籍中的喉瘤，多指生长于咽部的赘生物。

1964 年广州中医学院主编的全国高等医药院校第 2 版规划教材《中医喉科学讲义》开始采用"喉瘤"这一病名来论述发生于咽喉部的良性肿瘤，并对"喉瘤"做了这样的解释："咽喉部发生红色的肉瘤，不甚作痛，名为喉瘤。"1980 年广州中医学院主编的全国高等医药院校第 4 版规划教材将"喉瘤"定义为发生于咽部或喉部的乳头状瘤，1985 年王德鉴主编的《中国医学百科全书·中医耳鼻咽喉口腔科学》继续沿用了这一定义，并对"喉瘤"的病因病机与中医辨证论治进行了阐述。1994 年王德鉴主编的大型参考书《中医耳鼻咽喉口腔科学》以"咽喉瘤"为病名进行了更详细的论述，并引入"咽瘤"的概念，将"咽瘤"与"喉瘤"进行区分："发生于咽部的乳头状瘤或息肉称为咽瘤，发生于喉部的乳头状瘤或息肉，称为喉瘤。"这里将"咽喉瘤"的范围扩大到包含咽喉部的息肉。2003 年王士贞主编的普通高等教育"十五"国家级规划教材《中医耳鼻咽喉科学》以"咽喉瘤"为病名进行论述，并将其定义为"咽喉瘤是指发生于咽部或喉部的良性肿瘤"。2012 年熊大经、刘蓬主编的全国中医药行业高等教育"十二五"规划教材《中医耳鼻咽喉科学》仅称为"喉瘤"，并定义为"发生在喉部的瘤症"（这里的"喉部"是广义的，泛指咽喉部）。本书中"喉瘤"的概念与此相同。

【临床诊断】

（一）诊断要点

1. 临床特征　喉瘤的临床特征是喉部出现良性肿物。这里"喉部"的概念在中医是广义的，包含狭义的"咽"与狭义的"喉"（参考第四章耳鼻喉与脏腑经络中关于咽喉的定义）。喉瘤的肿物常见于喉关及喉腔等部位。

发生于喉关的喉瘤，用压舌板压下舌根部即可见到，多见于腭舌弓、腭咽弓、悬雍垂、喉核等处，一般来说肿物较小，呈桑椹样或息肉样，色淡红，多有蒂，可活动。

发生于喉腔的喉瘤，需借助于间接喉镜或纤维喉镜/电子喉镜才能观察到，多发生于声带，亦可发生于室带、喉室等部位，肿物为单个或多个，呈桑椹样或结节状肿物，有蒂或者基底宽，色灰白或淡红色，蒂长者可随呼吸上下摆动。

2. 主要伴随症状　喉瘤生于喉关者，可出现轻微咽部异物感，亦可无任何症状。

喉瘤生于喉腔者，声音嘶哑是主要症状，声音嘶哑呈持续性，并逐渐加重。声音嘶哑程度与喉瘤大小并非一致，但与发生部位有关。发生于声带边缘者，早期就有声音嘶哑；发生于其他部位不影响声带闭合者，声音嘶哑出现较晚，累及声带时才出现声音嘶哑。此外，还可出现咳嗽，如肿物过大，可出现呼吸困难或喘鸣。

（二）鉴别诊断

喉瘤应与喉菌、喉核菌及喉痹、乳蛾、梅核气、喉瘖等疾病相鉴别。

1. 喉菌　喉菌与喉瘤均可在喉部见到肿物，并出现渐进性声嘶，应注意鉴别。

喉菌为喉部出现的恶性肿物，其特点是生长速度较快，短期内增大迅速，故症状进行性加重较明显，肿物如菜花样高低不平，表面有血丝或溃烂，有污秽分泌物附着，颈部多有恶核。取肿物组织病理检查为恶性病变。

喉瘤为喉部出现的良性肿物，其特点是生长速度较慢，症状的进展也较慢，肿物为单个或多个，呈桑椹样或结节状肿物，有蒂或者基底宽，色灰白或淡红色，蒂长者可随呼吸上下摆动。一般从外观上与喉菌有明显不同，若鉴别有困难时，可取肿物组织行病理检查进行鉴别。

2. 喉核菌 喉核菌与喉瘤均可出现咽部异物感，并在咽部见到新生物，应加以鉴别。

喉核菌与喉瘤的外观特征明显不同：喉核菌常在单侧喉核上可见到边界不清的肿物，表面粗糙不平，可有溃烂及腐物，短期内肿物迅速增大，常伴有颈部恶核；喉瘤常在腭舌弓、腭咽弓、悬雍垂、喉核等处见到较小的肿物，呈桑椹样或息肉样，色淡红，多有蒂，可活动，无颈部恶核。

3. 喉痹、乳蛾、梅核气 喉痹、乳蛾、梅核气与发生于喉关的喉瘤均可出现咽部异物感，应加以鉴别。

喉痹者，可见咽部红肿；乳蛾者，可见喉核红肿，表面有黄白色脓点；梅核气者，咽喉检查无异常发现。这三种疾病在咽喉部均无新生物。

喉瘤在咽喉部可见到呈桑椹样或息肉样的较小肿物，据此不难鉴别。

4. 喉瘖 喉瘖与发生于喉腔的喉瘤均可出现声音嘶哑，应加以鉴别。

喉瘖的声嘶可突然发生，甚至短时间内出现失声，也可时轻时重，多有外感或过度用声史，喉镜下可见声带红肿、闭合不全，或边缘见小结或息肉。发生于喉腔的喉瘤者，声嘶多由轻到重，呈渐进性，喉镜下可见声带或室带、喉室等处有单个或多个呈桑椹样或结节状肿物，有蒂或者基底宽，色灰白或淡红色，蒂长者可随呼吸上下摆动。据此不难鉴别。

【病因病机】

《喉症指南·喉瘤》："喉瘤由于肝肺经郁热，更兼性躁多言，损气而成，或因醇酒炙煿，或因怒气叫喊。"《外科证治全书·卷二·喉部证治》对喉瘤的病因病机提出"由肝气郁怒，郁热而成"。肝胆郁怒，常由七情所伤，肝气不舒，胆失疏泄，肝胆郁结，气机阻滞，气血相凝而成喉瘤。

1. 肺胃蕴热，痰浊凝聚 肺经素有郁热，又受外界邪毒侵袭，或肺阴耗伤，虚热内生，或过食炙煿煎炒烟酒，肺胃蕴热，灼津炼液成痰，痰浊凝聚，或痰热交蒸，上循咽喉，凝聚脉络，积结而成肿块。

2. 肝气郁结，气滞血瘀 由于七情所伤，怒中高喊，肝气不舒，疏泄失常，气机阻滞不畅，久则气滞血瘀，渐成喉瘤。或肝气郁结，横逆犯脾，脾运失健，痰湿内生，痰瘀困结，结于咽喉而成肿物。

【辨治思路】

（一）辨证思路

可针对喉瘤临床上出现的主要症状如咽喉梗阻感、疼痛、咳嗽，及瘤体情况等进行辨证。

1. 辨咽喉痒及咽喉梗阻感 咽喉痒及咽喉梗阻感为喉瘤常出现的症状。当肺经受热，又为外邪侵袭，或肝失疏泄，气机不利，邪毒滞留，痰气交阻时可出现咽痒不适，哽哽不利之症。日久气滞血瘀，久滞脉络，积结成块，渐成喉瘤，则梗阻感更加明显。

2. 辨咽喉疼痛、咳嗽 喉瘤日久，气血瘀滞，肺热内蕴，或肝郁化火，少数患者可因瘤体溃烂而咽喉疼痛。若喉瘤生于声门，可影响气息出入，刺激声门、咽喉，肺失宣发而咳。

3. 辨瘤体 若瘤体较小或单个，可无症状；若较大或多个，则症状比较明显。若喉瘤色泽较红，为肺热较甚；色淡红，为痰湿壅滞；色暗质坚，为气滞血瘀或痰结日久。

（二）治疗思路

喉瘤较大，引起声音沙哑或呼吸不畅时多以外科手术治疗，切除瘤体为主。若瘤体较小，或患者体弱不宜手术，可予以中药辨证施治，或外治法治疗，使瘤体逐渐消散。

【辨证论治】

1. 肺胃蕴热，痰浊凝聚

主证：咽痒，喉部喉哽哽不利，或声音嘶哑，讲话费力，甚至气喘痰鸣；喉部可见桑椹样或结节状突出物，色红或淡红。舌质稍红，苔白或微黄，脉弦滑或弦缓。

治法及方药：清热疏肺，除痰散结。可选清咽双和饮合二陈汤加减。常用药物如金银花、桔梗、荆芥、前胡、葛根、玄参、贝母、归尾、赤芍、茯苓、丹皮、生地、半夏、陈皮、甘草等。

加减法：若咯痰黄稠者，可选加瓜蒌仁、冬瓜仁等除痰散结的药物；若声音嘶哑者，可加木蝴蝶、胖大海等以利喉开音；若病程较长者，可加山慈茹、昆布、海藻化痰散结。亦可用益气清金汤加减。

2. 肝气郁结，气滞血瘀

主证：咽喉哽哽不利，声音嘶哑，甚则失音，气喘痰鸣，口苦口干，胸闷不舒，喉部肿物色暗。舌质红或暗红，舌边或有瘀点，苔微黄，脉弦或弦滑数。

治法及方药：疏肝解郁，化瘀散结。可选用柴胡疏肝散合会厌逐瘀汤加减。常用药物如柴胡、白芍、当归、丹皮、川芎、桃仁、红花、茯苓、枳壳、桔梗、甘草等。

加减法：若瘤体大而质硬者，可加泽兰、刘寄奴、五灵脂等以助活血化瘀之力；若兼痰湿者，可加半夏、陈皮、瓜蒌、浙贝等以祛湿化痰；若兼气虚者，可加黄芪、党参、白术等。

【外治法】

1. 吹药 吹药由清热解毒、芳香通窍，或化痰散结之药组成，研制成极细的粉末，每以少许用竹管或纸管吹喷于患处，达到治疗目的。常用药有麝香散、碧玉散、麝黄散等，吹于患处，每日 3 次。如《疮病经验全书·喉瘤》《医学心悟·喉瘤》用麝香散吹患处。《咽喉经验秘传·喉瘤》用硼砂、广青、熊胆、儿茶、血竭、龙骨、象牙、珍珠、金银花、川乌、草乌、乌头。共研细末，吹患处。

2. 点药 点药亦以粉末散剂为主，其使用方法是必须将药粉严格局限于瘤体上。如《外科证治全书·卷二·喉部证治》用碧玉丹频频点之，《医宗金鉴·外科心法要诀·喉瘤》用碧玉丹。

3. 涂敷法 将药物挤压出油汁，取油汁涂敷患处表面，如用鸦胆子油或用鸦胆子挤压出油，用棉蘸油，涂敷于瘤体上。或用鬼臼树脂涂敷于瘤体上，解毒、软坚，使瘤体脱落。

4. 超声雾化法 将清热利咽化痰药物制成雾化液，使用超声雾化机雾化吸入。每次 10 ~ 15 分钟。

5. 切除后涂药 对喉瘤，可行手术切除，术后在创面再涂以鸦胆子油，以防止复发。

【其他疗法】

1. 高频电凝固法 将电极小心地触及每个瘤体，通以较弱电流，使瘤体大部分呈白色，以后即能自行脱落。对较大的喉瘤，可先切除大部分，然后用电凝固法治疗其余残留部分。

2. 激光疗法 可用二氧化碳激光对准瘤体照射，使瘤体组织消失。

3. 低温等离子治疗 可使用低温等离子技术对瘤体进行消融或切除。

4. 超短波理疗 用超短波理疗仪，将电极放在喉部，调节超短波的功率大小以患者觉得局部发热且能耐受为度，每次理疗 15 ~ 20 分钟。

【预防调护】

1. 发现患喉瘤者，应及早彻底治疗。成人患喉瘤者，应密切注意观察，并进行积极的综合治疗，特别是多发性患者，或屡屡复发者，多做病理切片检查，以防癌变漏诊。

2. 平时注意卫生，减少空气污染，饭前饭后洗手，勤沐浴，多晒阳光。加强生活调养，增强体质。避免发音过度及高声叫喊。

3. 注意饮食宜忌，戒除烟酒，少食肥甘厚腻之品，固护肠胃。

（杨龙）

第十六节　鼻咽癌

鼻咽癌是以鼻咽部出现恶性肿物为主要特征的疾病。恶性肿物一般称为"癌"或"菌"，指呈浸润性生长、对周围结构产生破坏且易转移、发展较快、对生命构成严重威胁的一类肿物。鼻咽癌为耳鼻喉科最常见的癌肿之一，80%以上的鼻咽癌病例发生在我国，尤其是我国的南方各省，包括广东、广西、湖南、福建、江西、海南等省区，广东四会市和香港等地男性发病率高达 30/10 万，女性发病率达 15/10 万。东南亚等国家鼻咽癌发病率也较高。本病男女之比约为 2.38∶1，发病年龄以 30～60 岁为多见。

【历史源流】

鼻咽癌发病部位隐蔽，不借助专门的器械不易发现，因而古代中医文献中并无"鼻咽癌"的病名，但是，古医籍中的"失荣（营）""（上）石疽""恶核""瘰疬""控脑砂""雷头风""鼻衄""头痛""鼻痔""视歧"等病证中有类似鼻咽癌常见症状（尤其是颈部淋巴结转移和晚期全身表现）的描述。当然，此类论述不一定都是鼻咽癌的特有症状，可能还包含其他相关疾病的症状，如恶性淋巴瘤、其他来源的颈转移癌、鼻腔与鼻窦癌等，甚至还可能包括部分颈淋巴结核在内。

古代医学家在长期的医疗实践中，早已观察到与鼻咽癌相关的症状并进行了描述。如《灵枢·厥病》论述之"真头痛"类似鼻咽癌出现颅底或颅内侵犯的症状："真头痛，头痛甚，脑尽痛，手足寒至节，死不治。"《素问·气厥论》中有关"鼻渊""衄蔑"的描述可能也包含了鼻咽癌的部分症状。

隋代，《诸病源候论》有"石痈""恶核"的描述，可能是中医古籍中包含鼻咽癌颈淋巴结转移症状的最早记载，如《诸病源候论·卷三十一》说："恶核者，肉里忽有核，累累如梅李，小如豆粒，皮肉燥痛，左右走身中，卒然而起，此风邪夹毒所成。其亦似射工毒，初得无常处，多恻恻痛，不即治，毒入腹，烦闷恶寒即杀人。"《诸病源候论·卷五十》又说："恶核者，是风热毒气与血气相搏，结成核，生颈边。又遇风寒所折，遂不消不溃，名为恶核也。"

唐代，有关恶核、石痈诊疗经验的记载渐多，如《备急千金要方·卷二十二痈肿毒方》指出："凡恶核，初似被射工毒无常定处，多恻恻然痛，或时不痛。人不痛者便不忧，不忧则救迟，迟治即杀人，是以宜早防之。"这可能是肿瘤临证应贯彻以预防为主思想的初期认识，书中还收录专门针对这类病变的治疗方药如五香连翘汤、丹参膏、五香散、野葛膏等。《备急千金要方》还记载了"恶核"与地域有关："恶核……多起岭表，中土鲜有，南方人所食杂类繁多，感病亦复不一，仕人往彼，深须预防之，防之无法，必遭其毒。"这里所说的"恶核"与鼻咽癌颈淋巴结转移颇为相似，可能是论述鼻咽癌与地域相关的最早论述。《外台秘要·卷二十三》记载了治恶核瘰疬方4首，卷二十四记载治石痈方5首。

宋代，《卫济宝书·卷上》第一次出现"癌"字，将癌归属"痈疽五发"之一，并描述了"癌"的症状表现："癌疾初发，却无头绪，只是肉热痛。过一七或二七，忽然紫赤微肿，渐不疼痛，迤逦软熟紫赤色，只是不破。"这里描述的癌类似于体表的恶性肿物，引起了人们的关注。《太平圣惠方·卷六十四》载有治疗恶核方多首及其临证应用介绍，如清热解毒、芳香行气散结的内服方独活散、连翘散、五香散，温散为主的外用方白蔹散、黄芪散等。

明代，《仁斋直指附遗方论·卷二十二》对体表癌肿论述更为详细："癌者，上高下深，岩穴之状，颗颗累垂，裂如瞽眼，其中带青，由是簇头各露一舌，毒根深藏，穿孔透里，男则多发于腹，女则多发于乳，或项或肩或臂，外证令人昏迷。"《外科正宗·卷之四》描述的"失荣"非常接近于鼻咽癌颈淋巴结转移："失荣者，先得后失，始富终贫，亦有虽居富贵，其心或因六欲不遂，损伤中气，郁火相凝，隧痰失道停结而成。其患多生肩之已上，初起微肿，皮色不变，日久渐大，坚硬如石，推之不移，按之不动，半载一年，方生阴痛，气血渐衰，形容瘦削，破烂紫斑，渗流血水。或肿泛如莲，秽气熏蒸，昼夜不歇，平生疙瘩，愈久愈大，越溃越坚，犯此俱为不治。"这里论述了"失荣"的病因病机、症状表现及不良预后，并提出了内治方和外治方各1首。《证治准绳·杂病·第四册》有"雷头风"之描述："头痛而起核块者是也，或云头如雷之鸣也。"在《证治准绳·疡医》卷之三及卷之五还有"恶性瘰疬"及"石痈""石疽"的证治记载。

清代，《疡科心得集》《医宗金鉴》《外科真诠》均有"失荣（营）"的论述，对其不良的预后已有明确的认识。如《疡科心得集·卷中》说："失营者……如树木之失于荣华，枝枯皮焦故名也。生于耳前后及项间，初起形如栗子，顶突根收，如虚痰病瘤之状，按之石硬无情，推之不肯移动，如钉着肌肉者是也。不寒热，不觉痛，渐渐加大；后遂隐隐疼痛，痛着肌骨，渐渐溃破，但流血水无脓，渐渐口大内腐，形似湖石，凹进凸出，斯时痛甚彻心，胸闷烦躁，是精神不收，气不摄纳也；随有疮头放血如喷壶状，逾时而止。体怯者，即时而毙；如气强血能来复者，亦可复安。若再放血，则不能久矣。"《外科大成·卷二》描述"石疽"为"此由先得后失，六欲不遂，隧痰失道，郁火凝结而成"，《外科证治全生集·卷一》指出："大者恶核，小者痰核，与石疽初起相同，然其寒凝甚结，毒根最深，极难软熟。"《疡科选粹·第四卷》描述恶性瘰疬及颈部恶核曰："只生一个于颈项者，名单瘰病，最称难治……生于颈项，或左或右，初则单生，后重叠见之，名重台病，药石无动，针灸难效，万死一生，害人甚速。"

综上所述，古代文献中有关"失荣""上石疽""恶核""恶性瘰疬""石痈""石疽""雷头风"等病证的论述，对探讨鼻咽癌的中医病因病机及中医药防治具有积极意义。

现代由于检查设备及诊断技术的跟进，中医鼻咽癌临床及研究取得了一定的突破。鼻咽癌好发于广东（有"广东瘤"之称），早在20世纪70年代初，广州中医药大学王德鉴、王士贞教授在鼻咽癌的高发区广东四会开展了鼻咽癌的中医研究，开创了鼻咽癌中医研究的先河，初步确定了鼻咽癌中医常见证型，并开展辨证论治鼻咽癌，相关内容写进了新中国成立后最早的《中医耳鼻喉科学》教材（1980年）。田道法教授一直致力于鼻咽癌的中西医结合研究，提出鼻咽癌的气虚染毒假说，奠定了鼻咽癌中医研究的基础。

【临床诊断】

（一）诊断要点

1. 临床特征 鼻咽癌的临床特征是鼻咽部出现恶性肿物。由于鼻咽部较为隐蔽，不能直视，只能借助于间接鼻咽镜、电子鼻咽喉镜或鼻内镜才能观察到。鼻咽部肿物多见于咽隐窝或顶后壁，可表现为结节型、菜花型、溃疡型、浸润型及黏膜下型等不同类型，表面较粗糙。其中，黏膜下型的肿物难以在常规检查中发现，必须依靠影像学检查才能显示出来。

2. 主要伴随症状 鼻咽癌不同时期可出现以下不同的症状，但这些症状都不是鼻咽癌的专有症状。

（1）耳鼻咽喉局部症状：包括鼻部症状、耳部症状、咽喉症状等。

1）鼻部症状：早晨起床时回吸性涕中带血为本病相对较特异的症状，常为鼻咽癌首发症状，发生率达到一半以上。

中期鼻咽肿物增大，可出现单侧鼻塞或双侧鼻塞。

2）耳部症状：耳部症状亦可能是鼻咽癌的首发症状，常见一侧耳内胀闷堵塞感、听力减退、耳鸣等。在鼻咽癌高发区，当患者出现持续性的单侧耳、鼻症状时，尤其要警惕鼻咽癌。

3）咽喉症状：患者早起可出现咽喉不适或异物感，中后期可出现吞咽障碍、张口困难等。

（2）颈部症状：突出地表现为颈侧部无痛性肿块，因此种情况易于观察到，往往成为患者就诊的主要主诉。肿块多出现在颈侧部上段，质地较硬，不易推动。

（3）脑神经受累症状：鼻咽癌既可向上经颈内动脉管或破裂孔抵达颅中窝，浸润岩尖及颅底内面诸结构和眼眶，造成Ⅲ、Ⅳ、Ⅴ、Ⅵ脑神经损伤，出现上睑下垂、眼肌麻痹、头痛等症，也可向外侧扩展，浸润咽侧间隙和颈静脉孔附近，累及Ⅸ、Ⅹ、Ⅺ、Ⅻ脑神经及颈交感神经，出现咽肌麻痹、喉麻痹、斜方肌上部萎缩、舌肌麻痹、Horner 综合征等。少数患者尚可出现嗅、视、面神经的损伤。头痛可能为肿瘤向颅内扩展的初期信号，应予警惕。

（4）远处转移症状：鼻咽癌可发生远处转移，最常发生于骨、肺、肝等处。骨转移中又以骨盆、脊柱、四肢最为多见。一般先有颈淋巴结转移，由上颈到下颈，再至锁骨上窝，最后经血流由肺而入大循环。少数情况下，可直接侵犯椎静脉系统而向骨转移。随转移部位的不同，可以出现相应的症状。

3. 检查　鼻咽部发现肿物者，应进行以下检查，以作为鼻咽癌的诊断依据。

（1）EB 病毒检查：EB 病毒检查为鼻咽癌常用的实验室检查项目，包括 EBV VCA-IgA、EBV EA-IgA、EBV NA1-IgA 多抗体检查等。一般来说，EBV 抗体阳性率随着鼻咽癌临床分期的升高而升高，临床意义增强，当有两项以上指标明显升高时，鼻咽癌检出率显著增加。

（2）影像学检查：鼻咽、颅底 X 线摄片、CT（PET－CT）和 MRI 检查，可以了解鼻咽肿块的位置、侵犯范围和发展趋势，并显示颈淋巴结侵犯情况，颈部淋巴结彩超检查可显示淋巴结侵犯情况。影像学检查有利于临床分期和合理治疗方案的制订。

（3）病理学检查：取鼻咽肿物组织进行病理学检查，发现癌细胞是确诊鼻咽癌的主要依据。

4. 分期与分型

（1）临床分期：目前，国内主要依据"鼻咽癌 2008 分期标准"进行临床分期。

1）分期指标

T：T1——局限于鼻咽腔内；T2——扩展至鼻腔、口咽、咽旁间隙；T3——侵犯咽、颅底、翼内肌；T4——侵犯脑神经、鼻窦、翼外肌及其以外的咀嚼肌间隙、颅内（海绵窦、脑膜等）。

N：N0——影像学及体检无肿大淋巴结证据；N1a——咽后淋巴结转移；N1b——单侧Ⅰb、Ⅱ、Ⅲ、Ⅴa 区淋巴结转移，且直径≤3cm；N2——双侧Ⅰb、Ⅱ、Ⅲ、Ⅴa 区淋巴结转移，或直径 >3cm；N3——Ⅳ、Ⅴb 区淋巴结转移。

M：M0 - 无远处转移，M1 - 有远处转移（包括颈部以下的淋巴结转移）。

2）分期标准

Ⅰ期：T1N0M0。

Ⅱ期：T1N1a～1bM0，T2N0～1bM0。

Ⅲ期：T1～2N2M0，T3N0～2M0。

Ⅳa 期：T1～3N3M0，T4N0～3M0。

Ⅳb 期：任何 T、N 和 M1。

（2）临床分型

1）上行型（脑神经型）：依次出现第Ⅵ、Ⅴ、Ⅳ、Ⅲ、Ⅱ对脑神经损伤和/或颅底骨质破坏，但无颈淋巴结转移。

2）下行型（颈淋巴结广泛转移型）：表现为单侧或双侧颈淋巴结单一或多处转移，但无前组脑神经受累或颅底骨质破坏，可有后组脑神经损伤症状。

3）上下行型（混合型）：既表现有前组脑神经受累和/或颅底骨质破坏，又有单侧或双侧颈淋巴结转移。

（二）鉴别诊断

鼻咽癌应与鼻咽血瘤、腺样体肥大或残留、鼻咽结核、恶性淋巴瘤、颈部转移癌等疾病相鉴别。

1. 鼻咽血瘤　鼻咽血瘤与鼻咽癌均为生长于鼻咽部的肿物，应注意鉴别。

鼻咽血瘤为鼻咽部的良性肿物，肿物增长较慢，多见于鼻咽顶后壁，外观呈圆形或类圆形，边界清楚，表面光滑，血管丰富，色红，易出血。其主要症状是反复大量鼻出血，颈部无恶核。

鼻咽癌为鼻咽部的恶性肿物，肿物增长较快，多见于咽隐窝或顶后壁，可表现为结节型、菜花型、溃疡型、浸润型及黏膜下型等不同类型，边界不清，表面较粗糙，常伴有颈部恶核及回吸涕中带血，早期与中期很少出现反复大量鼻出血。

根据这些特征，不难做出鉴别。鉴别有困难时，可行鼻咽部增强 CT 或 MRI 检查，鼻咽血瘤血管丰富，边界清楚；而鼻咽癌血管相对较少，肿块边界不清，易破坏周围组织结构。

2. 腺样体肥大或残留　腺样体肥大多见于小儿，若13岁仍见鼻咽部有肿块，如分叶状淋巴组织多为腺样体残留，应排除鼻咽癌的可能，结合影像学检查，即可初步鉴别，必要时行病理确诊。

3. 鼻咽结核　鼻咽结核与鼻咽癌均可出现鼻咽肿块，应注意鉴别。

鼻咽结核表现为鼻咽肿块，如结节状肿物隆起，色淡，或为浅表溃疡、肉芽增生状。一般都有结核接触史，并合并有肺结核，最终依赖病理确诊。

4. 恶性淋巴瘤　恶性淋巴瘤与鼻咽癌均可出现颈部肿块，应注意鉴别。

恶性淋巴瘤是原发于淋巴结或淋巴组织的恶性肿瘤，临床以无痛性、进行性淋巴结肿大为主要表现。本病可发生于任何年龄，但发病年龄高峰为31～40岁，全身症状：无力、消瘦、食欲不振、盗汗及不规则发热等，检查可见颈部、腋下、腹股沟等处多发性淋巴结肿大。最终依赖病理确诊，免疫组化可辅助诊断。

5. 颈部转移癌　颈部淋巴是全身淋巴的总汇区，全身淋巴液均可经此处引流。

如鼻咽部淋巴引流经咽后外侧淋巴结汇入颈内静脉上组淋巴结；口底部淋巴管进入颌下淋巴结，然后汇入颌下淋巴结及颈深淋巴结；胸腹腔管液汇入胸导管，然后引流至锁骨上淋巴结等。因此全身的癌肿一经侵犯淋巴系统，均有可能转移至颈淋巴。颈部转移癌以鼻咽癌和甲状腺癌的转移最为多见，其他的头颈恶性肿瘤亦发生颈淋巴转移，如扁桃体恶性肿瘤常转移至颌下及颈深上淋巴结；下咽癌常转移至同侧颈动脉三角区颈深部淋巴结，少数转移至气管旁及锁骨上淋巴结；喉癌常转移至舌骨下、喉前、气管前及颈动脉三角区淋巴结；鼻腔鼻窦恶性肿瘤可转移至颌下及颈深上淋巴结；舌癌、口底癌、软腭癌常转移至颌下、颏下及颈深上淋巴结；锁骨上窝转移性肿瘤的原发癌灶多在胸腹部（包括肺、纵隔、乳房、胃肠道、胰腺等）；但胃肠道、胰腺癌肿的颈部淋巴结转移，经胸导管多发生在左锁骨上窝。仔细全面检查可以帮助确诊避免误诊和漏诊。

【病因病机】

正气亏虚是鼻咽癌发生的根本原因。鼻咽癌好发于岭南，岭南长期炎热而又土卑地薄，人久居其地，易耗损气血致使体质偏虚，正如《外科正宗》认为本病的发生是"损伤中气"；《疡科心得集》认为是"营亏络枯"；《张氏医通》认为是"营气内夺……病由内生""脱营由于尝贵后贱，虽不中邪，精华日脱，营既内亡"；《马培之外科医案》认为是"肝脾荣损"。多数医家认识到鼻咽癌发生的原因是正气亏虚，这和中医肿瘤学总结之基本理论"正气虚则成岩""邪之所凑，其气必虚"是一致的。

鼻咽癌常见的病因病机如下：

1. 痰浊结聚 患者素阴虚火旺，肺阴耗损，煎熬津液，痰浊乃生，或情志不遂，肝脾不和，升降失常，脾运失健，水湿内停而生痰浊，痰气互结，上窜鼻咽，而生肿块。

2. 气滞血瘀 情志不遂，肝气郁结，疏泄失常，气机不宣，气逆血滞，瘀阻鼻咽，日久形成肿块。

3. 火毒困结 过食辛辣炙煿之物，或发霉腐败之物，热毒蕴积，积久化火，火毒上攻，结聚颅颡，形成肿块。

4. 气阴两虚 邪毒久羁，调养不当，正气虚衰，或因接受放化疗之后，放射线乃火毒之邪，易耗伤气阴，致气阴两虚，邪毒滞留。

【辨治思路】

（一）辨证思路

1. 辨虚实 鼻咽癌病情复杂，易于扩散和转移，就诊时多数已近晚期，至少中期，故诊断明确后，中医务辨虚实，若体质偏虚，气血不足，往往难以耐受放化疗或不能全程耐受放化疗，严重影响治疗效果，而实证患者体质相对较好，往往能耐受全程放化疗。

2. 辨肝郁、火毒与痰浊　肝郁、火毒与痰浊为鼻咽癌实证中常见的三类证型，早期多表现为肝郁，郁久可导致血瘀，或化火染毒表现为火毒，或肝郁伤脾，聚湿生痰，瘀血、火毒、痰浊结聚于鼻咽部，则生肿块。

3. 放化疗后的辨证　对于本病的治疗，目前西医学是以放疗（或结合化疗）为首选的治疗方法。所以，本病经西医治疗后，辨证大不一样，由于放射线为火性，易耗液伤阴，化疗药物易伤脾损血，故放化疗后的本病辨证多表现为肺肾阴虚、气血亏损等。

（二）治疗思路

中医治疗鼻咽癌主要包括以下方面：

1. 治疗鼻咽癌高危人群　鼻咽癌高危人群包括 EB 病毒感染者、鼻咽癌高癌家族人员及鼻咽癌前病变者。由于鼻咽癌为岭南高发恶性肿瘤，随着鼻咽癌筛查的进行，出现了大量的鼻咽癌高危人群，他们有迫切得到治疗的需求，但目前西医未有明确的有效药物进行干预，只是建议定期观察，故中医药在此领域大有可为。

2. 配合放化疗　放疗是目前西医治疗鼻咽癌的首选方法，但放疗具有一定的副作用，部分患者难以耐受，最终不能达到预期的放疗效果。中医通过辨证治疗，改善患者体质，从而提高对放射线的耐受性。化疗主要影响患者的脾胃及造血系统，中医辨证（重点在健脾养肝）可降低化疗的毒副作用而起辅助作用。

3. 治疗放化疗后遗症　鼻咽癌经过放化疗后，会出现放疗后咽炎、中耳炎、鼻-鼻窦炎、放射性脑病、耳聋等各种后遗症，中医辨证治疗在此可充分发挥作用。

4. 防止鼻咽癌的复发　鼻咽癌经放化疗等系统治疗，此时鼻咽肿块虽已消失，达到了鼻咽癌的临床治愈，但经流行病学调查研究，鼻咽癌的发病率并无明显的降低，分析其原因，鼻咽癌虽经放化疗消除了肿块，但并未针对鼻咽癌的病因进行治疗，即患者为何患鼻咽癌仍未解决，故鼻咽癌的发病率才未见下降。而中医辨证治疗可针对鼻咽癌原始病因进行治疗，有望达到治本的目的，降低鼻咽癌的复发率。

【辨证论治】

（一）分型论治

1. 痰浊结聚

主证：头沉或头痛，涕血、鼻衄，耳胀或耳闷。鼻咽肿物表面色淡，表面有较多分泌物，颈部恶核。全身或见胸闷痰多，恶心纳呆。舌质淡红，舌体胖或有齿印，舌苔白或腻，脉弦滑。

治法及方药：化痰降浊，散结消肿。可选用清气化痰丸加减。常用药物如黄芩、瓜蒌仁、法半夏、胆南星、陈皮、杏仁、枳实、茯苓、重楼、猫爪草、半枝莲、白花蛇舌草等。

加减法：若痰浊化热，可加山豆根、夏枯草、白芍、栀子等；若纳呆、腹胀、便溏、舌淡胖者，可加党参、白术、砂仁等；若涕中带血，可加茅根、茜草、藕节等。

2. 气滞血瘀

主证：回吸性涕血，或兼有头痛、耳胀、耳鸣、鼻塞。鼻咽肿块突起，色暗红质硬实，触之易出血，或有颈部包块。全身可见胸胁胀闷或痛，口苦或干。舌质红或暗红，舌苔白或黄白，脉弦细或缓。

治法及方药：疏肝解郁，化瘀散结。可选用丹栀逍遥散加减。常用药物如柴胡、当归、白芍、茯苓、丹皮、白术、甘草、三棱、莪术、山慈菇、重楼等。

加减法：若兼痰浊，可加鸡内金、法半夏、天南星、陈皮等；若夹热毒，可加黄芩、栀子、夏枯草等；若兼气虚，可加党参、白术等。

3. 火毒困结

主证：头痛，涕血、鼻衄，口气秽臭，耳鸣耳聋，或视蒙复视。鼻咽肿物溃烂坏死，表面有脓痂，混有血性分泌物，鼻咽黏膜、咽部黏膜红肿。全身或见心烦失眠，口苦咽干，溺黄便结。舌红，苔黄或黄腻，脉弦滑或弦数。

治法及方药：清肝泻火，解毒消肿。可选用龙胆泻肝汤或柴胡清肝汤加减，常用药物如黄连、黄芩、栀子、黄柏、龙胆草、柴胡、当归、木通、泽泻、车前子、生地、甘草等。

加减法：一般可选加牡丹皮、三棱、莪术、重楼、猫爪草、半枝莲、半边莲等；若火毒盛，可加山豆根、青黛、苦地胆等；若出血甚，可加白茅根、旱莲草、茜草等；若鼻咽腐物多，可加鱼腥草、皂角刺、穿山甲等。

4. 气阴两虚

主证：回吸性涕血，或兼有咽干、耳鸣等。鼻咽黏膜干燥，或见肿块突起，色暗红质硬实，触之易出血，或有颈部包块。全身可见口苦或干，便干溺少，神疲乏力，纳差等。舌淡红或光红，苔薄，脉弦细弱。此证多见于放疗后。

治法及方药：益气养阴，清热解毒。可选用益气养阴清热解毒方（经验方）加减。常用中药如黄芩、金银花、菊花、黄芪、太子参、夏枯草、茯苓、薏苡仁、白花蛇舌草、半枝莲等。

加减法：可适当加用五指毛桃、石上柏、猫爪草等；如有剧烈头痛等症，可加用蜈蚣、全蝎、天龙、延胡索、五灵脂等；如气虚明显，可加党参、炙甘草、大枣等。

（二）放化疗后的辨证论治

放射治疗或化学药物治疗，可以有效地杀灭或抑制癌细胞，但也容易导致不同程度的不良反应，致脏腑亏虚，功能失调。配合中医治疗，可减轻放疗、化疗的副作用，缓解与改善全身症状，提高治疗效果。根据放疗、化疗后患者容易出现的情况，一般可分为肺胃阴虚、脾胃虚弱、肾精亏损等3种证型进行辨证论治。

1. 肺胃阴虚

主证：口干咽燥，或口唇燥裂，鼻干少津，或口烂疼痛，干呕或呃逆，干咳少痰，胃纳欠佳，大便秘结，小便短少。舌红而干，少苔或无苔，脉细数。

治法及方药：养阴润肺，和胃生津。可选用沙参麦冬汤加减，药物如沙参、麦冬、玉竹、天花粉、桑叶、扁豆、甘草等。

加减法：若口烂、疼痛较甚者，为心火上炎，可加生地、木通、竹叶等；若食欲不振者，可加太子参、黄芪、砂仁等；若大便干结者，可加麻仁、杏仁等。

2. 脾胃虚弱

主证：头晕目眩，面色苍白或萎黄，咽干，纳呆，恶心呕吐，腹胀便溏，气短乏力，四肢麻木，心悸怔忡，失眠多梦，形体消瘦，甚则头发脱落，爪甲无华。舌质淡或淡暗，苔白，脉细弱。

治法及方药：健脾和胃，养心安神。可选用归脾汤加减，药物如党参、黄芪、白术、茯神、远志、酸枣仁、木香、龙眼肉、炙甘草、当归等。

加减法：若恶心呕吐者，加法半夏、生姜以和胃降逆；纳呆者，可加砂仁、麦芽、神曲等以健胃消食；头发脱落、爪甲无华者，可加何首乌、菟丝子、补骨脂、黑芝麻等以补血填精。

3. 肾精亏损

主证：形体消瘦，眩晕耳鸣，听力下降，精神萎靡，口舌干燥，咽干欲饮，腰酸膝软，遗精滑泄，五心烦热或午后潮热。咽喉黏膜潮红干燥，鼻咽可有血痂或脓痂附着。舌红少苔或无苔，脉细弱或细数。

治法及方药：补肾固本，滋阴降火。可选用知柏地黄汤加减，药物如知母、黄柏、熟地黄、山药、山茱萸、茯苓、牡丹皮、泽泻等。

加减法：若阴损及阳，出现形寒肢冷等肾阳虚或阴阳俱虚的表现者，可选加补骨脂、制附子、肉桂、骨碎补、淫羊藿等温补肾阳药；若阳虚水泛，头面浮肿者，可用真武汤。

【外治法】

1. 放射治疗　在治疗系统（TPS）及模拟定位机协助下，可以选用^{60}Coγ射线或高能X线（6~8MV）和电子线（4~15MeV）。一般予常规连续放疗，每次2Gy，每周5次，鼻咽总量（66~70Gy）/（6.5~7）周。早期病例单纯放疗即可，可选用外照射+后装腔内照射治疗；中晚期病例无远处转移者，可选用放疗+增敏、超分割或加速超分割放疗；晚期病例有远处转移者，予姑息性放疗。放疗后复发或残存病灶可采用立体定向放射治疗。

2. 滴鼻　涕多腥臭污秽者，可用清热解毒类中药制成滴鼻剂用于鼻腔清洗或自行滴鼻，鼻咽经放疗后鼻咽痂皮多或黏膜萎缩者，可以选清润滋养类中药制成滴鼻剂滴鼻，如50%鱼腥草液、复方薄荷油滴鼻液或洁净麻油等。

3. 鼻咽部冲洗　鼻咽癌放疗期间或放疗后，鼻咽部较多分泌物者，可用清热解毒类中药煎煮后过滤，以滤液进行鼻咽冲洗，有助于鼻咽清洁。

4. 其他外治

（1）口、咽黏膜溃烂者，可用冰硼散、珠黄散、锡类散或珍珠层粉吹患处；

（2）口、咽黏膜红肿者，可含服铁笛丸，或以喉咽清口服液（颗粒）缓缓含咽。

（3）颈面部的放射性皮炎，可用白矾水洗，或涂敷三黄软膏或烧伤湿润膏。

【针灸按摩】

1. 体针　根据患者的不同表现灵活取穴进行针刺。

（1）头痛者，可选用头维、太阳、鱼腰、下关、四白、阳白、翳风、颊车、合谷、列缺、外关为主穴，风池、迎香、夹承浆、行间、太冲、阳陵泉、丘墟为配穴，每次取主、配穴各3~5个，以平补平泻为主针刺，或用泻法，得气后留针20~40分钟，剧痛者留针时间可适当延长，每日1次，或隔日1次，10次为一疗程。

（2）放化疗期间恶心呕吐者，可取双侧足三里、内关穴针刺，用平补平泻手法，得气后留针30分钟。每天针2次，分别于放化疗前30分钟和放化疗结束时进行。

（3）耳鸣、耳胀闷堵塞、听力下降者，可参照耳胀的体针治疗方案进行针刺。

（4）张口困难者，主穴取下关、颊车、听宫、上关；配穴取合谷、曲池、翳风、头维、外关、颧髎、听会、阴陵泉。每次选主穴和配穴各1~2个，互相交替选用，得气后留针10~20分钟，平补平泻手法，隔日1次，10次为一疗程。

（5）放化疗期间血细胞减少者，可取大椎、命门、足三里、三阴交、太溪穴进行针刺。刺大椎穴时，用拇指后退为主的捻转泻法；刺命门穴时，用拇指前进为主的捻转补法；刺足三里、三阴交和太溪穴时，用拇指前进为主的捻转并结合重按轻提的补法。得气后，再采用电针刺激，连续波，强度以患者能够忍受为度，留针30分钟。隔日1次，4周为一疗程。或取穴足三里、三阴交、血海、关元、气海，针用补法，得气后留针30分钟，每日2次。或取穴足三里、三阴交、合谷、大椎、中脘、膈俞等，每次取穴不少于10个，双侧对称刺之，手法为平补平泻，10天为一疗程，疗程之间休息10天，3个疗程为一周期。

2. 耳针　以王不留行籽或磁珠压贴耳穴，并经常用手轻按贴压处，以维持刺激。根据不同的情况每次分别选用3~5个耳穴，如耳鸣、耳胀闷堵塞、听力减退者，可选用神门、肺、肝、胆、肾、肾上腺、内分泌、枕等；局部疼痛者，可选用皮质下、丘脑、神门、交感、内分泌、肺、肝、胆、脾、肾、肾上腺、鼻、咽以及具体病变部位在耳穴上的对应分布区域；放化疗期间恶心呕吐者，可选用口、胃、食管、贲门、神门、交感、内分泌、脾穴及耳屏内侧皮质下穴；张口困难者，可选用耳尖、神门、皮质下为主穴，辨证配伍肾、肝、脾、心、交感、三焦、胃、大肠等穴。

3. 灸法

（1）鼻咽癌浸润性及转移性神经痛与骨痛者，可配合使用灸法。取三间、合谷、头临泣为主穴；三叉神经第一支痛剧者配穴太阳、上关、阳白、攒竹，第二支痛明显者配童子髎、四白、下关、颧髎，第三支痛严重者配颊车、大迎、悬厘。先针刺后留针10分钟，然后用藤田温灸器（布包）灸40分钟，约燃尽艾绒三器，少者二器。每天1次，7天为一疗程。

（2）放化疗期间恶心呕吐者，可用隔姜灸法。取中脘、关元、天枢穴，以艾条隔姜悬灸至局部发热且能够忍受的最高程度，每次20~30分钟，每日2次，3~5日为一疗程。或取神阙、内关（双）和足三里（双）穴，艾条悬灸，每次持续15~20分钟，6次为一疗程，连续治疗3个疗程。

（3）放化疗期间血细胞减少者，可于腹部应用隔蒜灸法，每次30分钟，每日1次，6天为一疗程。

（4）张口困难者，主穴取下关、颊车、听宫、上关；配穴取合谷、曲池、翳风、头维、外关、颧髎、听会、阴陵泉。每次选主穴和配穴各1~2个，互相交替选用。每穴灸2~3分钟。若采用隔姜灸，效果更好。患者也可在家自行灸双侧下关与合谷穴，每天2~4次。或行针刺加艾灸疗法，取穴下关、颊车、合谷、足三里，用1~1.5寸毫针针刺诸穴，得气后取艾灸装置置于针刺部位，将艾绒点燃放入艾灸器内施行温针灸法，使颞颌关节局部出现温热感为适宜，但需避免烫伤皮肤。每日1次，每次30分钟，10次为一疗程。1个疗程后休息3~5天，然后再继续下一疗程治疗。

4. 穴位注射

（1）放化疗期间恶心呕吐者，每次放疗或化疗用药前20分钟，取双侧足三里、内关穴，选用维生素 B_1 和维生素 B_6 各100mg，5号半针头刺入穴位并出现酸麻胀之得气感后，每穴注入药液1mL。或于双侧足三里穴分别注射胃复安5mg。

（2）张口困难者，取一侧颊车穴，局部严密消毒后，用5号半针头，直刺或斜刺0.5~1.0cm，待患者出现胀、酸、麻之针感并向上、下方向放射后，抽吸无回血，即行注入0.5%利多卡因3mL + 维生素 B_{12} 500mg/mL + 地塞米松2.5mg/0.5mL 混合液2.25mL；注射毕，无菌干棉球按压1分钟左右。然后，同法于对侧颊车穴同样操作，注射该混合液2.25mL。然后，医者以双手大拇指分别按压于患者两侧面部该穴位处，其余四指放置于其颊部，嘱患者鼓腮，随即轻轻按摩该穴位及颊部和颞颌关节10~15分钟，嘱患者卧床休息。隔3天后，再取双侧下关穴行药物注射，方法同前所述。再隔4天后，同样方法取双侧大迎穴行药物注射。此后依次类推，选穴交替注射，每周2次，直至疗程结束。或行耳下新穴封闭法，其注射点在天容穴上方0.5cm处，在下颌骨升支后缘下颌角上方 0.5cm 处，按压骨面微凹区域，于酸胀感最明显处进针，直抵骨面，回吸无血，即行注入 2% 利多卡因 3mL，每日 1 次，连续 5 天。

5. 按摩疗法

（1）放化疗期间恶心呕吐者，可以采用按摩点穴法。医者用手掌从患者前胸正中缓缓向下，平推至腹部，同时让其配合意念，呼气时把气送至小腹，此为降逆止呕，反复 20 次；然后双手掌平放前胸正中，从中间向胸部两侧行抹法，此为开胸顺气，反复 20 次。再取内关、足三里穴，分别按压 3 分钟，以出现酸胀感为宜，每日 3~4 次。初次由医生示范教会患者家属，以后由家属按规定操作。

或行全息胚穴位按摩法。医者与患者相对，医者左手托住患者左手，患者左手如松握鸡卵状，肌肉自然放松，虎口朝上，食指间与拇指间相距约 3cm。医者以右手拇指尖在患者左手第 2 掌骨侧胃穴区（第 2 掌骨中点紧靠第 2 掌骨拇指侧）旋转按摩 30 分钟，每日 1~2 次。

（2）张口困难者，可以应用针刺加按摩疗法。取穴下关、合谷、颊车、听宫、翳风、听会、耳门，根据辨证结果决定补泻手法的实施，得气后留针 15~20 分钟，起针后再于针刺侧颞颌关节附近按摩颞肌、嚼肌区、下颌骨升支的后缘，每次 7 分钟。

【预防调护】

1. 鼻咽癌高危人群的防护为目前鼻咽癌预防的重要目标。首先是对鼻咽癌高危人群进行筛查，然后予以重点防护，提高御邪能力而降低其鼻咽癌易感性，包括癌前病变和癌前状态在内，均可服用中药进行干预。

2. 鼻咽癌的疗效优劣取决于治疗早晚。宜广泛开展肿瘤防治"三早"工作，努力做好二级与三级预防。

3. 放疗期间及放疗后，口腔、鼻腔、咽、耳的护理十分重要。宜常用淡盐水冲洗鼻腔、含漱，以油剂滴鼻，含服润喉剂，防止鼻腔粘连及鼻腔和鼻咽腔痂皮堆积，减轻局部病状。

4. 放疗后患者宜定期复查。间隔期限视距离结束治疗时间及患者具体情况而定，不宜强求一致。建议鼻咽内镜检查及血 EBV 检查每半年一次，鼻 CT 或 MRI 检查每年进行 1 次。

5. 放疗后的饮食要求：宜清淡、营养、全面，忌烟熏、腐败食品。

【名医经验】

（一）王德鉴治疗鼻咽癌放化疗后经验

王德鉴教授针对放、化疗中耗气伤津、攻邪凌厉的病因病机，提出扶正培元、益气生津的治疗原则，并制定出养阴清热、生津润燥、健脾和胃、祛湿止呕、益气补血等治法。

1. 阴津耗伤型

主证：口干咽燥，舌上无津，口渴喜饮，皮肤粗糙不润，恶心烦热，小便短黄，舌红干或红嫩无苔，或干裂，脉细数。

治法及方药：治宜养阴清热，生津润燥。药用增液汤加天花粉、石斛、沙参、知母、芦根、玉竹、葛根、党参、太子参、乌梅、梨皮干等。

加减法：兼纳差、恶心呕吐者，选加竹茹、法半夏、陈皮、生姜、鸡内金等和胃止呕、理气健脾；若疲倦乏力、头晕心悸，选加何首乌、枸杞子；气虚者加白术、茯苓等。

2. 脾胃失调型

主证：胸闷腹胀，恶食，纳差，恶心呕吐，舌淡胖，苔白腻，脉细滑。

治法及方药：健脾和胃，祛湿止呕。药用陈夏六君子汤加藿香、布渣叶、神曲、麦芽、鸡内金、山楂、竹茹、生姜汁等。

加减法：若兼倦怠无力、头晕目眩者，加五味子、桑椹、山药、鸡血藤、黄芪等；咽干无津者，加太子参、知母等。

3. 气血亏损型

主证：面色苍白或萎黄，倦怠乏力，头晕目眩，耳鸣耳聋，心悸怔忡，失眠多梦，气短声低，手足麻痹，咽干不适，舌淡红或红嫩，脉濡细。

治法及方药：补益气血，养阴润燥。药用生脉散加何首乌、鸡血藤、熟地黄、黄精、山药、茯苓、桑椹、枸杞子、阿胶等。

加减法：若咽干无津，加天花粉、太子参、玄参、葛根等清热生津；若纳呆者，加黄芪、白术、鸡内金、法半夏、陈皮、砂仁等健脾祛湿；如放、化疗期间口腔黏膜溃烂、吞咽疼痛，可加白鲜皮、海桐皮、地肤子、苦参清利湿热、敛疮止痛，但中病即止，以免削伐太过。放疗化疗结束后，宜间歇酌情选用重楼、白花蛇舌草、山慈菇、山海螺、大叶蛇泡筋、半枝莲等抗癌抑癌药物，以防复发。

临证对鼻咽癌放疗、化疗后出现口干无津、难以进食，或胃纳欠佳、恶心呕吐、不愿进食者，提出药食同疗，调摄饮食。强调扶正时，针对其病因病机要用清补、滋补，切不能用温补，故在补益气血时，多用党参、太子参、五味子、麦冬、鸡血藤、山药等，而不宜用川芎、当归等温燥药物。对于脾胃失调型者，因其纳差恶食，不宜大补，以进食清淡、营养、易消化的食物为宜，如粥类、面食等。

——选自：新中医，2002，34（2）：10 - 11.

（二）王士贞治疗鼻咽癌经验

王士贞教授从事中医耳鼻咽喉科事业数十年，临床经验丰富，尤其在鼻咽癌领域取得了较好的疗效，认为中医药治疗咽癌，优势有三：一是有利于放、化疗的顺利进行；二是扶助正气，减轻放、化疗的毒副作用，提高机体的抗病能力；三是改善生活质量，同时提高疗效，减少复发率。

1. 鼻咽癌放化疗后的辨证论治 对于鼻咽癌放、化疗急性不良反应的辨证治疗，进行了系统分析及总结，并将放、化疗后不良反应分为阴津耗伤、脾胃失调和气血亏虚三型。

阴津耗伤型，辨证时注意辨肺、脾胃及肾阴之虚，肺阴虚宜养阴清肺，方用泻白散合养阴清肺汤加减；脾胃之阴不足者宜健脾养胃，方用沙参麦冬汤或麦门冬汤加减，常选加石斛、葛根、谷芽、麦芽、竹茹、山楂等；肾精亏损者宜补肾固本、滋阴降火，方选用六味地黄丸加减。临床上肺阴虚与胃阴虚、肺阴虚与肾阴虚也常并见，应详辨并灵活用药。

脾胃失调型，治宜健脾益气、和胃止呕，方用香砂六君子汤或陈夏六君子汤加减，常选加藿香、布渣叶、山楂、谷芽、麦芽、鸡内金、生姜汁等，咽干无津者，加太子参、麦冬、知母；胃纳差、恶心呕吐者，配合艾灸法，效果佳。

气血亏虚者，治宜补益气血、健脾养心，可选用归脾汤、十全大补汤、大补元煎等加减，可选加何首乌、鸡血藤、熟地黄、桑椹、枸杞子、阿胶等药。

2. 强调内治与外治相结合 王士贞教授认为，鼻咽癌患者，在整个放疗期间及放疗后一段较长时间内，其机体状况处于一个不断变化的过程，所表现的证型亦随机体的变化而变化，因此，辨证论治是十分重要的，治疗上首先要进行辨证，灵活选方用药。放疗后痰涕黄浊量多者，多因患者放、化疗后体质虚弱，脾失健运，湿浊困结鼻窍所致，治宜健脾利湿、补托排脓，常选用托里消毒散或托里透脓汤加减。临证时灵活运用通窍法，若鼻塞不通、嗅觉差，宜芳香通窍，常用辛夷花、苍耳子、白芷、细辛、鹅不食草、薄荷等；若鼻流浊涕量多不止，宜化浊通窍，常用药如藿香、佩兰、白豆蔻、草豆蔻、砂仁之类；若鼻及鼻咽黏膜充血，痰涕黄浊，则宜清热利湿通窍，常用地肤子、车前子、土茯苓、木通之类；若鼻及鼻咽黏膜肿胀色淡，痰涕黏白，则宜健脾利湿，常用茯苓、猪苓、薏苡仁等。

在辨证论治用药的同时，王士贞教授常配合外治法，如鼻腔冲洗，可用金银花、野菊花、鱼腥草、蒲公英等煎煮后取药液冲洗，也可用内服中药渣翻渣再煎取药液做冲洗。此外，采用鼻熏蒸疗法（或雾化吸入），辨证选用中草药，或利用内服中药煎煮时做鼻部熏蒸。两种方法均有助于清除鼻及鼻咽部的涕痂，促进局部病变组织修复。

3. 放射性脑脊髓病的治疗 放射性脑脊髓病是头颈部恶性肿瘤放射治疗后一种严重后遗症，病机复杂，经治疗往往不能短期恢复或完全恢复，严重者病情急剧发展，预后极差。王教授结合中医理论分析，认为其病机主要是气血津液亏耗，脉络瘀阻不通，脑失所养。治疗宜活血祛瘀、补气养血、滋肾益髓、通窍醒脑，自拟活血健脑方（桃仁、红花、黄芪、熟地黄、女贞子、益智仁、白附子、石菖蒲、首乌、猫爪草）。临证时还应根据患者复杂多变的临床症状，灵活加减用药，若出现低头触电感、四肢不利，可加鸡血藤、威灵仙、老桑枝；若出现复视、舌肌萎缩、吞咽不利，或面瘫等，可选加蜈蚣、壁虎、全蝎、白附子、蒺藜之类；痰多难咯，可选加天竺黄、咸竹蜂、瓜蒌仁、冬瓜仁等；头痛甚者，可选加露蜂房、五灵脂、川芎、白芷、丹参等。本病配合中医辨证治疗，对延缓放射性脑病病情的发展，减轻或消除放射性脑病所致的症状，减少病人痛苦，延长生命，起到一定积极作用。

——周小军提供

（三）王士贞医案

1. 鼻咽癌放疗期间开始配合中药治疗案

尹某，男，52 岁。1997 年 6 月 10 日初诊。

患者于 1997 年 4 月在某医院确诊为鼻咽低分化鳞癌，并于 5 月 27 日开始行放射治疗，现在为放疗期间，已放疗 12 次。来诊时症见口干、口痛较甚，吞咽不利，间有恶心呕吐，二便调。

检查：鼻咽黏膜充血，鼻咽左顶可见黄豆大小新生物，有脓性分泌物附着，左侧颊部黏膜充血，见溃疡点，双侧颈部未触及肿块。舌质红，舌边暗，舌苔薄白，脉弦细滑。

辨证：肺经热盛。

治法：以清泄肺热为主，兼养肺胃之阴。

基本方：桑白皮 12g，地骨皮 12g，土茯苓 15g，沙参 15g，麦冬 15g，法半夏 12g，竹茹 12g，蚤休 12g，葛根 30g，丹皮 12g，知母 12g，砂仁（后下）6g，甘草 6g。

1997 年 6 月 10 日至 1997 年 7 月 16 日放疗期间，以基本处方为主方，临证时根据不同情况，加减用药：①咽及颊部黏膜溃疡，加海桐皮、白鲜皮、岗梅根。②出现头晕不适，加太子参、旱莲草、女贞子以益气养阴。③出现头皮刺痛，加柴胡、升麻、蜈蚣（2 条）以清散余邪、通络止痛。

放射治疗结束后，患者自 1997 年 8 月 ~2002 年 5 月，每月来诊 1~2 次。仍有口干不适，时有头皮刺痛感，胃纳二便调，均以滋阴养液、清热利咽之剂调理之。

2002 年 11 月 6 日来诊。主诉：时有声音嘶哑已有 4 个月，鼻痒、喷嚏、流清涕，口干甚，胃纳二便调。检查：鼻咽黏膜充血，有痂块附着，右侧声带不完全性麻痹。脉弦细滑，舌质红嫩，少苔。胸片（488332）：心肺膈未见异常。辨证为气阴两虚，脉络闭阻。治法予益气养阴、祛风化痰、通络开音。基本方：太子参 15g，茯苓 15g，白芍 15g，蝉蜕 10g，千层纸 10g，全蝎 10g，咸竹蜂 10g，猫爪草 25g，沙参 15g，百合 15g，钩藤 15g，甘草 5g。临证时化痰利咽开音药可灵活选用，如浙贝母、僵蚕、龙脷叶、射干等。前后共服药 24 剂，声嘶明显减轻。继续中药调理两个月，声嘶消失。电子纤维喉镜复查结果显示：双侧声带运动良好，鼻咽光滑，无新生物。

2010 年 9 月 19 日随访，患者全身情况良好。

按：本例鼻咽癌患者自放疗至今已 14 年，保持了良好的生活质量。

患者放疗期间主要出现口干、咽痛口痛，甚则吞咽不利等不良反应，以口腔黏膜溃疡较为突出。因放疗期间，内外邪热搏结，肺胃热盛，上蒸咽喉口腔而致。患者舌边瘀暗，为热毒夹瘀之象，故以清热泻肺，养阴活血为宜，方用泻白散加养阴增液之品，如沙参、麦冬之类；活血常用丹皮、赤芍以清血分瘀热；口腔黏膜溃疡选用白鲜皮、海桐皮、土茯苓以清热解毒除湿以利溃疡愈合；头皮刺痛加蜈蚣以搜风通络止痛。临证时注意清热解毒不宜过于苦寒，养阴不宜过于滋腻，活血不宜过于攻破。

患者于 2002 年 8～9 月间出现声嘶（检查见右侧声带不完全麻痹，胸片未见异常），为气血虚，脉络痹阻。辨治方面，除益气养阴外，还配合祛风化痰、通络开音，选加全蝎、咸竹蜂、蝉蜕、僵蚕等虫类药。

临床观察提示：鼻咽癌患者，在整个放疗期间以及放疗后一段较长时间内，其机体状况处于一个不断变化的过程，所表现的证型亦随机体的变化而变化，因此。辨证论治是十分重要的，治疗上首先要进行辨证，灵活选方及加减用药。

——王士贞提供

2. 鼻咽癌放疗后中医药调理案

麦某，男，34 岁。1984 年 6 月 21 日初诊。

主诉：鼻咽癌放射治疗后两周。

病史：患者于 1984 年 3 月底在某医院确诊为鼻咽癌，并行放射治疗，于 6 月 4 日放射治疗结束，现来诊要求配合中医治疗。来诊时症见：口干喜饮，痰黏，时有鼻塞，头晕耳鸣，面色苍白，胃纳欠佳，二便尚调，舌质淡红，苔白，脉弦。

专科检查：双下鼻甲稍肿胀、淡红，各鼻道未见分泌物引流。鼻咽黏膜充血水肿。

治疗经过：患者于 1984 年 6 月～1986 年 11 月配合中医辨证治疗两年多，治疗过程分为三个阶段。

第一阶段：1984 年 6 月 21 日～1984 年 9 月 4 日。主要表现：口干欲饮，咽痛，痰多微黄，时有鼻塞、头晕，舌质淡红，苔白，脉弦滑。检查见咽黏膜及鼻咽黏膜充血、水肿。辨证为津液耗伤，肺胃阴虚。治予清肺养胃，兼清热化痰。基本处方：太子参 15g，玄参 15g，白芍 15g，沙参 15g，葛根 30g，麦冬 15g，浙贝母 10g，瓜蒌仁 10g，山海螺 30g，谷芽 30g。

第二阶段：1984 年 9 月 6 日～1985 年 2 月 20 日。主要表现：口干明显减轻，但出现低头触电感，左耳鸣呈高音调，夜尿频（3～4 次/夜），舌质淡红，苔白，脉细滑。检查见鼻咽黏膜充血。辨证为气阴两虚，脑失所养。治予益气养阴、滋肾养髓。基本处方：党参 15g，黄芪 15g，云苓 15g，白术 15g，白芍 15g，旱莲草 15g，女贞子 10g，枸杞子 12g，覆盆子 12g，山海螺 30g。

第三阶段：1985 年 3 月 1 日~1986 年 11 月 30 日。主要表现：口微干，间或痰中有痂块，全身情况良好，无明显不适，舌质淡红，苔白，脉弦细。检查见鼻咽或可见少许分泌物、痂块附着。治疗上继续益气养阴，以巩固疗效。基本处方：党参 15g，黄芪 15g，云苓 15g，白术 10g，白芍 15g，旱莲草 15g，女贞子 10g，枸杞子 10g，山海螺 30g。

在以上三个阶段治疗过程中，除运用基本处方外，临证时还根据患者出现的不同情况，随症加减：口干引饮甚者，选加石斛、玄参、沙参、玉竹、葛根；咽痛不适者，选加桑白皮、桔梗、牛蒡子、岗梅根、甘草；痰多黏稠难咯者，选加瓜蒌仁、浙贝母、法夏、僵蚕、陈皮；头晕耳鸣、低头四肢触电感者，选加鸡血藤、怀牛膝、首乌、山萸肉；头痛者，选加白蒺藜、蔓荆子、杭菊花、柴胡、川芎。另，解毒散结药如猫爪草、蚤休、山海螺等可轮流使用。山海螺消肿解毒，且有益气的作用，故较多选用；猫爪草化痰散结解毒，蚤休清热解毒，可适当选用。

随访：2004 年 1 月、2008 年 1 月随诊，患者身体各方面情况良好，20 多年来，保持了很好的生活质量。

按：本例患者鼻咽癌放射治疗后，经过两年多的中医辨治调理。放疗后初期，邪热耗伤肺胃阴津，体内津液不足，不能内溉脏腑、外濡腠理孔窍。治疗宜清肺养胃、润燥生津，内有痰热，则兼以清热化痰之品。服药两个月后，口干诸症已大减，但又出现低头触电感、耳鸣、夜尿频等症，此为邪热伤及肺肾之阴，脑失所养，故治予益气养血、滋肾养髓、通窍醒脑为主。调治后患者低头触电感消失，头晕耳鸣等症渐除。在治疗过程中，没有用大量苦寒的中草药，而是通过辨证治疗，更好地调整了患者全身的功能状态，对缓解放疗不良反应，减轻患者痛苦，提高患者的生活质量，巩固放疗效果，起到了一定的积极作用。

——王士贞提供

3. 中药治疗鼻咽癌放化疗后遗症案

林某，男，45 岁。2015 年 11 月 13 日初诊。

病史：因患鼻咽癌行放、化疗，于 2014 年 10 月 23 日结束。来诊时症见：口干甚，左耳堵塞感，左侧面部麻木感不适，低头时下肢有触电感，痰黏，胃纳一般，大便干结。患者精神疲倦，面色稍黯滞。脉细滑，舌质淡黯，舌苔白略厚。

检查：双外耳道耵聍栓塞，清洁后见双耳鼓膜增厚、潮红、浑浊，标志不清。双下鼻甲淡红、微肿，双中鼻道未见分泌物引流。咽黏膜充血干亮，鼻咽充血，见少许脓性分泌物附着。纯音测听结果显示：左耳混合性耳聋听力曲线。声导抗检查报告示：左耳"C"型图。

诊断：鼻咽癌放化疗后。

辨证：气阴亏虚，痰湿困聚。

治法：益气养阴，除湿化痰。

处方：五指毛桃 30g，太子参 15g，茯苓 15g，白芍 15g，沙参 15g，百合 15g，毛冬青 15g，瓜蒌仁 15g，陈皮 6g，柴胡 10g，蔓荆子 10g，白术 19g，龙脷叶 10g，山海螺 15g，甘草 6g。7 剂。水煎服。

2015 年 12 月 26 日二诊：仍口干甚，右侧面部仍有麻木感，低头下肢有触电感，痰少，左耳堵塞感明显减轻，精神尚好，时有烦躁不安，胃纳二便尚调。脉细滑，舌质淡黯，舌苔白略厚。检查：鼻咽充血，见少许分泌物附着。双耳鼓膜潮红，增厚浑浊。处方：五指毛桃 30g，太子参 15g，茯苓 15g，白芍 15g，沙参 15g，百合 15g，麦冬 15g，浮小麦 30g，蝉蜕 5g，地龙干 10g，白蒺藜 15g，丹参 15g，猫爪草 15g，龙脷叶 10g，甘草 6g。7 剂。水煎服。

2015 年 1 月 14 日三诊：口干症状较前有明显减轻，仍稍有低头触电感，左耳少许堵塞感，胃纳一般，大便干结。脉细滑，舌质淡黯，舌苔白。检查：鼻咽稍充血，无分泌物附着。双耳鼓膜增厚、浑浊。处方：五指毛桃 30g，太子参 15g，茯苓 15g，白术 10g，白芍 15g，沙参 15g，百合 10g，猫爪草 15g，麦冬 15g，浮小麦 30g，桃仁 10g，益智仁 10g，石菖蒲 10g，柴胡 10g，甘草 6g。15 剂，水煎服。

2017 年 9 月 13 日四诊：患者一年多来自取 2015 年 1 月 14 日方，每周服 1~2 剂作为调理，平时无明显不适。按时到肿瘤医院复查，医师告知无复发，无须特别服药。近日偶有牙龈酸疼，下肢稍有麻木感，口不甚干，胃纳常，二便调。脉细，舌质淡红，舌苔白。检查：鼻咽见少许分泌物附着，光滑。牙龈萎缩。双耳鼓膜浑浊、凹陷。处方：五指毛桃 30g，太子参 15g，茯苓 15g，白芍 15g，沙参 15g，百合 15g，山慈菇 15g，毛冬青 15g，鸡血藤 30g，老桑枝 30g，怀牛膝 15g，柴胡 10g，龙脷叶 10g，甘草 6g。14 剂，水煎服。

2017 年 10 月 18 日、2018 年 2 月 8 日、2018 年 5 月 21 日复诊，告知无明显不适，精神佳，胃纳二便调。

按：鼻咽癌患者，行放化疗后，耗伤津液，损伤脾胃。津伤则口干便结，津血亏虚则不能濡养四肢筋骨，则肢麻、低头触电感。脾虚运化不力，湿浊上聚，则耳胀不适。故治疗予益气养阴为主，基本方：五指毛桃（或黄芪）、太子参、茯苓、白芍、沙参、百合，并根据临证时患者出现的不同症状，随证加减用药。如痰多、耳胀，可选加陈皮、瓜蒌、猫爪草、石菖蒲等药；口干、烦躁，可选加麦冬、浮小麦、山海螺等；出现肢麻、低头触电感，可选加鸡血藤、老桑枝、益智仁等；舌质黯，提示血气运行不畅，可适当予毛冬青、桃仁等活血药。

——王士贞提供

（四）张梦侬医案

单纯采用中药治疗鼻咽癌

黄某，男，49 岁，农民。1970 年 4 月 5 日初诊。

患者吞咽困难进行性加重半年，确诊为鼻咽癌，患者家属已为其准备好了后事，抱最后一线希望而求诊。患者头晕头痛，视物模糊，复视，鼻塞，鼻衄，流浊涕伴鲜血，伴耳鸣、耳聋，口苦咽干，心烦不宁，便结溲赤，全身消瘦，只能进流质。舌红苔黄厚，脉弦滑。

辨证：热毒炽盛，阴虚津亏。

治法：清热解毒，滋阴生津润燥，佐以软坚散结。

南沙参24g，玉竹24g，昆布15g，海藻15g，炙鳖甲15g，煨三棱15g，煨莪术15g，赤芍15g，白芍15g，夏枯草20g，白花蛇舌草20g，天葵子19g，蒲公英18g，紫花地丁18g，山豆根18g，野菊花18g，白茅根100g，丹皮10g，全蝎3g。以水4000mL，熬至1000mL，滤去渣，加蜂蜜100mL和匀，分2日6次服。另饮一只白鹅（热）血，7天一次。

1970年6月10日二诊：服上药2月余，症状渐改善，饮食尚通畅，经检查，鼻咽左侧大枣大小菜花状肿物已消为蚕豆大小，颈淋巴结未扪及，舌苔薄，质红，脉细数。

1970年9月2日三诊：经过5个月的治疗，病灶已消失，饮食正常，体力恢复，已能从事体力劳动。

1年后复查，鼻咽部呈慢性炎症改变。

——选自：《首批国家级名老中医效验秘方精选续集》

按：此案例为单独应用中药治疗鼻咽癌案。重在解毒散结活血。张梦依为湖北中医药大学著名老中医，擅治内科疑难痼疾，张老强调："治疗期间，禁食各种鸡、牛、羊、狗肉、猪蹄、鲤鱼、鲇鱼、黄颡鱼、虾、蟹、辣椒、葱、姜、蒜等一切发疮动火之物，禁酒及房事。"

（五）钱伯文医案

张某，男，42岁。1972年诊断为晚期鼻咽癌，头昏头痛甚，查右眼球外斜，两腮胀痛有灼热感，张口和吞咽困难，胃纳不佳，咽喉干燥，口干，舌红少津，脉细弦，治以养阴生津、清热解毒。患者边服中药边进行放疗。处方：玄参、天冬、天花粉、沙参、玉竹、石斛、蒲公英、野菊花、金银花、肥知母、生地、山豆根、板蓝根等。放疗结束后，患者头痛及眼球外斜好转，口腔溃疡仍存在。在原方基础上，再加甘草、苦桔梗、地骨皮、丹皮、瓜蒌皮、天龙等，服1年余，1978年10月（已6年）随访无复发，并已恢复工作。

——选自：《中国现代名中医医案精华（二）》

按：养阴清热配合鼻咽癌放疗，疗效好，有随访资料，结果可信。

（六）孙桂枝医案

鼻咽癌放疗后复发案

蔡某，男，44岁。1988年1月4日初诊。

鼻咽癌放疗后1年复发，头痛、流脓涕带血，张口困难，口眼㖞斜（淋巴结转移，面神经受侵），舌鲜红有裂纹，苔剥脱，脉细弦。查见颈局部僵硬，下颌淋巴结肿大，左眼不能闭合。

辨证：热毒伤阴，痰核累聚。

治法：滋阴清热，化痰散结。

处方：生地12g，玄参15g，麦冬10g，连翘15g，金银花30g，夏枯草15g，山豆根10g，浙贝母10g，石上柏30g，石斛15g，白花蛇舌草30g，川芎10g，赤芍10g，芦根30g，生薏苡仁15g。15剂。另，牛黄醒消散（雄黄、人工牛黄、乳香、没药），每次2粒，每天3次。

1月28日二诊：服药2周后，患者自觉症状减轻，鼻塞及流涕明显减少，下颌肿大之淋巴结缩小，但仍头痛，进食困难，舌鲜红，脉细弦。原方加菊花10g，蔓荆子10g，全蝎3g。其余治疗同前。

2月14日三诊：患者头痛减轻，鼻腔分泌物明显减少，仍张口困难。

1995年1月患者因感冒后发热，诱发头痛，流涕，咳嗽，吐黄黏痰，舌苔薄黄，脉浮数。处方：芦根30g，杏仁10g，冬瓜仁10g，生薏苡仁15g，金银花30g，桑叶10g，野菊花10g，白芷10g，桔梗10g，白屈菜15g，僵蚕10g，白花蛇舌草15g。7剂后以上症状基本好转。

——选自：《中国中医研究院广安门医院专家医案精选》

按：鼻咽癌放疗后复发，多为虚头夹杂，实证责之于热毒痰浊，虚证为气阴双亏，治宜兼顾虚实，此案例有代表性。

（七）沈炎南医案

鼻咽癌放疗效果不佳案

黄某，男，50岁，工人。1984年3月8日初诊。

患者于1983年6月偶然发现右颈有一肿物，而确诊为鼻咽癌，于12月中旬放疗结束，此时鼻咽肿物已控制，右颈尚有0.5cm大小淋巴结，并出现咽痛、胃纳差、恶心、疲倦乏力、咽干、颈部有发热感，查见舌淡红，苔灰黑焦干，脉弦细。

中医诊断：失荣。

治法：软坚散结，养阴救液。

处方：夏枯草15g，生牡蛎15g，天花粉12g，生地12g，川贝9g，麦冬9g，玄参9g，天龙2条（焙干研末吞服）。

二诊：服上方13剂，右侧颈部肿块缩小，局部皮肤发热减轻，精神好转，口干减轻，舌苔焦黑减退，转为黄黑相兼，脉弦细，原方天花粉、生地两味改为15g，加北沙参15g，共进50剂左右。

自述4月7日到肿瘤医院复查，言已大为好转，右颈肿物已消失，原拟放疗计划取消。患者要求服中药，患者精神好，仍咽干，舌淡红，苔黄腻，脉弦细，原方加白芍12g。此后加减运用，1986年1月26日复诊，仍生活如常。

——选自：《当代名医临床精华·肿瘤专辑》

（八）朴炳奎医案

鼻咽癌放疗后案

孔某，男，67岁。2000年12月28日初诊。

鼻咽（未分化）癌（T3N0M0）放疗后3个月，10天前因右上肺肿物并行切除术，术后病检为不典型增生，并行化疗2个疗程，因出现明显化疗反应而就诊。口咽干燥，鼻塞，咽痛，流黄涕有血丝，头晕耳鸣，面黄声低，纳差健忘，舌质暗红少苔，脉弦细数。

辨证：气血两虚，阴虚毒滞。

治法：益气养阴，养血通络，化瘀解毒。

处方：黄芪30g，太子参15g，女贞子15g，生地10g，麦冬10g，鸡血藤15g，穿山甲15g，赤芍12g，白术15g，夏枯草15g，金荞麦15g，柏子仁15g，山药12g，炒枣仁15g，炒三仙各10g，甘草10g。同时服西黄解毒胶囊及贞芪扶正胶囊，均每次2粒，每天3次，服15剂。

2001年2月25日复诊：患者气短口干、头晕耳鸣、咽痛等明显改善，涕少，纳增，仍腹胀乏力、夜尿多、鼻涕有血丝。舌暗红，舌底有瘀丝，脉弦细数。处方：白术15g，山药12g，枳壳10g，厚朴6g，陈皮10g，连翘10g，木香10g，砂仁3g，半枝莲20g，土茯苓15g，莪术9g，射干10g，前胡10g，桔梗10g，益智仁10g，甘草10g，炒三仙各10g，甘草10g。同时服西黄解毒胶囊，及贞芪扶正胶囊，服15剂。

2001年3月6日复诊：流涕减少，偶见血丝，仍口咽干燥，乏力腰痛，夜尿多。舌脉同前。处方：黄芪30g，太子参15g，金银花15g，生地15g，天冬10g，黄芩10g，莪术9g，赤芍12g，桃仁10g，穿山甲15g，桔梗10g，木瓜15g，五味子10g，龙眼肉10g，补骨脂10g，炒三仙各10g，肉豆蔻5g，白术15g，甘草6g，白花蛇舌草30g。同时服西黄解毒胶囊，及贞芪扶正胶囊，服30剂。复查CT未见复发。

——选自：《中国中医研究院广安门医院专家医案精选》

按：鼻咽癌正虚为本，毒滞为标，放化疗后多见气阴两虚，故本案治疗坚持以益气养阴为主、解毒祛邪为辅。

（九）张景述医案

化痰散结治疗颈淋巴结转移型鼻咽癌

张某，男，40岁，1963年5月因鼻塞且常有黏痰，且发现左颈淋巴结肿大而就诊。广州某医院诊断为结核而行抗结核治疗，1964年经活检确认为鼻咽癌，经放化疗

45 天后，身体迅速消瘦，口渴喜饮，纳减神疲，吞咽困难，便秘，小便短赤，右颈淋巴结微肿大，颈肌痛连头项，放疗后颈部皮肤发生皮疹。舌苔灰白微黄厚腻，脉浮弦。

辨证：癌瘤扩散，邪毒弥漫，热伤阴当，炼液为痰。

治法：清热解毒为主，佐以化痰散结。

处方：连翘 15g，金银花 30g，川黄连 9g，天花粉 12g，浙贝母 12g，昆布 24g，海藻 24g，土茯苓 30g，山慈菇 12g，山豆根 12g，漏芦 12g，玄参 24g。6 剂。六神丸 30 粒，分 2 次服，外敷神功膏（川乌、黄柏研粉，凡士林调敷）。

复诊：胃纳转佳，皮肤疱疹干枯落屑，颈两侧颈淋巴结渐见消退，胃纳转佳，睡眠好转，二便正常，舌质淡，苔灰白而腻，脉细弦数。这是热毒减退而癌瘤未消，治以攻毒散结为主，佐以化痰软结。处方：制川乌 12g，制南星 12g，法半夏 12g，昆布 24g，海藻 24g，土茯苓 30g，山慈菇 12g，山豆根 12g，夏枯草 12g，当归 12g，漏芦 12g，连翘 15g，金银花 15g。40 剂。六神丸 30 粒，分二次服，外敷神功膏，每日一次。

三诊：两侧颈淋巴结及肿块消失，颈部皮肤正常，间有咳嗽咳痰，共治疗 4 年，共计服药 400 多剂，归脾汤 300 剂，随访 13 年无复发。

——选自：新中医，1981（11）：33，40.

（周小军　刘蓬）

第十七节　喉　菌

喉菌是以喉部出现恶性肿物为主要特征的疾病。恶性肿物一般称为"癌"或"菌"，指呈浸润性生长、对周围结构产生破坏且易转移、发展较快、对生命构成严重威胁的一类肿物。喉菌是耳鼻喉科常见的癌肿之一，居耳鼻咽喉恶性肿瘤第三位，仅次于鼻咽癌和鼻腔鼻窦癌。其发病率各地差异颇大，世界上有三大喉癌高发区分别为意大利瓦雷泽、巴西圣保罗和印度孟买，我国以北方较多见，农村发病率低于城市。本病患者以男性居多，男女之比约 10：1。多发于 50～70 岁，35 岁以下及 70 岁以上者少见。

西医学的喉癌、喉咽部恶性肿瘤等疾病可参考本病进行辨证治疗。

【历史源流】

清代以前没有"喉菌"病名，至清代始有喉菌病名的出现，如《杂病源流犀烛·卷二十四》："一曰喉菌，状若浮萍，色紫，生喉旁。"又如《喉科指掌·卷六》："生于喉内如菌样，故名喉菌。"并总结了喉菌病因病机和预后，如《咽喉脉症通论·喉菌第十七》："此症因食膏粱炙煿厚味过多，热毒积于心脾二经，上蒸于喉，结成如菌。"《喉科秘集·卷上》："壅痰气塞，喉菌不治。"

由于古代缺乏内镜检查技术及设备，其所观察的病变基本上是在口咽部的疾病，虽命名为"喉菌"，实际上肿物大多位于口咽部，应为"喉核菌"，真正意义上的"喉菌"在古文献中较少见，部分"喉百叶""喉疳"等论述中可能包含"喉菌"的古文献。如《重订囊秘喉书·卷上类证》："咽喉中有生肉，层层相叠，渐肿有孔，出臭气者，是因肺受热毒所致也。"又如《包氏喉证家宝·咽喉七十二证考四十三》："喉疳风热毒，满喉臭烂，老年患者，难治。"《医宗金鉴·喉疳》："此症一名阴虚喉疳，初觉咽嗌干燥，如毛草蒂刺激喉中，又如硬物溢于咽下，呕吐哕出甜涎，淡红微肿微痛，日久其色紫暗不鲜，颇似冻榴子色……肿痛日增，破烂腐衣，叠若虾皮，声音嘶哑，喘急多痰，臭腐蚀延，其痛倍增，妨碍饮食，胃气由此渐衰，而虚火益成；气血运行迟滞，凝而成瘀，聚于喉咙，日久化毒，而生癌毒。"这些记载可能包含了"喉菌"，可供研究参考。

现代文献中，1964 年广州中医学院主编的全国高等医药院校第 2 版规划教材《中医喉科学讲义》开始采用"喉菌"这一病名来论述发生于喉部的恶性肿瘤，并对"喉菌"做了这样的解释："因其外观成块状，溃烂若腐，时流臭液，形如菌样，故名喉菌。"对"喉菌"的病因病机与辨证论治初步进行了阐述。1985 年王德鉴主编的《中国医学百科全书·中医耳鼻咽喉口腔科学》系统阐述了"喉菌"的含义、病因病机与中医辨证论治。1994 年王德鉴主编的大型参考书《中医耳鼻咽喉口腔科学》以"咽喉菌"为病名进行了更详细的论述，其中明确提到"咽喉菌"包括"咽菌"与"喉菌"。

【临床诊断】

（一）诊断要点

1. 临床特征　喉菌的临床特征是在喉部出现恶性肿物。肿物多见于声带，亦可位于声门下、室带、喉室、会厌、披裂或喉咽部等，通过间接喉镜、纤维喉镜或电子喉镜可观察到肿物的形态，外观多呈现为菜花样、结节状或不规则形状，边界不清，表面粗糙或溃烂，肿物常在短期内迅速增大，有时可影响声带运动。

2. 主要伴随症状　喉菌的主要伴随症状是进行性声嘶、咯痰带血、咽喉异物感或疼痛、颈部肿块、呼吸困难、吞咽困难等。

（1）进行性声嘶：肿物发生于声带者，早期即可出现声嘶，随着肿物增大，声嘶呈进行性加重。

（2）咯痰带血：发生于声带或室带、喉室的肿物，常可引起咳嗽，并容易出现咯痰带血的症状。故经常性咯痰带血者，应警惕喉菌的可能，注意检查喉部。

（3）咽喉异物感：肿物发生于声门以上者，可出现咽喉异物梗阻感，或咽喉疼痛，尤其在进食吞咽时症状加重。

（4）颈部肿块：喉菌中晚期，可出现颈部肿块，质硬、固定，不易推动。

（5）呼吸、吞咽困难：随喉部肿物增大，堵塞喉腔，可导致呼吸困难。若肿物位于会厌、披裂或喉咽部，随肿物增大，可出现吞咽困难，难以进食。

3. 检查　对喉部发现肿物者，应行影像学检查及病理学检查；早期疑似有喉部肿物者，可选择动态喉镜检查。

（1）影像学检查：影像学检查主要包括咽喉部 CT 检查或 MRI 检查，对于判定肿物位置、大小、边界具有重要意义，同时对喉软骨的侵犯及向声门下或喉外扩展的范围以及淋巴侵犯的判断也具有重要意义。

颈部彩超检查对颈淋巴结大小及定性的判断也具有重要意义。

（2）病理学检查：取喉部肿物组织进行病理学检查，可明确诊断。

（3）动态喉镜检查：喉部肿物不典型者，使用动态喉镜检查，通过观察其静态和动态图像中黏膜波及其振幅的变化可帮助早期喉菌的诊断。如果黏膜波消失或振幅减弱明显，应警惕早期喉菌的存在（T1 病变）。

4. 分期诊断　采用国际通用的 TNM 分期方法及标准。

（1）分期指标

T：Tis——原位癌；T1——肿瘤局限于各区原发部位，声带运动功能正常；T2——肿瘤跨区侵犯；T3——肿瘤跨区，声带固定；T4——病变累及喉软骨及/或波及喉外组织。

N：N0——局部淋巴结无明显转移；N1——同侧单个淋巴结转移，直径≤3cm；N2——同侧、双侧或对侧单个或多个淋巴结转移，最大直径 3～6cm；N2a——同侧单个淋巴结转移，直径 3～6cm；N2b——同侧多个淋巴结转移，最大直径≤6cm；N2c——同侧或对侧淋巴结转移，最大直径≤6cm；N3——转移淋巴结最大直径＞6cm；Nx——转移淋巴结完全无法分级。

M：M0——无明显远处转移；M1——有远处转移；Mx——远处转移无法判断。

（2）分期标准

0 期：TisN0M0。

Ⅰ 期：T1N0M0。

Ⅱ 期：T2N0M0

Ⅲ 期：T3N0M0，T1～3N1M0。

Ⅳ期：T4N0M0，T1～4N2～3M0，T1～4N0～xM1。

（二）鉴别诊断

喉菌应与喉癣、喉瘤、喉瘩等疾病相鉴别。

1. 喉癣　喉癣与喉菌都可以在喉部见到溃疡，且都有声嘶、咳嗽等表现，须加以鉴别。

喉癣的主要临床表现为咽喉疼痛，可伴有声嘶、咳嗽等，喉部病变可见局部黏膜苍白水肿，或有浅溃疡等，有时仅仅从喉部检查所见与喉菌难以鉴别，但喉癣一般有肺痨病史，或痨病接触史，最终须根据病原学检查或病理学检查进行鉴别诊断。

2. 喉瘤 喉瘤亦表现为喉部肿物，但肿物增大较慢，一般病史较长，无颈部淋巴结肿大等表现。有些喉瘤（如喉乳头状瘤）本身也存在恶变可能，故应小心鉴别。病理检查可以得出确切结论。

3. 喉瘖 喉瘖以声嘶为主要特征，可有喉息肉形成，应与喉菌进行鉴别。

喉瘖多见于用嗓过多及声乐工作者，但有些早期喉菌可表现为类似息肉之形态。所以凡以喉息肉摘除之组织，均应常规进行病理检查，以免漏诊。

【病因病机】

喉菌是由咽喉部瘀血、痰浊、火毒困结而成，与邪毒外犯、情志不遂、不良饮食及年老体虚等因素有关。

1. 痰浊结聚 若患者过食生冷肥甘，或因嗜酒伤中，脾胃运化失常，脾虚不运，痰湿凝结，蕴久化火；痰火搏结，痹阻咽喉气血，或又外感风热之邪，邪热壅结，循经上逆，蒸灼咽喉，痰热滞喉，致生肿块。

2. 气滞血瘀 情志不遂，忧思恚怒，肝失疏泄，气机阻滞，灼血为瘀，炼津为痰，痰瘀互结，聚喉为菌。诚如《疡科心得集》有言："喉菌……因忧郁气滞，血热而生。"《喉科心法》指出："喉菌风……由肝火夹胃热而成。"

3. 火毒困结 长期饮食不节，嗜好吸烟，或过思伤脾，内生火毒，胃火炽盛，热毒上攻，灼于喉窍，脉络痞塞，乃生肿块，或火毒蕴结日久，宣泄失畅，气血壅滞，也可变生癌肿。诚如《咽喉脉证通论》所言："此因食膏粱炙煿厚味过多，热毒积于心脾二经，上蒸于喉，结而成菌。"

【辨治思路】

（一）辨证及早期诊断思路

1. 早期诊断思路 喉菌为恶性肿瘤，属于难治之证，早期诊断是防治本病的关键。肿瘤发生的一般规律是经过癌前病变逐步发展成癌的。早期诊断其实可分两个层次：第一层次即为对喉癌前病变进行诊断，即病理表现为中重度不典型增生者即可确诊为癌前病变，而声带白斑、内翻性乳头状瘤等均是喉癌前疾病；第二层次即是对早期喉癌的诊断，尤其是喉原位癌的诊断。

2. 辨证思路 喉菌病位在喉，喉居上焦属阳位，故历代医家认为喉菌多属火证，发病脏腑涉及肺、肝、脾，病邪包括痰、热及火毒。本病虚证虽少见，但阴虚证的辨证非常重要，首先，无论风热、痰火、气郁等都易伤阴，再者，喉癌一般都经历过手术或放化疗，而放疗后则以火毒耗伤气阴为主，手术治疗后以肺脾气虚为主，而化疗后则以气血耗伤为主等，总之放化疗后或手术后，喉癌的病因病机出现了新的变化和特点，此时尤其要重视伤阴情况，观其脉症，随证治之。

（二）治疗思路

喉菌为恶性肿瘤，目前通常使用手术和/或放化疗等综合治疗，单纯使用中医药治疗虽不是主流治疗，但中西医结合治疗却开辟了喉菌新的治疗思路，包括：①中医辨证配合放化疗（包括手术），协同治疗达到增敏效果。②中医辨证治疗以减轻放化疗（包括手术）的毒性作用，以更好地完成放化疗全疗程。③中医辨证治疗放化疗（包括手术）后遗症，以利患者的康复及提高生活质量，延长生存期。④中医辨证治疗防止喉菌的复发。⑤中医辨证治疗喉癌前疾病如声带白斑等。

【辨证论治】

1. 痰热壅肺

主证：声嘶，咯痰，痰中带血，或伴咽痛、咽异物感；喉部肿物，表面溃烂或有腐膜，颈部或有恶核。舌质红，苔白或黄，脉滑。

治法及方药：清肺泄热，化痰散结。可选用黄连清喉饮（《外科证治全书》）加减，常用药物如黄连、桔梗、牛蒡子、玄参、赤芍、荆芥、甘草、连翘、黄芩、天花粉、射干、防风等。

加减法：痰湿重者，可选加炒白术、茯苓、陈皮、半夏、枳壳、桔梗、浙贝母等化痰祛湿；痰火重者，可选加黄芩、连翘、夏枯草、半枝莲、山慈菇等。

2. 气滞血瘀

主证：咽喉哽哽不利，声嘶咽痛；喉部有肿物，肿块表面不平，色暗红或有血丝缠绕，触之易出血，颈部或有恶核；或伴有胸闷、胁痛、烦热、口苦咽干。舌红或瘀点、紫斑，苔黄白或微黄，脉弦。

治法及方药：疏肝解郁，活血散结。可选用会厌逐瘀汤（《医林改错》）加减，常用药物如柴胡、枳壳、桃仁、红花、生地、当归、赤芍、桔梗、甘草等。

加减法：咽痛明显者，可加山豆根、蜂房、龙葵等；烦热、便秘者，宜酌加大黄；肝郁明显者可合用逍遥散。

3. 火毒困结

主证：咽喉疼痛，声嘶咯痰，或兼见头痛，甚者出现吞咽困难、口出污气、呼吸困难等；喉核肿物充血红肿，状如菜花，表面有污秽腐物，颈部或有恶核；全身兼见咳嗽痰稠或痰中带血，口苦，咽干，大便秘结，小便赤少。舌红或绛，舌苔黄或黄腻，脉弦滑数。

治法及方药：泻火解毒，消肿散结。可选用黄连解毒汤（《外台秘要》）合龙胆泻肝汤（《医方集解》）加减，常用药物如黄连、黄芩、栀子、黄柏、龙胆草、柴胡、当归、木通、泽泻、车前子、生地黄、甘草等。

加减法：病久肺肾阴亏者，可选用生地、山萸肉、山药、茯苓、玉竹、天冬、麦冬等；颈部恶核明显者，可加法半夏、胆南星、山慈菇、浙贝母等；兼见阴虚火旺者，可加用知柏地黄汤。

【外治法】

1. 吹药　可用药物粉末吹患处，如硇砂散、麝香散等，有清热解毒、祛腐散结、生肌止痛的作用。

2. 含漱　腐烂流臭涎者，可用金银花、桔梗、甘草等煎水漱口。

【其他疗法】

根据病变范围及病理类型采取不同的治疗措施，包括放疗、化疗、手术等。

【预防调护】

1. 注意心理调护，保持心情舒畅，避免忧郁、思虑过度等精神刺激。对于喉菌手术后长期戴气管套管、不能言语者，更要耐心护理，让患者消除紧张、恐惧心理，树立战胜疾病的信念，暂时运用文字交流，积极创造条件提高患者的生活质量。

2. 注意饮食卫生，避免过食肥甘厚腻之品，节制烟酒，忌食发霉、有毒食品。

3. 注意环境卫生，避免有毒致癌物质外溢，加强个人防护，尽量避免刺激性有害气体及粉尘的吸入。

4. 适当休息，注意功能锻炼。

5. 争取早期诊断、早期治疗。

【名医经验】

朴炳奎教授治疗喉癌经验

朴老强调，喉癌病因病机虽然比较复杂，但是要抓住阴虚的根本，同时兼顾风热、痰火、气郁、瘀毒等各种病理因素，把握肺、脾胃、肝肾在喉癌发生发展过程中的不同作用。临床上对于表现为肺阴亏耗，虚火恋喉者，选用天冬、麦冬、沙参、玉竹养阴生津；生地、黄芩、玄参、知母滋阴清火；枳壳、桔梗理肺利气；土茯苓、白花蛇舌草抗癌。对于表现为脾胃虚弱，痰湿蕴结者，选用太子参、生黄芪、炒白术、茯苓补脾益胃；陈皮、半夏、枳壳、桔梗、浙贝母化痰祛湿；牛蒡子、山豆根、龙葵解毒利咽；焦三仙、炙甘草和中。如见痰湿化火，痰火上窜者，则用陈皮、半夏、茯苓、川贝母健脾化痰；黄芩、连翘、夏枯草清热散结；桔梗、枳壳宣降肺气；升麻、板蓝根、半枝莲、山慈菇解毒抗癌。对于表现为肝气郁结，火邪结聚者，选用柴胡、赤芍、白芍、炒白术、茯苓、枳壳疏肝健脾行气；黄芩、炒栀子、郁金、丹皮清肝泻火；薄荷、山豆根利咽解毒；蜂房、龙葵抗癌祛邪。对于表现为肾阴久耗，金水不生者，选用生地、熟地、山萸肉补肾；山药、茯苓、玉竹滋脾；天冬、麦冬、石斛、沙参益肺；如此中焦津液充足，上下肺肾相生，金水相融；再以桔梗通利三焦道路；白花蛇舌草抗癌；焦三仙、生甘草建中调药。

另外朴老还十分重视调护脾胃，脾胃为后天之本、气血生化之源，运化精微物质濡养咽喉，而喉癌患者在其治疗过程中往往存在气血匮乏的病理状态，调护脾胃一方面可以恢复人体正气，使正能胜邪，防治癌瘤进一步转移传变；另一方面则有助于手术、放化疗等治疗的顺利进行，提高临床疗效。顾护脾胃，朴老常以经典的四君子汤合焦三仙、炙甘草为治，如果偏于气虚则用党参、黄芪；如果偏于阴虚则以滋润生津之太子参、沙参易党参；如果痰湿较甚，则加半夏、陈皮祛痰散结、理气醒脾；如果肝气郁结犯胃，则加柴胡、枳壳、郁金，疏肝行气和胃，取逍遥散之意。诚如张洁古所言："壮人无积，唯虚人则有之，皆由脾胃怯弱，气血两衰，四气有感，皆能成积……善治者，当先补虚，使血气壮，积自消也。不问何脏，先调其中，使能饮食，是其本也。"

朴老对不同部位的喉癌用药也有经验，声门上区癌，容易发生淋巴结转移，故加入化痰软坚散结之药，如胆南星、半夏、山慈菇、浙贝母等；若肿瘤局部浸润生长，破坏会厌出现咽喉疼痛难忍，可酌加祛瘀活血、解毒止痛之药，如莪术、马勃、没药等。声门区癌，生长缓慢，早期多不发生转移，亦很少向邻近组织浸润，症状不甚明显，仅见声音嘶哑，此时可用清燥救肺汤合桔梗、牛蒡子、桑叶、蝉蜕等利咽开音药治之。声门下区癌，位置比较隐蔽，癌肿生长较快，容易阻塞气道，出现呼吸困难、胸闷等症状，治疗当以豁痰宣肺为主，可以选用千金苇茎汤加减。

——选自：世界中西医结合杂志，2013，8（8）：768－771.

（周小军）

第十八节　喉核菌

喉核菌是以喉核出现恶性肿物为主要特征的疾病。恶性肿物一般称为"癌"或"菌"，指呈浸润性生长、对周围结构产生破坏且易转移、发展较快、对生命构成严重威胁的一类肿物。喉核菌为口咽部最常见的恶性肿瘤，发病年龄多在成年（20～60岁），以40岁以上为多见，男性患者多于女性患者。

西医学的扁桃体癌等疾病可参考本病进行辨证治疗。

【历史源流】

古代文献中没有"喉核菌"这一病名，但在清代一些喉科医籍中有论及"喉菌"，如《杂病源流犀烛·卷二十四》："一曰喉菌，状若浮萍，色紫，生喉旁。"又如《喉科指掌·卷六》："生于喉内如菌样，故名喉菌。"也有医家总结了"喉菌"的病因病机和预后，如《咽喉脉症通论·喉菌第十七》："此症因食膏粱炙煿厚味过多，热毒积于心脾二经，上蒸于喉，结成如菌。"《喉科秘集·卷上》："壅痰气塞，喉菌不治。"这些医著中所论述的"喉菌"，实际上是位于口咽部的恶性肿瘤，其中多数即为扁桃体恶性肿瘤，即"喉核菌"。

现代文献中，1980 年广州中医学院主编的全国高等医药院校第 4 版规划教材《中医耳鼻喉科学》中列有"咽喉菌"一病，指发生于咽喉部的恶性肿瘤，其中将发生于咽部的恶性肿瘤称为"咽菌"，发生于喉部的恶性肿瘤称为"喉菌"，而发生于咽部的恶性肿瘤实际上以喉核为多见。1985 年王德鉴主编的《中国医学百科全书·中医耳鼻咽喉口腔科学》单独列有"喉核菌"与"喉菌"两种疾病，将"喉核菌"定义为"生于喉核处的恶性肿瘤"，"喉菌"定义为"生于喉部的恶性肿瘤"。此后，"咽菌"与"喉核菌"两种病名在中医耳鼻喉科教材及专著中均有出现。

【临床诊断】

（一）诊断要点

1. 临床特征　喉核菌的临床特征是喉核上出现恶性肿物。肿物多发生在单侧喉核上，外观呈菜花样或结节样，表面粗糙或有溃疡、糜烂，质地较硬，肿物与喉核之间的边界不清，且短期内肿物迅速增大。

2. 主要伴随症状　喉核菌早期的主要症状是咽部异物感，或干痒不适。随着肿物的增大及溃烂，可出现患侧咽痛，吞咽时加重，咳嗽及痰中带血，口臭，颈部肿块等。晚期可出现张口及吞咽困难。

3. 检查　喉核出现肿物，应常规进行咽喉部影像学检查及病理学检查。

（1）影像学检查：影像学检查主要包括咽喉部 CT 或 MRI 检查，有助于确定肿物的部位、大小、侵犯范围以及与周边组织的关系，同时亦可显示颈淋巴结肿大情况。

（2）病理学检查：取肿物组织行病理学检查，是确诊的主要方法。

4. 分期诊断　采用国际通用的 TNM 分期方法及标准。

（1）分期指标

T：Tis——原位癌；T0——无明显原发灶；T1——肿瘤 ≤2cm；T2——肿瘤 2～4cm；T3——肿瘤 >4cm；T4——肿瘤侵及肌肉、皮肤、颈部等；TX——难以估计原发灶情况。N：N0——颈部无淋巴结肿大；N1——同侧颈淋巴结肿大而活动；N2——同侧颈部肿大淋巴结半固定，或对侧、双侧颈淋巴结肿大而活动；N3——颈淋巴结肿大而且固定。M：M0——无远处转移，M1——有远处转移。

（2）分期标准

Ⅰ期：T1～2N0M0。

Ⅱ期：T1～3N1M0，T3N0M0。

Ⅲ期：T1～3N2M0，T4N0～1M0。

Ⅳ期：T1～4N3M0，T4N2M0，M1。

（二）鉴别诊断

喉核菌应与喉痹、乳蛾、梅核气、咽瘤等疾病相鉴别。

1. 喉痹 喉痹与喉核菌均可出现咽痛、咽部异物感或干痒等症状，应注意鉴别。

喉痹急性起病者常以咽痛为主，病程久者，以咽部异物感或干痒为主要症状，咽部可见红肿或暗红、喉底颗粒增生等，喉核一般正常。喉核菌的症状与喉痹相反，早期出现咽异物感或干痒，中后期才出现咽痛，在单侧喉核上可见到边界不清的肿物。

2. 乳蛾 乳蛾与喉核菌的病变部位均在喉核，并均可出现咽痛、咽异物感或干痒等症状，应注意鉴别。

乳蛾的症状特点与喉痹相类似：急性起病者以咽痛为主，病程久者，以咽部异物感或干痒为主要症状，其主要特征是喉核红肿，表面可见黄白色脓点，以双侧发病为多见，无新生物出现。喉核菌的症状与乳蛾相反，早期出现咽异物感或干痒，中后期才出现咽痛，在单侧喉核上可见到边界不清的肿物，表面可有溃烂。

3. 梅核气 梅核气与喉核菌均可出现咽部异物梗阻感，应注意鉴别。

梅核气以咽部异物梗阻感为主要症状，空咽时明显，进食时减轻，病程可长可短，咽喉部检查无异常发现。喉核菌早期出现咽部异物感，进食吞咽时更明显，中后期可出现咽痛、吞咽困难，在单侧喉核上可见到边界不清的肿物，据此不难鉴别。

4. 咽瘤 咽瘤与喉核菌均可出现咽部异物感，并在口咽部见到新生物，应注意鉴别。

咽瘤一般病程可长可短，咽部新生物较小，可位于咽部任何一个部位，增长较慢，表面光滑，质地较柔软，边界清楚，大多有蒂。喉核菌由于肿物增大较快，症状呈进行性加重，故常很快就诊，病程一般较短，新生物发生在喉核上，质地坚硬，边界不清，广基。

在鉴别有困难时，可取新生物组织行病理学检查。

【病因病机】

喉核菌是由咽喉部瘀血、痰浊、火毒结聚而成，与邪毒外犯、情志不遂、不良饮食及年老体虚等因素有关。

1. 痰浊壅肺 患者素有痰热，又外感风热之邪，邪热壅结，循经上逆，蒸灼咽喉，痰滞喉核，致生肿块。

2. 气滞血瘀 情志不遂，忧思恚怒，肝失疏泄，气机阻滞，气血滞留，瘀阻成块；或肝气郁结，肝木乘脾，脾失健运，湿聚成痰，气血痰浊交结喉核成块。

3. 火毒困结　长期饮食不节，嗜好吸烟，或过思伤脾，内生火毒，胃火炽盛，热毒上攻，灼于咽喉，脉络瘀塞，乃生肿块。

4. 阴虚火旺　素体肝肾阴亏，或久病调养失当，元气虚弱，又为邪毒外犯，引动虚火上炎，循经上壅咽喉，致生肿块。

【辨治思路】

（一）辨证及早期诊断思路

1. 早期诊断思路　喉核菌为恶性肿瘤，属于难治之症，早期诊断是防治本病的关键。早期诊断可能很困难，尤其是原发灶小而隐蔽，而习惯性认为乳蛾而误诊。还有些患者以颈部肿块为唯一主诉，很容易误诊为颈部"肿瘤"。对于这类病例，首先思想上应重视，诊断疾病不能受限于慢性炎症的束缚，应考虑多种疾病的可能性。其次应遵循系统检查原则，详问病史，仔细检查寻找原发病灶，对可疑病变应及时取活检以确诊。还要注意如下几点：单侧扁桃体病变者，要警惕癌变的可能，若行手术则术后必须送病检；扁桃体术后残留病变，要警惕癌变的可能；还有少部分患者会出现双侧扁桃体均患癌的情况。

2. 辨证思路　喉核菌辨证的核心是虚实辨证，喉核位于喉关居于阳位，喉症多属火，故本病多属实证，发病脏腑涉及肺、肝、脾，病邪包括痰、热及火毒，本病虚证少见，但阴虚火旺亦属常见证型，凡年老体衰、发病日久多见阴虚火旺证。

（二）治疗思路

1. 喉核菌为恶性肿瘤，目前医学界通行的治疗方法是以手术和/或放化疗的综合治疗，单纯使用中医药治疗不是主流治疗，这与多种因素有关。从学术上来看，中医治疗本病是有一定的特点和优势的，如预防本病的发生、治疗本病手术放化疗的后遗症及临终关怀等，而中医治疗本病的核心是辨证准确，强调虚实辨证。

2. 考虑到喉核菌为恶性肿瘤，发病机制复杂，推荐采用中西医结合治疗，治疗思路包括：①中医辨证配合放化疗（包括手术），协同治疗达到增敏效果。②中医辨证治疗以减轻放化疗（包括手术）的毒性作用，以更好地完成放化疗全疗程。③中医辨证治疗放化疗（包括手术）后遗症，以利患者的康复及提高生活质量，延长生存期。④中医辨证治疗防止喉核菌的复发。

【辨证论治】

1. 痰浊壅肺

主证：咽喉异物感，微痛不适，或咳嗽，痰中带血；单侧喉核肿大微红，颈部或有恶核。舌质淡红，苔白或黄，脉滑。

治法及方药：清肺泄热，化痰散结。可选用清气化痰丸加减，常用药物如法半夏、陈皮、茯苓、瓜蒌仁、黄芩、浙贝母、枳实、白花蛇舌草、半枝莲、桔梗、甘草等。

加减法：兼咽痛者，可加牛蒡子、山豆根等；兼纳呆、腹胀者，可加党参、黄芪、白术等；合并外感者，辨清风热、风寒证加减用药。

2. 气滞血瘀

主证：咽喉哽哽不利，咽痛或头痛；喉核肿大，肿块表面不平，色暗红或有血丝缠绕，触之易出血，颈部或有恶核；或伴有胸闷、胁痛、烦热、口苦咽干。舌红或瘀点、紫斑，苔黄白或微黄，脉弦。

治法及方药：疏肝解郁，活血散结。可选用会厌逐瘀汤（《医林改错》）加减，常用药物如柴胡、枳壳、桃仁、红花、生地、当归、赤芍、桔梗、甘草。

加减法：咽喉疼痛较甚者，宜酌加入蜈蚣、全蝎以解毒止痛；颈部肿块较大者，宜加入葵树子、水蛭末（冲服），以助破血逐瘀、攻坚散结；烦热、便秘者，宜酌加大黄、山豆根以清热降泄通便；肝郁明显者合用逍遥散。

3. 火毒困结

主证：咽喉疼痛，吞咽不利或痛，或兼见头痛、咳嗽、痰中带血，甚者出现吞咽困难、口出污气、呼吸困难等；喉核肿物充血红肿，状如菜花，表面有污秽腐物，颈部或有恶核；全身兼见咳嗽痰稠或痰中带血，口苦，咽干，大便秘结，小便赤少。舌红或绛，舌苔黄或黄腻，脉弦滑数。

治法及方药：泻火解毒，消肿散结。可选用黄连解毒汤（《外台秘要》）合龙胆泻肝汤（《医方集解》）加减。常用药物如黄连、黄芩、栀子、黄柏、龙胆草、柴胡、当归、木通、泽泻、车前子、生地黄、甘草等。

加减法：若咳嗽声嘶者，可选加射干、夏枯草等；火毒盛极者，宜加入山豆根、重楼、半枝莲等；大便秘结者加大黄、玄明粉等，若痰多，颈部恶核较大者，宜加法夏、胆南星、山慈菇、浙贝等。

4. 阴虚火旺

主证：咽部灼热，微痒微痛，或见头痛，咳嗽，痰中带血，午后症状加重。喉核肿大充血，或见溃烂出血，颈部或有恶核。全身可伴有手足心热，口干舌燥，腰酸便干等症。舌红少苔，脉细数。

治法及方药：滋养肝肾，降火解毒。可选用知柏地黄汤加减。常用药物如知母、黄柏、生地、泽泻、山药、丹皮、山茱萸、茯苓等。

加减法：兼见火毒重者，宜加入夏枯草、重楼、半枝莲等；若肿物溃疡糜烂者，宜加野菊花、金银花、蒲公英、紫花地丁等。

【外治法】

1. 吹药　可用具有清热解毒祛腐散结作用的硇砂散等药物粉末吹于病变之喉核上。

2. 含漱　可用具有清热解毒作用的中药如金银花、桔梗、甘草等煎水漱口。

【针灸按摩】

针对手术、放化疗过程中出现的症状如呕吐、张口困难等，或手术、放化疗后出现口干、咽痛、张口困难等后遗症，可选用相应的针灸按摩治疗。

【其他疗法】

根据病变范围及病理类型采取不同的治疗措施，包括放疗、化疗、手术等。

【预防调护】

1. 注意口腔卫生。
2. 忌食腐败发霉、有毒之物，节制烟酒、肥甘厚腻之品。
3. 早期发现、早期诊断、早期治疗。

【名医经验】

《喉科指掌·卷之六·杂喉门第八》："此症因胎毒所致，或因心胃火邪，生于喉内如菌样，故名喉菌。不可用刀针。服黄连解毒汤、玉枢丹可使其不发，然未见全退者。"

按：《喉科指掌》为清代吴县名医张宗良所著，其所描述的"喉菌"应为喉核菌，病机为胎毒并心胃火邪上攻所致，治疗要点为清热泻火、解毒消肿，方用黄连解毒汤加减，并指出预后不佳（"然未见全退者"）。

(周小军)

参考文献

1. 广州中医学院. 中医学院试用教材·中医喉科学讲义. 北京：人民卫生出版社，1960.

2. 广州中医学院. 全国高等医药院校试用教材·中医耳鼻喉科学. 上海：上海科学技术出版社，1980.

3. 谭敬书. 全国高等中医院校函授教材·中医耳鼻喉科学. 长沙：湖南科学技术出版社，1988.

4. 王士贞. 普通高等教育"十五"国家级规划教材·中医耳鼻咽喉科学. 北京：中国中医药出版社，2003.

5. 刘蓬. 全国中医药行业高等教育"十三五"规划教材·中医耳鼻咽喉科学. 北京：中国中医

药出版社，2016.

6. 王士贞，刘蓬．中华医学百科全书·中医耳鼻咽喉口腔科学．北京：中国协和医科大学出版社，2016.

7. 陈小宁，严道南．百岁名医干祖望耳鼻喉科临证精萃．北京：人民卫生出版社，2014.

8. 干祖望．干祖望医书三种．山东：山东科学技术出版社，2008.

9. 刘静．李淑良耳鼻喉科临证经验集．北京：北京科学技术出版社，2016.

10. 陈协云．耳鼻咽喉科病名家医案妙方解析．北京：人民军医出版社，2007.

11. 干千．干氏耳鼻咽喉口腔科学．南京：江苏科学技术出版社，1999.

12. 熊大经．全国普通高等教育中医药类精编教材·中医耳鼻咽喉学．上海：上海科学技术出版社，2008.

13. 干祖望．干祖望经验集．北京：人民卫生出版社，2000.

14. 王永钦．中医耳鼻咽喉科临床手册．北京：人民卫生出版社，1996.

15. 郑日新．新安医学五官科精华．北京：中国中医药出版社，2009.

16. 严道南，陈小宁．干祖望中医五官科经验集．江苏：江苏科学技术出版社，1992.

17. 龚正丰，董红军．吴门马氏喉科荟萃．南京：江苏科学技术出版社，2013.

18. 唐先平．肿瘤古今名家验案全析．北京：科学技术出版社，2007.

19. 李凡成．温阳以治喉痹．湖南中医药大学学报，2008，28（6）：59 – 61.

20. 刘晓辉．釜底抽薪散穴位贴敷治疗小儿慢性扁桃体炎反复发作56例临床观察．河北中医药报，2012，27（4）：41，49.

21. 刘静，李淑良．半夏厚朴汤新解．北京中医药，2016，35（1）：92 – 93.

22. 吴继勇，严道南．从脾论治在慢喉喑治疗中的作用．江苏中医药，2010，42（4）：61 – 62.

23. 张勉，陈潇，郑琴媛，等．喉源性咳嗽发病的影响因素研究．中国全科医学，2017，20（22）：2793 – 2795.

24. 赵文明，刘静，李蕾．李淑良治疗小儿腺样体肥大经验．江西中医药，2011，42（6）：17 – 18.

25. 汪小慧，王东曦．喉痈症的中西古今辨．福建中医药，1981（2）：22 – 24.

26. 张赞臣，张之才．喉痈的辨证施治．中医杂志，1964（9）：10 – 12.

27. 徐静．干祖望教授谈中医耳鼻喉科急诊．福建中医药，1992，23（4）：3 – 4.

28. 徐静．干祖望治疗急喉风验案选．江苏中医，1991（9）：23 – 24.

29. 肖国士．喉科常见急症的辨证论治．山东中医杂志，1984（2）：33 – 34.

30. 李思宏，谢强．清代盱江名医谢星焕辨治喉症经验探析．中国中医基础医学杂志，2016，22（4）：458 – 459.

31. 徐克信．急喉风治验．中医杂志，1996，37（9）：525 – 526.

32. 邱美和．急重喉症治要．甘肃中医，1992（3）：26.

33. 徐克强．徐荷章老中医喉科临床经验．广西中医药，1990，13（3）：25 – 26.

第十二章 口腔常见疾病

第一节 口 疮

　　口疮是以口腔肌膜出现类圆形溃疡且灼热疼痛为主要特征的疾病。本病为临床常见病，男女老幼均可发生，但以青壮年为多，无地域差异，常易反复发作，病程可长达数年至数十年。中医治疗本病具有一定的优势。

　　西医的复发性阿弗他溃疡等疾病可参考本病进行辨证治疗。

【历史源流】

　　历代医家对口疮皆有论述，并有"口疳""口疡""口破""口糜"等不同的病名。在历代文献中口疮的含义不尽相同，有时泛指口腔肌膜的一切破溃，与本节所论口疮有所不同。

　　口疮之名，首见于《黄帝内经》。《素问·气交变大论》记载："岁金不及，炎火乃行……民病口疮。"《素问·五常政大论》称"口疡"："少阳司天，火气下临，肺气上从……鼻窒口疡。"指出其发病与气候变化有关。

　　晋代，王叔和在《脉诀·诊法》中说："又关沉食，脾热口甘洪数则口疮。"提出了口疮与脾热的关系。

　　隋代，《诸病源候论·卷三十》认为："手少阴，心之经也，心气通于舌；足太阴，脾之经也，脾气通于口。脏腑热盛，热乘心脾，气冲于口与舌，故令口舌生疮也。"指出口疮与热乘心脾的关系，从而成为后世诊治口疮的重要理论依据之一。该书在第七、九、十七、三十、四十四、四十五和五十卷中列有口疮八种，如产后虚热口生疮候、伤寒口生疮候、时气口生疮候、小儿口疮等，包括了多种口腔溃疡的病证，均认为与脏腑内热有关。

　　唐代，《备急千金要方·卷六上》中指出此病容易反复发作的特点："凡患口疮及齿，禁油面酒酱酸酢咸腻干枣，差后仍慎之，若不久慎，寻手再发，发即难差。"又列出治疗口疮内服及外治方十余首，内服方多为清热之剂，外治有含漱、含咽等治法。

　　宋代，《太平圣惠方》在第十一、十五、十八、三十八及九十等卷中论述了因感受伤寒热毒、时气及热病后毒气未除，或过服乳石热药而致口舌生疮和小儿口疮的病因病机，收录治口疮方百余首，多为清热解毒止痛的含漱方剂和丸散剂。《圣济总录·卷一百一十八》还提到"下冷口疮"和"元脏虚冷上攻口疮"，已认识到有阳虚型口疮，并载有附子涂脚方，用生附子为末，以姜汁和匀，涂脚心。又设有治下冷口疮的神圣膏方，以吴茱萸为末醋调涂两脚底心，以引热下行，引火归元。《重订严氏济生方·口齿门》认为口疮发病因"脾气凝滞，风热加之而然"，提出内、外因致病的观点。

元代，《丹溪心法·卷四》记载了对虚、实口疮的不同内治、外掺疗法，并认为虚证口疮"服凉药不愈者，因中焦土虚，且不能食，相火冲上无制"的病因病机，告诫不能久用凉药治疗。

明代，《景岳全书·卷二十六·杂证谟》重视口疮的虚实辨治，实证有三焦内热、胃火盛、心火、肝火及多酒湿热等，虚证有中气不足、劳伤心脾、久服凉药致无根虚火，并设有口疮敷药方多首。《口齿类要·口疮二》分上、中、下焦论治，认为"上焦实热，中焦虚寒，下焦阴火，各经传变所致，当分别而治之"，并列有验案多则。《外科正宗·卷之四》称本病为"口破"，还提出虚火者与精神因素有关，将口破分为虚火和实火两大类，特别重视局部辨证，"虚火者，色淡而白斑细点，甚者陷露龟纹""实火者，色红而满口斑烂，甚者腮舌俱肿"，并设有内外治方。

清代，《杂病源流犀烛·卷二十三》认为"凡口疮者，皆病之标也，治者当推求其本焉"，强调治病必须治本，从脏腑论治。《张氏医通·口齿》也介绍了穴位敷贴法。此外，《外科大成》《医宗金鉴》《疡医大成》等医籍均有关于口疮的论述。

从隋唐到明清，对口疮的治疗，已经确立了辨证治疗的原则，分别按寒热虚实辨证用药，采用内外治疗相结合，形成了从病因病机到辨证论治较系统而全面的理论。

1960年中医院校第一版试用教材《中医喉科学讲义》即写入了"口疮"，将"口疮"定义为"口腔内黏膜上生黄白色如豆样大的溃疡点"。2012年全国中医药行业高等教育"十二五"规划教材《中医耳鼻咽喉科学》将"口疮"定义为"唇、颊、舌、上腭等处肌膜发生黄白色溃烂点且灼热疼痛为主要特征的疾病"。2016年全国中医药行业高等教育"十三五"规划教材《中医耳鼻咽喉科学》将"口疮"定义为"以口腔肌膜出现类圆形溃疡且灼热疼痛为主要特征的疾病"。自此，口疮的概念逐渐得以明晰。

【临床诊断】

（一）诊断要点

1. 临床特征　口疮必备的临床特征是口腔肌膜出现溃疡、疼痛，反复发作。

（1）口腔溃疡、疼痛

1）溃疡特点：在唇、颊、舌等处肌膜发生单个或多个黄白色圆形或椭圆形溃疡，溃疡大小不等，小如针帽，大如黄豆，呈浅碟状，孤立或散在，互相不融合，表面覆有黄白色假膜，周围可红肿高起。有时溃疡多而密布于口腔，多达十几个至几十个，如"满天星"。有时溃疡深且面积大，可深达肌层，直径超过 1cm，如"弹坑"状，这种溃疡常发生于口角内侧或软腭、咽部、硬腭处，溃疡愈合极为缓慢，可长达一个月以上。

2）疼痛：溃疡处必有灼热疼痛，遇饮食或说话时疼痛加重。

（2）自愈性与复发性：口疮有自愈性和复发性。表浅的口疮 1～2 周可自愈，愈合后不留瘢痕；深者数月难愈，愈合后可留下瘢痕甚至组织缺损。口疮愈合后间隔数天或数月因某种诱因可再发，更有甚者此未愈彼又起，无间歇期，影响患者的日常饮食和生活。

2. 主要伴随症状　口疮的主要症状是溃烂处疼痛，影响说话和进食，多数无其他伴随症状。但口疮个数多而广泛，甚至蔓延到整个口腔乃至咽喉的患者全身症状明显，可伴有局部淋巴结肿大、咽喉疼痛、影响吞咽进食、全身低热不适等症状。

（二）鉴别诊断

以口腔溃烂疼痛为主诉者，在诊断口疮之前，应详细询问发病情况和病史，仔细观察溃烂的性状和分布，排除以下疾病：

1. 创伤性溃疡　创伤性溃疡亦可出现口腔溃疡，须与口疮鉴别。

创伤性溃疡有明显的创伤发生经历，譬如进食时咬伤、刷牙时戳伤，或者进食过硬的食物摩擦损伤。有的患者即使没有创伤的事件，通过口腔检查，可以看到牙齿锋利的残根残冠，或义齿修复体位置与溃烂处相对，不难做出创伤性溃疡的诊断。及时去除刺激因素，有利于口腔肌膜恢复正常，且愈后不会复发。此外，接触化学物质、机械物理、热灼烫伤等也可使肌膜表层损伤，继而发生溃烂。

口疮没有明显的创伤诱因，愈后容易复发，这是主要的鉴别要点。

2. 口糜　口糜多见于婴幼儿，口腔肌膜糜烂，融合成片状，表面覆有白色伪膜且略高出肌膜表面，周围不红，伪膜不易擦除，如用力擦除可见渗血面。

口糜发生于成人者，往往继发于伤寒、大面积烧伤或烫伤、泄泻、糖尿病、原发性免疫缺陷以及长期大量使用抗生素的患者。口腔拭子涂片和培养有助于诊断。

3. 口腔癌性溃疡　口腔癌性溃疡的特点是长期不愈，有时疼痛不明显。多见于老年人，也可发生于中青年人，好发于舌腹、舌缘、口角区或口腔其他部位。溃疡表面不平坦，周围有硬结，边缘不整齐，底部呈菜花状。病理检查可明确诊断。

【病因病机】

口疮病机以心、脾、肾失调为主。明代薛己《口齿类要·口疮》说："口疮，上焦实热，中焦虚寒，下焦阴火，各经传变所致，当分别而治之。"上焦实热多为心脾积热，中焦虚寒多为脾胃虚寒，下焦阴火乃肾亏阴虚火旺。

1. 心脾积热　口为脾之窍，舌为心之苗。若饮食不节，过食辛辣、肥腻厚味；或五志过极，肝郁化火，横逆犯胃；或脏腑蕴热内生，热极化火，火性炎上，循经上行，上炎口腔，发为口疮。

2. 脾胃虚寒　过食生冷寒凉食物，或过用寒凉药物，损伤脾胃之阳；或过于忧思伤脾，使脾胃运化失常，清阳不升，浊阴上干，寒湿困口，发为口疮。

3. 阴虚火旺　素体阴虚，或久病大病，阴液受损，或劳累过度，熬夜多思，阴液暗耗，阴阳失去平衡，阴虚无以制阳，虚火上炎，发为口疮。

【辨治思路】

（一）辨证思路

对于口疮的辨证，应根据四诊得到的局部与全身表现的信息，结合患者的生活习惯、饮食起居等因素综合考虑，从虚实、寒热、脏腑三个方面进行辨证分析。

1. 辨虚实　口疮的形成，有虚有实，这是辨证时首先要分清的。

实者，主要为实火上炎，灼腐口腔肌膜而成溃疡，多见于体质较为壮实的青壮年，口疮周围红肿，舌质红，苔黄腻，脉数。

虚者，主要为脾阳虚弱或肾阴亏虚，脾阳虚弱，则中焦虚寒，使阴火不能敛藏；肾阴不足，则虚火偏旺。二者皆可使虚火上炎，灼腐口腔肌膜而致溃疡形成。中焦虚寒者，可见食少纳呆、腹胀便溏、四肢不温、舌质淡红、脉细弱等症；下焦虚火上炎者，可见口燥咽干、饮水不多、心烦失眠、手足心热、舌嫩红少苔、脉细数等症。

2. 辨寒热　口疮有寒有热，治疗原则不同，故辨证宜明确。

口疮之热证，有实火、虚火之别。实火者，多为心火或胃火上炎，溃疡红肿疼痛明显，舌红，胎黄。其中心火上炎者，以舌面溃疡为多见，多伴有心烦不寐；胃火上炎者，以口唇、牙龈及颊部溃疡多见，多伴有大便秘结、口渴喜冷饮；虚火者，多为阴虚火旺，症见溃疡红肿疼痛较轻、五心烦热、虚烦不寐，舌嫩红，苔少，脉细数。

口疮之寒证，主要为中焦虚寒，症见口疮迁延不愈，伴四肢不温、纳呆、腹胀、便溏，舌淡红，脉细弱。

3. 辨脏腑　口疮涉及的脏腑，主要有心、脾、胃、肾等。辨明脏腑，才好落实到治疗上。

心者，主要责之于心火上炎。造成心火上炎之由，多因压力过大，心烦失眠，郁而化火，因心开窍于舌，故多见舌面出现溃疡、口渴面赤、小便短赤、脉数等。

脾、胃互为表里，共同运化水谷，升清降浊。脾开窍于口，口为胃之门户，属胃系，故口疮与脾胃关系十分密切。脾胃失调时，脾易虚，胃易实。脾虚多见虚寒证，出现口疮色白迁延不愈，四肢不温、倦怠乏力、食欲不振、腹胀便溏、舌淡胖或有齿痕、苔白滑、脉细弱等症；胃实多见胃火上炎证，出现口疮明显疼痛、大便秘结、口渴口臭、舌红苔黄、脉数等症。

肾者，主要责之于肾阴亏虚，使虚火偏旺，虚火上炎而导致口疮，表现为口疮长期不愈、虚烦不寐、五心烦热、口干舌燥、舌嫩红少苔、脉细数等。

（二）治疗思路

口疮的治疗，根据实火与虚火的不同，以清火、降火、敛火为治疗原则。

实火宜清。心火上炎者，应清心泻火；胃火上炎者，应清胃泻火，并注意通腑泄热，使邪有出路。

虚火宜降、宜敛，引火归元。中焦虚寒致火不敛藏者，宜温暖中焦；下焦阴虚致虚火上炎者，宜滋阴降火。

除内治外，配合适当的外治，如含漱、吹药、搽药、烧灼、针刺、穴位敷贴等，可加速溃疡的愈合。

口疮愈合后，往往容易反复发作。故口疮的愈合，只是完成了治疗的第一步，并不意味着治疗的结束，预防复发宜作为重要原则加以强调。防止口疮复发，应着重于健康教育，使患者养成良好的生活习惯，如早睡早起，健康饮食，及时消除来自工作、生活或健康等方面的压力等。

【辨证论治】

1. 心脾积热

主证：口腔肌膜溃疡，周边红肿，灼痛明显，饮食或说话时尤甚，口渴，心烦失眠，大便秘结，小便短黄。舌红，苔黄或腻，脉数。

治法及方药：清心泻脾，消肿止痛。可选用凉膈散加减，常用药物如连翘、竹叶、栀子、黄芩、薄荷、大黄、芒硝、甘草等。

加减法：口渴、咽喉肿痛者，可加石膏、桔梗、天花粉；红肿热甚者，可加赤芍、丹皮以凉血活血。

2. 脾胃虚寒

主证：口疮疼痛较轻，色白或暗，周边淡红或不红，久难愈合。倦怠乏力，面色苍白，四肢不温，纳呆便溏。舌淡苔白，脉沉迟。

治法及方药：温中健脾，升清化浊。可选用附子理中汤加减，常用药物如党参、白术、干姜、附子、炙甘草等。

加减法：若口疮白浊，可加肉桂、法半夏、砂仁等；若失眠，可加远志、龙骨、牡蛎；若大便稀溏，可加砂仁、薏苡仁、法半夏等。

3. 阴虚火旺

主证：口腔溃疡数量少，周边红肿不甚，疼痛较轻，但此愈彼起，绵延不止。手足心热，失眠多梦，口舌干燥不欲饮。舌红少苔，脉细数。

治法及方药：滋阴补肾，降火敛疮。可选用知柏地黄汤加减，常用药物如熟地黄、山药、山萸肉、茯苓、丹皮、泽泻、知母、黄柏、肉桂等。

加减法：若见心烦不寐，可加酸枣仁、龙骨、牡蛎等；若大便干结，可加火麻仁、柏子仁等；若食欲不振，可去熟地黄，加砂仁、党参等。

【外治法】

1. 含漱法　可用清热解毒的中药制剂含漱，以消肿止痛；或以蜂蜜一汤匙，徐徐含咽，可止痛敛疮。或以蜂胶一滴于溃疡面，也可有效止痛。

2. 搽药法、吹药法　实证用人中白散、锡类散、冰硼散、西瓜霜等涂擦或吹布患处；虚证用柳花散或青吹口散涂擦或吹布患处。

3. 烧灼法　用小棉球蘸碘酚、10% 硝酸银或 10% ~30% 三氯醋酸点于溃疡面上，可止痛敛疮，注意不可伤及正常组织，每 1 ~2 天一次。适用于溃疡数量少、溃疡面小的患者。

【针灸按摩】

1. 体针　取颊车、地仓、承浆、合谷、曲池、通里、神门、少冲等穴，每次选 2 ~3 穴，实证用泻法，虚证用平补平泻法。阴虚火旺者，可点刺金津、玉液二穴，每 2 ~3 天一次。口疮久不愈者，以毫针点刺口疮处，使之少许渗血，血溢满口疮处为止，每 2 ~3 天一次。

2. 艾灸　脾胃虚寒者，取合谷、足三里、太溪、照海、然谷等穴位，每次选取 2 ~3 穴，悬灸至局部有焮热感、皮肤潮红为度，隔日一次。

3. 穴位注射　取牵正、曲池、颊车、手三里。每次选 2 穴，各穴位交替使用，每穴注射维生素 B12 或维生素 B1 0.5mL，每 2 ~3 天一次。

4. 穴位敷贴　可用附子、细辛、吴茱萸、肉桂等研为细末，用姜汁或葱白捣汁调敷于手、足心或脐部。药物敷贴多为温热性药，贴后有温热刺激，以引火归元。

【预防调护】

1. 实火口疮者，忌食辛辣刺激食物和肥甘厚味；虚火口疮者，忌食生冷寒凉及肥甘厚腻。

2. 注意口腔卫生，早晚刷牙，饭后漱口；戴有义齿者，应避免义齿机械刺激损伤肌膜；进食硬物应避免损伤口腔肌膜。

3. 颐养心性，戒恼怒、忧思。

4. 生活起居要有规律，劳逸结合，保证充足睡眠，避免过劳或熬夜而损伤正气。

【名医经验】

（一）路志正医案

相某，女，23 岁。2006 年 12 月 9 日初诊。

主诉：口腔溃疡 10 年。

现病史：10 年来经常发作口腔溃疡，约每月发 1 次。现左、右侧下唇内黏膜，右侧牙龈处各有一黄豆大小溃疡，溃疡面色白，局部肿而发热，初时晨起疼痛，目前疼痛症状消失，纳食可，睡眠安，晨起口气较重，大便干燥，2 天一次，量少难解，小腹胀满，舌体胖大，边有齿痕，质淡，苔薄白，脉弦滑。

证属脾胃热盛伤津，腑气不通，内热煎灼口舌而致。

治以清热泻火、通腑导滞。方药如下：藿香梗（后下）10g，紫苏梗（后下）10g，防风 12g，生石膏（先煎）30g，焦山栀 8g，牡丹皮 12g，茵陈 12g，厚朴 12g，生大黄（后下）3g，炒薏苡仁 15g，炒枳实 15g，砂仁（后下）6g，当归 12g，甘草 6g。水煎服，日 1 剂。

服药 14 剂后，口腔溃疡基本痊愈，小腹胀减轻，口气减轻，大便不成形，舌体稍胖大，舌淡红，尖稍红，苔薄白，脉沉弦小滑。继以上方进退，巩固疗效。

按：脾胃互为表里，主腐熟运化水谷。脾喜燥，胃喜润，燥润相济，升降配合，共同完成精微物质的转运传输。如饮食不节，过食辛热肥甘，热蕴中焦，食滞不化，则脾胃积热，热邪循经上炎，煎灼口腔而发口疮。热盛伤津，肠道积滞，腑气不通而致便秘。治疗此类口疮，应上病治下，清泻脾胃，通腑导滞，常用枳实导滞丸合清胃散、三黄泻心汤加减。

本证为腑气不通，腑热上煎而致口疮，故治以泻胃散、茵陈蒿汤、小承气汤清胃热，通便泄热，酌加和胃降气、健脾理气化湿之品，使胃热清，脾气和，腑气通，引火下行，则口疮之症自宁。

——选自：《国医大师验案良方·五官卷》

（二）梅国强医案

1. 小儿乳蛾并口疮

患者，男，5 岁。

主诉：扁桃体反复肿大、化脓、发热近 3 年。

刻下症见：扁桃体肿大，舌面及右侧牙龈溃烂，纳差，餐后脐周隐痛，大便每日一行，舌淡，苔中根部淡黄而厚，脉缓。患者纳差，餐后脐周隐痛，苔中根部淡黄而厚，口腔溃疡多发，为湿热蕴蒸、胃肠气滞、郁火上灼所致，治疗当清热燥湿、理气化痰、解毒消疮。

处方：苍术6g，黄柏3g，胡黄连6g，化橘红6g，法夏6g，茯苓8g，土贝母6g，土牛膝6g，射干6g，马勃6g，败酱草6g，白英6g，半枝莲8g，蛇舌草8g。7剂。

二诊：扁桃体红肿稍退，口腔溃疡初愈，疼痛减轻，易醒，梦多，盗汗，纳差，二便正常，舌淡，苔薄白，脉缓。诸症缓解，舌苔转薄，唯口腔溃疡，纳差，颌下淋巴微肿，为湿热将去、热毒稍减、胃气未复所致。治疗当滋阴清火、化痰消食。处方：银柴胡6g，南北沙参各6g，地骨皮6g，胡黄连6g，海蛤粉6g，飞青黛6g，陈皮6g，法夏6g，土茯苓8g，土贝母6g，土牛膝6g，鸡内金6g，建曲6g。7剂。

两月后复诊，自觉症状缓解，盗汗减少，扁桃体肿大不明显，口腔溃疡已愈。

按：本例小儿乳蛾合并口疮，通过四诊合参，证属湿热蕴蒸、胃肠气滞、郁火上灼，初诊用二妙丸合二陈汤以清热燥湿、理气化痰，加土贝母、土牛膝、射干、马勃、败酱草、白英、半枝莲、蛇舌草以利湿解毒，胡黄连燥湿厚肠、清退虚火。二诊后乳蛾已愈，唯余口疮，方以自拟口腔溃疡方为主方，去活血化瘀之药，加土茯苓、土贝母、土牛膝利湿解毒，鸡内金、建曲以消食醒脾。

——选自：浙江中医药大学学报，2016，40（8）：602

2. 乳腺癌术后口疮

患者，女，40岁。

乳腺癌清扫术后2年。目前常发口腔溃疡，去年11月做乳腺癌复查，未见异常，查白细胞减少。共化疗6次，化疗后月经至今未行，饮食及二便正常，舌淡，苔薄白，有裂纹，脉缓。

患者大病术后，气阴亏虚，虚火上浮，发为口疮，治疗当滋阴清火、化痰活血、扶正敛疮。拟方：黄芪30g，生晒参（另包，代茶饮）6g，麦冬10g，五味子10g，银柴胡10g，南、北沙参各10g，地骨皮15g，海蛤粉10g，丹参30g，大青叶10g，法夏10g，化橘红10g，壁虎10g。7剂。

二诊：口腔溃疡消失，自觉症状不明显，饥饿感不明显，饮食尚可，舌淡，苔薄白，脉缓。患者诸症缓解，溃疡已愈，苔薄白，然正气亏虚，故守上方，去苦寒之大青叶、温燥之法夏，加当归、川芎、垂盆草，以养血活血、清热解毒。7剂。

三诊：自觉症状不明显（建议复查血常规），有饥饿感，口干，舌淡，苔白略厚，脉缓。患者舌苔转厚，故守上方，去海蛤粉，加法夏、陈皮、鸡内金、建曲，以化痰消食，扶正愈疮。

按：本例乳腺癌术后气阴亏虚，虚火上浮，发为口疮，治以黄芪生脉饮和自拟口腔溃疡方为主方，加大青叶、壁虎以清热凉血、解毒散结。二诊时诸症缓解，溃疡已愈，然正气亏虚，故守上方，去苦寒之大青叶、温燥之法夏，加当归、川芎、垂盆草，以养血活血、清热解毒。三诊时有湿象，故去海蛤粉，加法夏、陈皮、鸡内金、建曲以化痰消食。

（三）王士贞医案

1. 脾胃不和口疮案

代某，女，44 岁。2014 年 11 月 7 日初诊。

主诉：咽喉、口腔疼痛反复发作 1 年余。

现病史：近月咽喉、口腔疼痛又发作，疼痛难忍，妨碍饮食，口微干，胃纳欠佳，大便时溏，畏冷。脉细略浮滑，舌质淡红略暗，苔白略厚。

检查：咽黏膜稍潮红，硬腭见一黄豆大溃疡，白色伪膜较厚，周边红。

中医诊断：口疮。

证型：脾胃不和，湿热上蒸。

治法：健脾和胃，清利湿热。

处方：柴胡 10g，茯苓 15g，白芍 15g，党参 15g，五指毛桃 20g，枇杷叶 10g，苏叶 10g，龙脷叶 10g，黄芩 15g，桂枝 5g，香附 10g，灯心草 2g，白鲜皮 15g，浮小麦 30g，怀牛膝 15g，毛冬青 15g，甘草 6g。7 剂，水煎服。

2014 年 11 月 14 日二诊：药后咽喉、口腔疼痛减轻，口微干，胃纳欠佳，畏冷，大便时溏。脉细，舌质淡红略暗，苔白略厚。检查：咽黏膜稍红，硬腭溃疡缩小如绿豆大，白色伪膜变薄，周边稍红。

处方：柴胡 10g，茯苓 15g，白芍 15g，党参 15g，五指毛桃 20g，枇杷叶 10g，苏叶 10g，龙脷叶 10g，黄芩 15g，桂枝 5g，香附 10g，灯心草 2g，怀牛膝 15g，火炭母 15g，甘草 6g。7 剂，水煎服。

2014 年 11 月 28 日三诊：咽有微痛，时有腹痛，大便仍溏，口不干，胃纳稍差。脉细滑，舌质淡红，苔白。检查：咽充血轻，左侧软腭见一小溃疡如绿豆大，白膜薄，周边色淡红。

处方：柴胡 10g，茯苓 15g，白芍 15g，党参 15g，五指毛桃 20g，法半夏 10g，防风 10g，桂枝 5g，砂仁（后下）6g，柿蒂 15g，灯心草 1g，火炭母 15g，怀牛膝 15g，甘草 6g。7 剂，水煎服。

2014 年 12 月 6 日四诊：口腔溃疡已愈，已无咽喉、口腔疼痛，口不干，但仍偶有腹微胀痛，大便稍溏，胃纳一般。脉细，舌质淡红，苔白。检查：左侧软腭小溃疡见白膜浅薄，周边颜色淡红。

处方：柴胡 10g，茯苓 15g，白芍 15g，党参 15g，五指毛桃 20g，法半夏 10g，陈皮 6g，白术 10g，防风 10g，桂枝 10g，砂仁（后下）6g，柿蒂 15g，灯心草 1g，浮小麦 30g，炙甘草 6g。7 剂，水煎服。

2014 年 12 月 12 日五诊：已无咽喉、口腔疼痛，精神好，胃纳二便调，口腔已无溃疡。取健脾益气之剂处调理巩固疗效。

处方：柴胡 10g，茯苓 15g，白芍 15g，党参 20g，五指毛桃 20g，法半夏 10g，陈皮 6g，白术 10g，防风 10g，桂枝 10g，砂仁（后下）6g，柿蒂 15g，浮小麦 30g，炒扁豆 10g，炙甘草 6g。14 剂。

2015 年 3 月随访，告知口疮没有复发。

按：本例口疮患者，脾胃不和，脾气虚弱，但虚中夹实，故治疗上，初诊、二诊以健脾和胃为主，方用四逆散、四君子汤、桂枝汤加减，兼予灯心草、白鲜皮、黄芩等清热利湿之品，待湿热去后，予健脾益气之剂调理之。

——王士贞提供

2. 口疮合并眩晕案

廖某，女，36 岁。2014 年 11 月 5 日初诊。

主诉：口腔溃疡反复发作 2～3 年。

现病史：近 2～3 年来，1～2 个月发作一次口腔溃疡，近 1 周口腔溃烂灼热疼痛，妨碍饮食，口干欲饮，痰黏微黄，胃纳一般，二便尚调。平时畏冷，有眩晕病史，时有眩晕呈晃动感，恶心欲呕。脉细略滑，舌质淡红，苔白。

检查：上唇、软腭及左侧舌边见黄豆或绿豆大溃疡数个，伪膜色微黄较厚，周边红。

中医诊断：口疮，眩晕。

证型：脾胃虚弱，痰湿内困。

治法：温中和胃，除湿降浊。

处方：五指毛桃 20g，党参 15g，茯苓 15g，法半夏 10g，陈皮 6g，白芍 15g，白术 10g，桂枝 10g，黄芩 15g，黄连 10g，怀牛膝 15g，毛冬青 15g，龙脷叶 10g，白鲜皮 10g，海桐皮 10g，甘草 6g。7 剂，水煎服。

外治：银连漱口液 1 瓶，含漱用；清金开音片 1 瓶，含服，2 片，日 4 次。

2014 年 11 月 12 日二诊：药后口腔溃疡灼热疼痛明显减轻，但这两天眩晕呈晃动感，眩晕时伴恶心欲呕，畏冷，口不干，胃纳一般，二便调。脉细，舌质淡红，苔白。检查：原上唇及左舌边溃疡已消失，但软腭仍有一小溃疡，伪膜变薄白，周边稍红。

处方：五指毛桃 30g，党参 20g，茯苓 15g，法半夏 10g，陈皮 6g，白芍 15g，桂枝 10g，白术 10g，黄连 10g，怀牛膝 15g，夜交藤 30g，天麻 15g，钩藤 15g，海桐皮 15g。7 剂，水煎服。外治：继续用银连漱口液含漱，清金开音片含服。

2014 年 11 月 20 日三诊：口腔已无疼痛，眩晕轻，时有恶心，口不干，胃纳一般，二便调，夜睡梦多。舌质淡红，苔白，脉细。检查：口腔溃疡已愈合。

处方：五指毛桃 30g，党参 20g，茯苓 15g，法半夏 10g，陈皮 6g，白芍 15g，桂枝 10g，黄连 5g，怀牛膝 15g，夜交藤 30g，远志 15g，白鲜皮 15g，龙眼肉 10g，甘草

6g，干姜5g。14剂，水煎服。

2014年12月10日四诊：口腔溃疡痊愈未再发作，精神佳，无眩晕，胃纳二便调。取药调理巩固疗效。

处方：五指毛桃30g，党参20g，法半夏10g，陈皮6g，白芍15g，桂枝10g，砂仁6g，白术10g，怀牛膝15g，干姜10g，甘草6g，龙眼肉10g。7剂。

按：本例患者久病体虚，长期患口疮、眩晕，病情反复，久延不愈。从整体辨证，患者眩晕呕哕，畏冷，舌淡，脉细略滑，为脾阳虚，痰浊中阻；从口疮局部辨证，口疮伪膜色微黄，周边红，口干欲饮，为脾胃蕴热。其证寒热错杂，虚实夹杂，辨证为脾胃虚弱，痰湿内蕴。故治予温中和胃、除湿降浊。以四君子汤、苓桂术甘汤、二陈汤、半夏白术天麻汤、半夏泻心汤五方组合加减运用，口疮伪膜色黄而较厚，加白鲜皮、海桐皮以清热燥湿敛疮。

——王士贞提供

（四）杨国红医案

患者，女，58岁。2016年8月9日初诊。

反复口腔溃疡2年余，每月至少发作3次，每次持续1周以上，疼痛难忍，近日溃疡再次发作，曾服B族维生素，中药及喷敷冰硼散等多种治疗，疼痛不能控制，遂至我科治疗。查患者舌根部、下唇黏膜及左侧舌边尖处各有一黄豆大小溃疡，疼痛流涎，舌尖红，苔薄白，脉弦细。

四诊合参，辨为湿热蕴结于脾胃，上熏于口舌所致。治以清热解毒、健脾燥湿为主，方以甘草泻心汤加减。药物组成：甘草片20g，黄连片10g，黄芩片10g，干姜6g，清半夏20g，党参片10g，牡丹皮15g。嘱患者忌生冷辛辣、羊肉、蜂蜜、白糖等。

服药7剂后舌部溃疡已愈合，下唇黏膜溃疡范围缩小至绿豆大小，嘱继续守上方服用1周。

1周后溃疡愈合。

2017年2月3日复诊：诉半年来口疮未发作，近日吃火锅后口疮复发，仍以前方调治而愈。

按：杨国红教授运用甘草泻心汤加减治疗口腔溃疡，取得了较好的临床疗效。甘草泻心汤出自张仲景《伤寒杂病论》。《金匮要略》用于治疗感染虫毒，湿热不化之狐惑病；《伤寒论》则用于因反复误下，致脾胃虚弱，寒热错杂之痞利俱甚证。本方由甘草、半夏、黄芩、黄连、干姜、党参组成。甘草甘平，益气和中、清热解毒；黄芩、黄连苦寒清热、燥湿解毒；半夏、干姜辛燥开阴、温化寒湿；党参补虚益气、和胃安中。诸药合用共奏清热化湿、安中解毒、辛开苦降、发散郁热之功。现代药理研究证明甘草有肾上腺皮质激素样作用，能促进体内水钠潴留和钾的排出，且有抗炎抗过敏作用，对溃疡面有保护作用，半夏具有镇静呕吐中枢，缓解胃肠平滑肌痉挛的作用，黄芩、黄连可抗菌消炎；党参、干姜能兴奋胃肠的血液运行，促进胃肠蠕动。为本方的应用提供了临床药理依据。据杨国红教授经验，本方可辨证用于口腔溃疡，临床观察多能获得满意疗效。

——选自：中国民间疗法，2018，26（04）：56.

（赵雅君）

第二节　口　糜

口糜是以口腔肌膜糜烂成片且口气臭秽为主要特征的疾病。本病多见于婴幼儿，发生于成人者，往往继发于患有消耗性疾病的老年人，以及口腔卫生不良、慢性创伤、伴发其他口腔黏膜病、佩戴义齿、免疫功能低下、糖尿病、贫血、干燥综合征、广谱抗生素或免疫抑制剂的长期使用者等。中医古籍中的"鹅口疮""白口疮""雪口"等与本病类似。

西医学的口腔念珠菌病、球菌性口炎等疾病可参考本病进行辨证治疗。

【历史源流】

口糜作为病名首见于《黄帝内经》，如《素问·气厥论》曰："膀胱移热于小肠，膈肠不便，上为口糜。"《素问·至真要大论》曰："火气内发，上为口糜。"认为口糜是火热上犯致病。

隋代，《诸病源候论·鹅口候》称"鹅口"："小儿初生，口里白屑起，乃至舌上生疮，如鹅口里，世谓之鹅口。此由在胎时受谷气盛，心脾热气熏发于口故也。"指出了鹅口是由心脾积热所致。

宋代，《圣济总录·卷一百一十七》进一步阐释了《黄帝内经》膀胱移热于小肠的病机，主要是"小肠之脉，络心循咽，下膈抵胃"，若膀胱移热于小肠，胃之水谷不得传输于下，则令肠膈塞而不便，致口生疮而糜烂，认为是心胃壅热，则必熏蒸于上，并强调"当求其本而治之"，设有清心泻脾的大青丸方、大黄散方、甘草丸方等。刘完素在此基础上提出心胃壅热，转下小肠致病的病机，并提出了相应的治疗方法。《重订严氏济生方·口齿门》载有治疗小儿白口疮的方药，认为小儿白口疮，发病急恶，状似木耳，用青金散油调，用鹅羽扫口；指出小儿白口疮，可致声音嘶哑，用粉红散蜜调扫咽喉内。

元代，李杲提出用五苓散、导赤散治疗，并指出"此证好饮酒人多有之"。

明代，王肯堂的《证治准绳·幼科·卷之一》曰："皆热甚生风，风壅热毒至此，为实热。"认为该病除初生儿易感染胎毒之外，小儿还易感外邪，以致本病。

清代，《杂病源流犀烛·卷二十三·口齿唇舌源流》说："脏腑积热则口糜，口糜者，口疮糜烂也。"这里不仅描述了口糜的表现是"口疮糜烂"，还提出此病多由脏腑积热所致，虚火上浮亦可致口糜。许克昌的《外科证治全书·卷二·口部证治》详细描述了口糜的症状特点为"满口糜烂，色红作痛，口干舌燥"，提出从脾虚湿热、虚热等方面辨证论治，外搽珍珠散以清热祛腐、消肿止痛。

现代文献中，1964 年由广州中医学院主编的中医院校第 2 版规划教材《中医喉科学讲义》即以"口糜"作为病名进行了论述，将口糜定义为"口糜是口腔黏膜溃烂如糜粥样，有特殊臭味"。1975 年由广州中医学院主编的全国中医院校第 3 版规划教材《五官科学》以"鹅口疮"作为病名进行论述。1980 年由广州中医学院主编的全国中医院校第 4 版规划教材《中医耳鼻喉科学》恢复了"口糜"这一病名，并一直沿用至今。

【临床诊断】

（一）诊断要点

1. 临床特征 口腔肌膜糜烂成片及口气臭秽是口糜的临床特征。

患者口腔肌膜表面出现凝乳状白色糜粥样糜烂斑点，或融合成片状假膜，白色斑片边界清楚，稍厚而致密，附着于口腔肌膜表面，并略高出，不易拭去，若强行拭去可见下方发红甚至渗血。可同时见双侧口角区湿白糜烂，舌背充血干燥，舌乳头萎缩。患者常有一种特殊的口臭。

2. 主要伴随症状 口内局部可有干燥灼热、轻微疼痛、口黏等不适；婴幼儿则哭闹不安、拒食、烦躁。局部淋巴结肿大压痛，可有体温升高。

3. 检查 取口腔黏膜表面的假膜进行 PAS 染色镜检，可发现芽孢、菌丝，并可培养出念珠菌。

（二）鉴别诊断

口糜应与白喉、口疮等疾病相鉴别。

1. 白喉 白喉与口糜均可出现口腔肌膜上有白色假膜，但白喉的假膜多出现在咽部，如喉核、前后腭弓等处，可延及鼻与喉部，假膜与肌膜粘连较紧，范围较大，且多伴有发热等全身症状；口糜多发生在口腔前部肌膜，白膜附着相对较松，全身症状较轻。

2. 口疮 口疮与口糜均可见口腔肌膜白色伪膜覆盖的溃烂面，但口疮多见于成人，儿童发生较少。溃烂呈圆形或椭圆形，中央凹陷而周围有红晕，表面呈现黄白色或灰白色，并且反复发作；口糜多见于婴幼儿，发生于成人则多为伤寒、大面积烧伤或烫伤、泄泻、糖尿病、原发性免疫缺陷以及长期大量使用抗生素的患者，口腔肌膜糜烂成片状，且略高出肌膜表面，中央没有凹陷性类圆形区域，周围不红。

【病因病机】

本病的外因是口腔不洁，外感邪毒，内因为胎热内蕴或心、脾、胃功能失调，导致实热或虚热。病机分虚实两类：实证病机是内有蕴热，外感邪毒，内外合邪形成热毒，上攻口腔，熏蒸肌膜。外感风温、湿热、火毒之邪，蕴结膀胱经，邪热循经上蒸口腔；饮食不节，或摄养不当，心脾蕴热，上蒸口腔；虚证病机为大病、久病，胃阴亏虚，口齿失养，阴虚内热，上炎于口。

1. 膀胱湿热 外感湿热，蕴结膀胱经，或饮食不节，湿热内生，下注膀胱，湿热循经熏蒸于口而为病。

2. 心脾积热 心开窍于舌，脾开窍于口。过食辛热炙煿，脏腑失调，热积心脾；或小儿胎热内蕴，心脾积热，不得宣泄，循经上炎于口，灼腐肌膜，发为口糜。

3. 阴虚火旺 大病久病或久泻之后，胃阴耗伤，虚火上浮，灼伤口舌肌膜而为病。

4. 脾虚湿困 饮食不节，损伤脾胃，脾虚运化失职，湿浊内生，上泛于口而为病。

【辨治思路】

（一）辨证思路

口糜的病机是火热循经上攻，口腔肌膜溃烂。火热的成因一是外感邪热，二是内在蕴热，三是阴虚火旺。前两者为实热，后者为虚热，要分清虚实，不可一概而论。

外感风温、湿热、火毒之邪，蕴结膀胱经，膀胱湿热，上蒸于口，腐灼肌膜，故灼痛糜腐，口臭口腻；膀胱湿热，则小便短赤；湿热内蕴，则发热；湿热困结于颌下，则有瘰核。

饮食不节，或摄养不当，心脾蕴热，积热上蒸口舌，肌膜被灼，口中白屑堆积，灼热疼痛；心经热盛下移小肠和膀胱，热盛津伤，故溲赤便秘、口渴口臭、发热、烦躁。

大病久病，或吐泻、发热、大面积烧伤等重病，阴液大量耗伤，胃阴不足，津不上承，龈口失养，虚火灼烁，故口舌干燥、糜斑量少、疼痛不甚；胃阴虚则饥不欲食、大便干结、小便短少；舌红少津、脉细数。

（二）治疗思路

祛腐生肌，消除口痛、发热等相关的伴随症状是治疗口糜的基本思路。有原发病的应当积极治疗原发病。由于各种原因，患者没有主动报告的如糖尿病、免疫缺陷病等，诊治时要仔细辨别，详细询问，避免漏诊，贻误病情。

【辨证论治】

1. 膀胱湿热

主证：口腔肌膜上覆灰黄色糜斑，拭之易出血，口中灼痛，口臭口腻。小便短赤，或有发热，颌下有臖核，舌红，苔黄腻，脉滑数。

治法及方药：清热利湿，化浊祛腐。可选用加味导赤汤加减，常用药物如黄连、木通、淡竹叶、甘草、黄芩、金银花、连翘、牛蒡子、生地、玄参、桔梗、薄荷等。

加减法：若热毒不盛而湿浊盛，小便短少，苔滑腻，可用五苓散加减。

2. 心脾积热

主证：口中白屑状如粥糜，口渴口臭，灼热疼痛。发热、烦躁不安，溲赤便秘。舌红，苔黄，脉数。

治法及方药：清心泻脾，消肿祛腐。可选用导赤散合凉膈散加减，常用药物如生地、木通、竹叶、甘草、大黄、芒硝、栀子、黄芩、连翘、薄荷等。

加减法：口渴者，可加天花粉、麦冬等；大便通畅者，可减去大黄、芒硝；食欲不振者，可减去生地，加太子参等。

3. 阴虚火旺

主证：口中少量灰白色糜斑，患处疼痛轻微或不痛。口舌干燥，饥不欲食，大便干结，小便短少。舌红少津，脉细数。

治法及方药：滋阴养胃，清热生津。可选用益胃汤加减，常用药物如沙参、麦冬、生地、玉竹、冰糖等。

加减法：阴亏大便难行，可加白蜜等；若糜烂延及咽喉，日轻夜重，多为阴伤邪盛，可加桔梗、甘草、玄参等。

4. 脾虚湿困

主证：口中白色糜粥样糜烂斑点，纳呆便溏，倦怠乏力。舌淡，苔白腻，脉细滑。

治法及方药：健脾益气，化浊利湿。可选用连理汤加减，常用药物如党参、白术、干姜、黄连、甘草等。

加减法：若兼怕冷畏寒者，可去黄连，并加附子等；纳呆、便溏者，可加砂仁、神曲等；舌苔白腻者，可加法半夏、石菖蒲、砂仁等。

【外治法】

1. 含漱法 可用2%～4%碳酸氢钠溶液含漱；或用金银花、黄连、甘草煎汤含漱，以清热解毒祛腐；或用淡盐水漱口。年幼的患儿可用纱布蘸上述药液擦洗患处白膜。

2. 涂敷法 可选用冰硼散、生蒲黄粉、青吹口散、牛黄散等，用棉签蘸涂于患处。

3. 涂擦法 可用药液或药膏涂于患处。如以冰硼散和蜜调匀，擦于口舌患处。或以1%~2%龙胆紫、制霉菌素甘油涂于患处。

4. 敷贴法 以药物敷于足心。临床常用吴茱萸研成粉末，用醋调匀成糊状，敷于足心；或吴附膏（由吴茱萸、附子组成）贴于足心。

【针灸按摩】

1. 体针 取上廉泉、地仓、曲池、合谷、内庭，以点刺泻法，每日或隔日1次。或取颊车、承浆、劳宫、太溪、行间，以点刺轻中刺激，每日1次。

2. 耳针 取口、心、胃、内分泌等耳穴，以王不留行籽贴压，每日垂直按压3~4次，不宜捻搓。

【预防与调护】

1. 注意口腔卫生，饮食用具应经常清洗消毒。婴幼儿喂养工具应经常清洗、消毒，并经常用温开水洗涤口腔，防止秽污滞留。

2. 乳母授乳前应清洗乳头，注意哺乳卫生。

3. 饮食宜清淡，忌肥甘厚腻。

4. 合理应用抗生素及免疫抑制剂，中病即止，不宜久用。

【名医经验】

（一）周光英医案

张某，女性，48岁。1988年6月8日初诊。

病史：口舌糜烂反复发作10余年，并常因口糜致口臭而苦恼，屡经中西医治疗少效。诊时伴胸闷忧郁，易烦躁，时有口苦口干，轻咳无痰，胃纳尚可，夜寐一般，大便燥结，溲正常，舌苔薄黄质偏红，舌面有裂纹，脉细数。

治以清热解郁法，方用越鞠丸加味：苍术8g，香附6g，川芎6g，神曲2g，炒山栀10g，川贝母6g，升麻3g，7剂。

患者服7剂药后再诊，口糜已大减，胸闷忧郁、烦躁口苦等症均改善。嘱原方再服14剂以巩固疗效。药后患者告谢，称口糜已基本痊愈。

按：口糜之症，多从心、胃之火辨治，常予导赤散、清胃散之类。但周老认为，该患者病久生郁，况屡经中、西医治疗少效，苦恼忧郁日久，致气、血、痰、火、湿、食六郁俱生，故当从郁火论治。越鞠丸为治肝、脾气郁之方，周老恐肝郁日久，木火刑金，故加川贝母清热止咳，少量升麻则为引药上行至病所，兼有解毒泄浊之效，辨治得当，效若桴鼓。周老谓：口糜之证日久，吾曾以越鞠丸加味治疗多例，均效。

——选自：江西中医药，1993，24（5）：12-15.

（二）钱育寿医案

吴某，女，11 个月。1986 年 11 月 23 日初诊。

素禀体弱，形瘦萎黄，近 1 周来，初起发热，经治，表虽和而里不解，口舌糜烂，影响饮食，时时流涎，脉细而数。

治以护阴清化。药用：南沙参、玄参、川石斛、茯苓、碧玉散（包）、竹茹叶各10g，生石膏（先煎）30g，薄荷尖（后入）5g，鲜芦根 15g。另用珠黄散吹口。3 剂。

药后内热渐清，口舌糜碎已消，食欲渐馨，苔薄舌红，脉细数。前方去碧玉散、生石膏、薄荷、人中黄，加鸡内金5g，继服 3 帖而愈。

按：钱师认为小儿为纯阳之体，感邪之后，极易化热，或因口腔不洁，过食辛辣炙煿之品，极易耗损肺胃之阴，治疗口疮、口糜应以护阴存津为第一要义，常以大队甘寒养阴之品中佐以一二味清热解毒药，而苦寒清热之品如连、柏、栀、芩等用之甚少，可谓用药别具一格。

——选自：辽宁中医杂志，1995，22（3）：99-100.

（三）朱杰医案

倪某，男，3 个月。1997 年 10 月 2 日初诊。

匝月来口腔布满白屑，拭之不去，周围红晕，形体怯弱，身有微热，入夜汗多，大便偏稀，舌质嫩红，服中西药不效。曾患"肠炎"，于村诊所用多种抗生素治疗半月乃愈。

久泻耗损阴液，肾气亏损，水不制火，无根之火上浮。治拟滋阴清热、引火归元：生地、山茱萸、云茯苓、丹皮、泽泻、山药、麦冬、玄参、车前子各 6g，肉桂（后下）3g。另以吴茱萸6g，醋调敷左足心，日 1 次。上方服 4 剂而愈。

按：鹅口疮（口糜）以阴液不足、外感热毒为特点，其证治与口疮略同，但鹅口疮偏阴虚证多，口疮偏实热证多。此例患儿久泻失治，真元不足，虚火上浮，而发为鹅口。若以实火之法泻之，则无异乎人已下井而益之以石也。治当滋水制火、引火归元，则火势顿除。

——选自：安徽中医临床杂志，1999（01）：38.

（四）赵文魁医案

王某，女，9 个月。1995 年 11 月 12 日，由其父带来就诊。

时见患儿唇内、舌面及颊腭黏膜布满白屑斑片，白屑之下鲜红糜烂，灼烧疼痛，流涎甚多，浸湿胸前棉衣，口不能闭，语言、进食均困难，已 7~8 天。舌质红，苔白滑，脉濡数。经西医诊治（用药不详）无效。

余以湿热内蕴中焦所致口糜论治，处以甘露消毒丹加减：白豆蔻4g，藿香6g，茵陈、连翘、射干各10g，滑石15g，菖蒲、黄芩各8g，木通、薄荷、生草各5g。煎服。

3剂后口糜显著减轻，白屑斑片退去2/3，流涎止，灼痛明显好转。效不更方，药量酌减，继用3剂而愈。

按：口糜、口疮、齿龈肿痛、咽喉不利等病，虽病发口腔，病本却在脾胃。脾开窍于口，脾脉挟舌本散舌下；两颊属胃及大肠，咽者胃之系。本例患儿湿热内蕴脾胃，湿热互结，热处湿中，湿裹热外，湿浊得热蒸上熏，则发口糜。方中藿香、白蔻、菖蒲、薄荷芳香化浊、开泄气机；黄芩、连翘清热解毒；滑石、木通、茵陈清热利湿；贝母、射干清咽化痰；湿去热清则病愈。

——选自：陕西中医，2000，21（7）：327－328.

（五）童舜华医案

莫某，女，72岁。2002年10月12日初诊。

患者于9月发鹅口疮1次，10月复发鹅口疮已6天。诊见舌面及上腭有白色豆渣样物覆盖，脱落处鲜血淋漓，口腔灼热疼痛，痛苦不堪。伴大便溏泄，面色萎黄，畏寒。舌质淡，脉沉，左关稍弦。有糖尿病史，空腹血糖9.2mmol/L。

证属脾肾阳虚，虚阳上浮。拟温补脾肾、引火归元。药用：生黄芪30g，炒白术12g，怀山药30g，云茯苓15g，升麻、柴胡各6g，怀牛膝30g，淡附片6g，肉桂（后下）、川连各3g，青黛（包煎）10g，当归12g，陈皮10g。4剂。

二诊：鹅口疮已瘥，大便日行1次，成形，唯口腔及咽部仍有灼热感，夜间咽痛，口干，畏寒，乏力，头痛。苔薄而少，舌淡红、脉细数。证属气阴两虚，拟益气养阴、补肾降火。药用：生黄芪30g，炒白术12g，怀山药30g，茯苓、熟地、玄参各15g，麦冬12g，丹皮、丹参各15g，羚羊角粉（吞服）0.6g，五味子10g，怀牛膝30g，淡附片6g，肉桂（后下）3g，淫羊藿15g，白薇10g。7剂。

三诊：畏寒头痛已瘥，力增，咽痛减轻，舌尖开裂疼痛、苔薄少，脉弦数。前方去附、桂，加莲子心10g，生葛根30g清心火，生津液。7剂。

四诊：诸症均瘥，苔薄白而裂，舌质淡红，脉细。三诊方去莲子心，加天花粉15g，取3剂之量，研末为丸，如绿豆大，每日3次，每次6g，温开水送服。

随访2年，鹅口疮未复发，空腹血糖维持在7mmol/L左右。

按：本例患者初诊时一派上热下寒之象，浮火熏灼于上则口糜、口腔灼痛，脾肾阳虚于下，则便溏、畏寒由作，舌淡、脉沉细亦为阳虚之象。中气不足，则阴火上乘，肾阳衰惫，则浮阳上越，故用补中益气汤佐以青黛、黄连升补脾胃之气以降阴火，并以附、桂、牛膝温肾命真阳以潜降浮阳，导龙入海。二诊口糜已瘥，现气阴两虚之象，转从气阴双补，使余症消退，巩固疗效。

——选自：中医药学刊，2006（08）：1502－1503.

（六）史来恩医案

患者，女，出生 136 天。2004 年 11 月 16 日初诊。

口舌起白屑 10 天。神疲、体瘦、面白、颧红，口腔内散在性白屑，周围红晕而不显，口虽干而不渴，舌稍红，苔少，脉细，指纹紫。

史氏认为，该病有内外因，内为胎热及心脾之热，外为受湿热之邪。治宜滋阴清热、健脾祛湿。予"健脾渗湿方"加黄精、乌梅、黄柏、金银花，可提高养阴降火、清热解毒之效，八味药等量研末，置瓶备用，或水泛制丸，为"湿热消雪散丸"，每日 3 次，其用量应根据患儿体质、年龄、病情而定。

按：方中白茯苓、怀山药与黄精、乌梅同用，增其滋阴生津降火之功；怀山药、炒扁豆增强健脾祛湿助运之效。生薏苡仁和金银花倍增清热解毒之力；炒扁豆、白茯苓健脾祛湿清热，以达到脾健湿除，火降热清，毒解口愈。

——选自：社区中医药杂志，2012（2）：216.

（七）程志源医案

蒋某，女，2 岁。2015 年 7 月 19 日初诊。

以"发热，流涕，轻咳 2 天"来我院就诊。查体：肛温 38.4℃，舌红，苔薄白腻，指纹紫滞，达气关，咽略充血，心区听诊无特殊。

西医诊断：急性上呼吸道感染。

中医诊断：鹅口疮，证属风热袭表。

治法：清热解表。

处方：金银花 6g，连翘、藕根、桔梗、蝉蜕、紫苏子、紫苏梗、桃仁、苦杏仁、法半夏、银柴胡、青蒿、生甘草各 3g，炒黄芩 2g，六神曲 4g，生石膏 10g。3 剂。常规煎药取 100mL，分多次温服。

7 月 21 日二诊：身热不退，流涕、咳嗽未加剧。查体：肛温 38℃，舌红，苔薄白腻，指纹紫滞达气关，咽略充血，心肺听诊无特殊。原方去桔梗、桃仁、苦杏仁，加防风、藿香、佩兰各 4g，苍术、厚朴各 2g。3 剂，煎服方法同前。

7 月 24 日三诊：身热退，涕、咳止，纳呆，便溏，口腔黏膜散发白屑，舌红，苔薄白腻，指纹紫滞，达气关。处方：金银花、薏苡仁各 6g，连翘、茯苓、生白术、防风、淡竹叶、六神曲各 4g，炒黄芩、姜半夏、生甘草各 3g，苍术、焦栀子、砂仁、白豆蔻、赤芍各 2g，生石膏 10g。4 剂，煎服方法同前。

7 月 28 日四诊：口腔黏膜有白屑，纳呆，便溏，舌红苔薄白腻，指纹紫滞，达气关。原方去防风、薏苡仁、生石膏、赤芍，加藿香、佩兰、车前草各 4g，3 剂，煎服方法同前。

7 月 31 日五诊：口腔黏膜仍有白屑，纳呆，便溏，舌红，苔薄白腻，指纹紫滞达气关。原方去焦栀子、车前草，加滑石3g，4剂，服法同前。

8月5日六诊：口腔黏膜白屑消失，多汗，纳呆，便溏，舌红，苔薄白，指纹淡红，达气关。此时久病肺脾气虚，程老师拟健脾补肺益气，方用参苓白术散加减：太子参、煅龙骨、煅牡蛎、薏苡仁、六神曲各6g，炒白术、茯苓、山药、生山楂、鸡内金、大枣、浮小麦、陈皮、炙甘草各4g，炒白扁豆、连翘、炒苍术、防风各3g。7剂，煎服方法同前，以调理善后。

按：鹅口疮是一种以口腔黏膜上有散在白屑，或白膜满布，状如鹅口为特征的小儿常见疾病。婴幼儿较常见，尤以新生儿及久病、久泻体质羸弱的乳儿更常见。口唇为脾胃所主，脾开窍于口，脾络通于口，其华在唇，胃脉循喉咙连舌本，胃经循颊络齿龈。若调护不当，感受风热之邪；或喂养不当，恣食膏粱厚味，过食辛辣刺激之物；或口腔不洁，秽毒内侵，无论外感内伤，凡化热化火者，热毒积于脾胃均可循经上炎，熏蒸口舌，则易发鹅口疮。方中太子参、炒白术、炒苍术、茯苓山药、炒白扁豆、薏苡仁益气健脾渗湿固中；煅龙骨、煅牡蛎敛阴固涩，补充钙质；六神曲、生山楂、鸡内金健脾消积；藿香、佩兰芳香化湿；连翘、防风疏风清热解毒；炙甘草调和诸药。程老师辨证施治，组方严谨，标本兼治，疗效较为满意。

——选自：中医儿科杂志，2017，13（3）：17－18.

（黄小瑾　赵雅君）

第三节　口　癣

口癣是以口腔肌膜出现灰白色条纹或斑块为主要特征的疾病。本病好发于中年人，女性多于男性，病程多较长，早期没有自觉症状，患者不易发现，有的是在诊疗其他口腔疾病时偶然发现。

西医学的口腔扁平苔藓等疾病可参考本病进行辨证治疗。

【历史源流】

中医古籍中无"口癣"病名，类似本病的记载见于"口破""口蕈""口糜"等病证中。明代《外科正宗·卷之四》所述"口破"的表现和病机与本病有相似之处："口破者，有虚火、实火之分，色淡、色红之别。虚火者，色淡而白斑细点，甚者陷露龟纹，脉虚不渴。此因思烦太甚，多醒少睡，心火妄动而发之……实火者，色红而满口烂斑，甚者腮舌俱肿，脉实口干。此因膏粱厚味、醇酒炙煿，心火妄动发之。"

现代文献中，2001年王永钦主编的《中医耳鼻咽喉口腔科学》首次用"口癣"作为病名进行了论述。2012年由熊大经、刘蓬主编的全国中医药行业高等教育"十二五"规划教材《中医耳鼻咽喉科学》首次以"口癣"为病名写入中医教材中。

【临床诊断】

（一）诊断要点

1. 临床特征 口癣的临床特征为口腔肌膜有灰白色条纹或斑块。

口腔黏膜损害主要为珠光白色条纹或网纹，也可为单线条或绕成环形。在舌背多为圆形或椭圆形白色斑块，损害区乳头消失而平伏。软腭或其他部位可发生透明颗粒状水泡。条纹之间的黏膜色泽可以正常或充血；有时在损害范围内某一区域发生糜烂，在唇部或颊黏膜处有时可出现针头大小、微隆的丘疹。

黏膜损害可发生于口腔肌膜的任何部位，多左右对称，颊部最多见，也常发生于舌、唇、牙龈、口底、腭部。不同部位的病损表现有所不同。

（1）唇部：下唇唇红部多见。呈弧形白纹，伴有鳞屑，如出现糜烂时，可形成血痂。

（2）颊部：磨牙区前庭沟为好发区，可波及颊黏膜，或只局限于腮腺导管周围，以网纹状损害较多见，容易引起反复的糜烂，还可以出现树枝状、圆环状、小水疱、丘疹、小型方块等不同形状的损害。

（3）腭部：软腭损害常呈小水疱或白纹，硬腭损害多位于近牙龈的边缘，边缘微隆起，稍带白色，中央萎缩微红，有时发生糜烂。

（4）舌背：为界限清楚的圆或椭圆形斑块，舌乳头短缩变平，在扩大过程中，圆中央上皮萎缩鲜红，容易糜烂。部分舌背也可出现过角化现象，稍隆起而色白，但其周围仍伴白色条纹的萎缩上皮，这与良性的角化病具有明显的区别。舌腹与口底损害常为左右对称的白色前后向纵形条纹，但少糜烂。

（5）其他部位：损害除见于口腔外，也可以见于生殖器，常呈暗红色的圆或椭圆形斑块，表面可见白色网纹，容易发生糜烂。

指甲或趾甲也可发生损害，甲体变薄而无光泽，甲体表面可表现为细鳞、纵沟、点隙、切削面，常呈对称性。严重时指、趾甲损害可使甲体脱落，还可发生溃疡坏死。

2. 主要伴随症状 轻症患者可仅有局部干燥、木涩、粗糙、灼热感、虫爬感、痒感，遇辛辣、热、酸、咸味食物刺激时，病损处有刺痛、灼痛感。患者可能有精神创伤史、长期情志不舒、失眠多梦、过敏史或腹胀便溏等。

3. 检查 组织病理学检查有特征性改变：上皮过度不全角化，基底层液化变性以及固有层有密集的淋巴细胞呈带状浸润。

（二）鉴别诊断

本病需与口糜、口腔白斑、慢性盘状红斑狼疮、苔藓样反应等疾病相鉴别。

1. 口糜 口癣的特征性病损为白色粗细不等的条纹，也可见白色斑块，斑块多发生于舌背，斑块边界不清楚，周围有更细小的白色条纹。这种白色的条纹或斑块不是口腔肌膜糜腐物质形成，故不能被拭去。

口糜可出现口腔肌膜白色斑片，边界清楚，略高出肌膜表面，拭去斑片后，其下方发红渗血。口糜多见于婴幼儿，也见于继发于伤寒、大面积烧伤或烫伤、泄泻、糖尿病、原发性免疫缺陷以及长期大量使用抗生素的成人患者；口癣一般发生于中年人。

2. 口腔白斑 口癣与口腔白斑均可见口腔肌膜有白色斑块，但口腔白斑者，白色斑块粗糙稍硬，有时有沟纹或沟裂；而口癣质地柔软，周围可见白色条纹，病理学检查上皮有明显的异常增生。

3. 慢性盘状红斑狼疮 慢性盘状红斑狼疮与口癣均可出现充血、糜烂伴有白色条纹。口癣的条纹交叉成网状或环状、树枝状等，发生于唇部的口癣通常不超出唇红缘；而慢性盘状红斑狼疮的病损中央凹下，四周有放射状排列的细短白色条纹，发生于唇红部的病损超出唇红而累及皮肤，甚至唇红皮肤界限消失，此外，有的患者面部可呈现"蝴蝶斑"。两者病理学检查有特定区别。

4. 苔藓样反应 苔藓样反应和口癣均可见白色条纹或斑块，伴充血、糜烂。苔藓样反应的原因与服用甲基多巴、米帕林（抗疟药）等药物有关，停药后可缓解；或因口腔充填、修复材料所致，病损部位与充填物、修复体相对，去除该物质后病变减轻或消失。口癣发生部位多呈左右对称，与充填、修复材料不对应。

【病因病机】

本病病因多为肝脾肾功能失调，外感邪毒也与之有关。风热湿毒之邪侵袭于口，搏结于黏膜，留连不去，气血失和而致。脾失运化，中焦湿热，蕴热化火。情志不遂，或突然的精神刺激，或脏腑功能失调，气机郁滞。久病阴液亏虚，或情志内伤，阳亢阴耗，或年老体衰，肝肾之阴精耗损，肌膜失于濡养。

本病常见的病因病机如下：

1. 外邪侵袭 风热湿毒外犯肺脾，肺气失宣，敷而不达，湿毒蕴于脾胃，化火循经上炎于口，发为口癣。

2. 脾胃湿热 脾主运化，胃主受纳，若过食辛热肥甘，或嗜酒无度，脾失健运，胃失和降，水湿内停，酿成湿热，循经上蒸于口，发为口癣。

3. 肝郁化火 情志不遂，或突然的精神刺激，或病邪侵扰，阻遏肝脉，致使肝脏失于疏泄条达，气机郁滞，蕴热化火，灼烁肌膜，发为口癣。

4. 肝肾阴虚 久病失调，阴液亏耗，或情志内伤，阳亢阴耗，或房事不节，肾精耗损，或年老体衰，肝肾之阴精耗损，肌膜失于濡养而发为口癣。

【辨治思路】

（一）辨证思路

口癣形成的外因是外感邪毒，搏结于黏膜，留连不去，气血失和。内因是脏腑机能失调，气机郁滞，或气郁化火，灼烁口腔，或阴液亏虚，肌膜失养。辨证的重点在于辨外感内伤、辨脏腑两个方面。

1. 辨外感内伤　风热湿毒外犯，湿毒蕴于脾胃，化火循经上炎于口，导致肌膜红肿溃烂，口干口臭；风热最易侵袭肺卫，导致发热、恶风、汗出；若是湿浊上困，经络受阻，清阳不升，则头重如裹。

2. 辨脏腑　与外邪、湿浊、阴虚相关的脏腑主要有肺、脾胃、肝肾等。

（1）肺卫失调：风热湿毒外犯，最易侵犯肺卫，肺主宣发肃降，肺气失宣，敷而不达，气机不利；肺失肃降，湿毒蕴于脾胃，化火循经上炎于口。常见症状有口腔黏膜烂红疼痛，伴有外感证候如发热、汗出，或头重如裹、咽痛咽痒、口干口臭等。

（2）脾胃失调：脾主升清，胃主降浊，脾胃升降协调，则气血化生充足，而湿浊不易产生。饮食不节，脾胃功能减弱，升降失调，则易导致湿浊停聚化热。出现病变处湿烂，有水泡，或发生于唇红处，渗出多，结痂厚，伴有胃脘嘈杂、胸胁胀闷、口腔黏腻感等症。

（3）肝郁化火：肝喜条达而恶抑郁，肝失疏泄，气机郁滞，郁而化火，循经上行，常出现口腔灼热刺痛，口苦咽干，胸胁胀痛，烦躁易怒，眩晕，失眠多梦，月经失调。舌边尖红，舌苔黄，脉弦等证候。

（4）肝肾阴虚：情志不遂，气郁化火，火灼肝阴，或久病、热病，耗伤肝肾之阴，或肾阴不足，水不涵木，致使肝肾阴虚。则易出现口腔肌膜干燥发红，有灰白网状花纹，唾液减少，肌膜灼热，口干目涩，失眠健忘，腰膝酸软，手足心热，月经量少推迟。舌红少苔，脉沉细或细数等证候。

（二）治疗思路

初起患者口癣的疼痛症状一般不重，治疗当以治本为主。大多数患者是以口腔黏膜糜烂疼痛的症状而来就诊，应当给予适当的外治法缓解其疼痛症状，如汤液含漱、外用散剂涂覆等，以收敛止痛，同时结合辨证内服药物以治其本。

【辨证论治】

1. 外邪侵袭

主证：口腔肌膜白色网纹密集，或见水泡、丘疹、渗出，红肿疼痛，影响进食。发热、恶风、汗出，或头重如裹，咽痛咽痒，口干口臭。舌质红，苔黄腻，脉濡数或浮数。

治法及方药：祛风除湿，清热解毒。可选用消风散加减，常用药物如荆芥、防风、苦参、苍术、牛蒡子、蝉蜕、石膏、知母、胡麻仁、生地、当归、甘草等。

加减法：风热偏盛而身热、口渴者，可加金银花、连翘以疏风清热解毒；湿热偏盛，胸脘痞满，身重乏力，舌苔黄而腻者，可加地肤子、车前子、栀子等以清热利湿。

2. 脾胃湿热

主证：口腔肌膜出现白色条纹或斑块、水疱，可伴充血、糜烂，进食时疼痛，发生于唇红处的可见较多的黄色渗出物，结痂较厚。多食易饥，胃脘嘈杂，胸胁胀闷，口干口黏，便干尿黄。舌质红，苔黄腻，脉弦滑数。

治法及方药：清热利湿，化浊解毒。可选用甘露消毒丹加减，常用药物如茵陈、滑石、木通、石菖蒲、藿香、白豆蔻、薄荷、黄芩、连翘、射干、贝母等。

加减法：肌膜湿浊，口涎多者，可加炒薏苡仁、白术、茯苓等。

3. 肝郁化火

主证：口腔肌膜见灰白色网纹，或伴色素沉着，充血糜烂，有粗糙木涩感或灼热疼痛、刺痛。口苦咽干，胸胁胀痛，烦躁易怒，眩晕，失眠多梦，月经失调。舌边尖红，舌苔黄，脉弦。

治法及方药：疏肝解郁，清肝泻火。可选用丹栀逍遥散加减。常用药物如丹皮、炒山栀、柴胡、白芍、当归、薄荷、白术、茯苓、甘草、煨姜等。

加减法：胸胁胀满者，可加厚朴、半夏等宽胸以宣泄郁气；上腹痛者，可加陈皮、枳壳等理气和胃止痛。

4. 肝肾阴虚

主证：口腔肌膜干燥发红，有灰白网状花纹，发生于舌背的为略显淡蓝色的白色斑块，舌乳头萎缩，发生于牙龈时，则有充血或糜烂，夹杂白色网纹，伴有红肿疼痛，肌膜灼热，口干目涩，失眠健忘，腰膝酸软，手足心热，月经量少推迟。舌红少苔，脉沉细或细数。

治法及方药：滋补肝肾，养阴清热。可选用知柏地黄丸加减。常用药物如熟地黄、山药、山萸肉、茯苓、丹皮、泽泻、知母、黄柏等。

加减法：腰膝酸软，手足心热，月经量少推迟者，可加女贞子、旱莲草、枸杞等；失眠健忘者，可加五味子、百合、山萸肉等。

【外治法】

1. 涂敷法　可用养阴生肌散、锡类散、珍珠散、珠黄散等局部涂敷，每日3～4次，可收敛生肌。

2. 含漱法　可用黄芩、金银花、竹叶适量，煎水含漱；或以金银花、玄参、生地煎汤含漱；或野菊花、白鲜皮、黄柏适量煎水含漱，以清热解毒利湿。

3. 局部注射法 可用曲安奈德注射液在患处黏膜下注射，每处用量0.1~0.2mL。

【针灸按摩】

1. 针刺 取曲池、内关、合谷、足三里、三阴交、侠溪等穴位，针刺，每日1次。

2. 耳针 可选神门、交感、皮质下、肾、脾、胃等耳穴埋针，或用王不留行籽贴压。

3. 穴位贴敷 可用五味子、附子、吴茱萸研粉，敷涌泉穴，夜敷昼停。

【预防调护】

1. 保持情绪舒畅，适当休息，避免疲劳，保证睡眠。

2. 适当运动，增强体质，提高机体免疫力。

3. 忌食肥甘厚味，烟、醇酒、炙烤，保持大便通畅。

4. 避免进食较硬的食物如干果类（瓜子、核桃、花生等）。

5. 舌腹、口底的病损应警惕癌变，密切观察，必要时进行组织病理学检查，以明确是否有癌变。

【名医经验】

（一）朱仁康医案

李某，女，20岁。初诊日期：1975年1月10日。

主诉：口腔发干、发紧不舒服，口唇粗糙干燥、皲裂3个月。

现病史：3个月来自觉口腔发干、发紧，口唇粗糙，干燥皲裂，经会诊，诊断为扁平苔藓。

检查：口唇内黏膜可见紫褐色网状斑，唇缘粗糙皲裂，尤以下唇为甚。口颊内侧黏膜及上颚可见乳白色隆起的皮损。脉细滑，舌质红，苔薄腻。

西医诊断；口腔扁平苔藓。

证属：脾胃湿热熏蒸。

治则：祛风化湿，清热解毒。

药用：乌梢蛇9g，蝉蜕6g，羌活6g，白芷6g，荆芥9g，防风6g，金银花9g，连翘9g，马尾连9g，黄芩9g，生甘草6g。以后增加桃仁9g，红花9g，陆续服药54剂。药后口唇内紫褐色网状斑疹、左颊黏膜皮损已不显，上腭左颊内侧皮损尚可见。

1975年6月18日检查：左颊黏膜及上腭皮损均已消退，颊黏膜尚有小片如蚕豆大皮损未消，仍感轻度不适，因患者服药不方便，改拟丸药方。乌梢蛇30g，马尾连

30g，黄芩 30g，金银花 30g，连翘 30g，羌活 15g，荆芥 15g，防风 15g，甘草 15g。研末，蜜丸，每丸 9g 重，日服 2 丸。

按：朱老认为此病由于风湿蕴聚，郁久化毒，阻于肌腠，气滞血瘀所致。治疗原则以搜风燥湿、清热解毒为主。以乌梢蛇、蝉蜕搜风化毒为主药，佐以荆芥、防风、羌活、白芷祛风止痒，并以黄连、黄芩、金银花、连翘、甘草清热解毒为辅，亦可加用活血化瘀之桃仁、红花、茜草等药以活血消风。

——选自：《朱仁康临床经验集——皮肤外科》

（二）王守儒医案

1. 脾虚湿盛案

崔某，男，68 岁，干部。2010 年 11 月 15 日就诊。

主诉：口内两颊溃烂 1 年余。

现病史：1 年前无明显诱因口内两颊出现不适，近期溃烂疼痛，曾在某省级医院病理切片诊断为口腔扁平苔藓，行局部切除术，术后症状非但不减轻，反而糜烂加重，遂来就诊。患者平素纳呆，神疲乏力，口出热气，口内黏腻，口臭，头昏沉，大便干，两日一行。查见：两颊黏膜色红，有白色网纹，糜烂面较大，疼痛明显，舌苔厚腻污黄，脉沉数有力。

辨证：脾虚湿热，热重于湿。

治法：健脾祛湿，清热解毒，兼以活血。

处方：太子参 30g，白术 10g，茯苓 30g，佩兰 10g，当归 15g，赤芍 10g，牡丹皮 10g，制乳香 10g，制没药 10g，白鲜皮 10g，苦参 12g，蛇床子 10g，茵陈 6g，金银花 30g，蒲公英 20g，黄芩 10g，鸡内金 10g，神曲 10g，麦芽 10g，山楂 10g，甘草 6g。7 剂，水煎服，日 1 剂，早晚分服。同服西药红霉素、奥硝唑、维生素 AD 胶丸、维生素 E、西帕依固龈液及自制含漱散交替含漱。

2010 年 11 月 22 日复诊：服上方后疼痛明显减轻，黏膜色基本正常，糜烂面显著缩小，饮食量较以前增加。效不更方，10 剂继服，红霉素、奥硝唑停服，其余西药继服。

2010 年 12 月 2 日复诊：服上方后糜烂已愈，疼痛消失，黏膜色正常，网纹仍明显，大便稍稀，一日两次，本次去金银花、蒲公英、黄芩、蛇床子，加炒山药 20g，炒薏苡仁 20g，桃仁 10g。10 剂继服。并加服血塞通软胶囊以巩固疗效。以后随访 2 年，未见复发。

按：从其平素纳呆、神疲乏力、脉沉及"舌苔厚腻污黄，脉弦数有力"的见症，可知本病为脾虚湿热所致，根据其两颊黏膜色红，有白色网纹，糜烂面较大，疼痛明显，口出热气，口内黏腻，口臭可知其热重于湿，为湿热上蒸于口而导致糜烂。导师用太子参、焦白术、茯苓益气健脾；白鲜皮、苦参、蛇床子、茵陈、佩兰、蛇床子清利湿热；金银花、蒲公英、黄芩清热解毒；当归、赤芍、丹皮、制乳香、制没药活血化瘀、敛疮止痛；鸡内金、焦三仙和胃消导；甘草调和诸药。全方共奏益气健脾、清热祛湿、活血止痛之功，治疗本病，甚为合拍，共奏良效。

——选自：中国医学创新，2015，12（2）：95 – 98.

2. 脾虚血瘀夹湿夹热案

王某，男，38 岁，工程师。2013 年 7 月 6 日初诊。

主诉：口腔内白色网纹半年余。

现病史：半年前因精神压力大，自感口腔内不适，在当地医院就诊治疗，具体药物不详，曾自涂 V 钾酸软膏，效果不佳，自觉下唇内夜晚白色网纹多，晨起刷牙后变少。平素纳呆，体倦乏力，口干口黏，饮水不多，大便黏滞不爽，为求进一步治疗，遂来就诊。查见：双侧下后磨牙区浅淡白色网纹，舌尖右侧两块白色斑块，左侧舌体三块白色网纹。舌苔厚腻水滑，舌底脉络色暗稍迂曲，脉沉缓无力。

诊为：脾虚血瘀，湿热上蒸，湿重于热。

治法：健脾祛湿，清热解毒，活血化瘀。

处方：黄芪 30g，太子参 30g，炒白术 10g，茯苓 30g，当归 15g，赤芍 10g，丹皮 10g，金银花 12g，黄芩 10g，苦参 10g，白鲜皮 10g，白花蛇舌草 12g，蛇床子 10g，鸡内金 10g，焦三仙各 10g，甘草 6g，炒山药 30g，炒薏苡仁 30g，柴胡 10g，枳壳 10g。7 剂，水煎服。西药：血塞通软胶囊、红霉素肠溶胶囊、奥硝唑片、含漱散、维生素 E 软胶囊、维生素 AD 软胶囊。

2013 年 7 月 13 日二诊：服上方，胃内不适，双颊黏膜网纹已基本消失，血压低，舌淡苔白脉沉无力，叶状乳头红。舌苔基本正常。上方去白花蛇舌草、蛇床子减轻胃内不适，加炒桃仁 10g，红花 12g 加强活血，改善局部微循环加快网纹消失。7 剂继服。西药红霉素、奥硝唑停服，加西帕依固龈液漱口。

2013 年 7 月 20 日三诊：服上药后舌苔正常，胃内无不适，口干仍明显，脉细稍数，双颊黏膜白色网纹消失，右侧舌下仍有少量白色网纹，自述血压偏低，心率 60 次/分，稍无力。因体内湿邪已除，且有祛湿太过伤阴之象，故本次去黄芩、苦参、柴胡、枳壳，加炒白芍 10g，熟地 20g，枸杞子 30g。20 剂继服。西药停服。

2013 年 8 月 10 日四诊：服上方后症状基本消失。上方 20 剂继服，以巩固疗效。

按：患者平素脾虚，又因压力太大，致肝郁乘脾，脾虚生湿，湿郁化热，湿热上蒸于口，熏蒸口肌，发为本病。患者患该病半年余，久病多瘀，加之患者口底脉络色暗、迂曲均为血瘀之象。方中黄芪、太子参、炒白术、茯苓、炒山药、炒薏苡仁健脾祛湿；黄芩、苦参、白鲜皮、白花蛇舌草、蛇床子、金银花清热祛湿解毒；当归、赤芍、丹皮活血化瘀；柴胡、枳壳疏肝理气；鸡内金、焦三仙固护胃气；全方益气健脾、清热化湿、活血祛瘀符合本病病机。故疗效甚佳。本患者湿重于热，因此，本方祛湿药多于清热药，但湿去后祛湿药应同时减量，避免祛湿太过而伤阴。

——选自：中国医学创新，2015，12（2）：95 – 98.

（三）李元文医案

患者甲，男，37岁。2013年5月20日就诊。

主诉：口腔两侧颊黏膜起皮疹半年。

现病史：半年前，无明显诱因出现口腔两侧颊黏膜起皮疹，约黄豆大小，淡紫色斑点，并逐渐扩大，至就诊时见鸽蛋大小，平素因工作压力大，情绪紧张，常熬夜工作，心烦多梦，寤寐不安。刻下症见口腔两侧颊黏膜起皮疹，伴心烦多梦，眠不安，手足心热，口干不欲饮，口苦，纳差，胃脘隐隐灼痛，大便干燥费解，小便频数，舌暗红少苔，脉左弦，右涩。

既往史：慢性胃溃疡病史，无其他特殊病史及青霉素、磺胺类药物过敏，否认其他药物食物过敏史。

家族史：父亲冠心病、母亲糖尿病病史。

专科检查：口腔两侧颊黏膜起皮疹，淡紫色斑点，约3cm×5cm大小，未见溃疡、红肿化脓，无渗出，边界清楚。

西医诊断：扁平苔藓。

中医诊断：紫癜风。

辨证：阴虚火旺，脉络瘀血。

治以益气养阴、活血通络为大法，给予自拟活血通络饮加减。处方如下：当归30g，川芎20g，赤芍15g，白芍15g，麦冬10g，天冬10g，首乌10g，白花蛇舌草30g，鬼箭羽10g，地龙10g，水蛭6g，生黄芪15g，丹参30g，檀香6g，砂仁（后下）6g，黄柏12g。上方共14剂，水煎两次分服。考虑患者素有胃溃疡病史。建议饭后半小时服用。减少空腹时胃肠道刺激。

处方以自拟活血通络饮为基础方，随症加入首乌滋阴通便；生黄芪益气固表而无炙黄芪温热之性以免助火；丹参、檀香、砂仁为丹参饮组成，善于活血行气止痛，助君药活血通络，又能缓解胃脘疼痛；黄柏善清实火，又能降相火清虚热。

二诊：2周后复诊，症见颊黏膜皮疹略见缩小，颜色变浅，胃脘灼热隐痛缓解明显，纳食转佳，睡眠仍欠佳，口干少饮，二便调，舌脉同前。效不更方，继续当前治疗方案，服用2周。

三诊：4周后复诊，症见颊黏膜皮疹明显缩小、颜色减退，部分皮疹消失，患者无胃脘不适，纳食佳，睡眠可，寤寐安宁，口不干，二便调，舌色由暗红少苔转淡红，苔薄，脉不似先前弦涩有力，脉转弦细。上方去首乌、丹参、檀香、砂仁，加入鸡血藤以活血补血、调经通络，加入牛膝以引火下行、活血调经，本阶段主攻活血通络，兼益气滋阴。

四诊：2个月后复诊，症见：颊黏膜皮疹大部分色淡不显，患者纳食佳，睡眠安，二便调，舌色淡红，苔薄，脉略弦。给予中成药六味地黄丸、逍遥红花片口服，滋阴活血巩固疗效，5 个月后复诊，皮疹消失，余无不适，患者已治愈。

按：李师认为本病主要原因在于气阴不足，络脉瘀血。发病者多本虚标实，以气阴不足为本，脉络瘀血为标。李师审证求因、辨证论证，治以益气养阴、活血通络为大法，自拟活血通络饮，方中以当归活血养血为君药，川芎、赤芍、白芍活血化瘀、养阴通络为臣药，麦冬、天冬养阴生津，白花蛇舌草、鬼箭羽清热解毒为佐，地龙、水蛭引经通络为使，再根据患者体质、气候环境等三因制宜随症加减。

——选自：中医临床研究，2014，6（36）：3 - 4.

（四）范永升医案

孔某，女，51 岁。2006 年 10 月 13 日初诊。

患者 2 年多来两颊部黏膜破溃疼痛反复发作，影响进食，确诊为口腔扁平苔藓，间断服用羟氯喹、泼尼松、华素片、维生素及外用溃疡膜等，疗效欠佳。诊见：双颊黏膜广泛充血、色红，左侧见一约 1.0cm×1.2cm 大小的片状糜烂面，周围见灰白色细纹，右侧有一约 1.2cm×1.5cm 大小片状糜烂，并见白色细网纹。患者心烦痞闷，舌质暗红、苔薄略黄腻，脉滑。

证属脾胃湿热，毒瘀互结。

治拟清利湿热、解毒祛瘀。以甘草泻心汤加减：生甘草 18g，黄芩 12g，炒黄连 3g，姜半夏 9g，干姜 6g，蒲公英 30g，苦参 15g，生黄芪 30g，丹参 20g，七叶一枝花 15g，青蒿 18g，炒白芍 20g，炒白术 15g，茯苓 12g，淮小麦 30g，佛手 10g，桃仁 10g，红花 10g。7 剂，水煎服。

二诊：口腔颊部糜烂面变小，右侧几近愈合，黏膜局部色变淡，心烦痞闷明显好转。上方去佛手、红花，加猫人参 30g，并将剂量调整为：青蒿 25g，丹参 30g，七叶一枝花 30g。14 剂，水煎服。

三诊：口腔颊部糜烂面消失，诸症改善，唯睡眠欠佳，上方加枸杞子 30g，夜交藤 30g，青蒿增至 30g，苦参改为 18g。14 剂，水煎服。药后患者病情进一步改善，以滋阴清解之法调治月余而愈。

——选自：中医杂志，2008，49（6）：499.

（五）孙守才医案

1. 气阴两虚，湿邪内阻案

刘某，女，24 岁。2014 年 4 月 15 日初诊。

主诉：舌面起疙瘩 5 个月。

患者 5 个月前发现舌面有几个乳白色小疹子，并逐渐融合成片，发涩、发痛，服用维生素 B$_2$、B$_6$ 等药无效，去某大学口腔医院确诊为口腔扁平苔藓。检查见舌面中部及右侧有葵花子大小乳白色扁平丘疹，两侧颊黏膜及牙龈处均有同样大小不等的扁平丘疹，少许渗出，舌质红苔薄白，脉细缓。

中医诊断为口蕈病。证为气阴两虚，湿邪内阻，邪伏阴分。

治法益气养阴扶正、清热祛湿驱邪，方用青蒿鳖甲汤合秦艽丸加减：青蒿 15g，鳖甲 20g，知母 10g，生地 15g，沙参 15g，玄参 15g，石斛 10g，藏青果 6g，金果榄 10g，秦艽 15g，丹参 15g，漏芦 12g，生薏苡仁 20g，苦参 15g，乌梢蛇粉（冲服）5g。每日 1 剂，水煎口服，10 天为一疗程，连服 30 天。

至 5 月 15 日口腔内皮疹基本消退，无发涩刺痛感，以养阴清胃汤加生白术、陈皮调理善后。服药 10 天后，见舌颊龈光滑平整，口腔内无异常不适，临床治愈。

按：本例患者口腔内发涩疼痛，舌红脉细，且有疼痛，病程长达 5 月有余，多阴虚伤津，正气已虚，用知母、生地、沙参、玄参、石斛、青果、金果榄养阴生津、益气扶正，苔白脉缓又有渗出，多脾虚湿阻，邪气内伏不出，用薏苡仁、苦参健脾祛湿，用青蒿、鳖甲、秦艽、丹参、漏芦、乌梢蛇入阴搜邪、通经活络、祛邪外出。在恢复期宜以健脾养胃为主，促进受损黏膜进一步修复，并巩固疗效。

——选自：现代中医药，2017，37（4）：12 – 13.

2. 阴伤湿阻案

祝某，男，45 岁。2011 年 10 月 20 日初诊。

主诉：口腔颊黏膜及牙龈溃烂 6 个月。

患者半年多前两颊出现白色点状隆起皮疹，然后溃烂疼痛，遇冷热酸咸等食物时疼痛加重，口腔发涩不适，经交大口腔医院诊断为口腔扁平苔癣，给予多种西药治疗（不详），疗效不明显，于 2011 年 10 月 20 日经熟人介绍来求中医治疗。舌红暗，苔黄白而腻，脉细缓。另有纳差、便溏、困乏、肢倦等全身症状。

中医诊为口蕈病。证为邪伏正虚，阴伤湿阻。

治疗以青蒿鳖甲汤和秦艽丸加减。处方如下：青蒿 15g，鳖甲 20g，知母 10g，地骨皮 15g，秦艽 15g，丹皮 15g，漏芦 12g，生薏苡仁 30g，苦参 15g，生白术 15g，茯苓 30g，黄柏 20g，党参 12g，乌梢蛇粉（冲服）6g。每日 1 剂，水煎口服，10 天为一疗程。共服药 5 个疗程（上方为主，稍有加减），于 2011 年 12 月 10 日口腔黏膜及牙龈溃疡愈合，感觉恢复正常，再以养阴清胃汤加炒白术、陈皮调理善后，口腔黏膜光滑完整，无异常不适，临床治愈。

按：本例患者除与上一案例有相同的病机、症状，并有相同的养阴生津、益气扶正、健脾祛湿、入阴搜邪、通络活络、祛邪外出的治法和药物外，由于脾虚症状更为明显（苔腻、纳差、便溏、困乏、肢倦），所以加强健脾药物的应用，如白术、茯苓、党参、黄柏等药；又因为湿较盛，故滋阴生津之药较前例少用一些，以使治法、药物更贴合病机。

——选自：现代中医药，2017，37（4）：12 – 13.

（六）丁素先医案

1. 肝肾阴虚案

邓某，女，50 岁。2011 年 5 月 10 日初诊。

患者口腔黏膜破溃疼痛、溃疡反复发作，于某医院口腔科行病理检查诊断为口腔扁平苔藓。近来，口唇、颊、舌多处损害，糜烂疼痛，吞咽时加重，伴全身乏力、头晕、口干、腰酸、五心烦热，口唇紫暗，舌质红，无苔，舌尖破溃，脉弦细数。

西医诊断：口腔扁平苔藓。

中医诊断：紫癜风。

中医辨证：肝肾阴虚，虚火上炎。

治法：补益肝肾，滋阴降火。

方药：六味地黄丸合二至丸加减。生地黄 15g，熟地黄 15g，山萸肉 15g，牡丹皮 10g，女贞子 15g，墨旱莲 15g，天花粉 15g，石斛 15g，玄参 10g，南沙参 15g，北沙参 15g，川芎 12g，淡竹叶 10g，灯心草 10g，黄连 9g，甘草梢 10g。外用锡类散涂患处。服药 14 剂后患者诉大部分皮疹消退，进食基本不疼，又连续服上方 10 剂痊愈。

按：本例患者为中老年女性，天癸已绝，肝肾本已亏，再加久病耗伤真阴，阴虚而致五心烦热，腰膝酸软可知肝肾亏虚。患者自觉口干，黏膜充血糜烂，口唇紫暗，舌质红，阴虚久而生内热，内热上炎于口，故辨证为肝肾阴虚，虚火上炎治宜补益肝肾、滋阴降火。方用六味地黄丸合二至丸加减。此患者久病阴亏，故加南沙参、北沙参助滋阴清热；加川芎理气活血、患者舌红无苔、舌尖破溃用黄连清泻心火，加导赤散以清心利水养阴。全方补泻兼施，标本兼治，共奏滋阴降火之效。

——选自：河南中医，2017，37（12）：2073 – 2075.

2. 气血两虚案

许某，女，55 岁。2012 年 12 月 3 日初诊。

患者两年前颊黏膜基底出现紫红斑片，其上有淡白色网状假膜遇凉热有刺激感。先后服用氨苯砜、泼尼松片等治疗无好转。近来，口腔黏膜网状皮肤损害扩大，黏膜浅表出现剥蚀性溃疡，刺激后有疼痛感，伴头晕、舌质嫩腻、脉弦滑大。

西医诊断：口腔扁平苔藓。

中医诊断：紫癜风。

中医辨证：气血两虚。

治法：益气养血。

方药：炙甘草汤加减。炙甘草 20g，生地黄 30g，当归 15g，杭白芍 10g，麻子仁 10g，党参 15g，桂枝 10g，生姜 3 片，大枣 3 枚。

二诊：服上方 7 剂，两颊的黏膜浅表剥蚀溃疡有所减轻，刺激后疼痛减轻，头晕消失，但出现怕冷、腹胀、腹鸣，自觉腹中有凉气，脉沉细，舌淡红。辨证为气血两虚而偏于气虚证，采用健脾补气、养血活血法治疗，改服用下方：黄芪 15g，党参 15g，白术 10g，茯苓 10g，当归 10g，赤芍 10g，鸡血藤 15g，红花 10g，牛膝 10g，甘草 6g。

三诊：服用上方 7 剂，口腔黏膜溃疡愈合而告愈。

按：本例患者皮损特点为颊黏膜基底紫红斑片，其上有淡白色网状假膜，遇凉热有刺激感。初诊时伴有头晕、舌质嫩腻、脉弦滑大，辨证为气血两虚证，拟炙甘草汤方。二诊时诸症减轻，但出现怕冷、腹胀等脾气虚衰症状，舌淡红、脉沉细。遂在一诊处方基础上去生地黄等滋腻碍胃之品，加黄芪、白术增强健脾补气之力。丁主任认为扁平苔藓的发病与气滞血瘀、瘀血发于肌肤、瘀血化热生风或外受风邪等有关。本病病程缠绵，久病入络，瘀毒难以宣泄，药力难达病所，唯活血逐瘀之品方能使气血舒达，瘀邪得以疏宣，故而在辨证基础上灵活遣用赤芍、鸡血藤、红花、牛膝等活血化瘀药确有必要。

——选自：河南中医，2017，37（12）：2073 – 2075.

（七）何新慧医案

1. 湿热毒蕴，瘀热互结案

苗某，女，73 岁。2011 年 3 月 18 日初诊。

患者口腔扁平苔藓反复发作已有 3 年余。刻下：患者两颊后侧充血糜烂，口唇下侧内侧溃烂疼痛，溃疡疮面直径 0.5cm～1.0cm，吞咽困难，纳一般，夜寐欠安，盗汗，二便尚调。舌暗红，苔少，中有裂纹，脉细。

辨证：湿热毒蕴，瘀热互结，兼有阴亏。

治以清热化湿、凉血解毒，兼以养阴。

自拟口疮方加减：金银花、当归、生甘草、丹皮各 10g，连翘、土茯苓、青黛（包煎）、合欢皮各 15g，黄连、地骨皮、天龙各 9g，黄芩、生地、赤芍各 8g；紫草、红藤、菝葜、石斛、夜交藤各 30g，细辛，肉桂（后下）各 3g。7 剂，水煎服，每日 1 剂，分 3 次服用。

2011 年 3 月 25 日二诊：患者服药后疼痛未见明显减轻，查两颊黏膜轻度充血，较前减轻，下唇溃疡基本收口，腹泻，日三四行，胃纳可，夜寐尚安。舌安，苔薄，中有裂纹，脉细。视病情守上方减夜交藤、合欢皮，加葛根 24g，木香 10g，滑石 15g，赤石脂 30g，以升清止泻、理气化湿继服 14 剂。

2011 年 4 月 8 日三诊：患者服药后，诉疼痛基本缓解。查左颊黏膜充血，轻度水肿，余病灶消退。大便溏薄，胃纳渐馨，夜寐安，舌暗红，苔薄白，中有裂纹，脉细。视病情，上方减地骨皮、赤石脂，加炒白术、茯苓各 10g 以健脾燥湿，继服 14 剂。后连续调理 1 年余，病情基本稳定。

——选自：浙江中医杂志，2016，51（6）：406 – 407.

2. 湿热互结，瘀毒内阻案

冯某，女，22 岁。2011 年 7 月 1 日初诊。

患者口腔扁平苔藓反复发作两年余。刻下两颊黏膜大片糜烂红肿，上、下唇发溃疡 2 处，1.0cm 左右，每每进食吞咽疼痛难忍，现每日服用地塞米松 0.5mg。胃纳尚可，大便偏稀，夜寐欠安。末次月经 6 月 11 日，量中，腹痛，5～6 天净。舌黯，苔薄白腻，脉细。

中医辨证属湿热互结，瘀毒内阻。

治以清热化湿、散瘀解毒。

自拟口疮方加减：金银花、当归、生甘草，炒白术、茯苓、丹皮、厚朴各 10g，连翘、玄参各 15g，生黄芩、生地、赤芍各 18g，紫草、红藤、菝葜、青黛（包煎）、土茯苓、延胡索各 30g，细辛、肉桂（后下）各 3g，天龙 6g，徐长卿 24g。14 剂，水煎服，每日 1 剂，分 3 次服用。

2011 年 7 月 5 日二诊：患者右颊病灶好转，左颊病灶有增大，疼痛稍减。服药 10 天后自上周起减地塞米松为每日 0.25mg，胃纳尚可，大便日 1 行，基本成形，夜寐安。舌偏黯，苔白，脉细。视病情守上方加苦参、滑石（包煎）各 15g，佛手 10g。继服 14 剂。

2010 年 7 月 29 日三诊：患者双颊黏膜基本痊愈，舌右侧病灶 0.5～1.0cm，轻度糜烂，地塞米松已停用 1 周余，月经超前 5 天左右。胃纳可，二便调，夜寐安，舌黯，苔薄白腻，脉沉细。视病情守上方去滑石，加薏苡仁、旱莲草、女贞子各 15g。继服 14 剂。后连续调理两年余，病情基本稳定，未再使用激素治疗。

按：两患者均患有口腔扁平苔藓多年，久治不愈，口腔黏膜糜烂、出血、疼痛，严重影响其生活质量。两者在病因病机上都属于热、毒、湿、瘀互结，兼有虚证。前者兼见夜寐盗汗，舌红苔少、中有裂纹，故在口疮方基础上加以地骨皮、石斛养阴清热；后者发作时疼痛明显，长期服用激素，大便稀薄，属于久病气虚，故在口疮方基础上加炒白术、茯苓以建中气，患者经调治后基本撤去激素疗法。

——选自：浙江中医杂志，2016，51（6）：406－407.

（八）陆德铭医案

项某，男，36 岁。2009 年 8 月 19 日初诊。

患者因"反复口腔黏膜疼痛 1 年"就诊。1 年前因反复发作口腔溃疡，遇冷、酸、热时症状加重而于外院就诊，经病理活检诊断为"口腔扁平苔藓"，曾使用激素治疗，症状暂时可得以缓解，但停药后很快复发。刻诊：口腔内两侧颊黏膜条索状苔藓样增生，有触痛和紧绷感，口干欲饮，舌红、少苔，脉弦。

辨证：阴虚火旺。

治法：养阴清热解毒。

处方：生地黄 15g，玄参 12g，天冬、麦冬各 9g，知母 12g，女贞子 30g，天花粉 15g，丹参 30g，白花蛇舌草 30g，龟甲 15g，蜈蚣 2 条，灵芝 30g，生薏苡仁 30g，怀山药 15g。每日 1 剂，水煎，早晚分服。

10 月 22 日二诊：口腔黏膜疼痛减轻，两颊黏膜损害减少，神疲乏力，平时易感冒，口干欲饮，舌红，苔薄白，脉弦细。处方：生黄芪 30g，炒白术 9g，防风 12g，生地黄 30g，玄参 12g，麦冬 10g，南沙参 15g，枸杞子 15g，灵芝 30，白花蛇舌草 30g，半枝莲 30g，龟甲 15g，蜈蚣 2 条。

11 月 18 日三诊：口腔黏膜扁平苔藓损害进一步减少，口干减轻，夜寐不安，舌红、苔薄白，脉濡。原方加炒酸枣仁 30g，五味子 10g，夜交藤 30g。此后，患者以上方为基础加减服药半年，口腔疼痛消失，偶有口腔溃疡发作，两侧颊黏膜紧绷感消失，无口干，舌淡、苔薄，脉濡。

按：本例患者初诊时以病变局部疼痛为主，舌红少苔，口干欲饮，一派阴虚火旺之象。陆师并未使用黄芩、生石膏等清热之品，而是以增液汤为基础方，佐以女贞子、天花粉、龟甲养阴，知母清热，蜈蚣通络，丹参活血，白花蛇舌草清热解毒，用生薏苡仁、怀山药健脾渗湿、培土生金。二诊、三诊时阴虚火旺证象缓解，患者伴见气阴两虚的表现，此时陆师以益气养阴为主，在增液汤基础上重用生黄芪益气固表，佐以白术、防风取玉屏风散之意，用南沙参、枸杞子养肺肾之阴，并以白花蛇舌草合半枝莲来加大清热解毒之力。后期夜寐不安乃因阴虚不能敛阳，阳浮于外，故用五味子敛心肺之气，炒酸枣仁、夜交藤安神，待阴液充盈后，不寐症状自然缓解，不必使用珍珠母、灵磁石等重镇安神药物。全方用药平和，寓清于补，而达标本兼治之效。

——选自：上海中医药杂志，2012，46（4）：16 - 17.

（黄小瑾　赵雅君）

第四节　唇　风

唇风是以口唇干燥痒痛脱屑或红肿破裂流水、结痂，不时瞤动为主要特征的疾病。本病最易发生在冬春季节，以下唇较为多见，成人和儿童均可发生，青年女性多见，病程一般可持续数月甚至数年，是一种常见的慢性疾病。

西医学的慢性唇炎等疾病可参考本病进行辨证治疗。

【历史源流】

唇风在历代文献资料中又称为"唇槁""唇燥裂""驴嘴风""驴唇风""沈唇""紧唇""唇瞤""唇颤动"等。

《黄帝内经》最早有本病症状的描述，称"唇槁"，如《灵枢·寒热病论》说："寒热者……唇槁。"

明代陈实功在《外科正宗·卷四》首次提出"唇风"的病名："唇风，阳明胃火上攻，其患下唇发痒作肿，破裂流水，不疼难愈。宜铜粉丸泡洗，内服六味地黄丸自愈。"《外科大成·卷三·唇部》亦认为唇风"由胃火上攻也"。《证治准绳·杂病·第八册·唇》认为脾经血燥，曰："思虑伤脾血耗唇皱。"《疡医大全·卷十四·唇紧门主论》认为脾胃湿热是本病的病因："唇紧湿烂，乍好乍发，经年累月，又名唇沈，乃脾家湿热也。"《医宗金鉴》曰："唇风多在下唇生，阳明胃经风火攻，初起发痒色红肿，久裂流水火燎痛。"

现代文献中，1964 年由广州中医学院主编的中医院校第 2 版规划教材《中医喉科学讲义》即以"唇风"作为病名进行了论述，将唇风定义为"唇部红肿、疼痒，日久破裂流水，名为唇风"。此后，历版中医耳鼻喉科教材及中医口腔科专著均以"唇风"为病名。

【临床诊断】

（一）诊断要点

1. 临床特征　唇风的临床特征是唇红干燥痒痛、脱屑，或红肿、破裂流水、结痂，或不时瞤动。上下唇都可发生，但以下唇为多见。

患者自觉口唇周围痛痒，唇部表面干燥，有纵形裂沟，脱屑，患者常自咬嘴唇以掀去未脱落的鳞屑、痂皮，露出红色肉面，引起疼痛、渗血。或出现口唇红肿、破裂渗液、结痂，扪之唇部可有结节感如豆大，质软不硬。或嘴唇不时瞤动。

2. 主要伴随症状　唇风除唇部干燥、紧绷、痒痛感外，其他伴随症状较少。

（二）鉴别诊断

唇风应与口癣在唇部的表现相鉴别。

口癣以白色角化斑纹或斑片为主，可兼见糜烂、皲裂、出血，且口腔其他部位肌膜可有同样病损；唇风仅在唇部出现病损，无白色角化斑纹或斑片。

【病因病机】

脾主口，其华在唇。食用肥甘厚味太过，脾胃湿热内生，复受风邪侵袭，引动湿热之邪循经熏蒸唇口；或脾气虚弱，外感燥热，致脾经血燥，熏灼唇口所发。

1. 外邪侵袭　足阳明胃经环口唇。若素嗜肥甘厚味，湿热内生，复感风邪，引动湿热上蒸，风火相搏，熏灼唇部，则导致唇部红肿疼痛，发为唇风。《医宗金鉴·卷六十五》说："此症多生于下唇，由阳明胃经风火凝结而成。初时发痒，色红作肿，日久破裂流水，疼如火燎，又似无皮，故风盛则唇不时动。"

2. 阴虚血燥　脾气虚弱，外感燥热之邪；或温热病后，伤阴化燥，燥热循经上熏肌膜，口唇失于润养，发为唇风。《外科证治全书·卷二》说："唇风，多在下唇……此脾经血燥也。"或素体阴虚，热病伤阴，五志化火，耗伤阴血，致阴虚火旺，虚火上炎而成本病。

【辨治思路】

（一）辨证思路

唇风辨证的重点在于辨虚实。实为风火湿热，唇部发红肿痒、裂痛且剧、渗水湿烂；虚为阴虚血燥，唇红燥裂结痂。风与火为阳邪，发病迅速，红肿剧烈，风亦致痒，患者被迫频繁舔咬嘴唇或用手撕皮屑，以致破溃流血，肿胀明显，或者反复继发感染出现脓痂，为实证。起病缓慢，唇部以干燥脱屑皲裂为主，痒痛较轻，为虚证。

（二）治疗思路

尽快消除唇部的红肿痒痛感、干燥破裂流水等症状是治疗唇风的主要目的和基本思路。围绕这个目的，治疗时须考虑治本与治标两个方面。唇部灼热、红肿痛痒，破裂流水，为风热湿邪循经上蒸，风性主动，风邪偏盛则嘴唇不时瞤动，可采用疏风清热祛湿的治法。唇肿燥裂、干燥脱屑，表明唇部失养，再根据伴随证候辨别阴虚还是血虚。局部外治法当以药汁或药膏外擦，以濡润口唇，防治干燥脱屑，缓解痛痒为主。

【辨证论治】

1. 外邪侵袭

主证：唇部红肿痒甚，灼热疼痛，破裂流水，嘴唇不时瞤动。口渴饮冷，口臭，大便干。舌质偏红，脉滑数。

治法及方药：疏风清热，利湿化浊。可选用双解通圣散加减。常用药物如荆芥、防风、薄荷、麻黄、连翘、栀子、黄芩、石膏、白术、滑石、川芎、当归、白芍、桔梗、甘草等。

加减法：若局部肿胀甚者，可加黄连、白鲜皮、金银花等以清热解毒；破裂糜烂流水者，可加木通、车前子等以清利湿热。

2. 阴虚血燥

主证：唇肿燥裂，流水，甚者流血，痛如火燎，犹如无皮之状，结痂；鼻息燃热，小便黄赤短涩，舌干少津，脉细数。

治法及方药：养血祛风，滋阴濡唇。可选用四物消风饮加减。常用药物如生地、当归、川芎、赤芍、荆芥、薄荷、柴胡、黄芩、甘草、丹皮、玄参、麦冬、石斛等。

加减法：若食欲不振、倦怠乏力者，可加太子参、黄芪、砂仁等；若嘴唇瞤动、红肿、食少便溏、气短乏力，乃风盛脾虚之证，治宜健脾益气祛风，可用参苓白术散加黄芪、防风治之。

【外治法】

1. 外搽法 可用黄连膏、紫归油、青吹口散油膏外搽患处，每日 3 ~ 4 次；或用马齿苋、芙蓉叶鲜品捣烂外敷，每日 2 次。

2. 外洗法

（1）可用青蒿煎水清洗或将纱布浸湿后外敷患处，亦可用 10% 黄柏溶液浸泡或湿敷患处。

（2）白鲜皮 15g，蛇床子 10g，川槿皮 10g，地肤子、苦参各 30g，煎水后湿敷患处。也可以杯装煎药水，借热气熏蒸患处。

【针灸按摩】

1. 体针 取合谷、颊车、地仓、太冲、三阴交等穴，实证用泻法，虚证用平补平泻法，隔日 1 次。

2. 耳针 取口、唇、神门、肾上腺、轮 1 ~ 6 等耳穴，每次 3 ~ 4 穴，留针 30 分钟，或用王不留行籽贴压以上耳穴。

【其他疗法】

可用氦 - 氖激光进行散焦照射患处。

【预防调护】

1. 避免长时间风吹日晒；气候干燥时常涂润唇油，保持唇部湿润。
2. 纠正舔唇、撕咬嘴唇等不良习惯。
3. 注意饮食有节，减少进食肥甘厚味及生冷寒凉食物，以保护脾胃。戒烟酒。
4. 过敏所致者，避免接触刺激物品。

【名医经验】

（一）郭子光医案

龙某，女，34 岁。2000 年 10 月 13 初诊。

病史：国庆节前即开始口唇干裂掉皮，并逐渐出现粟粒状疱疹，烧灼干痛，服维生素、抗生素等无效而来就诊。

现症：除上述口唇症状外，长期咽干、口苦、大便干燥，小便短黄，喜食火锅。察其体质偏瘦，情绪偏激，口唇紫青，上有许多粟状疱疹，其色红赤，满布干裂皮屑，苔白润，脉沉细弱。

辨治：口唇属脾，脾阴不足，口唇失于濡润，故唇干裂，又阴虚生内热，有化火成毒之势，故唇色紫赤而生疱疹。好在脉沉细弱，并不滑数，苔白润并不干黄，故尚未化火成毒，为血热所致也。宜大力滋脾阴、清血热治之，以参苓白术散加减。方药如下：

北沙参 20g，茯苓 15g，白术 15g，山药 20g，石斛 15g，扁豆 15g，玉竹 15g，生地黄 15g，牡丹皮 15g，赤芍药 15g，谷芽 30g，甘草 8g。3 剂。日 1 剂，水煎服。

10 月 16 日二诊：症状减轻，口唇已无干裂掉皮现象，唇色变淡，疱疹已消，大便滋润易解，苔白润，脉细弱。嘱原方再服 3～5 剂，少吃火锅等燥热动火之品。

——选自：《国医大师验案良方·五官卷》

（二）朱仁康验案

1. 中焦湿热唇风案

任姓妇人，年过三旬，患唇病 3 年余。口唇肿痛，糜烂结痂，反复脱皮，久治不愈，特从内蒙古远道来京就医。初诊时投清胃饮未效。再诊细查，唇红色暗，肿胀不减，糜烂脱屑相兼，并有脘腹不适，大便溏，日 2～3 行，饥不欲食，渴不思饮，舌红苔黄，脉弦滑。鉴于久病中土不调，脾胃运化失职，湿热阻于中焦，上蒸口唇，遂改拟健脾调胃、理湿清热，药用：

马尾连 10g，黄芩 10g，竹叶 6g，苍白术各 10g，茯苓 10g，陈皮 6g，丹皮 10g，赤芍 6g，炙甘草 6g。水煎服。

5 剂后复诊：饮食增加，大便成形，口唇痒痛减轻，唯下唇仍干燥结痂，时有脱屑。原方加枇杷叶 10g，冬瓜皮 10g。治疗 3 周，服药 20 余剂，基本治愈，欣然返里。

——选自：上海中医药杂志，1982（9）：1007－1334

按语：《外科正宗》谓唇风由"阳明胃火上攻"所致。朱宗其说，然其病机非仅限于"胃火上攻"一端，还须辨证才能施治。口唇与脾胃二经有关。脾开窍于口，其华在唇。阳明胃经环唇夹口。脾胃健运，则口唇红润光泽；脾胃失司，则唇病生矣。故口唇疾患，应从脾胃论治。若久病缠绵，口唇肿胀，渗血流水，糜烂结痂，则多属脾胃湿热，循经上犯，常见于慢性唇炎；若口唇干燥，尤以下唇为甚，皲裂疼痛，叠起皮屑，则由脾胃湿热内蕴，郁久化火，伤阴化燥所致，常见于剥脱性唇炎。两者治法各有所不同。

2. 阴虚燥热唇风案

丁某，男性，年近半百。于 1978 年春节后发病，久治未效。1979 年冬来诊，称初感唇干，痒而不痛，常以舌舔润，久而干燥皲裂更甚，继则反复揭起皮屑，伴有咽干口燥，大便不畅，舌红少津，脉象弦数。此乃脾胃湿热，郁久化火，伤阴化燥之证。治以养阴益胃、清热润燥，方以甘露消毒饮合清胃饮加减：

生熟地各 10g，玄参 10g，黄芩 10g，茵陈 12g，连翘 10g，石斛 10g，麦冬 10g，玉竹 10g，生甘草 6g。水煎服。

5 剂后复诊，唇燥咽干明显改善，仍见脱屑。嘱继服原方。调治月余，唇已不复干裂脱皮，基本治愈。

——选自：上海中医药杂志，1982（9）：1007 – 1334

3. 剥脱性唇炎案

李某，男，13 岁。1974 年 3 月 13 日初诊。

主诉：嘴唇皲裂脱皮已历年余。

现病史：1 年多来口唇发生干燥，脱屑，皲裂出血，小片糜烂、结痂，发热疼痛，进食不利。

检查：下口唇皮肤脱屑、皲裂、结痂、溢血。脉小滑，舌苔薄。

中医诊断：唇风。

西医诊断：剥脱性唇炎。

证属：脾胃湿热，久郁化火，伤阴化燥。

初诊先投以凉血清热之剂。服药 5 剂，未见进退。

4 月 18 日二诊：改拟甘露消毒饮加减，以养阴益胃、清热润燥。

药用：生熟地各 9g，黄芩 9g，枇杷叶 9g，枳壳 10g，石斛（先煎）9g，桑叶 6g，玄参 9g，茵陈 6g，甘草 6g。外用青白散香油调搽。

4 月 22 日三诊：服 5 剂后复诊，明显改善，嘴唇已不蜕皮、裂口，亦无糜烂，尚见干燥。嘱继服前方 5 剂。

4 月 28 日四诊：症状继续好转，基本上已无裂口，尚见干燥。前方去黄芩、茵陈，加当归 9g，红花 9g。外用玉红膏搽。服 7 剂基本治愈。

按：本病为发生于口唇黏膜的慢性皮炎，主要见于下口唇部皮肤干燥、脱屑、糜烂、结痂，发生皲裂时有轻度疼痛。朱老医生认为本病属中医"唇风"。脾开窍于口，其华在唇。脾气健运则口唇红润光泽，脾经湿热内蕴，郁久化火，伤阴化燥，症见唇干、皲裂、迭起皮屑，故以滋阴养胃、清热利湿治之。方用甘露消毒饮加减，治之有效。

——选自：《朱仁康临床经验集——皮肤外科》

（三）王祖雄医案

郭某，男，48 岁。自 1979 年初患唇炎，初起下唇红肿高突，随后溃烂流水，继之结成干痂，焦燥干裂，灼热难忍，伴有口干不欲饮、腹胀纳呆、少气懒言、四肢倦怠无力、尿黄便秘等症。患者曾求治于首都某医院和我省某医院，诊为"慢性唇炎"，虽经中西医多次治疗但均无显效。遂于 1982 年 7 月 17 日来贵阳中医学院一附院门诊找老中医王祖雄诊治，此后每逢星期六复诊，治疗期间未服其他药物（中西药），经过月余即渐痊愈。

刻下症：下唇红肿高突，部分焦裂，且有干痂，自觉下唇灼热，口干不欲饮，五心烦热，腹胀纳呆，神倦乏力，少气懒言，大便干燥难下，小便黄赤，舌质红，苔稍黄腻，脉数右弦。

证属：脾胃气阳两虚，兼夹湿热（脾湿胃热）。

治法：先拟滋养胃阴，润肠通便，兼以芳香化浊。

方药：大黄6g，枳实6g，厚朴6g，麻仁9g，杏仁10g，白芍12g，藿香9g，天冬15g，麦冬9g，石斛9g，生地15g，玉竹9g，佩兰9g，白蜜（自加一匙）。6剂。

7月24日二诊：服上药后口唇已不溃烂，大便通畅，但仍少气懒言，四肢倦怠。舌红，苔薄白，脉数，原方加入四君子汤兼益脾气。6剂。

7月30日三诊：诸症悉减。仍守原方，6剂。

8月7日四诊：几天前，下唇肿起，但未破溃，两日后自行消失，大便仍有些干燥，口渴不欲饮，腹胀纳呆，舌淡红，脉稍数。

据患者自述：此次下唇虽肿未破，此为三年来第一次，感到高兴。要求继续服药。仍以原方加减进治。

玉竹9g，石斛9g，生地15g，麦冬15g，天冬15g，麻仁9g，白芍12g，白术9g，山药10g，泽泻9g，茵陈12g，枳实6g，厚朴6g，茯苓12g，郁杏仁9g，苍术6g，玄参12g，知母5g，甘草3g，瓜蒌仁9g。6剂。

8月14日五诊：下唇湿润，一周内仅有两天稍感灼热，大便已恢复正常，舌淡苔根稍黄腻，脉细数。药用益胃汤、玉女煎、异功散合方加减：沙参9g，麦冬15g，生地15g，玉竹9g，白术9g，茯苓10g，甘草5g，陈皮9g，知母5g，牛膝4g，石膏15g，茵陈12g，藿香9g，黄柏5g，佩兰9g。服6剂后，诸症消除，基本痊愈。

按：王老认为本病属脾胃气阴两虚，兼脾湿胃热。在治疗上，因患者初起脾阴不足，既不能为胃行其津液，又不能濡润肠道，加之胃热灼伤阴津，致使大便干结难下，故选用了张仲景《伤寒论》中的麻子仁丸加味，以滋养胃阴、润肠通便。之后又侧重于健脾益气，滋补脾胃之阴，药用四君、二冬、玉竹、石斛、生地等，同时方中用有藿香、佩兰、枳实、厚朴等芳香理气之品以标本兼顾。最后，方中又用了石膏、知母等药，这是宗唐容川关于"宜补脾阴者，虽石膏、知母，反能开胃"之说而处方应用的。本案虽属顽固之证，但因王老辨证准确，用药恰当，故治疗不久而病获痊愈。

——选自：贵阳中医学院学报，1984（5）：1002-1108

（四）刘臣医案

王某，女，32岁。2012年2月27日初诊。

于半年前因涂抹唇膏后唇部出现水疱，渐则唇部红肿渗液，灼热疼痛，服用药物效不佳。后于各大医院就诊，给予糠酸莫米松乳膏等药物治疗仍不效。现上下唇明显肿胀，灼热痒痛、干裂、结痂、脱皮，食少便干，心烦易怒，口干，尿短黄，舌暗红，少苔，脉弦细数。

证属脾胃阴亏，虚火上扰，治予滋阴润燥、清降虚火。

处方：麦冬20g，旱莲草20g，白芍20g，黄精20g，楮实子15g，山药30g，鳖甲20g，地龙1g，枸杞30g，茯苓30g，柴胡15g，香附20g，丹参20g。日1剂，水煎服。

另方：三七20g，蝉蜕20g，菊花3g，金银花3g，白及2g。共研末，500g香油熬开稍凉，入上药泡后外用。

2012年3月7日复诊：经上治疗后，唇部红肿明显减轻，疼痛已不明显，已出现小片状正常皮肤，口干。上方去丹参，加麦冬20g，水煎服。

1个月后来诊，红肿及干裂脱皮均不明显，唇部发干。嘱仍继续涂外用油剂，以巩固疗效。

2012年4月、7月随诊，病情稳定。

按：慢性唇炎、剥脱性唇炎，中医称"唇风""茧唇""舐唇风""唇疮"等。本病多因过食膏粱厚味、醇酒炙煿，湿热内蕴，上蒸口唇，或思虑过度，脾运受遏，湿邪内存，郁久化热，熏蒸于上；或胃火炽盛，脾胃阴伤；或平素咬唇、舐唇，伤及络脉，风热乘袭，郁结不散而致病。本病例迁延日久，脾胃阴亏，虚火上扰，兼有肝郁血滞，故以麦冬、枸杞、黄精、旱莲草、白芍等滋补脾胃肝之阴亏；柴胡、香附、楮实子疏肝；丹参、三七活血止痛；白及消肿生肌；蝉蜕、菊花、金银花清解余毒。

——选自：中国中医药现代远程教育，2013，11（8）：122-123.

（五）周琦医案

1. 胃经风热医案

高某，男，34岁。2013年8月21日初诊。

因口唇干燥脱皮、疼痛溃烂就诊。自述口唇溃烂已半月余，疼痛难忍，注射抗生素治疗1周未效。症见：唇部红肿灼痛，口唇干裂，有血痂，牙龈红肿，伴便秘，口臭，舌红，苔薄黄，脉细数。

辨证：胃经风热证。

处方：防风、石膏各30g，栀子、秦艽、生甘草各15g，藿香（后下）12g，桔梗9g，儿茶（冲）3g，芦荟4g。7剂，水煎服。

2013年8月28日二诊：口唇疼痛消失，干裂情况好转。效不更方，7剂，水煎服

2013年9月4日三诊：口唇干裂消失。原方去儿茶，7剂，调理而安。

按：过食辛辣厚味，胃腑积热化火，复受风热外袭，以致风火相搏，熏灼唇部，气血凝滞，致唇部红肿、疼痛而发病。周师运用泻黄散的同时，灵活加减，结合患者血瘀症状加儿茶少许，用辛散苦泄、质濡不燥的秦艽，祛风湿、通经络；重用风药之

润剂，走十二经的防风，祛除脾经风邪。

2. 血虚生风医案

法某，女，18岁。2011年8月14日初诊。

口唇干裂，发痒，抓后流水且反复发作，久而不愈。症见：口唇干燥皲裂，起灰白色鳞屑，唇周围皮肤粗糙甚，瘙痒严重，伴便秘，月经量少，面色萎黄，舌干无津，脉细数。

辨证：血燥生风证。

处方：熟地黄20g，白芍、白鲜皮、地肤子、神曲、山楂各15g，当归、莪术、瓜蒌仁各12g，川芎9g，7剂，水煎服。

2011年8月21日二诊：口唇瘙痒有所改善，便秘未减，舌红，苔薄黄，脉细数。予原方加火麻仁、柏子仁、麦冬、石斛、炒苍术各15g，7剂，水煎服。

2011年8月28日三诊：唇部皮肤略显粗糙，口唇干裂，瘙痒消失，大便通畅。予二诊方加丹参、黄芪各15g。7剂，调理而安。

随访1年，未曾复发。

按：脾开窍于口，其华在唇，若脾经有热，日久化火，耗伤阴血，血虚则化燥生风，风盛伤肉则见唇风；燥热熏灼口唇，则见唇部干裂流水。周师选用补血基础方四物汤，结合病情变化，灵活加减，针对疾病日久出现的瘀血症状，选用活血之丹参、莪术，体现了"除旧生新"的思想。

（六）张国海医案

1. 清热凉血治唇风案

患者，男，22岁。2014年7月5日初诊。

主诉：下唇红肿，起痂皮，伴时齿衄1个月，加重3天。

现症：下唇红肿外翻，色红绛，黏膜剥脱充血，干燥起痂皮，齿衄血色鲜红，身热夜甚，小便色黄，大便干结，2天未行，舌绛甚暗紫，苔黄干，脉滑数。

西医诊断：慢性唇炎。

中医诊断：唇风，证属热入血分。

治宜清热凉血。给予中药汤剂口服，处方：水牛角30g，生地黄18g，赤芍15g，牡丹皮15g，生大黄6g，白茅根30g。3剂。水煎服，1日1剂，2次分服。

2014年7月9日二诊：患者齿衄止，下唇红肿，剥脱充血减轻，仍有干燥痂皮，大便略干，苔脉同前。上方生地黄改为30g，加知母12g。5剂，水煎服，1日1剂，2次分服。

2014年7月15日三诊：脉仍略滑数，余症皆消，大便稍溏。上方去大黄、水牛角，加山药 30g，茯苓 30g。继服 5 剂，以巩固疗效。

随访 5 个月，未再复发。

按：清热凉血法适用于治热毒炽盛于血分而发唇风，方以犀角地黄汤为主，原方本用于高热神昏发斑吐衄等症。该唇风患者虽无高热神昏见症，但证属血热即可用之。方中犀角代之以水牛角，其性寒，味苦，咸。"治热毒风并壮热"（《日华子本草》）；生地黄甘，苦，微寒，凉血滋阴生津，助水牛角清热凉血，又可止血；苦微寒之赤芍与辛苦微寒之牡丹皮共为佐药，增强清热凉血、活血散瘀；加大黄通腑泄热、导瘀下行；加白茅根凉血止血，以治齿衄。二诊时邪热较重，耗伤津液，加知母以滋阴清热。因苦寒之品恐伤脾胃，故三诊时加山药、茯苓固护中焦，防伤正气。若出血较重，可酌加侧柏叶、大蓟、小蓟等清热凉血之品，以增凉血止血之力。

——选自：中医研究，2015，28（9）：36 - 37

2. 健脾除湿治唇风案

患者，女，35 岁。2013 年 11 月 15 日初诊。

病史：口唇红肿皲裂，时流黄色脓液，患者患慢性唇炎；曾在当地医院口服维生素 B，外涂皮质激素类、消炎类软膏治疗，疗效不佳，症状时轻时重，反复发作。现症：全唇红肿，黏膜剥脱充血，口唇表面褐色痂皮，积有多层浅薄鳞屑、痂皮，鳞屑轻搔易脱落，剥脱后裸露出红色基底，皮损处干燥少津，呈皲裂状，溃破处流黄色稀薄脓水液，口渴不欲饮，舌体胖大，边有齿痕，苔薄黄腻，脉滑。

西医诊断：慢性唇炎。

中医诊断：唇风，证属脾胃湿热，伤阴化燥。

治宜健脾利湿、清热养阴。给予中药汤剂口服，处方：白术 15g，茯苓 15g，山药 30g，草豆蔻 10g，生薏苡仁 30g，生白扁豆 30g，萆薢 10g，枳壳 15g，黄柏 15g，芡实 15g，桂枝 10g，天花粉 30g。7 剂，水煎服，每天 1 剂，2 次分服。

2013 年 11 月 23 日二诊：患者唇周仍有痂皮、鳞屑，皮损处干燥少津。上方加沙参 15g，玉竹 15g，7 剂。水煎服，每天 1 剂，2 次分服。

2013 年 12 月 1 日三诊：患者唇周些许红肿，无剥脱充血，痂皮、鳞屑少许，舌苔薄腻，脉略缓。上方减沙参、桂枝，继服 7 剂，以巩固疗效。

随访半年，未再复发。

按：健脾除湿法适用于脾胃湿热，熏蒸于唇口，伤阴化燥而发唇风，方予健脾除湿汤。中医学认为，脾胃经脉循行与唇口关系密切。《难经正义·二十四难》曰："脾开窍于口，其华在唇四白。"《灵枢·经脉》曰："脾足太阴之脉，属脾，络胃，挟咽，连舌本，散舌下。"又曰："胃足阳明之脉还出挟口，环唇，下交承浆，属胃络脾，是动则病唇胗。"《诸病源候论·紧唇候》曰："脾胃有热，气发于唇，则唇生疮，而重被风邪寒湿之气搏于疮，则微肿湿烂，或冷或热，乍瘥乍发，积月累年，谓之紧唇，亦名沈唇。"《外科正宗》载唇风曰："阳明胃火上攻，其患下唇发痒作肿，裂破流水，不疼难愈。"指出该病为湿热内蕴中焦，循经上扰唇口，久郁化火，伤阴化燥所致。以白术、茯苓、山药、芡实健脾益气、健脾燥湿；生薏苡仁、生白扁豆、草豆蔻、萆薢清脾除湿；枳壳健脾开胃，下气，治皮肤痒；黄柏清热燥湿；芡实开胃助气，补脾固肾；湿邪性黏滞，易阻遏气机，配用辛温之桂枝，以散湿邪、畅气机；湿热内蕴，热灼津伤，天花粉以生津润燥。诸药合用，共奏健脾利湿、清热养阴之效。若津伤较重，加沙参、玉竹，以增生津润燥之力；若湿热火毒之象较重，可酌加黄连、黄芩，以清热燥湿、泻火解毒。

——选自：中医研究，2015，28（9）：36-37.

3. 清热燥湿治唇风案

患者，男，26岁。2014年9月13日初诊。

主诉：口唇红肿干燥瘙痒1周，加重2天。

患者患慢性唇炎1周，曾就诊于某医院，口服维生素B，外涂黄连膏、红霉素软膏，均未见好转。现症：全唇红肿外翻，黏膜局部剥脱充血，呈深红色，干燥有鳞屑及薄痂皮，常欲舌舔润之，瘙痒欲抓，夜睡不觉搔抓，常流血水，晨起结痂，自觉唇周黏腻，脘痞，复发性口腔溃疡，舌体胖大边有齿痕，舌质红，苔薄黄而腻，脉濡滑。

西医诊断：唇炎。

中医诊断：唇风，证属湿热蕴中。

治宜清热燥湿、祛风解毒。给予中药汤剂口服，处方：清半夏24g，干姜10g，黄连3g，黄芩12g，党参10g，荆芥12g，防风12g，当归12g，土茯苓30g，生甘草20g。7剂。水煎服，每天1剂，早晚2次分服。

2014年9月21日二诊：患者唇周剥脱充血面缩减，瘙痒减轻，夜睡搔抓次数较少，自述曾患有痔疮。上方加赤小豆30g，继服10剂，红肿、脱痂诸症皆消。

1个月后随访，未再复发。

按：清热燥湿法适用于湿热蕴中循经上扰唇口证，以甘草泻心汤为主方。甘草泻心汤出自《金匮要略·百合狐惑阴阳毒病脉证治》，主治"状如伤寒，默默欲眠，目不得闭，卧起不安。蚀于喉为惑，蚀于阴为狐。不欲饮食，恶闻食臭"之狐惑病。张老师认为，狐惑病病机为湿热蕴结中焦，循经蚀于上部则声嘎，若上扰唇口则可发为唇风。以生甘草清热解毒；并配黄芩、黄连、土茯苓苦降清热、燥湿解毒；清半夏、干姜辛润通气，调畅中焦气机；荆芥、防风、当归活血祛风；党参制约苍连之品苦寒伤正。诸药共奏清热燥湿、祛风解毒之效。复诊时诉患有痔疮，乃湿热下注肠腑所致，加赤小豆30g，为合用赤小豆当归散，以清热利湿、活血解毒。

——选自：中医研究，2015，28（9）：36-37.

4. 疏风泻火治唇风案

患者，男，36岁。2014年7月15日初诊。

主诉：下唇红肿灼痛瘙痒、时瞤动 20 天，加重 3 天。

患者患慢性唇炎 20 天，曾服用甘草泻心汤、健脾渗湿汤效不佳，时好时坏，反复发作，经久不愈。现症：下唇红肿灼痛，破裂处流水，剥脱处若无皮状，瘙痒欲抓，唇口不时瞤动，口渴喜饮冷，口臭，大便干，三日一行，舌质红，脉滑数。

西医诊断：唇炎。

中医诊断：唇风，证属风火湿热。

治宜疏表清里、清热祛风、泻火解毒。给予中药汤剂口服，处方：防风 12g，荆芥 12g，当归 15g，白芍 15g，连翘 12g，炒白术 10g，川芎 15g，薄荷 9g，麻黄 9g，栀子 15g，黄芩 15g，石膏 30g，桔梗 15g，甘草 15g，滑石 15g，大黄 9g。7 剂。水煎服，每天 1 剂，早晚 2 次分服。

2014 年 7 月 23 日二诊：患者破裂处仍时有流水，唇口不时瞤动，余症均减。守上方加泽泻 15g，车前子 30g，菊花 15g，桑叶 15g，减大黄、石膏。续服 7 剂。

3 个月后回访，诸症皆消。

按：疏风泻火法适用于阳明经热，风火湿热，外犯唇口证。张老师以双解通圣散为主方治疗。双解通圣散出自《医宗金鉴》，主治"阳明胃经风火凝结，致患唇风，多生下唇，初起发痒，色红作肿，日久破裂流水，痛如火燎，又似无皮，如风盛，则唇不时瞤动"。方中荆芥、防风、薄荷、麻黄疏风散热；连翘、栀子、黄芩、石膏清热解毒；白术、滑石健脾渗湿；川芎、当归、白芍活血养血、散瘀止痛；桔梗引经上行，直达病所；甘草解毒，调和诸药。诸药共奏疏表清里、清热祛风、泻火解毒之效。大便干，加大黄，以通腑泄热；唇周瞤动甚者，风盛之象，加桑叶、菊花等，以外散风热增强透邪之力；破裂糜烂流水者，加泽泻、车前子，以清热利湿、导热下行；若局部红肿胀痛甚者，可酌加黄连、土茯苓、金银花以清热解毒。

——选自：中医研究，2015，28（9）：36 – 37.

（七）焦明芳医案

张某，女，25 岁。2015 年 8 月 4 日初诊。

唇部红斑脱屑 6~7 年，曾反复用药（中药，外用他克莫司），偶有缓解，效果不佳。来诊时症见：唇部干燥皲裂加重，月经延迟，痛经，纳差，乏力，大便软，小便可，夜寐欠佳。

专科检查：唇部干燥，皲裂脱屑，部分色素沉着，舌质淡红，苔薄白腻，脉细数。

诊断：唇风。

辨证：阴虚夹湿。

方药：太子参 15g，白术 10g，茯苓皮 15g，陈皮 10g，山药 15g，莲子 6g，砂仁 6g，薏苡仁 30g，黄精 20g，五味子 15g，肉豆蔻 10g，首乌藤 20g，白鲜皮 15g，地肤子 15g, 甘草 10g。共 5 剂，煎服，每天 1 剂，三煎外洗唇部，乙氧苯柳胺软膏 1 支外用，嘱其清淡饮食，注意休息。

8 月 8 日二诊：觉唇部红斑脱屑明显减少，唇部紧绷感明显减轻，皲裂明显缓解，口稍干欲饮，大便可，每天 1 次，小便可，纳食可，乏力减轻，夜寐尚可，正值月经期，舌质淡红，苔薄白，脉数。因效守方，患者乏力减轻，舌苔不腻，表明气虚开始得补，湿较前减轻，故应减少燥湿之品，以防伤阴，上方 10 剂，去砂仁，改用冬瓜仁 10g, 郁李仁 10g 润燥利水，减太子参为 10g, 夜寐改善去首乌藤，用法如上方。

8 月 19 日三诊：因熬夜出现唇周干燥脱屑，口干欲饮，小便稍黄，大便每天 2 次，纳食正常，夜寐不安，难以入睡，觉乏力，舌质淡红，苔薄黄，脉细数。患者熬夜过度，耗伤阴津，阴虚化热。方药：生地黄 20g, 麦冬 20g, 玄参 15g, 玉竹 15g, 茯苓皮 15g, 地骨皮 15g, 佩兰 15g, 人中黄 15g, 黄精 20g, 知母 15g, 瓜蒌皮 10g, 何首乌 20g, 炙甘草 20g。共 7 剂，温服，三煎外洗。嘱其清淡饮食，注意休息，勿熬夜。

8 月 26 日四诊：服药及外敷后唇部有褐色（中药颜色）结痂，精神较前好转，夜寐较佳。上方加入黄芪 15g, 冬瓜皮 15g, 共 7 剂。

9 月 2 日五诊：觉唇部稍干燥，无红斑，无脱屑，口干欲饮，小便可，大便稀，夜寐可，纳食转佳，舌质淡红，苔薄白腻，脉滑细有力。此次加大利湿之品，去地骨皮、佩兰、瓜蒌皮、知母、黄精、何首乌，加入薏苡仁 15g, 车前子 15g, 僵蚕 12g, 土茯苓 15g。共 3 剂，温服，三煎外洗。

此后多次随访患者，均见其唇部脱皮之象，不影响日常生活。反复叮嘱患者平素多运动，注意生活起居，保持良好的饮食习惯。

按：首次就诊时根据症状辨证为阴虚湿盛，但因存在气阴两虚的共同病机，给予太子参、山药、白术健脾益气，山药甘、平，可淡渗水湿，白术甘、苦、温，可燥湿利水，三者配伍，脾健则湿化，阴液生；茯苓皮渗湿，走表，可引药行于唇部皮肤利水，与陈皮、砂仁、肉豆蔻、薏苡仁化湿；五味子酸收、入肾，滋阴填津、益气生津、收敛止汗，与黄精配伍可复气阴之消耗；寐差，予莲子心、首乌藤安神，因莲子心入心安神，但性偏寒，故应剂量偏小；予白鲜皮、地肤子祛唇部皮肤在表之邪热，甘草调和诸药，同时具有抗过敏作用，可以针对性调节本病可能存在的自身免疫问题。诸药配伍以健脾化湿为主，脾健则正气足、湿气去，阴复，化湿与滋阴之品同用，使诸症得解。

二诊：因效守方，患者乏力减轻，舌苔不腻，表明气虚开始得补，湿较前减轻，故因减少燥湿之品，以防伤阴，上方去砂仁，改用冬瓜仁、郁李仁润燥利水，减太子参为 10g, 夜寐改善故去首乌藤。

三诊：此次患者热象较前明显，故本次加入更多清热凉血滋阴之品，人中黄味甘、咸，性寒，归心胃经，取其清热凉血解毒之功；瓜蒌皮甘、寒，取其清热化痰之效，走表，祛在表之痰湿，二者相配解表里之热。

四诊：患者症状好转，根据上方滋阴之品过多，易致阴留成湿，故加用黄芪益气，气足则湿无以化，同时，取黄芪利水消肿之功，与冬瓜皮配伍，使湿从尿出。

五诊：患者热象已不明显，舌苔转腻，故去地骨皮、佩兰、瓜蒌皮、知母、何首乌性寒之品与黄精厚腻之品，加用薏苡仁、车前子使湿气从小便中走，土茯苓和胃化湿，怪病皆为痰作祟，顽疾多痰，故用僵蚕，取化痰散结之功，散表里之痰。

——选自：湖南中医杂志，2017，33（6）：38-40.

（八）顾武军医案

患者，女，23 岁。2014 年 10 月 16 日初诊。

患者口唇脱皮如茧多年，每日嘴唇脱皮一层。刻诊：唇部色红，痒肿疼痛，干裂渗血。大便干结如羊屎球样，二三日一行，难解。舌质红，苔薄白，脉滑数。

证属胃腑积热，阴虚血燥。

治拟清胃泻火，兼以滋阴凉血。方以清胃散加减。

处方：升麻 10g，川连 3g，当归 10g，生地黄 30g，丹皮 10g，生石膏 15g，夏枯草 15g，生白术 30g，桃杏仁（各）10g，紫菀 15g，山萸肉 15g，炙桑皮 10g，白鲜皮 15g，生大黄（另包）10g。嘱生大黄另包，依据药后大便通利情况自行加减。每天 1 剂，共 7 剂，水煎服。

二诊：药后口唇再未脱皮，唇黏膜基本恢复原貌，大便日行 1 次。原方 7 剂。

按：顾武军教授认为唇炎的病因病机多为阳明胃腑积热证。足阳明胃经夹口环唇，下交承浆，唇部疾病多与胃经有关。过食肥甘厚味、辛辣炙煿，胃腑受损，积热化火，或复感风热，内外合邪，熏灼唇部。导致唇炎的发生及反复。方中清胃散清泻胃火，凉血疏风。大黄合生白术、桃仁、杏仁、紫菀共奏通腑泄热之功。若病者口疮口臭较为明显，临证时顾老还常以清胃散、泻黄散合方为用。

——选自：时珍国医国药，2017，28（7）：1744-1745.

（九）蒋健医案

1. 脾经湿热案

张某，男，27 岁。2009 年 7 月 10 日初诊。

患者自幼即口唇干裂，持续 20 余年至今。平时口唇瘙痒，脱皮脱屑。刻诊：上下唇干燥疼痛，四季均有皲裂，皲裂时出血且疼痛更甚。上海市某医院诊断其为唇炎，用其院内中药制剂及过氧化氢外敷，亦曾接受中药治疗，效果平平；舌淡红、苔薄黄，脉细弦。

中医诊断：唇风。

辨证：脾经湿热，日久伤阴化燥。

治法：疏风清热，滋阴润燥。

处方①：黄芩 15g，荆芥 12g，金银花 15g，栀子 12g，牛蒡子 12g，天花粉 12g，芦根 30g，玄参 15g，生地黄 15g，麦冬 15g，桑叶 12g。水煎服。

处方②：蒲黄 30g，槐花 30g。研极细末混合。

处方③：黄柏 24g，黄连 15g，儿茶 3g。研极细末混合。

嘱处方②与处方③交替外敷唇部。另嘱其常用雅漾水或蒸馏水或矿泉水喷唇以保持湿润；外敷中药前亦以此滋润，便于敷药贴唇（以下各案同）。

2010 年 9 月 7 日二诊：去年内、外方治疗后，唇风已愈。最近外出后唇风又起。干裂出血疼痛、脱皮脱屑，舌淡红、苔薄，脉细弦。仍予去年处方①口服，并予处方③嘱其研末外敷。

9 月 21 日三诊：服药期间口唇干燥瘙痒明显减轻，脱皮、脱屑几无。再予处方①口服，并续用处方③外敷以巩固疗效。

2018 年 2 月 22 日电话随访：患者诉自 2010 年 9 月服完上药后，上述症状近乎痊愈。8 年来，仅于秋冬季节或有轻微发作，自涂唇膏润养。

——选自：上海中医药杂志，2018，52（8）：18 – 19.

2. 湿热毒内蕴案

周某，女，29 岁。2009 年 12 月 15 日初诊。

患者上下唇红肿疼痛、脱皮、易皲裂出血，嘴唇伴发小疱疹，破裂后出水，疼痛时张口困难，妨碍饮食。患此疾已有 1 年，近来加重。历经中西医治疗（牛黄解毒片、金霉素软膏等）皆无效。尚伴肛裂痔痛，舌淡红苔薄，脉细弦。

中医诊断：唇风。

辨证：湿热毒内蕴，上蒸于口。

治法：疏风散邪，清热利湿。

处方①：黄芩 12g，荆芥 12g，金银花 15g，生栀子 15g，薄荷 6g，牛蒡子 12g，天花粉 12g，芦根 30g，生薏苡仁 30g，防己 12g，赤小豆 30g，通草 10g。水煎服。

处方②：黄柏 24g，黄连 l5g，儿茶 3g。研极细末混合，外敷唇部。

12 月 22 日二诊：服药后，唇红肿痛及出血均有改善，疱疹消失。但前日食用少量虾仁后，嘴唇又发出小水泡。仍以处方①口服加处方②外敷。

2010 年 1 月 5 日三诊：唇风几愈。再予处方①7 剂；继续以处方②外敷。

1 月 12 日四诊：口唇无红肿、时微痛、无裂纹无出血、无疱疹无出水，蜕皮处唇发白。处方①去薄荷，加天冬 20g，麦冬 20g。嘱其处方②用麻油混合后涂唇。

1 月 26 日五诊：因前日食用虾仁，上唇又发出疱疹，大便质稀不成形。处方①去芦根，加茯苓 20g。其后以上方为主并续以处方②外敷治疗至春节，唇外观已完全正常，唯饮食时唇偶微觉痛而已。

——选自：上海中医药杂志，2018，52（8）：18 – 19.

3. 湿热内蕴，阴虚血燥案

陈某，男，31岁。2013年12月20日初诊。

患者患唇风2年余，干裂疼痛，出血或流水，或痒，冬季重于夏季；舌淡红边有齿痕，苔薄，脉细弦。

中医诊断：唇风。

辨证：湿热内蕴，阴虚血燥。

治法：疏风清热，健脾化湿，滋阴润燥。

处方①：黄芩12g，荆芥12g，金银花15g，栀子15g，薄荷3g，牛蒡子12g，天花粉12g，芦根30g，薏苡仁30g，防己12g，赤豆30g，玄参15g。水煎服。

处方②：黄柏50g，黄连30g，儿茶6g。研极细末外敷。

处方③：白矾20g；每日2g，开水冲烊，外洗。

2014年1月3日二诊：用药后唇不痛、不痒、不流水，仅有一次干裂出血。再用处方①并续用处方②外敷。

——选自：上海中医药杂志，2018，52（8）：18-19.

4. 湿热上蒸案

侯某，女，53岁。2016年3月29日初诊。

患者年轻时即患唇风，间断发作，2年前绝经后加重。曾在上海某医院皮肤科就诊，涂抹药膏有一定效果，停用则复发。刻诊：上下唇痒、痛，唇皮粗糙干燥，唇缘脱皮，可见细屑；舌淡红，苔薄黄腻，脉细弦。

中医诊断：唇风。

辨证：湿热上蒸。

治法：健脾化湿，疏风清热燥湿，滋阴润燥。

处方①：黄芩12g，荆芥12g，金银花12g，栀子12g，牛蒡子12g，天花粉12g，芦根30g，薏苡仁30g，防风12g，赤小豆3g，甘草12g，玄参12g。水煎服。

处方②：黄柏24g，黄连15g，儿茶3g。分别研末混合外敷。

处方③：白矾每次3g，开水冲烊，外洗。上述药物口服并外敷治疗至4月中旬，唇风有所减轻，期间于5月旅游时唇风减轻，回沪后加重。治疗至5月24日时口唇时痒而不痛，上方去芦根，加蒲公英20g，连翘9g，竹叶10g，麦冬12g，生地黄12g，石斛12g。水煎服。

6月7日复诊：唇风几愈，时痒而已，效不更方。

后随访，唇风已愈，患者自行停药5个月后亦未有复发。

按：蒋健教授治疗唇风，所用基本方为黄芩、荆芥、金银花、栀子、牛蒡子、天花粉、玄参、芦根等。案2~案4加用薏苡仁、防风、赤小豆、甘草等。

蒋健教授认为本病病机主要是外感风燥热毒、内生脾胃湿热。外感风燥热毒，故唇干痒痛皲裂出血、蜕皮脱屑；内生脾胃湿热，故唇红肿胀、糜烂流水。临床发现，部分唇风患者病情变化或与地域置换有关，有些患者每到外地出差旅游则病情变轻（如案4），而有些则相反，可知唇风与感受外界风燥热毒有关；部分病情变化或与饮食有关，如食油煎炙煿之品或食物过敏，可加重病情（如案2）。基于以上认识，蒋健教授治疗唇风的常用药物实际包含了以下几个方面：一是疏散风热类，如荆芥、防风、桑叶、薄荷、牛蒡子等；二是清热解毒（燥湿）类，如金银花、黄芩、栀子、苦参、黄连、黄柏、儿茶、蒲公英、连翘等；三是运脾化湿类，如薏苡仁、防己、赤小豆、通天草、茯苓、苍术、白术等；四是滋阴润燥类，如玄参、生地黄、天花粉、芦根、天冬、麦冬、石斛等。具体运用因人略异，如痒甚则疏散风热，疼甚则清热解毒，唇肿流汁则化湿运脾，干裂出血蜕皮脱屑则滋阴润燥。以上执简驭繁，便于临床辨证运用。

蒋健教授喜用黄连、黄柏、儿茶研末外敷，此方脱胎于《医宗金鉴》之黄连膏。蒲黄、槐花研末外敷亦来自于验方，疗效似不及黄连膏。对于唇风溃烂流水久不收口者，蒋健教授用明矾水外敷，有利于敛疮（如案3、案4）。中药研末外敷时所遇到的问题为药粉难以粘于唇部。对此，或可将药粉与麻油相拌。蒋健教授建议患者常用雅漾水喷唇，不仅有利于口唇保湿，还有利于湿唇敷药。患者的生活调摄亦很重要，包括尽量不用化妆品及唇膏，注意口唇保湿及饮食清淡。

——选自：上海中医药杂志，2018，52（8）：18–19.

（十）王萌萌医案

经行唇风案

患者，女，27岁。2016年10月12日初诊。

主诉：唇部反复干裂脱屑，经前、经期加重3年余。

病史：3年前于兰州秋游2周，因天气干燥，饮水较少，又过食羊肉及辛辣之品，唇部出疮并皲裂起皮，未予重视。此后唇部反复干裂脱屑，有灼热感，时有渗血，伴夜间四肢痒。以上症状每于经前3天左右加重，经后诸症状缓解，但唇部仍干裂。患者月经约29天一行，持续3~5天，量少质稠。曾口服扑尔敏、维生素B片和维生素C片，外用丁酸氢化可的松乳膏等，疗效不佳或停药复发。因患者不愿继续服用药物，故来我科治疗。刻下症：唇部皲裂脱屑严重，色暗红肿，纳可，眠安，二便调，舌淡，少苔，脉沉细。

西医诊断：剥脱性唇炎。

中医诊断：经行唇风（阴虚血燥型）。

治法：滋阴健脾，养血润燥。

治疗方法：①体针：取承浆、地仓、三阴交、太溪、血海、公孙、足三里、脾俞、肾俞，采用0.25mm×40mm毫针，先嘱患者俯卧位，疾刺脾俞、肾俞，捻转得气即起针；余穴仰卧位常规针刺，得气后留针25分钟，每日1次，经期暂停针刺。②

药：将麦冬、生地黄、石斛、山药、白术、当归、白芍、牡丹皮、白鲜皮等份研末，用敷贴将其贴于神阙穴，每日 1 次，睡前贴，早起后自行取下。体针与脐疗配合应用，1 个月经周期为一疗程，治疗期间嘱患者清淡饮食，多饮水。

1 个疗程后，唇部脱屑减少，起皮变薄，四肢痒消失，经前 3 天唇部出现灼热感、皲裂加深。继续治疗第 2 个疗程后，唇部已无脱屑和灼热感，经前唇部干燥，涂润唇膏可缓解，且经量渐多。继续治疗 2 周后，唇部干燥、红肿消失。患者对治疗效果满意。遂停止治疗。

随访 3 个月，未复发。

按：治疗时先疾刺脾俞、肾俞，此阴病治阳，调先后天之本。《世医得效方》载："治紧不能开合，灸虎口，男左女右。又灸承浆三壮，穴在颐前唇下，足阳明之会承浆、地仓乃阳明经唇部要穴，局部取穴以畅唇周气血。合谷为手阳明大肠经的原穴，"面口合谷收"，针刺合谷可以明显改善面口部的血液循环，加快局部组织的新陈代谢。三阴交为足三阴经交会穴，配太溪以滋阴；配血海以养血调经，"治风先治血，血行风自灭"，故可有效缓解四肢痒；配公孙以健脾调冲。病久阴虚血少，取足三里助生气血，补虚固本。诸穴合用，补阴健脾、养血润燥，兼顾调经。因患者不愿服药，故选取神阙穴药敷。神阙乃经络总枢、经脉之海，脐部表皮角质层薄，皮肤筋膜与腹膜直接相连，药物渗透性强。麦冬、生地黄、石斛养阴生津；山药、白术健脾益气；当归、白芍、牡丹皮养血调经；白鲜皮祛风止痒。通过药物贴脐配合体针，以加强补阴润燥、健脾调经之效。因本病病程较长，病情易反复，故应嘱患者注意清淡饮食，忌食辛辣刺激性食物，多饮水，调畅情志，以配合治疗。

——选自：中国针灸，2018，38（2）：172－173.

（黄小瑾　赵雅君）

第五节　飞扬喉

飞扬喉是以口腔内突然发生血疱为主要特征的疾病。又称"悬旗风"。本病是口腔常见病，儿童、成人、老年人均可发生。

西医学的口腔黏膜下血肿等疾病可参考本病进行辨证治疗。

【历史源流】

本病在中医古典医籍中按发病部位不同而有不同的名称：发生于上腭者称"飞扬喉"（见《喉科正宗》），因血疱出现于上腭，致气不能通，食不能下，食物从小舌中飞扬满口，故称飞扬喉；发生于悬雍垂者，形似悬挂的旗，故称"悬旗风"，又称"悬旗小舌"或"垂痈"。上腭色红肿，如悬蜞状，故又名"悬蜞"（蜞，蟹类动物名，多猩红色）。《三因极一病证方论·咽喉病证治》中又有"悬痈""莺翁""鹅聚"等名称："但悬痈在上腭，俗谓莺翁，又谓鹅聚，俗语声讹，不可不备识。"

唐代，《备急千金要方》记载了"悬痈"。宋代，《太平圣惠方·卷三十五》载悬痈方10首，有内服、含化、外敷、含漱等不同剂型。元代，《世医得效方·卷十七》提出用食盐治疗："以食盐煅过，鸦毛蘸下即消，不须挂破。"不挂破可减少创面感染，至今仍有借鉴价值。明代，《奇效良方·卷六十一》载方9首。清代的喉科专著对本病有较为详细的记载，《喉科秘旨·咽喉门》将血肿发生于上腭者，称为"飞扬喉"。清代《喉科指掌·卷三》详细记载了其症状、病机、治疗和方药："飞扬喉，此症风热上壅，上腭红肿，气不能通，从小舌中飞扬满口，此系凶恶之症。急针患处出血泄气，吹金不换，用六味汤加连翘、葛根、黄柏、山栀、木通各一钱，生石膏四钱，一二服愈。"在卷六中谈到"悬旗小舌"，是悬旗风发生于小舌，因胃火郁盛而发，治疗方法同"飞扬喉"。《焦氏喉科枕秘·卷一》称其为"悬蜞风"，认为此症病机是上焦蕴积热毒，"上腭肿垂，形如蛙腹，或如鸡子"，治疗上亦是用刀刺法去血、吹药及辨证内服药。《重纂包氏喉证家宝》《尤氏喉科秘书》描述其症状是"口里腭上紫泡如豆大者"。

综合历代医著可知，历代医家对"悬痈"有两种认识，一是指上腭紫疱，无疼痛及成脓，即"悬旗风"；二是指上腭痈，有红肿化脓特征，如清代高秉钧《疡科心得集》："悬痈者，生于上腭，形如紫李，坠下抵舌，初起寒热大作，成痈后舌不能伸，口不能开。"

现代文献中，1964年由广州中医学院主编的全国中医院校第2版规划教材《中医喉科学讲义》中以"飞扬喉与悬旗风"为病名进行了论述，将其定义为"口腔内忽然发生的血泡，血泡发生于上腭的，叫飞扬喉；发生于悬雍垂下端尖头处的，叫悬旗风"。1980年由广州中医学院主编的全国高等中医院校第4版规划教材《中医耳鼻喉科学》将本病的病名定为"飞扬喉"，认为"本病是口腔内突然发生血泡，血泡发生于上腭，名飞扬喉；发生在悬雍垂处，名悬旗风"。此后，这一定义一直在各中医耳鼻喉科及口腔科专著中沿用，有的著作中以"飞扬喉"作为正式病名，也有的著作以"悬旗风"为正式病名。临床所见，本病以发生于上腭为多见，故本书用"飞扬喉"作为病名来论述。

【临床诊断】

（一）诊断要点

1. 临床特征　本病的临床特征是口腔黏膜突然发生血疱。

通常在患者进食后不久发生，口腔黏膜下突然出现血疱，以两侧颊部或上腭为多见，也可出现在悬雍垂或舌部，血疱发生后迅速胀大呈囊状，大小不一，小者如葡萄籽，大者如核桃，色紫红，疱皮薄，易破损血出而塌陷。

2. 主要伴随症状　血疱未破时有胀痛感或灼热感，妨碍饮食，舌伸缩不利。溃后若染毒，则疼痛加重，不能沾染饮食，涎液增多。

（二）鉴别诊断

本病应与上腭痈鉴别。

飞扬喉与上腭痈都可出现上腭肿胀，妨碍饮食。但飞扬喉为突然发生的血疱，无明显的疼痛及化脓；而上腭痈有明显的红肿疼痛，有痈肿的发病特点。

【病因病机】

本病多因嗜食辛辣厚味，脾胃积热，以致灼伤脉络，血分有热，血随热邪上冲，血溢脉外，积于口腔黏膜之下，形成血疱；或因粗硬热食不慎擦伤，或呛咳刺激，伤及血络而致病。

【辨治思路】

本病轻者无全身症状，无须内治，予以刺割排出瘀血，再予以收敛止血解毒的外用药即可。破溃后若感染邪毒腐烂者，需内服清热解毒之剂。

【外治法】

治疗原则是消肿止痛、化腐生肌。
1. 刺割　用消毒的手术刀或三棱针将血疱轻轻刺破，排出积血。
2. 漱涤　疱溃或刺割后，用清热解毒的中药煎水含漱，如金银花、甘草等。
3. 吹药　可用珠黄散、冰硼散等吹于溃破面，以消肿止痛、化腐生肌。

【辨证论治】

主证：口中突发血疱，迅速增大，甚至大如核桃，灼热疼痛，妨碍吞食，伴口干，便秘，舌红，苔黄腻，脉洪数。

治法及方药：清热泻火，凉血解毒。可用黄连解毒汤、五味消毒饮加减。常用药物如黄连、黄芩、黄柏、金银花、连翘、野菊花、天葵子、甘草等。

加减法：口渴者，可加生石膏、天花粉以清热生津止渴；便秘者，可加大黄、芒硝以通腑泄热；红肿甚者，可加当归、赤芍、牛膝以活血化瘀消肿；全身热毒炽盛者，可加生地、丹皮、连翘、金银花、蒲公英等凉血清热解毒。

【预防调护】

刺割血疱前，注意消毒，刺割后保持口腔卫生，以药液含漱，防止染毒。少食辛辣煎炒和粗硬、过烫食物可减少本病发生。

（赵雅君　黄小瑾）

第六节　牙　宣

牙宣是以龈肉萎缩、牙根宣露、牙齿松动、齿龈间渗出脓血为主要特征的疾病。本病为临床常见病，尤以中老年人较为多见。早期症状不明显，如仅感牙龈出血，牙龈轻微肿痛，牙齿咬合无力、轻中度疼痛等，往往持续时间短，通过刷牙、漱口有可能几天后症状消失，很容易被认为已经痊愈而忽视病情，待感觉牙齿松动溢脓时多已发展至牙槽骨破坏，最终可导致牙齿脱落。

西医学的牙周病、牙龈萎缩等疾病可参考本病进行辨证治疗。

【历史源流】

古代医籍中的"齿挺""齿动摇""齿音离""齿龈肿（齿龈肿痛）""腐根""宣露""食床""牙漏"等记载与本病有相似之处。

早在《黄帝内经》中就有关于牙宣症状的论述，《素问·上古天真论》："丈夫五八肾气衰，发堕齿槁。"所谓齿槁应该是牙宣症状的形象描述，形容牙齿失养、颜色晦暗的外观。《素问·诊要经终论》又说："少阴终者，面黑，齿长而垢。"这里说的"齿长而垢"，可能包括牙龈萎缩、牙槽骨吸收、压根露出及牙垢附着等情况，为后人认识此病奠定了基础。《黄帝内经》以后，历代医家对牙宣的论述颇多。

晋代，皇普谧《针灸甲乙经》卷三十二载有齿动疼痛的针灸治疗；卷二十九记载了"齿动摇"和"齿挺"的病因病机，乃"经脉虚，风邪乘之，血气不能荣润，故另动摇"；又说"头面有风冷传入其脉，令齿龈间津液化为脓汁，血气虚竭，不能荣于齿，故齿根露而挺出"。

隋代，巢元方在《诸病源候论·卷二十九·牙齿病诸候》中对"齿动摇"和"齿挺"也有相关的论述。如"手阳明之支脉入于齿，头面有风冷，传入其脉，令齿龈间津液化为脓汁，血气虚竭，不能荣于齿，故齿根露而挺出""手阳明之支脉入于齿，足阳明之支脉又遍于齿。齿为骨之所终，髓之所养，经脉虚，风邪乘之，血气不能荣润，故令摇动"。

唐代，孙思邈的《备急千金要方·卷六下》依此病的局部表现，又称"齿龈肿痛""齿根欲脱""齿间出血""齿根出露"等。王焘的《外台秘要·卷二十二》有对"食床"的专门论述，并引用了《养生方》记载："附齿有黄色物，如烂骨状，名为食床。凡疗齿看有此物，先以钳刀略去之，然后依方用药，其齿龈内附着齿根者，形如鸡子膜，有如蝉翼缠着齿者，亦虚细看之，不尔，其齿龈永不附着齿根也。"这应该被视作牙周洁治的始祖，不但细致观察到牙齿外附着的污垢，还对其危害有准确的认识，与现代的观点基本一致。

宋代，出现了"牙宣"的病名，如杨士瀛《仁斋直指方论·卷二十一》载有"荆槐散，治牙宣或痛"，并认为"齿者，骨之所终，髓之所养，肾实主之。故肾衰则齿豁，精盛则齿坚，虚热则齿动"。指出了肾衰可导致牙宣病的发生。王璆原《是斋百一选方》："治牙宣，赤土荆芥，同为细末，揩齿上。"《疮疡经验全书·卷一》："牙宣，谓脾胃中热涌而宣露也。此证牙齿缝中出血。"指出胃火炽盛为其病因。《圣济总录》提出了气血不足之说："牙齿是为骨之所终，髓之所养，得龈肉而固济，可以坚牢，今气血不足，揩理无方，风邪袭虚，客于齿间，则令肌寒血弱，龈肉缩落，渐至宣露，永不附着齿龈也。"

元代，危亦林《世医得效方·卷十七》对牙宣的辨证论治，重视局部辨证，提出"治牙宣，鲜红者甘露饮，瘀红者双和汤"。

明代，张景岳在《景岳全书·卷二十八》中论述道："凡火病者，必在牙床肌肉间，或为肿痛，或为糜烂，或为臭秽脱落，或牙缝出血不止，是皆病在经络。而上牙所属足阳明也。"指出了牙宣病与足阳明经有一定的关联。《景岳全书·卷二十八》："肾虚而牙病者，其病不在经而在脏，盖齿为骨之所终，而骨则主于肾也，故曰：肾衰则齿豁，精固则齿坚。至其为病，则凡齿脆不坚，或易于摇动，或疏豁，故突而不实。凡不由虫不由火而齿为病者，必肾气之不足。此则或由先天之禀亏，或由后天之斫丧皆能致之，是当以专补肾气为主。"指出了肾精不足也可导致牙宣病。《口齿类要·齿痛》指出要先清胃火，再补肾水："齿摇龈露，喜冷饮食，此胃经湿热，先用承气汤以退火，又用清胃汤以调理而齿固，继用六味丸以补肾水，羌活散以祛外邪而寻愈。"指出治疗的原则以及方药。

清代，《医宗金鉴·卷六十五》记载："牙宣初起肿牙龈，日渐腐颓久露根，恶热恶凉当细别，胃经客热风寒侵。"描述了牙宣的起病发病变化以及相应症状，并说明了病因病机有外感风寒、风热客于胃经。《杂病源流犀烛》："齿龈宣露动摇者，肾元虚也。"林佩琴的《类证治裁·卷六》提出"其为病，或痛摇宣露，疏豁枯落，不外风火虫虚"，认为病人乃风火虫虚，较前人增加了"虫"的发病因素。

从历代医家的论述来看，牙宣的病名首次出现在宋代，其病因病机认识也较为一致，如胃火上炎（炽盛）、气血不足、肾阴不足等，在治疗方面强调辨证论治的重要性，用药方法上，宋以前以外治为主，宋之后则内外兼治相结合，治法更趋完善。

现代文献中，1964 年由广州中医学院主编的中医学院第 2 版规划教材《中医喉科学讲义》中即开始用"牙宣"作为病名进行论述，并将"牙宣"定义为"以龈肉萎缩，牙根宣露，经常渗出血液或脓液为特征"。1980 年由广州中医学院主编的全国高等中医药院校第 4 版规划教材《中医耳鼻喉科学》将"牙宣"的定义进一步修改为"以龈肉萎缩，牙根宣露，牙齿松动，经常渗出血液或脓液为特征"。至此，牙宣作为规范病名的定义得以明确，并在各家中医相关著作中出现。

【临床诊断】

（一）诊断要点

1. 临床特征 牙宣的临床特征有三：龈肉萎缩、牙根宣露，牙齿松动，牙龈渗血或溢脓。

（1）龈肉萎缩、牙根宣露：牙龈色泽晦暗，逐渐萎缩，使牙根暴露出来，牙颈部常有牙石附着。

（2）牙齿松动：患牙松动疼痛，牙齿有伸长感，咀嚼力下降。

（3）牙龈渗血或溢脓：牙龈经常渗血，或刷牙时易出血，牙齿与牙龈分离，齿龈之间有牙周袋形成，按压牙龈有时可有脓性分泌物溢出。

2. 主要伴随症状 由于齿龈和牙槽骨逐渐吸收，使得牙间隙变得明显，从而容易嵌塞食物，而食物嵌塞又会加重齿龈和牙槽骨病变。牙根外露，对外界的温度刺激和化学刺激敏感，遇冷、热、酸、甜感觉酸痛或短暂剧烈疼痛，甚至是持续较长时间的疼痛。牙齿咀嚼无力，伴有口臭、牙齿浮动感或伸长感等症状。

（二）鉴别诊断

牙宣与牙痛均可出现牙龈肿痛、溢脓、牙齿松动，应加以鉴别。

牙痛为牙龈局限性痈肿，往往伴有龋齿，无牙周盲袋，为死髓牙；脓肿部位以牙根尖区域为主，从窦道排脓，牙齿叩痛明显而牙松动可能不显著；X 线示根尖区有骨质破坏。

牙宣之牙龈脓肿靠近龈缘，从盲袋排脓，牙齿松动更为明显，伴有牙周袋及牙龈萎缩；X 线示牙槽骨有破坏或有骨下袋形成。

【病因病机】

齿为骨之余，髓之所养，肾为之主。然齿根植于龈，气血所养，阳明所主。故牙宣病机多为脏腑失调或气血亏虚。脏腑失调以胃火上炎、肾虚亏虚、气血不足多见。

1. 胃火上炎 饮食不节，胃肠积热内蕴，火热循经上攻，熏蒸齿龈，龈肉化腐成脓而为病。

2. 肾阴亏虚 先天禀赋不足，或久病耗伤、劳倦过度或房事不节等耗损，致肾虚精亏髓少，精髓不能上濡，牙齿骨骼失养，故骨质渐疏。又阴虚日久化火，虚火上炎，灼腐龈肉，久则齿龈疏豁松动而为病。

3. 气血不足 素体虚弱，或劳倦过度，脾胃虚弱，气血不足，齿龈失养而为病。

【辨治思路】

（一）辨证思路

本病辨证，实者多为胃火炽盛，虚者多为肾阴亏虚、气血不足。

1. 辨胃火 牙床为阳明经脉所循经，齿龈疼痛、红肿显著，是胃有积热，循经上炎；阳明经多气多血，阳明经热盛，津败肉腐成脓，或热伤阳络，故龈齿间常有脓血渗出；火热伤津，故多喜凉饮；大肠传化浊物，胃肠积热，浊腐之气熏蒸于上则口臭；热邪内蕴伤津，故易出现尿黄、便秘、舌红、苔黄厚等症。

2. 辨肾虚 肾主骨，齿为骨之余，肾阴亏虚，虚火上炎，日久齿龈失养，导致牙龈萎缩、牙根宣露、牙齿松动；肾虚正气不足，余邪留恋，虚火与余邪互结，则可有牙周出血溢脓但量不多；肾阴不足，多见头晕、咽干、腰酸等症；虚火内炽，可出现手足心热；阴虚常可见舌红苔少、脉细数等征象。

3. 辨气血不足 年老体虚者如气血不足，牙龈失养，牙根失托会出现牙龈萎缩、色淡白，牙根宣露，牙齿松动、咀嚼酸软乏力；气血不足，祛邪无力，余邪留恋，邪伤阳络，故常见齿缝龈袋或有微量稀脓渗出、牙龈容易出血；脾虚摄血无力，则牙龈易出血；气血不足，头面清窍失养，则常见面色萎黄、倦怠头晕等症。

（二）治疗思路

本病宜采用内治与外治相结合的原则进行治疗。内治法可通过中药调理脏腑以治其本；外治法如洁齿、含漱、填塞、涂搽、拔牙、排脓、针灸等，可缓解局部症状以治标。

【辨证论治】

1. 胃火上炎

主证：牙龈红肿疼痛，或齿龈间形成脓肿，口臭，喜冷饮，尿黄，便秘。舌红，苔黄厚，脉洪大或滑数。

治法及方药：清胃泻火，消肿止痛。可选用清胃散加减。常用药物如黄连、生地黄、牡丹皮、升麻、当归等。

加减法：若患者喜冷饮，可加石膏、天花粉等；龈齿间出脓，可加金银花、蒲公英之类；牙痛者，可加露蜂房，或加防风、荆芥、薄荷等；龈齿出血，可加茜草根、白茅根之类；口臭、便秘，可加生大黄、瓜蒌之类；小便黄，酌加栀子、木通之类；舌苔黄厚，酌加黄芩、栀子之类。

2. 肾阴亏虚

主证：牙龈萎缩，龈缘微红肿，牙根宣露，牙齿松动，或有牙周出血溢脓，头晕，咽干，腰酸，手足心热，夜寐不安。舌红苔少，脉细数。

治法及方药：滋阴补肾，益精固齿。可选用六味地黄汤加减。常用药物如熟地黄、山药、山茱萸、茯苓、丹皮、泽泻、枸杞、续断、骨碎补等。

加减法：牙周出血溢脓者，可酌加金银花、牛膝之类；牙齿疼痛者，可加露蜂房等。

3. 气血不足

主证：牙龈萎缩，色淡白，齿缝龈袋或有微量稀脓渗出，牙根宣露，牙齿松动，咬嚼酸软乏力，刷牙吮吸时牙龈易出血，牙龈遇冷酸痛。面色萎黄，倦怠头晕。舌淡，苔薄白，脉细缓。

治法及方药：健脾益气，补血养龈。可选用八珍汤加减。常用药物如党参、茯苓、白术、炙甘草、当归、川芎、白芍、熟地黄等。

加减法：如牙龈出血者，可加血余炭等；牙龈松动者，可酌加狗脊、骨碎补等；牙龈遇冷酸痛者，可酌加细辛等；齿缝龈袋或有微量稀脓渗出者，可酌加黄芪、金银花、皂角刺等；纳差、便溏者，可酌加白豆蔻、砂仁、薏苡仁等；若兼便秘，可酌加枳壳、瓜蒌等；心悸、多梦少寐者，可酌加酸枣仁、远志、龙眼肉等。

【外治法】

1. 洁齿法 有牙石、牙垢者，须清除之，以去除对牙龈的不良刺激。但在急性期齿龈肿痛严重，应暂缓洁齿，待肿痛基本消失后再进行。

2. 含漱法 以药液反复漱涤口腔，必要时含于口中几分钟，然后吐去，可起到解毒祛秽、消肿止痛、清洁口齿、清新口气的作用。

3. 填塞法 适用于有牙周袋形成者。将六神丸、喉症丸等塞入龈缝，其自行溶化。根据牙周病变的数量及龈袋的深浅，每次取六神丸 1～6 粒塞入，每日 1～2 次。

4. 涂搽法 将冰硼散等涂搽于患处牙龈，每日 3～4 次；或仙人掌洗净去刺捣烂，或将黄连、铅丹、雄黄、地骨皮、白矾等以麻油调糊直接涂敷于患处。

5. 拔牙法 如病变晚期，牙齿松动，咀嚼功能丧失，可将病牙拔除，急性发作期要慎用拔牙法。

6. 排脓法 对已形成的脓肿及时切开排脓。

【针灸按摩】

1. 针刺疗法 主穴选合谷、颊车、下关、内庭。实证配穴二间、曲池、足三里，用泻法或平补平泻法；虚证配穴太溪、阴谷、行间，用补法。

2. 灸法 适用于气血不足者。取足阳明经穴为主，局部取穴与循经取穴相结合，常用合谷、内庭、足三里、三阴交等穴，每次 2～3 穴，艾灸，每日 1 次。

3. 导引法

（1）叩齿法：每日晨起后，口含温盐水，上下牙对合叩齿，每次数十下至百下。

（2）咬齿法：牙齿浮动感，可轻轻咬实，由轻趋重用力，渐咬渐紧，日行 1～3 次。

（3）揩齿法：用食指或中指，顺牙齿生长的方向，自根部向咀嚼面方向按摩，从前牙至侧牙反复数次，每日 2 次，每次 10 分钟。

（4）叩齿咽津法：方法参见第七章第四节。

【预防与调护】

1. 保持口腔清洁，经常用淡盐水漱口，定期洁齿。

2. 注意饮食有节，起居有常，常做导引，可固齿保健。

【名医经验】

（一）黄莘农医案

案一：刘某，女，48 岁，工人。1978 年 11 月 2 日初诊。

鼻咽部肿痛已半月不愈，曾服用四环素、土霉素及中成药、牛黄解毒丸、牛黄上清丸等均无效。查其上腭部左侧有核桃大小之肿块，左上牙龈周围肿胀，舌苔薄黄，脉数。此为上焦火热炽盛。治宜清热降火，解毒消炎。方用清胃散加味。

处方：生地黄 24g，升麻 3g，败酱草 12g，生石膏 30g，蒲公英 10g，黄连 5g，重楼 12g，牡丹皮 10g，当归 10g，赤芍 10g。水煎服，日 1 剂。连续服用 2 天。

1978 年 11 月 4 日复诊：服用上方 2 剂后，牙周及软腭处肿块已消失，尚有微痛，继续服用上方加玄参 24g，又服用 2 剂后痊愈。

按：用本方治疗牙痛及牙周炎引起之疼痛均可获得满意的疗效。一般用时，只用清胃散原方加大黄、桔梗、枳壳，其疗效甚佳。牙多属胃经，胃热为患可引起牙部及其牙周诸痛，故用清胃散加减治之。

——选自：《口腔病名家医案·妙方解析》

案二：朱某，女，45 岁。1988 年 3 月 24 日初诊。

牙龈出血淋漓不止，齿浮无力 2 月有余，口臭便秘，苔黄，脉洪实。证属阳明之火炽盛上炎于口。治当清热止血为先。

处方：生地黄 10g，侧柏炭 10g，金银花炭 10g，赤芍 10g，玉泉散 30g，黄连 3g，知母 10g，牡丹皮 6g，当归 10g，升麻 3g。水煎服，日 1 剂，连续服用 5 天。外用漱口方，涂布消肿散，每 4 小时 1 次。

3 月 30 日二诊：牙龈出血已止，二便调，唯感齿浮无力。按前方出入，去玉泉散、侧柏炭、知母；加枸杞子、地骨皮、山药，连续服用 1 周，外治同初诊。

三诊：齿浮好转，龈肉无红肿，牙结石可见。予剔除牙结石，再拟健脾补肾，外治同初诊。

四诊：齿已不浮，嘱其注意口腔卫生，续服八味地黄丸，每日涂消肿散2次，以善其后。

按：黄莘农为江苏省名老中医。黄老认为，本病病因与肾、胃一脏一腑相关，临床上，分肾虚胃实两证辨证论治。胃实型：病程短，龈肉肿痛，齿缝渗血或溢脓，口臭便干，舌红少津，脉多洪大。证属阳明之火炽盛，循经上炎，治以清热泻火。黄莘农运用清胃散中加入玉泉散以泻胃火，外治以"漱口方"（黄柏、蒲黄、金银花、甘草）含漱，局部涂布"黄氏通用消肿散"（西月石、扫霜冰片等药组成，简称消肿散）。肾虚型：病程长，龈肉肿痛不甚，但龈肉萎缩，齿浮欲脱，兼有头晕目眩、腰酸耳鸣等肾虚之象。多由实证日久失治而成，肾虚不能上营牙骨龈肉。治当补肾固齿，黄莘农常运用左归丸或六味地黄丸加补骨脂、菟丝子内服；外用漱口方及涂布消肿散。

——选自：《口腔病名家医案·妙方解析》

（二）王占玺医案

工某，女，48岁，医师。1976年10月11日初诊。

患者牙及牙龈肿痛反复发作已经20多年，经治疗反复不愈，痛甚则拔牙，已经拔掉10多个，此次牙痛及牙龈肿痛又发生40多天，经治不效，大便干，月经推后，无其他病史。舌质稍暗，脉小滑，有个别龋齿，予玉女煎加味。

处方：知母12g，牛膝12g，麦冬12g，生石膏30g，玄参15g，桃仁10g，红花10g，芒硝10g，枳壳6g，大黄6g，生甘草6g，白芍12g。水煎服，日1剂，连续服用3天。

1976年10月14日复诊：服用上方3剂后，牙痛及牙龈肿痛已痊愈。随访半年未见复发。

按：王占玺为北京市名老中医。玉女煎原方由知母、牛膝、麦冬、生石膏、熟地黄五味药组成，有滋阴清热之功，用以治疗阴虚胃火牙痛及牙龈肿痛。故作如下加减：若熟地黄缺药可用玄参代替；若牙龈肿痛甚者，可加用野菊花、白芷，以解毒止痛；兼有牙龈出血者，加白茅根、夏枯草，以清肝凉血止血；若舌质暗、龈暗紫，或女子痛经，经血紫黑成块者，酌加桃仁、红花以活血化瘀；若大便干燥者，酌加大黄、芒硝、虎杖或调胃承气汤，上痛取下，通便清火；兼有舌质红、脉细数、口渴欲饮者，酌加天冬、麦冬、玄参、石斛、山药、白扁豆等，以滋补其阴；若舌苔黄腻、尿黄者，酌加六一散。

——选自：《口腔病名家医案·妙方解析》

（三）李炳医案

周小濂病牙龈溃烂，久不愈，医莫能治。延翁。翁适衣破衣，周晚之。翁既诊，不署方而行。周怪，问故。翁曰：此病非吾药莫能治。然君晚吾，轻我也。虽立方，必不服，何方为？周谢之。翁曰：此病非吾药莫能治，然君轻吾，必不服吾药，不服吾药则必死。请屏诸医，吾独任其治，不愈，甘受罚。乃用人参二钱，附子二钱，服五十剂而愈。

按：李炳（1897—1959），肇庆市人，民间外科医生，著有《临床实践验方》一书留传。本案为李炳治疗牙宣验案之一。牙龈溃烂多属火热毒，久不愈便知服攻火泄热之药久矣，李氏见溃烂恐用温补之品遭辱，故察人之情而有如此之举，实乃用心良苦。火有虚实之分，此常理也，然龙雷之火何以拒参附之温品以引火归原？服五十剂可见其阳气亏虚之甚，阳虚而见虚火之热象乃阳之变也。益火之源以消阴翳，壮水之主以制阳光，乃阴阳平和之道，阳气浮越升腾非阴不足亦非外热可比，唯有温补之一道，仲景之法也。然此证用温补者，非证据确凿不可轻用。

——选自：《古今名医五官科医案赏析》

（四）卢富医案

患者，女性，27岁。2008年5月9日就诊。

自述刷牙时牙龈出血，口臭、口干2个月。查体：牙龈红肿，龈缘充血明显，探诊易出血，牙周袋内有少量脓性分泌物，口干、口渴喜饮，口臭，便秘，尿黄、苔黄厚，脉细数。下前牙Ⅰ度松动。

临床诊断为牙周炎，辨证属胃火上炎，治以清胃泻火、消肿止痛。药用黄芩12g，黄连6g，生石膏30g，生地黄15g，牡丹皮15g，蒲公英20g，地丁20g，麦冬15g，金银花20g，连翘10g，枸杞子20g，生甘草9g。每日1剂，水煎2次分服。

5月23日复诊：牙龈红肿明显好转，龈缘微充血，探诊不出血，无刷牙出血。口干渴好转，二便可，舌苔薄黄，脉细数。药用：黄芩12g，熟地黄15g，牡丹皮15g，蒲公英20g，地丁20g，麦冬15g，金银花20g，山药15g，枸杞子20g，茯苓12g，泽泻12g，生甘草9g。每日1剂，水煎2次分服。在用药同时进行牙周基础治疗：配合超声波龈上洁治术，过氧化氢和生理盐水局部牙周冲洗。

14天后复诊：牙龈无红肿。

1个月后复诊，牙龈无红肿，下前牙松动明显好转。

随访3个月未见复发。

按：该患者以胃火上炎为主，故选清胃散清泻胃火、消肿止痛，复诊时牙龈红肿已好转，加用健肾固齿之熟地黄补肾填精，枸杞子健肾固齿，山药养脾阴，茯苓、泽泻渗利湿热。本方重点在清热泻火，兼有滋肾阴之功。

——选自：国际中医中药杂志，2010，32（4）：306

（五）古代医案

某人上下门牙牙龈碎烂，色带紫暗，脉右大于左。此肝肾之阴不足，阳明湿化为火。马氏予以川芎五分，当归三钱，京赤芍一钱，生地四钱，薄荷一钱，车前子二钱，薏仁三钱，细辛一分，粉丹皮二钱，泽泻二钱，甘草一钱，川黄柏八分，滑石三钱，灯心五寸。

按：本案为清末名医、孟河医派四大家之一马培之的医案。方中重用生地，以滋肝肾之阴，车前、薏仁化阳明之湿；黄柏、丹皮、赤芍、薄荷、灯心、泽泻清阳明之热；川芎、当归、赤芍行气活血散瘀。全方以滋肝肾之阴为主，又清化阳明之湿热，配行气活血药，使滋而不腻。

——选自：江苏中医药，2010，42（4）：10 – 11.

（赵雅君　左渝陵）

第七节　齿衄

齿衄是以牙龈出血为主要特征的疾病。齿衄可以是多种牙周疾病的常见症状之一，或是全身疾病的局部表现，有时也可将它单独作为一种疾病来对待。

西医学的牙周疾病、血小板功能障碍、凝血功能障碍、血液病等导致的牙龈出血等均可参考本病进行辨证治疗。

【历史源流】

历代医家对齿衄皆有论述，并有"牙衄""牙泻""牙缝出血"等不同的病名。

《黄帝内经》对"衄血"论述不少，如《灵枢·百病始生》说："阳络伤则血外溢，血外溢则衄血。"这里的"衄血"包含齿衄。

隋代，巢元方的《诸病源候论·卷二十九》在"齿间出血候"中首先提出"手阳明之支脉入于齿，头面有风，而阳明脉虚，风夹热乘虚入齿龈，搏于血，故出血也"，认为此病内因是阳明脉虚，外因为风热侵袭，也有脾胃、肝肾病变引起的。

唐代，孙思邈的《备急千金要方·卷六下》载有治"牙间出血方"8首，从所选药物分析，其认为齿间出血有属胃热者，有属虚阳上越者，并首创用烧灼法治疗齿衄。

宋代，《太平圣惠方·卷三十四》载有治"龈间出血方"11首，均为局部用药。《圣济总录》认为齿衄乃阳明风热所致："邪热在上，流注于阳明之脉，注于齿间，则令齿龈虚肿，甚者齿间出血，盖血性得温则宜流故也。"

明代，王肯堂《证治准绳·杂病》首提"齿衄"病名："血从齿缝中或齿龈中出，谓之齿衄。"认为其病因有风壅、肾虚、胃热等，风壅者当疏风散邪，肾虚者宜滋阴镇阳，胃热者须清泻胃火，治疗时亦要内外治疗相结合。张介宾《景岳全书·卷三十》对齿衄的论述更为详尽，指出："亦有阴虚于下，格阳于上，则元脉微细，全非实热火证。牙缝之血，大出不能止而手足厥冷者，速宜以镇阴煎主之，若误用寒凉必致不救。"认为齿衄为"手足阳明二经及足少阴肾家之病"，有阳明实热、肾水不足、阴虚有火及下元无火等不同证型。陈实功《外科正宗·卷四》说："牙缝血出，阳明胃经实火上攻而出也，又有胃虚火动，腐烂牙龈，以致淡血常常渗流不已。"认为牙缝出血分虚实，实证者为阳明胃经实火上攻而致，虚证者为胃虚火动，表现为腐烂牙龈，淡血常常渗流不已。

清代，《医宗金鉴》详论齿衄由胃经实火、胃经虚火、肾虚所致："此证由热而成，当分虚实……若胃经实热者，则血出如漏，口必臭而牙不动……若胃经虚火者，牙龈腐烂，淡血渗流不已……若肾精虚者，血则点滴而出，牙亦微痛，口不臭而牙动，或落者。"祁坤《外科大成·卷三》称"牙衄"，提出其病因病机有胃经实热、胃经虚火、肾虚有火、肾虚无火等方面，并根据证型不同，设有不同的治疗方药。而唐容川的《血证论·卷二》对"齿衄"的论述更为详尽："所论齿龈虚实，二证均属有火。"除了强调胃中实火外，还有火中夹风、火中夹湿、肾虚火旺、上盛下虚、火不归原，并有辨证治方和加减用药。

历代医家对齿衄的辨治有丰富的经验，多从胃、肾辨证，重点是辨实火和虚火，所设方药至今仍为临床所借鉴。

现代文献中，1964年由广州中医学院主编的中医学院第2版规划教材《中医喉科学讲义》中开始用"牙衄"作为病名进行论述。1994年王德鉴主编的《中医耳鼻咽喉口腔科学》中将病名定为"齿衄"。

【临床诊断】

（一）诊断要点

1. 临床特征　齿衄的临床特征为牙龈出血。

患者多在刷牙、进食、剔牙等机械刺激或吸吮时出血，亦可自发出血。出血多在白天发生，少数患者在夜间睡眠时出血，或见枕头上有带血的涎液。

一般来说，齿衄的出血量不大，多数仅有少量血丝或吐出的涎液带黄、红色，出血多可自行停止，但易反复发生。由于齿衄出血量一般较少，常不引起患者重视，因此一般病程较长，可达数月或数年。

少数患者出血不断渗出，难以自行停止，吐出新鲜血或稍凝固的血块，这类患者一般会积极就诊，故病程较短，如数小时或数天。

2. 主要伴随症状　齿衄者，口腔多有腥臭气味，患者因害怕刷牙触动出血而口腔卫生差，可见较多的牙石和菌斑以及食物残渣，口臭。牙龈可出现红肿或糜烂，牙齿咬合疼痛或不痛。部分患者可伴有皮肤黏膜的瘀点瘀斑。

（二）鉴别诊断

血从口出除见于齿衄外，还可见于舌衄、鼻衄、咳血等，需加以鉴别。

舌衄之血出于舌面，舌上可见点状出血点。

鼻衄为鼻中出血，鼻血过多，经鼻后孔溢入口中，口鼻俱出血。

咳血为咳嗽时口中出血，多痰血夹杂，若痰少血多或大量出血，则称咯血。

【病因病机】

本病病因，外因多为风热之邪侵犯，内因多为脾胃及肾的功能失调，循经所犯的经脉主要是手足阳明经和少阴肾经，其病机如下。

1. 胃火炽盛 饮食不节，嗜食辛辣肥甘，湿热蕴积阳明，久而化热，复感风热，火热循经上炎，迫血妄行而为病；又因胃腹积热，过食辛辣煎炒厚腻之品，致脾胃积热，湿热上蒸，熏灼龈肉，灼伤血络，致齿龈红肿渗血。

2. 胃阴不足 胃阴不足，不能上荣齿龈，久而虚火内生，循经上炎而发齿衄。

3. 肾阴亏虚 肾阴不足，肾水亏虚，虚火内生，上灼龈络，血溢脉外而发齿衄。

4. 脾不统血 饮食不节，脾胃内伤，脾气虚弱，统摄无权，营血不得循经而妄行于外则发齿衄。

【辨治思路】

（一）辨证思路

正常状态下血是运行于脉中而流行全身，血的运行需要气的推动和固摄，固摄力量不足则可出现血液外溢；若火热之邪太盛则迫血妄行，导致出血。火又分实火和虚火，因此辨证时需要分清实火、虚火。

实火所致出血量多，颜色鲜红，齿龈红肿，牙石较多，口臭，口渴喜冷饮，消谷善饥，便秘溲赤，舌质红，舌苔黄腻，脉滑数。

胃阴不足，虚火内生者微微渗血，血色淡红，牙龈糜烂，口渴不欲饮，饥不欲食，舌质红，舌苔薄干，脉细滑数。

肾阴亏虚，虚火上炎者牙龈红肿不著，微微渗血，出血色淡，夜间眠时易出血，牙齿松动，口不渴，烦热汗出，舌质红，舌苔少，脉细数。

气虚脾不统血者齿龈出血，渗渗而出，血色淡红，牙龈色淡，可伴有皮肤紫癜及出血点，腹胀乏力，舌体淡胖，舌质淡，舌苔薄白，脉濡缓。

（二）治疗思路

齿衄的治疗遵循急则治标、缓则治本的原则。根据实火、虚火、气虚的不同，以清火、降火、敛火、补气为治疗原则。

实火宜清。胃火炽盛，风热外袭，胃火上炎者，应清胃泻火，并注意通腑泄热，使邪有出路。

虚火宜降、宜敛，引火归元。中焦脾胃阴虚，虚火内生者，宜养胃生津、凉血滋阴；下焦阴虚致虚火上炎者，宜滋阴降火、清热凉血。

中焦脾胃气虚，统摄无权者，宜健脾益气、养血摄血。

一般治疗思路是急性期出血多时应尽快止血，缓解患者的紧张情绪，一般采用外治法先去除刺激出血的外部因素，如剔除压迫齿龈的食物残渣，机械清除牙石菌斑，再以外用药物对症处理，最后辨证治疗，防止复发。适当应用中西医结合方法进行治疗，并且开展椅旁卫生宣教，促使患者自觉保持良好的口腔习惯，有效控制口腔菌斑，定期复查，巩固治疗效果。

【辨证论治】

1. 胃火炽盛

主证：牙龈红肿、肥大、疼痛、色鲜红，出血量多，牙石较多，口臭，口渴喜冷饮，消谷善饥，便秘溲赤。舌质红，舌苔黄，脉滑数。

治法及方药：清胃降火，疏风凉血。可选用清胃散加减，常用药物如升麻、生地黄、当归、川黄连、牡丹皮、石膏等。

加减法：有便秘、口臭者，可酌加大黄、芒硝、枳实等；口渴者，可加天花粉、葛根、金银花等；小便短赤者，可加滑石、灯心草、竹叶等。

2. 胃阴不足

主证：牙龈微微渗血，血色淡红，牙龈糜烂，口渴不欲饮，饥不欲食，舌质红，舌苔薄干，脉细滑数。

治法及方药：养胃生津，凉血滋阴。可选用甘露饮加减，常用药物如生地黄、熟地黄、天冬、麦冬、石斛、甘草、枳壳、枇杷叶等。

加减法：若胃中嘈杂，或有吞酸者，可加左金丸以制酸和胃；胃脘胀痛较剧，兼有气滞者，宜加厚朴花、金铃子散等行气止痛；若便秘，可酌加麻仁、瓜蒌仁等以润肠通便；若倦怠乏力、不思饮食，属气阴两虚者，可加太子参、山药、白术等以益气养阴。

3. 肾阴亏虚

主证：牙龈红肿不著，微微渗血，量少色淡，夜间眠时易出血，牙齿松动，口不渴，全身或见腰膝酸软，五心烦热，舌质红，舌苔少，脉细数。

治法及方药：滋阴补肾，清热凉血。可选用知柏地黄汤加减。常用药物如熟地黄、山萸肉、山药、泽泻、丹皮、茯苓、知母、黄柏等。

加减法：牙龈渗血不止者，熟地黄易生地黄，加牛膝、藕节等；五心烦热者，可加龟板、生龙骨、煅牡蛎等；阴虚血热者，可加生地黄、玄参、地骨皮等；失眠者，可加五味子、枣仁、百合等。

4. 脾不统血

主证：牙龈出血，渗渗而出，血色淡红，牙龈色淡，可伴有皮肤紫癜及出血点，腹胀乏力。舌体淡胖，舌质淡，舌苔薄白，脉濡缓。

治法及方药：健脾益气，养血摄血。可选用归脾汤加减，常用药物如人参、白术、茯神、黄芪、当归、生姜、大枣、龙眼肉、酸枣仁、远志、木香、炙甘草等。

加减法：食欲不振者，可加鸡内金、陈皮、山楂、炒麦芽等；腹胀满者，可加枳实、香附、佛手等；血虚齿龈色淡者，可加莲肉、山药、熟地黄等；渗血绵绵不止者，可加仙鹤草、茜草、血余炭等。

【外治法】

1. 含漱法 选用具有清热解毒、止痛止血的中药煎汤含漱，如金银花、连翘、五倍子等煎水含漱。

2. 吹药法 将具有清热消肿、止痛止血作用的中药研细末，放入细竹管或一次性塑料给药管，吹入牙龈肿胀处及出血处，如十灰散、云南白药等。

3. 烙治法 牙龈黏膜做表面麻醉后，用烧红之探针或小烙铁烧烙出血点。若牙龈出血不止，能查明出血点者，可用此法。

4. 洁牙法 牙根部有牙石者，应洁牙除去牙石。

【针灸按摩】

1. 体针 选用龈交、下关、大迎、翳风、完骨、太溪等穴，每日针刺一次，实证用泻法，虚证用平补平泻法。

2. 穴位敷贴 可用附子、吴茱萸等研为细末，用醋调成糊状，敷贴于涌泉穴，晚上睡前敷贴，第二天早上除去。

【预防调护】

注意口腔卫生，饭后漱口，早晚刷牙，坚持有效的刷牙方法，同时配合使用牙间隙清洁器具；定期到医院洁牙；积极治疗系统病。

【名医经验】

（一）郭子光医案

刘某，男，66 岁。2005 年 9 月 16 日初诊。

主诉：高血压伴反复牙龈出血 10 年，加重 3 天。

现病史：患者高血压伴反复牙龈出血已 10 年。近来牙龈肿痛出血持续不消，伴口腔有明显的异味感。于 3 天前曾服封髓丹加味，仍连续两天凌晨明显牙龈出血，醒后方知，今日来诊。询其口腔异味感明显，每有明显口腔异味感时则牙龈更易出血，若牙龈出血时加以压迫则可止血。口苦，口干，睡眠欠佳。余症不多，自感精神佳，饮食可，大便调，夜尿频多。察其形体较胖，面色红光，眼眶略黯。牙龈局部不出血则无明显异常。测血压 160/94mmHg。脉滑数，舌略红大，舌苔薄滑。

此当为齿衄，证属肝阳上亢、胃热上炎。本病出血的因素当不尽在局部，而是患者因肝阳上亢，血随气逆而出血难止。治法当泄热降火、平肝潜阳，并可协助调理血压。方用三黄泻心汤加减。方药如下：

石决明（先煎）30g，野菊花 30g，黄芩 20g，决明子 15g，泽泻 15g，川牛膝 15g，焦山栀子 15g，夏枯草 30g，葛根 30g，生地黄 20g，大黄 5g，谷芽 30g。3 剂。日 1 剂，水煎服。嘱进清淡饮食。

2005 年 9 月 20 日二诊：服上方 3 剂后齿衄即止，口中异味感明显消减，睡眠亦改善，每晚能睡大约 9 小时，原有夜间小便频及夜间口干必饮水现象亦消失。自觉情况好，但担心自己牙龈出血无规律，欲进一步巩固调理。询其无烟酒等不良嗜好。察其面色红光，形体较为胖盛。测其血压为 142/94mmHg，脉沉滑，已不数。舌质略红而苔薄。上诊治从肝阳上亢，胃热上炎，故一治而效如桴鼓。效不更法，治疗当继续平肝潜阳，使患者血压稳定，其牙龈出血可望平息。方药如下：

野菊花 30g，黄芩 20g，黄连 10g，葛根 30g，决明子 15g，泽泻 12g，炒杜仲 15g，石决明（先煎）30g，丹参 20g，川牛膝 15g。4 剂。嘱患者配合服用络活喜 5mg 降压，每日 1 次。

半月后患者又来诊 1 次，齿衄、口腔异味感已消除，唯血压控制尚不理想。嘱降压药在络活喜基础上再加用倍他乐克，中医治疗同前。其后血压稳定，一切如常。

按：老年人患慢性牙周炎多年后，阴虚火旺者多。本案牙龈无肿胀溃烂，与之相似，易干扰思辨。但细考之，患者近期血压升高，其余表现亦属肝阳上亢，引胃热上炎，灼伤齿络，而阳亢又致患者血压居高难降，非泻火而效果不佳。随证治之后，即效若桴鼓。本案启示，临床辨证，一定要重中医之整体观，思路不可过受局部情况所限。

——选自：《国医大师验案良方·五官卷》

（二）康素真医案

患者甲，男，41 岁。2010 年 2 月 3 日初诊。

主诉：牙龈出血、肿胀，伴有口臭 3 月余，近期加重。

现病史：牙龈出血、肿胀，伴有口臭，舌红苔黄，脉来洪数。患者无血液病、维生素缺乏症及肝硬化等疾病史。此乃胃火内炽，循经上犯，火伤血络之齿衄。治宜清胃泻火、凉血止血。

处方：生地、丹皮、水牛角、黄芩、仙鹤草、知母、茜草、沙参、藕节各15g，小蓟、白茅根各30g，黄连、川牛膝各10g，生甘草6g。7剂。

按：康素真系亳州市名老中医。齿龈出血称为齿衄，又称为牙衄。肾主骨，齿为骨之余，胃脉络上龈，大肠脉络下龈，皆属阳明，故胃火上炎或肾虚火旺皆可引起本证。《素问》曰："壮火食气。"马蒔认为："火"为当直气味。"气味太厚者，火之壮也"。本例年轻人往往过食辛甘厚味，久而化火，胃火实证则见口臭，牙龈出血肿胀，脉洪数，舌红苔黄，治宜清胃泻火，选用清胃散加味。方中生地、丹皮、水牛角、仙鹤草、茜草、藕节、小蓟、白茅根止血；知母、黄芩、黄连清泻阳明之火；加沙参、生地防热病津伤。一般上齿龈出血常选升麻为引经药，下齿龈出血选牛膝、大黄为引经药，故本例齿衄当在下齿龈。

——选自：中医临床研究，2010，2（19）：80.

（三）王静安医案

李某，男，12岁。1987年4月3日初诊。

主诉：牙龈出血年余。

现病史：牙龈出血年余，曾经某医院诊断为"牙龈溃疡"，经服用抗生素、维生素等药物治疗未效。症见面色白，牙龈肿大，齿缝浸血，不痛，小便黄，舌淡少苔，脉细弱。

诊断：齿衄。

辨证：虚火上浮。

治法：引火归原，滋养肾水。

方药：滋阴止血汤。

处方：生地黄10g，石斛10g，知母10g，骨碎补30g，玄参15g，制首乌30g，川牛膝10g，木通10g，焦柏10g，三七粉（冲服）3g。3剂。

复诊：4月7日。血止，面色微红，舌淡红、苔薄白，脉和缓。原方去三七、牛膝、何首乌，加麦芽15g，谷芽15g，健脾善后。

按：齿衄是以齿缝或牙龈出血为主症的一种病症。本病同胃、肾两脏有关。肾主骨，齿为骨之余。《血证论》指出："齿虽属肾，而满口之中皆属于胃，以口乃胃之门户故也，牙床尤为胃经脉络所绕。"本案患者虚火上浮，王氏以引火归原、滋养肾水为主，佐以滋阴止血汤治之，方中生地黄、玄参、石斛、骨碎补、何首乌滋养肾水，川牛膝、知母、木通引火归原，焦柏、三七粉活血止血。诸药配合，引火归原，滋养肾水，治疗牙宣出血疗效显著。

——选自：《古今名医五官科医案赏析》

（四）叶熙春医案

金，女，24 岁。五月。杭州。齿虽属肾，而齿龈属胃，胃火内炽，齿龈肿痛，衄血鲜红，多日未止，口干喜饮，头胀便秘，脉来弦滑，舌苔薄黄而燥。阳明气火有余，少阴真水不足。玉女煎合调胃承气法。

处方：生石膏（杵，先煎）30g，知母 9g，大熟地 24g，盐水炒怀牛膝 6g，生锦 6g，麦冬 12g，生甘草 3g，鲜茅根 30g，旱莲草 24g，淡子芩 6g，茜草 12g，玄明粉（冲）6g。

二诊：大便已下，衄止，齿龈肿痛亦痉，头胀虽减，口干舌燥如故，苔薄黄，脉滑数。再拟滋阴清热。

处方：生石膏（杵，先煎）18g，大熟地 18g，麦冬 9g，鲜扁石斛（劈，先煎）12g，甘菊 6g，玄参 9g，生甘草 2.4g，天花粉 9g，肥知母 9g，鲜竹茹 9g。

按：本方所治之证，原书为"少阴不足，阳明有余"，是由胃热阴伤所致。阳明之脉上行于齿龈，症见齿龈肿痛，衄血鲜红，此乃火盛为主，阴虚相因为病。方用生石膏辛甘大寒以清"阳明有余"之热为君；熟地黄甘而微温，以补"少阴不足"之阴，用为臣药，二药相伍，为清火滋水并用；知母是用其苦寒质润，助石膏以清胃热，与白虎汤配伍方义相同，并能助熟地黄以养阴；牛膝滋补肾水，并可引热下行；方中伍以麦冬、生甘草、鲜茅根、旱莲草滋阴清热；因症见大便秘结，可知胃腑不通，故以调胃承气法，既可通下泄热，又可防止攻邪伤正。此为标本两顾之法，以使热撤阴存，变"有余"与"不足"而至平和。

——选自：《古今名医五官科医案赏析》

（五）古代医案

孙氏女将及笄。久患齿衄，多医莫疗。孟英诊曰：六脉缓滑，天癸将至耳。丹参，生地，桃仁，牛膝，茯苓，白薇，滑石，茺蔚子。一剂知，数日愈。寻即起汛，略无他患。

石注：脉缓为脾脏夹湿，脉滑为夹热气不下行，气不下行则血上逆，故齿衄。齿衄为血热，血上逆不夹瘀，故治凉血行瘀，紫丹参四钱，大生地五钱，生桃仁研三钱，白茯苓三钱，西滑石先煎五钱，香白薇一钱，茺蔚子杵先四钱，酒炒怀牛膝一钱。此例久患齿衄，脉缓滑，缓和为正常无疾之脉，滑为血瘀欲动，孟英诊为天癸将至，月经欲行不行则瘀，瘀则热上逆于齿，以致齿衄。每见女子将成人之时，月经未来，偶有它疾与月经无关，医者粗心以为月经行，诸疾皆安，妄行攻通破血，身体蒙受其害，轻者身体萎靡，重者虚不起，或因误治转其他疾患，临证者慎之。

按：此案为清代王孟英经治的医案。

——选自：《临证新编》

（左渝陵 赵雅君）

第八节　牙　痛

牙痛是以牙齿疼痛为主要特征的疾病。牙痛是多种牙齿疾病的常见症状，有时也可将它单独作为一种疾病来对待。

西医学的龋齿、各型牙髓炎、楔状缺损、牙本质敏感症等疾病出现牙痛时均可参考本病进行辨证治疗。

【历史源流】

历代医家对牙痛皆有论述，并有"齿痛""牙痛""牙齿痛""牙齿疼痛"等不同的病名。在历代文献中"牙"与"齿"是有分别的，牙痛的含义不尽相同，与本节所论牙痛有所不同。

牙痛最早见于《内经》，始称"齿痛"，《素问·至真要大论》说："少阴在泉，热淫所胜，民病齿痛。"指出了热邪以致齿痛的病机。又《灵枢·经脉》说："大肠手阳明之脉，是动则病齿痛。"指出了邪入阳明致痛的病机。《灵枢·经脉》："大肠手阳明之脉……是动病齿痛颈肿。"《灵枢·杂病》："齿痛，不恶清饮，取足阳明；恶清饮，取手阳明。"认为齿痛是阳明经的病变。

隋代，《诸病源候论·卷二十九》载有牙齿痛候、牙痛候、齿痛候，认为"牙齿痛者，是牙齿相引痛"，因髓气不足，阳明脉虚风冷入齿根则齿痛，又有因虫食齿而痛，治疗上提出"汤熨针石"及治疗齿痛的导引法。

唐代，著名医家孙思邈著《备急千金要方·卷六下·齿病》中载有治虫齿方、齿龈肿痛方、齿龈动痛方、口齿疼痛不可忍方。在《千金翼方·卷二十六》中有齿病的治疗。王焘《外台秘要·卷二十二》载有牙疼方 8 首、齿痛方 11 首。苏敬著的《新修本草》在"诸病通用药"中载有治疗齿痛的药物。

宋代，《太平圣惠方·卷三十四》有《口齿论》，其中专列"治牙齿疼痛诸方""治牙疼诸方""治齿疼诸方"及"齿风疼痛诸方"。《圣济总录·卷一百一十九》有牙齿疼痛专论，提出"牙齿疼痛有二，手阳明脉虚，风冷乘之而痛者，为之风痛；虫居齿根，侵蚀不已，传受余齿而痛，二者不同"，其治法丰富多彩，如揩齿、贴药（贴牙齿宣露处）、药用棉裹患齿咬定、用药漱口（热含冷吐）、棉裹药塞鼻、含化、烙法（槐枝烙方），等等。

金元时代，李东垣《东垣试效方·卷六·牙齿门》，特别提出牙齿疼痛有各种情况，治疗各有不同，必须根据寒热虚实辨证治疗，并列有辨治方药。

明代，王肯堂《证治准绳·杂病·第八册》指出了"齿痛者乃阳明经有风冷湿热之邪乘虚而入……也有虫牙痛者由湿热生虫蚀其根而作痛也"，也有因"硬物所支、打击"而致，分列牙痛种种临床表现及治疗，如"外冒风寒或口吸寒冷致牙疼""大寒犯脑连头痛齿亦痛""肾虚牙浮而痛""热壅甚牙肿连颊痛不可忍"等。薛己《口齿类要》中将齿痛分湿热、大肠热、六郁而痛、中气虚而痛、思虑伤脾而痛、肾经虚热而痛、肾经虚寒而痛、风热、大寒犯脑、风寒入脑十种，并提出相应用药。《景岳全书·卷二十八》有齿牙专篇，对牙痛的病因病机分析深刻，认为"齿牙之病有三证，一曰火二曰虫三曰肾虚"，火病者病在牙床肌肉间，出现肿痛、糜烂、臭秽或牙缝出血；虫病者其病不在经而在牙，为肥甘湿热化生牙虫，蚀损蛀空牙败而痛；肾虚牙病，其病不在经而在脏。此外，还提出有因击损、跌仆、咬嚼硬物等损害牙齿而致。

清代，陈士铎《辨证录·卷三》专论牙齿痛，认为牙疼痛不可忍，乃脏腑之火旺，"然火虚实不同，有虚火，有实火，大约虚火动于脏，实火起于腑"，对辨证治疗很有启发。不少喉科专著中也有记载口齿疾病，对牙齿疾病的部位、病因病机及症状特点有进一步认识，设有内、外治疗方药，并介绍了针刀治疗的方法。

现代文献中，1964 年由广州中医学院主编的中医学院第 2 版规划教材《中医喉科学讲义》中对"牙痛"进行了专门论述，将牙痛分为龋齿牙痛、风热牙痛、风寒牙痛、胃热牙痛、虚火牙痛等五种类型。这种分类为以后各家中医著作中所沿用。

【临床诊断】

（一）诊断要点

1. 临床特征 牙痛的临床特征就是牙齿疼痛。

对以牙痛作为主诉而就诊者，应注意以下特点。

（1）牙痛的时间：牙痛的时间包括起病时间、疼痛发作时间和持续时间等信息。

了解起病时间，可大致判断患者疼痛的程度：起病时间很短即来就诊者，大多疼痛程度较重；若起病时间在很久以前，大多疼痛程度较轻。

有些牙痛仅在夜间发作，白天较少发作；也有些牙痛日夜均有发作。

牙痛持续时间的长短可作为判断病情轻重的依据之一，如果牙痛持续时间短暂，往往病情较轻微；如牙痛持续时间长，往往说明病情较重。

（2）牙痛的诱因：应注意诱发牙痛加重的因素，常见的诱因有冷热刺激痛、咬合痛、食物嵌塞痛等，也有的患者无特殊诱因自发牙痛。

（3）牙痛的性质：牙痛的性质主要有跳痛、锐痛、钝痛、胀痛、放射性疼痛等，应注意区分。有时自觉牙痛不明显，但叩击时可出现疼痛，亦为牙痛的形式之一。

2. 主要伴随症状 牙痛的主要伴随症状有牙齿出现龋洞、牙龈出血、牙齿松动等。牙齿松动，可以是颊舌向的松动，也可以是近远中向的松动，甚至是垂直向的松动，牙齿松动可引起咬合不适。如牙痛伴有出血，多伴有牙龈红肿。有时牙痛较轻微，而表现为牙齿遇冷热酸等刺激敏感，这种症状会持续数周或数月。

3. 检查 对于以牙痛为主诉的患者，牙齿和牙周软组织的检查是必须的，牙体或有龋洞、磨损、缺失、裂纹，牙龈或有红肿、萎缩宣露，齿缝龈缘之间或有食物残留等。进行冷热诊也是判断病情的依据之一。必要时可行牙齿 X 线摄片检查。

（二）鉴别诊断

以牙齿疼痛为主诉者，除了需要与相关的牙病相鉴别之外，还特别需要与以下疾病鉴别。

1. 面痛（三叉神经痛） 面痛常以牙痛为主诉，多伴面肌阵发性闪电式抽搐性疼痛，常有疼痛扳机点，但检查牙齿并无异常。

2. 鼻渊 鼻渊可出现自发性上牙疼痛，有发热、鼻塞、脓涕量多，并伴头痛，但检查口齿并无异常。有伤风感冒病史及浊涕不止的症状，鼻窦 X 线或 CT 检查可明确诊断。

3. 心源性颌骨疼痛 有些患者的心绞痛部位不典型，其症状偶尔类似于牙痛，或是胸骨下疼痛牵涉到颈部左下颌角，伴有放射到左肩和下臂的疼痛，本病特有的急性表现，心电图及有关检查可明确诊断。

【病因病机】

牙植于龈，齿乃骨之余、肾之标；牙龈属阳明，与外界直接相通。外因多为风寒、风热之邪侵犯及外力造成牙齿损伤，内因多为脾胃及肾脏的功能失调，循经所犯于手足阳明经和少阴肾经。因此，凡风邪侵袭，阳明热盛，肾虚不足，皆可引起牙痛。临床上，新病牙痛以实热居多，久病牙痛以肾虚为主。

1. 风热外袭 牙体损伤，风热乘机侵袭，致气血滞留，瘀阻经脉，不通则痛。如《外科正宗·卷四》说："齿病者，有风有火，亦有阳明湿热，俱能致之。风痛者，遇风发作浮肿，随后生痛。"

2. 风寒外侵 龈齿不健而暴饮冰凉，或风寒直袭龈齿，寒凝血滞，经脉痹阻，不通则痛。如《医方考·齿病方论》说："凡人卧去之时，开口引其风寒，因致牙痛，故得寒饮则助其邪而愈甚，得热饮则散其寒而少宽。"

3. 胃火炽盛 六淫侵袭，热入于里，或饮食失节，脏腑失调，致胃火内炽，上燔龈齿，气血壅滞，经脉痹阻，不通则痛。如《辨证录·卷三》说："人有牙疼日久，上下牙床尽腐烂者，至饮食不能用，日夜呼号，此乃胃火独盛，有升无降之故也。"

4. 虚火上炎 先天不足，后天失养，年老体弱，肾精亏虚，或阴虚火旺，上灼龈齿，致牙齿不坚，骨髓空虚，牙失所养，牙齿浮动，咬物则痛。如《景岳全书·卷二十八》说："肾虚而牙痛者，其病不在经而在脏。盖齿为骨之所终，而肾则主于骨也。故曰肾衰则齿豁，精固则齿坚。"

【辨治思路】

（一）辨证思路

对于牙痛的辨证，应根据四诊得到的局部与全身表现的信息，结合患者的生活习惯、饮食起居等因素综合考虑，首辨虚实，次分寒热进行辨证分析。

1. 辨虚实 牙痛的形成，有虚有实，这是辨证时首先要分清的。

实证牙痛，多为风寒、风热，胃火炽盛，牙痛急起，逐渐加重，其痛也剧，舌质红，苔黄腻，脉数。

虚证牙痛，多为肾虚，其痛也缓，时轻时重，咬物无力，舌嫩红少苔，脉细数。

2. 辨寒热 牙痛的形成与外邪侵袭有关，外邪侵袭有风寒、风热之别，治疗原则不同，故辨证宜明确。

风热邪毒侵袭，气血滞留，瘀阻经脉，故牙龈红肿，自发牙痛；邪毒未去，病势进展，故牙痛逐渐加重。风热均为阳邪，火郁齿龈，故遇风发作，遇热痛增，遇冷则缓，舌质红，苔薄黄，脉浮数。

风寒侵袭，犯及龈齿，寒凝血滞，瘀阻经脉，寒轻则痛轻，寒重则痛重；寒为阴邪，寒凝龈齿，故遇寒而发，遇冷痛增，遇热则缓，舌质淡红，苔薄，脉浮紧。

（二）治疗思路

牙痛之时，当以辨证论治为主，或辅外治，针灸止痛效果很好；病瘥后，视牙体损伤情况，对已经丧失咀嚼功能的牙齿可考虑拔除。

牙痛辨证主要分虚实，虚证以脾、肾虚为主，实证以风寒、风热、胃火为主。虚证宜滋阴补肾、降火止痛；风寒宜疏风散寒、温经止痛；风热宜疏风清热、凉血止痛；胃火炽盛宜清泻胃火、凉血止痛。

除内治法外，结合适当的外治，如含漱法、噙化法、敷药法、拔牙、针刺、穴位敷贴等外治法可缓解牙痛，减轻患者病痛。

【辨证论治】

1. 风热外袭

主证：新病初起，牙齿自发性疼痛，逐渐加重，遇风发作，遇热痛增，遇冷则缓。或见发热，微恶寒，口微渴，小便微黄。舌质偏红，苔薄黄，脉浮数。

治法及方药：疏风清热，解毒消肿。可选用薄荷连翘方加减。常用药物如薄荷、牛蒡子、金银花、连翘、淡竹叶、绿豆衣、知母、生地黄等。

加减法：若风热较重见口鼻咽干者，可加桑叶、菊花等以疏风清热；痛连颊项者，可加板蓝根、蒲公英、紫花地丁等以解毒消肿止痛；若齿龈焮肿疼痛较重，可酌加赤芍、牡丹皮等凉血消肿以止痛；若口渴便秘，又当合清胃散以清胃热。

2. 风寒外侵

主证：牙痛或轻或重，遇寒而发，遇冷痛增，遇热则缓。或见恶寒、无汗，口淡不渴，小便清。舌质淡红，苔薄白，脉浮紧。

治法及方药：疏风散寒，温经止痛。可选用苏叶散加减。常用药物如紫苏叶、防风、桂枝、生姜、甘草等。

加减法：若疼痛较重者，酌加细辛、白芷、荜拨等，以助温经散寒之力；若痛连头额，可加川芎、藁本、羌活等以散寒止痛；牙龈微肿，可加制乳香、制没药等散瘀消肿。

3. 胃火炽盛

主证：牙齿疼痛剧烈，或有渗血溢脓，甚则肿连腮颊。发热，头痛，口臭，口渴引饮，大便干结，小便黄赤。舌质红赤，苔黄，脉洪数。

治法及方药：清胃泄热，解毒消肿。可选用清胃散加减。常用药物如黄连、牡丹皮、生地黄、当归、升麻等。

加减法：若大便秘结，酌加大黄、芒硝等以通腑泄热；肿连腮颊，或齿龈溢脓，酌加黄芩、金银花、野菊花、紫花地丁、蒲公英等以助清热解毒；齿龈渗血，酌加石膏、白茅根等以助清胃泻火、凉血止血。

4. 虚火上炎

主证：牙齿隐隐作痛，或遇冷热刺激则痛，无刺激稍安，咬物无力。腰膝酸软，眩晕耳鸣，咽干舌燥，五心烦热。舌质红嫩或红而少津，脉细数。

治法及方药：滋阴降火，补肾固齿。可选用知柏地黄汤加减。常用药物如熟地黄、山药、山茱萸、茯苓、丹皮、泽泻、知母、黄柏、狗脊、骨碎补等。

加减法：若属脾肾两虚，症见腰膝酸软，头晕乏力，纳差便溏，舌质淡嫩，脉沉迟，宜用左归丸加减，以补益脾肾；若夜间痛甚，可加旱莲草、牛膝等以补肾阴；牙齿松动者，可加制首乌、黄精、枸杞子、川断等以强肾固齿。

【外治法】

1. 含漱法

（1）牙痛而有口齿不洁，用含漱方（荆芥、防风、薄荷、金银花、连翘、甘草）或五味消毒饮煎汤漱口，解毒洁齿。

（2）风热牙痛，可用露蜂房煎汤含漱。

（3）风寒牙痛，可用温风散（当归、川芎、白芷、荜拨、藁本、露蜂房）煎汤含漱。

（4）牙痛伴有龈肉红肿者，可用紫珠草、仙鹤草煎水，有清热凉血止痛之效。

2. 噙化法 因风热、胃火所致，可用冰硼散、六神丸、喉症丸之类置患处，以清热解毒、消肿止痛。

3. 敷药法

（1）风热外袭者，可用竹叶膏擦牙痛处。

（2）风寒外侵者，可用细辛散擦患处，以洁齿除秽、温经止痛。

（3）伴有颌面肿痛者，可用如意金黄散醋调外敷，以清热解毒、活血消肿。

（4）虚火上炎者，可用龙眼白盐方贴牙龈患处。

4. 拔牙　对已经丧失咀嚼功能的牙齿（多为残冠、残根），可予拔除。

【针灸按摩】

1. 体针　可选用合谷、下关、颊车、太冲、牙痛穴（掌面第三、第四掌骨距掌横纹 1 寸处），每次取 2 ~ 3 穴。实证用强刺激捻转泻法，每日 1 ~ 2 次。若属风热证、风寒证，加风池、内庭；胃火证，加内庭、足三里。虚证宜用补法，并加太溪、三阴交。

2. 耳针　可选用耳穴屏尖，强刺激留针 30 分钟，或选穴面颊、压痛点、神门、交感、上颌或下颌、口、肾等耳穴，用王不留行籽或磁珠贴压，每日自行加压按摩 2 ~ 3 次，或埋针。

3. 指压法　前三齿上牙痛，可取迎香、人中；下牙痛，可取承浆。后五齿上牙痛，可取下关、颧突凹处；下牙痛取耳垂与下颌角连线中点、颊车、大迎。以指相切，用力由轻渐重，施压 15 ~ 20 分钟。

4. 穴位注射　取合谷或患侧下关，用柴胡注射液，每穴注射 0.5 ~ 1.0mL。

5. 导引法

（1）端坐，心中默念"牙齿得康"，以物轻叩牙齿 9 遍，并吞唾液 3 口。经常行之，有利健齿。

（2）端坐屏息，大张口，心中默念"牙痛可除"，轻叩痛齿 14 下，连续 4 次。经常行之，有利健齿。

（3）治牙痛，端坐屏息，上下牙相叩 36 下。

（4）患者端坐，医者立于其后，从患者的两耳下部开始，把通过两肩正上面的筋脉，用两手的拇指以全身重量从上面反复按摩几十次，手法以压为主。

【预防调护】

1. 注意口腔卫生，饭后漱口，早晚刷牙，保持牙齿清洁。

2. 进流质饮食或半流质饮食，食物温度不宜过冷过热。

3. 忌食肥甘厚腻与过酸、过甜食物。

4. 及时治疗口腔疾病，如龋齿、牙宣等。

5. 定期口腔检查，早发现、早治疗。

【名医经验】

（一）李安鑫医案

刘某，男，55 岁。1989 年 5 月 29 日初诊。

主诉：右上磨牙剧痛 1 天。

现病史：右上磨牙剧痛 1 天，齿龈无红肿，无龋齿。齿痛喜凉恶热，须不间断口含冷水以暂时减轻疼痛，来诊时尚自带口杯，反复换水含漱。舌苔正常，脉象稍大，重按无力。

证属肾阴不足，胃火上攻，乃景岳玉女煎之证，治遵原方加味主之。

处方：熟地黄 25g，生石膏 30g，麦冬 20g，牛膝 30g，女贞子 15g，代赭石 30g，知母 20g。水煎服，日 1 剂。服方 1 剂即痛止而愈，至今未再发作。

按：牙痛之病，以胃火炽盛及虫蚀者为多，然肾阴不足，胃火复盛，上实下虚而为肿痛者亦不少见。景岳玉女煎滋阴清胃之药并用，对水亏火盛之牙痛，故临床用之辄有良效。在临床应用本方时，应根据“水亏”与“火盛”之孰轻孰重，斟酌加减养阴药与清热药之用量，以期理法方药与病情更契合。本例齿痛剧烈，喜凉恶热，胃火上攻之象显然。然齿龈不红不肿，舌无黄苔，脉有虚象，又非单纯火盛之极，乃肾水不足，冲气挟胃火上攻为患。是证以肾水不足偏重，故重用熟地黄、麦冬之外，又予原方加入女贞子一味，以加强滋阴补肾作用，更加代赭石平冲降胃，与牛膝共同引冲胃之热下行，故取效甚捷。（注：李安鑫为山东省名老中医。）

——选自：《口腔病名家医案·妙方解析》

（二）吴少怀医案

王某，女，44 岁，干部。1965 年 7 月 13 日初诊。

主诉：左侧下牙疼痛难忍。

现病史：患者左侧下牙疼痛难忍，昼重夜轻，大便秘结，心烦少寐。检查见左侧下颌前庭沟肿大，牙龈红肿。舌苔中黄、边赤，脉象沉滑数。

此乃风热上扰，肝胃火升之证。治宜清热泻火、疏风散热。拟消风散加减。

处方：荆芥 3g，防风 4.5g，赤芍 9g，酒胆草 4.5g，当归 4.5g，连翘 9g，天花粉 9g，炒栀子 4.5g，苦杏仁 9g，炒知母 9g，青陈皮各 4.5g。水煎服，日 1 剂。连续服用 6 剂。

1965 年 7 月 18 日二诊：连续服用 6 剂后，前庭沟肿大、牙龈红肿已减，大便仍干，舌苔薄黄，脉沉滑数。按上方加减化裁：赤芍 9g，酒胆草 4.5g，当归 4.5g，川芎 3g，桔梗 6g，通草 4.5g，连翘 9g，天花粉 9g，炒栀子 4.5g，炒知母 9g，青陈皮各

4.5g。水煎服，日 1 剂。连续服用 5 剂。

1965 年 7 月 23 日三诊：患者连续服用 5 剂后，牙痛痊愈。

——选自：《口腔病名家医案·妙方解析》

（三）何本武医案

孟某，女，45 岁。1978 年 9 月 12 日初诊。

主诉：牙痛数年。

现病史：患牙痛病数年，时轻时重，经服用中西药治疗，时有减轻而不愈，现牙痛加剧，遇冷热加重，不敢进食，痛苦不堪，伴四肢发凉、怕冷，入夜尤剧。检查见牙龈尚未红肿，舌淡红，苔白，脉弦细。

病属阳气被遏，不能温运四肢。用宣郁通阳、疏邪利气法，仿《伤寒论》四逆散加味。

处方：柴胡 15g，白芍 15g，枳实 12g，生甘草 10g，升麻 10g，细辛 3g，防风 6g，白芷 6g，生石膏 30g。水煎服，日 1 剂。

服药 3 剂后牙痛暂止，四肢发凉怕冷大减，以期巩固。6 剂药尽，数年宿疾获愈。

按：患病多年，屡治无效。前医皆以胃火论治，本案除牙痛外，且常感四肢发凉，与《伤寒论》"凡厥者，阴阳气不相顺接，便为厥，厥者，手足逆冷者也"相似，可知此乃阳郁不得外宣之厥。故用四逆散宣郁通阳，使阴阳和顺，以除"四逆"；加升麻、细辛、防风、白芷解郁利气，生石膏以清上冲之郁热，服药后郁热得以散，牙痛遂止。（注：何本武为山东省名老中医。）

——选自：《口腔病名家医案·妙方解析》

（四）李元聪医案

任某，男，45 岁，银行职员。1985 年 9 月 16 日初诊。

主诉：牙酸痛不适。

现病史：患者诉牙酸痛不适，遇冷、热刺激疼痛加剧，牙齿松动，伴头晕眼花、腰膝酸软。舌红少苔，脉细。

此乃虚火牙痛。治宜滋阴补肾、固齿止痛。

处方：续断 25g，杜仲 15g，枸杞子 15g，骨碎补 15g，何首乌 10g，生地黄 10g，白芷 9g，细辛 3g，知母 10g，玄参 8g，甘草 5g。水煎服，日 1 剂。

按：患者肾精亏损，齿失所养，故牙被蚀成洞，酸痛，齿根失于固护，易于松动，甚至脱落；牙体蛀蚀，风热侵袭牙体，伤及髓络，故患牙遇冷热痛增；腰为肾之腑，膝为骨之节，肾虚则腰膝酸软。舌红少苔，脉细数，此为阴虚火旺之象。

——选自：《口腔病名家医案·妙方解析》

（五）古代医案

一人患齿病，每有房劳，齿即俱长，痛不可忍，热汤凉水俱不得入。凡有恼怒，病亦如之。十年前尚轻，十年后殊甚，每发必三五日，呻吟苦状难述，竟绝欲，服补肾丸、清胃散俱不效。

一日因疾作，七日不饮食，请余视之。诊其脉，上二部俱得本体，唯二尺洪数有力，按愈坚。予曰："此肾经火邪太盛也。以滋肾饮饵之，药入口且漱且咽。"下二盏，遂觉丹田热气升上，自咽而出。复进二盏，其痛顿止。齿即可叩，遂愈，永不再作。

按：易大艮为明末医家，字思兰，抚州人。存有医案十六则，后由卢复收集编成《易氏医案》一卷。本案症奇，且已罹十余年，而易氏仅用三味药（滋肾饮：黄柏、青盐、升麻）一次即予根治，疗效亦奇。关键是辨证准确，用药得当。患者上二部脉均正常，唯尺脉洪数有力，且愈按愈坚，是为肾经火盛无疑，再遇房劳，则又引动相火，邪火上冲故齿长而痛。又因肾为肝之母，肝主怒，怒气一发则子盗母气，木来生火而火愈炽，故病亦如之。前医治以清胃饮，是认为牙龈属阳明胃经之故，但应在胃脉洪数时用此方，今胃脉平和是胃无恙，用之当然无效，而且寒凉伤胃导致饮食不进。肾主骨，齿为骨之余，肾经邪火亢盛故有齿长之感，又用补肾丸，乃以火济火，故痛愈剧。而易氏投以自拟的滋肾饮，其中用黄柏为君以滋肾水泻肾火，青盐为引，取咸入肾之意，升麻本有解毒、疗齿痛的功效，此处用之又有使肾经火邪升而出之的效用，故药一入口，便觉丹田火热上升自咽而出，肾经邪火一清，齿自安。

——选自：《古今名医五官科医案赏析》

（赵雅君　左渝陵）

第九节　舌　菌

舌菌是以舌部出现恶性肿物为主要特征的疾病。恶性肿物一般称为"癌"或"菌"，指呈浸润性生长、对周围结构产生破坏且易转移、发展较快、对生命构成严重威胁的一类肿物。舌菌为口腔恶性肿瘤中最为常见的一种，男性多于女性，年龄上以40～60岁为患病高峰，但近来有女性增多和发病率更年轻化的趋势。好发部位为舌缘，其次为舌尖、舌背和舌根等处。病变发展快，病程较短，多数患者在1年内就诊。

西医学的舌癌等疾病可参考本病进行辨证治疗。

【历史源流】

古代医籍中的"舌蕈""舌岩""舌疳"等病名与"舌菌"类似。清代以前的古代医籍中对本病的记载较少，清代的不少喉科专著及外科医著中关于"舌菌"的论述较多。

元代，朱震亨的《丹溪心法》记载了"舌岩"，其曰："嫩肿突如泛莲，或状如鸡冠，舌本短缩，不能伸舒，言语时漏臭涎，再因怒气上冲，忽然崩裂血出不止，久久烂延牙龈，即名舌岩。"又曰："甚者透舌穿腮汤水漏出，是以又名翻花岩也。"将本病的症状、病情发展详细地进行了描述。

明代，薛己的《薛氏医案》记载了"舌菌"，并指出其病情发展迅速："舌菌，咽喉口舌生疮，甚者生红黑菌，害人甚速。"

清代有大量关于"舌菌"的论述，如尤乘《尤氏喉科秘书·牙舌颈面腮门》、杨龙九《囊秘喉书·卷上》、郑承瀚《重楼玉钥续编·诸证补遗》、许克昌《外科证治全书·卷二》等称"舌菌"；包永泰《图注喉科指掌·卷三》、高秉钧《疡科心得集·卷上》等称"舌疳"。清·沈金鳌《杂病源流犀烛·卷二十四》对"舌菌"的病因病机和形态都有记载："舌菌属心经，多因气郁而生。舌上如菌状，或如木耳，其色红紫。"《医宗金鉴·卷六十六》中称之为"舌疳"，详细记载了病损的形态和晚期累及颈部出现硬块的情况："舌疳心脾毒火成，如豆如菌痛烂红，渐若泛莲难饮食，绵溃久变瘰疬风。"尤乘的《尤氏喉科秘书》中认为"舌菌"的病因病机是气郁导致心火所致。包永泰在《图注喉科指掌》中全面记载了"舌疳"的病机、病情发展、症状、转移和预后："舌疳之症恶非常，心脾火毒积中央，初如豆大渐如菌，暮重朝轻饮食妨，怒则崩破透腮舌，串延项颔核滋昌，名为瘰疬风难治，百人患此百消亡。"顾世澄的《疡医大全》中也详细载录了"舌疳"的病因病机、证候、病势发展、鉴别诊断和治疗。余景和《外证医案汇编·卷二》还载有"舌菌"的病案。

古代医家们对舌菌的病因病机、症状特点、病情发展及其预后均有较详细的论述，多认为由心脾火毒而致，其状头大蒂小，如木耳、如菌、如鸡冠，每致舌不能伸缩，妨碍饮食言语，颈部多有恶核，为险恶难治之症。

现代文献中，1980 年由广州中医学院主编的全国高等中医药院校第 4 版规划教材《中医耳鼻喉科学》在"耳鼻咽喉口腔常见肿瘤"一章中首先用"舌岩（舌菌）"作为病名进行了阐述。1985 年由王德鉴主编的《中国医学百科全书·中医耳鼻咽喉口腔科学》中采用"舌菌"作为病名进行论述。此后，"舌菌"一名广泛出现在中医类著作中。

【临床诊断】

（一）诊断要点

1. 临床特征 舌菌的临床特征为舌部出现恶性肿物。

肿物可出现在舌的任何部位，初起舌面患处增厚结硬，逐渐增大隆起如菌状，或如菜花样，表面常有溃烂凹陷，病情发展，触之易出血。

舌菌临床常见有 4 种类型：①肿物溃烂，周缘隆起，底部凹凸不平；②在红斑或白斑上发生糜烂裂隙；③以增生为主向外翻出，呈菜花状；④黏膜表面无明显溃烂，但基底有明显浸润块。

临床上以溃疡型或浸润型多见。

2. 主要伴随症状　舌菌的主要伴随症状有舌部疼痛、口臭流涎、言语不利、进食障碍、张口受限、颈部恶核等。

舌菌早期没有明显疼痛或不适，或者仅感觉舌面增厚结硬，呈结节状。后期肿物逐渐增大，则疼痛明显，可引起耳及面颊痛，讲话、饮食刺激产生剧烈疼痛。随病情发展，舌的运动和张口均受限制，出现言语不清、吞咽困难、口臭流涎、头痛等症状。

舌菌常伴有颈部恶核。多发生在舌部肿物同侧颈部，若越过舌中线时，对侧颈部亦可出现恶核。恶核可位于颏下、颌下或颈深部，触之坚硬，固定不移。

3. 检查　对舌部出现肿物者，应行影像学检查及病理学检查。

（1）影像学检查：行包含舌部的颈部 CT 或 MRI 检查，可了解肿物浸润的范围及淋巴结转移情况。

（2）病理学检查：取肿物组织行病理学检查，可明确诊断。

（二）鉴别诊断

舌部结节或溃疡还可见于多种疾病，如舌部结核性溃疡、口疮等，应加以鉴别。

1. 舌部结核性溃疡　舌部结核性溃疡和舌菌均以舌部的结节伴溃疡为主要体征，均可有疼痛，但舌菌病程长，质地坚硬，形态如菌状或菜花状；舌部结核性溃疡边缘不整齐，基底部有新生肉芽组织，质地不硬，患者身体其他部位可有结核病灶，其病程长，发展缓慢，溃疡患者体质虚弱，伴潮热盗汗。结核菌素试验、组织活检等可明确诊断。

2. 舌部口疮　口疮以溃疡、疼痛为主要症状，有自愈性，即使不予治疗，通常经过一周到十余天也可愈合，其特点是经常反复发作，但溃疡部位不固定，再次发作部位可在舌部或口腔其他部位，溃疡处质地柔软，与正常组织相同。

舌菌病程较长，早期可没有疼痛或较轻微而不易引起患者注意，溃疡固定于该部位，长期不愈合，溃疡处质地变硬，癌瘤逐渐肿大凸出。

【病因病机】

本病的外因为舌体局部长期受到残根、牙尖、不良修复体的机械刺激诱发，内因多与心脾二经功能失调有关，足太阴脾经连于舌根，散舌下。足太阴经脉别出而行的正经，络于咽部，贯入舌本。心主舌，心在窍为舌，舌为心之苗，为心之官；从经脉的联系上，手少阴心经之别络，循经入于心中，系舌本。心主血脉，心之精气盛衰及其功能变化可从舌的色泽及舌的活动变化得以反映。本病的病机是机体正气虚弱，正不胜邪，心、脾、肾功能失调，导致痰湿结聚，或瘀血阻滞于舌部而为病。

1. 痰瘀互结 因七情郁结，心绪烦扰，致气滞血瘀；或思虑伤脾，或饮食不节，以致损伤脾胃，痰湿内生，又复感毒邪、外界不良刺激，内外邪毒相搏，致痰湿内生，经脉阻滞，结于舌体而成肿块。

2. 气血亏虚 素体虚弱或病久耗伤气血，致气血不足，机体易受外界致病因素的侵袭，正不胜邪，毒邪结聚，以致溃烂翻花而为病。

【辨治思路】

（一）辨证思路

舌菌属于癌症范畴，癌的病因病机不外乎内虚外邪。痰、瘀、热、毒、虚等因素均与癌症有关。疾病的早期，以邪实为主，手术或放化疗之后，正气损伤，脏腑功能失调。因此注意辨别脏腑虚实是辨证的关键。

舌菌早期不易发现，或仅表现为舌部长期不愈合的溃疡，或舌部肿物，无明显的疼痛，不影响患者的生活，此时患者饮食起居受影响不大，为邪气实、正气尚不虚弱。舌部溃疡或生肿物，口臭，舌痛，多为痰瘀交阻。

随病情继续发展，肿物增大，或溃破流臭涎，舌痛不能饮食，连及头部、颈部疼痛，夜不能寐，为邪气亢盛，正气渐虚。癌瘤溃烂肿痛，邪毒阻滞经脉，肿物快速增大，疼痛不能饮食，患者消瘦、面色无华。到疾病晚期，舌体溃烂或癌瘤肿大满口，波及颈部或转移，患者不能饮食，疼痛剧烈，体质渐衰。甚至血络受损，血溢脉外，出血不止，表现为气血亏虚之证。

（二）治疗思路

确诊为舌菌后，可考虑以手术治疗为主，配合放化疗及中药治疗，中药外用可促进手术伤口愈合，缓解放化疗引起的口干、口腔黏膜糜烂疼痛等症状。

【辨证论治】

1. 痰瘀互结

主证：舌部肿物坚硬，如菌状或菜花状，或溃破腐臭，口流涎水，言语不清。舌淡红或有瘀斑瘀点，苔腻，脉涩。

治法及方药：化痰散结，行气活血。可选用二陈汤合桃红四物汤加减。常用药物如法半夏、陈皮、茯苓、浙贝、瓜蒌皮、桃仁、红花、川芎、当归、赤芍、三棱、莪术、甘草等。

加减法：溃烂腐物多，口臭流脓者，可加马勃、白蔹、白芷以清热、祛腐、敛脓；疼痛及头痛剧烈者，可加露蜂房、郁金、木香、三七末、蔓荆子等，以散邪解毒、行气止痛；舌不能动、张口受限者，可加地龙、钩藤、王不留行、蜈蚣等，以祛风活络、解毒镇痛；溃烂出血者，可加侧柏叶、茜草、白及、十灰散等，以凉血活血、涩血止血。

2. 气血亏虚

主证：舌体溃烂，疼痛剧烈，张口受限，舌不能动，饮食难下，形体消瘦，面色无华，食欲不振，舌质淡，脉沉细无力。

治法及方药：补气养血，化痰软坚。可选用八珍汤或归脾汤加减。常用药物如黄芪、党参、白术、茯苓、甘草、当归、川芎、白芍、半夏等。

加减法：颈部有恶核者，可加夏枯草、海藻、昆布等化痰软坚之药；失眠者，可加远志、酸枣仁、合欢皮等；纳呆、便溏者，可加砂仁、神曲等。

【外治法】

1. 吹药法 舌部肿物溃烂肿痛时，可用清热解毒、消肿止痛的中药散剂吹于患处，如青吹口散、北庭散、麝香散等。肿物溃烂出血时，可吹以止血散剂，如蒲黄炭末、马勃粉等。

2. 敷贴法 肿物侵犯颊腮，导致溃烂者，可用药物外敷。早期未溃时，可用红灵丹油膏外敷，以活血止痛、消坚散结；溃后可用生肌玉红膏外敷，以活血祛腐、解毒生肌。

3. 漱涤法 可用解毒祛腐止痛的中药，如七叶一枝花、枯矾、金银花、露蜂房等煎水含漱。

【针灸按摩】

1. 针刺法 多用于疼痛以及化疗引起的骨髓抑制、恶心、呕吐等。在常规处理基础上加用针刺疗法，可取合谷、天枢、气海、足三里、上巨虚等穴位，针刺，留针30分钟，每天1次。

2. 艾灸法 多适用于放化疗不良反应和改善晚期患者生活质量。可采用艾条灸大椎、双合谷、三阴交、神阙、足三里、中脘等穴。

【预防调护】

1. 避免不良刺激，如及时清除残根、调磨牙尖、去除不良修复体等。

2. 饮食清淡，少食肥甘厚腻及生冷寒凉之品，以免损伤脾胃。

3. 口腔溃疡长时间不愈，要及时就医，切勿自行用药或挤压排脓，以免贻误病情，邪毒扩散。

【名医经验】

（一）朴炳奎医案

某男，52 岁。2012 年 12 月 5 日初诊。

主诉：舌体麻木 3 月余。

现病史：患者于 2012 年 8 月 9 日因"右舌根反复溃疡伴疼痛半年"就诊于某口腔医院，活检病理检查提示：右侧舌根上皮鳞状细胞癌。遂于 8 月 13 日在该院行右侧舌根肿物扩大切除术加右侧颈部淋巴结清扫。术后病理：淋巴结 1/24。之后行术后放疗 33 次。既往有高血压病史 8 年，口服络活喜，血压控制在 130/80mmHg，高尿酸血症 5 年。

现证：舌体麻木，溃疡，偶有破溃出血，伸舌困难，口干，饮水呛咳，右侧颜面浮肿，心悸失眠，纳差，眠可，大便 3 日一行，舌质淡红，苔薄，脉沉细。

中医诊断：舌疳；证属气血亏耗，阴津不足，癌毒内蕴。

治法：补益气血，养阴生津，解毒抗癌。

处方：宗八珍汤合沙参麦冬汤加减。药用：生白术 15g，山药 15g，枳壳 15g，茯苓 15g，沙参 10g，石斛 10g，赤芍 12g，玄参 10g，土茯苓 20g，草河车 15g，莪术 9g，白英 15g，生黄芪 30g，太子参 15g，女贞子 15g，肉苁蓉 20g，覆盆子 15g，炙甘草 6g，三七粉（冲服）3g。30 剂，每日 1 剂，水煎服。配合口服贞芪扶正胶囊。

患者每月复诊 1 次，初期治疗以补养气血、扶正培元为主，3 个月后患者正气渐复，症状舌脉渐好，增加抗癌解毒之力，同时口服广安门医院西黄解毒胶囊 0.5g，3 次/日。

现患者舌体麻木、破溃好转，其他一般状态良好，目前继续维持治疗中。

按：本案患者经手术、放疗后，耗气伤血，气不煦之，血不濡之，气血不能上荣、濡养舌体，故见舌体麻木，伸舌困难，舌质淡红；气虚推动无力，津液停聚颜面，故见颜面浮肿。放射火毒，虽能消灭癌毒邪气，但其本身又能耗阴损津，造成热毒浸淫，加之舌癌本属心脾火毒炽盛，两热相合，更使人体阴液被伤，故出现口干、便干等；火毒壅聚于舌，舌络受灼，故见溃疡、出血。故治疗当以补养气血、滋阴生津为主，兼以清火解毒抗癌。

——选自：世界中医药，2013，8（9）：1077 - 1078

（二）黄永源医案

陈某，男，45 岁。1988 年 2 月 12 日初诊。

主诉：舌体麻木僵硬、刺痛 1 个月。

现病史：患者既往体健，近 2 个月来工作劳累及多食辛辣食物，1 个月前发现舌底左侧生出硬结，自觉舌体麻木僵硬、刺痛，舌体活动受限，进食及发音困难（能进少量半流食、语言含糊不清），心烦，眠差，口苦，大便燥结，溲赤。经某医院活检诊为"鳞状上皮癌"，特来求治。

检查：痛苦面容，形体消瘦，面色晦暗；舌伸出受限，流涎有腥臭味，舌底可见 1 个 1.0cm×0.5cm 的溃疡，呈菌状，边界不清，周围紫胀；舌紫红，边有瘀点、苔黄腻、少津，颈部、颌下淋巴结肿大，脉弦数。

辨证：心脾火郁，毒热蕴结。

治法：泻火解毒，软坚散结。

处方：大黄（后下）18g，莲子心 15g，板蓝根 18g，蜈蚣 6 条，麦冬 18g，全蝎 12g，铁树根 30g，牡丹皮 15g，天然牛黄（冲服）0.3g。水煎服，复渣再服。

外治：熊珠丹（熊胆 10g，珍珠末 30g，三七末 30g，枝花头 60g。制法：先将三七、珍珠、枝花头三味研细末；熊胆用 40 度米酒 100mL 溶化，然后和药末调匀，焙干，研粉装胶囊，每胶囊 1g），每天 3 次，每次 3 粒。201 消炎水（青黛 1000g，土银花 1000g，九里明 2000g，紫花地丁 1000g，甘草 1000g，荆芥 500g，防风 500g，加水 24L，煎至 6L，装瓶备用）含漱，每天 4～6 次，每次含漱时间越长越好。

1988 年 2 月 20 日复诊：服药 7 剂和外治后，舌痛、心烦、口苦等症状有所减轻，睡眠可，胃纳差，大便每天 3 次，略溏、秽臭，小便黄，舌红绛、苔黄腻，脉弦数。上方去大黄，加白花蛇舌草 30g，半枝莲 30g。水煎服，复渣再服。熊珠丹、201 消炎水用法同上。

1988 年 3 月 12 日三诊：服药 20 剂和外治后，舌体疼痛大减，舌伸缩较前自如；胃纳可，心烦、口苦消失；舌红，边有瘀点，苔黄腻，脉弦微数；舌下溃疡面较前缩小，周围紫胀消失。按上方去莲子心，加水牛角 30g，石上柏 30g。

处方：水牛角（先煎）30g，板蓝根 18g，天然牛黄（冲服）0.3g，麦冬 18g，蜈蚣 6 条，全蝎 12g，铁树根 30g，牡丹皮 15g，白花蛇舌草 30g，半枝莲 30g，石上柏 30g，水煎服，复渣再服。熊珠丹、201 消炎水用法同上。

1988 年 4 月 13 日四诊：服药 30 剂和外治后，舌下溃疡好转。

——选自：《古今名医五官科医案赏析》

（三）王泽时医案

冯某。女，63 岁。1967 年 9 月 4 日初诊。

主诉：发现右侧舌癌 1 个月。

现病史：患者于 1967 年 8 月经杭州市某医院病理检查示：右侧舌缘鳞状细胞癌 Ⅰ～Ⅱ级。症见右侧舌缘溃烂 2 年，肿块 4 个月，吃饭时稍痛，脉象细数。

望诊所见：右侧舌缘溃疡面约 1.5cm×0.8cm，肿块隆起呈杨梅状。

此属心火上炎，火炽灼津，舌肿糜烂之证。故立清心解毒、养阴生津、消肿生肌之法。

处方：北沙参 12g，生地黄、当归、川石斛、虎杖各 15g，半枝莲、白花蛇舌草、水杨梅根、香谷芽各 30g，甘草 9g。水煎服，每日 1 剂。服上方半个月，舌缘糜烂好转，继之配合放疗 1 个疗程，再服上方 3 个月，舌缘糜烂已敛，临床症状及肿块消失。健康存活 7 年，于 1974 年因心肌梗死突然死亡。

按：舌癌属中医学舌疳、舌菌、瘰疬风等证范畴。《医宗金鉴》对本病全过程描述得最具体和逼真，其谓："舌疳，其证最恶，初如豆，次如菌，头大蒂小，又名舌菌。疼痛红烂无皮，朝轻暮重……若失于调治，以致敛肿、突如泛莲，或有状如鸡冠，舌毒短缩，不能伸舒，妨碍饮食言语，时津臭涎。再因怒气上冲，忽然崩裂，血出不止，久久延及颈颌，肿如结核，坚硬且痛，皮色如常……甚至透舌穿腮，汤水漏出，是以又名瘰疬风也。"这说明舌疳（舌菌）性恶，早期局部浸润，晚期邻近淋巴结转移，最后溃破穿腮，与现代医学所见舌癌甚为接近。本案症见右侧舌缘溃烂，肿块如杨梅，进食疼痛，病理确诊为鳞状细胞癌。其病变部位在舌，累及心、脾，由心脾毒火所致。舌为心之苗，心开窍于舌。舌本属心，心脉系于舌根；舌边属脾，脾脉络于舌旁。外感六淫，内伤七情，均可化火，火性炎上，结成舌毒，致生舌癌。故拟清心泻火、解毒散结、养阴生津、化瘀消肿为法。方中半枝莲、白花蛇舌草、水杨梅根、虎杖之属以泻火解毒、抗癌消肿；火毒炽盛，必灼阴液，故辅以生地黄、沙参、当归、石斛之属以清心泻脾之阴火，凉血育阴，使火毒清而阴液存；佐以大剂谷芽顾护中州。故服药半个月舌糜好转。再服 3 个月，配合放疗而愈。

——选自：《中医名家肿瘤证治精析》

（左渝陵　赵雅君）

参考文献

1. 广州中医学院. 中医学院试用教材重订本·中医喉科学讲义. 上海：上海科学技术出版社，1964.

2. 广州中医学院. 全国高等医药院校试用教材·中医耳鼻喉科学. 上海：上海科学技术出版社，1980.

3. 王德鉴. 中华医学百科全书·中医耳鼻咽喉口腔科学. 上海：上海科学技术出版社，1985.

4. 王德鉴. 中医耳鼻咽喉口腔科学. 北京：人民卫生出版社，1994.

5. 熊大经，刘蓬. 全国中医药行业高等教育"十二五"规划教材·中医耳鼻咽喉科学. 北京：中国中医药出版社，2012.

6. 刘蓬. 全国中医药行业高等教育"十三五"规划教材·中医耳鼻咽喉科学. 北京：中国中医药出版社，2016.

7. 王士贞，刘蓬. 中华医学百科全书·中医耳鼻咽喉口腔科学. 北京：中国协和医科大学出版社，2016.

8. 王永钦. 中医耳鼻咽喉口腔科学. 北京：人民卫生出版社，2001.

9. 赵丽娟. 中医口腔科学. 北京：人民卫生出版社，1999.

10. 徐治鸿. 实用中医口腔病学. 天津：天津科技翻译出版公司，1991.

11. 中国中医研究院广安门医院. 现代著名老中医名著重刊丛书. 朱仁康临床经验集——皮肤外科. 北京：人民卫生出版社，2010.

12. 李元聪. 口腔病名家医案·妙方解析. 北京：人民军医出版社，2007.

13. 梅祥胜，李丽. 国医大师验案良方·五官卷. 北京：学苑出版社，2010.

14. 叶家瑞. 周光英疑难病案3则. 江西中医药，1993，24（5）：12-15.

15. 张铭正. 钱育寿老中医临证经验撷菁. 辽宁中医杂志，1995，22（3）：99-100.

16. 童舜华. 引火归元法治验3则. 中医药学刊，2006（08）：1502-1503.

17. 孟红军. 王守儒教授治疗口腔扁平苔藓经验及相关现代研究. 中国医学创新，2015，12（2）：95-98.

18. 蔡玲玲，姚旭. 李元文教授治疗口腔扁平苔藓的经验浅谈. 中医临床研究，2014，6（36）：3-4.

19. 杨孝兵，孙颖慧. 范永升治疗口腔扁平苔藓经验. 中医杂志，2008，49（6）：499.

20. 张航. 孙守才教授治疗口腔扁平苔藓经验总结. 现代中医药，2017，37：12-13.

21. 王亚翠. 丁素先治疗口腔扁平苔藓经验. 河南中医，2017，37（12）：2073-2075.

22. 徐丽思. 何新慧治疗口腔扁平苔藓经验. 浙江中医杂志，2016，51（6）：406-407.

23. 葛茂军. 陆德铭辨治口腔扁平苔藓经验. 上海中医药杂志，2012，46（4）：16-17.

24. 周玄. 周琦辨治唇风经验. 安徽中医药大学学报，2014，33（2）：46-47.

25. 马将，张莉莉. 张国海治疗唇风四法. 中医研究，2015，28（9）：36-37.

26. 谢瑶，王峰. 朱明芳基于气阴不足论治慢性唇炎经验. 湖南中医杂志，2017，33（6）：38-40.

27. 凌云. 顾武军教授运用《伤寒论》举要. 时珍国医国药，2017，28（7）：1744-1745.

28. 周丹，顾志坚. 蒋健清热运脾法辨治唇风的临床经验. 上海中医药杂志，2018，52（8）：18-19.

29. 王萌萌，王旭. 经行唇风案. 中国针灸，2018，38（2）：172-173.

30. 王兵，侯炜. 朴炳奎教授治疗舌癌临床经验探析. 世界中医药，8（9）：1077-1078.

附录 方剂汇编

二画

二陈汤（《太平惠民和剂局方》）

　　半夏　橘红　白茯苓　甘草　生姜　乌梅

十灰散（《十药神书》）

　　大蓟　小蓟　荷叶　侧柏叶　白茅根　茜草根　栀子　大黄　牡丹皮　棕榈皮

十全大补汤（《太平惠民和剂局方》）

　　人参　肉桂　川芎　地黄　茯苓　白术　炙甘草　黄芪　白芍　当归

七厘散（《同寿录》）

　　血竭　冰片　红花　麝香　乳香　没药　儿茶　朱砂

八珍汤（《正体类要》）

　　当归　川芎　白芍　熟地黄　人参　白术　茯苓　甘草

人参紫金丹（《医宗金鉴》）

　　人参　丁香　当归　血竭　骨碎补　五味子　甘草　五加皮　没药　茯苓

九一丹（《药蔹启秘》）

　　熟石膏　红升丹

三画

三拗汤（《太平惠民和剂局方》）

　　麻黄　杏仁　甘草

三甲复脉汤（《温病条辨》）

　　炙甘草　干地黄　白芍　麦冬　生牡蛎　阿胶　火麻仁　生鳖甲　生龟板

大补元煎（《景岳全书》）

　　人参　炒山药　杜仲　熟地黄　当归　枸杞子　山茱萸　炙甘草

大定风珠（《温病条辨》）

　　生白芍　干地黄　麦冬　阿胶　生龟板　生牡蛎　炙甘草　生鳖甲　火麻仁　五味子　生鸡子黄

川芎茶调散（《太平惠民和剂局方》）

　　川芎　荆芥　白芷　羌活　甘草　细辛　防风　薄荷

四画

天麻钩藤饮（《杂病证治新义》）

  天麻　钩藤　生石决明　山栀　黄芩　川牛膝　杜仲　益母草　桑寄生　夜交藤　茯神

云南白药

  中成药，处方略。

五味消毒饮（《医宗金鉴》）

  金银花　野菊花　蒲公英　紫花地丁　紫背天葵子

止嗽散（《医学心悟》）

  荆芥　桔梗　白前　紫菀　百部　甘草　陈皮

贝母瓜蒌散（《医学心悟》）

  贝母　瓜蒌　天花粉　茯苓　橘红　桔梗

化毒丸（《医学正传》）

  生大黄　穿山甲（炙）　当归尾　白僵蚕（炒）　蜈蚣（炙黄）

月华丸（《医学心悟》）

  天冬　麦冬　生地黄　熟地黄　山药　百部　沙参　川贝母　茯苓　三七　獭肝　菊花　桑叶　阿胶

丹栀逍遥散（《内科摘要》）

  柴胡　白芍　茯苓　当归　白术　甘草　生姜　薄荷　牡丹皮　栀子

六君子汤（《医学正传》）

  人参　白术　茯苓　炙甘草　陈皮　半夏

六味地黄丸（《小儿药证直诀》）

  熟地黄　山茱萸　山药　茯苓　泽泻　牡丹皮

六味汤（《喉科秘旨》）

  荆芥　防风　桔梗　僵蚕　薄荷　甘草

六神丸（《雷氏方》）

  中成药，处方略。

双解通圣散（《医宗金鉴》）

  防风　荆芥　当归　白芍　连翘　白术　川芎　薄荷　麻黄　栀子　黄芩　石膏　桔梗　甘草　滑石

少阴甘桔汤（《外科正宗》）

  甘草　桔梗　升麻　柴胡　陈皮　羌活　川芎　黄芩　葱白　玄参

五画

玉屏风散（《医方类聚》）

　　黄芪　白术　防风

正骨紫金丹（《医宗金鉴》）

　　丁香　木香　血竭　儿茶　熟大黄　红花　当归　莲子　茯苓　牡丹皮　白芍
甘草

正容汤（《审视瑶函》）

　　羌活　白附子　防风　秦艽　胆南星　白僵蚕　制半夏　木瓜　甘草　茯神

甘露饮（《阎氏小儿方论》）

　　熟地黄　生地黄　天冬　麦冬　枳壳　生甘草　茵陈　枇杷叶　石斛　黄芩

甘露消毒丹（《医效秘传》）

　　白豆蔻　藿香　绵茵陈　滑石　木通　石菖蒲　黄芩　川贝母　射干　薄荷
连翘

左金丸（《丹溪心法》）

　　黄连　吴茱萸

左归丸（《景岳全书》）

　　熟地黄　炒山药　山茱萸　枸杞子　川牛膝　制菟丝子　鹿角胶　龟板胶

右归丸（《景岳全书》）

　　熟地黄　炒山药　山茱萸　枸杞子　制菟丝子　鹿角胶　当归　杜仲　制附子
肉桂

龙虎二仙汤（《时疫白喉捷要》）

　　龙胆草　生地黄　生石膏　犀角　牛蒡子　板蓝根　知母　玄参　马勃　木通
黄连　焦栀子　黄芩　僵蚕　大青叶　粳米　甘草

龙胆泻肝汤（《医方集解》）

　　龙胆草　栀子　黄芩　柴胡　泽泻　木通　车前子　当归　生地黄　甘草

归脾汤（《正体类要》）

　　人参　炒白术　黄芪　茯神　龙眼肉　当归　远志　炒酸枣仁　木香　炙甘草
生姜　大枣

四君子汤（《太平惠民和剂局方》）

　　人参　白术　茯苓　甘草

四物汤（《仙授理伤续断秘方》）

　　当归　熟地黄　白芍　川芎

四物消风饮（《外科证治》）

　　生地黄　当归　赤芍　川芎　荆芥　薄荷　柴胡　黄芩　生甘草

四黄散（《证治准绳》）

　　黄连　黄芩　黄柏　大黄　滑石　五倍子

生肌散（《医宗金鉴》）

　　煅石膏　血竭　乳香　轻粉　冰片

生脉散（《医学启源》）

　　人参　麦冬　五味子

仙方活命饮（《校注妇人良方》）

　　穿山甲　天花粉　甘草　乳香　白芷　赤芍　贝母　防风　没药　炒皂角刺　当归尾　陈皮　金银花

白虎汤（《伤寒论》）

　　石膏　知母　粳米　甘草

半夏白术天麻汤（《医学心悟》）

　　半夏　白术　天麻　茯苓　陈皮　甘草　生姜　大枣

半夏厚朴汤（《金匮要略》）

　　半夏　厚朴　茯苓　生姜　苏叶

加味导赤汤（《麻科活人全书》）

　　薄荷叶　生地黄（酒洗）　木通　玄参　车前子　连翘　淡竹叶　黄连

加味升麻葛根汤（谭敬书验方）

　　升麻　葛根　赤芍药　甘草　黄芩　桑白皮　地骨皮　生地黄　麦门冬　木通　路路通

六画

地黄饮（《医宗金鉴》）

　　生地黄　熟地黄　首乌　当归　牡丹皮　玄参　白蒺藜　僵蚕　红花　甘草

芎芷散（《杂病源流犀烛》）

　　川芎　白芷　细辛　陈皮　半夏　苍术　厚朴　石菖蒲　木通　肉桂　苏叶　生姜　葱白　甘草

芎归二术汤（《外科正宗》）

　　川芎　当归　白术　苍术　人参　茯苓　薏苡仁　皂角刺　厚朴　防风　木瓜　木通　穿山甲　独活　金银花　甘草　土茯苓

耳聋左慈丸（《重订广温热论》）

　　熟地黄　怀山药　山茱萸　牡丹皮　泽泻　茯苓　五味子　磁石　石菖蒲

百合固金汤（《医方集解》）

　　生地黄　熟地黄　麦冬　百合　贝母　当归　白芍　甘草　玄参　桔梗

托里消毒散（《外科正宗》）

　　黄芪　人参　白术　茯苓　甘草　川芎　当归　白芍　金银花　皂角刺　桔梗
白芷

至宝丹（《太平惠民和剂局方》）

　　犀角　朱砂　雄黄　玳瑁　琥珀　麝香　冰片　金箔　银箔　牛黄　安息香

血府逐瘀汤（《医林改错》）

　　当归　生地黄　桃仁　红花　枳壳　赤芍　柴胡　桔梗　川芎　牛膝　甘草

会厌逐瘀汤（《医林改错》）

　　桃仁　红花　当归　赤芍　柴胡　枳壳　桔梗　生地黄　玄参　甘草

冰硼散（《外科正宗》）

　　冰片　硼砂　朱砂　玄明粉

交泰丸（《新民医通》）

　　黄连　肉桂

安宫牛黄丸（《温病条辨》）

　　牛黄　郁金　犀角　黄连　朱砂　栀子　雄黄　黄芩　珍珠　冰片　麝香　金
箔衣

导赤散（《小儿药证直诀》）

　　生地黄　木通　竹叶　生甘草梢

导痰汤（《妇人大全良方》）

　　半夏　陈皮　枳实　赤茯苓　甘草　制南星　生姜

如意金黄散（《外科正宗》）

　　大黄　黄柏　姜黄　白芷　生南星　陈皮　苍术　厚朴　甘草　天花粉

七画

杞菊地黄丸（《医方考》）

　　枸杞子　菊花　熟地黄　山茱萸　山药　泽泻　牡丹皮　茯苓

苍耳子散（《重订严氏济生方》）

　　苍耳子　辛夷花　白芷　薄荷

苏叶散（《冰玉堂验方集》）

　　紫苏叶　防风　桂枝　生姜　甘草

苏合香丸（《太平惠民和剂局方》）

　　白术　青木香　犀角　香附　朱砂　诃子　檀香　安息香　沉香　麝香　丁香
荜拨　冰片　苏合香油　熏陆香

辰砂定痛散（《医宗金鉴》）

　　朱砂　煅石膏　胡黄连　冰片

连理汤（《症因脉治》）

　　人参　白术　干姜　炙甘草　黄连

辛夷清肺饮（《医宗金鉴》）

　　辛夷花　石膏　知母　栀子　黄芩　枇杷叶　升麻　百合　麦冬　生甘草

沙参麦冬汤（《温病条辨》）

　　北沙参　麦冬　玉竹　生甘草　桑叶　生扁豆　天花粉

补中益气汤（《内外伤辨惑论》）

　　黄芪　人参　白术　炙甘草　当归　陈皮　升麻　柴胡

补阳还五汤（《医林改错》）

　　黄芪　当归尾　川芎　赤芍　桃仁　红花　地龙

附子理中丸（《太平惠民和剂局方》）

　　人参　白术　甘草　干姜　附子

芩连二母丸（《外科正宗》）

　　黄芩　黄连　知母　贝母　川芎　当归　白芍　生地　熟地　蒲黄　羚羊角　地骨皮　甘草

八画

青蛤散（《医宗金鉴》）

　　青黛　蛤粉　石膏　轻粉　黄柏

青黛散（《赵炳南临床经验集》）

　　青黛粉　黄柏　滑石粉

肾气丸（《金匮要略》）

　　干地黄　山药　山茱萸　泽泻　茯苓　牡丹皮　桂枝　炮附子

知柏地黄丸（《医方考》）

　　熟地黄　山茱萸　怀山药　泽泻　牡丹皮　茯苓　知母　黄柏

和荣散坚丸（《外科正宗》）

　　熟地　当归　白芍　川芎　人参　白术　茯苓　甘草　陈皮　香附　天花粉　昆布　贝母　夏枯草　红花　升麻　桔梗

金黄油膏（《中医耳鼻咽喉科学》五版教材）

　　如意金黄散加凡士林，配成20％油膏。

金锁匙（《外科发挥》）

　　硝石　硼砂　冰片　僵蚕　雄黄

金蟾脱甲酒（《外科正宗》）

　　白酒　大蛤蟆

鱼脑石散（《中医耳鼻喉科学》四版教材）

　　鱼脑石粉　冰片　辛夷　细辛

泻心汤（《金匮要略》）

　　大黄　黄芩　黄连

泻白散（《小儿药证直诀》）

　　桑白皮　地骨皮　甘草　粳米

泽泻汤（《金匮要略》）

　　泽泻　白术

治漏外塞药（《证治准绳》）

　　炉甘石　牡蛎粉

参附龙牡汤（《世医得效方》）

　　人参　附子　龙骨　牡蛎

参附汤（《妇人大全良方》）

　　人参　附子　生姜　大枣

参苓白术散（《太平惠民和剂局方》）

　　人参　茯苓　白术　炙甘草　炒扁豆　怀山药　莲子肉　薏苡仁　砂仁　桔梗

细辛膏（《外台秘要》）

　　细辛　蜀椒　干姜　吴茱萸　皂角　附子　猪油

枇杷清肺饮（《医宗金鉴》）

　　人参　枇杷叶　甘草　黄连　桑白皮　黄柏

九画

栀子清肝汤（《杂病源流犀烛》）

　　栀子　黄连　黄芩　牡丹皮　菖蒲　柴胡　当归　甘草

荆防败毒散（《摄生众妙方》）

　　荆芥　防风　羌活　独活　前胡　桔梗　枳壳　柴胡　川芎　茯苓　甘草

茯苓汤（《万病回春》）

　　土茯苓　桔梗　防风　乳香　没药

牵正散（《杨氏家藏方》）

　　白附子　白僵蚕　全蝎

复元活血汤（《医学发明》）

　　柴胡　瓜蒌根　当归　红花　生甘草　穿山甲　大黄　桃仁

香苏散（《太平惠民和剂局方》）

　　香附　紫苏叶　陈皮　甘草

香砂六君子汤（《古今名医方论》）

人参　茯苓　白术　炙甘草　制半夏　陈皮　木香　砂仁

独参汤（《伤寒大全》）

人参

养心汤（《证治准绳》）

柏子仁　枣仁　远志　当归　川芎　人参　五味子　黄芪　茯神　肉桂　半夏曲
甘草

养阴清肺汤（《重楼玉钥》）

玄参　生甘草　白芍　麦冬　生地黄　薄荷　贝母　牡丹皮

养阴生肌散（《济阳纲目》）

石膏　黄柏　白芷　甘草　雄黄　薄荷　蒲黄　青黛　冰片

养金汤（《类证治裁》）

沙参　麦冬　生地黄　知母　杏仁　桑白皮　阿胶　白蜜

活血止痛汤（《外科大成》）

当归　苏木　落得打　川芎　红花　乳香　没药　三七　赤芍　陈皮　地鳖虫
紫金藤

活络效灵丹（《医学衷中参西录》）

当归　丹参　乳香　没药

穿粉散（《医宗金鉴》）

轻粉　穿山甲　黄丹

神仙活命汤（《时疫白喉捷要》）

龙胆草　金银花　黄芩　土茯苓　生地黄　木通　生石膏　浙贝　杏仁　马勃
蝉蜕　僵蚕　生青果

除瘟化毒汤（《白喉治法忌表抉微》）

桑叶　葛根　薄荷　金银花　生地黄　川贝母　枇杷叶　淡竹叶　木通　甘草

结毒紫金丹（《外科正宗》）

龟板　石决明　朱砂

珍珠散（《外科大成》）

青缸花（如无，用头刀靛花代之，但不及缸花）　珍珠（入豆腐内煮数滚，研至
极细无声）　真轻粉

十画

珠黄散（《绛囊撮要》）

西牛黄　冰片　珍珠　煅石膏等

珠黄青吹口散 (《张赞臣临床经验选编》)

　　薄荷　石膏　人中白　犀黄　西瓜霜　老月石　天竺黄　黄连　青黛　珍珠粉　大梅片　生甘草

桂枝汤 (《伤寒论》)

　　桂枝　白芍　生姜　大枣　炙甘草

桃红四物汤 (《医垒元戎》)

　　桃仁　红花　川芎　当归　熟地黄　白芍

真武汤 (《伤寒论》)

　　附子　茯苓　白术　生姜　白芍

柴胡清肝汤 (《医宗金鉴》)

　　生地黄　当归　赤芍　川芎　柴胡　黄芩　栀子　天花粉　防风　牛蒡子　连翘　甘草

柴胡疏肝散 (《证治准绳》)

　　柴胡　白芍　枳壳　甘草　香附　川芎　陈皮

逍遥散 (《太平惠民和剂局方》)

　　柴胡　白芍　茯苓　当归　白术　薄荷　生姜　甘草

凉营清气汤 (《喉痧证治概要》)

　　栀子　薄荷　连翘　黄连　生石膏　犀角　丹皮　生地　赤芍　玄参　石斛　竹叶　芦根

凉膈散 (《太平惠民和剂局方》)

　　大黄　朴硝　栀子　黄芩　连翘　薄荷　甘草　竹叶　蜜

凉血四物汤 (《医宗金鉴》)

　　生地　当归　赤芍　川芎　红花　陈皮　赤芍　黄芩　甘草　五灵脂　生姜

凉血五花汤 (《赵炳南临床经验集》)

　　红花　鸡冠花　凌霄花　玫瑰花　野菊花

益气聪明汤 (《东垣试效方》)

　　黄芪　人参　升麻　葛根　蔓荆子　白芍　黄柏　甘草

益胃汤 (《温病条辨》)

　　沙参　麦冬　生地　玉竹　冰糖

消风散 (《外科正宗》)

　　荆芥　防风　蝉蜕　牛蒡子　苍术　苦参　木通　石膏　知母　生地黄　当归　胡麻仁　甘草

涤痰汤 (《奇效良方》)

　　制半夏　陈皮　茯苓　甘草　生姜　制南星　枳实　人参　石菖蒲　竹茹

调胃承气汤（《伤寒论》）

　　大黄　芒硝　甘草

桑菊饮（《温病条辨》）

　　桑叶　菊花　桔梗　连翘　杏仁　薄荷　芦根　甘草

通气散（《医林改错》）

　　柴胡　香附　川芎

通关散（《丹溪心法附余》）

　　皂角　细辛

通窍汤（《古今医鉴》）

　　麻黄　白芷　防风　羌活　薹本　细辛　川芎　升麻　葛根　苍术　川椒　甘草

通窍活血汤（《医林改错》）

　　桃仁　红花　赤芍　川芎　老葱　麝香　红枣　黄酒

十一画

萆薢渗湿汤（《疡科心得集》）

　　萆薢　薏苡仁　黄柏　赤茯苓　牡丹皮　泽泻　滑石　通草

黄芩汤（《医宗金鉴》）

　　黄芩　栀子　桑白皮　麦冬　赤芍　桔梗　薄荷　甘草　荆芥穗　连翘

黄连解毒汤（《肘后备急方》，名见《外台秘要》引崔氏方）

　　黄连　黄柏　黄芩　山栀子

黄连膏（《医宗金鉴》）

　　黄连　当归尾　黄柏　生地黄　姜黄　麻油　黄蜡

硇砂散（《外科正宗》）

　　硇砂　轻粉　冰片　雄黄

银花解毒汤（《疡科心得集》）

　　金银花　连翘　紫花地丁　犀角　赤茯苓　牡丹皮　黄连　夏枯草

银翘散（《温病条辨》）

　　金银花　连翘　薄荷　淡豆豉　荆芥穗　牛蒡子　桔梗　甘草　淡竹叶　芦根

麻杏石甘汤（《伤寒论》）

　　麻黄　杏仁　石膏　甘草

麻黄汤（《伤寒论》）

　　麻黄　桂枝　杏仁　甘草

羚羊钩藤汤（《通俗伤寒论》）

　　羚羊角　桑叶　贝母　生地黄　钩藤　菊花　茯神　生白芍　生甘草　竹茹

清气化痰丸（《医方考》）

　　陈皮　制半夏　杏仁　枳实　黄芩　瓜蒌仁　茯苓　胆南星

清心凉膈散（《太平惠民和剂局方》）

　　生石膏　连翘　黄芩　竹叶　山栀　薄荷　桔梗　甘草

清咽双和饮（《喉症全科紫珍集》）

　　金银花　桔梗　当归　赤芍　生地黄　玄参　赤茯苓　荆芥　牡丹皮　川贝母
甘草　葛根　前胡　灯心

清咽利膈汤（《外科正宗》）

　　连翘　栀子　黄芩　薄荷　牛蒡子　防风　荆芥　玄明粉　金银花　玄参　大黄
桔梗　黄连　甘草

清咽养荣汤（《疫喉浅论》）

　　西洋参　天冬　麦冬　生地　玄参　白芍　甘草　知母　天花粉　茯神

清胃汤（《脉因证治》）

　　石膏　黄芩　生地黄　牡丹皮　黄连　升麻

清胃散（《兰室秘藏》）

　　当归身　生地黄　牡丹皮　升麻　黄连

清宫汤（《温病条辨》）

　　玄参心　莲子心　竹叶卷心　麦冬　连翘心　犀角尖

清营汤（《温病条辨》）

　　犀角　生地黄　玄参　竹叶心　麦冬　丹参　黄连　金银花　连翘

清瘟败毒散（《疫疹一得》）

　　石膏　生地黄　玄参　竹叶　犀角　黄连　栀子　桔梗　黄芩　知母　赤芍　连
翘　牡丹皮　甘草

清燥救肺汤（《医门法律》）

　　冬桑叶　石膏　胡麻仁　麦冬　阿胶　人参　甘草　杏仁　枇杷叶

续断紫金丹（《中医方剂大辞典》）

　　当归　熟地黄　菟丝子　骨碎补　川断　制首乌　焦白术　茯苓　牡丹皮　怀牛
膝　红花　血竭　儿茶　乳香　没药　狗胫骨　鹿角霜　自然铜

十二画

葱豉汤（《肘后备急方》）

　　葱白　淡豆豉

越鞠丸（《丹溪心法》）

　　苍术　香附　川芎　神曲　栀子

雄黄解毒丸（《三因极一病证方论》）

　　雄黄　郁金　巴豆霜

紫金锭（《百一选方》）

　　山慈菇　五倍子　千金子仁　红芽大戟　麝香

紫雪丹（《千金翼方》）

　　石膏　寒水石　滑石　磁石　犀角　羚羊角　青木香　沉香　玄参　升麻　炙甘草　丁香　朴硝　硝石　麝香　朱砂　黄金

普济消毒饮（《东垣试效方》）

　　黄芩　黄连　陈皮　甘草　玄参　柴胡　桔梗　连翘　板蓝根　马勃　牛蒡子　薄荷　僵蚕　升麻

温肺止流丹（《辨证录》）

　　人参　荆芥　细辛　诃子　甘草　桔梗　鱼脑石

犀角地黄汤（《小品方》，录自《外台秘要》）

　　犀角　生地黄　赤芍　牡丹皮

疏风清热汤（《中医喉科学讲义》）

　　金银花　连翘　荆芥　防风　牛蒡子　甘草　黄芩　桑白皮　赤芍　桔梗　天花粉　玄参　浙贝母

痛泻要方（《丹溪心法》）

　　陈皮　白芍　白术　防风

十三画

锡类散（《金匮翼》）

　　象牙屑　珍珠　青黛　冰片　壁钱　牛黄　人指甲

解毒天浆散（《外科正宗》）

　　金银花　连翘　蝉蜕　防风　防己　南藤木瓜　薏苡仁　土茯苓　皂角刺　白鲜皮　天花粉　川芎　当归　甘草

豢龙汤（《医醇賸义》）

　　藕节　白茅根　薄荷炭　黑荆芥　牛膝　牡丹皮　牡蛎　羚羊角　夏枯草　青黛　石斛　麦冬　川贝母　南沙参　茜草根

十四画

碧云散（《医宗金鉴》）

　　鹅不食草　川芎　细辛　辛夷　青黛

蔓荆子散（《东垣十书》）

　　蔓荆子　生地黄　赤芍　甘菊花　桑白皮　木通　麦冬　升麻　前胡　炙甘草

赤茯苓

十六画

薄荷连翘方（《冰玉堂验方集》）

　　连翘　金银花　鲜竹叶　薄荷　牛蒡子　绿豆衣　生地黄　知母

二十一画

麝香散（《喉症全科紫珍集》）

　　麝香　冰片　黄连